U0266841

# 创伤评分学

## Trauma Scoreology

主　编　周继红

副主编　邱　俊　许民辉　刘宝华　赵建华

编　委　（按姓氏汉语拼音排序）

薄　斌　都定元　郭建新　江　军　蒋东坡

刘　鹏　刘宏亮　沈世琴　姚　远　张庆华

主编助理　袁丹凤

特约策划　周继红　王苏星

科学出版社

北　京

# 内 容 简 介

　　本书全面、系统地阐述了创伤评分学的理论、方法与应用。全书共分十二章，详细介绍了通用创伤评分方法和专科创伤评分方法的研究背景、具体评分方法、适用条件，以及它们在损伤分类、救治结局评价、救治质量研究中的意义，并以示例的方式介绍了具体的评分方法在损伤严重程度判断、损伤程度分类、伤后功能判断、救治结局评价、康复程度评估等方面的应用。

　　本书适合创伤防治管理者、创伤理论研究者、法医、临床各科医师、伤残评估与保险从业人员等学习参考。

## 图书在版编目 (CIP) 数据

创伤评分学 / 周继红主编 . —北京：科学出版社，2018.5
ISBN 978-7-03-057308-7

Ⅰ. ①创…　Ⅱ. ①周…　Ⅲ. ①创伤－评分　Ⅳ. ① R641

中国版本图书馆 CIP 数据核字 (2018) 第 083997 号

责任编辑：程晓红 / 责任校对：韩　杨
责任印制：肖　兴 / 封面设计：吴朝洪

**科 学 出 版 社** 出版
北京东黄城根北街 16 号
邮政编码：100717
http://www.sciencep.com

中国科学院印刷厂　印刷
科学出版社发行　各地新华书店经销

\*

2018 年 6 月第　一　版　开本：787×1092　1/16
2018 年 6 月第一次印刷　印张：29 3/4
字数：900 000
定价：198.00 元
（如有印装质量问题，我社负责调换）

# 主编、副主编简介

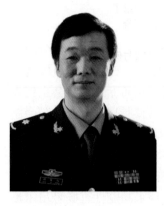

## 周继红

医学博士，研究员，博士生导师。中国人民解放军/重庆市交通医学研究所所长，陆军军医大学野战外科研究所四室主任。

长期从事战创伤基础和临床研究，主要研究方向包括：①创伤临床流行病学、创伤数据库、创伤评分等；②交通伤发生机制与防治研究；③战伤机制与救治研究，主要包括战创伤分类、冲击伤、烧伤、高新技术武器伤和复合伤等。先后在国内外期刊发表论文200多篇，主编了《创伤数据库与临床研究》《中华战创伤学：特殊致伤原因战创伤》等专著，作为副主编出版了《现代交通医学》《灾难和事故的创伤救治》等专著，参编出版专著40余部。先后获得国家科技进步二等奖2项，全军科技进步二等奖5项，重庆市科技成果二等奖3项，"通用汽车中国科技成就奖"二等奖，"中国道路交通安全论坛十年杰出贡献奖"等，享受国务院政府特殊津贴。

现任国际交通医学会东亚地区主席，中华医学会创伤学分会常务副主任委员兼秘书长，中华预防医学会损伤预防与控制专业委员会副主任委员，中国人类工效学会交通工效学专业委员会副主任委员，中国创伤救治联盟副主席，中华医学会创伤学分会交通伤与创伤数据库专业委员会主任委员，中国人类工效学会理事，全军流行病学委员会常委等职务。

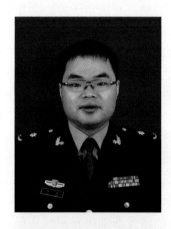

## 邱俊

医学博士，陆军军医大学野战外科研究所副研究员。主要从事创伤医学、交通医学和医学信息化研究。研究方向包括创伤与交通伤流行病学、医学信息化研究和数据库建设、创伤及创伤救治质量的评估。参与国家863计划、973计划及公益性卫生行业专项研究多项，主持军队"十二五"重大项目子课题分题与重点分题2项。以第一作者在国内外期刊上发表学术论文20余篇。以第二完成人获得计算机软件著作权5项。担任中华医学会创伤学分会交通伤与创伤数据库专业委员会常委，中华预防医学会伤害预防与控制分会青年委员会委员，《创伤与急危重病医学》期刊编委会委员。

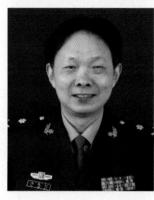

## 许民辉

主任医师，教授，博士生导师，陆军军医大学第三附属医院神经外科主任。从事神经外科专业35年，特别擅长颅脑损伤、颅内深部及颅底肿瘤、高位颈髓髓内肿瘤和颅内动脉瘤的显微神经外科手术。

担任重庆市医学会神经外科专业委员会副主任委员，中国人民解放军医学科学技术委员会第十届神经外科学专业委员会委员，中国卒中学会脑血管外科分会委员，世界华人神经外科学联盟委员，中华医学会创伤分会神经损伤专业委员会委员，中国神经科学学会神经损伤与修复分会委员，中华医学会创伤学分会神经创伤专业委员会委员，中国医师协会神经外科专业委员会委员，重庆医师协会神经外科专业委员会副主任委员，中国医师协会整合医学医师分会整合神经损伤学专业委员会等19项学术任职。担任《中华神经外科疾病研究杂志》《创伤外科杂志》《中华创伤外科杂志》等7家期刊编委。

主持"十一五"国家科技支撑计划、973课题分题、"十二五"军队重大专项、国家自然科学基金等多项科研项目。获军队医疗成果奖和科技进步奖各2项。培养硕士、博士研究生20多名，进修生100多名。作为主编出版专著1部，作为副主编出版专著2部，参编专著10余部，以第一作者或通讯作者发表中文期刊和SCI论文60多篇。

### 刘宝华

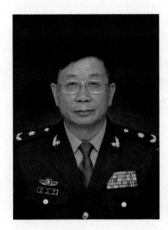

医学博士，陆军军医大学第三附属医院普外科主任医师、三级教授，博士生导师。享受国务院政府特殊津贴，是中央军委和重庆市保健委员会会诊专家，入选中国名医百强榜，荣立个人二等功和三等功。担任中国医师协会肛肠医师分会副会长，中国医师协会肛肠医师分会功能性疾病专业委员会主任委员，中华医学会外科分会结直肠肛门学组委员，全军结直肠病学专业委员会副主任委员，重庆市医学会外科学专业委员会副主任委员，中国便秘联谊会主席。具有丰富的临床经验，擅长胃癌、结直肠癌和便秘的外科治疗，开展了经肛门微创直肠肿瘤切除术、低位直肠癌的保肛术。在国内外较早地开展了盆腔四重造影并应用于出口梗阻型便秘的诊断和分类，开展了功能性直肠悬吊术治疗直肠内脱垂、全结肠切除治疗慢传输型便秘。担任10多种医学期刊的常务编委或编委。在国内外期刊发表论文150余篇。获军队和省部级科技进步一等奖和二等奖共4项。主编《便秘诊断及治疗》《慢性便秘》《结直肠良性疾病外科治疗》等5部专著。

### 赵建华

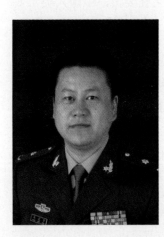

教授，主任医师，博士生导师，陆军军医大学第三附属医院脊柱外科主任。现任重庆市康复医学会脊柱脊髓专业委员会主任委员，重庆市医师协会骨科医师分会第一届委员会副会长，重庆市医学会骨质疏松与骨矿盐疾病专业委员会副主任委员，重庆市老年学学会骨质疏松委员会副主任委员，全军骨科专业委员会脊柱学组委员，中国医师协会骨科专业委员会颈椎学组委员，重庆市骨科专业委员会委员。担任《中华创伤杂志（英文版）》《创伤外科杂志》《局解手术学》《第三军医大学学报》《中国修复重建外科杂志》《中国脊柱畸形杂志》、*Brain Research*等国内外期刊编委或审稿人。获得包括国家科技进步二等奖、重庆市科技进步一等奖在内的科研成果7项，获得国家、省部级科研课题资助6项，获国家发明专利4项。2002年以来，分别受邀前往美国双子城脊柱外科中心、韩国首尔脊柱外科中心、土耳其伊斯坦布尔大学医学院、塞尔维亚贝尔格莱德军事医学科学院交流讲学。从事骨科临床工作30余年，在脊柱外科临床及基础研究领域具有深厚造诣，在重庆市率先开展了多项脊柱外科高难度手术，包括脊柱侧弯三位矫形术、脊柱肿瘤全脊椎切除术、上颈椎畸形矫形术等。主编《脊柱外科实用技术》等专著3部，参编专著10余部、发表论文50余篇，多篇论著发表在国际脊柱外科权威期刊*Spine*及*Spinal Cord*上并被多次引用。

# 参编人员名单

周继红　刘宝华　许民辉　赵建华　都定元　江　军　刘宏亮
薄　斌　郭建新　李青松　刘　炯　龙　浩　栾　波　肖　杰
冯　青　沈世琴　张庆华　陈洪强　季　亮　蒋东坡　梁　伟
刘　鹏　王积辉　杨　砥　姚　远　邱　俊　袁丹凤　杨　傲
阿发武　艾山木　陈　春　陈德斌　董　洋　高巍巍　贺绪智
胡兴峰　姜昱林　敬慧丹　李树强　李耀明　李远平　梁　鸿
刘　杰　刘明永　刘瑶瑶　刘正勇　骆苏红　彭晓玉　祁海峰
任明亮　唐　昊　涂洪波　王国贤　王　昊宇　王伍超　王　祥
王祥峰　王旭辉　魏　翔　肖　坤　肖　宇　徐　鼎　颜如冰
张景宇　张溢华　周孝乾　刘宣毅　李光焰　易明伶　朱　捷
欧阳庆　王钟沂　辛晓玥　陈春燕　张炳耀　劳子胤　贾志磊
罗　豪　刘　沂　闵　军　巫启平　杨　杰　杨一龙　张义浦
周　金

# 序 一

　　创伤是人类最古老的一种病症，因为它是和人类同时出现在地球上的。在现代社会，创伤已赋有新的含义，成为现代社会疾病。频繁的战争，繁忙的交通，不断出现的高层建筑和矿井开采事故，以及山体滑坡、地震等自然灾害增多，致使创伤的发生率居高不下。

　　从全球范围看，每天都有无数新的创伤病人出现，但没有任何两个病人的伤情是完全一样的。为了判定创伤的严重程度和预后，医学界需要有统一的标准。因此，就与时俱进地产生了创伤评分学。

　　由于需求不同，创伤评分的分类方法也各异，如按时间阶段和场所分类，可分为院前、院内和院后；如按功能分类，可分为生理学、解剖学和功能复合评分；如按专科分类，可分为通用型和专科型。一般来说，尽量采用通用型的创伤评分法。

　　1996年，周继红教授和尹志勇教授一起研制了第一个DOS版的"创伤评分软件"，进入21世纪后，周教授的团队于2006～2008年研制出Windows版创伤评分系统V1.0～V3.1，在我国得到了较为广泛的应用。经过3年的努力，终于完成了这本《创伤评分学》专著，这是周教授及其团队多年来专注研究的成果，也是较全面收集整理出的创伤评分专著。这是一本创伤理论研究人员和临床医师必读书，相信这本书对创伤学理论的完善和个人创伤学知识的提高会有很大的帮助。因此，乐于向从事这方面工作的同志推荐此书。

中国工程院院士

陆军军医大学教授

2017年7月

# 序 二

　　创伤是一种"发达社会病"，是当今社会45岁以下人群的首位死亡原因。显著降低创伤的死亡率和伤残率是全人类共同的目标，而科学、规范、高效的救治则是达到这一目标的有效途径。

　　创伤的发生具有非常鲜明的特征，创伤具有复杂性、多变性，同样创伤原因会导致不同部位、不同类型、不同程度的损伤，以及不同并发症的发生，对生理和心理的影响更是千差万别。因此，需要有统一的方法对创伤的不同属性进行比较和分析，创伤评分就是满足这些需求的良好工具之一。创伤评分超越了传统的定性评估技术，它是一种数字化定量评估技术手段。创伤评分采用记分的方法对创伤病人损伤的程度、特征、结局等属性进行定量记录，定量描述创伤的特征和属性，对创伤进行定量或半定量分类和（或）评估，是创伤规范救治，创伤防、诊、治与康复的良好工具和平台。

　　该书作者周继红教授从20世纪90年代开始就从事创伤评分的相关研究工作，通过20多年的研究和总结，编著出版了第一部《创伤评分学》。这本书深入分析了创伤评分的基本原理，首次构建了创伤评分学的基础结构、分类、科学原则与方法体系，总结了评价创伤评分的科学方法等，并详细介绍了200多种通用创伤评分和专科创伤评分方法及各种评分的应用条件和原则等，是该领域的一本重要的学术专著。

　　《创伤评分学》不仅仅是构建创伤评分学理论和方法系统的一本专著，也是一本简单易懂、准确方便、启发思维的创伤评分方法工具书。这本书的知识与方法对创伤预防与控制、创伤临床规范救治与研究，乃至对创伤的科学赔偿评估等都有很高的学术价值和实际意义。相信《创伤评分学》的出版发行将会促进业内外在创伤评分理论与方法领域内的能力和水平的提升，创伤评分学将会成为高效率和高品质创伤救治过程的智慧工具和良好助手。

中国工程院院士

2017年7月

# 前　言

每一个新生命来到世界之时，就与创伤结下了不解之缘。每年全球有数千万人因遭受创伤而接受治疗，数百万人死于创伤。这些数据使我们感到肩上责任的分量、努力的价值和事业的意义。

我从被录取为野战外科学/创伤学的研究生那一刻起也就与创伤学联系在了一起。20世纪90年代中期，在我的导师朱佩芳教授一次一次的提示和启发下，我逐渐认识了创伤评分这个新事物。之后，在我国创伤评分先驱陈维庭、周志道、邢士濂、石应康、高劲谋等教授的引导和关心帮助下，我走进了创伤评分和创伤数据库的世界。1996年，我与尹志勇教授一起研制了第一个DOS版的"创伤评分软件"，得到了广泛使用和好评；进入21世纪以后，我们团队（王苏星、邱俊、姚远、李国灵等）持续从事创伤评分研究，2006～2008年先后研制出系列的Windows版"创伤评分系统"V1.0～V3.1，在我国得到了广泛应用，并应用于系列创伤数据库平台和创伤救治规范的建设之中。

2012年中秋节，朱佩芳教授看了《创伤数据库与临床研究》后对我说："小周，你做这么多创伤评分的研究，应写本创伤评分的专著。"彼时，我心里没有底，但朱教授的话成为萦绕在我心里的一件事、一个责任。

经过长时间思考和研究，终于在2014年与邱俊、许民辉、刘宝华、赵建华等专家一起，启动了创伤评分学专著体系的构架、内容的收集整理工作。经过3年的辛勤努力，终有成效，第一部系统介绍创伤评分学系统的专著书稿终于完稿。

创伤评分学（trauma scoreology）是研究和评价创伤评分的方法及其应用的方法学学科，是研究采用记分的方法对创伤病人损伤的程度、特征、结局等属性进行定量记录，定量描述创伤的特征和属性，对创伤进行定量或半定量分类和（或）评估的方法，评价各创伤评分方法的优劣并发展和完善这些创伤评分方法，研究各创伤评分的适用对象、条件和时机等，使创伤评分成为创伤防、诊、治与康复的良好工具和平台。这本《创伤评分学》阐述了创伤评分的基本原理、构建创伤评分的科学原则与方法、评价创伤评分的科学方法，并详细介绍了200多种通用创伤评分和专科创伤评分方法。希望本书的理论和方法能对创伤评分的发展和应用有实质性推动作用，能给同行们一点启示和帮助，能成为创伤工作者喜欢的工具书。更希望得到读者真诚的批评、意见和建议，使创伤评分成为一门日臻完善、科学实用的分支学科。

本书第一章重点对创伤评分和创伤评分学进行了定义和描述，介绍了创伤评分的多种分类方法与构成、历史发展、评分方法的产生方法与评价，以及对创伤评分未来发展的展望，也展示了我们对创伤评分学系统的创新性认识和未来发展的向往。从第二章起，对各种创伤评分方法进行了系统和细致的介绍。其中，第二章集中介绍了通用创伤评分，包括院前评分、院内评分、结局评分等。第三章及之后章节为各专科创伤评分内容，共包括十章，分别为颅脑创伤评分、胸部创伤评分、腹部创伤评分、脊柱创伤评分、四肢骨盆创伤评分、ICU创伤评分、创伤疼痛评分、创伤心理评分、其他专科创伤评分和创伤康复评分。

每一种创伤评分方法都从以下几个方面进行详细的介绍和说明：①概述，介绍该创伤评分方法的起源、历史、发展等背景资料；②计算方法，详细描述该创伤评分的计算方法、各参数的定义与选择原则等；③示例，通过具体病例介绍说明该创伤评分的计算方法、参数的选择条件与示例等；④特点与意义，详细介绍该创伤评分方法的优点、缺点、应用范围，评分值的意义与应用范围等；⑤参考文献，列出该创伤评分的重要参考文献。希望每位读者通过我们的介绍，能很快并准确地理解和掌握相应的创伤评分的评分方法、变量参数的准确选取、最佳适用条件、评分和分值的特点与意义等，即对每位读者都应是一本简单易懂、准确方便、启发思维的书。

相信在《创伤评分学》的帮助下，通过对创伤病人损伤的程度、特征、结局等属性（如损伤严重程度和结局等）进行定量记录，以定量描述创伤的特征和属性等，对创伤的某些特征进行定量或半定量分类和（或）评估，促进创伤的损伤严重程度标准化评定、创伤病人的检伤分类、功能状况和预后判断、创伤救治技术与手段优化、创伤救治规范化建设与品质提升、公共卫生资源的合理分配及创伤赔偿的科学高效评估等。

随着当今世界计算机和大数据技术在医疗信息化和智能化中应用的飞速发展，我们感受到现代创伤医学对创伤评分学的急切需求。相信在未来创伤评分的广泛应用过程中，通过创伤数据的规范和积累，将会不断地挖掘出对创伤评分的需求，总结各种评分方法的长短优劣，不断创新、发展和完善创伤评分学的体系与方法。基于未来大数据、云计算、人工智能、统计学理论与模型，在创伤大数据的基础上，我们在不远的将来会看到：计算机自动实时采集和分析创伤病人的相关信息，自动选择、推荐和提示创伤评分组合，自动计算创伤评分结果，提出诊治的辅助建议等，使创伤评分的选择、计算和应用成为简单、智能、快捷的过程，成为高效率和高品质创伤救治过程的智慧工具和好助手。

中国人民解放军 /
重庆市交通医学研究所所长　　周继红

2017 年 7 月

# 目　录

# 第一章

# 概　述

## 第一节　创伤的分类与评估

### 一、创伤

随着医师的剪刀将新生儿脐带剪断,一个完全独立的生命从此就诞生了。与此同时,这个新的生命已与创伤结下了不解之缘。

随着社会的不断进步和医学科学的不断发展,许多曾经严重威胁人类存亡的疾病逐步得到了有效的控制,甚至有的疾病逐渐被灭绝(如天花)。但是现代文明的进步却没使创伤发生得到改善,反而使创伤数量不断增多、损伤程度更加严重。例如,在中国,道路交通事故每年都导致上百万人受伤、近30万人死亡。因而,创伤被称为"发达社会疾病",是现代文明的"孪生兄弟",即便有一天,其他疾病都被现代医学消灭,创伤却将会依然存在,永远与人类相伴相随。

创伤(trauma)通常是指由外源性物理性有害因素导致的生物体的外伤(wound)或损伤(injury)。在公共卫生等非临床医学领域,常采用"损伤"(injury)一词;而在急救医学和临床医学领域,常采用"创伤"(trauma)一词。创伤的含义可分为广义创伤和狭义创伤两种。广义创伤是指人体受到外界物理性(如机械力、高热、电击等)、化学性(如强酸、强碱及糜烂性毒剂等)或生物性(如虫、蛇、犬的螫咬等)致伤因素作用后所引起的组织结构的破坏和(或)功能障碍。而狭义创伤是指机械力或能量传给人体后所造成的机体组织结构的破坏和(或)功能障碍。创伤学(traumatology)是研究创伤的发生机制、预防、诊断、急救、治疗与康复的学科,其内容涉及急诊医学、重症医学、

神经外科、骨科、心胸外科、腹部外科、泌尿外科、颌面外科、生物力学、流行病学等众多学科。因此,创伤学是一门综合性交叉学科。

现代临床医学专科发展越来越多,专科专业和内容越来越精细。例如,手足外科医师,全身心地专注于手足的病患,可以把手足疾病的诊治做得越来越接近极致;但与此同时,手足外科医师对其他部位的疾病诊治能力则可能受到限制。因此,过细过精的专科对创伤早期的急救治疗可能是不利的。

相对于其他临床专业学科,创伤具有以下特点:①首先是发生突然、诊治紧急。创伤的发生大多在意料之外且为突然发生,发生创伤的时间、地点、原因、伤部、伤情、救治条件等都无法预料,应急性强、紧急救治要求高;高效的诊断、急救与治疗是创伤成功救治的核心和关键,救治的效率和救治能力与水平常常决定了伤员是生还是死、是康复还是残疾。②创伤涉及部位和器官多而复杂。与其他很多专科有所不同,创伤可涉及身体的任何部位和器官,损伤形式与病理多种多样,因此常常是以复杂的多发伤、多部位伤的形式出现,所以在创伤救治中,常涉及多个专科,需要多学科的知识和能力,需要复合团队人员的通力合作。③创伤的伤类和伤情均具有多样性和多变性。即使是同一个部位或器官的创伤,因不同的致伤原因、机制和形态,可出现各种各样的损伤表现和结果(没有一个创伤与另一个创伤是完全相同的);救治过程中,伤员的伤情可能出现各种各样的变化;相似的损伤,因个体与诊治等原因,都可能产生不同的伤情

变化过程与结局。

面对紧急、复杂和多变的创伤，在其急救治疗过程中如何科学、快速、准确地判断创伤的类别、伤情程度、可能后果与结局，确定科学高效的救治方法与顺序，是实施科学、高效、精准的救治，获得最佳救治结局的关键和基础之一。这就需要有科学高效的创伤分类和评估体系作为支撑。

## 二、创伤分类

在创伤的救治过程中，首先需要解决的问题是识别、归类和确定这些千差万别的创伤类别、程度和救治需求序列等，以便尽快实施准确有序的处理和救治。科学的创伤分类是保障这些工作顺利实施的基础。

创伤分类（classification of trauma）就是按照一定的原则和标准，将创伤分为有规律的、具有不同特点的类别，以体现创伤的某些特点和规律。创伤分类的目的是准确地了解创伤的部位、性质和严重程度等特性，给创伤做出正确的描述，以便对创伤伤员进行及时、科学有序的救治，同时也有利于日后创伤资料的分析和经验总结，使创伤的基础理论研究和救治水平得到不断提高与发展。因此，创伤分类是对创伤进行科学高效诊治与研究的重要基础。

创伤具有显著的复杂性，从发生原因和机制到损伤类型和结局等都具有众多的特点与规律，因此创伤的分类方法较多且复杂。常见的创伤分类方法主要包括按致伤原因分类、按致伤意图分类、按受伤部位分类、按伤口是否开放分类、按体腔是否开放分类、按组织损伤类型分类、按伤情严重程度分类、按功能状态分类、按创伤结局分类等。以上各种分类方法中，可能因采用的指标和标准的差异，还可能有多种更细的分类方法和标准。因而，根据所关注和采用分类依据的不同，还可以有很多的方法，如按所受作用外力种类进行的分类，按骨折线类型进行的分类，按关节面损伤情况进行的分类等。

为了帮助人们更好地从整体上理解创伤的分类，在此有必要对一类特殊创伤的分类——战伤的分类进行简单的介绍。

战伤（war wound）是一类特殊的创伤伤类，是指在战斗环境中，由武器直接或间接造成的损伤及战场环境因素直接造成的损伤。中华人民共和国国家军用标准《战伤伤类及判断准则》（GJB6032-2007）对战伤的分类方法与标准作了明确的规定和规范。此标准不仅用于战伤的分类与救治指导，同时也可用于指导平时创伤的分类与救治。

战伤分类既要能较全面地反映战伤的性质、状况与特点，又要能满足战伤早期诊断、急救、后送和治疗的需要。战伤分类突出了科学、简明、实用的原则。分别依据受伤部位（伤部，location of injury）、致伤原因（伤因，cause of injury）、伤型（type of injury）和伤势（severity of wound）四个方面对战伤进行分类。其中，"伤势"类似于通常临床所指的"伤情"。通过这四个方面的分类，基本能实现对战伤受伤部位、损伤性质、损伤程度等特点和状况进行较为全面的描述；同时，医护人员在伤员的"伤势＋伤部＋伤因＋伤型"基本框架的基础上，稍加具体地描述即可形成较为完整的战伤临床诊断。

从对战伤分类的描述我们可以看出：创伤分类即是按照与创伤发生、损伤及结局等不同方面相关的属性、特点或程度对创伤进行分类的过程，科学规范的创伤分类方法对创伤诊治有着重要的意义。

创伤分类的方法很多，好的创伤分类方法应具有统一而准确的分类要素和标准，并有明确的应用价值和意义，对创伤的临床和科研有良好价值和实用性。在创伤救治和总结研究中，需要根据不同的需要，选择具体的创伤分类方法，从不同角度、依据不同的分类要素和标准对创伤进行分类。

目前常用的分类方法主要有以下几类。

### （一）按致伤原因（伤因）分类

根据导致创伤的原因可对创伤进行致伤原因分类，通常简称为伤因分类。由于可致人员创伤的原因非常多而复杂，通常不可能——列尽，故常将一些相关因素进行归类。目前常采用的创伤原因分类主要包括钝器伤、利器伤、跌倒/坠落伤、挤压/掩埋伤、爆炸/火器伤、烧/烫/电击伤、冻伤、咬蜇伤、运动伤、交通事故伤、战伤及其他意外伤等。

伤因分类对研究创伤的预防与控制及损伤机制等方面有着重要的意义。但要注意，在伤因分类中，很多伤因中还包括有多种物理、化学或其他致伤因素，使其还存在一定的交叉和重叠现象。

在战伤分类中，《战伤伤类及判断准则》国家军用标准依照武器的致伤因素为分类基础，将其分为炸伤、枪弹伤、刃器伤、挤压伤、冲击伤、撞击伤、烧伤、冻伤、毒剂伤、电离辐射损伤、生物武器伤、激光损伤、微波损伤、其他和复合伤。其详细的分类方法和定义如下：

1.炸伤 指各种爆炸性武器，如导弹、炸弹、炮弹、水雷、地雷、手榴弹等爆炸对机体所造成的损伤。

2.枪弹伤 指用火药作动力的枪械发射的枪弹或破片击中机体所致的损伤。

3.刃器伤 指刀、剑等有锋刃的冷兵器所致的损伤。

4.挤压伤 指机体肌肉组织丰富部位，在受重物挤压一段时间后，筋膜间隙内的肌肉缺血、变性、坏死，组织间隙出血、水肿，筋膜腔内压力升高，从而造成的以肌肉为主的软组织损伤。

5.冲击伤 指冲击波直接作用于机体引起的损伤。

6.撞击伤 指机体与物体相互碰撞所致机体的损伤。

7.烧伤 指由热力所造成的皮肤及其他组织损伤，也包括一些化学和物理因素所致的组织病理变化和临床过程与热力烧伤相似的皮肤和其他组织损伤。

8.冻伤 指机体组织因受寒冷而引起的损伤。

9.毒剂伤 指机体受化学毒剂作用而引起的损伤。

10.电离辐射损伤 指机体受电离辐射损伤而引起的损伤。

11.生物武器伤 指机体受生物武器作用而引起的损伤和伤害。

12.激光损伤 指激光武器发射的激光作用于机体引起的损伤。

13.微波损伤 指微波武器发射的微波作用于机体引起的损伤和伤害。

14.其他 指不能归于上述伤因的致伤因素引起的机体损伤。

15.复合伤 指人员同时或相继受到不同性质的两种或两种以上的致伤因素作用而发生的损伤。

其中，复合伤是发生于各单一致伤因素基础之上，反映两种以上致伤因素共同作用的特点，在战伤分类与救治过程有着特殊的地位和意义。同样，其在平时创伤的诊治中也有着重要的意义。

**（二）按致伤意图分类**

根据创伤致伤的意图，创伤可分为意外伤和故意伤，故意伤可因自己或他人故意伤害造成。致伤意图的分类对创伤的预防与控制有着重要意义。

**（三）按受伤部位（伤部）分类**

根据受伤的身体部分进行分类，创伤通常分为头部伤、面部伤、颈部伤、胸部伤、腹部伤、脊柱伤、上肢伤、下肢伤和体表及其他伤等。伤部分类的详细方法与标准参照《战伤伤类及判断准则》国家军用标准。

1.头部伤 发生在以眶上缘、颧弓上缘、外耳门上缘、乳突尖端、上顶线和枕外隆凸连线上后方区域的损伤。

2.面部伤 发生在以眶上缘、颧弓上缘、外耳门上缘、乳突尖端、下颌角和下颌骨下缘连线前方区域的损伤。

3.颈部伤 发生在以下颌骨下缘、下颌角、乳突尖端、上顶线和枕外隆凸连线为上界，胸骨颈静脉切迹、胸锁关节、锁骨上缘和肩峰至第7颈椎棘突连线为下界区域（不包括颈段脊柱脊髓）的损伤。

4.胸（背）部伤 发生在以胸骨颈静脉切迹、胸锁关节、锁骨上缘和肩峰至第7颈椎棘突连线为上界，剑胸结合向两侧沿肋弓、第11肋前端、第12肋下缘至第12胸椎棘突的连线为下界区域（不包括胸段脊柱脊髓）的损伤。

5.腹（腰）部及骨盆（会阴）伤 发生在以剑胸结合向两侧沿肋弓、第11肋前端、第12肋下缘至第12胸椎棘突的连线为上界，会阴外侧、腹股沟和髂嵴的连线为下界区域（不包括腰段脊柱脊髓）的损伤。

6.脊柱脊髓伤 发生在脊柱、脊髓及椎管内脊神经的损伤。

7.上肢伤 发生在以锁骨上缘的外1/3段、肩峰至第7颈椎棘突连线外1/3、三角肌前缘与后缘、腋前襞与腋后襞下缘中点连线以远区域肩臂手的损伤。

8.下肢伤 发生在会阴外侧、腹股沟和髂嵴的连线以下区域的损伤。

9.其他 难以确定具体损伤部位的损伤。

10.多发伤 在同一致伤因素作用下，机体同时或相继发生两个或两个以上解剖部位的损伤。机体同一解剖部位内发生两处或两处以上的损伤（习惯上称为多处伤）者不属于多发伤。

其中，头部伤包括颅脑的损伤；面部伤包括颌部损伤；脊柱脊髓伤包括颈椎、胸椎、腰椎及相应的脊髓和椎管内脊神经与骶丛的损伤；而颈部、胸（背）部、腹（腰）部伤则不包括相应部位的脊柱和其脊髓、神经的损伤；其他主要包括电击伤、体温过低伤、电离辐射伤、微波损伤等难以确定具体损伤部位的损伤。

多发伤是指在同一致伤因素作用下，机体同时或相继发生两个或两个以上解剖部位的损伤。其中，多发伤所指的解剖部位分为六个：头或颈部、面部、胸部、腹部与盆腔、四肢或骨盆、体表。其中，头或颈部伤包括脑或颈髓损伤，颅骨或颈椎骨折；面部伤包括口、耳、眼、鼻和颌面骨骼；胸部和腹部与盆腔伤分别包括这些体腔的所有脏器伤，胸部伤还包括膈肌、肋骨架、胸椎和腰椎损伤；四肢或骨盆伤包括肩胛带的损伤；体表伤包括发生于体表任何部位的软组织撕裂伤、挫伤、擦伤和烧伤。

**（四）按伤口是否开放分类**

依体表结构的完整性是否受到破坏，可将创伤分为开放性创伤和闭合性创伤两大类。一般来说，开放性创伤易发生伤口污染，进而可引起感染；闭合性创伤感染的概率和程度相对较小。但某些闭合性创伤，如肠破裂，也可能发生严重的腹腔污染，引起严重的感染；而胆囊破裂等可导致严重的无菌性炎症。

1.开放性创伤（open wound）　指体表结构的完整性受到破坏的创伤。其主要包括以下几种损伤：

（1）擦伤（abrasion）：是因粗糙的伤物与皮肤表面发生切线方向运动，与皮肤摩擦后而产生的浅表损伤。通常仅有表皮剥脱、少许出血点和渗血，继而可出现轻度炎症。

（2）撕裂伤（laceration）：是由于钝性暴力作用于体表，造成皮肤和皮下组织撕开和断裂，如行驶的车辆、开动的机器和奔跑的马匹撞击人体时，易产生撕裂伤。此类伤口形态各异，斜行牵拉者多呈瓣状，平行牵拉者多呈线状，多方向牵拉者多呈星状。撕裂伤伤口常见有特征性的细丝状物，似"藕断丝连"。撕裂伤的伤口污染通常比较严重。

（3）切伤和砍伤（incised wounds or cut wounds）：切伤为锐利物体（如刀刃）切开体表所致，其创缘较整齐，伤口大小及深浅不一，严重者其深部血管、神经或肌肉可被切断。因利器对伤口周围组织无明显刺激，故切断的血管多无明显收缩，出血常较多。砍伤作用机制与过程和切伤相似，但刃器较重（如斧）、刃稍钝，或作用力较大，故伤口多较深，并常伤及骨组织，伤后的炎症反应较明显。

（4）刺伤（puncture wounds）：通常为刺刀、竹竿、铁钉等尖细物体猛力插入软组织所致的损伤。刺伤的伤口多较小，但较深，有时会伤及内脏，伤腔易被血凝块堵塞，从而为细菌（特别是厌氧菌）滋生繁殖提供有利环境。

2.闭合性创伤（closed wound）　指体表结构的完整性未受到破坏的创伤，主要包括以下几种。

（1）挫伤（contusion）：通常是受到钝性暴力（如棍棒、石块）或重物打击所致的皮下软组织损伤。其主要表现为伤部肿胀、皮下淤血，有压痛，严重者可有肌纤维撕裂和深部血肿。如致伤力为螺旋方向，形成的挫伤称为捻挫，其损伤更为严重。

（2）挤压伤（crush injury）：肌肉丰富的肢体或躯干在受到外部重物（如倒塌的工事或房屋）数小时的挤压或固定体位的自压（如全身麻醉手术病人）而造成的肌肉组织创伤。伤部受压后可出现严重缺血，解除挤压后因液体从血管内外渗而出现局部严重肿胀，致使血管外间质压力升高，间质高压又进一步阻碍伤部的血循环。此时大量的细胞崩解产物，如血红蛋白、肌红蛋白等，被吸收后可引起急性肾衰竭，即挤压综合征。挤压伤与挫伤相似，但受力更大，致伤物与体表接触面积也更大，压迫的时间较长，故损伤常较挫伤严重。

（3）扭伤（sprain）：是由于关节部位一侧受到过大的牵张力，相关的韧带超过其正常活动范围和承受能力而造成的损伤，此时关节可能会出现一过性半脱位和韧带纤维部分撕裂，并有出血，局部明显肿胀、青紫和活动障碍。严重的扭伤可伤及肌肉及肌腱，以至发生关节软骨损伤和骨撕脱等，治愈后可因韧带或关节囊薄弱而复发。

（4）震荡伤（concussion）：头部受钝力打击所致的暂时性意识丧失，但无明显的或仅有很轻微的脑组织形态学变化。

（5）关节脱位（joint dislocation）：是由于关节部位受到不匀称的暴力作用后所引起的关节各骨的关节面失去正常对应关系的损伤。脱位的关节囊会受到牵拉，较严重者可使关节囊变薄，复位后也易复发。

（6）闭合性骨折（closed bone fracture）：暴力作用于骨组织所产生的骨连续性或完整性破坏。因致伤力和受力骨组织局部特性不同，骨折可表现出不同的形态和性质，如横断形、斜形或螺旋形；粉碎性、压缩性或嵌入性；完全性或不完全性；一处或多处等。骨折断端受肌肉牵拉后可发生位移，并可伤及神经血管。

（7）闭合性内脏伤（closed internal injuries）：暴力传入体内后所造成的内部脏器损伤。例如，头部受撞击后，能量传入颅内，形成应力波，迫使脑组织产生短暂的压缩、移位、变形，在这一过程中可发生神经元不同程度的损伤，严重者可发生出血和脑组织挫裂，形成脑挫伤。胸腹部受到撞击时，体表可能完好无损，而心、肺、大血管可发生挫伤或破裂，肝脾等实质脏器或充盈的膀胱等也可发生撕裂或破裂性损伤。

**（五）伤型分类**

伤型分类是根据受伤部位组织损伤特点的不同而进行的分类，能较明确地反映组织局部损伤的性质与特点，有助于伤情的判断和救治措施的选择。例如，对于皮肤及软组织的损伤，其伤型可分为擦伤、挫伤、撕裂伤和撕脱伤，不同的伤型能反映组织损伤特点、性质和程度，对诊断和治疗均有很好的指导意义。

对于伤型的分类，目前在《战伤伤类及判断准则》国家军用标准有规范的分类和表达，其具体分类方法和标准如下：

1.贯通伤 致伤物体造成机体既有入口又有出口的损伤。

2.穿透伤 致伤物体穿透体腔（颅膜腔、脊髓膜腔、胸膜腔、腹膜腔、关节腔等）而造成的损伤。

3.盲管伤 致伤物体造成机体只有入口，没有出口的损伤。

4.切线伤 致伤物以切线方向击中体表组织所引起的损伤。

5.皮肤及软组织伤 致伤因素引起皮肤及软组织的损伤，主要包括擦伤、挫伤、撕裂伤、撕脱伤等。

（1）擦伤：致伤物与体表发生摩擦所造成的以表皮剥脱为主要改变的损伤。

（2）挫伤：钝性暴力作用下，未能造成明显皮肤破损，但引起皮下软组织、肌肉和小血管等的闭合性损伤。

（3）撕裂伤：暴力牵拉和（或）扭转造成皮肤和（或）软组织撕破或裂开。

（4）撕脱伤：暴力牵拉和（或）扭转造成皮肤和软组织与其附着组织脱离。

6.骨折 骨的连续性或完整性中断。

7.断肢和断指（趾） 肢体和指（趾）因遭受外力的严重破坏而发生完全或不完全断离。

8.其他 其他难以确定组织损伤类型的损伤。

战伤绝大部分是多种致伤因素导致的机械性损伤，因此在伤型分类中还包含了几种不同的亚分类标准。贯通伤、盲管伤和切线伤是依据投射物在机体产生伤道的特点进行分类的，基本上反映了投射物损伤的局部组织学损伤特点。穿透伤是指致伤物穿透体腔（颅膜腔、脊髓膜腔、胸膜腔、腹膜腔、关节腔等）而造成体腔与外界相通的损伤，它在战伤急救治疗中有着自身的特点和重要的地位。皮肤及软组织伤（擦伤、挫伤、撕裂伤、撕脱伤）伤型基本反映了皮肤软组织损伤的类型与特点。骨折、断肢和断指（趾）则反映骨与肢体损伤的伤型特点。而对于其他少量的非机械性损伤（如电离辐射损伤等）及无法归类者，则归入其他伤型之中。

创伤在临床中还有很多特殊的伤型分类方法。特别是一些特殊部位或性质的创伤，不同的组织损伤类型与其伤情、治疗和结局等有明显的关系，其伤型的分类对其的救治有着重要的意义。例如，胫骨平台骨折的Schatzker分型，是根据胫骨平台骨折所累及的区域类型而进行的分类，其骨折类型对临床的手术治疗和结局预测都有很好的指导作用。

**（六）伤情分类**

科学的伤情分类是对伤员进行伤情判断、分拣、急救、后送、治疗和结局预测的基础。临床上有人将创伤伤情分为轻伤、重伤和危重伤，也有人将伤情分为轻度伤、中度伤、重度伤、极重度伤。一般在临床上将皮肤的小擦伤和轻微挫伤等定为轻微伤；而造成一定程度的软组织损伤、脱位为轻伤；造成严重大面积的撕脱伤、骨折、视力和听力丧失、内脏破裂、内出血等损伤为重伤；而直接导致死亡的损伤为致命伤。上述这些伤情分类没有明确规范的定义和标准，使得不同医院和医务人员对创伤伤情的判断结果差异较大。

我国《战伤伤类及判断准则》国家军用标准

第一次为伤情（国家军用标准中称之为"伤势"）及其分类给了明确的定义。认为伤情分类应准确反映损伤对人体组织器官损伤程度、生命危险程度和预后影响的严重程度，以伤员组织器官损伤的解剖病理损害程度、损伤对生命的危险程度及预后对人体健康影响程度为基础进行判断。其中，对生命的危险程度可通过伤员的生命体征进行判断。

基于以上的定义和原则，《战伤伤类及判断准则》国家军用标准将伤情分成四类，即轻伤、中度伤、重伤和危重伤。具体分类标准如下：

1. 轻伤　组织器官结构受到轻度损伤或部分功能障碍，无生命危险；预后对人体健康无明显影响。

2. 中度伤　组织器官结构受到较重损伤或较严重功能障碍，有一定生命危险；预后对人体健康有一定伤害。

3. 重伤　组织器官结构严重损害致肢体残疾、丧失听觉、丧失视觉及其他器官功能障碍，有明显的内环境紊乱，有生命危险；预后对人体健康有重大伤害。

4. 危重伤　组织器官结构严重损害，有严重的器官功能障碍及内环境紊乱，且严重危及生命；预后生活完全不能自理或需要随时有人帮助。

随着创伤评分的不断发展和完善，医学临床上越来越多地采用创伤评分的方法对创伤的伤情进行分类和评判。

如对于单一损伤，采用简明损伤评分（abbreviated injury scale，AIS）对伤情程度进行分类，其分类标准：1分为轻度伤，2分为中度伤，3分为较重损伤，4分为严重损伤，5分为危重损伤，6分为濒死的损伤（存活可能性极小）。

对于多发伤，多采用AIS衍生的损伤严重度评分（injury severity score，ISS）或新损伤严重度评分（new injury severity score，NISS）等进行评估。在采用ISS评分时，通常将ISS＜16分者定为轻伤，ISS在16～24分者为重伤，ISS≥25分者为严重损伤。

**（七）结局分类**

结局分类是依据创伤病人治疗的结局进行分类的方法。目前临床传统上将创伤病人救治结局主要分为痊愈、好转、未愈、死亡。在此结局分类方法中，好转与未愈的变化幅度极大，因此常难以对伤员间的结局细节进行有效的分析和比较。伤残评定

的等级分类也是一种规范的结局分类方法。

随着评分方法的发展，有大量各种评分方法出现，从不同的角度和层面，对治疗结局进行描述和分类。

1. 功能独立性评分（functional independence measure，FIM）　通过对病人就餐功能独立性评分、运动功能独立性评分和表达功能独立性评分等的测评，将功能独立性分为七类：完全独立、有条件的独立、需监护或准备、少量帮助、中等量帮助、大量帮助和完全帮助。它可对病人治疗整体功能恢复程度进行评估和分级，还可分别对就餐功能、运动功能和表达功能现状进行评估和分类，可以用于确定病人的功能丧失程度、康复措施的效果、评判救治部门或机构的成功率等。

2. 格拉斯哥结局评分（Glasgow outcome scale，GOS）　可通过面对面的交流评估颅脑损伤后病人伤残的程度。它将颅脑损伤病人的结局分为以下五类：死亡、稳定的植物生存状态、严重的残疾、中度残疾、恢复良好。其也是颅脑创伤后结局分类和评估的好工具（详细的内容请参见相关章节）。

## 三、创伤评估

创伤是全世界公共卫生事业所面对的一个重要问题。据不完全统计，仅中国在2013年住院接受治疗的骨折、颅骨损伤和烧伤病人总数就超过87万人，按损伤病人0.69%的住院率计算，中国这一年中仅这三类创伤发生总数就超过1200万人次。2013年中国的创伤死亡率也已位居单病种死亡原因的第5位，而且是45岁以下人群的第一位死亡原因；死亡率达到约47人/10万人口，其中，男性更高达64人/10万人口，机动车导致的死亡高达17.98人/10万人口。因此，重视和加强创伤的预防、控制、救治与结局的研究，进行有效的预防与救治干预是我们的重大责任和义务，具有非常重要的现实意义和历史意义。

无论是创伤预防，还是救治与康复的实施与科学研究，创伤及其严重程度的科学分类与评估都是重要的先决条件。对任何创伤，如果没有对其损伤的准确和可理解的统一分类定义，没有创伤的严重程度和创伤相关的流行病学特征与发展趋势的说明与解释，就难以提出相应的公共政策与发展纲要。

医务人员在面对任何一位创伤病人时，需要做的第一件事就是要评估创伤病人的受伤原因、受伤

部位、损伤类型、损伤性质和程度、对生命和预后结局的影响与持续时间等，以便于针对性地开展救治和预防。而在面对群体性意外灾害事件时，无论是大众百姓的意外事故或灾害，还是军事行动中所发生的伤害，医疗保障都需要知道创伤的数量、状况及事件中预期伤亡者的严重程度与可能结局等。

在对创伤的损伤类型、程度、功能和结局等进行评估时，需要对各种创伤评估内容依据其特点进行分类描述与区分。在对这些内容进行定义描述和区分时，应有统一的标准，具有科学性和精确性且方便、实用。有了统一科学的评估标准与方法，才能准确、科学、有效地对创伤进行评估，满足创伤预防、救治、康复与管理的需要。

对创伤进行评估的方法大体上可分为定性的分类评估方法和定量的分类评估方法。

**（一）创伤的定性分类评估**

创伤的定性分类评估是根据创伤的某种或某类特征或属性（这些特征或属性可以没有内在固定大小或高低顺序，也可有大小或高低的差异）的描述而进行定性分类评估的方法。

例如，依据人体体表结构的完整性是否受到破坏这一特征，可将创伤分为开放性创伤和闭合性创伤；虽然这两种创伤在损伤的特征和随后的病理生理发展方面有较大的差异（通常开放性创伤易发生伤口污染，易发生感染，而闭合性创伤感染的概率和程度相对较小），但它们之间没有内在固定大小或高低顺序，严重程度也没有固定的轻重差异顺序。

又如，在对于创伤的严重程度评估中，依据损伤对人体组织器官损伤程度、生命危险程度和预后影响的严重程度，以伤员组织器官损伤的病理解剖损害程度、损伤对生命的危险程度及预后对人体健康影响程度，定性地将其区分为轻度伤、中度伤、重度伤和危重伤；而这种定性评估分类中，就有大小或高低的顺序差异。

因此，我们可以看出，创伤定性的分类评估方法是根据一些固定的原则，采用定性描述和判断的方式来进行分类和评估其损伤的某些特性和属性。因此，很多定性的描述比较粗糙、不够准确，特别是对那些具有大小或高低顺序差异评估对象来说，评估结果的精确性较差、误差较大，且其实施的效果常因人而异，常产生巨大的差异，严重影响创伤救治和防控的实施及研究质量与效果的比较。例如，在创伤严重程度的评估中，定性评估其伤情轻、中、重的方法具有简单方便的优点，但是常常会出现不同医院和医务人员对相同创伤伤情的判断结果存在较大差异的现象。

**（二）创伤的定量分类评估**

创伤的定量分类评估是针对创伤的某些特征或属性，通过定量的技术或方法，对其特征或属性进行定量化描述，并用之对创伤进行分类和（或）评估的方法。目前在创伤评估中常用的创伤评分就属于创伤定量分类评估的方法。简单地说，就是通过给创伤的某些特征或属性赋予特定的数值（定量），通过其数值的大小和（或）顺序表达其损伤特征或属性的大小、序列或轻重等，甚至可通过数值的计算和比较对复杂创伤进行分类和评估。

例如，简明损伤评分（AIS）是根据机体所受损伤的相对严重程度对每个损伤分别赋予一个分值以代表其严重程度。轻度伤1分、中度伤2分、较重度伤3分、重度伤4分、危重度伤5分、极重度伤6分，并通过建立规范的编码规则和指南增强评分的准确性和可靠性。因此，通过定量的评分数值，就可准确地描述和比较不同个体或群体间创伤所致损伤严重程度的差异和关系。

又如，格拉斯哥昏迷评分（Glasgow coma scale, GCS）是通过对伤病员的运动反应、言语反应和睁眼反应的不同表现分别赋予一定的分值（其中，运动反应是检测引起肢体运动反应及其相伴随的其他运动反应的难易程度，能够反映中枢神经系统的感觉和运动功能状况，最高分为6分，最低分为1分；言语反应是检测病人首先能明白的言语表达方式，是确定昏迷程度或意识恢复的最平常方法，最高分为5分，最低分为1分；睁眼反应是检测病人自主睁眼状况，提示病人唤醒机制的活动状况，最高分为4分，最低分为1分），利用这三个方面的评分值和它们的总分值来评估创伤病人的昏迷程度和颅脑损伤严重程度。通过GCS最后的分值，就可定量地描述和比较创伤后昏迷的程度和颅脑损伤的严重程度。通常GCS分值在13～15分为轻度颅脑损伤、9～12分为中度颅脑损伤、等于和小于8分为重度颅脑损伤。

所以，创伤评分通过定量记分技术对创伤病人的创伤发生与诊治过程中的特征和属性（如损伤性质、严重程度、结局等）进行评估，成为创伤防、诊、治和康复过程中重要的科学评估手段，是促进创伤预防与临床救治能力和科研水平提升的保障。

# 第二节　创伤评分学

## 一、定义

### （一）概念

创伤评分（trauma score）是通过记分的方法对创伤病人损伤的程度、特征、结局等属性进行定量记录，以描述创伤的特征和属性等，对创伤的某些特征进行定量或半定量分类和（或）评估的方法。

创伤评分学（trauma scoreology）是研究和评价创伤评分的方法与其应用的方法学学科，即是研究采用记分的方法对创伤病人损伤的程度、特征、结局等属性进行定量记录、定量描述创伤的特征和属性、对创伤进行定量或半定量分类和（或）评估的方法，评价各创伤评分方法的优劣，并发展和完善这些创伤评分方法，研究各创伤评分的适用对象、条件和时机等，使创伤评分成为创伤防、诊、治与康复等的良好工具和平台。

创伤评分的出现，促进了对创伤的描述和评估由定性向定量或半定量发展的道路，有利于创伤信息化的发展与进步。

从创伤评分的发展过程看，创伤评分可分为狭义的创伤评分和广义的创伤评分。

早在20世纪50年代，在对创伤的救治与评估中，医务人员深深感受到对创伤的严重程度的定性评估不能满足创伤救治的需求和发展，逐渐提出和发展了对其进行记分定量评估的创伤评分方法与体系。早期的创伤评分体系着重定量评估创伤病人的损伤严重程度、预测伤员的可能结局等。近年来，创伤工作者注意到：对创伤病人的损伤严重程度和结局的评分，仅仅是反映了创伤病人的一部分特征，但采用记分的方法对创伤病人的损伤严重程度、损伤的类型、功能状态、心理、救治结局与生存质量等各方面的定量评估是全面评估创伤及其救治过程与结局的重要组成部分之一，因而将这些创伤相关的评分都归于广义的创伤评分。而将传统的通过记分的方法定量描述和评估创伤病人的损伤严重程度与结局的创伤评分方法称为狭义的创伤评分。

创伤评分的实质就是以定量、半定量的方式，用数值来描述创伤的某些特征。这些被描述的创伤特征可以是损伤的严重程度，也可以是损伤的类型、病理生理状态、生理功能、心理状态、生存概率、创伤结局、生存品质等。

创伤评分的方法，通过忽略一些复杂的创伤细节，对创伤的特定属性（如损伤严重程度、生理状态、心理状态或结局等）依据其程度与类型的特点，将不同的损伤属性赋予一定的分数值，通过这种一维的数值描述方法简化和改善创伤病例比较及沟通标准与工具，使之成为创伤救治、研究和管理过程中的一种共同语言。例如，当介绍一组病例时，如果采用创伤评分，仅需要通过简单地列示创伤评分值、评分值的分布特点等就可以清楚地说明这组创伤病人的损伤严重程度，而就不需要通过一个详细的表格来列示所有创伤病人的有关损伤细节了。

经过几十年的发展，创伤评分不仅运用于标准化评定损伤严重程度，而且广泛用于创伤病人的拣伤分类、损伤程度评估、功能状况和预后判断等，已成为创伤流行病学研究、评价不同医疗机构对创伤的救治水平、确定优化的创伤救治手段、判断公共卫生资源分配合理性、评估伤害赔偿等的工具与手段。

### （二）表达方式与称谓

创伤评分的对象与方式众多，其评分的对象包括损伤的类型、病理生理状态、生理功能、心理状态、生存概率、创伤结局、功能状态、疼痛感受、生存质量等；评价方式可能是定性的、半定量的、定量的；其评分值数据可能是连续型的，也可能是间断的；记分方式可能是分级记分、计算评分、计算指数、测量评分或测试评分等。同时，创伤评分方法涉及众多学科和专科，对同一类型的评分，各专科可能有着不同的表达习惯甚至不同的理解方法。

因此，我们见到的各种文献中对这些评估评分的表达方式也各有不同，显得复杂多变。在英文文献中，其表达方式可能是encoding、scale、score、index、measure、test、level、checklist、standard等。在中文文献中，其表达方式可能是编码、记分、评分、分级、指数、测量、测试、量表、标准等。即便是同一英文名词，在不同的专科和场所翻译也可能有较大的差别，如"scale"就有被翻译成"分级""记分""评分""量表"等。

但不管是用什么名词来表达，其核心都是以数值的形式，通过定量、半定量等方式来描述创伤的某些特征及其变化程度。因此，在本书中都将它们归为创伤评分，统称为评分。但在介绍具体评分方法时，在协调和统一各专科的表达方式与习惯的基础上，尽可能尊重专科的传统习惯的称谓方法，也根据其具体方法称为记分、指数、量表等。

## 二、创伤评分的分类

在创伤评分产生和发展的历史过程中，由于对创伤评分需求、目的、构建体系和作用的不同，所产生的创伤评分方法具有不同的特点和适用范围。在对创伤评分进行分类的过程中，由于采用的分类标准不同，也就有不同的分类方法，形成不同的创伤评分分类体系。各种分类方法也不是绝对的，有一定的交叉与重合。

目前常采用的分类方法主要有以下几种。

### （一）根据使用的时间阶段和场所分类

在创伤救治过程中，不同的救治阶段对病人创伤的评估内容、精度和效率的需求有所不同。因此，在创伤救治的不同阶段和场所对创伤评分的需求有明显的区别。依照创伤评分所使用的时间阶段和场所不同，可将创伤评分方法分为院前创伤评分（院前评分）、院内创伤评分（院内评分）和院后创伤评分（院后评分）。

1.院前评分（pre-hospital trauma score） 是指病人从受伤现场到医院确定性诊断治疗前的这段时间内，医护人员为定量判断病人伤情所采用的创伤评分方法。院前评分的目的是使病人在受伤现场、转运途中和急诊室等有限的环境条件下，能获得快速高效的伤情判断、准确的分类急救，最终使病人能尽快得到合理的分诊和及时的救治。院前评分方法通常要求在操作上简便易行，同时有一定的敏感性，能较准确地评估伤情的严重性和可能发展变化的趋势，能满足院前的分类诊治的需求，不遗漏应该送往创伤中心或专科医院救治的重伤员。创伤指数、创伤评分、修正的创伤评分、院前指数等是常用的院前创伤评分方法。

2.院内评分（in-hospital trauma score） 是指主要应用于创伤病人到达医院后，对病人创伤的损伤类型、严重程度、功能和预后等进行定量评估的

评分方法。由于病人在医院内能获得详细的体检和大量准确的辅助检查数据，因而院内评分往往具有更高的准确性和指导性，能更有助于精确的医疗救治和救治质量评估等，同时其计算方法往往也更为复杂、要求也更高。急性生理学和慢性健康状况评分、简明损伤评分、器官损伤评分、损伤严重度评分和新损伤严重度评分等是常见的院内评分方法。

3.院后评分（post-hospital trauma score） 是指主要应用于创伤病人出院后，对其创伤救治后治疗结局、生活能力与质量等进行定量评估的方法。因此，此类评分主要包括一些功能评分、精神心理评分、结局评分等，如功能独立性评分、格拉斯哥结局评分、运动功能评分、生命质量相关的健康指数（HRQL）、疼痛评分、创伤后应激障碍（PTSD）量表（PCL-C）评分等。

### （二）根据评分指标类别分类

依据创伤评分所采用的评分指标的类别不同，创伤评分可被分为生理学评分、解剖学评分、功能学评分及复合评分等。这种分类方法对理解各创伤评分方法的特点及适用范围和对象等有帮助。

1.生理学评分 是指采用生理学指标计算获得评分分值的创伤评分方法。例如，院前指数（PHI）就是一种生理学创伤评分方法，它是以收缩压、脉搏、呼吸和意识四项生理指标为依据，每项指标分别记0～5分，将这四项生理指标的分值相加即为其评分的总分值，分值越高，伤情越重。

单纯的生理学评分主要用于院前病人的分类和重症监护病房，一般用于创伤的损伤程度评估、治疗效果的评价、病人转归预测等。常用的生理学评分方法主要有CRAMS评分、格拉斯哥昏迷评分（GCS）、院前指数（PHI）、创伤指数（TI）、创伤评分（TS）、修正的创伤评分（RTS）、急性生理学和慢性健康状况评分（APACHE）、系统性炎症反应综合征（SIRS）评分、胸部穿透伤进程评分（PPTCS）等。

2.解剖学评分 是指采用解剖学指标计算获得评分分值的创伤评分方法。例如，损伤严重度评分（ISS）就是一种解剖学创伤评分方法，它是将身体3个最严重损伤区域的最高的简明损伤评分（AIS）值分别平方后相加而得，即通过对损伤的解剖学损伤程度的记分进行计算而获得评分值；其分值越大，伤情越重，通常将损伤严重度评分大于或等于16分的创伤称为严重伤。

基于损伤的解剖部位及解剖学损伤程度进行的

创伤评分多用于院内评分过程，主要有简明损伤评分（AIS）、损伤严重度评分（ISS）、新的损伤严重度评分（NISS）、基于国际疾病诊断编码（ICD）的损伤严重程度评分（ICISS）等。

3.功能学评分　是指对病人的某些功能状态进行定量记分的创伤评分方法。例如，功能独立性评分（functional independence measure，FIM）是一种功能学创伤评分方法，它是通过分别对创伤病人的就餐功能、运动功能和表达功能进行定量评分，以定量评估病人的生活质量状态与水平。在专科评分中，有很多是对病人组织或器官功能状况进行评分的方法，如对膝关节功能进行评价的评分方法就有很多种。

4.复合评分　是指综合采用生理学指标、解剖学指标和（或）功能指标等对创伤进行定量记分评估的创伤评分方法。例如，创伤和损伤严重程度评分（TRISS）就是一种复合创伤评分方法，它是采用病人的ISS评分（解剖学评分）、RTS评分（生理学评分）和年龄参数计算而得到其评分值的评分方法，它是一种将生理变化和解剖部位损伤相结合，用以预测伤员存活概率的评分方法。其较单纯的解剖学评分或生理学评分有更高的准确性，被广泛用于创伤严重程度、创伤病人结局、救治质量等方面的评估和研究。

**（三）根据应用专科和功能分类**

依据创伤评分的功能和应用的专科进行区分，可将创伤评分分为通用创伤评分和专科创伤评分。

1.通用创伤评分　也称为传统创伤评分（classic trauma score），主要是指狭义的创伤评分，是传统的定量描述和评估创伤病人的损伤严重程度与结局的创伤评分方法，是常共同运用于各个与创伤救治相关的专科的评分方法，如GSC、创伤指数、创伤评分、修正的创伤评分、AIS、ISS、TRISS等。

2.专科创伤评分　指主要适用于特定专科需要，针对创伤病人专科损伤、功能与结局情况进行评估判断的创伤评分方法。例如，慢性脑损伤分级评分（CBIS）、胸部穿透伤指数（PTTI）、心脏穿透伤指数（PCTI）、WAD脊髓伤情严重性临床分级、脊柱独立性测量评分（SCIMS）、颌面损伤严重度评分（MFISS）、视觉模拟评分（VAS）疼痛评分、创伤后综合征程度评分（PSSS）等，分别是脑外科创伤评分、胸外科创伤评分、脊柱外科创伤评分、颌面外科创伤评分等。

各专科的创伤评分有向不断精细化和功能化方向发展的趋势，为专科损伤的分类与损伤严重程度、器官功能、结局等的评估提供定量化的工具手段，为专科创伤的针对性诊断、治疗和康复等提供了科学的指导。例如，在颅脑损伤中，对伤情程度进行评判时，针对不同的需求就有格拉斯哥评分、格拉斯哥改良评分、儿童格拉斯哥评分、意识水平综合尺度、利兹昏迷量表、神经外科观察量表、反应程度量表（RLS85）、脑震荡评分工具（SCAT）、慢性脑损伤分级评分（CBIS）、Marshall 脑外伤CT分类等，这些评分不仅可用于颅脑损伤程度的评判，也可作为损伤程度分类、预后和康复水平的判断及救治质量与结局研究的指标。

**（四）根据评分的数据计量尺度类型分类**

在统计学上，依据数据计量尺度类型将数据分为四大类。

（1）定类型数据（nominal scale data）：又称为类别尺度数据，是按照事物某种属性的特征或类别对其进行分类的数据，反映事物之间的类别差，没有内在固定大小或高低顺序，其数值仅仅是一种标志，没有序次关系，不能进行加减乘除运算。往往是一种定性的记录数据。例如，对性别进行编码：男性编码为1，女性编码为2；又如，对于是否发生昏迷进行编码：未发生昏迷编码为0，发生昏迷编码为1。

（2）定序型数据（ordinal scale data）：又称为顺序尺度数据，是对事物之间等级差别和顺序差别的一种测度。定序型数据可以测度事物之间的类别差，也可测度事物间的次序差。例如，年龄段变量可以分为"青少年"、"中年"和"老年"，分别赋予数值1、2、3；对疼痛变量可分为"不痛""痛""很痛"，也可分别赋予数值1、2、3。这些数值只能比较大小，不能进行加减乘除等数学运算。

（3）定距型数据（interval scale data）：又称为间隔尺度数据，是对事物类别或次序之间距离的测度。定距型数据是数字型变量，具有间距特征，常使用自然或物理单位作为计量尺度，没有绝对零点，可以做加减运算、求平均值等，但不能做乘除运算。例如，温度变量，20℃和10℃与−30℃和−20℃之间均相差10℃，定距型数据的温度中的"0"不代表没温度，代表温度变量间的差值为0，是作为比较的标准。

（4）定比型变量（ratio scale data）：又称为比

率尺度数据，即常说的数值变量，既有测量单位，也有绝对零点，数据间的距离是相等的，可以做加减乘除计算。例如，身高、体重、血压等的连续性数据。

因此，根据创伤评分的分值数据的统计学计量尺度特点，可将创伤评分分为以下四类（表1-1）。

1.定类型创伤评分（nominal trauma scale）　指创伤记分值的数据为定类型数据的创伤评分方法，其评分值所代表的创伤特征或类别是相互间隔的，没有顺序大小与高低之分。更准确地说，定类型创伤评分是定类型创伤编码或记分，它在创伤评分系统中常常是以编码的形式存在，因此其数值常被称为"编码值"。

例如，在简明损伤定级评分（AIS）的6位损伤编码中，其第1位编码数值代表不同的损伤部位：1为"头部"、2为"面部"、3为"颈部"、4为"胸部"、5为"腹部及骨盆"、6为"脊柱"、7为"上肢"、8为"下肢"、9为"皮肤和未特定指明的部位"；第2位编码数值代表损伤的解剖结构类别；第3、4位编码数值代表损伤的具体解剖结构或特殊性质的损伤；第5、6位编码数值代表具体部位和解剖结构的损伤程度。一组编码代表特定的一个损伤。例如，AIS编码"853162"表示"股骨头开放性骨折"，而"770720"表示"肩锁关节半脱位"，它们各代表一个特定的创伤，相互间隔，它们之间没有明确的大小与高低之分。

定类型创伤评分常是以编码值的形式出现，其数值仅仅是一种标志，代表一定的属性与特点，没有序次的关系，不能进行数值的加减乘除运算与比较。

2.定序型创伤评分（ordinal trauma scale）　指创伤评分的分值为定序型数据的创伤评分方法，其评分值所代表的创伤特征或类别间有内在固有的等级差别和顺序差别，如每一个数据被分配给一个损伤的严重程度，这些评分数值的高低也就代表和反映了损伤的严重程度。目前大多数的创伤评分是属于定序型创伤评分，多数的创伤拣伤分类的评分、器官损伤程度分级评分、骨科和神外科创伤分级评分等也是属于这种分类方法。

例如，院前指数（PHI）评分是对创伤病人的收缩压、脉搏、呼吸状态和意识状态四个部分分别记分，此四个部分记分值的总和即为PHI的评分值，其评分值范围为0～20分。PHI属于定序型创伤评分，其不同的分值代表不同创伤伤情的严重程度等级，分值越高，伤情越重。

又如，格拉斯哥昏迷评分（GCS）也属于定序型创伤评分，GCS评分是通过对病人眼运动反应、言语反应和运动反应三项指标的记分定量评估脑损伤和昏迷的程度，其评分值越低，病人颅脑损伤和神经功能障碍越严重。

定序型创伤评分值原则上只能比较大小，不能进行加减乘除等数学运算。例如，GCS为8分与GCS为10分，不能将它们相加而得到GCS为18分的结果。但在群体数据的统计学计算中，定序型创伤评分值的均数、中位数、方差等运算结果是有价值和意义的。

**表1-1　四种创伤评分类型数据特点比较**

| | 定类型评分 | 定序型评分 | 定距型评分 | 定比型评分 |
|---|---|---|---|---|
| 意义 | 定义创伤特征或类别 | 创伤特征或类别间有内在固有的等级差别和顺序差别 | 创伤特征或类别的次序之间距离的测度 | 创伤特征程度的差别 |
| 适用数据 | 定类型数据 | 定序型数据 | 定距型数据 | 定比型数据 |
| 间隔 | 相互间隔 | 相互间隔 | 有间距特征 | 连续，无间距 |
| 顺序 | 无大小高低顺序 | 有大小高低顺序 | 有大小差异，无高低顺序 | 有大小顺序 |
| 运算　加减 | 不能 | 不能 | 能 | 能 |
| 　　　乘除 | 不能 | 不能 | 不能 | 能 |
| 　　　比较 | 不能 | 能 | 能 | 能 |
| 例示 | AIS的6位编码 | GCS，PHI | — | TRISS、ASCOT |
| 备注 | 数值仅仅是一种标志，代表一定的属性与特点 | 数值的高低代表损伤严重程度 | 数字型变量，可以是数字、分级或率，有单位 | 数值变量 |

3.定距型创伤评分（interval trauma scale） 指创伤评分的分值为定距型数据的创伤记分方法，其评分值代表创伤特征或类别的次序之间距离的测度，即其序次间距的数量或数值。其评分值具有间距特征，是数字型变量，可以是数字或分级，或是率，有单位，但没有绝对零点，可以做加减运算，求平均值等，但不能做乘除运算。目前几乎没有那种创伤评分系统的间隔尺度真正具有一致性的，即目前尚没有真正的定距型创伤评分方法。但在创伤评分的计算与描述过程中，有典型的定距型创伤评分数据的存在。

4.定比型创伤评分（ratio trauma scale） 指创伤评分的分值为定比型数据的创伤记分方法，其评分值是数值变量，既有测量单位，也有绝对零点、数据间的距离是相等的，可以做加减乘除计算，如TRISS评分、ASCOT评分、疼痛视觉模拟评分（visual analog scale，VAS）等。

例如，TRISS评分值是0～100%的连续数值，其测量单位是率（%），代表创伤病人生存的概率大小，即其评分值就代表了伤者存活的概率。

又如，VAS评分是由一条100mm长的线段构成，左端为0表示"无痛"，右端为100表示"剧痛"（无法忍受的疼痛），构成了0～100的连续数值变量。评分数值的大小代表了病人疼痛的程度大小，数据越大，疼痛程度越严重；数据间的距离是相等的。

### （五）根据评分产生方式进行的分类

1.根据专家经验产生的创伤评分 是指根据专家经验，依据创伤的某些特征或属性的变化阶梯次序分别给予记分，通过评分值的大小阶梯反映创伤的这些特征或属性的大小或严重程度变化阶梯的创伤评分方法。

例如，在AIS评分中，专家们依据创伤的损伤病理将创伤的具体损伤严重程度分为六级：轻度伤、中度伤、较严重伤、严重伤、危重伤和极重伤，分别将它们记分为1分、2分、3分、4分、5分和6分。也就是说，在AIS评分中，不同的分值分别表示了创伤的不同损伤病理严重程度，分值越高，其损伤病理的严重程度越重。

2.根据创伤病人客观指标参数计算产生的创伤评分 是指利用创伤病人客观的临床症状、体征和检测指标等参数，直接进行计算或分别赋值后进行计算获得评分值，以反映创伤的某些特征或属性的创伤评分方法。

例如，院前指数（prehospital index，PHI）以创伤病人的收缩压、脉搏、呼吸和意识四项生理指标为依据，每项指标依据其值所处的区段分别记0～5分，将这四项指标得分相加就得到PHI评分的分值。PHI的最高总分值为20分，伤情越重，分值越高。又如，修正创伤评分（revised trauma score，RTS）是依据GCS、收缩压和呼吸次数的数值分别给予记分，将三项记分值相加即为RTS的总分。RTS分值越低，伤情越重。

3.根据问卷量表产生的创伤评分 是指采用问卷量表的形式，通过创伤病人或医师选择的量表选项结果计算获得评分结果，以反映创伤病人的某些特征或属性的创伤评分方法。

创伤评分中采用的问卷量表通常是定序量表，即其评估指标是由定序尺度指标构成，它分配给测量对象的数字除了代表测量对象类别特征外，还表明了测量对象某种特征的相对顺序，但不表明测量对象的某种绝对数量和差距。

例如，急性应激障碍量表（acute stress disorder scale，ASDS）是2000年Bryant等在急性应激障碍访谈问卷的基础上研发的，用于评价急性应激障碍症状的严重程度。ASDS量表包含了19个条目，每个条目均采用5点记分方法，将各条目的程度分为完全没有记1分，轻度记2分，中度记3分，较重记4分，非常严重记5分。而这19个条目分别包括5个分离症状、4个再历症状、4个回避症状和6个过度警觉症状。ASDS评分的总分为19个条目得分的总和，当被试者分离症状分量表的得分大于或等于9分，且合并其他3个分量表的总分大于或等于28分时，可判断个体为可能的急性应激障碍病人。

4.混合评分 是指同时采用上述三类评分方法中两种以上评分方法进行混合计算获得评分值，以反映创伤的某些特征或属性的创伤评分方法。

例如，TRISS评分是一种计算生存概率的创伤评分方法，在其评分计算过程中，其计算指标不仅包括了根据专家经验产生的创伤评分（ISS评分），同时还有根据创伤病人客观指标参数计算产生的评分（RTS评分）等，其计算公式如下：

$$P_{s(TRISS)} = 1/(1 + e^{-b})$$

其中，e为常数（其值为2.718 282）；$b = b_0 + b_1$（RTS）$+ b_2$（ISS）$+ b_3$（Age），$b_0$为常数，$b_{1～3}$为不同伤类时各项参数的权重值。

## 三、创伤评分的发展简史

自从人类来到这个世界，创伤就伴随着人类社会的发展一路走到今天。对创伤的严重程度等特性的描述与评估是创伤诊治过程中最重要的内容之一。然而，长期以来对创伤严重程度等的评估主要是采用定性描述的方式。例如，对创伤严重程度评估，主要根据经验将其分为轻伤、中度伤、重伤等；将颅脑外伤后神志状态定性地分为清醒、轻度昏迷、重度昏迷等。这些定性描述方式的评估显得较为粗糙，不同实施者的评估结果往往有较大的差距，甚至同一实施者在不同时间的评估结果都会有显著的差别。

直到20世纪60年代，随着创伤分类分级救治理念的诞生，医务人员深深感受到仅用这些较为粗糙的定性评估远远不能满足创伤救治的需求和发展，有人开始寻找一些简单有效的描述损伤的方法。因此，创伤评分的方法与理论开始出现，并逐渐得到发展和广泛的应用。

早期创伤评分系统的诞生和发展粗略地分为两类：创伤拣伤分类系统（trauma triage systems）和确定/比较创伤评分系统（definitive/comparative trauma scoring systems）。

在20世纪60年代末到70年代初，创伤救治系统建设强调组织的重要性，并强调正确的病人应在正确的时间送到正确的医院接受治疗的理念（3R：the right patient to the right hospital at the right time），促进了创伤拣伤分类系统的快速发展。在创伤救治组织过程中，科学高效的拣伤分类是个重要的关键环节，因而很多专家对建立完美的评分系统以评估创伤的伤情、期望结局、创伤救治结果、群体病人间的伤情与救治比较等产生了极大的兴趣。

创伤拣伤分类系统最核心的目的就是通过简捷的评分，准确判断创伤病人的伤情程度，预测病人住院的需求，让病人及时获得合适医院的合适的救治。1971年，Kirkpatrick 和 Youmans 研发的创伤指数（trauma index，TI），是最早的拣伤分类指数（triage index）之一。创伤指数采用简单易得的5个损伤解剖指标和生理学状态指标（受伤部位、损伤类型、循环、呼吸和意识状态）对伤员进行评分，分值越高者伤情越重，并要求把评分大于一定分值的病人送到创伤中心或大医院治疗。在随后的数年中，有多个类似的创伤评分出现，如1979年 Bever 等建立了疾病-损伤严重度指数（illness-injury severity index，IISI），用于现场救治中创伤病人的拣伤分类评分，但很遗憾，IISI评分没有获得广泛的使用和推广，逐渐处于被遗忘状态。

虽然格拉斯哥昏迷评分（GCS）的雏形出现于1966年，但真正成形并开始用于创伤拣伤分类的GCS评分诞生于1974年。GCS评分通过对病人眼运动反应、言语反应和运动反应三项指标的评分定量评估脑损伤和昏迷的程度，其评分值越低，病人颅脑损伤和神经功能障碍越严重。后来建立的多种创伤拣伤分类评分中也融入了GCS评分，使GCS成为其重要的组成部分之一。如今，GCS仍然是定量评估头部损伤程度、进行创伤分类救治和预后判断的重要指标之一。

1980年，Champion 等在经过几年创伤拣伤分类的研究与应用之后注意到，创伤病人早期死亡多是继发于创伤的中枢神经系统、循环系统、呼吸系统反应造成的，并研发了一种拣伤分类评分（triage score）方法，采用呼吸动度、毛细血管充盈度、睁眼反应、言语反应和运动反应等五个指标，其分值越大，伤情越重，并将这种拣伤分类评分用于现场创伤病人的分类救治。到1981年，Champion 等又在此拣伤分类评分方法的基础上进行改进，增加了呼吸频率和收缩压两项指标，即采用结合GCS、呼吸率、呼吸动度、血压、毛细血管充盈度对创伤进行评分的方法，称为创伤评分（trauma score，TS），重点应用于创伤的现场拣伤分类。TS评分方法使拣伤分类评分更为准确可靠，显著提升了创伤评分的预后判断品质，并使创伤评分得到广泛的应用。

随着创伤评分被广泛的接受和应用，评分的经验和需求得到不断的积累。在多数情况下，创伤现场救治环境下很难准确获得TS评分中的两项指标：呼吸动度和毛细血管充盈度，因此在1989年，Champion 等将TS评分中的这两项指标去除，建立了修正创伤评分（revised trauma score，RTS）。通过临床数据的统计学分析，获得了同样良好的分类和预测结果。由于RTS评分既用于拣伤分类，也用于创伤结局预测和比较评分，所以常将用于拣伤分类的RTS称作Triage-RTS（T-RTS）。由于RTS具有简便、准确等优点，目前RTS被广泛地用于现场创伤救治的拣伤分类过程中。

在拣伤分类评分中，还有很多好的评分方法，如CRAMS评分、院前指数、校正院前指数、儿童创伤评分（PTS）、红十字会创伤分类、南非伤员拣伤分类评分（SATS）等。这些评分也各有其特点和优势，也被大量地应用着。

在确定/比较创伤评分系统中，简明损伤评分

（AIS）是最基础和最重要的评分方法之一，也是这类评分中最早出现的评分方法之一。AIS的制定启动于1969年，第一版AIS于1971年对外公布，经过专家组不懈努力，不断推出修订版本AIS，终于1980年修订版AIS获得了创伤领域学者的高度评价和广泛的认同。AIS是根据创伤所致组织器官损伤解剖学特点建立的标准化损伤描述方法和损伤严重程度评估方法，对每个部位的每个损伤给予特定的编码和评分，使每一具体损伤都有确定的定量评估分值，保证了损伤评分的准确性和可靠性，成为创伤导致组织损伤病理程度评判的"金标准"和基础。

1974年，Baker等在AIS评分的基础上推出了损伤严重度评分（injury severity score，ISS），ISS把人体分为6个区域，将身体3个最严重损伤区域的最高AIS值进行平方后相加，即得到ISS分值。ISS的分值范围为1～75分，分值越高，损伤越重。ISS评分方法以解剖部位损伤为基础，较AIS更好地评价了多发伤的严重程度，并且与严重多发伤后损伤严重程度和病人存活概率间有更密切的关系。

虽然ISS在损伤严重度，特别在多发伤严重程度评估方面具有简单易行的优点。但ISS仍有一些不足，如ISS是以解剖损伤为依据，未能反映病人伤后的生理变化；未能反映年龄和伤前健康状况对伤情的影响；没有考虑到同一身体区域可能存在多处严重损伤，而可能导致对伤情的评估明显偏轻等情况。因此，在1994年，谭宗奎等提出了修正的ISS（revised ISS，RISS），该法将ISS评分的三个主要损伤区域的三处伤扩展到四个区域的七处伤，计算公式为：RISS=$(A_{12}+A_2)+(B_{12}+B_2)+(C_{12}+C_2)+(D_1)$；RISS比ISS能更全面地反映同一区域内多处伤的伤情，也能更好地反映某一器官中多处伤的伤情。1997年，Osler等又提出新的损伤严重度评分（new injury severity score，NISS），其基本思路是不采用ISS对身体部位的划分，而是用多发伤伤员3个最严重伤的AIS分值平方和作为其伤情严重度评分；NISS考虑到了同一身体区域存在多处严重损伤问题，在不少的临床数据分析中显示NISS对创伤病人伤情严重程度和死亡预测方面的稳定性强于ISS评分。

1982年，Levy等认为通过总体的生存概率研究可以预测个体创伤的生存概率，因而提出了修正预测生存概率指数（revised estimated survival probability index，RESPI），并用于创伤病人的生存概率预测。其实，在1980年时，Champion等就曾经尝试利用大样本的病例资料，通过Logistic回归统计方法探索用拣伤分类的创伤评分（TS）预测创伤病人的生存概率问题，他们建立了生存概率公式：$P_s=1(1+e^{-A})$，其中的$A=B_0+B_1X_1+B_2X_2+B_3X_3+B_4X_4+B_5X_5$；B为系数，$X_n$分别为TS评分的5个指标（GCS、呼吸率、呼吸动度、血压、毛细血管充盈度）。1989年，Champion等采用RTS又建立了创伤病人生存概率的预测评分公式，并取得了较为满意的结果。

1987年，Boyd等为了克服单纯生理学评分和解剖学评分的缺陷，将RTS评分和ISS评分等相结合，建立了创伤和损伤严重程度评分（trauma and injury severity score，TRISS）。TRISS是利用严重创伤数据库的大宗严重创伤数据为基础，通过Logistic回归统计方法，获得生存概率$P_s$与RTS评分、ISS评分和年龄指标间的回归公式，即$P_{s(TRISS)}=1/(1+e^{-b})$；其中，e为常数（其值为2.718 282），$b=b_0+b_1(RTS)+b_2(ISS)+b_3(Age)$，$b_0$为常数，$b_{1\sim3}$为不同伤类时各项参数的权重值。TRISS评分出现后，获得广泛的好评，并得到广泛的应用。随着创伤数据的不断积累，TRISS中的各项参数权重值也得到不断的修正和更新，也有专家根据不同国家和地区创伤数据库的数据分别建立了自己的TRISS评分参数的权重值公式。

在TRISS评分的广泛使用过程中，人们也注意到其存在的一些不足，如因为在其计算公式中有ISS参数，故在身体同一区域出现多种严重损伤时，就会出现ISS固有的缺陷；另外，TRISS只采用了两个年龄分段，对年龄问题的区分过于简单；未考虑到性别和伤前健康状况的影响等。为此，Champion等于1990年推出了ASCOT（a severity characterization of trauma）评分，ASCOT评分的构成类似于TRISS评分，需要计算RTS值及分为钝器伤和穿透伤两种伤类，但是ASCOT的年龄分段更为细致，分5个年龄段；为克服ISS多发伤身体分区的缺点，采用AP（anatomic profile）分类法（AP分类法也以AIS为基础，但对伤员的全部严重损伤给予较多的权重）。很多临床研究的结果显示，在不少情况下ASCOT评分对生存概率的判断准确性和可靠性方面要优于TRISS评分法。近20多年来，大量作者对ASCOT评分的参数权重值、应用与价值等进行了研究，得到了广泛的认同和肯定。

在上述创伤评分系统不断发展的同时，对于创伤多侧面和特点的定量评分方法与理论也在不断出现和发展。早期的创伤评分体系主要聚焦于狭义的创伤评分系统，着重对创伤病人的损伤严重程度或创伤的某方面特征进行定量描述和评估。很多创伤评分方法也都经历了由最初简单、粗糙、一般性描述，到不断细化，针对性和准确性等逐渐提高的过程，结合创伤数据的积累与统计学的发展，逐渐发展、不断完善，并得到了广泛的应用。

例如，20世纪60年代前，对颅脑创伤后意识状态的描述和评估是个极为困难和棘手的问题。由于颅脑结构和功能极为复杂，不同部位和程度的颅脑损伤的局部和全身症状与体征复杂多变、相互混杂，表现具有多样性，使颅脑创伤的伤情程度与结局的评估成为人们一直关注的难题，严重影响了对颅脑损伤病人救治的科学总结和研究。1966年，Ommaya等首先提出总分为5分的意识评分方法，将病人的意识依照对刺激的定向和反应降低程度的不同分为三级，开启了颅脑创伤意识定量评估的进程。1970年，研究人员启动了一项由多个城市医院参加的国际严重头部损伤病人昏迷数据收集与研究项目，项目实施过程中对颅脑损伤病人意识障碍科学评估的标准和方法提出了急迫的需求。1974年，格拉斯哥大学（Glasgow University）神经科学研究所的Teasdale 和Jennett 首先提出了昏迷指数（coma index），此昏迷指数通过病人眼运动反应、言语反应和运动反应来评估病人的意识水平，这个昏迷指数即是今天广泛使用的格拉斯哥昏迷评分（Glasgow coma scale，GCS）的始祖。在之后数十年发展过程中，GCS评分不断得到完善和发展，不仅成为当今最为广泛使用的昏迷和意识评估方法，还产生了一系列改良的格拉斯哥评分方法，而且被吸纳进众多的创伤评分计算方法中，成为多种创伤评分的重要组成部分之一。

简明损伤评分（AIS）是对创伤评分发展历史影响最为深远的评分方法之一。20世纪60年代以前，由于创伤所致人体损伤复杂性和多样性，对创伤的定性描述差异巨大，使得急需建立一种划分损伤类型及其严重程度的标准化评估方法，以满足创伤诊治的需要。1969年，美国医学会（American Medical Association，AMA）、汽车工程师协会（Society of Automotive Engineers，SAE）和美国汽车医学促进协会（Association for the Advancement of Automotive Medicine，AAAM）共同发起了损伤和严重程度分类方法的研究。经30余位专家的不懈努力，终于在1971年制定了第一版AIS，紧接着在1973年、1974年、1975年和1980年不断推出修订版本；在AIS 1980年修订版发表以后，创伤领域学者对AIS评分给予了高度评价和广泛的认同。

AIS根据创伤所致组织器官解剖学特点建立了标准化的损伤描述方法和损伤严重程度评估标准，建立了规范的伤害编码规则和指南，依据人体部位区分每一个损伤，并根据损伤的相对严重程度把损伤分成1 ~ 6分（1分为最轻、6分为最重），即对每一特定损伤给予特定的评分，使每一损伤有确定的定量评分分值，保证了损伤评分的准确性和可靠性。

在这之后，在AAAM下属的国际损伤分类委员会（International Injury Scaling Committee，IISC）组织和领导下，AIS版本不断更新，AIS评分不断获得发展和完善，如AIS 1985版（AIS-85）、AIS 1990版（AIS-90）、AIS 1998修订版（AIS-98）、AIS 2008版（AIS 2008）、AIS 2015版（AIS 2015）等。

AIS提供以数字来分类和比较损伤严重程度、以标准化的术语来描述损伤的简单方法和标准。AIS成为目前世界医学界公认的标准化通用损伤严重程度分类与评估的工具，成为全球进行损伤数据收集的首选工具，并被广泛应用于临床创伤管理、结果评价和临床病例研究中，用于交通事故调查以确定损伤机制和改进车辆设计中，用于流行病学研究和系统开发中等；同时，AIS还成为很多其他创伤评分的基础，如多发伤病人的损伤严重度评分（injury severity score，ISS）、创伤和损伤严重度评分（TRISS）和创伤严重程度特征评分（a severity characterization of trauma，ASCOT）等；并且AIS代码可以通过映射算法与其他常用的疾病和损伤准则条码实现对应，如国际疾病分类（international classification of diseases，ICD），并用于创伤注册中心和医疗记录中。

除了通用创伤评分类的院前评分、院内评分、结局评分等，还有很多针对专科创伤特点的评分也不断出现，并逐渐发展和完善。例如，口腔颌面部创伤发生率高，损伤与结局有非常突出的特点，而通用的创伤评分在反映口腔颌面部的损伤和结局时有明显的局限性，难以满足口腔颌面部创伤诊治的实际临床需求。2000年薄斌等在AIS-ISS评价体系基础之上建立了改进的创伤严重度评分方法（revised ISS，RISS），葛成等在2001年建立改良的面部损伤严重度评分（revised facial ISS，RFISS），Zhang J.等在2006年提出颌面创伤严重度评分（maxillofacial trauma severity score，MTSS）等，这些工作不断地丰富着口腔颌面部创伤评分的方法和应用，为颌面创伤提供了更方便、精确、高效的伤情和结局评估工具，指导颌面创伤高效救治与康复，推动了口腔颌面专科创伤评分的进步和发展。

表1-2列示了部分创伤评分的名称和研发时间、部分属性与应用，很多评分方法也是伴随着创伤诊治的需求、创伤数据和统计学的进步而诞生的，并在应用中得到不断发展和完善，且还在继续完善过程中。相信在不久的将来，更好的创伤评分还将不断研发出来，各种创伤评分还将得到不断的完善；创伤评分这种定量评估工具也必将不断地推动创伤诊治和康复品质向更高的水平发展。

#### 表1-2 部分创伤评分方法的出现年份、研发者及特点

| 评分名称 | 出现年份 | 研发者 | 评分系统类型 | 主要应用 |
| --- | --- | --- | --- | --- |
| Harris髋关节评分（Harris hip score，HHS） | 1969 | Harris | 功能、生理 | 功能疗效评估 |
| 简明损伤评分（abbreviated injury scale，AIS） | 1971 | 美国医学会机动车安全医学问题委员会 | 解剖学评分 | 验伤分类，损伤评估 |
| 创伤指数（trauma index，TI） | 1971 | Kirkpatrick和Youmans | 复合评分（解剖+生理） | 验伤分类 |
| 综合损伤评分（comprehensive injury scale，CIS） | 1972 | 美国医学会机动车安全医学问题委员会 | 解剖学评分 | 验伤分类 |
| 疼痛视觉模拟评分（visual analog scale，VAS） | 1972 | Woodforde | 生理学评分 | 疼痛评估 |
| 格拉斯哥昏迷评分（Glasgow coma scale，GCS） | 1974 | Teasdale和Jennett | 生理学评分 | 验伤分类 |
| 预后指数（prognostic index，PI） | 1974 | Cowley | 生理学评分 | 评估病人状况 |
| 损伤严重度评分（injury severity score，ISS） | 1974 | Baker等 | 解剖学评分 | 损伤严重度 |
| 麦-吉疼痛问卷（McGill pain questionaire，MPQ） | 1975 | Melzack | 生理学评分 | 疼痛评估 |
| 症状自评量表（self-reporting inventory） | 1975 | Derogatis L.R. | 心理学评分 | 心理障碍评估 |
| Oswestry失能指数（Oswestry disability index，ODI） | 1976 | John O'Brien | 生理+功能 | 损伤评估 |
| 预估生存概率指数（estimated survival probability index，ESPI） | 1978 | Levy等 | 诊断 | 生存预测 |
| 断肢再植功能评定标准 | 1978 | 陈中伟 | 功能评分 | 功能评估 |
| 疾病-损伤严重度指数（illness-injury severity index，IISI） | 1979 | Bever和Veenker | 复合评分 | 验伤分类 |
| 急性创伤指数（acute trauma index，ATI） | 1979 | Milholland等 | 生理学评分 | 死亡预测 |
| 验伤分类指数（triage index，TI） | 1980 | Champion等 | 生理学评分 | 验伤分类 |
| 解剖学指数（anatomic index，AI） | 1980 | Champion等 | 解剖学评分 | 死亡预测 |
| 创伤评分（trauma score，TS） | 1981 | Champion等 | 生理学评分 | 验伤分类 |
| 急性生理和慢性健康评分（acute physiology and chronic health evaluation，APACHE） | 1981 | Knaus等 | 生理学评分 | 病情评估 |
| 穿透性腹部创伤指数评分（penetrating abdominal trauma index，PATI） | 1981 | Moor | 解剖学评分 | 病情评估 |
| CRAMS评分（circulation，respiration，abdomen，motor，and speech scale） | 1982 | Gormican | 生理学评分 | 验伤分类 |
| 修正预估生存概率指数（revised estimated survival probability index，RESP） | 1982 | Levy等 | 诊断 | 生存预测 |
| 反应水平分级评分（reaction level scale，RLS） | 1982 | Starmark | 生理学评分 | 病情评估 |
| Olerud-Molander踝关节骨折评分（Olerud Molander ankle score，OMAS） | 1984 | Olerud和Molander | 功能、生理 | 疗效评估 |

续表

| 评分名称 | 出现年份 | 研发者 | 评分系统类型 | 主要应用 |
|---|---|---|---|---|
| Levack髌骨骨折疗效评分（Levack curative effect of patella fracture score，LCEPFS） | 1985 | Levack | 功能 | 疗效评估 |
| 院前指数（pre-hospital index，PHI） | 1986 | Koehler | 生理学评分 | 验伤分类 |
| 创伤和损伤严重程度评分（trauma and injury severity score，TRISS） | 1987 | Boyd等 | 复合评分 | 死亡预测 |
| 儿童创伤评分（pediatric trauma score，PTS） | 1987 | Tepas等 | 生理病理 | 儿童伤情评估 |
| 功能独立性评分（functional independence measure，FIM） | 1987 | 美国物理医学与康复学会和美国康复医学会 | 生理功能评分 | 生存质量评估 |
| Cooney经舟骨月骨周围骨折脱位疗效评分（Cooney curative effect score of trans-scaphoid perilunar dislocation，CCESTSPD） | 1987 | Cooney | 功能评分 | 疗效评估 |
| 儿科死亡风险评分［pediatric risk of mortality（PRISM）score］ | 1988 | Pollack | 生理学评分 | 病情和死亡率评估 |
| 修正创伤评分（revised trauma score，RTS） | 1989 | Champion等 | 生理学评分 | 验伤分类、结局评估 |
| Berg平衡量表（Berg balance scale，BBS） | 1989 | Berg | 生理学评分 | 功能评估 |
| Merchant-Dietz胫腓骨骨折术后膝关节功能评分（Merchant-Dietz's postoperative tibiofibula fracture knee joint function score，MDPTFKJS） | 1989 | Merchant和Dietz | 功能 | 疗效评估 |
| 解剖学科简况（anatomical profile，AP） | 1990 | Copes等 | 解剖学评分 | 验伤分类 |
| 创伤严重程度描述评分（a severity characteristics of trauma，ASCOT） | 1990 | Champion等 | 复合评分 | 生存预测 |
| 创伤分类规则（trauma triage rule） | 1990 | Baxt等 | 复合评分 | 验伤分类 |
| 临床用PTSD诊断量表（clinician administered PTSD scale，CAPS） | 1990 | 美国PTSD国立研究中心 | 心理学评分 | 心理障碍评估 |
| 休克评分（shock score） | 1991 | Champion等 | 生理学评分 | 验伤分类 |
| 死亡率与发病率生理学和手术严重程度评分（physiological and operative severity score for the enUmeration of mortality and morbidity，POSSUM） | 1991 | Copeland | 生理学评分 | 病情评估、结局预测 |
| 颈脊髓功能状态评分法 | 1991 | 北京大学第三医院骨科 | 生理学评分 | 功能评估 |
| SF-36健康调查简表（the MOS 36-Item Short Form Health Survey，SF-36） | 1991 | 美国波士顿健康研究所 | 生理功能评分 | 生存质量评估 |
| Jakim桡骨远端骨折疗效评分（efficacy score of the distal fracture of Jakim radius，JRDFES） | 1991 | Jakim | 功能 | 疗效评估 |
| Percival示指拇指化疗效评分（Percival efficacy score of thumb refers to index，PESTRI） | 1991 | Percival | 功能 | 疗效评估 |
| Botsford脊髓功能评分 | 1992 | Botsford和Esses | 生理学评分 | 功能评估 |
| Termann跟腱损伤疗效评分（Termann rupture of achilles tendon score，TROATS） | 1992 | Termann | 功能 | 疗效评估 |
| 髋部骨折后功能独立评分（functional independence measure，FIM） | 1993 | 美国国家咨询委员会 | 生理、功能 | 功能评估 |
| AOFAS踝-后足功能评分（AOFAS ankle hindfoot scale，AAHS） | 1994 | 美国足踝外科医师协会（AOFAS） | 功能 | 疗效评估 |

续表

| 评分名称 | 出现年份 | 研发者 | 评分系统类型 | 主要应用 |
|---|---|---|---|---|
| 肝创伤严重度评分（moore scale） | 1995 | Moore | 解剖学评分 | 病情评估 |
| 基于ICD-9的损伤严重度评分（international classification of disease-9-based injury severity score，ICISS） | 1996 | Osler等 | 复合评分 | 死亡预测 |
| 器官功能障碍逻辑性评价系统（logistic organ dysfunction system，LODS） | 1996 | 欧洲/北美危重症医学会（ENAS） | 生理学评分 | 病情评估 |
| 新损伤严重度评分（new injury severity score，NISS） | 1997 | Osler等 | 解剖学评分 | 死亡预测 |
| 儿科风险指标（paediatric risk indicator，PRI） | 1997 | Tepas等 | 复合评分 | 死亡预测 |
| 早期预警评分（early warning score，EWS） | 1997 | Morgan | 生理学评分 | 拣伤分类、结局预测 |
| 脊髓独立测量评分（spinal cord independence measure，SCIM） | 1997 | Amiram Catz | 生理学评分 | 功能评估 |
| 急性应激障碍访谈问卷（acute stress disorder interview，ASDI） | 1998 | Bryant | 心理学评分 | 心理障碍评估 |
| 牛津膝关节功能评分（Oxford knee function score，OKFS） | 1998 | 牛津大学 | 功能评分 | 疗效评估 |
| 创伤经验症状量表（trauma experiences checklist，TEC） | 1999 | Nijenhuis R. S. | 心理学评分 | 心理障碍评估 |
| Harborview死亡风险测定（Harborview assessment for risk of mortality，HARM） | 2000 | West等 | 复合评分 | 死亡预测 |
| 急性应激障碍量表（acute stress disorder scale，ASDS） | 2000 | Bryant，Mould | 心理学评分 | 心理创伤评估 |
| 胸部创伤严重度（thoracic trauma severity，TTS）评分 | 2000 | Pape | 解剖学评分 | 病情评估 |
| 脊髓损伤步行指数（walk index for spinal cord injury，WISCI） | 2000 | Ditunno | 生理学评分 | 功能评估 |
| 疼痛行为评估量表（behavioral pain scale，BPS） | 2001 | Payen | 生理学评分 | 疼痛评估 |
| 下颈椎损伤分型评分（subaxial injury classification，SLIC） | 2007 | Vaccaro | 解剖+功能评分 | 损伤评估 |
| 创伤死亡预测模型（trauma mortality prediction model，TMPM） | 2008 | Osler等 | 解剖学评分 | 死亡预测 |
| 颌面部损伤严重度评分（maxillofacial facial injury severity score，MFISS） | 2008 | 薄斌 | 解剖学评分 | 损伤程度评估 |
| 基于ICD-9的创伤死亡预测模型（trauma mortality prediction model，TMPM-ICD-9） | 2009 | Glance等 | 解剖学评分 | 死亡预测 |
| 颌面部骨折严重度评分（facial fractures severity score，FFSS） | 2010 | Catapano J. | 解剖学评分 | 损伤程度评估 |
| ECS评分（Eppendorf-Cologne scale） | 2012 | Michael Hoffma | 生理学评分 | 病情评估、结局预测 |
| 军队战伤评分（military combat injury scale，MCIS） | 2013 | Lawnick MM，Champion HR.，等 | 解剖学评分 | 验伤分类 |
| 军人失能评分（military functional incapacity scale，MFIS） | 2013 | Lawnick MM，Champion HR.，等 | 功能评分 | 验伤分类 |
| 骨盆-会阴创伤评分（pelvi-perineal trauma score，PPTS） | 2013 | Mossadegh S.，Midwinter M.等 | 解剖学评分 | 验伤分类 |
| …… | | …… …… | …… | …… |

## 四、创伤评分方法的产生

如今已有很多的创伤评分方法，它们是怎么产生出来的呢？是不是有什么捷径能创造出有用的创伤评分方法呢？我们自己是否也能研究和创新性建立有用的创伤评分方法呢？答案是肯定的。

从现有的评分方法产生过程来分析，创伤评分方法的产生主要有以下几类方法和途径。

### （一）起源于临床需求和经验，完善于实践

这类创伤评分方法的出现，最初是因为创伤病人临床诊治过程中的需求，临床研究者根据临床经验而提出初步创伤评分方法，并应用于创伤诊治的临床中，通过临床使用过程中发现的问题和经验，不断总结和改进而获得较为满意的方法。很多早期的创伤评分方法是来自于这种简单而原始的方法。非常奇特的是，不少目前被广泛使用的简捷有效的评分也是诞生于这种方法。

例如，格拉斯哥昏迷评分（GCS）的产生，就是因为在20世纪70年代前，临床上缺乏对颅脑损伤后病人昏迷和意识障碍规范的分类描述和定义，无法对严重颅脑创伤的伤情程度与结局进行统一的描述和评估，严重地影响着对颅脑损伤病人救治的科学总结和研究。在这种情况下，临床医师就构想并提出了这种创伤评分方法。最早的昏迷意识状态评分是Ommaya在1966年提出的，他依据颅脑创伤病人对刺激的定向和反应降低程度的不同，将病人的意识从"正常意识状态"到"对所有刺激均无反应"分为五级，分别评为1～5分，初步建立了对创伤病人昏迷意识状态的评分方法。在此基础之上，格拉斯哥大学（Glasgow University）神经科学研究所的Teasdale和Jennett在1974年提出了昏迷指数（coma index），通过对病人眼运动反应、言语反应和运动反应分别进行记分，根据评分数值来评估病人的意识水平，即是今天我们广泛使用的格拉斯哥昏迷评分（GCS）。由于GCS方法简单合理，并较准确地描述了病人昏迷程度和意识状态，很快就得到广泛的应用和推广，不仅被用于病人意识和昏迷程度的定量评估，还被用于临床颅脑损伤的伤情评估、临床分型及颅脑损伤的预后判断之中，成为最为广泛使用的昏迷和意识评估方法，并被吸纳进众多的创伤评分计算方法中，成为多种创伤评分中重要的组成部分之一。

### （二）起源于专家组意见

这类创伤评分方法的产生往往是基于创伤临床与研究的实际需求，由一些学术组织、团体或专家团队发起，通过组织相应的专家组共同研究建立的评分方法。这类创伤评分方法在形成之后，专家团队往往还会根据评分的应用反馈情况和现代科学研究进展，不断完善和拓展创伤评分的方法与内容。这类创伤评分的权威性往往也比较强。

这类创伤评分中最为典型的代表当属简明损伤评分（AIS），也是对创伤评分发展影响最为深刻的评分方法之一。AIS评分起源于20世纪60年代，由于汽车工业的高速发展，美国的道路交通伤害数量和严重程度都不断攀升。面对以道路交通伤为代表的创伤所致的大量复杂和多样的人体损伤，创伤临床医师、汽车安全工程师和法医等都急需建立一种损伤类型及严重程度的标准化评估方法。于是，美国医学会、汽车工程师协会和美国汽车医学促进协会携手于1969年共同发起和组织了30余位专家，启动了损伤和其严重程度的分类方法的研究。专家组通过交流、讨论和研究，最终提出：损伤描述应以解剖学概念为基础，每一种损伤应给予专一的损伤严重度分值，要建立AIS编码准则与指南、编码表（手册）等。1971年，他们制定出了第一版的AIS，形成了以解剖学为基础的、依据损伤的程度对每一具体损伤进行6个等级序列（6分）划分的损伤严重度评分方法。经过多个版本的逐渐完善和发展，终于形成了业界一致认同、全球通用的损伤严重程度评分方法，甚至已成为创伤中单一损伤的损伤严重程度评判的金标准。

同样，损伤严重度评分（ISS）和新损伤严重度评分（NISS）也是专家在AIS评分的基础上，依据严重多发伤的特点而提出的评估多发性创伤严重程度的评分方法。

起源于专家组的创伤评分和专家经验的创伤评分都需要通过实际临床应用和数据验证，优者被广泛应用和推广，劣者则往往逐渐被遗忘而消失。

### （三）起源于文献研究，改进于专家意见，完善于实验数据

这类创伤评分方法的构建，往往是基于创伤临床与研究工作的实际需求而进行研究建立的。其主要过程：首先通过文献研究、专题小组访谈等形式建立指标目录库；初步确定评分指标和编制评分指标体系；通过专家和专题组对条目和内容的深入分析，完善评分指标与体系；初步临床试用，进行信效度检验；再修订评分方法。再次进行临床试用，信效度检验，逐渐完善评分指标和体系。这些评分

方法最终需要通过足量的临床实验数据进行信效度的检验和方法的修订完善。这种方法多见于心理评分量表类的创伤评分方法。

**（四）起源于数据统计模型分析，改进完善于数据库**

这类创伤评分方法的诞生是基于创伤数据库的大量数据，通过对数据建模和深入的统计学分析，并通过大量临床数据的验证而生成的，通常此评分方法有较高的科学性和权威性。

生存概率类的创伤评分，如TRISS评分是这类评分的一个典型代表。这类创伤评分的建立首先是要在一个有足量数据的临床数据库基础上，根据需要评估的目标（如生存概率），确定因变量指标（生存或死亡）；再通过对数据库数据的统计学分析（如相关分析），筛选出在统计学上与因变量显著相关的自变量指标；然后采用适当的模型，可以是逻辑回归模型、贝叶斯模型、神经网络模型或混沌理论模型等，如TRISS评分采用的是逻辑回归模型，通过统计计算建立相应的评分公式；最后，再用创伤数据库的其他数据集验证和评估此评分公式的效度和信度。

对于这类创伤评分，其建立创伤评分的数据库的数据越具代表性、数据量越大，其评估结果越有代表性、也越准确；来自于不同群体的评分公式参数可能会有一定的偏差。

例如，TRISS评分方法的产生。Boyd等于1987年在严重创伤结局研究（MTOS）数据库的基础上，通过初步数据相关分析，选择了修正创伤评分（RTS）、ISS、创伤类型（钝伤或穿透伤）、年龄等四个因素，采用一个数学模型，通过逻辑回归分别计算出钝伤或穿透伤病人的RTS、ISS和年龄权重值系数，获得病人的生存概率。TRISS法的生存概率计算公式：

$$P_{s(TRISS)} = \frac{1}{1+e^{-b}}$$

式中，$b=b_0+b_1$（RTS）$+b_2$（ISS）$+b_3$（Age），$b_0 \sim b_3$分别为解剖、生理和年龄分值的权重系数。它既有生理变化参数，又有解剖损伤参数，通过采用MTOS数据库的验证数据集进行效度和信度分析，证明其有很好的效度和信度。因此，被公认为能较好地判断病人的损伤严重程度。

此模型将测得的生理指标、GCS、收缩压、呼吸率和解剖指标ISS按规范量化处理，将损伤类型和年龄因素加权处理，计算出伤员的存活概率值。

医师可据此精确地估计伤情、推测预后和衡量救治水平。$P_s$越低，存活概率越小。若伤员的$P_s >$ 0.50，预测该病人可以存活（存活概率大于50%）；$P_s < 0.50$，意味着病人存活可能性小（存活概率小于50%）。多数学者认为，它是一种较好的创伤结局预测模型，也提出了对此法的一些改进和补充。

## 五、创伤评分方法的评价

一种创伤评分方法究竟怎么样，是"好"还是"不好"？其"品质"如何？应该怎么去判断呢？

这是一个比较复杂的问题，它涉及具体创伤评分的评估目的、对象、指标、人体病理生理与创伤的多样性等。在评价一种创伤评分的优劣之时，我们应首先了解这种评分方法的目的、对象及适用范围，每种评分方法都有其自身的最适合的评估对象、角度、范围和特点；对于不同创伤评分方法间的比较与评价，应注意同类功能的评分方法间的比较。在评价过程中，评价指标一定要客观、科学、全面，数据来源科学、准确，统计方法正确、过程规范。

简单地说，一种好的创伤评分方法应该有明确的评估目标与特征，通过其评分值能较好地反映创伤的某些固有的特征与程度，其评估结果不仅要有良好的精密度、稳定性和一致性，同时能有效地测量和反映出所评估内容的特征，即评分结果判断与实际情况相符合，能满足创伤诊治过程中的评估需求。例如，一种评估损伤严重程度的评分方法应该能够准确区分从轻微到严重不同程度的损伤，能预测判断创伤病人的结局走向（死亡率、康复或残疾等）。

从统计学的角度，在评价创伤评分品质时，可从定性评价与定量评价两方面进行。

**（一）创伤评分的定性评价**

创伤评分方法的定性评价主要包括两个方面的评价：创伤评分的信度和创伤评分的效度。

1. 创伤评分的信度　信度（reliability）即可靠性，是指采用同样的创伤评分方法对同一对象重复测量时所得结果的一致性程度。信度是评价创伤评分方法的精密度、稳定性和一致性，即评估创伤评分的过程中随机误差造成的评分值的变异程度的大小。

信度多以相关系数表示，在实际应用中，大致可分为三类。

（1）稳定性（stability）系数：相同受试者在不同时间里获得的评定分数之间的相关系数。也被称为重测信度系数，指的是用同一种评分方法对同一创伤病人进行两次或多次测定结果的一致程度，其大小等于同一病人在两次评分所得分数的皮尔逊积差相关系数。

（2）等值性（equivalence）系数：又称复本信度系数。它是以两个等值但题目不同的测验（复本）来测量同一群体，然后求得被试者（测试对象）在两个测验上得分的相关系数。复本信度也要考虑两个复本实施的时间间隔。如果两个复本几乎是在同一时间内施测的，相关系数反映的才是不同复本的关系，而不掺有时间的影响。如果两个复本的施测相隔一段时间，则称等值稳定系数。

（3）内在一致性（internal consistency）系数：是指用来测量同一个概念的多个计量指标的一致性程度，即内部稳定性，多个评分者同时用同一评分方法对某一创伤进行评估，判断结果之间的相关性即 Cronbach's α 系数和综合信度 $\rho_o$ 系数。

信度系数越大表示评分的可信程度越大。一般的能力测验和成就测验的信度系数都在 0.90 以上；人格测验、兴趣、态度、价值观等测验的信度一般在 0.80 ~ 0.85。一般原则：< 0.70 时，不能用于对个人做出评价或预测，而且不能作团体比较；≥ 0.70 时可用于团体比较；当 ≥ 0.85 时，才能用于鉴别或预测个人成就或作为。

常用的信度估计方法主要有以下几种：

（1）重测信度（test-retest reliability）：指同一创伤评分方法或量表对被试者的两次测试结果的一致程度，其大小等于同一评分方法在两次测试中所得分数的积差相关系数，即相同评分方法前后（或有一定时间间隔）两次测量同一创伤病人得分的简单相关系数 $r_{xx}$（稳定性系数），一般要求达到 0.7 以上。其计算公式（皮尔逊积差相关公式的变式）为：

$$r_{xx} = \frac{\dfrac{\sum x_1 x_2}{N} - \overline{x_1 x_2}}{s_1 s_2}$$

式中 $x_1$、$x_2$ 为同一被试者的两次评分分数，$\bar{x}_1$、$\bar{x}_2$ 为全体被试者两次评分的平均数，$s_1$、$s_2$ 为两次评分的标准差，$N$ 为被试者人数。

计算重测信度时，所进行的评价状态必须是稳定不变的。当然绝对稳定不太可能，但应保持比较稳定。注意时间间隔要合适，既要避免短时间重复多次的记忆效应，也要避免长时间后病人状态改变导致的误差。重测信度法能表示两次评分结果有无变动，反映评分分数的稳定程度，故又称稳定性系数，但重测信度法不适用于难度较大的评分方法的信度分析。

（2）复本信度（parallel-forms reliability）：同一被试者在两个平行（等值）评分系统上的得分之间的一致程度，其大小等于同一被试者在两个平行（等值）评分系统上的得分值的积差相关系数，即评分系统复本 A—评分系统复本 B，因为反映的是两个评分系统之间的等值程度，故又称等值性系数。计算方法同重测信度法。复本信度法要求两个复本除表述方式不同外，在内容、格式、难度和对应项等各方面均要求完全一致，而在实际情形中，很难达到这种要求。因此，此方法较少采用。

（3）分半信度（split-half reliability）：将评分条目分成等值的两半，所有被试者在这两半上得分的一致性。根据分半求出评分条目的总分，再计算两部分总分的相关系数，即折半相关系数 $r$（内在一致性系数）。

校正公式有：

1）斯皮尔曼-布朗（Spearman-Brown）公式

$$r_{xx} = \frac{2 r_{hh}}{1 + r_{hh}}$$

式中 $r_{hh}$ 是两半评分分数的相关系数，$r_{xx}$ 为整个评分的信度估计值。采用此校正公式时，假定两半评分等值，亦即两半评分具有相同的平均数和标准差。当假定不能满足时，可以采用弗朗那根公式或卢伦公式。

2）弗朗那根公式

$$r = 2 \left( 1 - \frac{s_a^2 + s_b^2}{s_x^2} \right)$$

式中，$s_a^2$、$s_b^2$ 分别为两半评分分数的变异数，$s_x^2$ 为测验总分的变异数。

3）卢伦公式

$$r = 1 - \frac{s_d^2}{s_x^2}$$

式中，$s_d^2$ 为两半评分分数之差的变异数，$s_x^2$ 为评分总分的变异数。

分半信度法实际上是对评分系统内部一致性的一个粗略估计。由于对同一个评分测试分半的方法是很多的，而且用不同的分半方法求出的分半信度都不一样，因此分半信度法不是最好的内部一致性的估计。

（4）同质性信度（homogeneity reliability）：也称为内部一致性系数，它是检测创伤评分内部所有条目之间的内容或特征的相同程度，即所有条目得分之间都具有较高的正相关。

克龙巴赫α系数（Cronbach's α coefficient）：是指量表所有可能项目划分方法得到的折半信度系数的平均值，是最常用的信度测量方法。其计算公式为：

$$\alpha = \frac{K}{K-1}\left(1 - \frac{\sum S_i^2}{S_T^2}\right)$$

式中，$K$为调查项目数量；$S_i^2$为第$i$个调查项目得分的方差；$S_T^2$为量表总得分的方差。

通常克龙巴赫α系数的值在0~1。如果克龙巴赫α系数不超过0.6，一般认为内部一致性不足；达到0.7~0.8时表示量表具有相当的信度，达0.8~0.9时说明量表信度非常好。一般认为克龙巴赫α系数应达到0.7以上，但不同研究者对其界限值也有不同看法，有学者认为，在基础研究中克龙巴赫α系数至少应达到0.8才能接受，在探索研究中克龙巴赫α系数至少应达到0.7才能接受，而在实务研究中，克龙巴赫α系数只需要达到0.6即可。

（5）评分者/编码者信度（scorer/coder interrater reliability）：指多个评分/编码者给同一病人进行评分/编码的一致性程度。当评分/编码者为两人时，评分者/编码者信度等于两者给同一病人评分的相关系数。如果是多个评分者/编码者，则评分者/编码者信度采用肯德尔和谐系数进行估计。

肯德尔和谐系数：

$$W = \frac{\sum R_i^2 - \frac{\left(\sum R_i\right)^2}{N}}{\frac{1}{12}K^2(N^3 - N)}$$

$W$为肯德尔和谐系数，$K$为评分/编码者人数，$N$为被评人数，$\sum R_i$为$i$个被评对象的等级之和。

若评分中存在相同的等级，则使用下列公式：

$$W = \frac{\sum R_i^2 - \frac{\left(\sum R_i\right)^2}{N}}{\frac{1}{12}K^2(N^3 - N) - K\sum \frac{(n^3 - n)}{12}}$$

$n$为相同等级的个数，其他指标同肯德尔和谐系数公式。

通常信度检验的步骤：①首先检测新的创伤评分系统的稳定性。对新的评分系统各条目得分进行均数、方差分析，再进行重测信度检测，计算重测信度系数$r$。②进行内在一致性分析，若创伤评分系统适于折半信度系数使用条件则可采用折半信度法进行检测，反之则选用常用方法克龙巴赫α系数法来进行内在一致性信度分析。③必要时还需进行评分者/编码评分者信度分析。

2.创伤评分的效度　效度（validity）即实际测定结果与预想结果的符合程度。创伤评分的效度是反映某创伤评分是否有效地测定到了它所预期测定和评估的创伤特点或内容。效度是评价创伤评分方法的准确度、有效性和正确性，即测定值与目标真实值的偏差大小。

效度可分为内部效度（internal validity）和外部效度（external validity）两类。

（1）内部效度（internal validity）：是指在研究的自变量与因变量之间存在一定关系的明确程度。如果自变量和因变量之间关系并不会由于其他变量的存在受到影响，从而变得模糊不清或复杂化，那么这项研究就具有内部效度。它所涉及的问题：所研究的两个或多个变量之间是否存在一定的关系？其是否确实是由于自变量的变化引起了因变量的变化？

（2）外部效度（external validity）：是指研究结果能够一般化和普遍适用到样本来自的总体及到其他总体中的程度，即研究结果和变量条件、时间与背景的代表性及普遍适用性。

一般认为，内部效度是外部效度的必要条件，但不是充分条件。内部效度低的研究结果就谈不上对总体或其他总体的普遍意义；但是，内部效度高的研究，其结果也不一定能够一般化到其他总体和背景中去。

效度分析有多种方法，其测量结果反映效度的不同方面。常用于量表效度分析的方法主要有以下几种。

（1）内容效度（content validity）：指创伤评分对欲测试的内容或行为范围的取样的适当程度，即创伤评分的内容指标对有关内容或行为取样的适用性，从而确定创伤评分的评价是否为所欲评价的行为领域的代表性取样，也称为表面效度或逻辑效度。

一个创伤评分要具备较好的内容效度必须满足

两个条件：①要确定好内容范围，使评价的全部项目均在此范围内；②创伤评分指标应是所界定的内容范围的代表性取样。

内容效度的评估方法主要有以下方面：

1）专家判断法：是由专家对评分项目所涉及的内容范围进行符合性判断。这是一种定性分析的方法，也是创伤评分系统内容效度常用的方法。具体方法步骤如下：

· 定义好测试内容的总体范围，对有关知识与涉及范围建立较清晰的界限。

· 将评分系统各条目划分细纲目，并根据重要性规划好各个细条目的加权比例，并做出详尽易懂的描述。

· 确定条目所涵盖的范围，并将新分类与过去常用标准范围做比较。

· 制订评定量表，从各方面对评分系统做出评定。

2）统计分析法：主要采用单项目与量表综合相关分析法获得评价结果，即计算每个条目得分与总条目总分的相关系数，根据相关性是否显著来判断评分量表是否有效。因此，统计学上内容效度同样可以采用复本法和重测法来进行分析，即计算复本等值系数来作为数量上的相关估计或计算重测稳定系数来判断内容稳定性程度。同时也可采用内容效度比来进行简单评判。其公式如下：

$$CVR = \frac{n_i - \dfrac{N}{2}}{\dfrac{N}{2}}$$

CVR=内容效度比，$n_i$=专家中认为某条目代表了相应评分内容的人数，$N$=参加评定的专家的总人数。

3）经验推测法：即根据以往具备的经验法则推断新的创新评分方法的内容效度。

内容效度适合于评价所要检测的内容总体能够明确界定的情况，它既具有一定的优点，也有一定的局限。它的主要缺点是缺乏可靠的数量指标，因而妨碍了各个评分系统之间的相互比较。

（2）构想效度（construct validity）：是指创伤评分能够测量理论上的构想和特质的程度，即测评的结果在多大程度上能证实或解释某一理论的假设、术语或构想。

构想效度主要应用于智力测评、人格测评等一些心理测评方面。其大小首先取决于事先假定的心理特质理论；当实际测量的资料无法证实我们的理论假设时，并不一定表明该测评结构效度不高，因为还有可能是理论假设不成立，或者该实验设计不能对该假设问题实施适当的检验等情况；结构效度通过测量什么、不测量什么的证据累积起来给予确定，因而不可能有单一的数量指标来描述结构效度。

结构效度的估计方法：测验内部法、测验间的相互比较法、效标关联法、实验法和观察法。

1）测验内部法：主要是通过研究测验评分系统内部构造来分析评分的构思效度。具体来说包括检测内容效度、评分过程及因素分析法。

2）测验间的相互比较法：是同时考虑评分系统各大条目之间的相关性，考察这些条目是否在测量同一构思，所使用的评判指标主要有相容效度系数、聚合效度系数和判别效度系数。

3）效标关联法：效标效度分析，若评分系统的效标效度理想，那么该效标可以作为验证分析新评分系统结构效度的指标。

4）实验法和观察法：是采用观察实验前和实验后分数差异来验证结构效度的方法。

构想效度促使研究者把着眼点放在提出假设和检验假设上，使测验成为理论研究的重要工具，而不再只是实际决策的辅助工具，从而使测验有了更广阔的发展情景。但有些构想概念模糊，没有一致的定义，确定效度时没有明确的操作步骤，没有单一的数量指标来描述有效程度。

（3）效标效度（criterion validity）：又称实证效度，反映的是创伤评分预测个体在某种情境下行为表现（结果）的有效性程度。被预测的行为（结果）是检验效度的标准，简称效标。这种效度是看评分对效标预测如何，所以称为效标效度；而这种效度需要在实验中检验，所以又称为实证效度。

根据效标资料是否与创伤评分分数同时获得，可将效标效度分为两类。

1）共时/协同效度（concurrent validity）：将一次评分的结果同另一次时间相近的有效评分的结果相比较，或同一人员的几次鉴定相比较而得出的系数。

2）预测效度（predictive validity）：将一次评分的结果同后来的实际结果相比较，即预测结果与实际结果相比较而得出的系数。

好的效标必须具备以下的条件：

1）必须能最有效地反映测验的目标，即效标测量本身必须有效。

2）效标必须具有较高的信度，稳定可靠，不随时间等因素变化。

3）效标可以客观地加以测量，可用数据或等级来表示。

4）效标的测量方法很简单，省时省力，经济实用。

效标效度的估计方法：

1）相关系数法：包括积差相关（测试值和效标值都是正态连续变量且两者存在线性关系），点二列相关、二列相关（两列变量均来自正态分布总体的等距变量，而其中一列被人为地划分为两个类别），等级相关等。此法能提供预测源与效标之间的数量关系，也可利用回归方程来预测效标分数，但当预测源与效标是非线性关系时，会低估效度，而且此法不能提供关于取舍正确性的指标。

2）分组检验法：是根据效标所定标准，将创伤评分条目分为不同的组别，用独立样组评分分数的均数差异做显著性 $t$ 检验或方差分析，若检验结果有显著性差异，则需要做各个分组之间重叠量分析。

3）命中率法：根据效标判定结果和创伤评分系统判定结果进行对比，计算灵敏度和阳性预测值。

**（二）创伤评分的定量评价**

创伤评分的定量评价主要可以从三个方面进行评价：判别度、精度和校准度。此三方面的评价指标有一定的重叠。

1.判别度（discrimination）　即评分的分辨力或辨别力，是评分给予评估对象不同状态的不同评分值范围，如对生存概率评分方法给予生存者和死亡者的不同评分值范围。

判别度的相关指标主要包括灵敏度（sensitivity）、特异度（specificity）、假阳性率（false negative rate）、假阴性率（false negative rate）、阳性预测效能（positive predictive power）即阳性预测值（positive predictive value）、误分率/错分率（misclassification fate）、受试工作曲线ROC下面积AUC（area under receiver operating characteristic curve）、一致性（concordance/consistency）。关于一致性的检验方法目前有 $Z$ 检验、$W$ 检验和 $M$ 检验。

（1）灵敏度（sensitivity）：根据被测试的创伤评分方法所正确判断的病人属性类别占按常规金标准被正确归类的病人属性类别的百分比。它反映了被测试的创伤评分方法正确判断病人某属性并归类

的能力。

例如，测试某创伤评分方法预测病人死亡的灵敏度，则：

灵敏度=预测死亡且实际死亡数/总死亡数 ×100%

（2）特异度（specificity）：根据被测试的创伤评分方法判断病人无某属性（无病）的数量占按常规金标准也判为无某属性（无病）数量的百分比。它反映的是被测试的创伤评分方法确定无某属性者的能力。

例如，测试某创伤评分方法预测病人死亡发生情况的特异度，则：

特异度=预测生存且实际生存数/

总生存数 ×100%

（3）假阳性率（false positive rate）：根据被测试的创伤评方分法将没有某属性的病人判断为具有该属性的病人数量占实际无该属性病人数量的百分比。

例如，测试某创伤评分方法预测病人死亡发生情况的假阳性率，则：

假阳性率=预测死亡而实际生存数/

总生存数 ×100%

=1−特异度

（4）假阴性率（false negative rate）：根据被测试的创伤评分方法将有某属性的病人判断为无该属性病人的数量占实际有该属性的病人数量的百分比。

例如，用某创伤评分方法预测病人死亡情况的假阴性率，则：

假阴性率=预测生存而实际死亡数/

总死亡数 ×100%

=1−灵敏度

（5）阳性预测效能（positive predictive power）：阳性预测值（positive predictive value），指根据被测试的创伤评分方法正确判断具有某属性病人数量占所有预测具有该属性病人数量的比例，即创伤评分方法正确预测到病人某属性的数量占真正具有该属性病人总数的比例。其反映该创伤评分对创伤病人某属性正确判断分类的可能性。

例如，用某创伤评分方法预测病人死亡情况的阳性预测值，则：

阳性预测值=预测死亡而实际死亡数/

总预测死亡数 ×100%

（6）误分率/错分率（misclassification fate）：假阳性率和假阴性率。

（7）受试工作曲线ROC下面积AUC（area

under receiver operating characteristic curve）：ROC曲线是用真阳性率和假阳性率作图得出的曲线，可反映灵敏度和特异度的关系。曲线下面积AUC则反映了诊断或判断实验价值的大小，ROC曲线下的面积值在0.5～1.0。在AUC＞0.5的情况下，AUC越接近于1，说明诊断或判断效果越好。AUC在0.5～0.7时有较低准确性，AUC在0.7～0.9时有一定准确性，AUC在0.9以上时有较高准确性。AUC=0.5时，说明诊断或判断方法完全不起作用，无诊断或判断价值。AUC＜0.5不符合真实情况，在实际中极少出现。

AUC是一个良好的判别度指标，但它也有一个需要非常重视的问题，虽然ROC曲线的AUC值应用于同一数据集时，在描述不同评分体系的分辨力能力方面非常有用；然而，在分析来自于不同的文章的结果时，不能直接用ROC曲线的AUC值进行比较，因为AUC极为依赖于容易预测的病例部分。在95%的病例是存活的数据集，其结果要明显好于有更多严重创伤病人的群组。

（8）一致性（concordance/consistency）：被测试的创伤评分方法在判定结果上是否与对照方法判断结果一致。在创伤评分学上一致性通常是作为判别度的一项比较重要的指标，它是用每对得分的平均水平来判断其一致性。例如，一种创伤评分方法，根据其判断病人生存/死亡的结局将生存者和死亡者随机配成对子，并求取各自的生存概率$P_s$，若每一对子中生存者的生存概率$P_s$大于死亡者的生存概率$P_s$，则记为1分；若每一对子中生存者的生存概率$P_s$等于死亡者的生存概率$P_s$，则记为0.5分；若每一对子中生存者的生存概率$P_s$小于死亡者的生存概率$P_s$，则记为0分，其一致性计算公式如下：

$$c = \frac{\sum_{i=1}^{N} s_i}{N}$$

式中，$s_i$是每一对生存/死亡者$P_s$比较后的记分值，$\sum_{i=1}^{N} s_i$表示所有对子数记分值总和，$N$表示总共配对数。$c$越接近1，说明一致性越好。

对创伤评分结果一致性的检验常采用的方法主要有$Z$检验、$W$检验和$M$检验。

1）$Z$检验：此法首次由Flora提出，是比较两组数据之间结局一致程度的方法。它定量评估实际死亡数/存活数和预测死亡数/存活数的差异，来判断该评分方法的预测能力与实际情形的相符合程度。以MTOS为标准，如果以病人死亡为最终结局，则$Z$检验的公式为：

$$Z = \frac{D - \sum Q_i}{\sqrt{\sum P_i Q_i}}$$

式中，$D$表示实际死亡者数量，$P_i$表示每个病人根据某评分准则所预测的生存概率，$Q_i$表示每个病人根据某评分准则所预测的死亡概率即（$1-P_i$），$\sum Q_i$表示病人死亡的概率之和。

以MTOS为标准，如果以病人生存为最终结局，则$Z$检验的公式为：

$$Z = \frac{S - \sum P_i}{\sqrt{\sum P_i Q_i}}$$

式中，$S$表示实际生存者数量，$P_i$表示每个病人根据某评分准则所预测的生存概率，$Q_i$表示每个病人根据某评分准则所预测的死亡概率即（$1-P_i$），$\sum P_i$表示病人生存的概率之和。

根据$Z$值显著性检验临界值表，当$Z$值的绝对值大于1.96时，说明实际死亡/存活与预测死亡/存活间有统计学差异（表1-3）。

**表1-3 $Z$检验标准正态分布的临界值表**

| $P$（显著性水平/差异） | $Z$临界值 |
| --- | --- |
| 0.001 | 3.29 |
| 0.005 | 2.81 |
| 0.010 | 2.58 |
| 0.025 | 2.24 |
| 0.050 | 1.96 |
| 0.100 | 1.65 |

2）$W$检验：此检验和$Z$检验都是比较病人实际死亡/存活数量与预测死亡/存活数量之间差异的统计学方法。$W$统计量侧重反映和比较临床意义与实际意义，而$Z$统计量只是单纯比较两者之间的差异是否具有统计学意义。$W$检验表示100名创伤病人接受治疗后实际死亡/存活数量与预测死亡/存活数量之间的差异。例如，$W$统计量为+2时表明实际死亡/存活数量＞预测死亡/存活数量，即100名治疗病人中实际死亡/存活数量比预测死亡/存活数量多2以上；相反，$W$值为-2则表明实际死亡/存活数量＜预测死亡/存活数量，即100名治疗病人中实际死亡/存活数量比预测死亡/存活数量少2。其计算公式为：

$$W = 100 \times (A-E)/N$$

式中，$A$ 为实际死亡/存活数量，$E$ 为预测死亡/存活数量，$N$ 为测试组的病人总数。

3）$M$ 检验：由于在使用研究数据集和基线数据集做 $Z$ 检验的过程中，$Z$ 值会受到创伤程度的影响，因此产生了一种启发式探索的统计学检验即 $M$ 检验。该统计由华盛顿创伤中心提出，是检查测试数据集与预测数据集在损伤严重度分布方面的相似性或可比性，也有人称为匹配情况。此检验能够确认 $Z$ 检验的结果是否具有临床意义。以预测数据集为标准，将研究组资料与其对比得出 $M$ 值，$M$ 统计量的取值范围在 $0 \sim 1$，越接近1表明两组间严重度分布越相似，匹配越好。当 $M \geq 0.88$ 时，$M$ 值越大则表明两组间严重度分布越相似，确认 $Z$ 检验结果具有临床意义；反之，当 $M < 0.88$ 时，其结论相反。$M$ 值低并不表示两组间创伤程度的轻重。

$M$ 值的计算方法：首先将 $P_s$ 分为六段；其次把研究组和预测数据集组病人在各段 $P_s$ 分布的百分率填入；取各段两组中最小值相加记为 $M$ 值。

例如，TRISS 和 ASCOT 评分法均是结合病人损伤部位、创伤机制、RTS 评分、ISS 评分、年龄等指标，通过计算病人的生存概率来评估病人创伤严重程度的，因此在判断该评分法的预测能力与实际情形的符合程度时可以采用 $Z$ 检验和 $M$ 检验。

2.精度（precision） 是指评分预测的评分值的范围能够准确预测观察对象状态或结局的精确性。例如，生存概率评分对每个病例死亡危险估计的评分值能够准确预测观察对象死亡率的精确度。

精度的相关指标主要包括标准差、变异系数（coefficient variance，CV）、符合率和 Kappa 值。

当某创伤评分做定量测定时，可用标准差和变异系数来表示精确度。得分值标准差和变异系数的值越小，表示可重复性越好，精密度越高。反之，可重复性就越差，精密度越低。变异系数为标准差与算术平均数之比。

变异系数（CV）=（标准差/算术均数）×100%

符合率（agreement rate，consistency rate）又称一致率，是测试的创伤评分判定结果与常规标准评分判定结果相同的人数占总的受试人数的比例。

Kappa 值是描述诊断或判断一致性较为理想的指标。例如，当测试的创伤评分方法所判断的病人结果与常规标准评分判断结果相比较时，Kappa 值=+1，说明两者结果完全一致；Kappa 值=-1，说明两者结果完全不一致；Kappa 值 =0，说明两者之间结果的差异由机会造成；Kappa 值 < 0，说明

一致程度比机遇造成的还差，两者结果很不一致，在实际应用中没有意义；Kappa 值 > 0，此时说明有意义，Kappa 值越大，说明一致性越好；Kappa 值 ≥ 0.75，说明已经取得相当满意的一致程度；Kappa 值 < 0.4，则说明一致程度不够理想。

3.校准度（calibration） 对于创伤评分方法的校准度判定一般是将待测试的评分方法和常规标准评分方法通过构建一种概率模型，然后分别使用这两种评分方法所得数据对构建的概率模型进行拟合优度检验，并同时作校准曲线（calibration curves）进行对比分析。概率模型需要不同的统计方法来进行检验，也要采用一定的统计学方法来评估它们的辨别度和校准度。

如果采用同一模型，使用测试的创伤评分方法所得到的结果模型拟合度优于常规标准评分方法，那么说明所测试的评分方法的数据和模型拟合更好，而与常规标准评分相比其校准度也更佳。

常用的构建模型拟合优度的检验方法主要有两种：Hosmer-Lemeshow 拟合优度检验法及 Akaike 信息标准法（AIC 法）。

（1）Hosmer-Lemeshow 拟合优度检验法：根据某预测概率把样本数据从小到大按升序排列，并将数据分成 $N$ 组（具有相同预测概率的所有观察案例放在同一组，$N$ 一般取10），然后据观测频数和期望频数构造 $\chi^2$ 统计量，以及其自由度 $\nu = N-2$ 的卡方分布，计算其统计量，再对 Logistic 模型进行检验。$\chi^2$ 值统计检验不显著，则表示模型拟合数据的效果较好；反之，$\chi^2$ 值统计显著，表示拟合效果不好。

（2）Akaike 信息标准法（AIC 法）：是指 Akaike 信息标准 Logistic 回归模型的拟合优度检验，也用来比较不同模型的优劣。AIC 值越小，表示所构建的模型与预想真实模型拟合越好，说明此模型越好。

通过上述两种方法，可获得相关的校准曲线。此曲线是根据事件实际发生率和预测发生率绘制的数据点图，数据点与图中斜线的贴近程度反映了模型的校准度。

当采用分级或评分预测或测量结局的相关性时，即对评分方法预测结果或结局进行评价时，通常也需要通过创建模型来进行比较，如构建生存模型。模型可改善评分或分类的能力。尽管每个分级评分本身可以作为预测模型，由于损伤本身涉及了极为复杂的因素和过程，如涉及众多器官、解剖部位、与时间信赖性的生理过程和次序，需要的不仅仅是单一的解剖学评估、单一特征的描述等。模型可以

是基础模型，也可以是混合/组合模型。例如，许多神经网络学说也是其复杂的基础模型，如反向传播模型、射线模型等；组合模型，如 AIS 所衍生的很多模型及其所产生的创伤评分的模型。TRISS 就是经常被用于预测的模型，其被认为在结局预防中有着非常重要的作用和意义。在使用这些评分模型过程中必须要注意和理解这些预测模型对于个人的结果判断具有不确定性，它们给病人的结果是一个可能的概率。因此，死亡概率为 0.6 表示病人的死亡可能性（$P_d$）为 60%，也就是每 10 位相同的病人中，有 6 位可能会死亡，可能有 4 位生存下来。

创伤严重程度的准确评估是有效创伤救治和临床研究的先决条件；同时，如果没有针对损伤流行病学特点和规律、严重程度与发展趋势的清晰说明与解释，也难以提出相应的公共政策与发展纲要。不管是大众百姓的群体性意外灾害事件，还是军事行动中医学保障，都需要知道其创伤发生的数量、状况及事件中预期伤亡者的严重程度。一些创伤严重程度评分已被用于定量评估损伤的严重程度、描述病人的严重性等。当损伤被标注上特有的损伤程度标志时，就可将其应用于拣伤分类、资源分配、研究、定量救治评估中。在很多情况下，评分数值的应用可以促进对复杂问题的精确的交流。

**（三）评价创伤评分方法的示例**

1. 修正腹部创伤评分（revised trauma score of abdomen，RTSA）方法的评价 某学者在研究腹部创伤结局预测效果分析的过程中，在修正创伤评分（revised trauma score，RTS）的基础上，通过对病人入院时及麻醉前各项生理参数的统计分析，选取有统计学意义的指标作为新评分参数，并利用 Logistic 回归的方法计算各参数的权重，得到一种新的创伤评分方法的数学模型，并将之命名为 RTSA。以下是对 RTSA 方法的一些评价。

作者通过模型拟合优度检验评价其校准度，结合 ISS 及年龄，将每例病人的 RTS 和 RTSA 值带入 TRISS 公式计算生存概率（$P_s$）：$P_s=1/(1+e^{-b})$，其中 e 为自然对数底，b 为一系列变量的综合 [$b=b_0+b_1$（RTS）$+b_2$（ISS）$+b_3$（Age），系数 $b_0 \sim b_3$ 由严重创伤结局研究数据经多重回归分析得到]，以比较和评价 RTSA 和 RTS 对腹部创伤病人生死结局的预测效果。

同时，作者也利用 RTS 和 RTSA 分别计算获得的 $P_s$，通过比较两种模型在预测生存/死亡及实际生存/死亡的数据，评价各自创伤评分预测模型的

敏感性、特异性、区别度、准确性、死亡误判率和生存误判率。

根据采用 RTS 和 RTSA 计算的 $P_s$ 预测的生存概率与死亡概率见表 1-4。

表 1-4 生存组和死亡组间采用 RTS 和 RTSA 计算的 $P_s$ 预测结局对比

| | 生存组 | 死亡组 | t 值 |
|---|---|---|---|
| 入院经 RTS 得出的 $P_s$ | 0.84 ± 0.328 7 | 0.65 ± 0.306 2 | −2.562 3* |
| 入院经 RTSA 得出的 $P_s$ | 0.84 ± 0.311 1 | 0.02 ± 0.101 0 | −20.675 9* |
| 麻醉前经 RTS 得出的 $P_s$ | 0.96 ± 0.078 4 | 0.61 ± 0.292 3 | −4.470 3* |
| 麻醉前经 RTSA 得出的 $P_s$ | 0.82 ± 0.294 3 | 0.03 ± 0.088 2 | −18.106 1* |

*$P < 0.05$。
注：死亡组与生存组比较。

两种评分方法预测模型的敏感性、特异性、区别度、准确性、死亡误判率和生存误判率结果见表 1-5 和表 1-6。

表 1-5 利用入院创伤数据库分别采用 RTS、RTSA 计算的预测结果

| | 采用 RTS 计算的 $P_s$ | 采用 RTSA 计算的 $P_s$ |
|---|---|---|
| 敏感性 | 31.82% | 95.45% |
| 特异度 | 99.81% | 96.00% |
| 准确性 | 93.63% | 97.75% |
| 生存误判率 | 0.82% | 2.04% |
| 死亡误判率 | 68.18% | 4.55% |
| 区别度 | 0.19 | 0.82 |

表 1-6 采用麻醉前数据库分别采用 RTS、RTSA 计算的预测结果

| | 采用 RTS 计算的 $P_s$ | 采用 RTSA 计算的 $P_s$ |
|---|---|---|
| 敏感性 | 33.33% | 100.00% |
| 特异度 | 79.63% | 87.04% |
| 准确性 | 85.51% | 89.86% |
| 生存误判率 | 17.11% | 12.96% |
| 死亡误判率 | 68.18% | 0.00% |
| 区别度 | 0.34 | 0.78 |

该研究通过比较以创伤病人入院时、麻醉前 RTS 与 RTSA 为基础求出的 $P_s$ 预测伤情结局的结果

发现：以 RTSA 为基础的预测模型所预测病人生存和死亡结局的敏感性、准确性和区别度均优于以 RTS 为基础的预测模型，尤其是敏感提高了近3倍，死亡误判率非常显著地降低。初步研究结果显示，RTSA 对于该研究的数据库而言具有较高的准确性、敏感性和较低的死亡误判率，比较适合该地区的腹部创伤病人情况。因此，该研究者推断 RTSA 有望成为一种简便、实用而有效地指导腹部创伤院内急诊处理的创伤评分。

2. 军队战伤评分（military combat injury scale, MCIS）的评价　Mary M.Lawnick 等在研究军队战伤编码时，在 ICD-9 和 ICD-10 的基础上参考 AIS 编码创新了 MCIS 编码评分，根据新的编码方法进行创伤评分，并进行编码及评分方法评价。他们对 MCIS 评分方法首先做了定性评价，即信效度检测：表观和内容效度，编码者信度、结构效度；随后，针对复合创伤病人，在使用 MCIS 方法后根据 MCIS 评分构造模型进行定量评价，即对其预测性和外部真实性进行检测。具体评价方法如下：

（1）定性评价

1）表观和内容效度：将 MCIS 编码方法的初稿发送给上百位有丰富临床和战伤救治经验的专家及其他相关研究专家。由他们根据其经验和知识对编码的内容进行分析评价，检验所选择和设计的条目是否"看起来"符合最后的评分目的和要求，能否代表所要评价的内容和主题。主观性使其不能单独地用来衡量编码量表的效度，但是可以用来对观察结果做出大致的评价。

2）结构效度：根据最初分析时所使用的 MCIS 编码来判定每一种伤情严重程度等级的伤者数量及判别其严重程度后的处理结果和死亡率结局的对比以检测其结构效度。根据 MCIS 编码方法所测得的结果评估其体现出来的某种结构与测量值之间的对应程度。

（2）定量评价

1）编码者信度：选择3个具有丰富编码登记经验的编码者，经过两个小时 MCIS 编码方法培训后，让三人分别独立地对从尸检报告和伤亡报告中筛选出来的278例创伤病人进行 MCIS 编码。然后将他们的编码结果和权威专家编码结果进行对比，根据相关系数判断编码者信度。

2）结果预测性和外部真实性：用死亡率、生存率和总的误分率指标来进行结果预测性和外部真实性评价。统计学上则使用 ROC 曲线下面积 AUC、Hosmer-Lemeshow（H-L）拟合优度检验法及 Akaike 信息标准（AIC）法来进行辨别度和校准度判定（H-L 拟合优度检验法及 AIC 法通过计算机软件 SPSS 实现）。具体实施方法：将 MCIS 和 AIS 两种编码方法分级所得评分构建两个平行的数学模型。模型一：使用最严重创伤等级评分数作为预测评分值；模型二：将三处最严重创伤处等级评分的平方和作为预测评分值，选用 AIC 法、H-L 检验及误分率的结果作为模型评价的标准，结果如表1-7所示。

**表1-7　AIS-MCIS 等级量表统计学结果比较**

| 编码标准 | 模型一 | | 模型二 | |
| --- | --- | --- | --- | --- |
| | AIS | MCIS | AIS | MCIS |
| 统计学检验 | | | | |
| AIC | 600.78 | 603.62 | 595.05 | 575.94 |
| H-L 检验 | | | | |
| $\chi^2$ | 8.00 | 0.61 | 32.05 | 15.34 |
| 自由度 | 3 | 3 | 8 | 7 |
| $P$ 值 | 0.046 | 0.895 | 0 | 0.032 |
| AUC | 0.86 | 0.83 | 0.89 | 0.87 |
| 分类比较 | | | | |
| 死亡误分率* | 88.8% | 59.9% | 74.3% | 67.1% |
| 生存误分率** | 0.2% | 3.2% | 4.0% | 2.0% |
| 总误分率 | 13.8% | 11.9% | 14.8% | 12% |

*死亡误分率=1-灵敏度。

**生存误分率=1-特异度。

结果显示，模型二MCIS编码方法的AIC值较小，则其假设模型与真实数据模型拟合程度较高；模型一和模型二中MCIS编码方法和AIS编码方法所得评分的AUC、死亡误分率及总误分率相比较均是MCIS编码方法值偏低，且H-L检验结果也是MCIS法的值较低，说明MCIS编码模型拟合优度更好。根据此结果，统计学上可以认为MCIS编码法及其创伤等级判断较AIS编码法更为实用和简便。

## 六、《创伤评分学》的主要内容与构架说明

本书从第二章起介绍各种创伤评分的具体评分方法。

每一种创伤评分的具体内容都分别从以下四个方面对这创伤评分进行详细的介绍和说明。

（1）概述：介绍该创伤评分方法的起源、历史、发展等背景资料，以及与一些相关创伤评分方法的关系。

（2）计算方法：详细描述该创伤评分的计算方法、各参数的定义与选择等。

（3）示例：通过具体病例介绍说明该创伤评分的计算方法、参数的选择条件等。

（4）特点与意义：详细介绍该创伤评分方法的优点、缺点、应用范围，评分值的意义等。

而每一章将相对集中地介绍一类创伤评分方法。相关的重要参考文献被列于相应的章或节的后面。

其中，第二章集中介绍通用创伤评分的部分，本章按照通用创伤评分方法的主要应用时机和场所归类进行介绍，即对院前评分、院内评分、结局评分分别进行介绍。

而在第三章及以后为各专科创伤评分内容，共包括了十章，分别为颅脑创伤评分、胸部创伤评分、腹部创伤评分、脊柱创伤评分、四肢骨盆创伤评分、ICU创伤评分、创伤疼痛评分、创伤心理评分、其他专科创伤评分和创伤康复评分。这十章分别对各专科目前主要采用的相关损伤严重程度分类和评估、功能损伤程度、康复与结局等的评分方法等进行了详细的介绍。

## 七、展望

随着当今计算机和大数据技术与应用的飞速发展，临床医学的信息化和智能化也获得突飞猛进发展。创伤救治和研究的发展与进步也越来越依赖信息、数据与计算机，创伤严重程度、救治能力和品质的评估与评价等，也都将依赖于科学、精确、数字化的评估和评价系统；基于创伤救治过程中规范数据信息的创伤评分也将保障和促进创伤救治的进步与救治品质的不断提升，创伤评分也将成为未来智能化创伤救治的重要基础和支撑条件。

通过数字化记录和分析创伤病人损伤严重程度、各种功能状态、心理障碍程度、康复与结局等特征和属性，对创伤病人的种种特征进行定量或半定量分类和（或）评估的创伤评分必将成为创伤救治过程和结局评价及管理的重要指标（标尺）和工具，成为创伤救治品质持续提升和完善过程中不可或缺的关键技术方法。而作为研究和评价创伤评分的方法及其应用的科学——创伤评分学，也必将越来越得到广泛的重视和深入的研究，并得到不断的完善与发展，成为创伤防、诊、治与康复等医疗和研究的核心工具及平台之一。

面对着新兴的创伤评分学，我们可以看到现代创伤医学对它的急切需求和召唤，可以构想和描绘它美好的未来，更应致力于创伤评分的创新和发展工作，也将享受它发展的过程和产生的成果。在这个过程中，我们应重视和关注以下几个方面。

### （一）创伤评分的创新与发展

创伤评分学是现代创伤的定量评估技术体系，目前尚处于刚刚起步阶段，创伤评分体系的构建还需要完善，评分方法还需要拓展、创新和完善，可探索和发展的空间与内容巨大。

现代创伤医学的发展对创伤评分学有巨大的需求。在创伤诊断、急救、救治、康复、管理与科研过程中都需要对创伤救治中的关键特点和属性有更针对性的，更为科学、准确、方便的评估手段和评分方法；在专科的创伤救治过程中，需要针对性更强和更为高效实用的评分方法体系以提升创伤临床诊治和研究的准确性与科学性。

目前的创伤评分主要聚焦于创伤严重程度的评估及创伤后病人生死结局和部分功能的评价方面。在创伤诊治过程中，不仅需要对损伤严重程度进行评估，同样需要对病人整体和各种器官组织的结构损伤、功能状况、心理障碍、康复、生存品质、结局、救治与管理效率、救治技术与方案等进行评分和评价；对于创伤临床诊治水平持续提高的核心——创伤救治规范和救治品质的持续改进和提升，创伤评分更是其实施创伤救治质量和结局评价的关键技术与手段，也是不断研究和完善创伤救治

规范的重要技术与工具之一。

但是，目前的创伤评分还远远不能满足以上的这些要求，需要我们进一步完善创伤评分的体系、创新创伤评分的方法，包括创伤评分的精准化和专科化，使创伤评分能更为客观、准确、高效地揭示创伤本身的特点与属性、创伤救治中的优劣与长短，总结经验与教训，寻找创伤防治研究的方向、突破点，完善创伤救治规范、流程与技术，促进创伤循证医学和精准诊治的发展。

在创新和发展创伤评分新方法的同时，如何创新发展评分的方法、系统和标准也是需要重点关注的重要问题与方向。

目前临床使用的创伤评分方法种类较多，每种评分都有其各自的优点和缺陷，同时也有其最为适合的使用条件和时机；各种评分的分值大小、顺序意义、分层分级与其意义等都有较大差别，有的评分分值范围为 1~5 分、有的为 0~100 分、有的则是 1~75 分等，有的是分值越大伤情越严重，有的则是分值越小伤情越危重……因此，在创伤评分的方法上，能否形成标准化的评分方法？是否可能把相似的评分方法进行筛选和综合形成相对规范简捷的方法？是否可能将评分分值的区间、大小、增减方向等进行标准化统一呢？这些都是值得深入研究和探讨的重要问题，也是创伤评分学发展中要面对的关键问题。

### （二）创伤数据是创伤评分学发展的基础

早期的创伤评分中，很多评分方法是起源于临床经验和需求，再经大量临床创伤救治实践与数据的验证和完善而来。也就是说，即便是早期靠经验设计产生的创伤评分方法也是经过大量临床数据的长期反复验证和完善过程才保留下来的，才成为今天在临床得以广泛使用的评分方法。

随着创伤数据库的建设与发展，基于创伤救治临床数据和统计学技术而产生的创伤评分方法越来越多。这类创伤评分能更科学、准确地评估创伤的属性特征，能更好地指导创伤诊治过程，并有很好的不断完善和发展的机制与能力。

客观科学的创伤救治质量和结局评价是需要基于科学和准确的创伤临床数据及科学的评估方法和体系的，同时科学的评估方法和体系也应是来源于准确的创伤临床数据并经过创伤救治数据反复验证和完善的。因此，高质量的创伤数据是研究和完善创伤评分、开展创伤救治质量和结局方法研究的基础与条件。基于多中心、大数据量的创伤诊断、急救、治疗、康复和管理等信息的分析与统计是建立创伤评分的科学方法、完善创伤评分的方法和参数、判断评分方法的准确性和可靠性、确定评分方法的科学性和适用性的依据与源泉。

因此，重视创伤数据的规范采集和积累应用，在创伤大数据的基础上，用最新的大数据、云计算、人工智能、统计学理论与模型，通过深入研究实现创新和改进创伤评分理论与方法，是未来创伤评分发展的方向和趋势。

### （三）需求和应用是创伤评分学发展的动力

创伤已成为当今世界的"发达社会疾病"，成为 45 岁以下人员的首位死亡原因，也是现代人类重要的致残原因之一，给社会带来巨大的损失和经济负担。创伤的预防与救治将是医学领域的一个长期的重大需求和重要课题。

创伤往往在没有准备的情况下突然发生，面对这些紧急、复杂和多变的创伤，创伤评分可为创伤的诊治提供科学、高效的伤情程度、损伤特点、功能状况、后果与结局、经济学和管理学等的评估与判断标准，为创伤救治的组织管理、技术方法实施、总结研究等提供最有效的评价和指导工具，保障创伤病人获得最佳救治过程和结局。而也正是在创伤的防诊治临床工作和研究中，创伤各个方面和层次的科学、精确、高效和方便的评估需求推动着创伤评分学的发展和进步。

在应用创伤评分时，首先要清楚各种创伤评分的适用对象和条件、意义和价值，根据临床或研究目的和对象，选用合适的创伤评分方法或创伤评分的组合，也可利用创伤评分科学描述损伤的程度及其特点等，又可利用创伤评分进行分组、评估和比较，突出研究对象和内容的可比性和特点，还可深入探讨创伤本身、诊治技术方法、管理与经济学等诸多方面的特点、经验与问题、结局质量和效率等。

创伤评分的价值要在应用中才能得到体现，创伤评分学的方法与体系也只有在应用中，才能不断地挖掘临床与科研的需求，发现创伤评分的长短优劣，才能不断创新与完善，满足创伤防诊治的需求，解决临床救治中的问题、指导和评价诊治过程，有效地促进创伤防治能力和品质的不断提升。

### （四）智能化是创伤评分的未来方向

创伤评分方法种类多，实际临床应用中可选择的创伤评分方法种类较多，要筛选出最佳评分方法与组合对使用者的专业基础要求较高；而且每种评分的指标项目体系和计算方法各不相同，要临床医师都熟练掌握所有创伤评分的计算方法和细则较为困难。

通过创伤评分过程软件化，可为创伤评分的推广和应用提供良好的工具，创伤临床工作者只需要了解创伤评分的原理和意义，通过标准化的计算机评分软件，可省去中间繁杂的计算分析过程，通过简捷的选择，即可准确地获得多种评分的结果，使创伤评分的选择和计算成为十分简单快捷的过程。

随着现代大数据和人工智能技术的快速发展，我们相信在不久的将来，由于现代计算机的大数据挖掘分析技术的不断进步及相应的统计理论和方法的不断创新，在创伤临床救治的大数据基础上，人工智能技术不断地对创伤数据进行自动识别、理解、挖掘、分析、总结、学习、规划、再挖掘、再学习的不断循环、不断完善和创新，建立全面、科学的创伤评分体系，并使其在应用过程中不断地发展和完善。最终将会实现：在创伤病人救治过程中，计算机自动采集和分析创伤病人的相关信息，自动选择、推荐和提示创伤评分组合，自动计算创伤评分结果，提出诊治的辅助建议等，使创伤评分的选择、计算和应用成为简单、智能、快捷的过程。

## 参考文献

韩旭，2013. 创伤评分在腹部创伤结局预测中预测效果分析. 山西医科大学硕士学位论文.

温忠麟，叶宝娟，2011. 测验信度估计：从α系数到内部一致性信度. 心理学报，43（7）：821-829.

周继红，2011. 交通伤评分//王正国，周继红，尹志勇. 现代交通医学.2版. 重庆：重庆出版社，285-294.

周继红，2012. 创伤数据库与临床研究. 重庆：重庆出版社.

周继红，2014. 量化评做创伤严重程度的标尺——创伤评分. 伤害医学，3（4）：1-2.

周卫红，邱俊，袁丹凤，等，2014. AIS最新进展. 中华创伤杂，30（5）：480.

周卫红，许民辉，周继红，2013. 颅脑创伤严重程度与结局评分的方法——格拉斯哥评分. 伤害医学，2（3）：31-36.

Association for the Advancement of Automotive Medicine, 2013. Abbreviated Injury Scale（AIS）2005-update 2013. Barrington：Association for the Advancement of Automotive Medicine.

Baker SP, O'Neill B, Haddon W, et al, 1974. The injuryseverity score：a method for describing patients with multipleinjuries and evaluating emergency care. Journal of Trauma, 14（3）：187-196.

Boyd CR, Tolson MA, Copes WS, 1987. Evaluating trauma care：the TRISS method. Journal of Trauma, 27（4）：370-378.

Champion HR, 2002.Trauma scoring. Scandinavian Journal of Surgery, 91（1）：12-22.

Champion HR, Copes WS, Sacco WJ, et al, 1990. A new characterization of injury severity. Journal of Trauma, 30（5）：539-546.

Champion HR, Sacco WJ, Copes WS, et al, 1989. A revision of the trauma score. Journal of Trauma, 29（5）：623-629.

Chen W, Su Y, Zhang Q, et al, 2012. A proposed new system of coding and injury classification for arteries in the trunk and extremities.Injury, 43（9）：1539-1546.

Committee on Medical Aspects of Automotive Safety, 1971. Rating the severity of tissue damage I. The abbreviated scale. Journal of the American Medical Association, 215（2）：277-280.

Cowley RA, Sacco WJ, Gill W, et al, 1974. A prognostic index for severe trauma. Journal of Trauma, 14（2）：1029-1035.

Fischer J, Mathieson C, 2001. The history of the Glasgow coma scale：implications for practice. Critical Care Nursing Quarterly, 23（4）：52-58.

Gilpin DA, Nelson PG, 1991. Revised trauma score：a triage tool in the accident and emergency department. Injury, 22（1）：35-37.

Glance LG, Osler TM, Mukamel DB, et al, 2009. A trauma mortality prediction model based on ICD-9-CM codes. Annals of Surgery, 249（6）：1032-1039.

Gormican SP, 1982. CRAMS scale：field triage of trauma victims. Annals of Emergency Medicine, 11（3）：132-135.

Kirkpatrick JR, Youmans RL, 1971. Trauma index. Journal of Trauma, 11（8）：711-714.

Lawnick MM, Champion HR, Gennarelli T, et al, 2013. Combat injury coding：a review and reconfiguration. J Trauma Acute Care Sur, 75（4）：573-581.

Lefering R, 2012. Trauma scoring systems. Curr Opin Crit Care, 18（6）：637-640.

Marcin JP, Pollack MM, 2002. Triage scoring systems,

severity of illnessmeasures, andmortality predictionmodels in pediatric trauma. Critical Care Medicine, 30 (11): 457-467.

Moore EE, Cogbill TH, Malangoni MA, et al, 1990. Organ injury scaling II: pancreas, duodenum, small bowel, colon, and rectum. Journal of Trauma, 30 (11): 1427-1429.

Moore EE, Shackford SR, PachterHL, et al, 1989.Organ injury scaling: spleen, liver, and kidney. Journal of Trauma, 29 (12): 1664-1666.

Ommaya AK, 1966. Trauma to the nervous system. Ann Roy Coll Surg Engl, 39 (6): 317-347.

Osler T, Rutledge R, Deis J, et al, 1996. ICISS: an international classification of disease-9 based injury severity score, Journal of Trauma, 41 (3): 380-388.

Rutledge R, Osler T, Emery S, et al, 1998. The end of the injury severity score (ISS) and the trauma and injury severity score (TRISS). Journal of Trauma, 44 (1): 41-49.

Teasdale G, Jennett B, 1974. Assessment of coma and impaired consciousness. Lancet, 2: 81-84.

West TA, Rivara FP, Cummings P, et al, 2000. Harborview assessment for risk of mortality: animprovedmeasure of injury severity on the basis of ICD-9-CM.Journal of Trauma, 49 (3): 530-541.

Willis CD, Gabbe BJ, Jolley D, et al, 2010. Predicting trauma patient mortality: ICD [or ICD-10-AM] versus AIS based approaches. Anz Journal of Surgery, 80 (11): 802-806.

Wisner DH, 1992. History and current status of trauma scoring systems. Arch Surg, 127 (1): 111-117.

（撰写：周继红　邱　俊　杨　傲）

# 第二章

# 通用创伤评分

## 第一节　院前评分

### 一、概述

医护人员在病人从受伤现场到进入医院获得确定性治疗之前所使用的，重点对病人进行损伤拣伤分类和严重程度评估的方法统称为院前（创伤）评分。院前评分使用的流程和地点包括受伤现场、现场分拣、转送途中、急诊室、急诊分拣等。

应用院前评分是为了实现在时间紧迫、条件相对简陋、诊断不是非常准确的条件下，将病人的损伤严重程度转化为定量数字，迅速而相对准确地对伤情进行等级判断，从而指导病人的后送、分诊，最终得到及时合理的救治。

院前评分采用的指标通常简单、易获取，评分方法简便、易操作，具有一定的敏感性和特异度，在不遗漏应该送往创伤中心或专科医院救治的重病人的情况下，尽量不因扩大重伤病人范围而造成医疗资源的浪费。

能用于院前的创伤评分方法数量较多，每种评分都有相应的优点和不足，有一定的最佳适用条件或损伤种类。本节重点介绍目前较为多见的一些院前评分方法，主要包括CRAMS评分、格拉斯哥昏迷评分、院前指数、创伤指数、创伤评分、修正的创伤评分、改良早期预警评分、南非拣伤分类评分、MGAP评分等。

### 二、CRAMS评分

#### （一）概述

为了提高创伤救治现场拣伤分类的效率，院前需要简单且可靠的方法将创伤病人根据伤情分为重伤和轻伤。虽然已有一些创伤评分系统被运用于创伤病人的院前伤情评估，但大都存在一定的局限性。例如，虽然研究表明ISS评分在预测创伤预后和评估救治质量上取得良好的效果，但由于该评分主要基于解剖评分，并不能很好用于院前伤情评估；而Champion等的TS评分虽可以用于院前，但其评分方式相对比较复杂，实际使用起来并不便利。为此，Gormican等以循环、呼吸、腹部、运动和语言五个项目建立了一种院前创伤评分方法，并以其各项指标英文单词的首字母组合对其进行了命名，即循环（circulation）、呼吸（respiration）、腹部（abdomen）、运动（motor）和语言（speech）5个英文单词的第一个字母组合形成了CRAMS的评分称谓。

#### （二）评分方法

CRAMS评分是分别对创伤病人的循环、呼吸、腹部、运动和语言五个项目进行记分，将此五个项目的得分相加所得的和即为CRAMS分值。具体记分的内容与标准见表2-1。

$$CRAMS分值=循环分值+呼吸分值+腹部分值+运动分值+语言分值$$

通常CRAMS总分越小，伤情越重。CRAMS总分小于等于8分者为重伤，分值大于8分者为轻伤。

#### （三）示例

某车祸伤病人，男性，34岁，因"车祸致胸部疼痛20分钟"到急诊室。到达时神志清楚，对答切题，心率89次/分，呼吸25次/分，血压96/50mmHg，胸部挤压征阳性，腹壁软，四肢无畸形，活动正常。

表2-1 CRAMS评分的项目指标与记分标准

| | 项目指标 | 记分 |
|---|---|---|
| 循环 | 正常毛细血管充盈或收缩压（SBP）≥100mmHg | 2 |
| | 延迟毛细血管充盈或85mmHg＜SBP＜100mmHg | 1 |
| | 无毛细血管充盈或SBP≤85mmHg | 0 |
| 呼吸 | 正常 | 2 |
| | 异常 | 1 |
| | 无呼吸 | 0 |
| 腹部 | 腹部和胸部无触痛 | 2 |
| | 腹部或胸部触痛 | 1 |
| | 腹部紧张或连枷胸 | 0 |
| 运动 | 正常 | 2 |
| | 只对疼痛反应（非去脑强直） | 1 |
| | 无反应 | 0 |
| 语言 | 正常 | 2 |
| | 混乱 | 1 |
| | 语言不能理解 | 0 |

从表2-1中各项目记分可得该病人CRAMS评分：循环为1分、呼吸为1分、腹部为1分、运动为2分、语言为2分，最终CRAMS得分为7分，所以病人为重伤，考虑该病人胸部外伤需要住院进一步治疗。

**（四）特点与意义**

CRAMS评分将创伤病人简单分为轻伤和重伤，其中分值小于等于8分为重伤，分值大于8分为轻伤。CRAMS定义的轻伤为创伤病人经过急诊处理后可以出院回家，而重伤为病人在急诊室死亡或需要急诊手术。但CRAMS评分并不适用于对胸腹部穿透伤病人的伤情评估。后续研究也证明，CRAMS评分能够很容易地在院前使用，并且能够准确判断创伤病人的伤情，其对判断伤情是否危及生命的效用与TS相似。

### 三、格拉斯哥昏迷评分

**（一）概述**

由于脑结构和功能极为复杂，不同部位和程度的颅脑损伤后其损伤局部和全身的症状与体征复杂多变、相互混杂，表现具有多样性等原因，致使如何评估严重颅脑创伤的伤情程度与结局长期以来都是让人感到困难和棘手的问题。特别是20世纪70年代以前，临床上缺乏对颅脑损伤后病人昏迷和意识障碍的规范分类描述与定义，严重影响着临床对伤员意识状态程度进行准确分类、描述和记录，严重影响着颅脑损伤病人救治的科学总结和研究。

1966年，Ommaya等提出总分为5分的意识评分方法，并将之应用于临床颅脑创伤的研究。此评分方法将最好的意识定义为"正常意识状态"，最差的意识定义为"对所有刺激均无反应"，依照对刺激的定向和反应降低程度的不同将中间部分分为三级。此评分方法表现为对病人简单的"一般性描述"，因此没有得到广泛的应用。

在1970年启动的一项由多个城市医院参加的国际严重头部损伤病人昏迷数据收集与研究项目中，研究人员更深切地感到很难去定义"严重头部损伤"。他们采用"深昏迷"、"浅昏迷"、"半昏迷"和"恍惚"等进行描述，但在记录中常出现"病人今天似乎要清醒一点"的记录。为此，研究工作者强烈意识到亟须建立一种科学的对颅脑损伤病人意识障碍进行评估的标准和方法。

1974年，格拉斯哥大学（Glasgow University）神经科学研究所的Teasdale和Jennett首先提出了昏迷指数（coma index），此昏迷指数通过病人眼运动反应、言语反应和运动反应状态来评估病人的意识水平，并用于ICU监测病人意识和昏迷程度及其持续时间。这个昏迷指数即今天广泛使用的格拉斯哥昏迷评分（Glasgow coma scale，GCS）的始祖。

GCS最初仅仅是为了研究需要而设计的，希望以记分的方式确定病人的意识和昏迷程度是得到改善或是变得更差。由于GCS方法简单合理，并较准确地描述了病人昏迷和意识程度，很快就得到了广泛的应用和推广，被用于临床颅脑损伤的伤情评估、临床分型及颅脑伤的预后判断之中。到20世纪80年代初，GCS就成为最被广泛使用的昏迷和意识评估方法，并被吸纳入众多的创伤评分计算方法中，成为多种创伤评分的重要组成部分之一。

在GCS的几十年应用过程中，还产生了一系列改良的格拉斯哥评分方法，如格拉斯哥-列日评分（Glasgow-Liege scale，GLS）、格拉斯哥匹兹堡昏迷评分（Glasgow Pittsburgh coma scale，GCSP）、Adelaide儿科昏迷评分（Adelaide pediatric coma scale）等（参见相关专科评分部分）。但是GCS作为一种简单和高效的床旁颅脑损伤程度判断的工具，仍没有一种其他评分像GCS一样得到如此广泛的应用。

**（二）评分方法**

GCS评分是通过对伤病员的运动反应、言语反应和睁眼反应分别记分，利用这三个方面的评分值和他们的总分值来评估病人的昏迷程度和颅脑损伤严重程度。其中，运动反应是检测引起肢体运动反应及伴随的其他运动反应的难易程度，能够反映中枢神经系统的感觉和运动功能状况，最高分为6分，最低分为1分；言语反应是检测病人首先能明白的言语表达方式，是确定昏迷程度或意识恢复的最平常方法，最高分为5分，最低分为1分；睁眼反应是检测病人自主睁眼状况，提示病人唤醒机制的活动状况，最高分为4分，最低分为1分（表2-2）。

**表2-2 GCS的记分方法**

| 运动反应 | 言语反应 | 睁眼反应 | 记分 |
| --- | --- | --- | --- |
| 遵命动作 | | | 6 |
| 定位动作 | 回答正确 | | 5 |
| 肢体回缩 | 回答错误 | 自动睁眼 | 4 |
| 肢体屈曲 | 含混不清 | 呼唤睁眼 | 3 |
| 肢体过伸 | 唯有叹声 | 刺痛睁眼 | 2 |
| 无反应 | 无反应 | 无反应 | 1 |

GCS的总分值为运动反应、言语反应和睁眼反应三项评分值的总和，即：

GCS总分值=睁眼反应记分值+言语反应记分值+运动反应记分值

GCS的最高总分为15分，最低分为3分。通常GCS分值在13～15分为轻度颅脑损伤，9～12分为中度颅脑损伤，小于等于8分为重度颅脑损伤。

由于条件、资料记录等原因，有时难以获得完整、准确清晰的睁眼反应、言语反应和运动反应评分数据，在临床上还可以通过描述法计算病人GCS总分值，即通过昏迷程度及临床表现直接判定GCS分值（表2-3），以便记录病人的GCS分值，用于病人昏迷情况的比较和研究。

**表2-3 描述法GCS的取值方法\***

| 昏迷程度 | GCS | 临床表现 |
| --- | --- | --- |
| 正常 | 15 | 清楚 |
| Ⅰ轻度 | 13～14 | 模糊（迟钝14、淡漠13） |
| Ⅱ中度 | 9～12 | 模糊（烦躁12、嗜睡11、谵妄10、昏睡9） |
| Ⅲ重度 Ⅲ₁普重8 | 6～8 | 浅昏迷7（半昏迷） |
| Ⅲ₂特重5 | 4～5 | 昏迷5 |
| Ⅲ₃濒死3 | 3 | 深昏迷3（强直） |

\*表中文字后的数字为其相应的GCS分值。

**（三）示例**

某颅脑交通伤病人入院时表现为嗜睡状态，GCS三项内容检测结果如下：①睁眼反应，双眼闭着，仅呼唤其姓名时才将双眼睁开，因此其睁眼反应为3分；②言语反应，大声问其问题，病人有反应，但回答含混不清，因此其言语反应为3分；③运动反应，要求其运动肢体，只有定位动作，不能完全遵从命令运动，因此其运动反应为5分。

GCS总分值=睁眼反应记分值+言语反应记分值+运动反应记分值

=3+3+5=11分

病人属于中度颅脑损伤，意识处于模糊和嗜睡状态。

如果评分执行者对GCS评分不熟悉，或是在查阅的病历资料中没有分别对睁眼反应、言语反应和运动反应进行检查和记录，也可以通过描述法进行GCS评分。对于上述病例，由于病人入院时处于嗜睡状态，因此GCS评分的总分应为11分。但由于没有对睁眼反应、言语反应和运动反应单独记分，不能区分感觉和运动功能、唤醒机制和昏迷程度的损伤情况与状态。

**（四）特点与意义**

相对其他部位的损伤，颅脑损伤严重程度和结局的评估往往更为复杂与困难，它不仅涉及对生命的危害，还同时涉及更为显著的神经、精神和社会等因素，而且评估的难度及专业要求往往也更高。

GCS方法简单，易于掌握和使用，在较好的半定量评估和区分颅脑损伤总体伤情的同时，还准确地描述了伤病员昏迷和意识程度、运动和言语障碍程度等，因而很快在全世界被广泛地认可和应用，成为临床在对颅脑损伤伤情评估、临床分型、预后判断方面应用最广泛的评估方法。即使在有限的环境条件和记录条件下，采用描述法进行GCS评分，也能获得较好的效果。

经过数十年的发展，GCS已成为一个临床管理的指标。利用GCS评分可确定颅脑损伤严重程度的分级，GCS分值在13～15分为轻度脑损伤、9～12分为中度脑损伤、小于或等于8分为重度脑损伤；而当GCS等于或小于8分时，病人的呼吸道通畅往往得不到保障，就需要进行气管内插管。

在颅脑损伤发生6小时以内进行GCS评分时，

要注意休克和呼吸功能不全等对大脑的暂时影响可导致GCS评分对颅脑损伤严重程度的过度评估；缺氧、低血压、酒精中毒等颅脑损伤以外因素也可导致暂时性昏迷，致使GCS评分对颅脑损伤程度的错误判断。颅脑损伤后的GCS动态评估对病情变化的观察和临床救治的指导有重要价值。

GCS最初仅仅是为了颅脑损伤的研究需要而提出的，用以评估病人的意识和昏迷程度的变化情况。由于GCS的简单、方便和科学性，其在临床颅脑损伤诊治中被广泛地应用到颅脑损伤病人的意识程度分级、治疗效果比较、结局预测等方面。例如，GCS被国际昏迷数据库、美国国家创伤数据库等用于记录损伤严重程度；被整合进入美国外科医师协会（American College of Surgeons，ACS）的高级创伤生命支持（ATLS）操作过程中；还被吸纳入创伤评分（trauma score，TS）、修正创伤评分（revised trauma score，RTS）、急性生理和慢性健康评估Ⅱ（APACHE Ⅱ）、创伤和损伤严重度评分（TRISS）、CRAMS评分等评分体系中，成为这些评分体系的重要组成部分。

## 四、院前指数

### （一）概述

1986年，Koehler等通过对313起创伤案例的分析，建立了一种简单、可靠，能够在事故现场准确地区别重伤和轻伤的创伤评分系统，即院前指数（prehospital index，PHI）。PHI评分客观、准确，因此得以在创伤救治体系中被广泛使用。目前其主要的用途有两个方面：一是在现场明确病人的伤情，以指导转送伤病员到具有相应救治能力的创伤救治机构；二是通过现场对伤情的评估，客观反映创伤病人伤情的危重程度，促使创伤救治机构启动创伤团队救治机制，并为院内创伤救治进行相应准备。

### （二）评分方法

PHI的指标由四部分组成，包括收缩压、脉搏、呼吸状态和意识状态，具体指标和记分标准见表2-4。PHI的总分为4项指标记分值的总和。当有胸或腹部穿透伤时，在PHI分值上另加4分，无胸或腹部穿透伤时不加分，即：

PHI=收缩压分值+脉搏分值+呼吸状态分值+
意识状态分值+胸或腹部穿透伤分值

PHI总分越大，伤情越重。PHI总分：0～3分为轻伤，4～20分为重伤。

**表2-4 PHI评分指标与记分方法**

| 指标 | 分级 | 记分 |
| --- | --- | --- |
| 血压（mmHg） | ＞100 | 0 |
| | 86～100 | 1 |
| | 75～85 | 2 |
| | 0～74 | 5 |
| 脉搏（次/分） | ≥120 | 3 |
| | 51～119 | 0 |
| | ≤50 | 5 |
| 呼吸 | 正常 | 0 |
| | 用力或浅 | 3 |
| | ＜10次/分或需要插管 | 5 |
| 意识 | 正常 | 0 |
| | 混乱或烦躁 | 3 |
| | 语言不能理解 | 5 |

### （三）示例

某病人，男性，47岁。因"道路交通事故致胸部、左下肢损伤"送到急诊室。体格检查：病人意识清楚，对答切题。生命体征：心率110次/分，脉搏110次/分，呼吸浅、快，55次/分，血压90/60mmHg。查胸部压痛，疑似第3～5肋骨骨折，无开放性伤口，左侧大腿撕裂伤，伤口长约13cm，深约2cm。

该病人血压记分为1分，脉搏记分为0分，呼吸记分为3分，意识记分为0分，胸或腹部穿透伤记分为0分。

PHI总分值=1+0+3+0+0=4分

该病人为重度损伤。

### （四）评分的特点与意义

PHI分值0～3分为轻伤，4～20分为重伤（伤后72小时内死亡或24小时内需要外科手术干预）。作为主要用于院前分类的创伤评分系统，PHI在预测创伤病人急诊手术率和死亡率上都具有较高的准确性。Plant等的研究对4分作为轻重伤的划分界限提出了质疑，认为PHI可能存在对轻伤的过度分拣，因为其研究发现有相当数量被PHI鉴定为轻伤的病人最后需要急诊手术。为此，Bond等将PHI评分与受伤机制联合进行伤情判定，发现可以减少轻伤的过度分拣。

## 五、创伤指数

### （一）概述

在各种针对急救的医疗机构、培训程序、人员组成和设备的研究中发现，现存急救体系中存在着许多的缺陷，其中之一就是拣伤分类的技术问题，即决定哪些医疗机构最适合救治特定的事故伤员。因此，1971年Kirkpatrick等建立了创伤指数（trauma index，TI），拟通过事故现场特定的参数建立一套简单的伤员伤情严重度分级或索引系统以解决创伤病人的拣伤分类问题。

为了满足事故现场简单快速对创伤病人进行伤情分类的实际需求，TI所涉及的各种参数都要求可以被非医疗人员获取，且不需要使用复杂的设备测量。最初通过事故报告表、医疗记录单及各种检查单确立了60多个变量，然后每个变量通过一系列标准进一步检验。这一系列标准包括能否不需要病人配合而获得、能否用最简单的设备获得、能否通过非医疗人员获得。符合标准的各变量又通过与实际病例结合，剔除了对伤情影响小和评估困难或可靠性不强的变量，最后剩下的25个变量被分为五类：①伤部；②损伤类型；③心血管状态；④中枢神经系统状态；⑤呼吸状态。最后将剩下的变量按照五类进行统一，并表达为容易被非医疗人员理解的形式，最终形成了TI。

TI被后续研究证实能够反映创伤病人的伤情，与病人的死亡、住院时间和特定治疗需求相关，可以作为比较有前景的拣伤分类工具。但是随着创伤记分（trauma score，TS）、CRAMS评分和院前指数（prehospital index，PHI）的出现，很多研究采用CRAMS评分和PHI取代了TI评分。

### （二）评分方法

TI评分包括五个变量指标：伤部、损伤类型、心血管状态、中枢神经状态和呼吸系统状态，每一变量根据其具体情况被赋予1分、3分、4分或6分的分值；1分代表轻微，3分和4分代表中度，6分代表严重（表2-5）。五项指标得分相加即为TI的评分值，即：

TI=伤部分值+损伤类型分值+心血管状态分值+中枢神经系统状态分值+呼吸系统状态分值

TI分值范围为0～30分，分值越大，伤情越重。TI分值在0～7分为轻微伤，8～18分为中度伤，大于18分为重度伤。

### （三）示例

青年男性，因腹部刀刺伤入院。入院体格检查：血压120/80mmHg，脉搏80次/分，右上腹见刀刺伤伤口。

TI评分：其伤部为4分，损伤类型为3分，心血管状态为1分，中枢神经系统和呼吸系统状态为正常，不记分。该病人TI分值为8分。该病人为中度伤，入院后接受手术治疗。

### （四）特点与意义

TI分值0～7分为轻微伤，8～18分为中度伤，大于18分为重度伤。中度伤病人通常需要住院治疗，但很少引起死亡，但重度伤的死亡率接近50%。TI对小分值病人的差异评估敏感性不高，如TI为15分的病人并不说明和12分的病人有相同程度的损伤。

TI的表格简单，很容易被回答，且能够被非医务人员完成。通过其评分决断系统，能以简单的方式评估创伤病人的伤情变化，并能够在大批量伤员救治时快速比较伤员间伤情，为合理救治提供指导依据。但TI也存在着一些不足，它不能替代医务人员对创伤病人进行的彻底检查，不能为确诊提供足够的信息。另外，TI不能用于烧伤病人的初始评估。

## 六、创伤评分

### （一）概述

创伤评分（trauma score，TS）是Howard R. Champion在1981年通过专家咨询的方法在分拣指

表2-5 创伤指数（TI）的指标与其记分标准

| 指标 | 记分 | | | |
| --- | --- | --- | --- | --- |
| | 1 | 3 | 4 | 6 |
| 伤部 | 皮肤或四肢 | 背部 | 胸腹部 | 头颈部 |
| 损伤类型 | 裂伤或挫伤 | 刀刺伤 | 钝性伤 | 枪弹伤 |
| 心血管状态 | 体表出血 | 收缩压<100mmHg或脉搏>100次/分 | 收缩压<80mmHg或脉搏>140次/分 | 无脉搏 |
| 中枢神经系统状态 | 嗜睡 | 昏睡 | 运动或感觉缺失 | 昏迷 |
| 呼吸系统状态 | 胸痛 | 呼吸困难或咯血 | 误吸 | 窒息或发绀 |

数（triage index）基础上修正形成的一种以简单生理指标评价损伤严重程度的方法，其具体改变主要为在原分拣指数评估指标基础上增加了收缩压和呼吸频率。虽然TS与原分拣指数相比在结局预测功能上稍弱，但其计算方法简单，并且可以与其他损伤严重度解剖指标、损伤严重度评分（injury severity score，ISS）及病人年龄相结合进行伤情判断和结局预测，因此其作为现场分拣、伤员救护评估的工具而被广泛地认可。

### （二）评分方法

TS所涉及的评分指标包括呼吸频率、呼吸动度、收缩压、毛细血管充盈、格拉斯哥昏迷评分等。具体分值计算是针对上述各指标检测值进行评分赋值，然后各指标赋值相加，即得TS的总分值。各指标检测值与记分的标准见表2-6。

TS总分值=呼吸频率记分值+呼吸动度记分值
　　　　　+收缩压记分值+毛细血管充盈记
　　　　　分值+格拉斯哥昏迷评分记分值

TS以记分的方式对伤员的损伤严重程度进行评估，其总分为16分，分值越低表示损伤越严重。通常TS小于或等于12分的伤员需要送到创伤中心进行救治。

### （三）示例

急救人员到达某交通事故现场，发现一伤员坐在道路上，神志清楚。检查见左侧胸部有片状擦挫伤、左侧大腿中段皮肤有12cm裂伤。体格检查：脉搏86次/分，呼吸33次/分，血压100/77mmHg，按压甲床后恢复（再充盈）时间为3秒，呼吸时肋间肌凹陷明显（困难）。能自动睁眼，回答问题正确，能按吩咐动作，GCS为15分。

TS记分值=呼吸记分值+呼吸动度记分值+收
　　　　　缩压记分值+毛细血管充盈记分值
　　　　　+GCS记分值

=3+0+3+1+5=12分

此伤员属于重伤，需要转送到有条件的医院（创伤中心）进行救治。

### （四）特点与意义

研究显示，TS大于12分时伤员死亡率为0；TS等于或小于12分时，伤员死亡率可达61.50%，因此一般TS小于或等于12分的伤员通常会被送到创伤中心进行救治。

TS方法是在分拣指数基础上加上了收缩压和呼吸频率，因此也增加了医师应用其对损伤严重程度判断的准确性。同时TS所采用的评价指标以生理参数为主，其方法相对简单、易于掌握，在实际应用中可由经过训练的医师进行评估，也可以由院前救治阶段的医疗技师、护理人员等进行现场评估并分拣。

TS在各阶段伤员伤情评估中的应用及效果证明，其不仅是院前救治中用于现场分拣的工具，也是可信赖的评价救护质量的简单工具，同时TS本身也可作为伤员存活与死亡结局的预测指标，特别是TS与ISS和年龄结合形成的TRISS，可以进行伤员生存概率预测，也被一些临床工作者所接受。

在急诊室创伤救治中，不同病人进入急诊室和离开急诊室的TS评分可以反映急诊室急救效率并指导后续治疗，通过TS分值的大小可以判定伤员在诊治过程中低血压、休克等严重并发症发生的可能性，一般来说，TS分值越低，严重并发症发生率越高，其对液体的需要量也越大，提示在后续的救治中需要有针对性的处理。

## 七、修正的创伤评分

### （一）概述

在使用TS进行伤员现场分拣过程中，人们发现TS所使用的毛细血管充盈和呼吸动度指标难

表2-6　创伤评分各指标和其记分标准

| 指标 | 记分 | | | | | |
|---|---|---|---|---|---|---|
| | 5 | 4 | 3 | 2 | 1 | 0 |
| 呼吸频率（次/分） | … | 10～24 | 25～35 | >35 | <10 | 无 |
| 呼吸动度 | … | … | … | … | 正常 | 浅或困难 |
| 收缩压（mmHg） | … | >90 | 70～90 | 50～69 | <50 | 0 |
| 毛细血管充盈 | … | … | … | 正常* | 迟缓△ | 不充盈 |
| GCS | 14～15 | 11～13 | 8～10 | 5～7 | 3～4 | … |

\* 前额、口唇及甲床再充盈时间≤2秒。

△前额、口唇及甲床再充盈时间>2秒。

以准确观察和判断，特别是在严重创伤结局研究（the major trauma outcome study，MOTS）中应用TS进行伤情评估时发现，其对头部损伤病人伤情的评估偏低。为了弥补TS的这些不足，Champion对TS方法进行了修正，去除了现场不便检测的毛细血管充盈和呼吸动度两项指标，保留了格拉斯哥昏迷评分（Glasgow coma score，GCS）、收缩压（systolic blood pressure，SBP）、呼吸频率（respiratory rate，RR），形成新的评分方法——修正的创伤评分（revised trauma score，RTS）。

RTS简化了评分指标的选取，增加了GCS在伤情评价中的比重，解决了TS对头部损伤评价较低的不足，是应用生理指标进行伤情评价的重要方法，已成为创伤人群损伤严重程度评价中应用最广泛的生理学损伤严重度评价方法。

根据评分的目的和用途，Champion发展了两个版本的评分方法，一个是主要用于院前伤员分拣的分拣-修正的创伤评分（triage-revised trauma score，T-RTS）；另一个是用于创伤救治结局评估和损伤严重度控制的修正的创伤评分，为了与T-RTS相区别，将之命名为RTS。此两个版本的评分方法均广泛用于院前创伤分拣、临床结局预测与伤情控制中。

**（二）评分方法**

RTS评分和T-RTS评分的指标均为伤员的GCS、收缩压（SBP）和呼吸频率（RR）共三个项目，GCS、SBP和RR分别依据其临床检测结果分别被赋予不同的编码值（记分），记分范围为0 ~ 4分，分别代表各自实测值的5个区间。具体的指标及其记分标准见表2-7。

**表2-7　修正的创伤评分指标和记分标准**

| GCS | SBP（mmHg） | RR（次/分） | 记分 |
| --- | --- | --- | --- |
| 13 ~ 15 | ＞89 | 10 ~ 29 | 4 |
| 9 ~ 12 | 76 ~ 89 | ＞29 | 3 |
| 6 ~ 8 | 50 ~ 75 | 6 ~ 9 | 2 |
| 4 ~ 5 | 1 ~ 49 | 1 ~ 5 | 1 |
| 3 | 0 | 0 | 0 |

1.T-RTS计算方法　T-RTS的总分值为GCS、SBP和RR评分值直接相加所得的和，即：

$$T-RTS=GCSc+SBPc+RRc$$

GCSc、SBPc和RRc分别为GCS、SBP和RR的评分值。T-RTS分值最小为0分，最大为12分，分

值越小代表伤情越严重。

2.RTS计算方法　在RTS的计算中GCS、SBP、RR评分值分别被进行加权处理，各参数的权重为在MTOS中各指标对伤员死亡率影响的逻辑回归分析所得系数，并通过人群适应性校正而得。GCS、SBP、RR的权重分别为0.936 8、0.732 6和0.290 8，RTS计算公式：

$$RTS=0.936\ 8×GCSc+0.732\ 6×SBPc+0.290\ 8×RRc$$

RTS的分值范围为0 ~ 7.84，分值越小，其伤情越重。

**（三）示例**

某工地坍塌事故现场，一名伤员躺于地上。检查见左侧额部有片状挫伤，伤员脉搏110次/分，呼吸29次/分，血压105/85mmHg，呼唤睁眼，回答问题正确，能定位动作，GCS为13分。

$$T-RTS=GCSc+SBPc+RRc=4+3+4=11分$$
$$RTS=0.936\ 8\ GCSc+0.732\ 6\ SBPc+0.290\ 8RRc$$
$$=0.936\ 8×4+0.732\ 6×3+0.290\ 8×4=7.11分$$

此伤员属于重伤，需要转送到有条件的医院（创伤中心）进行救治，生存概率预测参见TRISS。

**（四）特点与意义**

T-RTS分值最小为0分，最大为12分，分值越小代表伤情越严重。在实际现场分拣中将T-RTS小于等于11分的病人转送到创伤中心进行救治。RTS的分值范围为0 ~ 7.84，其分值越小代表伤情越重，在结局预测中RTS的分值越小，则伤员的生存概率越低。

不管是T-RTS还是RTS均选择了现场或急诊室易检测的生理指标，降低了评分应用的技术难度，更易用于现场伤员分拣评估，其在伤情评估准确性上优于TS，特别是对头部创伤评估的准确性大大增加，因此其在世界范围内受到广泛的接受和应用。

RTS与伤员ISS和年龄结合对伤员的预后具有较大预测价值，被研究者和管理者广泛用于伤员结局预测、同一救治机构不同时间及不同救治机构之间对创伤救治质量的评价研究等。T-RTS在损伤严重度评价中准确且简单易用，在临床创伤领域得到广泛认可，主要用于院前急救中现场损伤严重度评估与分拣、急诊室临床分拣与临床决策选择及对创伤急救系统资源配置和资源协调的指导。近年的研究显示，伤员在现场和到院时T-RTS的改变（恶化）是入院后伤员死亡的重要预测指标；就T-RTS值本身来说，当多发伤病人T-RTS＜8时总体死亡

率可达26.66%，当T-RTS为6时相关死亡率可达50%。同时T-RTS具有的两个优点：一是更易计算并已经广泛用于分拣，二是T-RTS更通用，不易受特殊人群分布的影响。因此，T-RTS逐渐为人们接受，并成为用于伤员院前分拣和院内结局预测的良好工具。

## 八、改良早期预警评分

### （一）概述

在急诊医疗服务中，需要简单的分拣工具以便对病人的伤亡风险进行快速的评估。同时，在紧张的临床工作中，早期、快速的识别、区分出病人的致命性恶化风险也需要简单、便捷的工具对病人进行早期评估。

1997年，Morgan介绍了一种用于早期对病人进行评估的方法——早期预警评分（early warning score，EWS），可以用于快速地检测病人病情的严重程度，并预测结局。最初，EWS是基于五个主要的生命指标——呼吸频率、体温、血压、心率、意识清醒程度。在后来使用中增加了氧饱和度作为新的评分参数，以该六项生命指标评分的和作为EWS值。

在医院内EWS被作为"跟踪和触发"系统使用，当其评分升高时，即需将增加对病人的观测频率改为快速反应或医疗急救团队紧急会诊。但对不同病人群体来说其评分值是标准化的，有时在特定的地域、特殊情况下评分参数需要扩展；在病人临床病情不断恶化的情况下，评分参数及观测指标的评分值也需要改变。例如，有的评分系统纳入了尿量、氧饱和度、氧流量及疼痛评分参数，并进行了评分赋值。

由于早期预警评分系统参数指标在理想目标构成上缺乏统一的认识，不同的早期预警系统在临床使用中纳入的评分参数不同，在病情恶化程度与评分值的对应标准上也出现了差异。有研究证明，在预测病人24小时内死亡时，某些确定参数的预测效能好于其他参数。因此，一些国家和地区开始发展自己的早期预警评分以便用标准化的方法评估和应对本国或本地的病人，或发展针对特殊病人类型的专科早期预警评分，如英国的国民早期预警评分、儿科早期预警评分、修正的产科预警评分、改良早期预警评分等。

其中，改良早期预警评分是英国的专家在原EWS基础上进行修订，纳入评分的生理参数还是呼吸频率、体温、血压、心率、意识等五项，但

对前四项生理参数评分值都进行了修改。修改过的改良早期预警评分（modified early warning score，MEWS）能更好地适应对成人伤病的评估和早期病情恶化的鉴定，并得到广泛接受。2007年英国国家卫生医疗质量标准署（the National Institute for Health and Clinical Excellence，NICE）推荐使用MEWS对进入急救体系的所有成年伤病人员的病情变化进行监测，以早期识别病情的恶化并保证救护等级能得到及时的升级。

### （二）评分方法

MEWS纳入评分的生理参数包括呼吸频率、体温、血压、心率、意识等五项生理指标。将每个项目根据其生理指标的观测值分别给予一个记分值，五项指标的记分值相加所得总和即为MEWS的评分值。

初期MEWS各项目参数评分标准见表2-8。

其评分公式：

$$MEWS=呼吸频率记分值+体温记分值+收缩压记分值+心率记分值+意识状态记分值$$

随着医学科学和临床的发展，上述各参数的评分权重也有改进。2011年8月英国恶化病人识别小组（Deteriorating Patient Recognition Group，DPRG）修改的第三版《成人改良早期预警评分策略和升级路径》[Adult modified early warning score（MEWS）policy and escalation pathway]采用了新的MEWS参数指标和相应评分，该成人早期预警评分纳入了体温、脉搏、血压、呼吸频率、氧饱和度、意识水平和尿量等七项生理参数，其具体项目与记分标准见表2-9。其成人MEWS的总分为这七项生理指标记分值的总和，即：

$$成人MEWS=呼吸频率记分值+氧饱和度记分值+收缩压记分值+体温记分值+脉搏记分值+意识状态记分值+尿量记分值$$

目前较新的、被广泛认可的MEWS评分系统仍是采用了初期使用的五项生理指标，但对生理参数评分标准进行了部分修改，其具体评分项目参数与记分标准见表2-10。其MEWS总分为五项生理参数观测值对应的记分值相加的总和，即：

$$MEWS总分=呼吸频率记分值（S_R）+心率记分值（S_H）+收缩压记分值（S_P）+意识状态记分值（S_C）+体温记分值（S_T）$$

表2-8　MEWS评分项目参数与记分标准

| 项目 | 记分 | | | | | | |
|---|---|---|---|---|---|---|---|
| | 3 | 2 | 1 | 0 | 1 | 2 | 3 |
| 呼吸频率（次/分） | | <9 | | 9～14 | 15～20 | 21～29 | ≥30 |
| 体温（℃） | | <35 | | 35～38.4 | | ≥38.5 | |
| 收缩压（mmHg） | ≤70 | 71～80 | 81～100 | 101～199 | | ≥200 | |
| 心率（次/分） | | <40 | 41～50 | 51～100 | 101～110 | 111～129 | ≥130 |
| 意识状态（AVPU） | | | | 清醒 | 对声音有反应 | 对疼痛有反应 | 无反应 |

注：AVPU表示病人意识状态，清醒（alert）、对声音有反应（respond to voice）、对疼痛有反应（responds to pain）、无反应（unconscious or unresponsive）的主单词首字母缩写。

表2-9　成人MEWS评分项目参数与记分标准

| 项目 | 记分 | | | | | | |
|---|---|---|---|---|---|---|---|
| | 3 | 2 | 1 | 0 | 1 | 2 | 3 |
| 呼吸频率（次/分） | | ≤8 | | 9～16 | 17～20 | 21～29 | ≥30 |
| 氧饱和度（%） | | | | ≥94 | 90～93 | 85～89 | ≤84 |
| 收缩压（mmHg） | ≤70 | 71～80 | 81～100 | 101～199 | | ≥200 | |
| 脉搏（次/分） | | | | 51～100 | 101～110 | 111～129 | ≥130 |
| 意识状态（AVPU） | | | 新的意识模糊或躁动 | 清醒 | 对声音反应 | 对疼痛反应 | 无反应 |
| 体温（℃） | | ≤35 | 35.1～36 | 36.1～37.5 | 37.6～38.1 | ≥38.2 | |
| 尿量（ml/h） | | | | 未关注 | 21～35 | 1～20 | 0 |

表2-10　较新的MEWS评分项目参数与记分标准

| 项目 | 记分 | | | | | | |
|---|---|---|---|---|---|---|---|
| | 3 | 2 | 1 | 0 | 1 | 2 | 3 |
| 呼吸频率（次/分） | | <8 | 8 | 9～17 | 18～20 | 21～29 | ≥30 |
| 心率（次/分） | | <40 | 40～50 | 51～100 | 101～110 | 111～129 | ≥130 |
| 收缩压（mmHg） | ≤70 | 71～80 | 81～100 | 101～159 | 160～199 | 200～220 | ≥200 |
| 意识状态（AVPU） | | 新的意识模糊或躁动 | 意识模糊或躁动 | 清醒 | 对声音反应 | 对疼痛反应 | 无反应 |
| 体温（℃） | | <35.0 | 35.05～36 | 36.05～38 | 38.05～38.5 | ≥38.5 | |

　　MEWS分值最低为0分，最高为14分，分值越高表示病人病情越严重。MEWS大于等于4分时，病人死亡风险或入住ICU可能性都将升高。

　　这种MEWS在评分参数选择上与早期的方法相比没有增加评分项目，只是对参数评分值进行了微调，并在较多的医院得以应用且取得较好的效果。因此，推荐使用该参数体系。

（三）示例

　　某病人，男性，51岁。因交通事故受伤送入急诊科，初步诊断为左侧股骨骨折、腹部皮肤挫伤。急诊科体格检查时病人配合，意识清楚。生命体征：呼吸频率27次/分、心率80次/分、血压165/100mmHg、体温37.7℃。MEWS各评分指标记分分别为$S_R$ 2分、$S_H$ 0分、$S_P$ 1分、$S_C$ 0分、$S_T$ 0分。

$$MEWS=2+0+1+0+0=3分$$

病人正常流程为收住骨科治疗。

　　病人进入骨科病房30分钟后护理小组对其进行体格检查，病人能配合检查，意识清楚。生命体征：呼吸频率29次/分、心率122次/分、血压88/45mmHg、体温37.8℃。MEWS各评分指标记分

分别为 $S_R$ 2分、$S_H$ 2分、$S_P$ 1分、$S_C$ 0分、$S_T$ 0分。

$$MEWS=2+2+1+0+0=5\text{分}$$

护理小组立即通知治疗小组主管医师，经治疗小组核实后立即联系ICU中心，将病人转入ICU进行救治。

### （四）特点与意义

不管是EWS还是MEWS都是基于这样一个原理：病人的临床病情变化可以从病人多项生理参数的改变或某一项生理参数的较大改变体现出来。也即是说通过观测某时点病人多项生理参数测定值的变化或某一项生理参数测定值的较大变化，可以预测病人恶化的趋势或程度。而MEWS选择了呼吸频率、体温、血压、心率、意识等五项救护工作中需要检测、易于采集的生理参数，因此MEWS方法相对好掌握，在实际使用中可由护理人员、医师及其他医务工作者进行操作。MEWS适用于所有成年病人，包括妇产科救治的成年病人。

MEWS主要用于现场对病人分拣、住院或转送病人的监测、病人病情恶化早期检测、病人高级救治策略及救护等级需求的触发等，其中病人早期病情恶化程度的监测、触发救治策略和救护等级提升是MEWS的重要和主要的功能。

MEWS生理参数的观测和分值评定必须在入住病房或转送入相关临床部门1小时内进行。根据英国NICE（2007）建议：在首次测评后12小时内，必须重新观测和评定MEWS分值；当病人的临床条件出现改变时，则需对病人生理参数进行重新的观测，并测评MEWS分值。

MEWS分值最低0分，最高14分，分值越高表示病人病情越严重。MEWS大于等于4分与病人死亡风险或入住ICU可能性的升高存在统计学相关，也有研究以MEWS 5分作为截断值时发现，MEWS大于等于5分与病人死亡风险升高或入住ICU可能性的增加存在统计学相关。通过连续住院病人前瞻性研究显示，以MEWS 4分或以上作为判定病人是否转入危重救护单元标准时，其灵敏度为75%、特异度为83%；而以MEWS 5分及以上作为该标准时，其特异度可升高达89%，但敏感性降为38%。因此，建议以MEWS 4分作为判断病情恶化或提升救护策略等级的触发标准。

当病人入院后初次MEWS打分为0分时，该病人可在24小时内重复监测；当MEWS打分为1分时，该病人应在8~12小时重复监测；当MEWS打分为2分时，该病人应在4~8小时重复监测；当MEWS打分为3分时，该病人应在1~2小时重复监测；当MEWS大于等于4分时，则需要立即联系重症监护团队。

在住院病人监测中，当MEWS评分大于等于4分或其评分中任何一项生理参数评分为3分时，说明病人临床情况出现恶化，预示病人结局有死亡可能，因此需要升级救护水平和等级。首先，监测打分的护士或其他医护人员应立即将病人情况报告救护团队，由救护团队做出是否转入ICU救护或转送其他专科救护部门，或就地升级救护等级，加强监测（30分钟内重复监测）等决定。团队应该跟随扩展的救治策略，并在合适的时间内重新检测病人，并通知上级医师。同时，病人MEWS评估情况、病人救护改进情况、病人转送情况等必须详细记录在案。

虽然在运用MEWS评分系统时存在相对较高的错误警报率的问题，但其应用可以实现对病人病情的实时监测，动态了解病情发展状况，通过准确而及时的观察和持续进行早期预警评分对病人病情恶化风险的识别有决定性作用，尽早地发现临床病情恶化风险，及时升级救护策略，有利于促进医疗机构救治水平的提高及病人救治结局的改进。美国德雷克塞尔大学医学院伊斯顿医院通过MEWS在临床救治中的应用，提升了救护团队快速反应系统的利用，降低了病人中心肺阻塞病例的发生比例，从而降低了病人死亡率，提升了病人的安全性和临床救治结局水平。因此，建议在临床病患救治中推广使用MEWS，以提高病人的救治结局和水平。但切记这个评分系统可以辅助对病人进行良好的临床判断，而不是对其进行替代。

## 九、南非拣伤分类评分

### （一）概述

急诊拣伤分类的目的是根据病人的临床表现高效地对病人进行分类，以确保严重创伤或严重疾病的病人在病情恶化前及时得到治疗。现存的许多拣伤分类系统多是在发达国家建立和使用的，并不适合运用于发展中国家。另外，这些拣伤分类系统的使用通常需要对使用者进行大量的专业培训，在实施时要求有较多的人力，且准确性并不高。比较有代表性的有修正早期预警评分（the modified early warning score，MEWS），其是较为常用的急诊拣伤分类的方法，具有快速简单的特点，能够鉴别病人是否需要入院治疗和是否有院内死亡风险。但由于MEWS只包括生理参数，对创伤病人进行评分时容易出现偏倚。这是因为创伤病人受伤前通常身体健康、生理储备良好，在受到严重的损伤后生理指标可能短时间内并不会变化太大，这种情况下MEWS评分会偏低，其分值不能客观反映病人伤情。为了提高对创伤病人拣伤分类的能力，开普拣伤分类小组（Cape triage group，CTG）将活动参数和创伤因素加入MEWS，形成了创伤早期预警评分（trauma early warming score，TEWS）。另外，开普拣伤分类小组还在TEWS中增加了拣伤分类辨别因素，以对酮症或烧伤病人在生理指标正常的情况下进行适当的拣伤分类，从而建立了南非拣伤分类评分（south African triage score，SATS）。

**（二）评分方法**

SATS评分可以被分为两部分，首先根据创伤病人生理指标计算创伤早期预警评分（trauma early warming score，TEWS），然后将病人按照相应辨别因素行进一步评估和分类。

1.TEWS评分　采用了七个项目指标：活动性、呼吸、心率、收缩压、体温、意识状态和是否为创伤；根据每个项目的具体检测值分别赋予不同的记分值（表2-11）。TEWS评分值为这项指标记分值的总和，即：

TEWS=活动性记分值+呼吸记分值+心率记分值+收缩压记分值+体温记分值+意识状态记分值+创伤记分值

2.根据辨别因素评估和分类　在获得TEWS总分的基础上，依照特定的辨别因素进一步对病人进行评估和分类（表2-12）。其中，判别因素是SATS决策程序的核心部分，主要被分为如下四个部分。

（1）损伤机制：主要用于判别高能量传导的损伤，对严重创伤有高敏感性，但容易过高评估病情。

（2）临床表现：主要包括胸痛、腹痛及一些在拣伤分类时一眼就能看出的症状，如癫痫、关节脱位等。

（3）疼痛：同大多数拣伤分类系统一样，疼痛被认为是最为重要的指标，被分为了重度、中度和轻度。

（4）高级医疗专业人员的判别：有经验的医疗专业人员能够根据其他重要指标完善SATS，提高或降低分类级别。

如果根据辨别因子将病人分到了较TEWS分值更高的组别，那么这个更高的组别就是病人的正确分组。

**（三）示例**

一名车祸致脑外伤病人，受伤40分钟后被友人搀扶到急诊就医。受伤后有短暂意识丧失，院外有呕吐，急诊室测量呼吸18次/分，心率109次/分，血压134/76mmHg，体温36.5℃，向病人简单询问病史后病人突然出现全身抽搐。

计算TEWS：运动需要人帮助记1分，呼吸记1分，心率记1分，创伤所致记1分，TEWS得分为4分。

在判别因素表中被划为黄色，但由于病人出现癫痫发作，根据临床症状其分类级别被提高到红色。

**（四）特点与意义**

为了能够在医护人员短缺的情况下高效地对病人进行拣伤分类，南非CTG通过在低级医疗机构

表2-11　TEWS评分项目指标与记分标准

| 项目 | 记分值 | | | | | | |
|---|---|---|---|---|---|---|---|
| | 3 | 2 | 1 | 0 | 1 | 2 | 3 |
| 活动性 | | | | 行走 | 需要帮助 | 担架或不能活动 | |
| 呼吸（次/分） | | <9 | | 9～14 | 15～20 | 21～29 | ≥30 |
| 心率（次/分） | | ≤40 | 41～50 | 51～100 | 101～110 | 111～129 | ≥130 |
| 收缩压（mmHg） | ≤70 | 71～80 | 81～100 | 101～199 | | ≥200 | |
| 体温（℃） | | 冷或<35 | | 35.0～38.4 | | 热或≥38.5 | |
| AVPU* | | 意识模糊 | | 清醒 | 对声音有反应 | 对痛觉有反应 | 无反应 |
| 创伤 | | | | 否 | 是 | | |

*AVPU表示病人意识状态，A为清醒（alert），V为对声音有反应（respond to voice），P为对疼痛有反应（responds to pain），U为无反应（unconscious or unresponsive）。

表2-12 SATS评分的辨别因素表（成人）

| | 红色 | 橙色 | 黄色 | 绿色 | 蓝色 |
|---|---|---|---|---|---|
| TEWS | ≥7 | 5～6 | 3～4 | ≤2 | 死亡 |
| 处理的目标时间 | 即刻 | <10分钟 | <60分钟 | <4小时 | 死亡 |
| 损伤机制 | | 高能量传导 | | 其他所有病人 | |
| 临床症状 | | 呼吸急促 | | | |
| | | 咯血 | | | |
| | | 胸痛 | | | |
| | | 出血（未控制） | 出血（已控制） | | |
| | 癫痫发作 | 癫痫发作后 | | | |
| | | 局灶神经症状（急性） | | | |
| | | 意识水平下降 | | | |
| | | 精神错乱/攻击行为 | | | |
| | | 肢体受威胁 | | | |
| | | 关节脱位（其他） | 关节脱位（手指或足趾） | | |
| | | 骨折（复杂） | 骨折（闭合） | | |
| | 烧伤（面部或吸入性） | 烧伤（>20%） | 其他烧伤 | | |
| | | 烧伤（电） | | | |
| | | 烧伤（四周） | | | |
| | | 烧伤（化学） | | | |
| | | 中毒/药物过量 | 腹痛 | | |
| | 低血糖（血糖<3mmol/L） | 糖尿病（血糖>11mmol/L和酮尿） | 糖尿病（血糖>17mmol/L，无酮尿） | | |
| | | 呕吐（鲜血） | 呕吐（持续） | | |
| | | 妊娠和腹部外伤或腹痛 | 妊娠和创伤 | | |
| | | | 妊娠和经阴道出血 | | |
| 疼痛 | | 重度 | 中度 | 轻度 | |
| 高级医疗专业人员的判别 | | | | | |

中能够获得的病人生理参数和临床辨别因素建立了SATS。其已被证实，这种以护士为主导的拣伤分类系统具有较高的敏感度和特异度，减少了急诊病人的等待时间。

SATS的生理指标评估是通过TEWS进行的，因为允许准确和统一地评估所有病人（包括创伤病人），所以其非常适用于急诊室。此外，TEWS对医疗资源的要求也很低，仅需血压袖带和体温计就能实施，评估结果很容易用于不同医疗团队的交流。将辨别因素加入拣伤分类系统后，形成了一个将病人正确分类的安全网，避免了生命体征正常但可能存在严重病理生理过程的病人的病情和危机程度被低估。

## 十、损伤机制、格拉斯哥昏迷评分、年龄、动脉血压联合评分

### （一）概述

对创伤病人而言，通过院前分拣转送到合适的创伤中心（医院）获得合理的救治非常重要，因为及时、适当的救治可以大幅地提高病人的存活率。在创伤病人的院前分拣中接受度和应用范围最广的是RTS（T-RTS），而创伤病人结局（死亡率）预测应用较多的是TRISS、ASCOT等。但这些评分方法采用的指标都比较复杂，各指标的权重系数都来源于美国严重创伤结局研究（major trauma outcome study，MOTS）。随着医学的进步，其基础数据源已显过时。

为了研究建立针对多发伤病人的、更适合院前急救体系的、更简洁和客观的分拣工具，并对其死亡可能性进行预测的评分方法，2010年Sartorius等以更新的数据源并应用逻辑回归方法从病人的院前变量中筛选出与院内死亡相关的损伤机制（类型）、格拉斯哥昏迷评分、年龄、动脉血压（mechanism, glasgow coma scale, age and arterial pressure, MGAP）等四个指标，根据回归系数赋予适当的分值，建立一种新的、简单的院前分拣评分方法——MGAP评分。虽然日本学者考虑到损伤机制指标将所有穿透伤赋值（记分）过高（不是所有穿透伤都比钝性损伤严重），依据临床经验对评分指标进行调整，去除损伤机制指标，并对血压、年龄指标的赋值进行了一些调整，形成了GAP评分。但MGAP指标选择更科学、更全面，因此下面就MGAP进行介绍。

### （二）计算方法

通过逻辑回归分析，筛选出损伤机制、GCS、年龄、收缩压等四个与院内死亡相关的独立变量，采用四个变量（指标）在院前的第一次测定值。GCS分值直接代入MGAP评分，收缩压根据测定值区间（<60mmHg、60~120mmHg、>120mmHg）分别赋值，损伤机制及年龄根据回归系数赋值。各指标评分值见表2-13。

**表2-13　MGAP评分指标及分值**

| 指标 | 分值 |
| --- | --- |
| GCS | GCS分值（3~15） |
| 收缩压 | |
| >120mmHg | 5 |
| 60~120mmHg | 3 |
| <60mmHg | 0 |
| 损伤机制 | |
| 钝性伤 | 4 |
| 穿透伤 | 0 |
| 年龄 | |
| <60岁 | 5 |
| ≥60岁 | 0 |

$$MGAP=GCS+S_{SBP}+S_M+S_A$$

GCS：GCS评分；$S_{SBP}$：收缩压记分；$S_M$：损伤机制记分；$S_A$：年龄记分。

四项指标的评分总和即为MGAP评分值，最低为3分，最高为29分。分值越低，病人死亡的可能性越高。MGAP评分为23~29分时死亡风险较低，18~22分为中度死亡风险，低于18分死亡风险较高。

### （三）示例

某病人，男性，67岁。因道路交通事故致胸部损伤，左胫骨骨折。现场体格检查：神志淡漠，回答不切题，针刺能定位，睁眼反应正常。心率100次/分，呼吸36次/分，血压89/55mmHg。左侧胸部骨折畸形，左胫骨骨折成角。

该病人GCS为13分（方法见格拉斯哥昏迷评分），收缩压记分3分，年龄记分0分，钝性伤记分4分。

$$MGAP=13+3+0+4=20分$$

病人院内死亡风险为中度。

### （四）特点与意义

应用逻辑回归分析筛选MGAP评分指标，并确定权重系数，建立了科学的评分系统。该评分总分越低，提示死亡可能性越高，通常根据MGAP总分将病人死亡可能分三个等级，分别为MGAP总分23~29分，死亡风险较低，死亡率<5%；总分18~22分，中度死亡风险，死亡率为5%~50%；总分3~17分，死亡风险较高，死亡率>50%。

MGAP评分系统是目前使用的较T-RTS、RTS等更新的、更简便的院前评分系统。其较少的评分计算参数使其在现场急救环境中更方便使用。对比研究显示，MGAP对多发伤病人死亡率的预测较T-RTS和RTS更好。其可以准确地预测创伤病人，特别是严重多发伤病人的院内死亡率，有利于严重多发伤病人后续救治决策的制订，指导医护人员在受伤现场、转运途中救治措施的实施，减少病人救治过程中的时间浪费，提高病人救治成功率。

**参考文献**

孙俊，江学成，2006.急诊室创伤患者创伤评分与并发症和救治的关系.中国危重病急救医学，18（1）：36-38.

Ahmad HN, 2004. Evaluation of revised trauma score in polytraumatized patients. J Coll Physicians Surg Pak, 14（5）：286-289.

Barlow P, 2012. A practical review of the Glasgow Coma Scale and Score. Surgeon, 10（2）：114-119.

Bond RJ, Kortbeek JB, Preshaw RM, 1997. Field trauma triage: combining mechanism of injury with the prehospital index for an improved trauma triage tool. J Trauma, 43（2）：283-287.

Boyd CR, Tolson MA, Copes WS, 1987. Evaluating trauma care: the TRISS method. Trauma Score and the Injury Severity Score. J Trauma, 27 (4): 370-378.

Bruijns SR, Wallis LA, Burch VC, 2008. Effect of introduction of nurse triage on waiting times in a South African emergency department. Emerg Med J, 25 (7): 395-397.

Champion HR, Gainer PS, Yackee E, 1986. A progress report on the trauma score in predicting a fatal outcome. J Trauma, 26 (10): 927-931.

Champion HR, Sacco WJ, Carnazzo AJ, et al, 1981. Trauma score. Crit Care Med, 9 (9): 672-676.

Champion HR, Sacco WJ, Copes WS, et al, 1989. A Revision of the trauma score. J Trauma, 29 (5): 623-629.

Clemmer TP, Jr OJ, Thomas F, et al, 1985. Prospective evaluation of the CRAMS scale for triaging major trauma. J Trauma, 25 (3): 188-191.

De MK, Das T, Hellemans K, et al, 2013. Impact of a standardized nurse observation protocol including MEWS after Intensive Care Unit discharge. Resuscitation, 84 (2): 184-188.

Deane SA, Gaudry PL, Roberts RF, et al, 1986. Trauma triage-a comparison of the trauma score and the vital signs score. Aust N Z J Surg, 56 (3): 191-197.

Finlay GD, Rothman MJ, Smith RA, 2014. Measuring the modified early warning score and the Rothman index: advantages of utilizing the electronic medical record in an early warning system. J Hosp Med, 9: 116-119.

Gardner-Thorpe J, Love N, Wrightson J, et al, 2006. The Value of Modified Early Warning Score (MEWS) in surgical in-patients: a prospective observational study. Ann R Coll Surg Engl, 88 (6): 571-575.

Gilpin DA, Nelson PG, 1991. Revised trauma score: a triage tool in the accident and emergency department. Injury, 22 (1): 35-37.

Gormican SP, 1982. CRAMS scale: field triage of trauma victims. Ann Emerg Med, 11 (3): 132-135.

Hawkins ML, Treat RC, Mansberger AR Jr, 1988. The trauma score: a simple method to evaluate quality of care. Am Surg, 54 (4): 204-206.

Jr DMW, 1974. Trauma index-evaluating injury victims. Pa Med, 77 (11): 56-57.

Kirkpatrick JR, Youmans RL, 1971. Trauma index. An aide in the evaluation of injury victims. J Trauma, 11 (8): 711-714.

Koehler JJ, Bare LJ, Malafa SA, et al, 1986. Prehospital index: a scoring system for field triage of trauma victims. Ann Emerg Med, 15 (2): 178-182.

Koehler JJ, Malafa SA, Hillesland J, et al, 1987. A multicenter validation of the prehospital index. Ann Emerg Med, 16 (4): 380-385.

Lichtveld RA, Spijkers ATE, Hoogendoorn JM, et al, 2008. Triage revised trauma score change between first assessment and arrival at the hospital to predict mortality. Int J Emerg Med, 1 (1): 21-26.

Mathukia C, Fan W, Vadyak K, et al, 2015. Modified Early Warning System improves patient safety and clinical outcomes in an academic community hospital. J Community Hosp Intern Med Perspect, 5 (2): 26716.

Modified Early Warning Score (MEWS) for Clinical Deterioration. [2016-12-27] https://www.mdcalc.com/modified-early-warning-score-mews-clinical-deterioration/

Moon A, Cosgrove JF, Lea D, et al, 2011. An eight year audit before and after the introduction of modified early warning score (MEWS) charts, of patients admitted to a tertiary referral intensive care unit after CPR. Resuscitation, 82 (2): 150-154.

Moore L, Lavoie A, Abdous B, et al, 2006. Unification of the revised trauma score. J Trauma, 61 (3): 718-722.

Moreau M, Gainer PS, Champion H, et al, 1985. Application of the trauma score in the prehospital setting. Ann Emerg Med, 14 (11): 1049-1054.

Morgan RJM, Williams F, Wright MM, 1997. An early warning scoring system for detecting developing crititcal illness. Clin Intensive Care, 8: 100-114.

Morris JA Jr, Auerbach PS, Marshall GA, et al, 1986. The Trauma Score as a triage tool in the prehospital setting. JAMA, 256 (10): 1319-1325.

Ogawa M, Sugimoto T, 1974. Rating severity of the injured by ambulance attendants: field research of trauma index. J Trauma, 14 (11): 934-937.

Ommaya AK, 1966. Trauma to the nervous system. Ann Roy Coll Surg Engl, 39: 317-347.

Ornato J, Jr ME, Craren EJ, et al, 1985. Ineffectiveness of the trauma score and the CRAMS scale for accurately triaging patients to trauma centers. Ann Emerg Med, 14 (11): 1061-1064.

Patel MS, Jones MA, Jiggins M, et al, 2011. Does the use of a "track and trigger" warning system reduce mortality in trauma patients?. Injury, 42（12）：1455-1459.

Paterson R, MacLeod DC, Thetford D, et al, 2006. Prediction of in-hospital mortality and length of stay using an early warning scoring system：clinical audit. Clin Med, 6（3）：281-284.

Plant JR, MacLeod DB, Korbeek J, 1995. Limitations of the prehospital index in identifying patients in need of a major trauma center. Ann Emerg Med, 26（2）：133-137.

Quinton S, Higgins Y, 2012.Adult Modified Early Warning Score（MEWS）Policy and Escalation Pathway Version. ［2016-12-27］. http://www.docin.com/p-16668849149.html.

Rhee KJ, Willits NH, Turner JE, et al, 1987.Trauma Score change during transport：is it predictive of mortality? Am J Emerg Med, 5（5）：353-356.

Rimel RR, Giordani NP, Barth JT, et al, 1982. Moderate head injury：completing the spectrum of brain trauma. Neurosurgery, 11：344-351.

Robertson MA, Molyneux EM, 2001. Triage in the developing world—can it be done? Arch Dis Child, 85（3）：208-213.

Rosedale K, Smith ZA, Davies H, et al, 2011.Wood D. The effectiveness of the South African Triage Score（SATS）in a rural emergency department. S Afr Med J, 101（8）：537-540.

Rush C, 1997. The history of the glasgow coma scale：an interview with professor Bryan Jennett. International J Trauma Nursing, 3（4）：114-118.

Sartorius D, Le MY, David JS, et al, 2010.Mechanism, glasgow coma scale, age, and arterial pressure（MGAP）：a new simple prehospital triage score to predict mortality in trauma patients.Care Med, 38（3）：831-837.

Selim MA, Marei AG, Farghaly NF, et al, 2015. Accuracy of mechanism, glasgow coma scale, age and arterial pressure（MGAP）score in predicting mortality in Polytrauma patients. Biolife, 3（2）：489-495.

Sternbach GL, 2000. The glasgow coma scale. J Emergency Med, 19（1）：67-71.

Subbe CP, Kruger M, Rutherford P, et al, 2001. Validation of a modified Early Warning Score in medical admissions. QJM, 94（10）：521-526.

Teasdale G, Jennett B, 1974. Assessment of coma and impaired consciousness. A practical scale. Lancet, 2：81-84.

Teasdale G, Jennett B, 1976. Assessment and prognosis of coma after head injury. Acta Neurochir, 34：45-55.

Twomey M, Wallis LA, Myers JE, 2007. Limitations in validating emergency department triage scales. Emerg Med J, 24（7）：477-479.

Wallis PA, Gottschalk SB, Wood D, et al, 2006. The Cape Triage Score—a triage system for South Africa. S Afr Med J, 96（1）：53-56.

Waters M, Nightingale P, 1990. Scoring and outcome audit systems relevant to emergency medicine. Arch Emerg Med, 7（1）：9-15.

Yutaka K, Toshikazu A, Kiyotaka K, et al, 2011. Revised trauma scoring system to predict in-hospital mortality in the emergency department：Glasgow Coma Scale, Age, and Systolic Blood Pressure score. Critical Care, 15（4）：R191.

（撰写：姚　远　邱　俊　周继红；审校：周继红　许民辉）

# 第二节　院内评分

## 一、概述

主要应用于创伤病人入院后的创伤评分方法被统称为院内（创伤）评分。院内评分使用的流程和地点是从入住医院后至出院的各救治过程和相关的科室。

当创伤病人入住医院后，损伤诊断相对明确，各种检查检验也相对完善，并可能获得确定性治疗，此时医护人员对病人创伤损伤严重程度、伤情发展变化及转归的评估需要更为精细、准确和更有指导价值。院内评分也就是为了适应这类需要而产生的。

院内评分的实施多是在创伤的诊断基本明确，可进行确定性治疗的条件下进行的。院内评分将创伤所致的病人损伤特点、损伤严重程度、功能和结局转归等特点转化为定量化的数字，以通用标准的语言形式（评分数值）帮助医师科学、准确、便捷地描述创伤的损伤特点、伤情程度和结局转归等，进而指导病人后续精确治疗、疗效判断、救治质量评估等。

相对于院前评分系统，院内评分采用的指标也相对复杂、检测指标也相对准确，具有更好的敏感性和特异度，其计算方法相对复杂，但精度较高。

本节重点介绍一些通用的院内创伤评分方法，主要包括休克指数、简明损伤评分、基于国际疾病诊断编码的损伤严重程度评分、损伤严重度评分、新损伤严重度评分等。而在院内各专科经常使用的专科创伤评分和分类方法将在其他章节另行介绍。

## 二、休克指数

### （一）概述

由于院前急救治疗的条件所限，院前对失血性休克病人的评估通常采用简单易行的方法，以不用过多借助特殊的仪器设备而达到了评估休克的目的。故院前多通过能够迅速获得的重要生理参数，如心率和血压，来达到判断病人休克和伤情的目的。但是许多研究表明，单独使用心率或收缩压判断休克状态并不能达到理想的要求，因为单独的心率或收缩压与病人失血量并没有很好的相关性。

1967年，Allgower等将两个重要生理指标结合，用心率除以收缩压计算获得休克指数（shock index，SI），发现在健康成人SI的正常值范围为0.5～0.7，而在胃肠道出血的病人SI的升高同失血量的多少成正比，其值可高达2.5，因此SI开始被用于失血病人低血容量休克程度的评估。

### （二）评分方法

休克指数被定义为心率除以收缩压，即：

$$SI=心率（次/分）/收缩压（mmHg）$$

SI的正常值范围为0.5～0.7。当病人SI＞0.9时，提示其存在失血性休克。

### （三）示例

有3名病人在一场车祸中受伤。A病人的院前生命体征是心率70次/分、血压140mmHg；B病人心率77次/分、血压110mmHg；C病人心率110次/分、血压110mmHg。

计算各自SI：

A病人：SI=70/140=0.5，不存在急性失血性休克。

B病人：SI=77/110=0.7，不存在急性失血性休克。

C病人：SI=110/110=1.0，可能存在失血性休克，有需要大量输血的可能。

### （四）特点与意义

当创伤病人SI＞0.9时，提示其存在失血性休克，可能出现不良的预后。研究发现，SI对急性失血敏感，血流动力学稳定性的预测明显优于单独使用心率或收缩压，所以其可以用于院前对病人大量输血（massive transfusion，MT）风险的预测。除了创伤失血，在急性低血容量状态时SI也会升高，所以还被用于肺炎、急性肺栓塞、卒中、心肌梗死或脓毒症等时对循环状态的评估。

除了与血容量的丢失相关外，SI也与左心室功能紊乱情况有关。在急性循环衰竭而血容量正常时，SI与左心室每搏做功（left ventricular stroke work，LVSW）成反比，因此可以用于对休克病人初始复苏反应的评估。当休克病人经过初始复苏后，如SI仍持续＞1.0，提示其左心室功能受损，病人的死亡概率增加。

## 三、简明损伤评分

### （一）概述

一种能够用于评估损伤类型和严重度的通用语言是创伤病人管理、救治质量改进、损伤预防及临床研究必不可少的条件。为了标准化人体损伤严重程度描述的术语，给研究者提供一种用数值对损伤进行简单分级和比较的方法，1969年美国医学会（American Medical Association，AMA）、汽车工程师协会（Society of Automotive Engineers，SAE）和美国汽车医学促进协会（Association for the Advancement of Automotive Medicine，AAAM）共同发起损伤和其严重程度分类方法的研究。1971年公开发表了第一篇简明损伤评分（AIS）的文章；1973年AAAM承担了领导AIS研究的任务。1975年发表了约500条损伤条目的AIS手册；在发表了AIS 1980年修订版后，AIS评分得到创伤领域学者的高度评价。

简明损伤评分（AIS）也被翻译为简明损伤定级/分度。目前，AIS的研发与完善由AAAM下属的国际损伤分类委员会（International Injury Scaling Committee，IISC）负责组织，国际损伤分类委员会对此项工作的目的是提供并不断完善一种简单的方法，以数字来分类和比较损伤严重程度，以标准化的术语来描述损伤。旨在通过统一的 AIS 评分满足医学临床和基础研究、政府机构和工业多方面录入数据的需求，满足临床创伤和生物力学研究人员、汽车设计工程师及交通安全管理人员的需求，成为创伤分类评估的好工具。

自 AIS 评分方法提出以来，它一直在不断地改进和完善之中。其主要版本与改进发展的主要过程与内容主要包括以下方面。

（1）1980 年版 AIS 的条目数达 1975 年版的 3 倍，在损伤的描述方面进行了很多改进，而且增加了撞击伤的内容。

（2）1985 年修订版的 AIS 又引入了便于计算机管理的数字编码系统，对每一损伤都赋予了一个独有的计算机编码，并整合了枪伤和刀刺伤所致的穿透伤的编码。

（3）1990 年修订版 AIS 不仅在条目数量上得到扩展，还增加了穿透伤编码，并强调儿童损伤的特殊性，对一些儿童损伤进行说明和编码，以便更为准确地反映损伤特点与程度，同时此版 AIS 还提高了对功能损害、残疾和其他非致命损伤结局判断的准确性。

（4）1998 年升级版 AIS 不仅增加了部分规则和具体说明，其最为显著的进步是将美国创伤外科学会的器官损伤分级（organ injury scale，OIS）系统融入 AIS 系统，并和 AIS 损伤描述实现了恰当的匹配。

（5）2005 年版 AIS 又作了重大修订，主要在以下五方面进行了显著的改进：①进一步改善了 AIS 的描述与其他损伤评分系统的一致性，使损伤严重程度的可比性有很大的提高，如与美国创伤外科学会的 OIS 评分和骨科创伤学会的骨折分类系统（fracture classification system，FCS）有了很高的可比性；②编码中加入了损伤定位的成分（如方向、旁边等）；③增加了损伤的描述，如双侧发生损伤将威胁到生命或伤害更为严重者，实施了两侧损伤编码；④在面部、胸部、腹部、四肢和骨盆章节增加了新的图表；⑤增加了新的和扩展的规则与指南，设计了 AIS 1998 和 AIS 2005 严重程度编码对应匹配选项。

（6）2008 年版 AIS 对上肢、下肢、骨盆和躯干的损伤分类进行了调整，特别是在非致命性、长期损伤和残疾分类方面有明显的改进；同时，此版 AIS 还进一步明确了 AIS 赋值的使用规则和指导，

增加了一些新的代码，完成了功能性能力指数方案等。为这些身体区域损伤提供了更精确和细致的判断工具。

（7）2013 年版 AIS 被进一步完善修订。修订的主要内容：①对一些重要损伤和编码进行了详细准确的定义，如穿透、破裂、神经障碍、严重（复杂）的裂伤等；②进一步明确了部分 AIS 编码规则和指南，如明确枪伤所导致骨折或投射物"留在"骨头内都被编码为开放性骨折；③对近 100 条条目的具体损伤的一些编码原则与方法进行改进和说明，如弥漫性轴索损伤规则框使用说明等；④提供了一些很好的示例和可参考的资源。

AIS 分级评分已经是目前世界医学界公认的标准化的损伤严重程度分类与评估的通用工具，是全球创伤医学领域损伤数据收集的首选工具。其被广泛应用于临床创伤管理、结果评价和临床病例研究中，被用于交通事故调查以确定损伤机制和改进车辆设计，被用于流行病学研究和系统开发等。这些应用促进了公共政策、法律法规的进步与发展。

**（二）评分方法**

AIS 以解剖损伤为基础，它只评定伤情本身而不评定损伤造成的后果，是一致认同的、全球通用的损伤严重度评分方法。AIS 严重度分值对于评价死亡率也有显著的意义，是当前世界上判断创伤组织损伤严重程度的金标准。

AIS 为每个损伤都设计了一个特定的 6 位数的编码，并加一个 AIS 严重度评分（共 7 位数），用 6 分制按顺序对损伤进行定级评价。具体评分编码规则如图 2-1、表 2-14 所示。

第 1 位数表示身体区域，即 AIS 将身体损伤部位分为 9 个解剖区域："1"为头部（颅和脑）；"2"为面部，包括眼和耳；"3"为颈部；"4"为胸部；"5"为腹部及盆腔脏器；"6"为脊柱（颈椎、胸椎、腰椎）；"7"为上肢；"8"为下肢，骨盆和臀部；"9"为体表（皮肤）和热损伤及其他损伤。

| 1 | 2 | 3 | 4 | 5 | 6 | · | 7 |
|---|---|---|---|---|---|---|---|
| 身体区域 | 解剖结构类别 | 具体的解剖结构或 | 特殊性质的损伤 | | 损伤程度 | | AIS 分值 |

图 2-1　AIS 的数字编码规则

第2位数表示解剖结构的类别："1"为全区域；"2"为血管；"3"为神经；"4"为器官（包括肌肉/韧带）；"5"为骨骼（包括关节）；"6"为头—LOC（意识丧失）。

第3、4位数表示具体的解剖结构或在体表损伤时表示具体的损伤性质，具体编码与意义参见表2-14。

第5、6位数表示具体部位和解剖结构的损伤程度。

第7位数，即小数点后的数字，是AIS评分值，表示组织损伤的严重程度："1"为轻度；"2"为中度；"3"为较重；"4"为重度；"5"为危重；"6"为极重度（目前不可救治的损伤）。在已知有损伤发生，但不知是哪个器官或部位的损伤时，定义AIS分值为"9"，但"9"不代表损伤的严重程度。

在已知损伤发生在某一器官或部位，但损伤的准确类型不清，即缺乏损伤详细的资料时，编码为NFS。

AIS是以解剖损伤为基础进行的编码和分级评分，每一种损伤有1个也只有1个AIS记分；但一位病人可以同时有多种损伤存在，故可能拥有多个AIS编码和记分。

**（三）示例**

青年男性，37岁。乘坐小轿车时与货车碰撞发生交通事故致严重多发伤，入院完善各项检查后明确具体损伤，其各个损伤相应的AIS编码和评分如下：

（1）开放性胫骨骨折：AIS编码为854001.3，损伤程度为3分（较重）。

（2）开放性腓骨骨折：AIS编码为854442.2，损伤程度为2分（中度）。

（3）开放性骨盆骨折：AIS编码为856152.3，损伤程度为3分（较重）。

（4）股骨颈骨折：AIS编码为853161.3，损伤程度为3分（较重）。

（5）开放性髋关节脱位：AIS编码为873033.2，损伤程度为2分（中度）。

（6）脾破裂：AIS编码为544226.4，损伤程度

**表2-14　AIS编码前6位数的具体内容**

| 第1位：身体区域 | 第3、4位数：特定的解剖结构或损伤性质 | | 第5、6位数：损伤程度 |
|---|---|---|---|
| 1.头部 | 全区域 | | 从02开始，用两位数字顺序编排，以表示具体的损伤。00表示严重度未指明的损伤（NFS），或表示该解剖结构在本手册中只有一项条目的损伤。99表示损伤性质或严重程度都不明者 |
| 2.面部 | 02 | 皮肤—擦伤 | |
| 3.颈部 | 04 | —挫伤 | |
| 4.胸部 | 06 | —裂伤 | |
| 5.腹部及骨盆 | 08 | —撕脱伤 | |
| 6.脊柱 | 10 | 断肢 | |
| 7.上肢 | 20 | 烧伤 | |
| 8.下肢 | 30 | 挤压伤 | |
| 9.皮肤和未特定指明的部位 | 40 | 脱套伤 | |
| | 50 | 损伤—NFS | |
| | 60 | 穿透伤 | |
| | 90 | 非机械性损伤 | |
| 第2位数：解剖结构的类别 | 头部—LOC | | |
| 1.全区域 | 02 | 意识丧失的时间 | |
| 2.血管 | 04，06，08 | 意识水平 | |
| 3.神经 | 10 | 脑震荡 | |
| 4.器官（包括肌肉/韧带） | 脊柱 | | |
| 5.骨骼（包括关节） | 02 | 颈椎 | |
| 6.头—LOC | 04 | 胸椎 | |
| | 06 | 腰椎 | |
| | 血管、神经、器官、骨、关节都从02开始用两位数字顺序编排 | | |

为4分（重度）。

（7）股动脉损伤：AIS编码为820202.3，损伤程度为3分（较重）。

#### （四）特点与意义

AIS是解剖性质的评分系统，以数字评分的形式来分类和比较组织解剖学损伤严重程度、以标准化的术语描述损伤程度与分级，是ISS和NISS等评分计算的基础。使用AIS时需要人为地给多发伤病人的每个具体损伤分配AIS编码，所以仍存在着一定程度定级者的主观性，但是以之为基础计算的ISS却有非常好的评级者间可信度。AIS是目前使用最为广泛的解剖性创伤评分定级系统，已经成为规范化创伤研究和治疗必不可少的工具，已被广泛应用于临床创伤和生物力学研究人员、汽车设计工程师及交通安全管理人员对创伤严重程度的分类评估和研究中。

### 四、基于国际疾病诊断编码的损伤严重程度评分

#### （一）概述

准确简便地评估创伤的严重度是创伤预防、创伤救治系统评估和创伤救治质量改进的前提条件。许多年来，ISS和TRISS因为伤情评估性能良好，已经成为标准的创伤严重度评估方法，并得到了普遍的认可。但是由于ISS基于独立于现行医疗系统信息以外的AIS编码，即使在创立AIS评分的美国，采用AIS对创伤严重程度进行评估的也不足20%，目前只有几个西方国家的少数医院在使用ISS进行创伤评估。另外，ISS只考虑三个损伤最重部位的AIS评分值，在实际评估创伤病人损伤程度时，经常会忽略不少组织器官损伤的作用，导致ISS评估的准确性可能受到影响。基于上述原因，1996年Osler等创建了基于国际疾病诊断编码（ICD）的损伤严重程度评分（international classification based injury severity score，ICISS），以期望解决ISS评分所存在的这些问题。

Osler等提出的ICISS是基于北卡医院出院数据库（North Carolina Hospital Discharge Database，NCHDD）中登记的30多万创伤病人信息，通过对ICD-9编码的创伤病种计算各创伤相关编码所对应的生存危险比（survival risk ratio，SRR）而创建的，其所选择的ICD-9创伤相关编码范围为800 ~ 959.9，排除958.0（空气栓塞）、958.4（创伤性休克）和958.5（创伤性无尿）。而Levy和

Goldberg则采用每个创伤病人所有损伤的SRR的乘积来代表其ICISS。

#### （二）评分方法

Osler等提出的ICISS值为其通过大样本的创伤数据库计算每个创伤相关ICD编码所对应的SRR。每个ICD-9编码的SRR计算公式如下：

$$SRR_{ICD(i)}=ICD_{(i)}对应损伤病人生存的数量/ICD_{(i)}对应损伤病人的总量$$

其中，i为对应的损伤ICD编码，$ICD_{(i)}$损伤病人生存的数量和$ICD_{(i)}$损伤病人的总量是指某一时间段、特定范围创伤病人数据库中病人救治存活的数量和该类病人的总数量。$SRR_{ICD(i)}$代表受到ICD-9编码相应损伤的创伤病人可能的生存概率，即为该ICD-9编码所对应的ICISS。

Levy和Goldberg定义每个创伤病人的ICISS为该病人所有损伤的SRR的乘积，可以为单一伤，也可以为最多10个损伤，其公式为

$$ICISS=SRR_{inj(1)}×SRR_{inj(2)}\cdots×SRR_{inj(10)}$$

$SRR_{inj(1~10)}$为每个病人各个具体损伤的SRR。

ICISS的值为特定病人的生存概率，其值介于0和1之间。

#### （三）示例

某病人，男性，25岁。因道路交通事故受伤，入住某三甲医院。入院诊断：左侧额骨开放性骨折（ICD编码：800.2），左侧股骨下端骨折（ICD编码：821.2），右侧肱骨开放性骨折（ICD编码：812.3）。

根据该三甲医院从2000 ~ 2010年创伤病人数据库数据计算各诊断SRR值。

$$SRR_{ICD(800.2)}=800例_{(ICD(800.2))}/1100例_{(ICD(800.2))}=0.73$$

$$SRR_{ICD(821.2)}=3255例_{(ICD(821.2))}/3401例_{(ICD(821.2))}=0.96$$

$$SRR_{ICD(812.3)}=2270例_{(ICD(812.3))}/2293例_{(ICD(812.3))}=0.99$$

该病人ICISS评分值：

$$ICISS=0.73×0.96×0.99=0.69$$

#### （四）特点与意义

ICISS的特点：一是损伤越重（SRR越小）ICISS分值越低；二是病人所受到的损伤越多，ICISS分值越低，因此除了增加轻微伤（SRR=1）外，每增加一个损伤，ICISS分值总会越低；三是ICISS的计算只涉及乘法运算。这些特点均不同于计算每个病人的ISS分值后再计算TRISS生存概率的传统创伤评分方法。

有研究表明，ICISS预测创伤结局的性能优于ISS，如果结合年龄、损伤机制和RTS形成生存概率模型，其性能也优于基于ISS的TRISS。当然这个性能的提高可能是因为在计算ICISS时使用了每个创伤病人所有的损伤进行评估，而并不是说明ICD-9编码内在结构优于AIS编码。

计算每个ICD编码对应的SRR时必须基于大样本的创伤数据库，基于不同的样本数据库计算出来的SRR值是不同的。如前所述，Osler等的ICISS是基于NCHDD，而Wayne等通过国家创伤数据库（national trauma data bank，NTDB）更新了每个创伤相关ICD-9对应的SRR，并证实了基于专属创伤数据库NTDB计算出的SRR值优于非创伤数据库NCHDD的SRR值。

另外，为了让ICD-10作为官方疾病和死亡率统计系统的国家使用的ICISS，Yoon Kim等根据ICD-10重新计算SRR，形成了新的ICISS系统。由于ICD-10与ICD-9在分类系统上的不同，其在对颅内损伤病人伤情进行评估时效能有所差别，但基于ICD-10的新ICISS系统同样可以和TRISS一样作为标准的伤情评估方法。

## 五、损伤严重度评分

### （一）概述

损伤严重度评分（injury severity score，ISS）是约翰霍普金斯大学的Baker等于1974年建立的第一个完全基于损伤解剖标准的重要评分，其主要用途是对严重损伤（特别是多发伤）严重度进行比较，使研究者能够控制创伤严重度的变化以评价创伤结局，使准确判断创伤病人治疗效果成为可能。

Baker等评估了2000余名交通伤病人，将每一名病人每个损伤部位最高的AIS录入了表格，研究发现病人死亡率与AIS分值的升高并不呈线性关系，即使具有相同AIS的病人其伤情可能有着非常大的差异。例如，患脾破裂（AIS 4）和气胸（AIS 3）的病人与患主动脉破裂（AIS 5）和肋骨骨折（AIS 2）的病人相比，虽然总的AIS同为7分，但两个病人的死亡率有着明显的差异。因为在数学里最简单的非线性关系是平方，Baker等将这种方法运用于数据后，发现严重度和死亡率取得了很好的相关性，如果将创伤病人最高的三个AIS平方相加能够得到最佳相关性。

### （二）评分方法

ISS将AIS对伤情描述的九个部位改为六个部位：头和颈部、面部、胸部、腹部和盆腔、四肢和骨盆及体表，具体的分区和内容参见表2-15。ISS评分是将身体三个最严重损伤区域的最高AIS值的平方相加而成，即：

$$ISS = A^2 + B^2 + C^2$$

其中，$A$、$B$、$C$分别是伤员身体3个最严重损伤区域中各自的最高AIS评分的分值。

**表2-15　计算ISS时的六个分区**

| 分区 | 内容 |
| --- | --- |
| 1.头和颈部 | 脑或颈椎损伤、颅骨或颈椎骨折 |
| 2.面部 | 口、耳、眼、鼻和颌面骨骼损伤 |
| 3.胸部 | 膈肌、肋骨架、胸椎损伤和胸腔内的所有脏器损伤 |
| 4.腹部和盆腔 | 腹部和盆腔内所有脏器损伤与腰椎损伤 |
| 5.四肢和骨盆 | 四肢、骨盆和肩胛带损伤（扭伤、骨折、脱位和断肢均计入内） |
| 6.体表 | 身体任何部位的体表损伤，包括擦伤、撕裂伤、挫伤和烧伤 |

ISS分值范围为1～75分。同时，在ISS评分中规定，在以下两种情况时其ISS的分值为75分：①有3个AIS为5的损伤或至少有1个AIS为6的损伤；②任何1个损伤为AIS 6时，ISS就自动确定为75分。

通常以ISS≥16为严重多发伤的标准。也有学者认为以ISS≥20为严重多发伤较为合理，因为他们总结一组伤员的结果显示：ISS分值＜20时死亡率为2.67%，而当ISS分值≥20时死亡率急剧上升至24.3%。

### （三）示例

一名交通伤的多发伤伤员，多根多处肋骨骨折，形成连枷胸；腹部闭合性损伤，伴有脾破裂，伤及脾门血管，腹腔内大量出血；闭合性股骨中段骨折及左侧面部挫裂伤。

AIS评分：胸部损伤为450210.3；腹部损伤为544226.4；下肢损伤为853251.3；面部伤为210602.1。

$$ISS = （腹部最高AIS）^2 + （胸部最高AIS）^2 + （下肢最高AIS）^2$$
$$= 4^2 + 3^2 + 3^2 = 34$$

故此病人为严重多发伤。

### （四）特点与意义

ISS是一个重要的损伤严重程度和死亡率的预

报器，ISS考虑到多发伤的特点，将基于损伤解剖学特点的损伤严重度与创伤结局的预测相整合，目前已经成为损伤严重程度评估的国际标准和通用工具。

通常认为，当ISS≥16时伤者应该被送入创伤医院接受治疗。但ISS评分的复杂性和专业性使其不适用于院前拣伤分类，它更适用于院内的创伤评估。在急诊室进行ISS评估也并非可靠，因为此时对创伤病人进行的只是创伤初步评估，准确的解剖损伤可能未知，且往往要在手术或确切性检查进行后才能确定。因此，ISS更多地适用于回顾性分析创伤救治的质量和效率及评估分析拣伤分类的准确性等。

## 六、新损伤严重度评分

### （一）概述

损伤严重度评分（injury severity score，ISS）采用身体3个最严重损伤区域的最高AIS值的平方相加而成。其计算方法的特点使其不仅计算复杂化，而且使其对创伤结局预测能力减弱。如ISS忽略了身体同一部位多处伤的综合效应，只把每个部位最高AIS值的平方简单相加；对有多部位损伤的病人，计算ISS时被要求使用第二个损伤部位的AIS值，即使这个损伤的AIS值并没有第一个部位的第二个严重程度损伤的AIS值高。也就是说，ISS忽略了每个损伤部位最重伤以外的其他损伤。

为此，1997年Osler等对ISS进行了简单的改良，提出了新损伤严重度评分（new injury severity score，NISS）方法。

### （二）评分方法

NISS评分方法是把创伤病人3个最严重损伤的AIS值的平方相加，而不考虑损伤的具体部位。即：

$$NISS=A^2+B^2+C^2$$

其中，$A$、$B$、$C$分别是伤员所有损伤中3个最高AIS评分的分值。

### （三）示例

一名交通伤的多发伤伤员，多根多处肋骨骨折，形成连枷胸；心脏重度挫伤；腹部闭合性损伤，伴有脾破裂，腹腔内大量出血；闭合性股骨中段线性骨折及左侧面部挫裂伤。

AIS评分：

多根多处肋骨骨折，形成连枷胸：450210.3。

心脏重度挫伤：441006.4。

脾破裂：544220.2。

股骨中段线性骨折：853251.3。

左侧面部挫裂伤：210602.1。

$NISS=$（最高AIS）$^2+$（次高AIS）$^2+$
（第三高AIS）$^2$
$=$心脏AIS$^2+$连枷胸AIS$^2+$股骨骨折AIS$^2$
$=4^2+3^2+3^2=34$分

### （四）特点与意义

NISS较ISS更容易计算，也能更好地反映同一部位多处和多器官损伤的伤情程度，且有更好的生存率预测能力，并且NISS对创伤后多器官功能衰竭有更好的预测能力。

## 参考文献

Allgower M，Burri C，1967.Shock index. Dtsch Med Wochenschr，92（43）：1947-1950.

Association for the Advancement of Automotive Medicine，2005. Abbreviated Injury Scale（AIS）2005. Barrington，IL：Association for the Advancement of Automotive Medicine.

Association for the Advancement of Automotive Medicine，2008. Abbreviated Injury Scale（AIS）2005-update 2008. Barrington，IL：Association for the Advancement of Automotive Medicine.

Association for the Advancement of Automotive Medicine，2013. Abbreviated Injury Scale（AIS）2005-update 2013. Barrington，IL：Association for the Advancement of Automotive Medicine.

Baker SP，O'Neill B，Jr HW，et al，1974. The injury severity score：a method for describing patients with multiple injuries and evaluating emergency care. J Trauma，14（3）：187-196.

Balogh Z，Offner PJ，Moore EE，et al，2000.NISS predicts postinjury multiple organ failure better than the ISS. J Trauma，48（4）：624-627.

Barancik JI，Chatterjee BF，1981. Methodological considerations in the use of the abbreviated injury scale in trauma epidemiology. J Trauma，21（8）：627-631.

Birkhahn RH，Gaeta TJ，Terry D，et al，2005. Shock index in diagnosing early acute hypovolemia. Am J Emerg Med，23（3）：323-326.

Boyd CR，Tolson MA，Copes WS，1987. Evaluating trauma care：the TRISS method. Trauma score and the injury severity score. J Trauma，27（4）：370-378.

Goldberg JL，Goldberg J，Levy PS，et al，1984. Measuring

the severity of injury: the validity of the revised estimated survival probability index. J Trauma, 24（5）: 420-427.

Joint Commitee on Injury Scaling of SAE-AAAM-AMA, 1975. The Abbreviated Injury Scale（1975revision）. AAAM, 19: 438-466.

Kim Y, Jung KY, Kim CY, et al, 2000. Validation of the international classification of diseases 10th edition-based injury severity score（ICISS）. J Trauma, 48（2）: 280-285.

Listed N, 1971.Rating the severity of tissue damage: I. The abbreviated injury scale. JAMA, 215: 277-280.

McDermott FT, 1994. Trauma audit and quality improvement. Aust N Z J Surg, 64（3）: 147-154.

Meredith JW, Kilgo PD, Osler T, 2003.A fresh set of survival risk ratios derived from incidents in the National Trauma Data Bank from which the ICISS may be calculated. J Trauma, 55（5）: 924-932.

Neale R, Rokkas P, McClure RJ, 2003.Interrater reliability of injury coding in the Queensland Trauma Registry. Emerg Med（Fremantle）, 15（1）: 38-41.

Nogueira LS, Domingues CA, Campos MA, et al, 2008. Ten years of new injury severity score（NISS）: is it a possible change? Rev Lat Am Enfermagem, 16（2）: 314-319.

Osler T, Baker SP, Long W, 1997. A modification of the injury severity score that both improves accuracy and simplifies scoring. J Trauma, 43（6）: 922-925.

Osler T, Rutledge R, Deis J, et al, 1996. ICISS: an international classification of disease-9 based injury severity score. J Trauma, 41（3）: 380-386.

Osler TM, Rogers FB, Glance LG, et al, 1998.Predicting survival, length of stay, and cost in the surgical intensive care unit: APACHE II versus ICISS. J Trauma, 45（2）: 234-237.

Rady MY, Nightingale P, Little RA, et al, 1992. Shock index: a re-evaluation in acute circulatory failure. Resuscitation, 23（3）: 227-234.

Rady MY, Smithline HA, Blake H, et al, 1994. A comparison of the shock index and conventional vital signs to identify acute, critical illness in the emergency department. Ann Emerg Med, 24（4）: 685-690.

Rutledge R, Hoyt DB, Eastman AB, et al, 1997. Comparison of the Injury Severity Score and ICD-9 diagnosis codes as predictors of outcome in injury: analysis of 44, 032 patients. J Trauma, 42（3）: 477-487.

Senkowski CK, McKenney MG, 1999. Trauma scoring systems: a review. J Am Coll Surg, 189（5）: 491-503.

Torabi M, Moeinaddini S, Mirafzal A, et al, 2016. Shock index, modified shock index, and age shock index for prediction of mortality in Emergency Severity Index level 3. Am J Emerg Med, 34（11）: 2079-2083.

Trunkey DD, 1982. Overview of trauma. Surg Clin North Am, 62（1）: 3-7.

Turnkey D, Siegel J, Baker SP, et al, 1983. Panel: current status of trauma severity indices. J Trauma, 23（3）: 185-201.

Vandromme MJ, Griffin RL, Kerby JD, et al, 2011. Identifying risk for massive transfusion in the relatively normotensive patient: utility of the prehospital shock index. J Trauma, 70（2）: 384-388.

（撰写：姚　远　周继红　袁丹凤；审校：周继红　邱　俊）

# 第三节　结局评分

## 一、概述

严格意义上来说，结局评分属于院内评分，其也在诊断明确、可能获得确定性救治基础上对病人损伤严重程度进行科学评估，并以此对病人可能的预后进行预测。

结局评分通常在单因素或多因素相关分析的基础上，采用与病人结局（死亡）相关的生理、解剖或病人年龄及健康状况等指标，同时在大样本量研究基础上建立逻辑回归方程，并确定各指标的评分参数。将评分分值带入回归方程，计算病人存活的可能百分比。百分比越高则病人存活可能性越大；相反，百分比越低则病人存活可能性越小。

结局评分采用的评价指标更复杂，也更准确。通常需要建立科学的数学模型，结合特殊的算法和公式，对病人结局进行定量化的预测，以指导精确的救治，实现救治质量的评估和改进。

本节重点介绍创伤和损伤严重程度评分、创伤严重程度描述评分、修正的损伤严重程度分类等。

## 二、创伤和损伤严重程度评分

### （一）概述

通常来说，创伤病人的生存率至少取决于四个要素，即解剖损伤严重程度、生理储备、伤者内在因素和治疗质量。前三个要素能够通过临床和人口学变量进行估算，其准确的估算又是评价治疗质量（第四要素）的前提条件，因此目前大多数创伤结局研究聚焦在损伤严重程度、生理状态和伤者内在因素的评估上。TRISS建立于1981年，是通过建立回归函数的方式将代表解剖标准的ISS和代表生理标准的RTS相结合，并加入病人的年龄和损伤性质，为临床医师提供一个识别严重创伤病人非预期结局和控制损伤严重度后比较不同医疗机构间病人结局的方法。TRISS是进行严重创伤结局研究（the major trauma outcome study, MTOS）方法的基础，被广泛用于评价急诊和院前急救对创伤病人结局的影响，同时也用于记录不同时期或不同国家、地区间创伤病人结局改进的状况。

### （二）计算方法

TRISS的计算方法：

$$P_{s(TRISS)} =1/（1+e^{-b}）$$

e为常数，其值为2.718 282。

$$b=b_0+b_1（RTS）+b_2（ISS）+b_3（Age）$$

$b_0$为常数，$b_{1\sim3}$是不同变量的权重值。在进行预后评估时，其权重值主要来源于标准的数据库，如基于MTOS数据库所获得的$b_{0\sim3}$值（表2-16）。RTS是病人进入急诊室时对病人生理状况的评估。年龄≥55岁时，Age取值为1；年龄<55岁时，Age取值为0。

表2-16　TRISS系数

| 损伤类型 | $b_0$ | $b_1$ | $b_2$ | $b_3$ |
|---|---|---|---|---|
| 钝器伤 | −1.247 0 | 0.954 4 | −0.076 8 | −1.905 2 |
| 穿透伤 | −0.602 9 | 1.143 0 | −0.151 6 | −2.667 6 |

### （三）示例

一名40岁闭合伤男性，RTS=6.613 2，ISS=45，其$P_{s(TRISS)}$计算过程为：

$$b=b_0+b_1（RTS）+b_2（ISS）+b_3（Age）$$
$$=-1.247 0+0.954 4\times6.613 2+（-0.076 8）$$
$$\times45+（-1.905 2）\times0$$
$$=-1.247 0+6.311 7-3.456+0$$
$$=1.608 7$$

所以$P_{s(TRISS)}=1/（1+e^{-b}）=1/（1+e^{-1.608 7}）$
=1/（1+0.200 1）=0.833 2。

此病人生存概率为83.32%。

### （四）特点与意义

MOTS利用上述公式以两种方法评估病人结局。第一种是预图法（PRE图法），以RTS为纵坐标和以ISS为横坐标绘制坐标图，在图中标记每个创伤病人，通过RTS和ISS的关联在坐标图中创建50%生存率病人（相同年龄组，大于等于55岁或者小于55岁）的$S_{50}$等标线（$S_{50}$ isobar），如图2-2所示。以等标线为参照，坐标位于等标线以上的病人如果存活为非预期生存，该类病例有利于总结经验进行推广；而坐标位于等标线以下的病人如果死亡为非预期死亡，则需要对创伤系统救治失败进行详尽回顾，以查明问题存在的原因，帮助创伤系统持续改进。由于以上特点，PRE图法被广泛用于评估医疗机构内部的救治质量。运用PRE图法时，每个创伤病人的结局是与来自全国的创伤中心成千上万创伤病人（如MTOS）的预期结局进行比较的。

第二种方法是确定性结局导向评估（DEF评估），即Z统计法，由Flora首先提出，其不同于PRE图法，DEF能够量化两组人群的结局差异，并能得知差异的统计显著性。在DEF中，统计量Z将样本人群（医院）死亡人数与基准人群或标准人群死亡人数进行比较，公式为$Z=（A-E）/S$。A为样本人群的实际死亡人数；E为样本人群的预期死亡人数，即$\sum P_i$，$P_i$为样本人群中第$i$个病人的生存概率，由上述公式基于基准人群计算；S为$\sqrt{\sum P_i（1-P_i）}$。例如，有10个创伤病人，其具体实际结局及预期死亡概率等数据见表2-17。

因此，$D=3$（实际死亡人数），$\sum Q_i=4.132$（预期死亡人数），$\sum P_iQ_i=0.826 37$，代入公式：

$$Z=（A-E）/S=\frac{D-\sum Q_i}{\sqrt{\sum P_iQ_i}}$$
$$=\frac{3-4.132}{\sqrt{0.826 37}}=\frac{-1.132}{0.909 0}$$
$$=-1.24$$

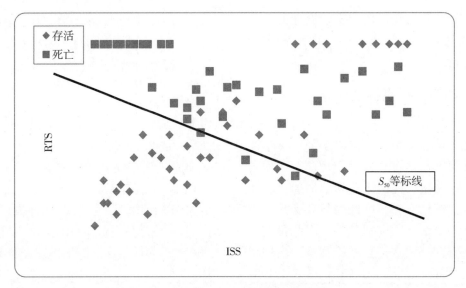

图2-2    存活与死亡病人的PRE图法的示例

表2-17    10个创伤病人的实际结局、$P_i$、$Q_i$和$P_iQ_i$

| 病例 | 实际结局 | $P_i$ | $Q_i$ | $P_iQ_i$ |
|---|---|---|---|---|
| 1 | 生存 | 0.997 | 0.003 | 0.002 99 |
| 2 | 生存 | 0.994 | 0.006 | 0.005 96 |
| 3 | 生存 | 0.992 | 0.008 | 0.007 94 |
| 4 | 死亡 | 0.049 | 0.951 | 0.046 60 |
| 5 | 生存 | 0.938 | 0.062 | 0.058 16 |
| 6 | 生存 | 0.673 | 0.327 | 0.220 07 |
| 7 | 生存 | 0.800 | 0.200 | 0.160 00 |
| 8 | 生存 | 0.134 | 0.866 | 0.116 04 |
| 9 | 死亡 | 0.004 | 0.996 | 0.003 98 |
| 10 | 死亡 | 0.287 | 0.713 | 0.204 63 |
| 合计 | 死亡=3 | 5.868 | 4.132 | 0.826 37 |

注：$P_i$，第$i$个病人的生存概率；$Q_i$，第$i$个病人的死亡概率；$P_iQ_i$，生存概率与死亡概率的乘积。

由于研究样本实际生存率可能高于或低于基准人群TRISS计算的预期生存率，所以$Z$值可能为正值或负值。DEF评估是对两个病人群体间进行相互比较，而不是与基础标准数据库比较，所以可以用于评估新的诊疗策略，以及评价不同医疗机构的创伤救治结局以判别医疗救治水平的高低。值得注意的是，使用PRE图法进行分析时，公式中的参数$b$来源于标准数据库（通常为MOTS），而使用DEF评估时，参数$P_i$来源于所研究的数据库。

在进行DEF评估时，如果样本量太小可能影响$Z$统计的统计效应，造成样本人群与基准人群没有统计学差异；如果样本量太大，即使样本人群和基准人群的临床差异可能非常轻微，也可能出现很大的$Z$值和非常显著的统计学差异，因此医疗机构间的救治质量差异不能简单通过$Z$值的大小来反映。因此，以$W$值量化实际和预期生存人数的统计学差异：$W=100(A-E)/N$，$A$、$E$的定义同前，$N$为救治机构样本人群的数量。$W$为与基准预期生存率相比，每增加100个样本生存病人中，$Z$值增加的数量。因此，$Z$和$W$能够提供在一个医疗机构的同一时期内病人结局相对平衡的描述。

$Z$统计受到研究样本组和基准组伤情严重程度匹配的影响，可以通过$M$统计评判匹配的程度。$M$的值介于0和1之间，越接近1，伤情的严重程度匹配越好。将$P_s$分为递增的6个区间，基准人群中划入每个区间内的病人所占比例为$f_1\cdots f_6$，而样本人群中划入每个区间的病人所占比例为$g_1\cdots g_6$。$s_i$是$f_i$或$g_i$中较小的一个值，将$s_1\cdots s_6$相加得到$M$值。$M$值代表样本组和基准组病人伤情严重程度的匹配情况，$M$值越低说明比较的两组人群的严重度存在差异，但$M$值不能说明样本组的伤情严重程度高于或低于基准组。例如，表2-18所示创伤病人数据情况。

$$M=s_1+s_2+s_3+s_4+s_5+s_6$$
$$=0.828+0.045+0.044+0.000+0.017+0.010$$
$$=0.934$$

TRISS也存在着一些问题。例如，TRISS计算依赖于ISS，因此同ISS一样其常常低估同一部位发生多个损伤的情况。TRISS对年龄的划分比较简单，应该进一步细分年龄段，以便更加准确地评估。另外，因为TRISS参数是来自美国的MTOS数据库的回归分析，由于各国公共卫生机制、水平及人群种属的差异，特别是在发展中国家，现行的这套基于MTOS的创伤评定手段并不一定能准确评价创伤情况及生存率。

**表2-18 两组创伤病人 $g$、$f$ 和 $s$ 值**

| $P_s$ 区间 | 各区间内病人所占的比例 | | |
|---|---|---|---|
| | 样本组（$g$） | 基准组（$f$） | 最小比例（$s$） |
| 0.96 ~ 1.00 | 0.842 | 0.828 | 0.828 |
| 0.91 ~ 0.95 | 0.053 | 0.045 | 0.045 |
| 0.76 ~ 0.90 | 0.052 | 0.044 | 0.044 |
| 0.51 ~ 0.75 | 0.000 | 0029 | 0.000 |
| 0.26 ~ 0.50 | 0.043 | 0.017 | 0.017 |
| 0.00 ~ 0.25 | 0.010 | 0.036 | 0.010 |

## 三、创伤严重程度描述评分

### （一）概述

1987年，Boyd等针对ISS评分方案的不足，用生理指标（创伤记分或修订的创伤记分）、解剖指标（ISS）和年龄，以严重创伤结局研究（MTOS）创伤数据为基础，通过回归统计分析获得计算伤员的生存概率（$P_s$）公式，并用此公式评估伤情严重程度，称为TRISS法。此方案虽有显著的改进和进步，但仍存在一些明显的不足：计算公式中含有ISS参数，因此在身体同一区域出现多种不同严重损伤时，就会出现ISS固有缺陷，即未能给所有创伤以应有权重。因此，Champion等于1990年针对TRISS法中ISS方案只计算同一部位伤中最重者和年龄只分两个档次的缺陷，提出其他生存概率预测（$P_s$）方法，即创伤严重程度描述评分（a severity characterization of trauma，ASCOT）法，通过计算伤员生存概率来评估伤员伤情的严重程度。

### （二）计算方法

ASCOT评分是以AIS评分、损伤类型、GCS、收缩压、呼吸频率和年龄为基础，通过计算创伤病人的生存概率来评估其创伤的严重程度。

与TRISS评分方法不同，ASCOT评分采用解剖学评分（AP）分区法代替TRISS法中的ISS评分。AP分区是将身体分为A、B、C和D四个区。

（1）A区：头、脑、脊柱（伴脊髓）等部位的AIS≥3的各种损伤；其记分值为该区所有AIS分值平方和的平方根。

（2）B区：胸和前颈部AIS≥3的各种损伤；

其记分值为该区所有AIS分值平方和的平方根。

（3）C区：其余部位的重伤，即其余部位各种AIS≥3的损伤（腹部、骨盆、无脊髓伤的脊柱伤、四肢伤等）；其记分值为该区所有AIS分值平方和的平方根。

（4）D区：其余部位的轻伤，即全身任何AIS≤2的损伤。

对GCS、收缩压、呼吸频率及年龄分别赋予相应的记分值，参见表2-19和表2-20。

ASCOT评分是以生存概率的形式表现，其计算公式如下：

$$P_{s（ASCOT）}=1/（1+e^{-b}）$$

其中，$b=b_0+b_1（G）+b_2（S）+b_3（R）+b_4（A）+b_5（B）+b_6（C）+b_7（Y）$。

e为常数，其值为2.718 282。

G、S和R分别为病人的GCS、收缩压和呼吸频率的记分值（表2-19）。

**表2-19 GCS、收缩压和呼吸频率的记分值**

| 变量指标 | | | 记分值 |
|---|---|---|---|
| GCS分值 | SBP（mmHg） | RR（次/分） | |
| 13 ~ 15 | ＞109 | 10 ~ 29 | 4 |
| 9 ~ 12 | 80 ~ 109 | ＞29 | 3 |
| 6 ~ 8 | 70 ~ 79 | 6 ~ 9 | 2 |
| 4 ~ 5 | 12 ~ 70 | 1 ~ 5 | 1 |
| 3 | 0 | 0 | 0 |

A、B和C分别为AP分区中A区、B区和C区各自的记分值，即各自分区所有AIS分值平方和的平方根。

Y为病人所在年龄段的记分值（表2-20）。

**表2-20 不同年龄段的记分值**

| 年龄段（岁） | 记分值 |
|---|---|
| 0 ~ 54 | 0 |
| 55 ~ 64 | 1 |
| 65 ~ 74 | 2 |
| 75 ~ 84 | 3 |
| ＞84 | 4 |

$b_0$ 为常数，$b_1$ ~ $b_7$ 为不同变量的权重系数。不同伤类的权重系数值是不同的（钝器伤和穿透伤各不相同）；来自不同群体伤员数据的权重系数值也

有所差别，如来自北美MTOS数据库中钝伤和3006例穿透伤经多元回归算出的国外权重系数与华西医科大学创伤数据库计算的权重系数就有所差别（表2-21）。

在计算ASCOT时需要排除的两种情况：①当RTS=0时；②当最大AIS=1或2时。

$P_{s(ASCOT)}$=0，则表明存活的概率为零，意味着必然死亡；$P_{s(ASCOT)}$=1，则表明存活的概率为100%，意味着必然存活。一般而言，常以$P_{s(ASCOT)}$=0.5作为结局分界的标准点：如$P_{s(ASCOT)} \geq 0.5$，则预测生存可能性大；如$P_{s(ASCOT)} < 0.5$，则预测死亡的可能性大。如$P_{s(ASCOT)} > 0.5$的病人出现了死亡，应查明原因；如$P_{s(ASCOT)} < 0.5$的病人救治成功应总结经验。

### （三）示例

某交通创伤病人，男性，40岁。伤后送进医院，GSC评分12分，血压116/72mmHg，呼吸25次/分。病人脑挫裂伤、硬膜外血肿、下颌骨折、胸挫伤、锁骨骨折。

根据AIS得分，头为3、4、2，胸为1，上肢为2，取AIS≥3者纳入统计：

A=$\sqrt{3^2+4^2}$ =5；B区、C区AIS分值小于等于2，不记入；Y记分值=0，GCS记分值=3，SBP记分值=4，R记分值=4。采用中国的钝性伤系数进行计算：

$$b=b_0+b_1（G）+b_2（S）+b_3（R）+b_4（A）+b_7（Y）$$
$$=-2.1359+1.1202 \times b_1+0.0847 \times b_2+0.4327 \times b_3-0.3058 \times b_4-0.5346 \times b_7$$
$$=-2.1359+1.1202 \times 3+0.0847 \times 4+0.4327 \times 4-0.3058 \times 5-0.5346 \times 0$$
$$=1.7653$$
$$P_{s(ASCOT)} =1/（1+2.718282^{-b}）=1/（1+2.718282^{-1.7653}）$$
$$=0.8539$$
$$P_{s(ASCOT)} \geq 0.5$$

故预测病人生存可能性大。

### （四）特点与意义

ASCOT评分是以数学模型预测病人的生存概率的评分方法。虽然与TRISS方法一样以AIS为基础，但是采用AP分区法取代ISS，把身体分为ABCD四个区域，使同一区域内的多发伤得到相应的体现，加大了病人所有损伤的权重系数，将同一部位损伤中影响伤员伤情的损伤（AIS≥3）均作为评定伤员伤情的参数；年龄分段也比TRISS评分更细，将55岁以上的年龄细分为4个年龄段。这些改进提升了对严重创伤结局评估的准确性和敏感性，因而是合理有效的改进。

有研究结果表明：对于钝性损伤的成人，ASCOT具有比TRISS（69.3对64.3）更高的灵敏度，并且满足准确的Z和W评分所需的模型校准标准（H-L统计＜15.5）。对于具有穿透性损伤的成年人，ASCOT具有比TRISS低得多的H-L值（20.3对138.4）。但TRISS和ASCOT ROC曲线下的面积没有显著差异，钝性损伤成人超过0.91，穿透性损伤成人超过0.95。对于儿科病人，TRISS和ASCOT敏感性（接近77%）和受试者工作特征曲线下的面积（两者都超过0.96）是相当的，并且两种模型都满足H-L标准。因此，虽然TRISS和ASCOT评分都能对创伤病人结局进行卓有成效评估，但他们各有长短。例如，ASCOT倾向于低估头/脊柱损伤病人的生存概率；而TRISS对多种创伤受害者具有类似的影响。在预测严重颅脑外伤病例中，ASCOT的准确性、特异性、预期价值优于TRISS。

来源于不同数据库的权重系数，在其相应的人群中有更高的准确性和价值。例如，余思中等研究表明，采用华西医科大学创伤数据库计算的我国人群的ASCOT权重系数预测准确性优于采用MOTS数据库获得的权重系数，尤其在穿透伤上，其更适合中国国情及临床使用与研究。

ASCOT评分更为准确地描述了解剖损伤，有

表2-21 ASCOT评分常数和权重系数取值表

| 来源 | 伤类 | $b_0$ 常数 | $b_1$ GCS权重 | $b_2$ SBP权重 | $b_3$ R权重 | $b_4$ A区权重 | $b_5$ B区权重 | $b_6$ C区权重 | $b_7$ 年龄权重 |
|---|---|---|---|---|---|---|---|---|---|
| 北美 | 钝性伤 | −1.157 0 | 0.770 5 | 0.658 3 | 0.281 0 | −0.300 2 | −0.196 1 | −0.208 6 | −0.635 5 |
|  | 穿透伤 | −1.135 0 | 1.062 6 | 0.363 8 | 0.333 2 | −0.370 2 | −0.205 3 | −0.318 8 | −0.836 5 |
| 中国 | 钝性伤 | −2.135 9 | 1.120 2 | 0.084 7 | 0.432 7 | −0.305 8 | −0.142 5 | −1.611 3 | −0.534 6 |
|  | 穿透伤 | −1.530 8 | 1.170 7 | 0.282 3 | 0.339 0 | −0.405 6 | −0.245 7 | −0.305 7 | −0.817 6 |

更高的灵敏度和准确性，当前普遍被认为是创伤结局预测的标准方法。

### 四、修正的损伤严重程度分类

#### （一）概述

如果不考虑损伤严重程度的不同，对多发伤病人进行结局比较就是无意义的，并且容易造成误解。因此，在进行创伤登记和临床试验中，对多发伤病人进行伤情比较或描述时，需要一个能够准确反映损伤严重度的工具。

20世纪70年代初期的ISS是第一个评价多发损伤严重度的系统，但其没有考虑同样影响创伤结局的生理因素。随后代表生理因素的TS和RTS也相继发展建立。严重创伤结局研究（major trauma outcome study，MTOS）将ISS、RTS和年龄结合，建立了更为复杂的创伤和损伤严重度评分（trauma and injury severity score，TRISS）。目前TRISS虽然被全世界创伤登记和临床研究广泛地认可与采用，但是它的建立是以美国创伤救治体系为基础的，在不同于美国医疗体系的国家使用时存在着许多问题。例如，德国是以医师为基础的院前救治系统，采用的是"stay and play"的模式处理院前病人，显著不同于美国的尽可能减少院前时间，采用"load and go"模式以辅助医疗人员为基础的院前救治系统，因此很难对这两个国家医院的入院数据进行科学有效的比较。除此之外，TRISS还存在着一些不足，如没有充分考虑年龄和脑外伤的重要性，没有包括凝血功能和碱剩余等可能影响创伤预后的影响因素，常由于呼吸频率数据的缺失使适用范围受限。

为此，德国于1993年建立了德国创伤外科协会创伤登记（Trauma Registry of German Society for Trauma Surgery，TR-DGU），虽然在其成立初期是使用TRISS进行医院间创伤结局比较的，但是德国自2001年开始启动了对TRISS的升级，并补充了预后影响因子，以优化调整损伤严重度的结局比较，形成了新的创伤预后系统——修正的损伤严重程度分类（revised injury severity classification，RISC）。

#### （二）评分方法

RISC评分的计算模型中的变量及其相应系数见表2-22。其中，只有变量NISS为连续性变量；四肢伤在单因素方差分析时与结局相关性不显著，因此只有AIS评分为5分的骨盆环骨折，如不稳定性骨盆骨折失血量大于20%或后环完全破坏的开放性骨盆环骨折时才被赋予分值。对于各分类变量，其基准的类别项被定义为死亡率最低的类别，因此所有类别项均为负值。

计算过程中，首先根据病人的各变量的情况和数值，通过表2-22查出创伤病人每个变量相对应的系数值，计算各项变量系数值与常数项5的总和，即得到$X$值，其中连续性变量NISS项为其系数乘以其NISS值。即：

$X$=年龄系数+NISS系数×NISS值+头部伤系数+四肢伤系数+GCS系数+PTT系数+BE系数+出血相关指征系数+心脏停搏系数+5

随后将$X$值带入公式，计算每个创伤病人的生存概率：

$$P_s=1/\left(1+e^{-X}\right)=e^X/\left(1+e^X\right)$$

#### （三）示例

有1名车祸中受伤的伤员，男性，62岁，抵达急诊室时立即进行创伤评估，心率70次/分，呼吸23次/分，收缩压160mmHg，GCS 8分。实验室检查：Hb 150g/L，BE 4.5mmol/L，PTT 23秒。体格检查发现病人右侧颞部头皮裂伤，四肢多处皮肤擦伤，完善影像学检查后头颅CT发现右侧颞叶硬膜外血肿（30ml），胸腹腔及四肢未见明显异常。

计算该创伤病人RISC评分的$X$值：

$X$=−1.0（年龄）−0.03×17（NISS）−0.5（头部伤）−0（四肢伤）−0（GCS）−0（PTT）−0（BE）−0（出血相关指征）−0（心脏停搏）+5

=2.99

将$X$带入公式：

$P_s=e^X/\left(1+e^X\right)=e^{2.99}/\left(1+e^{2.99}\right)=95.21\%$

得到该病人的RISC评分值$P_s$为95.21%。

#### （四）特点与意义

RISC与TRISS最大的区别：其包括了病人的初始实验室评估的参数PTT和碱剩余，这两个新加入的实验室参数被证实是与创伤病人预后紧密相关的指标。出血相关情况也是创伤病人预后的重要决定因素，但是直接测量失血量在实际操作中受到很大的限制，因此RISC使用一些在院前或急诊室与失血相关的间接征象评估出血量。院前的液体复苏量是失血相关的间接征象之一，但由于在德国院前液体复苏自20世纪90年代开始就非常谨慎，所用复苏液体量有越来越少的趋势，如果将其纳入预后评估可能不便于与其他的创伤救治体系进行评估，所以该指标被RISC排除。目前RISC中保留的出血相

表 2-22　修正损伤严重程度分类（RISC）的变量值和其系数

| 变量 | 单位 | 数值 | 系数 |
| --- | --- | --- | --- |
| 年龄（受伤时） | 岁 | ＜55 | — |
| | | 55～64 | -1.0 |
| | | 65～74 | -2.0 |
| | | 75+ | -2.3 |
| NISS | 分数 | 1～75 | -0.03 |
| 头部伤 | AIS | 0～3 | — |
| | | 4 | -0.5 |
| | | 5/6 | -1.8 |
| 四肢伤 | AIS | 0～4 | — |
| | | 5 | -1.0 |
| GCS | 分 | 6～15 | — |
| | | 3～5 | -0.9 |
| PTT | 秒 | ＜40 | — |
| （急诊室第一次测量） | | 40～49 | -0.8 |
| | | 50～79 | -1.0 |
| | | 80+ | -12 |
| BE | mmol/L | | — |
| （急诊室第一次测量） | | -19.9～-9.0 | -0.8 |
| | | ≤-20 | -2.7 |
| 相关流血指征 | 数目 | 无 | |
| （临床处理前SBP＜90mmHg，急诊室Hb | | 1 | -0.4 |
| ＜90g/L，急诊室大量输血＞9U pRBC） | | 2 | -0.8 |
| | | 3 | -1.6 |
| 心脏停搏 | | 无 | — |
| （临床处理前恢复或除颤的心脏停搏） | | 有 | -2.5 |
| 常数 | | | 5.0 |

注：没有系数（—）的分类项为标准分类项，计算分数时无分值。SBP为收缩压；pRBC为浓缩红细胞；AIS为简明创伤评分；NISS为新损伤严重程度评分；PTT为部分凝血活酶时间；BE为碱剩余。

关间接指征为急诊室内大量输血，其已被证实是创伤病人重要的预后指标。另外，RISC较其他预后评估系统不同的是使用了NISS、头部损伤的AIS和不稳定骨盆骨折三个变量反映病人的损伤严重程度，经证实这三个变量与伤后的生存率紧密相关。目前RISC被TR-DGU证实较TRISS在ROC中有更好的AUC，该结局预测模型提高了区分创伤病人生存和死亡的能力。

### 参考文献

陆远强，刘容，鲍德国，2000.在颅脑损伤患者预后预测中TRISS法和ASCOT法的应用比较.中国危重病急救医学，12（12）：730-732.

杨建，石应康，刘启茂，等，1998.中国人创伤结局预测模型-根据国人资料修订ASCOT参数和权重.中华创伤杂志，14（3）：135-138.

余思中，傅晓源，代平，2009.应用国人权重系数的ASCOT法对急诊重度创伤结局的预测研究.中国现代医学杂志，19（10）：1541-1543.

Boyd CR，Tolison MA，Cope WS，1987.Evaluating truma care：the TRISS method .J Truma，27：370-378.

Boyd CR，Tolson MA，Copes WS，1987. Evaluating trauma care：the TRISS method. Trauma score and the injury severity score. J Trauma，27（4）：370-378.

Champion HR，2002.Trauma scoring. Scand J Surg，91（1）：12-22.

Champion HR，Copes WS，Sacco WJ，et al，1990.A new characterization of injury severity.J Trauma，30：539-548.

Champion HR，Copes WS，Sacco WJ，et al，1996. Improved predictions from a severity characterization of trauma（ASCOT）over Trauma and Injury Severity Score（TRISS）：results of an independent evaluation. J Trauma, 40（1）：42-48.

Champion HR, Sacco WJ, Copes WS, et al , 1989.A revision of the truma score.J Truma, 29：623-629.

Flora JD Jr, 1978. A method for comparing survival of burn patients to a standard survival curve. J Trauma, 18（10）：701-705.

Hou LF, Tsai MC, 1996. Comparison between of TRISS and ASCOT methods—in Tainan area. Trauma and injury severity score. A severity characterization of trauma. Kaohsiung J Med Sci, （12）：691-698.

Joosse P, Soedarmo S, Luitse JS, et al, 2001. Trauma outcome analysis of a Jakarta University Hospital using the TRISS method：validation and limitation in comparison with the major trauma outcome study. Trauma and injury severity score. J Trauma, 51（1）：134-140.

Kilgo PD, Meredith JW, Osler TM, 2006. Incorporating recent advances to make the TRISS approach universally available. J Trauma, 60（5）：1002-1008.

Kroezen F, Bijlsma TS, Liem MS, et al, 2007.Base deficit-based predictive modeling of outcome in trauma patients admitted to intensive care units in Dutch trauma centers. J Trauma, 63（4）：908-913.

Lefering R, 2009. Development and validation of the revised injury severity classification score for severely injured patients. Eur J Trauma Emerg Surg, 35（5）：437-447.

Lefering R, Paffrath T, Linker R, et al, 2008.Head injury and outcome-what influence do concomitant injuries have? J Trauma, 65（5）：1036-1043; discussion 1043-1044.

Malone DL, Dunne J, Tracy JK, et al, 2003.Blood transfusion, independent of shock severity, is associated with worse outcome in trauma. J Trauma, 54（5）：898-905; discussion 905-907.

Roudsari BS, Nathens AB, Arreola-Risa C, et al, 2007. Emergency Medical Service（EMS）systems in developed and developing countries. Injury, 38（9）：1001-1013.

Senkowski CK, McKenney MG, 1999.Trauma scoring systems：a review. J Am Coll Surg, 189（5）：491-503.

Westhoff J, Hildebrand F, Grotz M, et al, 2003.Trauma care in Germany. Injury, 34（9）：674-683.

Zafar H, Rehmani R, Raja AJ, et al, 2002. Registry based trauma outcome：perspective of a developing country. Emerg Med J, 19（5）：391-394.

（撰写：姚　远　周继红　朱　捷；审校：周继红　邱　俊）

# 第三章

# 颅脑创伤评分

## 第一节 概 述

现代战争及交通所造成的创伤性颅脑损伤（traumatic brain injury，TBI）成为青壮年人口最为主要的死亡及致残原因，在入院治疗的TBI伤员中20%为中度、重度TBI。虽然随着救治水平的提高，其死亡率持续下降，但从20世纪90年代至今，严重TBI所造成的死亡率并无明显改善，维持在35%左右。我国重型TBI死亡率仍大于20%，重残率大于50%。在伊拉克、阿富汗战争为代表的现代战争中，由于武器致伤特点改变及防护设备的升级，中型颅脑损伤成为最主要TBI类型，虽然其死亡率明显低于严重TBI，但其造成诸多复杂的后期身心病症仍亟待解决。

2001年，美国学者Junkins等调查了犹他州盐湖城急诊医学中心1992～1996年的颅脑损伤病人，其中住院的354例病人共有1123个住院日，总医疗费用是216万美元，急诊室花费是54.5万美元，住院费用的中位数是3080美元，平均每个住院日花费是2409美元。我国的统计数据显示，2005年我国共发生道路交通事故450 254起，造成98 738人死亡、469 911人受伤，直接财产损失18.8亿元。创伤性颅脑损伤已经成为一个严重的医学和社会问题。

脑结构和功能极为复杂，不同部位和程度的颅脑损伤后其损伤局部和全身的症状与体征复杂多变、相互混杂，临床表现复杂。因此，在颅脑创伤救治过程中，准确地评估TBI伤员的伤情、并发症风险、预后状况及伤后生活质量和身心状态，对于早期伤员分类、病情观察、并发症预警和预防及后期康复均有重要的意义。

颅脑创伤评分是采用数字定量评分的方法对颅脑创伤的程度、特征、结局等属性进行记录，对其进行定量或半定量评估的方法。目前的颅脑创伤评分主要包括对颅脑创伤严重程度和对颅脑创伤后结局及脑功能状况进行评估的评分。

评估颅脑创伤严重程度的评分中最为常用的是格拉斯哥评分体系，其他还有CT影像的伤情分级评分、运动评分、反应水平评分等；在TBI伤后救治和重症管理过程中，还常有多种其他评分，如Ramsay镇静评分、器官序贯衰竭估计评分、深静脉血栓Wells评分、压疮分级等，这些评分与通常ICU使用的评分相似，在相关章节进行了相应介绍。

对颅脑创伤后结局及脑功能状况进行评估的评分主要有格拉斯哥预后评分和昏迷康复评分等，同时还涉及众多的心理、精神和生存质量的评估方法，如创伤后应激障碍筛查量表、90项症状自评量表、SF-36健康调查简表、焦虑自评量表和抑郁自评量表等，相关的内容在康复和心理相关章节进行介绍，本章主要对TBI治疗后的预后评分进行介绍。

（撰写：许民辉 周继红）

# 第二节　颅脑创伤严重程度评分

## 一、概述

在颅脑创伤的早期，由于颅脑结构与功能的特殊性和复杂性，不同损伤部位与损伤程度的颅脑创伤的临床表现和体征复杂多变，具有多样性和多变性的特点。长期以来，快速准确地评估严重颅脑创伤的伤情程度与结局都是神经外科追求的目标之一，也是长期让人感到困难和棘手的问题。

早在1966年，Ommaya等就提出意识评分方法，并将这种总分为5分的评分应用于临床颅脑创伤的研究中。1974年，Teasdale和Jennett提出了昏迷指数（coma index），逐渐发展成今天广泛使用的格拉斯哥昏迷评分（GCS），并产生了一系列改良的格拉斯哥评分方法。GCS方法简单合理，并较准确地描述了病人的昏迷和意识程度，很快便被广泛地应用和推广，其被用于临床颅脑损伤的伤情评估、临床分型及颅脑伤的预后判断之中，并被吸纳入多种创伤评分计算方法中，成为很多创伤评分的重要组成部分之一。

随着现代诊断技术的进步及特殊群体和功能评估的需求，不仅出现了专门针对婴儿和儿童的颅脑创伤严重程度的伤情评分体系（如儿童格拉斯哥昏迷评分、婴幼儿神经创伤评分等），还出现了用于院前及急诊TBI伤员评估的简化的颅脑创伤评分及基于CT影像的伤情分级等。

未来对颅脑创伤病人创伤严重程度的评估将向着全面、高效、精确、简捷的方向发展，通过对病人症状、体征、精神和心理情绪的评价，并整合CT、MRI、颅内压监护仪等临床新型设备技术，必将对TBI的严重程度、并发症风险、预后及生存状况各项指标的评价越来越客观和完善，也必将推动TBI治疗体系的发展及完善。

本节将重点介绍儿童格拉斯哥昏迷评分（child's Glasgow coma scale，CGCS）、婴幼儿神经创伤评分（trauma infant neurologic score，TINS）、ECS（Eppendorf–Cologne scale）评分、简化运动评分（simplified motor score，SMS）、反应水平分级评分（reaction level scale，RLS）和脑外伤CT评分。而对于颅脑创伤严重性评分中最为基础的是GCS，由于GCS也广泛应用于其他创伤严重程度评估之中，甚至成为多种创伤评分中的重要组成部分之一，因而在通用创伤评分中有详细的介绍。具体内容请参见第二章第一节的相关内容。

## 二、儿童格拉斯哥昏迷评分

### （一）概述

儿童创伤性昏迷和非创伤性昏迷都是临床常见的问题，且发病率和死亡率高。因此，早期识别和评估在各种环境条件下的儿童昏迷程度是十分重要的工作。

通常对于昏迷儿童的评分所记分数的主观性较强且相对容易产生误解。昏迷评分量表需要在许多不同地区的医疗机构应用，且适用于护理人员（急诊部门、病房和重症监护等）及所有年龄的儿童病人，因此昏迷评分的内容和方法应该是易于记忆和管理的，并且可以评价不同损伤条件所导致的意识障碍水平的情况。理想的昏迷量表的标准应该在各种年龄和临床条件下容易施用，而且在不同观察者之间是一致的。

在早期，GCS评分也用于儿童意识程度的评价。然而，面对各种各样的复杂情况，儿童应用GCS时表现出GCS在精度和实用性方面存在明显的缺陷，特别是GCS的语言评分部分。因为对非常年幼的孩子来说言语评分标准是不适合的，尤其是婴幼儿，他们交流能力未成熟甚至还没有学会讲话或对医护人员过于害怕，因而不能反映出他们是否无意识。因此，要将成年人的GCS系统应用于儿童意识程度的评级时是非常困难的。

根据儿童的生理和心理特点，通过对GCS系统的不断改进和实践，目前已制订出多种可应用于临床的儿童意识程度的量表。其中包括由Raimondi和Hirschauer（1984）制订的儿童昏迷量表，James和Trauner（1985）研究制订的儿童格拉斯哥昏迷评分（CGCS），Champion等（1989）制订的改良儿童语言标准的GCS，芝加哥儿童纪念医院制订的儿童昏迷量表（Hahn等，1988），Simpson等（1991）制订的阿德莱德儿科改良GCS评分（Adelaide paediatric modification of the GCS），Tatman（1997）制订的改良CGCS等。无论选择何种量表，所有护理人员都可以采用重复和一致的方式使用。在使用过程中，儿童昏迷量表中预期的正常言语和运动反应必须与病人的年龄相关。

在这些儿童昏迷评分中，James 和 Trauner 制订的 CGCS 被英国儿科神经病学协会推荐并应用于临床。经医护人员多年使用及不断地改良，现已适用于较大的学龄前儿童。Tatman 的改良 CGCS 增加了一个额外的表情评分，这对于气管插管的儿童是非常具有实用性的。目前 CGCS 评分系统被广泛应用于不同阶段儿童昏迷程度的评价。

### （二）评分方法

1. CGCS 评分方法　评价儿童昏迷程度必须选择适应病人年龄的量表，并要严格按取值步骤进行评价，这样才可基本做到对于不同评价者也可以重复使用并以一致的方式进行评价。

CGCS 评分要根据儿童的年龄不同，区分为 5 岁以下儿童和 5 岁以上儿童，分别依据表 3-1 的标准和方法对儿童的睁眼反应（E，即 eye）、言语反应（V，即 verbal）和运动反应（M，即 movement）进行评分。例如，儿童处于气管插管等无法言语的状态时采用表情反应（G，即 grimace）替代言语反应。CGCS 的总分值为运动反应、言语反应和睁眼反应三项评分值的总和。即：

CGCS 总分值 = 睁眼反应记分值 + 言语反应记分值 + 表情反应记分值 + 运动反应记分值

表 3-1　儿童格拉斯哥昏迷评分

|  | ＜5 岁 | ＞5 岁[a] |
| --- | --- | --- |
| 睁眼反应（E） | | |
| 4 | 自发睁眼 | 自发睁眼 |
| 3 | 语言吩咐睁眼 | 语言吩咐睁眼 |
| 2 | 疼痛刺激睁眼 | 疼痛刺激睁眼 |
| 1 | 无睁眼反应 | 无睁眼反应 |
| 言语反应（V） | | |
| 5 | 警觉，牙牙学语，可说适龄儿童的单字或句子 | 微笑，声音定位，注视物体，互动 |
| 4 | 正常活动减少，易哭闹 | 哭闹，但可以安慰；不正确的互动 |
| 3 | 疼痛哭泣 | 胡言乱语 |
| 2 | 疼痛呻吟 | 无法理解的声音 |
| 1 | 对疼痛无反应 | 对疼痛无反应 |
| 表情反应（G） | | |
| 5 | 自然的面部、口部活动，如吸吮、咳嗽 | 自然的面部、口部活动，如吸吮、咳嗽 |
| 4 | 自发表情反应减少或仅触摸后有反应 | 自发表情反应减少或仅触摸后有反应 |
| 3 | 疼痛刺激后表情十分痛苦 | 疼痛刺激后表情十分痛苦 |
| 2 | 刺痛后轻微面部痛苦表情 | 刺痛后轻微面部痛苦表情 |
| 1 | 对刺痛无反应 | 对刺痛无反应 |
| 运动反应（M） | | |
| 6 | 可按嘱咐动作 | 正常自然活动 |
| 5 | 压眶反射可定位（＞9 个月） | 触摸逃避 |
| 4 | 甲床压痛逃避 | 甲床压痛逃避 |
| 3 | 压眶屈曲 | 压眶屈曲 |
| 2 | 压眶强直 | 压眶强直 |
| 1 | 压眶无反应 | 压眶无反应 |

a 对于＞5 岁的儿童类似于成年格拉斯哥昏迷评分。

注：压眶反射，应用拇指用力按压；如果对压眶刺激的反应可疑，可以按压胸骨进行刺激。

甲床压痛：运动评分 4 是通过使用圆形铅笔放在指甲上用力按压；在昏迷 1 天或数天后按压指甲很可能会引起脊髓反射。

如果最佳的反射评分不可信，在 5 分钟后重新评分或请其他医师进行评估。

如果是在药物镇静状态时评分，可采取随着时间的推移绘制分数变化的图表进行记分。

对气管插管而无法言语的孩子，评估时言语反应（V）可以用表情反应（G）替换。

CGCS的最高总分为15分，最低分为3分。通常GCS分值在13～15分为轻度颅脑损伤、9～12分为中度颅脑损伤、等于和小于8分为重度颅脑损伤。

2.CGCS的取值步骤

（1）评分前检查：检查气道、呼吸、循环，检查瞳孔大小、瞳孔对称性和对光反应。

（2）评分步骤：通常孩子的护理人员对评分是有帮助的，如在试图与孩子对话或唤醒他们开展评估时，必须客观地进行，且有必要使用非常疼痛的刺激。

**步骤1：**如果孩子的眼睛是睁开的（E4），嘱护理者与患儿交谈。要求护理者引起适龄儿童的口头回应。

例如：<9个月的幼儿可发声。

9～12个月的孩子可挥手再见。

12～15个月的孩子能把手放到头上。

15～24个月的孩子的手可指向身体指定部位。

12个月的孩子可说出任意的单词。

2岁的孩子说任意的句子。

5岁的孩子有方向感和时间感。

由护理人员确定儿童语言能力是否为正常儿童的能力（V5）或低于正常儿童的能力（V4）。

如果一个孩子似乎明白对他们说什么，护理者甚至不用说话，也能让孩子服从一个简单的命令，如捏住护理者的手指或触摸护理者眼睛（M6）。

如果孩子没有任何自发的言语或自主睁眼，进行步骤2。

**步骤2：**如果未睁眼，嘱护理者与孩子说话，并观察孩子的眼睛是否反应（E3）。如果可睁眼，观察孩子是否可认出护理者并理解所说的话。如果是这种情况，嘱护理者根据步骤1对相应年龄孩子做出适当的语言评分。

如果孩子似乎明白对他们说什么，嘱孩子做一个简单的动作，如捏住护理者的手指或触摸护理者脸（M6）。

如果孩子始终不能睁眼或不能服从命令，则继续执行步骤3。

**步骤3**

**步骤3.1：**向护理人员解释，按压孩子的额头，看病人对疼痛是否做出反应，这将作为你对病人意识水平评估的一部分。如果对压眶或按压指甲的操作没有把握，可以尝试先对自己操作，用力按压以引起局部的剧痛。

用拇指用力按压眶上切迹（眉毛内侧端下方）。

观察：是否睁眼。

是否哭泣或呻吟。

孩子手臂是否移动：

—至锁骨上方（定位到疼痛部位，M5）。

—在锁骨下方，但肘部屈曲（屈曲，M3）。

—在锁骨下方，没有屈曲但肩部有旋转（伸直，M2）。

如果孩子没有活动，可用力按压实施压眶反射，观察身体的任何部位是否可出现运动，包括面部的痛苦表情。

如果孩子有屈曲，但没有明确定位，可用按压病人指甲的半月痕，观察患儿手指是否有移动（疼痛逃避，M4）。

仔细观察是否存在不对称肢体运动，尤其是在瞳孔等大的情况下出现脑疝的风险。

**步骤3.2：**当评估一个婴儿时，通过触摸或划一下孩子的手或前臂，注意观察是否存在回缩（M5）。

**步骤3.3：**如果触及两侧的眶上切迹困难，如创伤后面部肿胀，可采取用示指的近端指间关节按压胸骨。或者采用按压指甲半月痕，如上面的M4。如果孩子使对侧手臂穿过身体以移除疼痛或进行复杂的有目的的动作以消除疼痛，而不仅仅是简单的撤回（M4），则分定位于疼痛（M5）。

观察刺痛后睁眼反应和言语反应。

当评估婴儿时，即使当言语反应和运动反应评分较高时，睁眼反应的分数通常为E1（无），如V4、V5、M5或M6。

**步骤4：**记录下所观察到的睁眼、语言和运动反应。如果有不对称的肢体活动，如运动反应，则记录较好的一侧。

补充说明：

上述文字中的英文缩写分别为E=eye、V=verbal、M=movement、T=tube。

对气管插管的孩子，睁眼、运动评分按上面解释的记录，语言评分需记录VT（管）。

许多儿科ICU主张用痛苦表情来代替语言反应，但这也不是对儿童预后评估的最佳手段。但有些儿童处于气管插管等无法言语的状态时，则采用表情反应替代言语反应。

**（三）示例**

某颅脑交通伤患儿入院时表现为昏迷状态，CGCS三项内容检测结果如下：①睁眼反应，双眼闭着，按压甲床后双眼睁开，因此其睁眼反应为2分；②言语反应，大声问其问题，病人没有反应，只能听见其呻吟，因此其言语反应为2分；③运动反应，无法按要求运动肢体，用拇指用力按压眶上切迹，双上肢屈曲，但不能触及疼痛部位，因此其运动反应为3分。

CGCS总分值＝睁眼反应记分值＋言语反应记分
值＋运动反应记分值
＝2+2+3=7分

病人属于重度颅脑损伤，意识处于深昏迷状态。

### （四）特点与意义

CGCS已被成功地应用于英国许多医疗中心，并经历了评估者的严格评估。后来改良版本增加了一个额外的表情评分，对于气管插管的儿童在儿科重症监护病房（PICU）可替代言语评分，也在观察者间表现出良好的可靠性。对其他的评价指标（睁眼、语言、运动）在不同年龄的儿童群体中也都做出了合理的解释，提高了评价的灵敏度和观察者间可信度，使评价后所得的分数很容易解释，也使其在医护人员间容易交流。无论病人的年龄，所得分数均意味着与分值相应的意识障碍程度。此外，CGCS评分也有利于帮助科研人员对不同年龄的儿童进行临床统计和研究。

## 三、婴幼儿神经创伤评分

### （一）概述

与年龄较大的儿童相比，婴儿的硬膜外血肿诊断较为困难，它的发病机制和临床表现有所不同。由于GCS评分需要病人参与，具有一定的主观性。因此，在某种程度上限制了GCS在小儿颅脑损伤病人中的应用。为了解决这一问题，Beni于1999年首次提出了婴幼儿创伤评分，该评分除了考虑到患儿神志外，还从受伤机制、是否行气管插管、神经系统体征、瞳孔改变、头皮损伤等方面进行了综

合评估。与GCS评分比较，婴幼儿神经创伤评分（trauma infant neurologic score，TINS）突出了气管插管和头皮损伤的检查，突出了头皮损伤是因为帽状腱膜下血肿对婴幼儿造成的严重状态，可导致婴幼儿急性贫血、低血容量性休克或消耗性凝血功能障碍，这对颅脑损伤患儿非常重要。

### （二）评分方法

TINS评分的指标项目包括受伤原因、是否气管插管、意识状态、运动障碍、瞳孔外形及对光反应和头皮损伤情况六个方面，每项指标根据其结果分别记0～2分（具体记分标准见表3-2），TINS评分的总分为6项指标得分值的总和。即：

TINS评分＝受伤原因记分值＋气管插管记分值
＋意识状态记分值＋运动障碍记分
值＋瞳孔记分值＋头皮损伤记分值

TINS评分总分最高为11分，总分低者预后较好。

### （三）示例

18月龄婴儿因家人疏忽从二楼的阳台坠落地面，急诊入院诊治，体格检查见意识昏迷，右侧瞳孔散大，对光反射迟钝，呼吸缓慢，约10次/分，左侧肢体偏瘫，头部可见一4cm×4cm包块，张力低，触之有波动感。

TINS评分＝受伤原因记分值＋气管插管记分值
（需气管插管）＋意识状态记分值＋
运动障碍记分值＋瞳孔记分值＋头
皮损伤记分值
＝2+1+2+1+1+1=8分

故该病人的TINS评分为8分，提示神经系统伤情严重。

### （四）特点与意义

TINS是一种针对婴幼儿的全面且简单易行的颅脑创伤评分方法，较GCS和CCS更加具有客观性，Beni等的研究数据表明，TINS＜4分者预后较

表3-2　TINS评分的项目指标与评分标准

| 项目 | 评分 | | |
|---|---|---|---|
| | 0 | 1 | 2 |
| 受伤原因 | — | ＜1m坠落伤、轻度打击伤 | ≥1m坠落伤、车祸撞伤、贯通伤 |
| 气管插管 | 否 | 是 | |
| 意识状态 | 清楚 | 嗜睡 | 昏迷 |
| 运动障碍 | 无 | 一侧障碍 | 无运动 |
| 瞳孔 | 双侧等大，灵敏 | 不等大或无反应 | 散大，无反应 |
| 头皮损伤 | 无 | 帽状腱膜下血肿 | — |

好，4～7分者预后一般，＞8分者预后较差。在临床应用中，TINS无论是与临床表现的分级，还是与疾病的预后或转归，都有很好的相关性——各级之间的TINS都有显著的差异性。因此，TINS不失为一种较好的婴幼儿颅脑损伤评分方法，有研究认为TINS比GCS更具可靠性。

但是因为婴幼儿颅脑发育尚未成熟，意识反应相对缓慢，清醒与昏迷之间界限往往比较模糊，单纯的意识变化并非与伤情程度完全一致，所以须结合头颅影像学特别是CT或MRI等检查结果进行综合判断。Beni建议，TINS≥2分者均应行CT检查。

## 四、ECS评分

### （一）概述

虽然GCS在颅脑损伤的诊治中应用广泛，但也有其自身的局限性，GCS评分为3分的病人，其死亡率有差别，而且不能较好地反映出预后合理的病人与预后较差的病人之间的区别。在临床实践中，人们发现GCS评分中的睁眼反应和语言反应部分不能提高对结局预测的准确性，而且有时候无法实施这两个反应的评估。另外，有学者认为GCS评分的运动部分对结局的预测有重要作用，同时使用GCS运动评估与瞳孔参数评估来预测结局的准确性优于单独使用GCS。于是，2012年，Michael Hoffman教授在GCS基础上提出了ECS（Eppendorf-Cologne scale）系统。

ECS系统是在GCS的基础上进行的发展与补充，以弥补GCS的不足。ECS将瞳孔的反应和大小与修改后的GCS的肢体运动部分相结合，拟对颅脑损伤进行更为精确的早期诊断与预后评估。

### （二）评分方法

ECS的评分需要在院外或院内复苏前完成，其评估内容包括GCS评分参数、双侧瞳孔的大小与反应，将三个指标的得分相加所得总和即为ECS的总分（表3-3），即：

ECS总分值=瞳孔反应记分值+瞳孔大小记分值+肢体运动记分值

瞳孔反应分为三种：轻快指双侧瞳孔直接和间接对光反射灵敏，缩小程度相同；缓慢指瞳孔的对光反射迟钝；固定指双侧瞳孔对光反射消失。

瞳孔大小也同样分为三组：双侧瞳孔大小正常、双侧瞳孔不等大及双侧瞳孔散大。

表3-3 ECS评分的项目指标和标准

| 指标 | 表现描述 | 评分 |
| --- | --- | --- |
| 瞳孔反应 | 轻快 | 0 |
| | 缓慢 | 1 |
| | 固定 | 3 |
| 瞳孔大小 | 正常 | 0 |
| | 瞳孔大小不等 | 1 |
| | 双侧瞳孔散大 | 2 |
| 肢体运动 | 正常 | 0 |
| | 有特异性 | 1 |
| | 无特异性 | 2 |
| | 无反应 | 3 |

肢体运动部分分为四组：正常指病人可以服从指令完成相应动作；特异性指病人对疼痛刺激可以定位或有逃避动作；无特异性指病人肢体过屈或过伸；无反应指病人对刺激不能做出任何反应。

ECS总分最小分值为0，病人表现为双侧瞳孔直接和间接对光反射灵敏，大小正常，可依指令完成相应动作；最大分值为8，病人瞳孔固定、双侧散大且对疼痛刺激无反应。死亡率随着ECS评分的增加而增加。

### （三）示例

一病人高空坠落撞伤头部急诊入院，病人意识模糊，体格检查见瞳孔直接和间接对光反射迟钝，双侧瞳孔等大等圆，按压眶上切迹病人对疼痛刺激有躲避反应。

ECS总分值=瞳孔反应记分值+瞳孔大小记分值+肢体运动记分值

=1+0+1=2分

该病人ECS评分为2分。

### （四）特点与意义

ECS是一个较新的神经系统评估方法，Michael Hoffman通过了回顾性队列研究和前瞻性队列研究均显示，ECS在对创伤性脑损伤结局预测上具有独特的优势，目前ECS更多的是作为颅脑损伤的研究和创伤管理上的一个辅助的分层工具，ECS在临床上的应用需要进一步验证和推广。

## 五、简化运动评分

### （一）概述

颅脑损伤伤情复杂，伤后的病情演变也极其多变，有较高的死亡率和致残率，给家庭和社会都将带来沉重的经济负担。所以，众多学者都在致力于通过颅脑损伤伤情来评估其预后的研究，以便改善预后，从而减轻家庭和社会的负担。

1974年，格拉斯哥大学（Glasgow University）神经科学研究所的Teasdale和Jennett在颅脑损伤伤情评估方面首先提出了昏迷指数（coma index），此昏迷指数通过病人眼运动反应（3分）、言语反应（4分）和运动反应（5分）以评估病人的意识水平，随后经系列研究不断完善后，形成目前广泛应用的格拉斯哥昏迷评分（GCS），总分15分，其中睁眼4分、语言5分、运动6分。GCS除用于判断病人的即时伤情外，还广泛应用于预测评估病人的治疗结果，但是GCS的复查性及其评分者之间的可靠性均受到质疑，所以美国学者Gill M.等在2005年根据GCS的运动反应（6分）提出了简化运动评分（simplified motor score，SMS）（3分）。SMS适用于急诊科和院外创伤性颅脑损伤病人的评估。

**（二）评分方法**

SMS只采用了一个项目指标，即只对病人的运动进行评分。SMS将病人运动分为三个等级，并分别记为0～2分：遵嘱活动，记2分；刺痛定位，记1分；刺痛躲避或更差，记0分。

**（三）示例**

某颅脑坠落伤病人在受伤现场表现为昏迷状态，SMS检测结果如下：刺痛无任何反应，记0分；经现场处理后约1小时送到急诊科时，病情有所好转，表现为昏睡状态，SMS检测结果为刺痛定位，记1分。

**（四）特点与意义**

与GCS比较，SMS记分更简单、更容易掌握，专业要求相对较低。在TBI病人的治疗方面，SMS有一个较好的预测评估能力，特别适用于急诊科和院外病人评估，能较好地预测评估是否需要紧急气管插管、是否存在有临床意义的颅脑损伤（包括颅骨骨折、颅内血肿及脑挫裂伤等）和是否进行神经外科手术（包括脑室外引流、颅内血肿清除或去骨瓣等）干预，SMS在这三方面的预测评估能力与GCS几乎一致，但在预测死亡率上，GCS则更好，但它们的区别很小，也有研究认为，它们几乎没有区别。

对于插管和无法言语的病人，SMS比GCS更有优势，因为GCS此时无法对言语进行评估。还有，在GCS的运动、语言和睁眼三个元素中，语言的可靠性最差，睁眼的预测价值也不理想。

另外，在急诊科和院外病人的伤情分类和风险分级之间，SMS能够对TBI病人的预后做出简单而客观的评估，这与GCS对TBI预后评估几乎一致，但是这还有待进一步研究。

## 六、反应水平分级评分

**（一）概述**

反应水平分级评分（reaction level scale，RLS）于1982年由瑞典人Starmark提出（RLS 82），1983～1985年经改进在1985年完成（RLS 85），1988年出版了RLS 85的手册和指南，与GCS一样主要根据相同的信息，即眼睛、言语、运动反应来评估病人损伤的严重程度，只是不同反应直接赋值集中在一个8个步骤的分级之中。RLS 85与GCS评分相比，具有更高的精确度和一致性，尤其适用于插管，伴有眼球肿胀病人及痛觉减退、嗜睡、躁动、精神错乱的病人。GCS评分对脑卒中病人的意识评估是不可靠的，如存在言语不清或失语或已经气管插管的病人，在言语应答方面就可能提供虚假的结果；在偏瘫侧的肢体对疼痛刺激的运动反应也会有虚假的分数。因此，使用RLS 85分级评分对这些病人进行伤情评估时具有重要的意义。瑞典重症、麻醉、神经外科学会推荐以RLS 85评分替代GCS。

**（二）评分方法**

RLS分级评分是根据病人的言语应答、眼球定向运动、遵嘱运动和疼痛反应等四项功能的状况水平来迅速判断病人的意识水平。RLS 85评分将病人意识水平分为有意识反应及昏迷两个档次，共8个等级：清醒为1分，昏迷对疼痛刺激无反应为8分，RLS评分1～3分为有意识反应，RLS评分4～8分为昏迷状态。具体判断标准见表3-4。

在评分过程中，应注意以下一些定义和原则：

意识反应方面：机体处于唤醒状态时至少表现有下列四项功能之一，言语应答、眼神交流或眼球定向运动、遵嘱运动、对疼痛的反应。根据唤醒需要的刺激强度，RLS被分为1分、2分和3分三个等级。轻度刺激为喊叫病人的名字、拍病人的肩膀或搓擦胸前皮肤。强痛刺激则为摇晃，示指用力按压乳突根部或甲床5秒。

昏迷：指机体无意识反应，不能表现有意识反应中所定义的功能。根据两侧肢体对疼痛刺激的运动反应，RLS被分为4～8分。当RLS分值在5分（5级）以上时为深昏迷。

检查记录病人能达到的最好的反应，病人可能

表 3-4　RLS 85 评分的内容和标准

| RLS分级/评分 | 神志状态 | 表现 |
|---|---|---|
| 1 | 清醒 | 神志清楚，没有反应的延迟 |
| | | 或能轻易唤醒，没有嗜睡，定向准确（对于气管插管的病人没有反应延迟的迹象） |
| 2 | 嗜睡、意识模糊 | 对轻度刺激的反应 |
| | | 嗜睡：病人处于倦睡状态，表现有反应的延迟 |
| | | 意识模糊：病人被唤醒后，在回答下列三个问题中至少有一个错误：①你叫什么名字？②你在什么地方？③现在是哪年哪月？ |
| 3 | 非常嗜睡、意识模糊 | 对强刺激才能反应 |
| 4 | 昏迷 | 对强痛刺激的运动反应，能定位疼痛 |
| | | 定位疼痛：检查时身体处于平卧位，双臂放于身体的侧面。①按压乳突的根部，病人的手臂可上抬高于胸部的位置；②按压指甲，病人能移动另一只手超越身体的中线 |
| 5 | 昏迷 | 有躲避疼痛的动作 |
| | | 躲避疼痛：①按压乳突的根部，病人能转动面部面向对侧；②按压指甲，病人虽然不能定位疼痛，但有明显的缩手动作 |
| 6 | 昏迷 | 强痛刺激时肢体屈曲（去大脑皮质状态） |
| | | 肢体的屈曲运动：对强痛刺激，腕及肘关节有缓慢而机械屈曲运动，但没有定位或躲避疼痛的动作 |
| 7 | 昏迷 | 强痛刺激时肢体背伸（去大脑状态） |
| | | 肢体的背伸运动：对强痛刺激，上肢或下肢出现强直性的背伸。若既有屈曲，又有背伸，则应记为 RLS 6 |
| 8 | 昏迷 | 强痛刺激时机体没有反应 |
| | | 强痛刺激没有反应：重复地给予强痛刺激，病人的上肢、下肢或面部均没有任何反应 |

有偏瘫，因此昏迷的病人需要检查双侧。建议扒开眼皮检查能否有眼神交流或定向运动，以排除机械或其他疾病导致的睁眼困难。反应无迟钝，但定向（时间、地点、人物）有障碍的病人，需要排除痴呆和精神病。插管和语言障碍的病人能正常遵嘱运动的即为清醒。

### （三）示例

某颅脑交通伤病人入院时已在院前急救中插管，检查结果如下：双眼紧闭，呼之不应，按压甲床时睁眼，但不能完全遵从医嘱运动，偶有烦躁不安，不能放开束缚带。

评分方法：首先判断病人有意识，没有昏迷，RLS评分为 1～3 分；强刺激下才能睁眼，并且不能遵嘱运动，提示反应已十分迟钝，故RLS评分为3分。

### （四）特点与意义

RLS 85 评估方法思路十分清晰，评估者只需经过简单的训练就可实施。RLS 评分方法是根据病人的言语应答、眼球定向运动、遵嘱运动、对疼痛的反应四项功能状况迅速判断病人意识水平，是一种简单、可靠的意识水平评估方法。RLS 每上升或下降 1 级，均有显著的临床意义，有助于病情的连续观察和判断，也是目前快速有效判断急性脑功能损伤病人意识水平的最佳选择。

RLS 85 不仅方法简便，而且结果可靠，与全球广泛使用的 GCS 评分具有良好的相关对应性，RLS 1～3 级、4～5 级、6～8 级相对应 GCS 9～15 分、6～8 分、3～5 分，用该方法进行意识水平评价可为重症病人是否需要插管及其他急诊处理措施提供可靠的依据。

RLS 分级评分简便易行，但对一些特殊的神经、精神综合征，如精神性无应答、抑郁性木僵、精神病、运动不能性缄默、癫痫发作后 4 小时内的状态、闭锁综合征、植物人状态、四肢轻瘫等病人会造成误判，因此应用 RLS 评分来分级意识水平时还应结合病史及神经和精神学的信息。

## 七、脑外伤CT评分

### （一）概述

创伤性颅脑损伤是常见的神经外科疾病，其

发生率仅次于四肢骨折，占全身各部位创伤的9%～21%，但致死率、致残率却处于第一位，在战争时期发生率更高。随着社会经济不断发展，汽车的保有使用量逐渐升高，颅脑损伤的发生率近年来也呈持续升高的趋势，且伤员中大多数为青壮年。过去的几十年中，虽然在创伤性颅脑损伤的预防、诊断和治疗及预后方面已有了长足进展，但重型颅脑损伤病人的死亡率仍高达20%～30%，存活者也多留有不同程度的神经功能障碍，康复困难，难以融入社会也难以重新走上工作岗位，亦给社会和家庭带来沉重的负担。

创伤性颅脑损伤因损伤程度不同而预后各异，若能在创伤早期对预后进行初步评估，将对治疗方案的选择产生积极影响。Teasdale和Jennett首先提出格拉斯哥昏迷评分（GCS），因其对颅脑损伤意识水平和损伤程度的评估客观并可靠，这个基于临床症状的评分系统现在已经被全世界神经外科医师广泛应用。

1972年，计算机断层扫描（CT）问世，第一次为颅脑损伤的诊断提供了直接的影像学证据，是评估颅脑损伤的首选方法。经过几十年的临床应用，头颅CT在颅脑损伤方面的使用已经非常成熟，并以CT影像学表现发展了许多对于颅脑创伤伤情判断行之有效的分类方式。如何根据CT检查结果，早期做出恰当的评估及采取相应的治疗措施来阻断病情的发展，保护脑干功能是提高抢救成功率的关键。目前在颅脑创伤急性期CT影像学分型中，最为经典、使用最为广泛的是1991年提出的Marshall CT分类法（Marshall CT classification）。

Marshall CT分类法是根据CT表现显示的基底池状态、中线移位程度及出血肿块等将颅脑创伤病人分为六类：弥漫损伤Ⅰ级（正常）、弥漫损伤Ⅱ级、弥漫损伤Ⅲ级（肿胀）、弥漫损伤Ⅳ级（中线）、局灶损伤Ⅴ级和局灶损伤Ⅵ级（表3-5）。

在Marshall CT分类法之后，有影像学医师提出了鹿特丹CT评分（Rotterdam CT score）。鹿特丹CT评分系统则可以看作是Marshall CT分级的优化结果，可以做到具体分值量化的评估，总分越高，临床预后越差。新近，来自赫尔辛基大学医院神经外科的Raj等在对病人CT影像学表现和预后关系进行评估的基础上，提出了一种新型的评价方式——赫尔辛基CT评分（Helsinki CT score）。这些评分方法都有效地对脑外伤CT进行了评分比较。

**表3-5  Marshall CT分类法**

| Marshall CT分级 | 定义 |
| --- | --- |
| 弥漫损伤Ⅰ级（正常） | 颅脑CT上未见任何异常 |
| 弥漫损伤Ⅱ级 | 颅脑CT上见基底池及脑实质密度基本正常，中线结构偏移在0～5mm，和（或）混杂及高密度影体积不超过25cm³，可能会有骨碎片或异物 |
| 弥漫损伤Ⅲ级（肿胀） | 颅脑CT上见基底池受压，但中线结构偏移在0～5mm，混杂及高密度影体积不超过25cm³ |
| 弥漫损伤Ⅳ级（中线） | 中线结构偏移在超过5mm，混杂及高密度影体积不超过25cm³ |
| 局灶损伤Ⅴ级 | 无须外科手术处理的病灶 |
| 局灶损伤Ⅵ级 | 混杂及高密度病变体积大于25cm³，需要手术治疗 |

### （二）评分方法

1. 鹿特丹CT评分（Rotterdam CT score） 是一种常用的放射性评分系统。鹿特丹CT评分通过对颅脑CT表现中的基底池、中线移位、硬膜外血肿、脑室或（创伤性）蛛网膜下腔出血四项指标进行分别评分（详细标准见表3-6），通过其总分来评估脑外伤的严重程度。其总分为这四项指标得分总和加1，即：

鹿特丹CT评分＝基底池分值＋中线移位分值＋硬膜外血肿分值＋脑室或（创伤性）蛛网膜下腔出血分值+1

其在总分中加1，是为了与GCS的运动记分总分为6分、Marshall CT评分系统分6类相一致，从而采用加1分以调整的策略。

2. 赫尔辛基CT评分（Helsinki CT score） 是通过病人颅脑CT影像中病灶类型、病灶体积、脑室内出血、鞍上池等四项影像学指标特点进行评分，具体项目指标和标准见表3-7。其评分的总分为各项指标得分值的总和，即：

赫尔辛基CT评分＝病灶类型分值＋病灶体积分值＋脑室内出血分值＋鞍上池分值

赫尔辛基CT评分的总分为-3～14分。分值越高，伤情越重。

可根据赫尔辛基CT评分对病人预后进行预测，预测公式为：

伤后6个月预后风险 $=1/(1+e^{-LP})$

LP（死亡）=−2.666+0.287×赫尔辛基CT评分
　　　　　总分

LP（不良预后）=−1.636+0.319×赫尔辛基CT
　　　　　评分总分

**表3-6 鹿特丹CT评分的项目指标和标准**

| 颅脑CT表现 | 记分 |
| --- | --- |
| 基底池 | |
| 　正常 | 0 |
| 　受压 | 1 |
| 　消失 | 2 |
| 中线移位 | |
| 　≤5mm | 0 |
| 　>5mm | 1 |
| 硬膜外血肿 | |
| 　无 | 0 |
| 　有 | 1 |
| 脑室或（创伤性）蛛网膜下腔出血 | |
| 　无 | 0 |
| 　有 | 1 |

注：为了与GCS的运动记分总分为6分、Marshall CT评分系统分6类相一致，Rotterdam CT评分系统在记分后再加1分以调整。

**表3-7 赫尔辛基CT评分的项目指标和标准**

| 颅脑CT表现 | 记分 |
| --- | --- |
| 病灶类型 | |
| 　硬膜下血肿 | 2 |
| 　脑内血肿 | 2 |
| 　硬膜外血肿 | −3 |
| 病灶体积>25cm³ | 2 |
| 脑室内出血 | 3 |
| 鞍上池 | |
| 　正常 | 0 |
| 　受压 | 1 |
| 　消失 | 5 |

## （三）示例

**例1.** 病人方某，女性，28岁。因"头部撞伤后头痛、头昏1天"入院。头颅CT示右侧额叶局灶性高密度影，病灶体积小，Marshall CT分级中属于局灶损伤Ⅴ级（无须外科手术处理的病灶）。

鹿特丹CT评分=0（基底池）+0（中线移位）
　　　　　+0（硬膜外血肿）+0（脑室
　　　　　或创伤性蛛网膜下腔出血）+1
　　　　　=1分

**例2.** 病人杨某，男性，53岁。因"摔伤后意识不清3天"入院。头颅CT示双侧额叶及左侧颞叶混杂密度影，体积>25cm³，鞍上池、基底池受压，中线移位>10mm，Marshall CT分级中属于局灶损伤Ⅵ级（混杂及高密度病变体积>25cm³，需要手术治疗）。

鹿特丹CT评分=1（基底池）+1（中线移位）
　　　　　+0（硬膜外血肿）+0（脑室
　　　　　或创伤性蛛网膜下腔出血）+1
　　　　　=3分

赫尔辛基CT评分=2（脑内血肿）+2（病灶体
　　　　　积>25cm³）+1（鞍上池受压）
　　　　　=5分

## （四）特点与意义

颅脑损伤由于其高致残率、高致死率及医疗资源投入比例大的特点，目前已不单是一个医学问题，更是一个重要的社会问题。如何利用现有的医疗条件来降低病人的致残率、致死率，改善病人预后一直是医务工作者关注的重点。临床工作中，如何根据病人的伤情伤类做出正确的决策，将极大地提高颅脑损伤的救治率。GCS评分法有助于预后的评价，但它仅是根据临床表现分类，不能反映颅内损伤的真实情况。Marshall CT分级法有助于预后的评价，并被越来越多地应用。但是，Marshall CT分类法尚未包含所有可能影响预后的主要CT影像学指标，在应用上存在一定缺陷。例如，颅脑损伤病人经CT扫描合并外伤性蛛网膜下腔出血的发生率报道为23%～63%，且外伤性蛛网膜下腔出血在颅脑损伤病人中极为常见并对预后产生较大的影响，但是却没有包含在Marshall CT分类指标中。

鹿特丹CT评分（Rotterdam CT score）也是一种常用的放射性评分系统，可以看作Marshall CT分级的优化结果，可以做到具体分值量化的评估，总分越高，临床预后越差。鹿特丹评分系统包括基底池、中线移位>5mm、蛛网膜下腔出血和（或）脑室内出血及硬膜外出血，但不包括出血肿块。有研究认为，Marshall评分系统预测TBI早期死亡的效果优于鹿特丹评分系统，原因可能与Marshall评分系统包括出血肿块这一显著预测因素有关。

Raj等的研究发现，赫尔辛基CT评分用于颅脑外伤病人预后的准确性好于Marshall CT分级和鹿特丹CT评分。此外，赫尔辛基CT评分还可以增加IMPACT模型的预后价值，而另外两种评分却没有此类效果。该研究为颅脑外伤病人的预后评估提出了一种新型的指数，是对目前常用的Marshall CT分级和鹿特丹CT评分的有益补充，但考虑到赫尔辛基CT评分仅仅是基于单中心的数据，其实用价值及效果尚待多中心的验证，能否真正服务于临床还是一个未知数。

## 参考文献

杨术真，李丽娜，李栓德，等，2006.婴幼儿神经创伤评分与预后的关系.人民军医，49（12）：702-703.

Anderson SI, Housley AM, Jones PA, et al, 1993. Glasgow Outcome Scale: an inter-rater reliability study. Brain Inj, 7（4）：309-317.

Beni-Adani L, Flores I, Spektor S, et al, 1999.Epidural hematoma in infants: a different entity. J Trauma, 46（3）：306-311.

Champion HR, Sacco WS, Copes WS, et al, 1989. A revision of the trauma score. J. Trauma, 29（5）：623-629.

Gill M, Steele R, Windemuth R, et al, 2006. A comparison of five simplified scales to the out-of-hospital Glasgow coma scale for the prediction of traumatic brain injury outcomes. Academic Emergency Medicine, 13（9）：968-973.

Gill M, Windemuth R, Steele R, et al, 2005. A comparison of the Glasgow coma scale score to simplified alternative scores for the prediction of traumatic brain injury outcomes. Annals of Emergency Medicine, 45（1）：37-42.

Gill MR, Reiley DG, Green SM, 2004. Interrater reliability of Glasgow coma scale scores in the emergency department. Ann Emerg Med, 43（2）：215-223.

Gordon NS, Fois A, Jacobi G, et al, 1983. The management of the comatose child. Neuropediatrics, 14（1）：3-5.

Hahn YS, Chyung C, Barthel MJ, et al, 1988. Head injuries in children under 36 months of age. Childs Nerv Syst, 4（1）：34-39.

Heard K, Bebarta VS, 2004. Reliability of the Glasgow coma scale for the emergency department evaluation of poisoned patients. HumExp Toxicol, 23（4）：197-200.

Hoffmann M, Lefering R, Rueger JM, et al, 2011. Pupil evaluation in addition to Glasgow coma scale components in prediction of traumatic brain injure and mortality. Br J Surg, 99（suppl 1）：122.

Hoffmann M, Lehmann W, Rueger JM, et al, 2012. Introduction of a novel trauma score. J Trauma Acute Care Surg, 73（6）：1607-1613.

Huang YH, Deng YH, Lee TC, et al, 2012. Rotterdam computed tomography score as a prognosticator in head-injured patients undergoing decompressive craniectomy. Neurosurgery, 71（1）：80.

James HE, Trauner DA, 1985. The glasgow coma scale// James HE, Anas NG, Perkin RM. Brain insults in infants and children: pathophysiology and management. Orlando: Grune and Stratton Inc, 179-182.

Jennett B, 1974.Assessment of coma and impaired consciousness: a practical scale. Lancet, 2（7872）：81-84.

Maas AI, Hukkelhoven CW, Marshall LF, et al, 2005. Prediction of outcome in traumatic brain injury with computed tomographic characteristics: a comparison between the co mputed tomographic classification and combinations of computed tomographicpredictors. Neurosurgery, 57（6）：1173-1182.

Marion DW, Carlier PM, 1994. Problems with initial Glasgow Coma Scale assessment caused by prehospital treatment of patients with head injuries: results of a national survey. J Trauma, 12（1）：89-95.

Marshall LF, Marshall SB, Klauber MR, et al, 1991. A new classification of head injury based on computerized tomography. J Neurosurg, 75（5）：S14-S20.

Mata-Mbemba D, Mugikura S, Nakagawa A, et al, 2014. Early CT findings to predict early death in patients with traumatic brain injury: marshall and rotterdam CT scoring systems compared in the major academic tertiary care hospital in northeastern Japan. Acad Radio1, 21（5）：605-611.

Mchugh GS, Engel DC, Butcher I, et al, 2007. Prognostic value of secondary insults in traumatic brain injury: results from the IMPACT study. J Neurotrauma, 24（2）：303-314.

Raimondi AJ, Hirschauer J, 1984. Head injury in the infant and toddler. Coma scoring and outcome scale. Rediatric Neurosurgery, 11（1）：12-35.

Raj R, Siironen J, Skrifvars MB, et al, 2014. Predicting outcome in traumatic brain injury: development of a novel computerized tomography classification system（Helsinki computerized tomography score）. Neurosurgery, 75（6）：632-646.

Seshia SS, Seshia MM, Sachdeva RK, 1977. Coma in childhood. Dev Med Child Neurol, 19（5）：614-628.

Simpson D, Reilly P, 1982. Pediatric coma scale. Lancet, 2（8295）：450.

Simpson DA, Cockington RA, Hanieh A, et al, 1991. Head injuries in infants and young children: the value of the

Paediatric Coma Scale.Review of literature and report on a study. Child Nerv Syst., 7（4）: 183-190.

Singh B, Murad MH, Prokop L J, et al, 2013. Meta-analysis of Glasgow coma scale and simplified motor score in predicting traumatic brain injury outcomes. Brain Injury, 27（3）: 293-300.

Starmark JE, St lhammar D, Holmgren E, et al, 1988. The reaction level scale（RLS 85）. Manual and guidelines. Acta Neurochir, 91（1-2）: 12-20.

Starmark JE, Stalhammar D, Holmgren E, et al, 1988. A comparison of the Glasgow coma scale and the reaction level scale（RLS 85）. J Neurosurg, 69（5）: 699-706.

Stlhammar D, Starmark JE, Holmgren E, et al, 1988.

Assessment of responsive in acute cerebral disorders. A muhicentre study on the reaction level scale（RLS 85）. Acta Neurochir, 90（3-4）: 73-80.

Tatman A, Warren A, Williams A, et al, 1997.Development of a modified paediatric coma scale in intensive care clinical practice. Arch Dis Child, 77（6）: 519-521.

Thompson DO, Hurtado TR, Liao MM, et al, 2011. Validation of the Simplified Motor Score in the out-of-hospital setting for the prediction ofoutcomes after traumatic brain injury. Annals of Emergency Medicine, 58（5）: 417-425.

（撰写：许民辉　任明亮　贺绪智　梁　鸿　王　昊　张景宇；审校：许民辉　周继红）

# 第三节　颅脑创伤结局与功能评分

## 一、概述

颅脑创伤往往不仅仅是伤情重、救治难的代表，而更多的是死亡、伤残、低生存质量等糟糕结局的象征。因此，颅脑创伤后病人的生存质量越来越受到临床的关注。

颅脑创伤可能导致持续而复杂的神经（感觉神经、运动神经、自主神经）、精神和心理等的功能障碍，客观评价脑损伤后病人的康复情况非常重要，含糊和过度乐观地评价会导致错误的治疗和康复方式与计划。准确地评估病人的预后评分与病人、病人家属、治疗团队，乃至整个社会（医疗费用、福利）都密切相关。

在1975年以前，颅脑创伤预后评价的各种方法都比较笼统。1975年，Jennett和Bond首先提出格拉斯哥预后评分（Glasgow outcome scale，GOS），将颅脑损伤后的结局分为五类：恢复良好（能够独立生活，能够返回工作或学校）、中度残疾（能够独立生活，无法返回工作或学校）、重度残疾（神志清醒，但无法独立生活）、持续性植物状态（不能沟通、无反应）和死亡。GOS评分不需要一个复杂的检查，不同专业背景的人士都可以快速完成，已经成为目前广泛用于评估颅脑损伤后康复情况的量表。1997年推出标准化的、详细说明的结构化GOS评分问卷调查，涉及病人一系列活动的能力，并且考虑了评价中常常遇到的可能合并颅外损伤、癫痫、受伤前的不同工作状况等问题。为解决GOS评分分类比较宽泛，无法区分一些有意义的、细微的差别等问题，1998年Wilson等进一步开发出了扩展的格拉斯哥预后评分（extended Glasgow outcome scale，EGOS），将原有的需要照料的频度、工作和社交限制再各分两级。

在颅脑创伤的结局中，神经功能、心理和精神状态、生活质量等占据着重要的地位。例如，创伤后应激障碍筛查量表、90项症状自评量表、SF-36健康调查简表及更为倾向于心理评估的焦虑自评量表和抑郁自评量表等对伤员生活质量及精神心理状况评估有着重要的价值；而脊髓损伤步行指数、伤残评定（评分）、生活质量测定量表、功能独立性评分等对康复结局的评估，对治疗效果和结局评价有重要的意义。这些评分的具体方法可参见第十章"创伤心理评分"和第十二章"创伤康复评分"等相关内容。

本节主要就神经外科救治颅脑创伤中常用的昏迷康复评分、格拉斯哥预后评分、创伤性脑损伤神经学结局评分和儿童头部损伤结局金氏评分等进行介绍。

## 二、修正昏迷康复评分

### （一）概述

随着急救医学和重症监护技术的迅速发展，许多重型颅脑损伤病人得到及时救治，死亡率明显下降，但有相当一部分病人出现不同形式的严重意识障碍（disorder of consciousness，DOC），包括昏迷（coma）、持续性植物状态（persistent vegetative state，PVS）、植物状态（vegetative state，VS）、最小意识状态（minimally conscious state，MCS）等，不同类型的意识障碍预后有很大差异。怎样有效预测不同类型意识障碍病人预后的差异性，格拉斯哥昏迷评分（GCS）和残疾等级评分（disability rating scale，DRS）一度成为预测重型颅脑损伤预后及残疾评定的重要工具，但是这两项评分无法评估严重意识障碍病人在治疗过程中神经行为的细微变化。

为此，美国学者Giacino等在1991年提出了昏迷康复评分（coma recovery scale，CRS），它通过病人的听觉、视觉、运动、言语、交流及唤醒六个方面的评分来评估其严重意识障碍的细微差别。通过对28个严重意识障碍创伤性脑损伤病人的研究发现，在预测预后方面，CRS比GCS和DRS更有优势。但是，在随后的实践中发现，严重意识障碍常常被误诊，尤其是VS和MCS更易被误诊，CRS也不能很好地区分VS和MCS，因而无法精确制订个体化康复干预方案。

为有效区分VS和MCS，提高DOC的准确诊断率，以便合理利用有限的医疗资源，Giacino等在2004年对CRS进行了修订并沿用至今，形成目前的修正昏迷康复评分（coma recovery scale-revised，CRS-R）。

**（二）评分方法**

修正昏迷康复评分（CRS-R）是对病人的听觉、视觉、运动、言语、交流及唤醒六个方面进行评分，每个方面最低评分代表反射功能，最高评分代表与认知功能有关的行为反应。其评分是基于特定标准化刺激后是否出现相应的靶行为来判断的，具体评分标准见表3-8。CRS-R评分总分为上述六个方面评分值的总和，即：

CRS-R评分=听觉评分+视觉评分+运动评分
　　　　　+言语评分+交流评分+唤醒评分

CRS-R评分总分范围为0～23分，得分越高，意识障碍程度越轻。

在行CRS-R评定记分时的注意事项：①每个条目均有明确的记分标准，只有当引出了靶行为时方可记分，对自发行为可关注但不记分；②若反应模棱两可、含糊不清时不记分；③若刺激后10秒内未见反应，不记分；④在每个记分方面内只对最佳反应记分。

在上述六个方面以外，CRS-R还有一个对偶发行为进行评定的补充条目，此条目并不记入总分。对病人偶然发生的发音、姿势或情感反应行为的评定，可通过综合病人家属及临床医师的报告获得，也可由评定者直接观察而获得。应询问病人家属及临床医师病人的这些发声、姿势或情感反应（如微笑、大笑、皱眉、哭泣等）是自发的，还是对某一特定刺激的反应。如果这些反应的信息是由家属及临床医师口头报告得来，则应试图在报告者的协助下再直接引出该反应；如果在检查过程中直接观察到一些情感反应，检查者则应试图再用与先前同样的刺激重新引出该行为反应。恰当地诱发刺激包括言语问话（你叫什么名字？）、肢体姿势（挥手）、面部姿势（伸舌）和图片（家庭照片）等。检测者应记录以下内容：

（1）诱发刺激的性质，如言语"你感到悲伤吗？"，肢体姿势（挥手）等。

（2）行为反应的特性（如挤眉弄眼、扮鬼脸、微笑、呻吟等）。

（3）在引发刺激后的10秒内所观察到行为反应的次数。

（4）观察到自发行为反应的次数。

（5）上述（3）和（4）的时段应大致相同。

当特定刺激后出现的发声、姿势或情感反应等情况明显多于无刺激时，此类偶发行为反应不包括疼痛刺激下引发的反应。

**（三）示例**

某重型颅脑车祸伤病人开颅手术治疗1个月后表现为昏迷状态，CRS-R检测结果如下：①听觉功能评分，对声源能定位，评2分；②视觉功能评分，对威胁可眨眼，评2分；③运动功能评分，肢体有屈曲回缩反应，评2分；④口腔运动或言语功能评分，有反射性口腔运动，评1分；⑤交流评分，无法交流，评0分；⑥唤醒，可无刺激下睁眼，评2分。

CRS-R评分=听觉+视觉+运动+言语+交流+
　　　　　唤醒
　　　　=2+2+2+1+0+2=9分

病人CRS-R分值偏低（9分），提示病人意识障碍很重。

**（四）特点与意义**

CRS-R融入了当今VS、MCS及脱离MCS的诊断标准，并成为在床旁操作的标准化神经行为学评定工具，是目前广泛应用于严重意识障碍病人诊断

表3-8　CRS-R评分的项目指标和评分标准

| 项目指标 | 评分 | 内容描述 | 备注 |
|---|---|---|---|
| 听觉功能 | 4 | 对指令有稳定反应，其功能意义表示有能力与环境保持相互作用，是准备行主动康复的信号，可耐受更复杂的认知评定 | 3分和4分表示MCS |
| | 3 | 对指令可重复执行，其功能意义表示保留一种基于皮质的信息处理和认知行为的能力，是意识恢复最清晰的迹象 | |
| | 2 | 声源定位，其功能意义表示具有发现和粗略判断声音位置的能力 | |
| | 1 | 听觉惊吓（对声音有眨眼反应），其功能意义表示有察觉声音的能力 | |
| | 0 | 无反应 | |
| 视觉功能 | 5 | 物品识别，其功能意义表示有执行指令和辨别视觉刺激的能力 | 2分以上为MCS |
| | 4 | 物品方向定位，可伸手拿取，其功能意义表示具有在环境中发现、定位并理解刺激的能力 | |
| | 3 | 视觉追踪，其功能意义表示具有视觉探索周围环境的能力 | |
| | 2 | 视觉固定，其功能意义表示有察觉和定位视觉刺激的能力 | |
| | 1 | 视觉惊吓（对威胁有眨眼反应），表示有察觉运动的能力 | |
| | 0 | 无反应 | |
| 运动功能 | 6 | 会使用对象，即对功能性物品的使用，表示有基本的工具性日常生活动能力 | 3～5分为MCS，6分表示脱离MCS |
| | 5 | 有自主性运动反应，表示保留了习惯性的行为模式（超学习的） | |
| | 4 | 能摆弄物体，表示有探索性的感觉运动行为 | |
| | 3 | 对有害刺激能定位，表明有身体构架的意识，有自我防卫行为 | |
| | 2 | 屈曲回缩，表示有主动运动，但不能自我启动和调控 | |
| | 1 | 不正常姿势（屈曲/伸展），表明不能启动或调控继发于缺乏抵抗性伸肌张力的运动 | |
| | 0 | 无反应，肌张力呈弛缓性，表示不可能运动 | |
| 口腔运动或言语功能 | 3 | 言语表达可理解，表明有表达性语言 | 3分表示MCS |
| | 2 | 发声或口腔运动（发声动作），表明有语言器官功能 | |
| | 1 | 反射性口腔运动（发声运动），表明缺乏对原始口腔运动反射活动的抑制和调控 | |
| | 0 | 无反应，表示无任何口头交流能力 | |
| 交流* | 2 | 准确交流（功能性），表明瞬间记忆完好，言语理解和表达可靠 | 1分为MCS，2分表示脱离MCS |
| | 1 | 交流不准确，属于非功能的意向性交流，表示交互式交流能力的再度出现 | |
| | 0 | 无反应 | |
| 唤醒 | 3 | 能注意，表明有基本的维持注意集中的能力 | |
| | 2 | 无刺激下睁眼，表示睡眠-觉醒周期在建立 | |
| | 1 | 刺激下睁眼 | |
| | 0 | 不可唤醒及睁眼 | |

*如果没有证据表明病人可遵循指令或有自发的交流行为，此交流评分可不实施。

性评定和结局评估最具前途的神经行为评定工具。CRS-R的六个方面评分，前5个所提供的有序分类得分均与VS、MCS及脱离MCS的诊断有关，因此可作为这些意识状态的诊断标准，而其总分可用于追踪意识水平的变化。

有学者对CRS-R的心理测量学特性进行了研究，结果显示，该量表有良好的信度和效度，且无论病人是否有病因、病程、年龄与性别的差异甚至处于不同性质的医疗机构，CRS-R的评定结果均具有较好的稳定性和可比性。CRS-R也是美国康复医学会脑损伤专业委员会意识障碍工作组唯一推荐的评定工具，其适用于像MCS那样仅有很细微功能保留的DOC病人评定，其最大的应用价值在于可有效地区分VS、MCS和脱离MCS等不同水平的意识状态，是VS和MCS鉴别诊断首先选用的神经行为检测工具，使用标准化CRS-R评分可降低对严重意识障碍病人误诊的可能性，还可用于评估促醒治疗方案的疗效。

虽然CRS-R的信度、效度良好，但我们也须谨记，判断病人的意识水平是一项复杂的工作，需仔细考量诸多其他因素，如唤醒水平不可预知的波动性、体位、相关的感觉、运动及认知功能方面的损害、所用药物的影响等。在评定过程中，若连续3次满足下列条件时，可终止评定，如对指令有始终如一的运动反应、功能性交流准确无误和注意力良好。在行CRS-R评定前，应先对病人进行1分钟的基线观察，内容包括肢体的休息位、睁眼情况、是否存在自发性视觉固定或追踪、自发性运动反应的类型及频率等。其目的是确定觉醒水平，以便选择恰当的指令；区分随意运动与非随意运动。若病人处于持续性闭眼状态或停止执行指令1分钟以上时，可行促醒程序：①深压觉刺激——对一侧身体从面部到足趾行肌肉的挤压。②床边前庭觉刺激——将病人从仰卧位转到侧卧位，每侧均行3～5次，使病人从仰卧位到坐直位前后往返3～5次。③轮椅上前庭觉刺激——将轮椅向一侧转3整圈，然后再向对侧也转3整圈；在病人可耐受情况下快速加速前行6～9分钟；在病人可耐受下将轮椅向后倾斜45°～60°　3～5次。

总之，CRS-R量表可协助临床医师准确判断VS、MCS和脱离MCS等不同的意识水平，且可对制订个体化的康复治疗方案提供现实的临床指导，在严重意识障碍病人的康复诊疗中具有现实的应用价值，值得在临床上推广。当然，在今后的临床实践中，应进一步对CRS-R评分进行信度和效度的研究，为其在临床康复医疗中的广泛应用打下基础。

## 三、格拉斯哥预后评分

### （一）概述

颅脑损伤后的治疗不仅仅是为了让病人得以存活，因此颅脑损伤后病人的生存质量越来越受到关注。脑损伤可能导致持续的、复杂的心理和躯体功能障碍，客观评价脑损伤后病人的康复情况非常重要，含糊和过度乐观的评价会导致错误的判断治疗方式。准确地评估病人的预后评分与病人、病人家属、治疗团队，乃至整个社会（医疗费用、福利）都密切相关。在1975年以前，预后评价的各种方法都比较笼统，Jennett和Bond于1975年首先提出

格拉斯哥预后评分（GOS），该量表包括五类：恢复良好（能够独立生活，能够返回工作或学校），中度残疾（能够独立生活，无法返回工作或学校），重度残疾（神志清醒，但无法独立生活），持续性植物状态（不能沟通、无反应）和死亡。

GOS可以快速完成（通常不超过5分钟），不需要一个复杂的检查，不同专业背景的人士都能方便使用。其已经被广泛用于评估颅脑损伤后康复的情况。开放式的评价方法可靠性较差，1997年已经推出标准化、详细说明的结构化问卷调查，可以通过门诊或通过电话完成。结构化问卷调查表包含多项选择问题，涉及一系列活动的能力，从非常基本的，如服从简单的命令或完成日常生活活动，以及更复杂和更高层次的功能，如恢复就业，社会和休闲活动，与家人和朋友的关系等，并且考虑了评价中常常遇到的可能合并颅外损伤、癫痫、受伤前的不同的工作状况等问题。

但是格拉斯哥预后评分分类比较宽泛，无法区分一些有意义的、细微的差别。1998年Wilson等进一步开发出了扩展的格拉斯哥预后评分（EGOS），将原有的5级中严重残疾、中度残疾、恢复良好根据需要照料的频度、工作和社交限制再各分两级，构成8级。而且不需要很专业的方法和复杂的检查，评价可以很容易、迅速地完成。其结构化量表可以通过门诊或通过电话完成。结构化量表包含多项选择问题，包含最基本的（能否应答）到复杂的（能否重返工作岗位）及对社交关系的影响。

### （二）评分方法

1. 简易GOS评分方法　是将脑损伤后结局分为恢复良好、中度残疾、严重残疾、持续的植物状态和死亡五级，分别记1～5分，详见表3-9。而对这五级的定义如下：

表3-9　简易格拉斯哥预后评分方法
（Glasgow outcome scale，GOS）

| 评分 | 等级 | 指标 |
| --- | --- | --- |
| 5 | 恢复良好 | 虽有一定的功能缺陷，但能恢复正常生活 |
| 4 | 中度残疾 | 残疾但可独立生活，能工作但可能需要特殊的设备 |
| 3 | 重度残疾 | 清醒、日常生活不能自理 |
| 2 | 持续的植物状态 | 仅有最低水平的意识反应 |
| 1 | 死亡 | 死亡 |

（1）恢复良好：恢复到以前的一般生活，即便有轻微的身心健康问题。不一定强调恢复以前的工作，但是社交能力需要被纳入考虑。

（2）中度残疾：有一定的功能障碍，强调能独立日常生活，对家庭无明显负担。

（3）严重残疾：神志清醒但日常生活由于躯体和（或）心理、精神缺陷不能自主生活、工作。

（4）持续的植物状态：没有反应、不能言语，但病人可以有无意识睁眼，也可以拥有睡眠–觉醒周期。

（5）死亡：区分脑外伤及其他颅外并发症造成的死亡时还是有相对的困难。一般认为有限的时间内（48小时内）发生的。而意识好转后，病情恶化最终死亡则考虑为非脑外伤直接导致的死亡。

2. 结构性的问卷调查方法的GOS评分　是通过标准化、详细说明的结构化问卷开展调查，此调查可以通过门诊或通过电话完成。该方法是通过对病人的意识、在家独立性、在外面的独立性、工作、社交和休闲、家庭和友情、癫痫等情况的问卷调查进行GOS评分，评分细节和问卷见表3-10。评分分为五级：①死亡；②植物生存状态（vegetative state，VS）；③严重残疾（severe disability，SD）；④中度残疾（moderate disability，MD）；⑤恢复良好（good recovery，GR）。

3. 扩展的格拉斯哥预后评分（extended Glasgow outcome scale，GOSE）　采用结构化量表可以通过门诊或通过电话完成。结构化量表包含多项选择问题，主要包括意识、在家独立性、在外面的独立性、工作、社交和休闲、家庭和友情、恢复到正常生活、癫痫等情况，具体方法见表3-11。扩展的格拉斯哥预后评分将原有的5级中严重残疾、中度残疾、恢复好根据需要照料的频度、工作和社交限制再各分两级，构成8级。

（1）死亡（dead）。

（2）植物生存状态（VS）。

（3）严重残疾（lower severe disability，SD-）。

（4）稍轻的严重重残（upper severe disability，SD+）。

（5）中度残疾（lower moderate disability，MD-）。

（6）稍轻的中度残疾（upper moderate disability，MD+）。

（7）恢复良好（lower good recovery，GR-）。

（8）完全恢复（upper good recovery，GR+）。

以上问卷使用的原则：

（1）残疾是指受伤后出现的。

（2）只需要伤前和现在的状态，伤后的最初状态和以后的恢复情况不需要被考虑。

（3）残疾必须是由损伤导致的躯体和心理的障碍引起的。

（4）尽量使用能获得的最可靠的信息。

其他需要考虑的问题：

（1）癫痫的风险。

（2）是脑损伤还是其他损伤或疾病的结果。

（3）适用于16岁以上病人，低于16岁可靠性可能较差。

（4）一般出院时评价，且必须注明评估时间。

（三）示例

某颅脑自发性出血病人入院后经手术、康复治疗半年后，目前神志清醒，左侧肢体偏瘫，伴感觉障碍、偏盲，无癫痫发作。日常生活需要人照料。

GOS简易评分为严重残疾（SD）。

GOSE评分根据结构性调查量表：

第一项意识：病人神智清楚，能交流，继续第二项。

第二项独立性调查：病人左侧肢体偏瘫，日常生活、工作无法自理，在家每天多于8小时需要他人照顾，故GOSE评估为严重残疾（SD-）。

如果评分执行者对GCS评分不熟悉，采用问卷调查能获得很好的一致性。信息来源尽量可靠，可以是病人本人，也可以是日常照顾的亲人或护理人员。忽略掉和受伤前无变化的方面，最终评分反映了病人与本次脑损伤前相比目前最糟糕的生存状态。

评估的时间需要说明，植物生存或严重残疾的病人在1年甚至更长的时间内可能会死亡，而一些严重残疾和中度残疾的病人会更好地恢复，伤后不同的时间点评估时结果也会有一定的区别。

（四）特点与意义

GOS和GOSE方法简单，不需要神经系统体格检查和心理评估等，易于不同专业背景的人员掌握和使用。其主要评估身心功能障碍的严重程度，重点反映的是损伤对生活能力的影响，而不是伤后具体的缺陷和症状。评价时还考虑了功能障碍持续的时间及不同个体之间的差异。该评分能体现出脑损伤对25岁的年轻人比对65岁的老年人造成的灾难要严重得多，也能较好地定性评估脑损伤病人目前的生活质量，因而很快在全世界得到广泛的认可和应用，成为临床最为广泛的对颅脑损伤预后进行的评估方法。

**表 3-10  GOS 评分的结构性调查问卷**

格拉斯哥预后评分（Glasgow outcome scale）

病人姓名：           调查日期：

出生年月：           受伤日期：              性别：

被访谈者：病人自己□   亲属/朋友/照顾人员□   病人+亲属/朋友/照顾人员□

调查者：

**意识**

1.脑损伤病人能执行简单的指令、表达简单的意思吗？                    1=否（VS）

2=是

只要有能力执行简单的指令、表达及任何形式的交流都不能被认为是植物生存状态。单纯眼球活动不代表有意识。最终植物生存的认定需要进一步检查

**在家的独立性**

2a.日常基本生活必须要别人的帮助才能完成吗？                      1=否

2=是（SD）

"否"代表可以24小时独立在家照顾自己，包括自行计划和完成：洗漱、更衣、做饭、接电话及处理简单的突发情况，都不需要督促和提醒

2b.受伤前日常基本生活必须要别人的帮助才能完成吗？                1=否

2=是

**在外面的独立性**

3a.能否自己独立去购物？                                      1=否（SD）

2=是

包括自行计划去买东西、正确地付钱、表现无明显异常。不需要常常去购物，但确实是能独立完成

3b.受伤前能独立去购物吗？                                    1=否

2=是

4a.能否在本地独立外出？                                      1=否（SD）

2=是

外出可以驾车或公共交通工具，必要时可以打车，代表他可以自己打电话并与司机正常沟通

4b.受伤前在本地外出是否需要帮助？                              1=否（SD）

2=是

**工作**

5a.现在能和以前一样工作吗？                                    1=否（MD）

2=是（GR）

如果以前工作，现在的工作能力是否和以前一样。如果以前在找工作，受伤后是否对找工作产生不利影响，包括获得工作的机会和工作能力。如果是学生，受伤后是否对学习能力有不利影响

5b.受伤前在上学、在工作或在找工作                              1=否

2=是

**社交和休闲**

6a.能像受伤前一样在外面开展社交和休闲活动吗？                    1=否 跳到6b

2=是（GR）

完全像以前一样享受休闲娱乐活动。对以前的主要休闲活动失去兴趣、动力也算"否"

6b.对社交和休闲娱乐活动的影响程度

影响较小：至少有伤前一半                                   1=a（GR）

参与明显减少或无法参与了                                   2=b（MD）

6c.受伤前有一般的社交和休闲活动吗？                            1=否

2=是

续表

**家庭和友情**

7a.是否因受伤后的心理问题导致和亲友、朋友之间的关系出现问题？

1=否（GR）

2=是 跳到7b

　　常见的创伤后心理问题包括易怒、性子急、焦虑、对他人不关心、情绪波动、抑郁、不讲道理和孩子气般的行为

7b.对亲友和朋友关系的影响频度

　偶有影响：出现问题少于一周一次

1=a（GR）

　经常或持续：出现问题一周一次或更多

2=b（MD）

7c.受伤前这些与亲友和朋友之间的问题是否已经存在？

1=否

2=是

　　之前已经存在但受伤后明显恶化也记为"否"

**癫痫**

　受伤后有发生过癫痫吗？　　　　　　　　　　　　　　　　　　　　　　是/否

　是否被告知有发展为癫痫的风险？　　　　　　　　　　　　　　　　　　是/否

**对预后最重要的影响因素是什么?**

　脑外伤的结果□　 身体其他部位受伤或疾病的结果□　 综合的结果□

**评分：**

---

表3-11　扩展GOS评分的结构性调查问卷

扩展的格拉斯哥预后评分（extended Glasgow outcome scale）

病人姓名：　　　　　　　　调查日期：

出生年月：　　　　　　　　受伤日期：　　　　　性别：

被访谈者：病人自己□　 亲属/朋友/照顾人员□　 病人+亲属/朋友/照顾人员□

调查者：

**意识**

1.脑损伤病人能执行简单的指令、表达简单的意思吗？

1=否（VS）

2=是

　　只要有能力执行简单的指令、表达及任何形式的交流都不能被认为是植物生存状态。单纯眼球活动不代表有意识。最终植物生存的认定需要进一步检查

**在家的独立性**

2a.日常基本生活必须要别人的帮助才能完成吗？

1=否 跳到3

2=是

　　"否"代表可以24小时独立在家照顾自己，包括自行计划和完成，如洗漱、更衣、做饭、接电话及处理简单的突发情况，都不需要督促和提醒

2b.在家里是否需要频繁或随时随地的帮助？

1=否（SD+）

2=是（SD−）

　　"否"代表可以必要时自己照顾自己长达8小时

2c.受伤前日常基本生活必须要别人的帮助才能完成吗？

1=否

2=是

**在外面的独立性**

3a.能否自己独立去购物？

1=否（SD+）

2=是

　　包括自行计划去买东西、正确地付钱、表现无明显异常。不需要常常去购物，但确实是能独立完成

| | |
|---|---|
| 3b.受伤前能独立去购物吗? | 1=否 |
| | 2=是 |
| 4a.能否独立在本地外出? | 1=否（SD+） |
| | 2=是 |
| 外出可以驾车或公共交通工具，必要时可以打车，代表他可以自己打电话并与司机正常沟通 | |
| 4b.受伤前在本地外出是否需要帮助? | 1=否 |
| | 2=是 |

**工作**

| | |
|---|---|
| 5a.现在能和以前一样工作吗? | 1=否 |
| | 2=是 跳到6 |

如果以前工作，现在的工作能力是否和以前一样。如果以前在找工作，受伤后是否对找工作产生不利影响，包括 获得工作的机会和工作能力。如果是学生，受伤后是否对学习能力有不利影响

| | |
|---|---|
| 5b.对工作的影响程度 | |
| a）影响了工作的能力 | 1=a（MD+） |
| b）从事在一定保护下的或非竞争性的工作，或无法工作 | 2=b（MD−） |
| 5c.受伤前在上学、在工作或在找工作 | 1=否 |
| | 2=是 |

**社交和休闲**

| | |
|---|---|
| 6a.能像受伤前一样在外面开展社交和休闲活动吗? | 1=否 |
| | 2=是 跳到7 |

完全像以前一样享受休闲娱乐活动。对以前的主要休闲活动失去兴趣、动力也算"否"

| | |
|---|---|
| 6b.对社交和休闲娱乐活动的影响程度 | |
| a）影响较小：至少有伤前一半 | 1=a（GR−） |
| b）参与明显减少，少于伤前一半 | 2=b（MD+） |
| c）不能参与：很少或不能 | 3=c（MD−） |
| 6c.受伤前有一般的社交和休闲活动吗? | 1=否 |
| | 2=是 |

**家庭和友情**

| | |
|---|---|
| 7a.是否因受伤后的心理问题导致和亲友、朋友之间的关系出现问题? | 1=否跳到8 |
| | 2=是 跳到7b |

常见的创伤后心理问题包括易怒、性子急、焦虑、对他人不关心、情绪波动、抑郁、不讲道理和孩子气般的行为

| | |
|---|---|
| 7b.对亲友和朋友关系的影响频度 | |
| a）偶有影响：出现问题少于一周一次 | 1=a（GR−） |
| b）经常：出现问题一周一次但能忍受 | 2=b（MD+） |
| c）持续的：天天，无法忍受 | 3=c（MD−） |
| 7c.受伤前这些与亲友和朋友之间的问题是否已经存在? | 1=否 |
| | 2=是 |

之前已经存在但受伤后明显恶化也记为"否"

**恢复到正常生活**

| | |
|---|---|
| 8a.现在还存在受伤后造成的问题对日常生活工作有影响吗? | 1=否（GR+） |
| | 2=是（GR−） |

其他典型问题包括头痛、头晕、疲惫、对噪声和光敏感、迟钝、记忆力下降、注意力不集中等

| | |
|---|---|
| 8b.这些问题是否在受伤前存在? | 1=否 |
| | 2=是 |

之前就存在但受伤后明显恶化也记为"否"

续表

**癫痫**

| | |
|---|---|
| 受伤后有发生过癫痫吗？ | 是 / 否 |
| 是否被告知有发展为癫痫的风险？ | 是 / 否 |

**对预后最重要的影响因素是什么？**

　　脑外伤的结果□　身体其他部位受伤或疾病的结果□　综合的结果□

评分：

---

　　GOS和GOSE评分结合格拉斯哥昏迷评分能够比较准确地预测病人的预后。它与伤情的严重性、伤残评价、健康评价具有很好的一致性。

## 四、创伤性脑损伤神经学结局评分

### （一）概述

　　颅脑创伤病人伤情较重者预后常出现偏瘫、失语、脑神经障碍等神经功能缺陷。自1975年，格拉斯哥预后评分（GOS）常被用于判断病人的预后，但其未提出足够的详细的评分程序及心理学方面的特征，使其难以复制病情特点。近年来，临床研究人员逐渐认识到轻偏瘫、共济失调等神经系统缺陷，到目前为止仍缺乏一个标准化的衡量颅脑创伤后神经功能的标准。在研究和临床试验中评估颅脑创伤神经功能预后最多的有残疾评定量表（DRS）和功能独立性评定（FIM）以测量身体方面的量表，然而这些量表都缺乏对神经功能方面的判定，同时也缺乏对急重型颅脑创伤病人预后的评估。为了满足这些需求，美国国立卫生研究院确定了神经功能评估量表，即创伤性脑损伤神经功能预后评分，利用原有的NIHSS评分为模型，采用更适当的措施评估严重颅脑创伤后常见的神经后遗症。量表中的15个项目包含了临床神经系统检查，其包括定位、脑神经功能、力量、感觉、语言和协调能力，并且可以由非神经病学检查人员进行合理的评分和合理的测定。

### （二）评分方法

　　创伤性脑损伤神经学结局评分（neurological outcome scale for traumatic brain injury，NOS-TBI）内容包括15个项目，共24个检测条目（表3-12）。每个检测条目依据其结果记分（记分范围为0～4分），如检测条目无法获得则记为"UN"，记分标准见表3-12。

　　NOS-TBI总分为1～13个项目（共22个检测条目）的得分总和，如果一个项目的得分为"UN"，则不包括在总分内。

　　项目14和项目15被视为补充项，不要将其考虑进总分。补充项目评分为项目14和项目15检测得分之和，如果项目的得分为"UN"，则不计在得分中。

　　NOS-TBI总得分低代表较轻的神经损伤。可对多个病人总分进行求平均值、中位数、标准差等方面的统计学分析。

### （三）示例

　　病人，青年男性，外伤后严重颅内感染，治愈后出现交通性脑积水，行脑室腹腔分流术。经半年康复治疗后使用该量表对其神经学结局进行评价。

　　1. 思维不敏捷，需要多次刺激参加：2分。

　　2. 意识水平的问题（年和月），均未能回答正确：2分。

　　3. 意识水平的命令（睁、闭眼，握拳），服从正确两项：0分。

　　4. 强迫偏离或完全凝视麻痹：2分。

　　5. 右侧无视觉损失：0分。

　　6. 左侧无视觉损失：0分。

　　7. 瞳孔反应正常（等大、等圆，调节反应正常）：0分。

　　8. 左右听力无障碍：0分。

　　9. 左右无面瘫：0分。

　　10. 运动功能：右手臂不能对抗重力（无法上升到高度，但有抵抗重力的努力，病人无法维持位置），3分。

　　11. 运动功能：左手臂不能对抗重力（无法上升到高度，但有抵抗重力的努力，病人无法维持位置），3分。

　　12. 运动功能：右下肢不能对抗重力（如果检查者摆放特定的肢体位置，无法抬高到有角度，但有抵抗重力的努力，病人无法维持位置），3分。

　　13. 运动功能：左下肢不能对抗重力（如果检查者摆放特定的肢体位置，无法抬高到有角度，但有抵抗重力的努力，病人无法维持位置），3分。

表3-12　NOS-TBI评分量表的项目内容和标准

| 项目内容 | 评分 |
| --- | --- |
| 1a. 意识水平（通过对觉醒程度的检查和测试） | |
| 　　思维敏捷 | 0 |
| 　　思维不敏捷，但有意识地以最小的刺激 | 1 |
| 　　思维不敏捷，需要多次刺激参加 | 2 |
| 　　昏迷，只参与反射运动或自主神经反应，或完全没有反应 | 3 |
| 1b. 意识水平的问题（年和月） | |
| 　　答案都正确 | 0 |
| 　　一个正确的答案 | 1 |
| 　　都不对 | 2 |
| 1c. 意识水平的命令（睁、闭眼，握拳） | |
| 　　服从正确两项 | 0 |
| 　　服从正确一项 | 1 |
| 　　都不正确 | 2 |
| 2. 凝视（只有水平的眼球运动；检查异常的自发运动和向左向右看的能力） | |
| 　　正常 | 0 |
| 　　部分凝视麻痹（不能将一只或两只眼完全移动到至少一个方向） | 1 |
| 　　强迫偏离或完全凝视麻痹（同向偏斜眼向左或向右） | 2 |
| 3. 视野 | |
| 　右侧（每只眼的视野的四个象限分别计数手指） | |
| 　　无视觉损失 | 0 |
| 　　部分偏盲（双眼部分视野缺损；象限或部分的缺陷） | 1 |
| 　　完全偏盲（双眼密集视野缺损；同侧偏盲） | 2 |
| 　左侧（在每只眼的视野的四个象限分别计数手指） | |
| 　　无视觉损失 | 0 |
| 　　部分偏盲（双眼部分视野缺损；象限或部分的缺陷） | 1 |
| 　　完全偏盲（双眼密集视野缺损；同侧偏盲） | 2 |
| 4. 瞳孔反应（观察瞳孔形状；用手电筒检查瞳孔直接对光反应；测试调节反应） | |
| 　正常（等大、等圆；调节反应正常） | 0 |
| 　异常，但不完全反应异常（一只眼相对于另一只眼）；瞳孔形状异常 | 1 |
| 　异常，至少有一个瞳孔的异常和完全缺失 | 2 |
| 5a. 听力：右侧（手指摩擦） | |
| 　　无障碍 | 0 |
| 　　轻度缺陷（不一致的刺激或需要增加刺激强度来检测） | 1 |
| 　　右耳严重或完全听力缺陷（不能检测到刺激） | 2 |
| 5b. 听力：左侧（手指摩擦） | |
| 　　无障碍 | 0 |
| 　　轻度缺陷（不一致的刺激或需要增加刺激强度来检测） | 1 |
| 　　左耳严重或完全听力缺陷（不能检测到刺激） | 2 |
| 6a. 面瘫：右侧（寻找在休息期间自发的面部动作来观察激活过程，命令如微笑、露齿、鼓腮、皱褶、用力闭上眼睛、抬眉等） | |
| 　　正常面部运动，无异常不对称 | 0 |
| 　　轻微麻痹（静止或运动中自发的面部不对称） | 1 |
| 　　部分麻痹（单边、中枢性面瘫，降低自发性和强迫动作的变化，口最突出，眼眶和前额正常） | 2 |
| 　　完全瘫痪（包括前额、眼眶和口周肌肉） | 3 |

续表

| 项目内容 | 评分 |
|---|---|
| 6b.面瘫：左侧（寻找在休息期间自发的面部动作来观察激活过程，命令如微笑、露齿、鼓腮、皱褶、用力闭上眼睛、抬眉等） | |
|   正常面部运动，无异常不对称 | 0 |
|   轻微麻痹（静止或运动中自发的面部不对称） | 1 |
|   部分麻痹（单边、中枢性面瘫，降低自发性和强迫动作的变化，口最突出，眼眶和前额正常） | 2 |
|   完全瘫痪（包括前额、眼眶和口周肌肉） | 3 |
| 7a.运动功能：右手臂（病人伸出手臂呈90°角达10秒） | |
|   无移动 | 0 |
|   移动（能够保持10秒，但有移动；肢体下降到中间位置） | 1 |
|   一些努力对抗重力（不能保持10秒，但能对抗重力） | 2 |
|   不能对抗重力（无法上升到高度，但有抵抗重力的努力，病人无法维持位置） | 3 |
|   没有运动（不能移动肢体，没有运动对抗重力） | 4 |
|   不可检测（如肢体缺失或截肢，或髋关节融合）原因：_____ | UN |
| 7b.运动功能：左手臂（病人伸出手臂呈90°角达10秒） | |
|   无移动 | 0 |
|   移动（能够保持10秒，但有移动；肢体下降到中间位置） | 1 |
|   一些努力对抗重力（不能保持10秒，但能对抗重力） | 2 |
|   不能对抗重力（无法上升到高度，但有抵抗重力的努力，病人无法维持位置） | 3 |
|   没有运动（不能移动肢体，没有运动对抗重力） | 4 |
|   不可检测（如肢体缺失或截肢，或髋关节融合）原因：_____ | UN |
| 8a.运动功能：右下肢（病人的腿抬升30°～45°角为5秒） | |
|   无漂移 | 0 |
|   漂移（能够保持5秒，但有漂移或不稳定） | 1 |
|   一些努力对抗重力（不能保持5秒，但有一些努力反对重力） | 2 |
|   不能对抗重力（如果检查者摆放特定的肢体位置，无法抬高到有角度，但有抵抗重力的努力，病人无法维持位置） | 3 |
|   没有运动（不能移动肢体，没有运动对抗重力） | 4 |
|   不可检测（如肢体缺失或截肢，或髋关节融合）原因：_____ | UN |
| 8b.运动功能：左下肢（病人的腿抬升30°～45°角为5秒） | |
|   无漂移 | 0 |
|   漂移（能够保持5秒，但有漂移或不稳定） | 1 |
|   一些努力对抗重力（不能保持5秒，但一些努力反对重力） | 2 |
|   不能对抗重力（如果检查者摆放特定的肢体位置，无法抬高到有角度，但有抵抗重力的努力，病人无法维持位置） | 3 |
|   没有运动（不能移动肢体，没有运动对抗重力） | 4 |
|   不可检测（如肢体缺失或截肢，或髋关节融合）原因：_____ | UN |
| 9a.感觉（尖和钝针近端检查）：右上肢 | |
|   正常（无感觉丧失） | 0 |
|   部分缺失（轻度至中度知觉减少） | 1 |
|   明显的缺失（严重的感官缺失，使病人不知道被接触） | 2 |
| 9b.感觉（尖和钝针近端检查）：左上肢 | |
|   正常（无感觉丧失） | 0 |
|   部分缺失（轻度至中度知觉减少） | 1 |
|   明显的缺失（严重的感官缺失，使病人不知道被接触） | 2 |

续表

| 项目内容 | 评分 |
| --- | --- |
| 9c.感觉（尖和钝针近端检查）：右下肢 | |
| 　正常（无感觉丧失） | 0 |
| 　部分缺失（轻度至中度知觉减少） | 1 |
| 　明显的缺失（严重的感官缺失，使病人不知道被接触） | 2 |
| 9d.感觉（尖和钝针近端检查）：左下肢 | |
| 　正常（无感觉丧失） | 0 |
| 　部分缺失（轻度至中度知觉减少） | 1 |
| 　明显的缺失（严重的感官缺失，使病人不知道被接触） | 2 |
| 10.最好状况下的语言（通过测试对特定卡片上的对象进行命名、阅读和语言理解） | |
| 　无失语（阅读句子，命名和理解完整） | 0 |
| 　轻度至中度失语（轻度到中度的命名错误、找词错误、错语；在理解或表达上表现为轻度损害） | 1 |
| 　重度失语症（阅读困难及命名对象错误；Broca失语和Wernicke失语） | 2 |
| 　无声音 | 3 |
| 11.构音障碍（通过测试卡片上标准的语词来观察） | |
| 　正常发音（清晰，无发音困难） | 0 |
| 　轻度构音障碍（可理解的但有些困难） | 1 |
| 　在理解或更糟（病人的讲话口齿不清且听不懂） | 2 |
| 　不可检测（如果病人气管插管） | UN |
| 12.被忽略的状态（视觉、听觉和感觉的消失或不能引起注意） | |
| 　没有被忽略：没有表明被忽视通过任何证据和方式，视、听、皮肤 | 0 |
| 　部分忽略（三种方式之一） | 1 |
| 　完全忽略（一个以上的方式，如病人不承认自己手的空间定位） | 2 |
| 13.气味（识别四种不同的气味） | |
| 　没有观察到嗅觉变化 | 0 |
| 　通过观察或报告中发现嗅觉减少（刺激中至少有一个错误） | 1 |
| 　观察不到嗅觉 | 2 |
| 　不可测，原因：_____ | UN |
| 14.步态共济失调（串联步态） | |
| 　正常串联步态 | 0 |
| 　偶尔有一侧失误（在10步内有两个或更少的） | 1 |
| 　频繁的一侧失误（超过2个） | 2 |
| 　不可测（病人无法安全行走），原因：_____ | UN |
| 15.肢体共济失调（指鼻试验和足膝胫试验） | |
| 　无共济失调（动作准确、流畅） | 0 |
| 　共济失调出现在任一手臂或腿（其中两个测试进行得很好） | 1 |
| 　共济失调出现在手臂和腿或双边（运动是不准确的、笨拙的或完成不好这两项任务） | 2 |
| 　不可测（肢体完全瘫痪或缺失，或该检查引起显著的疼痛或造成可能的伤害）；原因：____ | UN |

14.感觉（尖和钝针近端检查）：四肢均部分缺失（轻度至中度知觉减少），合计4分。

15.最好状况下的语言重度失语症：2分。

16.构音障碍，在理解或更糟：2分。

17.没有表明被忽视通过任何证据和方式：视、听、皮肤，0分。

18.没有观察到嗅觉变化：0分。

19.步态共济失调：不可测。

20.肢体共济失调，共济失调出现在手臂和腿或双边：2分。

通过以上1～13项症状评分（无附加项目）累计相加获得总分，即：

NOS-TBI总分 =2+2+0+2+0+0+0+0+0+3+3+3+3
+4+2+2+0
=26分

14 ~ 15项症状评分（补充项目）为：
NOS-TBI补充项目评分 =0+2=2分

故该病人神经学结局评分总分（无附加项目）为26分，补充项目评分为2分。

### （四）特点与意义

目前缺少专门针对颅脑创伤而设计的神经功能障碍的标准化措施，因此这个领域的评估存在很大的差距。为了解决这个问题，美国国立卫生研究院通过对卒中量表的修改开发研究出创伤性脑损伤神经学结局评分（NOS-TBI）。诸多研究表明，NOS-TBI能可靠和有效地评估神经功能障碍措施在很长的恢复期内是否有效。另外，NOS-TBI对心理方面的特点变化的研究是必要的，但它最初出现这种规模可能对TBI的临床试验的干预是有用的，对GOS和残疾评定量表（DRS）等评分的结果起到补充作用。

## 五、儿童头部损伤的金氏结局评分

### （一）概述

创伤性脑损伤（TBI）是儿童后天致残的最常见原因，但对儿童颅脑创伤后急性期和康复治疗期评价的主要障碍是缺乏对结果的简单描述。因此，国外的学者发明了儿童头部损伤的金氏结局评分（KOSCHI），用于儿童头部损伤后结局的评估，是类似于成人格拉斯哥预后评分（GOS）的简明的儿童头部损伤后结局评分。

儿童头部损伤的金氏结局评分（KOSCHI）增加了轻度残疾儿童的评分，将格拉斯哥预后评分（GOS）5个大类进行扩展，并且对格拉斯哥预后评分（GOS）中的名词"植物生存状态"替换为"植物生存"。"恢复良好"分成两个类别，认识到相对微小后遗症在整个儿童发育中的重要性。间信度的研究表明，该评分简明、容易评分，将有助于临床医师描述恢复的程度和快慢，评估干预的效果。

### （二）评分方法

儿童头部损伤的金氏结局评分（KOSCHI）是根据患儿意识、睡眠、神经功能情况、检查等来确定评分的，将儿童头部损伤结局分为死亡、植物状态、重残、中残和良好五级，分别记为1分、2分、3分、4分和5分。在重残、中残和良好中，分别又各自分为a和b两级。其具体评分标准见表3-13。

### （三）示例

患儿，男性，8岁，因车祸导致颅脑外伤，伤后CT显示右侧额颞叶脑挫裂伤，颅内血肿形成，脑疝形成，GCS为7分。入院后急诊行开颅血肿清除及去骨瓣减压术，后出现脑积水并发症，行脑室腹腔分流术。经3个月的康复治疗，患儿意识逐渐清醒，可简单进行言语表达。左侧上肢近端肌

表3-13 KOSCHI评分的方法

| 分数 | 分类 | 定义 |
| --- | --- | --- |
| 1 | 死亡 | |
| 2 | 植物状态 | 有自主呼吸，可有睡眠/唤醒周期。可能有肢体或眼的非目的或反射运动。无意识的口头或非口头交流或回应能力 |
| 3 | 重残 | （a）至少能间歇地移动身体的部分或用眼来接受指令或进行有目的的自发运动；例如，昏迷中拉扯胃管、在床上翻身等。也可能是完全有意识的，能够沟通，但无任何自理能力，如进食<br>（b）意味着持续高程度的依赖，但可以协助日常活动，如可以自己进食或协助下行走、放置衣服等。意识是完全清醒的，但仍可能有一定程度的创伤后失忆症 |
| 4 | 中残 | （a）孩子大多是独立的，但需要一定程度的监管/实际帮助身体或行为问题。这样的孩子有明显的问题；例如，12岁伴有中度偏瘫和语言障碍，走楼梯和穿衣需要帮助<br>（b）独立程度和同龄人无差别，但遗留有学习、行为或功能等神经系统后遗症。可能需要特殊的援助，但需求可能没有得到重视或满足。有创伤后应激症状的儿童很可能属于这一类 |
| 5 | 良好 | （a）头部受伤后处于某一新的状态，不干扰孩子的健康和（或）功能；例如：<br>+轻微头痛不会干扰功能，包括在社会或学校，头颅MRI无异常<br>+在临床发作缺乏预防性抗惊厥药<br>+难看的脸/头瘢痕，可能需要在某些阶段行整容手术<br>+轻度神经不对称，但没有证据表明对肢体功能有影响，包括孤立的变化在儿童的优势手<br>（b）根据医院提供的资料，该儿童已完全康复，并且头部受伤无任何的后遗症 |

力4级，远端3级，精细动作受限。右侧肢体肌力正常。患儿需要家长照顾，生活不能完全自理，可自行进食、穿衣，但记忆力下降，自行出门不能识别寻找回家的路。计算能力下降，不能进行简单运算。

评级：意识完全清醒，由于肢体残疾及智力下降，对家长高度依赖，仅可在协助下完成吃饭、穿衣等简单任务。评分为3分b级，属于重残等级。

### （四）特点与意义

儿童重型创伤性脑损伤（severe traumatic brain injury，sTBI）的发病率和死亡率较高，它不仅涉及对生命的危害，还同时伴随有更为显著的神经、精神和社会等危害，而且评估的难度及专业要求往往也更高。

金氏结局评分（KOSCHI）是基于GOS的基础上对儿童颅脑创伤预后进行修订。其是在一个时间点对受伤儿童功能水平的快速描述，同时它还提供了一个有用的临床工具来记录个体的恢复，以及监测颅脑创伤对儿童造成残疾的负担，并评估康复计划和服务规划。

### 参考文献

盛汉松，许尚虞，周辉，等，2012. 去骨瓣减压术治疗儿童重型颅脑损伤的疗效评估. 中华创伤杂志，28（3）：211-214.

Crouchman M, Rossiter L, Colaco T, et al, 2001. A practical outcome scale for paediatric head injury. Archives of Disease in Childhood, 84（2）：120.

Gerrard P, Zafonte R, Giacino JT, 2014. Coma Recovery Scale—Revised: evidentiary support for hierarchical grading of level of consciousness. Arch Phys Med Rehabil, 95（12）：2335-2341.

Giacino JT, Kalmar K, Whyte J, 2004. The JFK Coma Recovery Scale-Revised: measurement characteristics and diagnostic utility. Arch Phys Med Rehabil, 85：2020-2029.

Hicks R, Giacino J, Harrison-felix C, et al, 2013. Progress in developing common data elements for traumatic brain injury research: version two—the end of the beginning. J Neurotrauma, 30（22）：1852-1861.

Jennett B, Bond M, 1975.Assessment of outcome after severe brain damage. Lancet, 305（7905）：480-484.

Kezmarsky MA, DeLuca J, Cicerone KD, 1991. Monitoring rate of recovery to predict outcome in minimally responsive patients.Arch Phys MedRehabil, 72（11）：897-901.

Kucukdeveci AA, Tennant A, Grimby G, et al, 2011. Strategies for assessmentand outcome measurement in physical and rehabilitation medicine: aneducational review. J Rehabil Med, 43（8）：661-672.

La PoMa F, Caselli S, lanes AB, et al, 2013. Can we scientifically and reliablymeasure the level of consciousness in vegetative and minimally con scious states?Rasch analysis of the coma recovery scale—revised. Arch Phys Med Rehabil, 94（3）：527-535.

Mccauley SR, Wilde EA, Anderson VA, et al, 2012. Recommendations for the use of common outcome measures in pediatric traumatic brain injury research. Arch Phys Med Rehabil, 29（4）：678.

Mccauley SR, Wilde EA, Moretti P, et al, 2013. Neurological outcome scale for traumatic brain injury: Ⅲ. Criterion-related validity and sensitivity to change in the NABIS hypothermia-Ⅱ clinical trial.Journal of Neurotrauma, 30（17）：1506-1511.

Paget SP, Beath AW, Barnes EH, et al, 2012. Use of the King's outcome scale for childhood head injury in the evaluation of outcome in childhood traumatic brain injury. Developmental Neurorehabilitation, 15（3）：171-177.

Seel RT, Sherer M, Whyte J, et al, 2010. Assessment scales for disorders ofconsciousness: evidence—based recommendations for clinical practiceand research. Arch Phys Med Rehabil, 91（12）：1795-1813.

Teasdale GM, Pettigrew LE, Wilson JT, et al, 1998. Analyzing outcome of treatment of severe head injury: a review and update on advancing the use of the Glasgow outcome scale. Journal of Neurotrauma, 15（8）：587-597.

Wilde EA, Mccauley SR, Kelly TM, et al, 2010. Feasibility of the Neurological Outcome Scale for Traumatic Brain Injury（NOS-TBI）in adults. Journal of Neurotrauma, 27（6）：975-981.

Wilson JT, Slieker FJ, Legrand V, et al, 2007. Observer variation in the assessment of outcome in traumatic brain injury: experience from a multicenter, international randomized clinical trial. Neurosurgery, 61（1）：123-128.

Wilson JTL, Pettigrew LEL, Teasdale GM, 1997. Structured interviews for the Glasgow outcome scale and the Extended Glasgow outcome scale: guidelines for their use. J Neurotrauma, 15（8）：573-585.

（撰写：许民辉　任明亮　张溢华　贺绪智　王旭辉　周继红；审校：周继红　许民辉）

# 第四章

# 胸部创伤评分

## 第一节 概 述

### 一、胸部创伤概况

随着社会的发展，创伤已经成为40岁以下人群的第一位死亡原因，而约25%的死亡是直接死于胸部损伤，另外约有25%的死亡与胸部损伤有关。胸部损伤多由交通事故、高处坠落、建筑物倒塌、暴力撞击、火器或锐器等所致，以青壮年男性为主。胸部创伤在战时以开放伤多见，占伤员总数的7%～12%；在平时多为闭合伤，占6.79%～9.46%；在交通伤中，以胸部创伤为主的多发伤达66.0%，高于以颅脑（63.2%）和四肢（53.1%）为主的多发伤。近年来，创伤流行病学特征在一些国家或地区发生了显著变化，美国交通事故所致的钝性胸外伤有所下降，但严重胸部创伤明显增加。严重胸部创伤病死率各地报道为4%～10%，这可能与统计的病例数量或诊断标准不尽相同有关。根据中国人创伤信息数据库的资料，我国9个省（自治区、直辖市）的24家二级和三级医院近10年收治的16 540例严重胸部创伤病人，钝性胸部创伤约占72%，穿透性胸部创伤约占28%。因此，正确评估胸部创伤病人的创伤严重度对选择正确的治疗方案及预测病人预后有着重要的意义。

为评估胸部创伤和其他损伤的严重程度及其对死亡的影响，目前国际上广泛采用创伤评分法，这对创伤病人救治起到了重要作用。国际上广泛采用以评分值筛选病人和选择医院，医院也根据创伤评分值来指导治疗。实践证明，使用创伤评分定量指导伤员分拣和治疗，"可避免的死亡"在英国、澳大利亚及加拿大等国家均有所下降，在美国则由

14%～35%下降到3%～15%。

### 二、胸部创伤相关评分方法

在20世纪60年代中后期，由于汽车和车祸增加使创伤增多，美国医学会、机动车医学会和工程师学会联合组织解剖、生理、临床机械工程学和撞击伤学专家共同研究创伤定量方法，于1971年发表了按解剖损伤作为评分指标的"简明损伤评分"（AIS）和按生理指标评价创伤程度的"创伤指数"（TI）。之后各种新评分方法日益增多，但大致可以分为三类，即生理评分、解剖评分、综合评分。与胸部创伤评估有关的创伤评分主要有以下三种。

1. 生理评分 有CRAMS（circulation respiration abdominal movement speech）评分、创伤评分（TS）、修正创伤评分（RTS）等。在修正创伤评分（RTS）的基础之上，梁贵友、石应康等研究提出了胸部穿透伤进程评分（penetrating thoracic trauma course score, PTTCS）。对于穿透性胸部损伤（penetrating thoracic trauma, PTT），有很多研究者使用器官穿透伤指数（penetrating trauma index, PTI）。总体来说，生理评分不考虑解剖结构的损伤程度，而以伤后各种重要生理参数的紊乱作为评分依据以评价伤情，伤情越重分值越低。受伤时间、个体差异及治疗干预对分值可产生影响。这类指标主要用于指导现场胸部创伤的评估、拣伤分类和后送。

2. 解剖评分 包括AIS-ISS评分系统、解剖要点评分（AP评分）、新创伤严重评分（NISS）及器官损伤分级（OIS）。它主要是对胸部各组织器官解

剖结构的损伤进行评定，损伤越重，评分越高。解剖评分只考虑器官组织病理损伤程度，而忽略伤后生理紊乱，分值与胸部创伤病人存活率有一定相关性。

3.综合评分 综合评分结合生理、解剖和年龄等因素评估创伤严重程度，如创伤和损伤严重度评分（TRISS）、创伤严重程度特征评分系统 ASCOT）。作为胸部创伤的特殊性，由 Pape 等提出的胸部创伤严重度（thoracic trauma severity，TTS）评分结合了解剖、影像、年龄及气体交换功能等生理因素，且为目前较为理想的胸部创伤评分系统。TTS评分可以早期预测急性呼吸窘迫综合征的发生，评分高者，可能更需要机械通气支持及手术干预，且需要更长的治疗时间。

# 第二节　胸部创伤严重程度与分类评分

## 一、胸部器官损伤分级评分

### （一）概述

美国创伤外科学会（American Association for the Surgery of Trauma，AAST）于1987年成立了以 Moore 为首的器官损伤分级（organ injury scaling，OIS）委员会。该委员会的主要任务是对每一脏器的损伤进行定级，从而方便临床医师应用和临床研究。经过多年努力，制订出了各主要脏器的损伤分级标准。OIS是基于该损伤的解剖学描述，将损伤由轻至重分为 I ~ VI级。为了方便计算机记录和进一步分析统计，我们也将其记为1 ~ 6分，这种分级评分为定序型创伤评分。

OIS与AIS均属于解剖损伤分级，但OIS仅适用于该特定器官的损伤严重度分级，而AIS为多发伤计算ISS及预测生存概率（$P_s$）的基础，但两者可以互相参照。

### （二）评分方法

AAST-OIS评分将胸部脏器分为胸壁损伤、胸部血管损伤、肺损伤、心脏损伤、食管损伤和膈肌损伤等6个部分，分别依据其脏器组织病理损伤特点进行分类评分，损伤程度由轻到重分为 I ~ VI级（有的脏器是 I ~ IV级或 I ~ V级），也可记为1 ~ 6分（1 ~ 4分或1 ~ 5分），其为定序型创伤评分。其详细损伤描述及与AIS-90的对应见表4-1 ~ 表4-6。

### （三）示例

某病人因跌倒受伤致闭合性胸骨骨折，入院检查发现骨折无明显的移位。则该名病人的胸壁损伤OIS分级为 II 级，记为2分；对应的AIS分值为2分。

### （四）特点与意义

OIS基于对损伤的解剖学描述，将损伤分为 I ~ V级（个别脏器为IV级或VI级），可将之记为 1 ~ 5分（个别脏器为4分或6分），I 级（1分）为最轻伤，V 级或 VI 级（5分或6分）为最重伤。OIS比AIS更适用于临床，且可与 AIS进行快速转换，对临床医师诊断的标准化、治疗方案和预后评价均有指导意义。

在创伤临床工作中，OIS与AIS是有区别的。首先，前者损伤严重度仅取决于对生命的威胁，而后者包含了损伤严重度的许多其他方面。因此，OIS的 I ~ VI级与AIS的1 ~ 6分具有不同的意义。其次，OIS定级的等级可以因为同一器官的多处损伤而升高，直至某一特定的严重水平，而 AIS中每一确诊的损伤都是单独编码的。

## 二、肺冲击伤严重度评分

### （一）概述

肺冲击伤（blast lung injury，BLI）是指由于冲击波的超压和负压作用于人体而造成的肺组织损伤，是爆炸伤最常见的致命性内脏损伤，是爆炸冲击伤现场和早期死亡的主要原因。冲击波作用于胸部引起肺冲击伤是其闭合性外伤的最主要原因之一。冲击伤除了具有一般创伤的特点之外，还具有一定的特殊性，外轻内重（体表损伤轻但内脏损伤重）、发展迅速（中度以上损伤病情发展迅速）及常为多脏器损伤。肺冲击伤时表现为不同程度的肺出血水肿和呼吸循环功能障碍，部分病人可在24 ~ 48小时后出现急性呼吸窘迫综合征（acute respiratory dysfunction syndrome，ARDS）。

由于肺冲击伤多为闭合性损伤，体表看不到肺出血水肿，临床上对其伤情的准确诊断与评估极为困难；加之其伤情发展和变化快，后果严重，使得临床上对其伤情的判断一直是个亟须解决的棘手问题。

表4-1　AAST-OIS胸壁损伤分级评分标准及对应AIS-90分值

| 胸壁损伤 | | | | 伤情描述 | AIS分值 |
|------|------|------|------|--------|--------|
| 分级 | 记分 | | | | |
| I | 1 | 挫伤 | | 任何大小 | 1 |
| | | 裂伤 | | 皮肤、皮下、肌肉 | 1 |
| | | 骨折 | | 肋骨，<3根，闭合性 | 1～2 |
| | | | | 锁骨，无移位 | 2 |
| II | 2 | 裂伤 | | 皮肤、皮下及肌层 | 1 |
| | | 骨折 | | 肋骨，相邻≥3根，闭合性 | 2～3 |
| | | | | 锁骨，移位或开放性 | 2 |
| | | | | 胸骨，无移位，闭合性 | 2 |
| | | | | 肩胛骨体，开放性或闭合性 | 2 |
| III | 3 | 裂伤 | | 全层，穿透胸膜 | 2 |
| | | 骨折 | | 胸骨，开放性或闭合性；浮动胸骨 | 2 |
| | | | | 单侧连枷胸（<3肋） | 3～4 |
| IV | 4 | 裂伤 | | 胸壁组织撕脱，合并深部肋骨骨折 | 4 |
| | | 骨折 | | 单侧连枷胸（≥3肋） | 3～4 |
| V | 5 | 骨折 | | 双侧连枷胸（两侧均≥3肋） | 5 |

注：双侧损伤分级增加一级。

表4-2　AAST-OIS胸部血管损伤分级评分标准及对应AIS-90分值

| 胸部血管损伤 | | 伤情描述 | AIS分值 |
|----------|------|--------|--------|
| 分级 | 记分 | | |
| I | 1 | 肋间动脉、静脉 | 2～3 |
| | | 胸廓内动、静脉 | 2～3 |
| | | 支气管动脉、静脉 | 2～3 |
| | | 食管动脉、静脉 | 2～3 |
| | | 半奇静脉 | 2～3 |
| | | 无名动脉、静脉 | 2～3 |
| II | 2 | 奇静脉 | 2～3 |
| | | 颈内静脉 | 2～3 |
| | | 锁骨下静脉 | 3～4 |
| | | 无名静脉 | 3～4 |
| III | 3 | 颈动脉 | 3～5 |
| | | 无名动脉 | 3～4 |
| | | 锁骨下动脉 | 3～4 |
| IV | 4 | 降主动脉 | 4～5 |
| | | 下腔静脉（胸段） | 3～4 |
| | | 肺动脉、静脉及其一级分支 | 3 |
| V | 5 | 升主动脉或主动脉弓 | 5 |
| | | 上腔静脉 | 3～4 |
| | | 肺动脉、静脉主干 | 4 |
| VI | 6 | 主动脉完全离断 | 5 |
| | | 肺门完全离断 | 4 |

注：III级、IV级损伤如累及血管周径50%以上，分级增加一级；IV级、V级损伤如累及血管周径25%以下，分级降低一级。

表4-3　AAST-OIS肺损伤分级评分标准及对应AIS-90分值

| 肺损伤 | | 伤情描述 | | AIS分值 |
|---|---|---|---|---|
| 分级 | 记分 | | | |
| Ⅰ | 1 | 挫伤 | 单侧，＜1叶 | 2 |
| Ⅱ | 2 | 挫伤 | 单侧，1叶 | 3 |
| | | 裂伤 | 单纯气胸 | 3 |
| Ⅲ | 3 | 挫伤 | 单侧，＞1叶 | 3 |
| | | 裂伤 | 远端支气管持续漏气＞72小时 | 3～4 |
| | | 血肿 | 实质内，无扩展 | 3～4 |
| Ⅳ | 4 | 裂伤 | 大气道（段或叶支气管）漏气 | 4～5 |
| | | 血肿 | 实质内，扩展性 | 4～5 |
| | | 血管 | 肺内血管一级分支破裂 | 3～5 |
| Ⅴ | 5 | 血管 | 肺门血管破裂 | 4 |
| Ⅵ | 6 | 血管 | 全肺门断裂 | 4 |

注：双侧损伤分级增加一级，血胸见胸部血管损伤分级。

表4-4　AAST-OIS心脏损伤分级评分标准及对应AIS-90分值

| 心脏损伤 | | 伤情描述 | AIS分值 |
|---|---|---|---|
| 分级 | 记分 | | |
| Ⅰ | 1 | 钝性心脏伤伴轻度 ECG改变（非特异性 ST段或T波改变，房性或室性期前收缩，持续窦性心动过速） | 3 |
| | | 钝性或穿透性心包伤不伴心脏伤、心脏压塞或心脏疝 | 3 |
| Ⅱ | 2 | 钝性心脏伤伴心脏阻滞（右束支或左束支，左前束支或房室束）或缺血性改变（ST降低或T波倒置），无心力衰竭 | 3 |
| | | 穿透性心肌切线伤，达心内膜但未穿透，无心脏压塞 | 3 |
| Ⅲ | 3 | 钝性心脏伤伴连续（≥5次/分）或多灶性室性期前收缩 | 3～4 |
| | | 钝性或穿透性心脏伤伴间隔破裂，肺动脉瓣或三尖瓣关闭不全，乳头肌功能不全或远端冠状动脉阻塞，无心力衰竭 | 3～4 |
| | | 钝性心包裂伤伴心脏疝 | 3～4 |
| | | 钝性心脏伤伴心力衰竭 | 3～4 |
| | | 穿透性心肌切线伤，达心内膜但未穿透，伴心脏压塞 | 3 |
| Ⅳ | 4 | 钝性或穿透性心脏伤伴间隔破裂，肺动脉瓣或三尖瓣关闭不全，乳头肌功能不全或远端冠状动脉阻塞，伴心力衰竭 | 3 |
| | | 钝性或穿透性心脏伤伴主动脉瓣或二尖瓣关闭不全 | 5 |
| | | 右心室、右心房或左心房钝性或穿透伤 | 5 |
| Ⅴ | 5 | 钝性或穿透性心脏伤伴冠状动脉近端阻塞 | 5 |
| | | 钝性或穿透性左心室穿孔 | 5 |
| | | 右心室、右心房或左心房星状损伤，组织缺失＜50% | 5 |
| Ⅵ | 6 | 钝性心脏撕脱；穿透伤致心腔组织缺失＞50% | 6 |

注：心脏单一心腔多处裂伤或多心腔损伤分级增加一级。

表4-5 AAST-OIS食管损伤分级评分标准及对应AIS-90分值

| 食管损伤 | | 伤情描述 | AIS分值 |
|---|---|---|---|
| 分级 | 记分 | | |
| I | 1 | 挫伤或血肿 | 2 |
| | 1 | 部分裂伤 | 3 |
| II | 2 | 裂伤，≤1/2周径 | 4 |
| III | 3 | 裂伤，＞1/2周径 | 4 |
| IV | 4 | 组织丧失或失血供≤2cm | 5 |
| V | 5 | 组织丧失或失血供＞2cm | 5 |

注：III级以下多处伤分级增加一级。

表4-6 AAST-OIS膈肌损伤分级评分标准及对应AIS-90分值

| 膈肌损伤 | | 伤情描述 | AIS分值 |
|---|---|---|---|
| 分级 | 记分 | | |
| I | 1 | 挫伤 | 2 |
| II | 2 | 裂伤≤2cm | 3 |
| III | 3 | 裂伤2～10cm | 3 |
| IV | 4 | 裂伤＞10cm伴组织缺失≤25cm² | 3～4 |
| V | 5 | 裂伤伴组织缺失＞25cm² | 3～4 |

注：双侧损伤分级增加一级。

陆军军医大学野战外科研究所在长期实验研究中，提出了肺冲击伤程度病理分级（pathologic scale of lung blast injury，PSLBI）评分方法。该方法依据冲击伤所导致的肺出血水肿的程度与范围为基础，将肺冲击伤分为四级，为肺冲击伤病理严重的分级提供了较好半定量评估的方法，被广泛用于冲击伤研究的肺冲击伤严重程度的评估。

最早由Pizov等提出的肺冲击伤严重度评分（blast lung injury severity score，BLISS）是临床上评估肺冲击伤严重程度的一类评分方法，将肺爆震伤分为轻度、中度、重度三个等级。该评分系统最初是在对一次汽车爆炸受伤人员的回顾性研究中建立的，Pizov也证实了该评分系统在肺冲击伤后能够较好地评价肺部创伤的严重程度，并且能够预警ARDS和死亡风险。

**（二）评分方法**

1. 肺冲击伤病理严重程度分级（pathologic severity scale of lung blast injury，PSSLBI）是依据大体解剖观察到冲击伤肺的出血、水肿和撕裂的程度与范围为基础，将肺冲击伤分为轻度、中度、重度和极重度四级，分别记为1～4分。此评分为定序型评分。具体分级和详细的判断准则见表4-7。

2. 肺冲击伤严重度评分（blast lung injury severity score，BLISS）评分系统的评分元素包括$PaO_2/FiO_2$、X线胸片及气胸或支气管胸膜漏。根据这三项的具体情况，将肺冲击伤严重程度分为轻度、中度、重度三个等级，分别记为1分、2分和3分，其为定序型创伤评分（表4-8）。

**（三）示例**

某地工程发生爆炸，一位工人受伤，入院后完善相关检查，结果如下：入院6小时内最高$PaO_2/FiO_2$为58，X线胸片提示双肺大量浸润改变，双侧气胸。CT显示双肺下叶存在数个小片状出血区和广泛的中度肺水肿。

虽然没有直接解剖资料，参照双肺CT提示的病理结果，病人双下肺有多个小片状的出血区域，双肺存在广泛的中度肺水肿；虽然没有直接肺破裂的影像学证据，但双侧气胸提示双侧有浅层裂口的存在。故PSSLBI评分为3分，是重度肺冲击伤。

按照BLI评分系统标准，该病人爆炸致肺冲击伤严重程度为重度，记为3分。

表4-7　PSSLBI分级评分的判定标准

| 肺损伤 | | 肺病理损伤标准 |
| --- | --- | --- |
| 记分 | 损伤程度 | |
| 1 | 轻度伤 | 出血：一叶或数叶散在性点灶状（0.5cm×0.5cm）或个别（≤2个）斑块状（1.5cm×1.5cm）出血 |
| | | 水肿：一叶或数叶的切面挤压时有很少量的粉红色或血性泡沫样液体流出，切开时刀上面有很少量的泡沫液；或仅在镜检时方能确定有水肿 |
| 2 | 中度伤 | 出血：一叶或数叶散在性斑块状（1.5cm×1.5cm）或个别（≤2个）小片状（3.0cm×3.0cm）出血 |
| | | 水肿：两叶以上的肺表面较膨满，切面见小支气管管腔内积有少许泡沫样液体，挤压时有较多的液体流出 |
| 3 | 重度伤 | 出血：一叶或数叶多个（≥3个）小片状出血；或个别弥漫性大片状出血 |
| | | 水肿：在三叶以上的肺表面明显膨满、发亮；有泡沫样液体积存于主支气管腔内；切面见小支气管管腔内积有较多的泡沫液，不加挤压，切面上亦可流出泡沫液体 |
| | | 破裂：个别肺叶可有浅层裂口，胸腔无大量积血等病变 |
| 4 | 极重度伤 | 出血：两侧性，四叶以上的弥漫性大片状出血 |
| | | 水肿：较多的泡沫样液体积存于气管腔内，并可因此而引起严重窒息；两侧肺表面显著膨满、发亮；有广泛的肺不张；切面见小支气管管腔内积有多量的泡沫性液体，并有大量泡沫液自肺切面自发地流出 |
| | | 破裂：多发性浅层裂口；或个别深度撕裂（深0.5cm以上） |

表4-8　肺爆震伤严重度评分（BLISS）

| | 轻度（1分） | 中度（2分） | 重度（3分） |
| --- | --- | --- | --- |
| PaO$_2$/FiO$_2$ | ＞200 | 60～200 | ＜60 |
| X线胸片 | 局部浸润 | 双侧或单侧浸润 | 双肺大量浸润 |
| 气胸或支气管胸膜漏 | 否 | 是/否 | 是 |

注：PaO$_2$/FiO$_2$为入院后6小时内最高值；X线胸片为入院后第1次结果。

### （四）特点与意义

利用PSSLBI分级评分可对肺冲击伤的程度进行评估和分级，虽然临床上难以获得病人的冲击伤肺病理的直接证据资料，但依据CT检查结果可以获得肺冲击伤病理状态的详细信息，也可做出判断和评估。

利用BLI评分系统对爆震伤病人进行严重度分级，有利于指导治疗和评估预后，尤其是在大规模爆震伤急救中，需要对大量病人进行分诊时，该评分系统显得尤为重要。根据不同的严重程度，对不同伤情的病人给予相应的处理，是改善病人预后、控制伤后并发症及降低死亡率的重要方法。

BLI评分系统纳入的PaO$_2$/FiO$_2$和X线胸片均为临床常用指标，检查结果容易获得，评分使用简便，智能快速，1分钟内便可完成。在临床中充分利用BLI评分系统进行肺损伤评估对治疗和预后判断非常适用。

## 三、胸部穿透伤指数

### （一）概述

胸部穿透伤（penetrating thoracic trauma）是胸部创伤中比较常见的损伤，多在器械损伤中发生，常见于枪弹伤、刀刺伤等。由于致伤原因多为暴力型，胸部穿透伤具有伤情重、抢救的时间窗短等特点。早期及时评价伤情对抢救的指导及预后的评估具有至关重要的作用。

胸部穿透伤指数（penetrating thoracic trauma index，PTTI）是一种专门针对胸部穿透伤严重程度评估的评分模型，是通过计算胸腔各个主要脏器及器官的损伤评分，用各个评分的总和来描述胸部穿透伤的严重程度，即穿透伤指数。

## （二）评分方法

PTTI的计算方法是对胸内脏器赋予各自的危险系数，各个脏器又按照损伤程度（包括损伤和处理）给予1～5等级评分（表4-9）。各个脏器的创伤评分$S_{organ}$等于该脏器的危险系数与损伤程度的乘积。计算公式如下：

$$S_{organ} = 危险系数 \times 损伤程度$$

而PTTI等于各个器官创伤评分的总和，即：

PTTI=心脏穿透伤评分（$S_{heart}$）或心脏穿透伤指数（penetrating cardiac trauma index，PCTI）+大血管创伤评分（$S_{major\ vascular}$）+肺创伤评分（$S_{lung}$）+食管创伤评分（$S_{esophagus}$）

**表4-9　胸部穿透伤指数的内容及标准**

| 器官 | 危险因素 | 损伤程度（损伤和救治） |
|---|---|---|
| 心脏 | 5 | 1分：心包和心脏的切线伤 |
| | | 2分：右侧单个心腔穿透伤 |
| | | 3分：单侧心腔的粉碎性撕裂伤 |
| | | 4分：多个心腔或单个左心房或左心室损伤 |
| | | 5分：冠状动脉及主要心内结构损伤 |
| 大血管 | 5 | 1分：肋间血管结扎 |
| | | 2分：胸廓内动脉结扎 |
| | | 3分：大血管的修补 |
| | | 4分：大血管行端端吻合或补片修补 |
| | | 5分：人造血管植入或旁路移植手术 |
| 肺 | 4 | 1分：小的损伤，仅需胸腔闭式引流术 |
| | | 2分：小的清创缝合 |
| | | 3分：严重肺挫伤或肺段切除 |
| | | 4分：肺叶切除 |
| | | 5分：大的气管支气管损伤，肺门损伤，叶切除 |
| 食管 | 4 | 1分：25%食管周径撕裂 |
| | | 2分：25%～50%食管周径撕裂 |
| | | 3分：大于50%食管周径撕裂 |
| | | 4分：延迟诊断超过12小时 |
| | | 5分：延迟诊断超过24小时 |

## （三）示例

某病人因枪伤导致肺和心脏冠状动脉损伤，在治疗中给予了胸腔闭式引流术。计算创伤评分如下：

$$肺创伤评分（S_{lung}）=4 \times 1=4分$$

心脏穿透伤评分（$S_{heart}$）或心脏穿透伤指数（PCTI）=5×5=25分

胸部穿透伤指数（PTTI）=$S_{lung}$+$S_{heart}$（PCTI）=4+25=29分

## （四）特点与意义

胸部穿透伤伴随着胸腔脏器的损伤，因此多为严重创伤，病人伤情重且需要及时救治，尤其是伴随着心脏穿透伤，更应争分夺秒。在短时间内，很难完善相关检查，对病情的评估多依据创伤部位及临床表现，尽早进行临床诊断并积极开展抢救措施。

运用PTTI评分模型，能够早期判定伤者病情，为下一步抢救提供指导。研究认为PCTI、PTTI是评估心脏损伤及预后的较理想的参考指标，PCTI≥15、PTTI≥20，病人预后较差。同时运用ISS及PTTI对胸部穿透伤进行分析，认为PTTI在预测生死结局方面优于ISS，并将PTTI重伤值界定为16。

# 四、肋骨骨折评分

## （一）概述

肋骨共12对，在胸部两侧，是胸廓的重要组成部分。胸部损伤时，无论是开放性损伤还是闭合性损伤，肋骨骨折均为最常见的损伤。老年人肋骨弹性减弱，更容易发生骨折。

肋骨骨折评分（rib fracture scoring，RFS）是一种评价肋骨骨折严重程度及评估预后的评分工具，它是根据临床资料（胸部X线平片、胸部CT及三维重建等）提供的具体骨折部位及数量，利用公式量化成具体分值，依据评分的高低来评估伤情程度及预后。

## （二）评分方法

RFS评分的参数包括骨折的数量、单/双侧、年龄。

$$RFS=B \times S+A$$

其中，$B$为骨折数量（breaks），指具体的肋骨骨折数量，对同一根肋骨骨折2次，应计算为2次骨折；$S$为侧数（sides），单侧骨折时计为1分，双侧骨折时计为2分；$A$是年龄因素，为独立因素，记分为0～4分，取值标准详见表4-10。

## （三）示例

病人李某，57岁，因车祸伤入院。院内CT肋骨三维重建提示左侧第2、3肋骨骨折，其中第3肋骨为双处骨折；右侧第5肋骨骨折。根据RFS评分计算公式得出：

**表4-10　RFS的参数取值标准**

| 参数 | 取值标准 | 说明 |
|---|---|---|
| $B$ | 骨折数量 | 骨折处的总数 |
| $S$ | 1 | 单侧 |
| | 2 | 双侧 |
| $A$ | | 年龄因素 |
| | 0 | 年龄＜50岁 |
| | 1 | 51岁≤年龄≤60岁 |
| | 2 | 61岁≤年龄≤70岁 |
| | 3 | 71岁≤年龄≤80岁 |
| | 4 | 年龄＞80岁 |

RFS评分=4×2+1=9分

因此，李某的RFS评分为9分。

又如，病人陈某，62岁，因车祸伤入院。院内CT肋骨三维重建提示左侧第2、3、4肋骨骨折，其中第3肋骨双骨折。根据RFS评分计算公式得出：

RFS评分=4×1+2=6分

因此，陈某的RFS评分为6分。

**（四）特点与意义**

RFS评分中，将具体的骨折数量及部位（单/双侧）进行量化，同时考虑到骨折数量及部位（单/双侧）对病人康复的影响，这使得评分更加准确。如上述例子中的两位病人，用AIS-2005评分，胸部AIS均为3分，而用RFS则得到不同的分值。

RFS评分中，年龄被视为独立因素。在临床中，我们知道病人年龄越大，恢复越慢，病情越不容易把握，因此该评分加入年龄因素更贴近临床。

肋骨骨折的并发症多，常见早期并发症包括血胸、气胸，晚期并发症包括肺部感染、急性呼吸窘迫综合征（ARDS）、多器官功能衰竭（MOF）等。Maxwell等指出，RFS评分越高，病人可能需要住院的时间越长，并发症的风险越大，预后可能越差。RFS＞6分，即需要给予病人密切关注，积极处理。可见，RFS评分是一个比较适用于临床的单部位损伤的评分工具。

## 五、胸部穿透伤进程评分

**（一）概述**

应用评分系统评价创伤救治工作已在国外广泛使用，我国也逐渐在临床上推广。但针对穿透性胸部损伤救治和预测病人预后，目前的评分系统有一定的局限性，如解剖评分需手术发现和最后诊断才能确定，对指导临床救治和判断预后具有时间的滞后性；生理参数获取简便，但仅反映伤后某一时段失血量对病人生理的影响，难于准确判断失血的速度和预测生存或死亡的可能性，不利于估计抢救的黄金时限，因此有必要建立新的评分方法。

梁贵友、石应康等通过对我国多中心大样本的创伤数据进行回顾性分析研究后提出了胸部穿透伤进程评分（penetrating thoracic trauma course score，PTTCS）。

**（二）评分方法**

该评分方法选取伤后时间和对生死结局有统计学意义的生理参数作为新评分参数。参照RTS的编码方法对筛选出来的新评分参数进行编码，得出各参数相应的编码值，通过Logistic回归分析，得到新评分方法的数学模型，即：

$$PTTCS=1.210G-0.835S+1.034P+0.583T-1.982$$

式中，$G$、$S$、$P$、$T$分别为GCS（格拉斯哥昏迷评分）、SBP（手术麻醉时的收缩压）、PP（脉压）和T（伤后时间）的编码值，-1.982为常数，具体的记分取值方法见表4-11。

**表4-11　PTTCS中的GCS、SBP、PP及$T$的记分取值**

| GCS | SBP（mmHg） | $T$（小时） | PP（mmHg） | 编码值 |
|---|---|---|---|---|
| 13～15 | ＞89 | ≥4 | ≥30 | 4 |
| 9～12 | 76～89 | 3.0～3.9 | 21～29 | 3 |
| 6～8 | 50～75 | 2.0～2.9 | 10～20 | 2 |
| 4～5 | 1～49 | 1.0～1.9 | ＜10 | 1 |
| 3 | 0 | ＜1 | 0 | 0 |

**（三）示例**

某病人因严重车祸伤后2.5小时入院，GCS评分为11分，手术麻醉时SBP为68mmHg，PP为25mmHg。

因此，该名病人的PTTCS=1.210×3-0.835×2+1.034×3+0.583×2-1.982=4.246。

**（四）特点与意义**

PTTCS在RTS的基础之上，纳入伤后时间$T$，保留现行生理评分RTS中对生死结局有密切关系的生理指标SBP、PP、GCS，去除随时间推移对生死均无统计学意义的生理指标RR和HR，最终选择SBP、PP、GCS和伤后时间$T$作为PTT新的创伤评分参数。

通过初步验证，PTTCS预测PTT病人结局的敏感性、特异性和准确性均优于RTS，死亡误判率显著降低。这提示PTTCS作为一种伤情进程评分较传统RTS评分能更好地反映PTT的损伤程度与危重程度，更符合PTT的伤情进展规律，为一种简便而有效的指导PTT院前急救和院内急诊处理的创伤评分方法。

## 六、胸部创伤严重度评分

### （一）概述

胸部创伤严重度（TTS）评分是由Pape教授及其团队在2000年提出并进行相关报道。相比于单纯运用解剖结构对病情进行评估的评分方法，TTS评分结合了解剖、影像、生理及年龄等因素多方面的指标参数，成为目前较为理想的胸部创伤评分系统，利用TTS评分可有效地早期预测ARDS的发生，通常TTS评分高者需要机械通气支持及手术干预的可能性更高，且治疗时间也更长。

### （二）评分方法

TTS评分综合年龄、氧合指数、肋骨骨折数量及程度、肺挫伤受累面积、胸腔受累情况等五方面对胸部创伤病人进行评估。TTS分别对这五项指标进行评分，依据其表4-12的标准分别赋予每个指标0～5分，将五项指标的评分值相加的总和即为TTS评分的总分，即：

$$TTS评分=年龄评分+PaO_2/FiO_2评分+肋骨骨折数评分+肺挫伤评分+胸腔受累评分$$

TTS评分的总分为0～25分，分值越高，胸部创伤越严重。

### （三）示例

病人张某，57岁，因车祸伤入院。院内CT肋骨三维重建提示左侧第2、3肋骨骨折，左上肺叶挫伤，胸腔无受累，$PaO_2/FiO_2$为160mmHg。根据TTS评分计算公式得出：

$$TTS=3+3+1+1+0=8分$$

因此，张某的TTS评分为8分。

### （四）特点与意义

目前特别用来评估创伤后胸部损伤的评分系统大致可以分为三类：一类是反映胸壁损伤的程度，包括简明损伤记分法和器官损伤评分中的胸部损伤部分；二类是反映肺损伤的程度，包括肺挫伤评分、CT三维重建、器官损伤评分中的肺损伤部分；三类是综合性的胸部损伤评分，TTS是其代表。前两类评分都侧重于胸部的特定器官或结构功能的评估，不能全面地评价胸部损伤的程度；而TTS评分结合了胸部损伤的解剖和影像学指标、气体交换功能的生理学指标和年龄因素等，是目前较为理想的胸部损伤严重程度的评分系统。TTS评分在早期ARDS发生的预测、机械通气支持及手术干预的可能性评估、治疗时间预测等方面有较好的效果。

### 参考文献

梁贵友，石应康，杨建，等，2005.胸部穿透伤损伤严重度新评分方法初探.中华创伤杂志，21（2）：112-115.

石应康，2007.胸部创伤临床研究进展.中华创伤杂志，23（10）：793-795.

王亚红，石应康，杨建，2001.胸部穿透性损伤解剖评分重伤值的探讨.中华创伤杂志，17（3）：135-137.

王正国，华积德，李宝一，2004.战伤救治手册.北京：人民军医出版社，193.

Bardenheuer M，Obertacke U，Waydhas C，et al，2000. Epidemiology of the severely injured patient. A prospective assessment of preclinical and clinical management. AG Polytrauma of DGU. Unfallchirurg，103（5）：355-363.

Coimbra R，Pinto MC，Razuk A，et al，1995. Penetrating cardiac wounds：predictive value of trauma indices and the necessity of terminology standardization. Am Surg，61（5）：448-452.

Easter A，2001. Management of patients with multiple rib fractures. American journal of critical care：an official publication，American Association of Critical-Care Nurses，10（5）：320-327.

表4-12　TTS评分的项目指标和评分标准

| 分级 | 年龄（岁） | PaO₂/FiO₂（mmHg） | 肋骨骨折数 | 肺挫伤 | 胸腔受累 | 评分 |
|---|---|---|---|---|---|---|
| I | ＜30 | ＞400 | 0 | 无 | 无 | 0 |
| II | 30～40 | ＞300且≤400 | 1～3 | 1个肺叶 | 气胸 | 1 |
| III | 41～54 | ＞200且≤300 | 4～6 | 2个肺叶 | 单侧血胸或血气胸 | 2 |
| IV | 55～70 | ＞150且≤200 | 双侧＞3 | 双肺，每侧＜2个肺叶 | 双侧血胸或血气胸 | 3 |
| V | ＞70 | ≤150 | 连枷胸 | 双肺，每侧＞2个肺叶 | 张力性气胸 | 5 |

Ivatury RR，Nallathambi MN，Rohman M，et al，1987. Penetrating cardiac trauma. Quantifying the severity of anatomic and physiologic injury. Am Surg，205（1）：61-66.

Mandal AK，Sanusi M，2001.Penetrating chest wounds：24 years experience.World J Surg，25（9）：1145-1149.

Maxwell CA，Mion LC，Dietrich MS，2012. Hospitalized injured older adults：clinical utility of a rib fracture scoring system. Journal of trauma nursing：the official journal of the Society of Trauma Nurses，19（3）：168-174.

Moore EE，Cogbill TH，Jurkovich GJ，et al，1992.Organ injury scaling Ⅲ：chest wall，abdominal vascular，ureter，bladder，and urethra. J Trauma，33（3）：337-339.

Moore EE，Jurkovich GJ，Kundson MM，et al，1995.Organ injury scaling Ⅵ：extrahepatic biliary，esophagus，stomach，vulva，vagina，uterus（nonpregnant），uterus（pregnant），fallopian tube，and overy. J Trauma，39（6）：1069-1070.

Moore EE，Malangoni MA，Cogbill TH，et al，1994.Organ injury scaling Ⅳ：thoracicvascular，lung，and diaphragm. J Trauma，36（3）：299-300.

Pape HC，Remmers D，Rice J，et al，2000. Appraisal of early evaluation of blunt chest trauma：development of a standardized scoring system for initial clinical decision making. J Trauma，49（3）：496-504.

Pizov R，Oppenheim-Eden A，Matot I，et al，1999. Blast lung injury from an explosion on a civilian bus. Chest，115（1）：165-172.

RendonF，Gomez Danes LH，Castro M，2004.Delayed cardiac tamponad after penetrating thoracic trauma.Asian CardiovascThorac Ann，12（2）：139-142.

Scheib BT，Thompson ME，Kerns TJ，et al，1989. Federal influences on the development of trauma registers. JTrauma，29（6）：835.

Shackford SR，Hollingsworth-Fridiund P，Cooper GF，et al，1986. The effect of regionalization upon the quality of trauma care as assessed by concurrent auditbefore and after institution of a trauma system：a preliminary report. J Trauma，26（6）：812.

（撰写：都定元　周继红；审校：周继红）

# 第五章

# 腹部创伤评分

## 第一节 概　述

### 一、腹部创伤概况

腹部创伤是一种常见的临床创伤之一，由于致伤原因多、腹内脏器伤多，同时常合并其他部位损伤，导致约80%的病人腹部创伤后病情复杂、伤情危重、死亡率较高。腹部创伤后的主要临床症状易被一些次要症状所掩盖，容易造成漏诊、误诊。因此，创伤评分在腹部创伤的伤情判断、伤员分类转送、诊断和治疗中有着重要意义。

目前，腹部创伤评分主要包括两类：专门对腹部脏器损伤进行分级的评分和与腹部创伤相关的其他评分。在对腹部器官损伤进行分级评分的第一类评分中，主要是依据美国创伤外科学会（AAST）的器官损伤分级（OIS）委员会所制定的各主要器官损伤分级评分标准（AAST-OIS）；与此同时，国内外不少学者也针对不同的腹部器官损伤特点，制定了一些相关的腹部脏器评分标准，如脾脏损伤CT分级评分标准等。第二类是与腹部创伤相关的其他创伤评分，主要是包括适用于全身整体创伤严重程度评估的传统创伤评分方法，包括了院前创伤评分和院内创伤评分等，适用于对人体各个系统的脏器损伤总体损伤严重程度的评判。两者能够从不同角度对腹部创伤的损伤严重程度进行量化分析，评估预后和帮助正确选择治疗过程与手段，评价救治结局和水平，有利于腹部创伤救治的交流与比较。

### 二、腹部器官损伤分级评分

在对腹部器官损伤分级评分的方法中，包括以

AAST-OIS为主的腹部脏器评分标准和国内外学者制定的其他相关的器官损伤分级评分方法。

AAST-OIS是基于对腹部器官损伤的解剖学描述，将器官损伤严重程度由轻到重分为3～6级（不同的脏器有所不同）。标识为Ⅰ～Ⅵ级，其中Ⅰ级损伤为最轻伤，Ⅵ级损伤为最重伤（不同脏器的最高级别可能不一样）。为了方便计算机记录和进一步分析统计，我们也将其记为1～6分（不同脏器的最高分可能不一样）。注意：腹部器官损伤分级评分为定序型创伤评分，每一个评分代表一具体的损伤程度范围，对每一个具体病例而言，这种评分数值是不能进行加减乘除运算的；但在进行群组之间的比较时，其统计结果值是可比较的，是有意义的。

对于腹部脏器损伤程度的评估与分级，AAST-OIS比简明损伤评分（AIS）更适用于临床；而且它可与AIS进行快速转换，对诊断的标准化、治疗方案评价、预后评估均有指导意义。新版的AIS也吸收了很多AAST-OIS的分级优点与内容。有关腹部脏器损伤的AAST-OIS也将是本章重点介绍的创伤评分方法。

### 三、与腹部创伤相关的其他创伤评分

在通用创伤评分/传统创伤评分中，多数评分方法也适用于腹部创伤严重程度的评估，但各种评分的评估重点与特点存在一定的差异。院前和院内的不同创伤救治阶段对病人创伤的评估内容、精度和效率的需求有所不同，因此院前创伤评分和院内创伤评分方法对腹部创伤的评估重点和评估效果也

有一定差异。

**（一）院前创伤评分**

院前创伤评分主要用于在受伤现场、转运和急诊室等有限的条件下，对病人进行快速高效的伤情判断、准确的分类急救，最终使病人能尽快得到合理的分诊和及时的救治。这类评分方法简单、易于操作，同时有一定的敏感性，能较准确地评估创伤早期伤情的严重性和可能发展变化的趋势，有助于快速准确地将应该送往创伤中心或专科医院救治的重伤员区分出来。但这类评分难以提供对创伤严重程度的精确性判断和对组织器官损伤特点的准确描述与判断等。

腹部创伤常用到的院前评分主要有院前指数、创伤指数、创伤评分、修正创伤评分、CRAMS评分法、病-伤严重度指数等。下面是几种院前评分的简单介绍（具体的评分方法请参见第二章第一节）。

1.院前指数（PHI） PHI的评分指标由四部分组成，包括收缩压、脉搏、呼吸状态和意识状态，各指标根据其检测结果分别记分，PHI的评分值为收缩压、脉搏、呼吸状态和意识状态四部分记分值之和，如果病人有胸部或腹部穿透伤，则在PHI分值上加4分。PHI分值0～3分为轻伤，4～20分为重伤。

PHI评分的主要用途为在现场明确病人的伤情，客观地反映创伤病人伤情的危重程度，指导转送伤病员到具有相应救治能力的创伤救治机构，促使创伤救治机构启动创伤救治团队为院内创伤救治进行相应准备。PHI在预测创伤病人急诊手术率和死亡率上都具有较高的准确性，但可能存在过度拣伤分类的现象，同时对腹部的专科损伤等方面缺乏特征性的描述。通过与受伤机制和其他评分相结合，可弥补这些不足。

2.创伤指数（TI） 是通过对创伤病人的五个方面进行评分获得，即对伤部、损伤类型、心血管状态、中枢神经状态和呼吸状态五个项目的每项指标分别赋予1分、3分、4分或6分的分值；1分代表轻微，3分和4分代表中度，6分代表严重。将五个项目的记分值相加获得的总和就是该病人的TI总分。

TI分值0～7分为轻微伤，8～18分为中度伤，大于18分为重度伤。TI能够反映创伤病人的伤情，与病人的死亡、住院时间和特定治疗需求相关；TI的表格简单，很容易被回答，且能被非医务人员完成，在大批量伤员救治时能够快速确定伤情、提供

合理救治指导依据。但TI不能为确诊提供足够的信息。

3.创伤评分（TS） 采用对呼吸频率、呼吸动度、收缩压、毛细血管充盈、格拉斯哥昏迷评分五项指标进行评分赋值，然后将各指标所得的分值相加即为TS的总分。TS的总分为16分，分值越低表示损伤越严重。一般来说TS小于或等于12分的伤员通常需要被送到创伤中心进行救治。

TS所采用的评价指标以生理参数为主，其方法相对简单，易于掌握。经过训练的医师、医疗技师、护理人员等都能运用TS对病人进行评估。TS主要运用于现场评估和伤员分拣中。TS也可作为伤员存活与死亡结局的预测指标，特别是与ISS和年龄等指标相结合形成TRISS评分，对伤员进行生存概率预测时有较好的效果。

4.CRAMS评分 是采用对病人的循环、呼吸、胸腹、运动和言语五个方面分别记分，即按正常、轻度和重度异常分别记2分、1分和0分，最后五项记分相加所得总和即为CRAMS评分的总分。CRAMS在总分9～10分为轻度；7～8分为重度；≤6分为极重度。

CRAMS评分方法观察简单、方便、易记、评估快捷；并且与创伤的伤情密切相关，能区分创伤伤员的严重程度，特别是较其他院前评分能更好地反映有胸腹部损伤的伤情。但是CRAMS评分对特定创伤的严重程度判断仍不够准确，也没有考虑伤前健康状况及年龄因素的影响。

**（二）院内创伤评分**

院内创伤评分是主要应用于住院病人的创伤评分方法，主要是对病人创伤的损伤类型、严重程度、功能和预后等进行定量评估的评分方法。相对于院前创伤评分，院内评分往往有更高的准确性和指导性，能更有助于进行精确的医疗救治和救治质量评估等，但其评分方法往往也更为复杂、要求更高。简明损伤评分（AIS）、新损伤严重度评分（NISS）、急性生理学和慢性健康状况评分（APACHE）等是腹部器官损伤评估较为密切的院内评分方法，其简介如下（具体的评分方法请参见第二章第二节）。

1.简明损伤评分（AIS） AIS评分方法是以人体解剖学损伤为依据，对每一处损伤都进行编码，并给予一个AIS评分值。AIS编码内容包括损伤部位、解剖结构或类型、特指的损伤或解剖结构、损伤程度编号等，而其小数点后的数字即该损伤严重

度的 AIS 评分。AIS 评分根据损伤的相对严重程度把损伤分成 1 ~ 6 分（1 分为最轻，6 分为最重），使每一损伤有确定的定量评估分值，保证了损伤评分的准确性和可靠性，成为世界医学界公认的标准化通用损伤严重程度分类与评估的工具。

虽然 AIS 对腹部各脏器都有较细致的损伤条目和相应的评分，但相对 OIS 评分，AIS 评分条目仍较粗糙，对脏器损伤的手术治疗方案选择等需求差距较大。

2. 新损伤严重程度评分（NISS）　由损伤严重程度评分（ISS）发展而来，是对多部位和多器官损伤严重程度进行评估的方法。NISS 是以 AIS 评分为基础，其分值为多个损伤中 3 个最严重损伤的 AIS 值的平方和，即 $NISS=a^2+b^2+c^2$（$a$、$b$、$c$ 分别为身体 3 个最严重损伤的 AIS 值）。在腹部多处或多器官损伤病人中，NISS 比 ISS 能更好地评估病人的损伤严重程度，预测病人的预后，指导救治组织和过程，评估救治质量。

3. 创伤和损伤严重程度评分（TRISS）与创伤严重程度描述评分（ASCOT）　TRISS 和 ASCOT 都基于严重创伤结局数据库的严重创伤病例数据，通过统计回归分析建立的数据模型，以计算每个创伤病人的生存概率来评估创伤严重程度的评分方法。TRISS 评分是以 RTS、ISS、伤型及年龄为基础建立的生存概率模型，而 ASCOT 评分则是以修正创伤评分（RTS）、AP（anatomic profile）分类法、伤型及年龄为基础建立的生存概率模型。这两种评分方法都能较好地反映伤员的伤情和预测伤员的结局，是目前严重创伤结局与救治评价的重要评估手段。

在使用过程中，人们注意到 TRISS 评分方法的年龄分段过于简单（以 55 岁界限分为两个年龄段）；同时它在躯体同一区域出现多种严重损伤时，只能对最严重损伤器官进行评分，存在一定的不足。因此，ASCOT 评分方法采用了 AP 分类评分的方法，并细化年龄分组以更好地反映老年伤者的体质差异，取得了更好的效果。

4. 急性生理和慢性健康评分法（acute physiology and chronic health evaluation，APACHE）是国内外重症监护病房应用最广泛的疾病严重程度评分系统之一。最早由 Knaus 等于 1981 年提出，目前 APACHE 评分系统已发展至第 4 代，即 APACHE Ⅰ ~ Ⅳ。相对于 APACHE Ⅱ 评分系统，APACHE Ⅳ 评分的参数更多且复杂。因此，目前 APACHE Ⅳ 尚无法取代 APACHE Ⅱ 而应用于危重症病人预后的评估中。

APACHE Ⅱ 评分包括以下三项内容：①急性生理学指标，体温、平均动脉压、心率、呼吸频率、动脉血氧分压、pH、血清中 $Na^+$ 和 $K^+$ 浓度、肌酐浓度、血细胞压积、白细胞计数及 GCS 等 12 项参数；②慢性健康状况，伴随重要器官功能不全者加分，其中非手术病人或急症手术后病人加 5 分，择期手术后病人加 2 分；③年龄，45 岁以上加分，其中 45 ~ 54 岁加 2 分，55 ~ 64 岁加 3 分，65 ~ 75 岁加 5 分，>75 岁加 6 分。以上三项记分之和为 APACH Ⅱ 评分，总值为 0 ~ 71 分。

APACHE Ⅱ 评分采用伤员简单的生理参数，评分较简单。其可以用于分诊，早期对病情做出轻、中、重的合理判断，有效地分流伤员，优化急诊的接诊程序。APACHE Ⅱ 评分也为伤员的不同时段采取相应抢救措施提供了指导依据，能准确预测急重症创伤伤者的死亡率，减少多发伤伤者的死亡率及降低并发症的发生率。

## 参考文献

班雨，2001. 创伤严重程度评分与分级救护. 中国危重病急救医学，13（2）：124-126.

边杰芳，宁莫凡，1997. 两种创伤评分法与腹部创伤预后相关性的比较. 第四军医大学学报，18（5）：487.

曹光磊，沈惠良，2004. 创伤评分及结果预测系统的发展与现状. 中华创伤杂志，20（8）：510-512.

陈维庭，1994. 医院内创伤严重度评分法 AIS-ISS 法. 中华创伤杂志，10（1）：44-46.

冯兴斌，2010. 76 例复杂性腹部创伤的救治体会. 中国民族民间医药，19（12）：256-257.

葛文汉，李兵，阮海林，等，2014. CRAMS 评分在急性创伤住院患者中的应用研究. 创伤外科杂志，16（1）：4-7.

何元明，2008. 207 例严重腹部创伤的多发伤诊治分析. 浙江创伤外科，13（5）：418-419.

李娟，姜辉，罗俊华，2012. APACHEII 评分在老年危重症患者中的应用价值. 现代中西医结合杂志，21：695-697.

李宁，杨健，石应康，等，2003. 院前 RTS 评分促进早期医疗介入提高院前急救质量的探讨. 川北医学院学报，18（4）：4-6.

李淑娴，翁慧纯，张淇钏，等，2012. APACHE IV 和 APACHE II 预测危重症患者预后的比较性研究. 现代生物医学进展，12（31）：6076-6080.

李思齐，汤曼力，高伟，等，2005. AIS-ISS 法在评估多发伤病情及预后中的作用. 创伤外科杂志，7（5）：357-

359.

刘建军，2012. 腹部创伤130例临床诊断及治疗分析. 中国当代医药，19（25）：40-41.

刘维涛，黄堪中，牛燕生，等，1994. CRAMS记分法的应用和评价. 中华创伤杂志，10（1）：42-43.

陆远强，顾琳慧，鲍德国，2000. TRISS法在202例重度创伤病人中的应用. 急诊医学，9（2）：92-94.

彭伶丽，王红红，莫伟，等，2010. APACHE II 评分在急诊多发伤患者救护中的指导价值. 现代临床护理，9（12）：1-3.

任妙丹，2007. CRAMS 记分法在创伤院前急救护理中的应用. 上海护理，7（2）：33-34.

施敏，冯杰，吴梓苗，等，2012. APACHE II 与TRISS 评分系统对急诊重症创伤患者预后预测的比较. 浙江创伤外科，17（5）：583-585.

孙海晨，朱佩芳，1998. 脏器损伤分级. 中华创伤杂志，14（3）：143-147.

田树龙，2009. 腹部创伤120 例临床诊治体会. 中国当代医药，16（4）：117.

万亚红，石应康，畅建，等，2001. 胸部穿透性损伤解剖评分重伤值的探讨. 中华创伤杂志，17（3）：135-137.

殷刚，丁磊，马建东，等，2012. 宁夏银川市骨盆骨折流行病学研究. 宁夏医学杂志，34（4）：334-335.

余翎，2002. 损伤严重度（ISS）在急诊多发伤的应用与评价. 宁波大学学报（理工版），15（2）：97-98.

余翎，2004. ISS与CRAMS创伤评分法在急诊多发伤中的应用. 现代实用医学，16（2）：99-100.

张维建，韩少良，蒋飞照，等，2008. APACHE II 评分对结肠穿孔手术风险的评估. 浙江创伤外科，13（1）：57-58.

周嘉顺，王志方，李洪岩，等，1994. 创伤严重度ASCOT和TRISS计量法的比较研究——前瞻性验证400例报告. 中华创伤杂志，10（1）：41-42.

朱国雄，杨春济，2003. 现代国际创伤评分分类法. 实用医药杂志，20（11）：869-871.

朱佩芳，1998. 进一步推进我国创伤评分工作的开展. 中华创伤杂志，14（3）：132.

Cops WS, Sacco WJ, Champion HR, 1990. Prograss in characterizing anatomic injury severity. J Trauma, 30: 1200.

Knaus WA, Zimmerman JE, Wagner DP, et al, 1981. APACHE-acute physiology and chronic health evaluation: a physiologically based classification system. Crit Care Med, 9（8）：591-597.

Matsevych OY, 2008. Blunt diaphragmatic rupture: four year's experience. Hernia the Journal of Hernias & Abdominal Wall Surgery, 12（1）：73-78.

（撰写人：刘宝华；审校：周继红）

# 第二节　消化系统实质性器官创伤评分

## 一、概况

消化系统的腹腔实质性器官包括肝、脾、胰腺，这些实质性脏器的特点有血管丰富、质地脆，损伤后容易发生出血且出血量较大，病情重、变化快，常危及生命；胰腺损伤还容易发生漏诊。对肝和脾损伤的早期诊断和合理治疗是挽救创伤病人生命的关键。因此，对腹腔脏器损伤程度的分级评分，对判断损伤程度、选择正确的手术方式有指导意义。

目前，对肝、脾、胰腺损伤的分级评分主要采用美国创伤外科学会器官损伤分级标准（American association for the surgery of trauma-organ injury scaling，AAST-OIS）。AAST-OIS将器官损伤程度分为 I ~ V 级， I 级为最轻伤， V 级为最重伤，也可记为1 ~ 5分（定序型评分）。AAST-OIS 比简明损伤评分（AIS）更适用于临床，且可与AIS 进行快速转换，对临床医师诊断的标准化、治疗方案和预后评价均有指导意义。

另外，临床上还有一些其他的分级标准，如我国提出的脾损伤程度分级标准，其特点是同时提出相应的治疗方法。王正国等提出的肝损伤分级则根据肝表面裂伤深度和肝实质内血肿厚度进行分级，分级方法简单易行。王振杰等将闭合性肝损伤分为五级。胰腺损伤分级还有Lucas和Smego胰腺损伤分级等。

## 二、脾损伤解剖学分级评分

### （一）概述

外伤性脾破裂是腹部外伤的常见疾病，发生率占腹部损伤的20%～40%。脾在解剖上具有血管丰富、质地脆、比邻关系较复杂的特点。脾外伤后易破裂、病情重、变化快、易危及生命，常合并多发伤。因此，脾外伤后及时准确的诊断、合理的治疗是救治脾破裂病人的关键。

脾损伤的分级主要有美国创伤外科学会（AAST-OIS）五级法（1994年修订版），该分级主要基于对损伤的解剖学描述，将脾损伤分为Ⅰ～Ⅴ级；我国天津第六届全国脾脏外科学术研讨会四级法（2000年），该分级对脾实质及血管损伤进行量化，并对治疗方式的选择有重要指导意义。其他脾损伤的分级还有Feliciano 5级法（1981年）、夏氏4级法（1996年）。

**（二）评分方法**

1. AAST-OIS脾损伤分级评分　美国创伤外科学会1994年修订版AAST-OIS的脾损伤分级评分方法主

要依据脾损伤的解剖学特点，将脾损伤分为Ⅰ～Ⅴ级，也可记为1～5分（定序型评分）。具体脾损伤描述与其分级评分标准见表5-1。

2. 中国的脾损伤程度分级评分标准　2000年，在中国天津第六届全国脾脏外科学术研讨会上提出了中国的脾损伤程度分级标准。该标准依据脾实质及血管损伤病理不同，将脾损伤分为Ⅰ～Ⅳ级共四个级别，并列示了其对治疗方式选择的指导意义。应用中也可将之分别记为1～4分（定序型评分）（表5-2）。

3. Feliciano脾损伤程度分级评分　是依据脾损伤病理将脾损伤分为五级（Ⅰ～Ⅴ级），也可记为1～5分（定序型评分）。该方法同时也提出各种分级的处理方法（表5-3）。

4. 夏氏脾损伤程度分级评分　夏穗生等重点以脾脏损伤中的血管断裂程度不同将脾损伤分为4级

表5-1　AAST-OIS脾损伤的分级评分标准

| 脾损伤 | | 损伤描述 | AIS分值 |
|---|---|---|---|
| 分级 | 记分 | | |
| Ⅰ | 1 | 血肿包膜下，表面积＜10% | 2 |
| | | 撕裂包膜撕裂，深度＜1cm | 2 |
| Ⅱ | 2 | 血肿包膜下，表面积为10%～50% | 2 |
| | | 实质内，直径＜5cm | 2 |
| | | 撕裂深入实质1～3cm，未累及小梁血管 | 2 |
| Ⅲ | 3 | 血肿包膜下，表面积＞50%或扩展性 | 3 |
| | | 包膜下或实质内血肿破裂 | 3 |
| | | 实质内血肿直径＞5cm或扩展性 | 3 |
| | | 撕裂深入实质＞3cm或累及小梁血管 | 3 |
| Ⅳ | 4 | 撕裂：累及脾段或脾门血管，导致脾失血供＞25% | 4 |
| Ⅴ | 5 | 撕裂：脾完全碎裂 | 5 |
| | | 血管：脾门血管断裂致全脾无血供 | 5 |

注：Ⅲ级以下多处伤者分级增加一级。

表5-2　我国脾损伤程度分级评分标准

| 脾损伤 | | 损伤描述 | 治疗方法 |
|---|---|---|---|
| 分级 | 记分 | | |
| Ⅰ | 1 | 脾被膜下破裂或被膜及实质轻度损伤，手术所见脾损伤长度≤5.0cm，深度≤1.0cm | 非手术治疗或黏合止血、缝合修补术 |
| Ⅱ | 2 | 脾破裂伤总长度＞5.0cm，深度＞1.0cm，但未累及脾门，或脾段血管受损 | 采用黏合止血、缝合修补术，部分需行脾部分切除术 |
| Ⅲ | 3 | 脾破裂伤及脾门或脾部分离断，或脾叶血管受损 | 采用脾部分切除术或全脾切除术，或全脾切除术加自体脾（组织）移植 |
| Ⅳ | 4 | 脾广泛破裂，或脾蒂、脾动静脉主干受损 | 行全脾切除术或附加自体脾（组织）移植 |

（Ⅰ~Ⅳ级），也可记为1~4分（定序型评分）。此方法也提出了相应的治疗处理原则和方法（表5-4）。

**（三）示例**

某病人从高处坠落，经诊断：①左侧腰部皮肤大面积擦伤；②脾破裂，伤及脾门，脾部分离断；③失血性休克。

根据AAST-OIS脾脏损伤分级分为Ⅳ级，记为4分；依据我国的脾脏损伤程度分级标准分为Ⅲ级，记为3分，手术方式可采用脾部分切除术或全脾切除术，或全脾切除术加自体脾（组织）移植。

**（四）特点及意义**

脾损伤分级能够判断伤情、指导治疗和预后，从脾分级标准来看，分级越高，受损越严重，损伤血管可能越大，出血量也越多，并发症发生率越高，手术的比例越高，死亡率越高。研究显示，Ⅲ级或Ⅲ级以上（≥3分）病人并发症的发生率和死亡率均明显高于Ⅱ级以下（≤2分）病人，Ⅲ级（3分）和Ⅳ级（4分）病人占总手术的96.76%。

中国脾损伤程度分级评分标准的优点：①简单、实用。②包括了从被膜到实质、从分支到主干血管的所有损伤。③损伤程度采用量化指标，可迅速判断脾损伤的级别。④适应中国目前常见的脾损伤机制。⑤对治疗原则及术式的选择更有实际指导意义，对Ⅰ级脾损伤，可采用非手术治疗或黏合止血、缝合修补术；对Ⅱ级脾损伤，多数病例可采用黏合止血、缝合修补术，部分需行脾部分切除术；对Ⅲ级脾损伤，常采用脾部分切除术或全脾切除术，或全脾切除术加自体脾（组织）移植；对Ⅳ级脾损伤，应果断行全脾切除术，或附加自体脾（组织）移植。

## 三、脾损伤CT分级评分

**（一）概述**

CT扫描在脾损伤检查中能够了解血供情况，能清晰显示脾脏有无动脉梗死及血管断裂程度。脾损伤CT分级评分方法主要有两种：①2007年Marmery基于增强CT提出的四级脾损伤分级法；②Buntain根据CT和手术发现建立的脾损伤CT分级评分法。

**（二）评分方法**

1. Marmery脾脏损伤CT分级评分　2007年Marmery基于增强CT的脾损伤影像学特点提出了脾损伤分级评分方法，将脾损伤分为Ⅰ~Ⅳ级，也可记为1~4分（定序型评分）。在第Ⅳ级损伤中又分为a和b两种亚型（Ⅳa和Ⅳb）。详细分类评分标准见表5-5。

2. Buntain脾损伤CT分级评分　1988年，Buntain依据脾损伤的CT影像学表现和手术时对脾损伤大体病理的观察提出了Buntain脾损伤CT分级评分

表5-3　Feliciano脾损伤程度分级评分

| 脾损伤 | | 损伤描述 | 治疗方法 |
|---|---|---|---|
| 分级 | 记分 | | |
| Ⅰ | 1 | 被膜撕裂或轻度的脾实质裂伤 | 缝合修补术 |
| Ⅱ | 2 | 被膜撕脱 | 缝合修补和局部应用止血剂 |
| Ⅲ | 3 | 严重脾实质破裂或穿透性弹伤或刺伤 | 缝合修补或脾切除 |
| Ⅳ | 4 | 严重的实质星状破裂或脾门损伤 | 部分脾切除或全脾切除 |
| Ⅴ | 5 | 脾粉碎性或多发性损伤 | 脾切除术 |

表5-4　夏氏脾损伤程度分级评分

| 脾损伤 | | 损伤描述 | 治疗方法 |
|---|---|---|---|
| 分级 | 记分 | | |
| Ⅰ | 1 | 仅有脾被膜撕裂 | 可用各种凝固法或黏合法 |
| Ⅱ | 2 | 实质撕裂、脾段或下属分支离断 | 单纯缝合或黏合法 |
| Ⅲ | 3 | 实质撕裂、脾叶血管离断 | 行部分脾切除（规则或非规则） |
| Ⅳ | 4 | 脾动脉主干或全分叶动脉离断 | 施行脾切除，但同时做脾组织薄片网膜内移植，总体积不少于原脾的1/3可望恢复脾功能 |

方法（表5-6）。此方法也将脾损伤分为Ⅰ～Ⅳ级，也可记为1～4分（定序型评分）。在第Ⅳ级损伤中又将之分为A、B和C三种亚型（ⅣA、ⅣB和ⅣC），ⅣB又分为ⅣB1和ⅣB2两个亚型。

### （三）示例

某腰部刀伤的34岁病人，经诊断：①左侧腰部刀伤。②失血性休克。③CT发现深部脾纵向破裂，深至脾门；脾实质撕裂深度＞3cm，实质内血肿＞3cm。

根据Marmery CT脾损伤分级评分和Buntain脾损伤CT分级评分标准，均为Ⅲ级，记为3分。

### （四）特点及意义

虽然脾损伤CT分级与外科手术中分级存在差异，但是脾CT扫描能对脏器损伤程度进行准确评估，临床上已经采用CT脾损伤分级作为临床选择治疗手段的重要参考指标。

## 四、肝损伤分级评分

### （一）概述

肝外伤在腹部损伤中仅次于脾破裂，位居第2位。肝外伤往往出血速度快，出血量大，病情发展迅速。因此，及时有效的诊断与治疗对降低并发症和死亡率有重要意义。对肝脏损伤程度的科学分级评估是快速选择合理治疗方法的基础之一。

目前临床被广泛接受的肝损伤分级主要是美国创伤学会器官损伤分级（AAST-OIS），AAST-OIS分级是基于对肝损伤的解剖学描述，分级越高，肝血管损伤越严重，失血量和累及其他脏器损伤的机会就越多，预后就越差。其他常见的肝损伤程度分级方法还有王正国提出的肝损伤五级法、王振杰等提出的闭合性肝损伤分级法、Becker肝损伤CT分级、潘盛信提出的肝损伤CT分级等。

### （二）评分方法

1. AAST-OIS肝损伤分级评分　AAST-OIS分级是基于对肝脏损伤的解剖学特征，将肝脏损伤分为六级：Ⅰ～Ⅵ级，也可记为1～6分，分级（分值）越高，肝脏损伤越严重，失血量越大和失血速度越快，累及其他脏器损伤的机会就越多，预后也就越差。具体的评分标准和其与AIS评分的关系见表5-7。

#### 表5-5　Marmery脾损伤CT分级评分

| 脾损伤 | | 损伤描述 |
| --- | --- | --- |
| 分级 | 记分 | |
| Ⅰ | 1 | 脾被膜下或实质内血肿＜1cm，实质撕裂深度＜1cm |
| Ⅱ | 2 | 脾被膜下或实质内血肿1～3cm，实质撕裂深度1～3cm |
| Ⅲ | 3 | 脾被膜破裂，被膜下血肿＞3cm，实质撕裂深度＞3cm，实质内血肿＞3cm |
| Ⅳa | 4 | 活动性脾实质内或被膜下出血，脾血管损伤（假性动脉瘤或动静脉瘘），脾粉碎性损伤 |
| Ⅳb | 4 | 腹腔内活动性出血 |

#### 表5-6　Buntain脾损伤CT分级评分

| 脾损伤 | | 损伤描述 |
| --- | --- | --- |
| 分级 | 记分 | |
| Ⅰ | 1 | 局部被膜破裂，或被膜下血肿，无明显的实质损伤 |
| Ⅱ | 2 | 单发或多发的被膜和实质破裂，横向或纵向；没有伤及脾门或主要血管；实质内血肿有或无 |
| Ⅲ | 3 | 深部脾破裂，单发或多发，横向或纵向，深至脾门和伤及主要血管 |
| Ⅳ | 4 | 完全碎裂或断裂，或失去脾蒂血管供给 |
| ⅣA | 4 | 无其他腹部脏器损伤 |
| ⅣB | 4 | 有其他腹部脏器损伤 |
| ⅣB1 | 4 | B1：实质脏器 |
| ⅣB2 | 4 | B2：空腔脏器 |
| ⅣC | 4 | 合并腹部以外损伤 |

**2. 王正国肝损伤分级评分** 王正国等提出依据肝脏损伤的病理进行肝脏损伤分级评分的方法，此法将肝脏损伤由轻到重分为五级，也可记为 1 ~ 5 分，为定序型评分。级别（分值）越高，损伤越重。评分标准见表5-8。

**3. 王振杰闭合性肝损伤分级评分** 2001年，王振杰等根据肝脏损伤大体病理的不同，将闭合性肝损伤由轻到重分为五级，也可记为 1 ~ 5 分，为定序型评分。其级别（分值）越高，损伤越重。具体评分标准见表5-9。

**4. Becker肝损伤CT分级评分** Becker肝损伤CT分级评分是依照肝损伤的CT影像学特征，对肝损伤进行分级评分的方法。此分级评分方法将肝损伤由轻到重分为五级，也可记为 1 ~ 5 分（定序型评分），级别（分值）越高，损伤越重。具体评分标准见表5-10。

**5. 潘盛信的肝损伤CT分级评分** 是依照肝脏损伤的CT影像学特征对肝损伤进行分级评分的方法。其分级评分方法将肝损伤由轻到重分为五级，也可记为 1 ~ 5 分（定序型评分），级别（分值）越高，损伤越重。具体评分标准见表5-11。

**（三）示例**

某车祸伤病人，56岁，经诊断：①肝脏闭合性损伤；②右侧肋骨骨折；③CT检查发现肝血肿位于肝实质内，直径＞10cm，撕裂深度＞3cm。

根据上述的各种分类评分标准，其肝损伤AAST-OIS分级评分、王正国肝损伤分级评分、王振杰闭合性肝损伤分级评分均为Ⅲ级肝损伤，评分为3分。

**（四）特点及意义**

肝损伤的分级评分能较好地区别和判断肝脏损伤的严重程度和结局，分级越高，肝损伤程度越重，累及其他脏器损伤的机会就越多，预后就越差。

根据AAST-OIS肝损伤分级及病人全身情况可以有助于选择合理的治疗方式，如梁浩晖等报道：①单纯清创缝合修补术者均为Ⅰ ~ Ⅲ级肝损伤；②清创性肝切除主要为Ⅲ ~ Ⅴ级肝损伤者；③采用碘仿纱布填塞者均为肝损伤Ⅴ级。

王振杰等通过肝损伤的分级来指导肝损伤的治疗：Ⅰ、Ⅱ级肝损伤的手术方式主要选择医用胶黏合、单纯修补缝合、修补加带蒂大网膜或明胶海绵填塞；Ⅲ、Ⅳ级肝损伤多采用肝切除或纱布填塞；Ⅴ级肝损伤病情凶险，手术复杂，大部分病人来不及处理或死于术中。

肝损伤的CT分级诊断可以评估损伤程度，误诊率下降，对治疗有指导意义。目前，由于综合处理手段的进步，监测能力的加强，许多轻微Ⅰ、Ⅱ级肝损伤甚至Ⅲ级肝损伤病例非手术治疗成为可能。肝损伤CT分级是肝创伤早期诊断的重要手段

表5-7　AAST-OIS肝损伤分级评分

| 肝损伤 | | 类型 | 损伤描述 | AIS 分值 |
|---|---|---|---|---|
| 级别 | 记分 | | | |
| Ⅰ | 1 | 血肿 | 包膜下，表面积＜10% | 2 |
| | | 撕裂 | 包膜撕裂，深度＜1cm | 2 |
| Ⅱ | 2 | 血肿 | 包膜下，表面积为10% ~ 50% | 2 |
| | | | 实质内，直径＜10cm | 2 |
| | | 撕裂: | 深1 ~ 3cm，长＜10cm | 2 |
| Ⅲ | 3 | 血肿 | 包膜下，表面积＞50%或扩展性 | 3 |
| | | | 包膜下或实质内血肿破裂 | 3 |
| | | | 实质内，直径＞10cm或扩展性 | 3 |
| | | 撕裂 | 深＞3cm | 3 |
| Ⅳ | 4 | 撕裂 | 实质撕裂累及一叶的25% ~ 75%，或局限于一叶内的1 ~ 3段 | 4 |
| Ⅴ | 5 | 撕裂 | 实质撕裂累及一叶的75%或一叶内多于3段 | 5 |
| | | 血管 | 肝后静脉（如肝后下腔静脉、肝中央主静脉） | 5 |
| Ⅵ | 6 | 血管 | 肝完全撕脱 | 6 |

注：Ⅲ级以下多处伤者分级增加一级。

表5-8　王正国肝损伤分级评分

| 分级 | 记分 | 损伤描述 |
|---|---|---|
| I | 1 | 肝包膜撕脱,肝表面裂伤深度＜1cm,肝包膜下或肝实质内血肿最大厚度＜1cm |
| II | 2 | 肝撕裂伤深度在1～3cm,肝撕裂伤、包膜下血肿、实质血肿直径1～3cm |
| III | 3 | 肝撕裂伤深度＞3cm,肝撕裂伤、包膜下血肿、实质血肿直径＞3cm |
| IV | 4 | 肝撕裂伤深度＞10cm,肝撕裂伤、包膜下血肿、实质血肿直径＞10cm,或累及一叶的肝组织损伤或血供中断 |
| V | 5 | 累及两叶的肝组织损伤破坏或血供中断 |

表5-9　王振杰闭合性肝损伤分级评分

| 分级 | 记分 | 损伤描述 |
|---|---|---|
| I | 1 | 肝裂伤深度小于3cm |
| II | 2 | 肝裂伤深度3～5cm |
| III | 3 | 肝裂伤深度大于5cm,或星芒状裂伤 |
| IV | 4 | 肝实质广泛碎裂涉及肝脏一叶,或巨大中央型血肿,或肝损伤伴有肝内大血管损伤 |
| V | 5 | 肝两叶广泛碎裂,或肝损伤伴肝外大血管(肝静脉、门静脉、肝后下腔静脉)损伤 |

表5-10　Becker肝损伤CT分级评分

| 分级 | 记分 | 损伤描述 |
|---|---|---|
| I | 1 | 包膜破裂、实质裂伤 |
| II | 2 | 包膜下血肿,包膜破裂;肝实质裂伤或肝内血肿 |
| III | 3 | 包膜下血肿,实质裂伤或肝内血肿 |
| IV | 4 | 实质裂伤超过2段,肝内血肿或血管裂伤超过1段 |
| V | 5 | 组织毁损或血管裂伤波及两叶 |

表5-11　潘盛信肝损伤CT分级评分

| 分级 | 记分 | 损伤描述 |
|---|---|---|
| I | 1 | 肝包膜撕裂,表面撕裂小于1.0cm深,包膜下血肿小于1.0cm,仅见肝静脉血管周围轨迹征 |
| II | 2 | 肝撕裂1～3cm深,中央和包膜下血肿的直径为1～3cm |
| III | 3 | 肝撕裂深度大于3.0cm,实质内和包膜下血肿的直径大于3.0cm |
| IV | 4 | 肝实质内和包膜下血肿的直径大于10cm,肝叶组织破坏或血管阻断 |
| V | 5 | 两叶组织破坏或血供中断 |

之一，能够及时、准确地反映外伤性肝脏损伤的部位、范围及肝脏血管的损伤情况，为肝损伤分级提供影像学依据，为临床合理选择治疗方案和判断预后提供可靠依据。

### 五、肝外胆管损伤分级评分

#### （一）概述

胆总管深藏在上腹深部，腹部外伤中很少发生损伤，占腹部创伤的3%～5%。肝外胆管损伤病人绝大多数伴有邻近脏器（十二指肠、胰、大血管等）损伤。另外，肝外胆管损伤容易误诊，手术前难以确诊，往往于探查时见到肝下积有胆汁才被发现；若手术探查过程中发生漏诊，后果极为严重。因此，在处理上腹部创伤时，必须注意探查肝外胆道，必要时应切开十二指肠外侧腹膜仔细检查，术中胆道造影可以确诊，以免漏诊。美国创伤外科学会的器官损伤分级标准（AAST-OIS）中将肝外胆管损伤分为五级。AAST-OIS损伤分级法比其他分级方法更适用于临床，对肝外胆管损伤诊断的标准化、治疗方案和预后评价均有指导意义。

#### （二）评分方法

AAST-OIS肝外胆管损伤分级法是将肝外胆管损伤依据其病理解剖损伤的特点由轻到重分为Ⅰ～Ⅴ级，也可记为1～5分（定序型评分）；在Ⅲ级以下损伤中，如发生多处损伤，其分级和评分增加一级。损伤级别（分值）越高，损伤越重。具体评分标准见表5-12。

#### （三）示例

某行胆囊切除术的病人，术后出现胆汁漏，每天胆汁引流量在1000ml以上，二次手术发现胆总管部分破裂，但小于胆总管直径的50%。根据AAST-OIS肝外胆管损伤分级法，肝外胆管损伤程度为Ⅳ级，记为4分。

#### （四）特点和意义

在黄晓强等统计的胆管损伤病人中，因胆囊切除而损伤的占75%。国外报道胆管损伤在腹腔镜胆囊切除术中的发生率为0.25%～0.5%。医源性肝外胆管损伤发生后，易导致胆管系统一系列的病理及生理变化，如胆汁性肝硬化和胆汁性腹膜炎。因此，肝外胆管损伤分级有利于评估损伤程度和手术方法选择。

### 六、胰腺损伤分级评分

#### （一）概述

胰腺损伤占腹部损伤的1%～2%，但是病死率高达20%左右。胰腺损伤包括开放性或闭合性胰腺外伤。胰腺损伤多合并其他脏器损伤，容易发生早期漏诊和误诊，造成严重后果。另外，如果手术方法选择不正确，也会增加并发症的发生率和致死率。因此，胰腺损伤程度的分级对判断胰腺损伤程度、选择正确的手术方式有指导意义。

临床上通常采用的胰腺损伤分级评分是美国创伤外科学会的器官损伤分级标准（AAST-OIS）中的胰腺损伤分级评分方法。虽然还有Lucas和Smego胰腺损伤分级方法，但这两种分级方法较粗

表5-12　AAST-OIS肝外胆管损伤分级评分

| 肝外胆管损伤 | | 损伤描述 | AIS分值 |
|---|---|---|---|
| 级别 | 记分 | | |
| Ⅰ | 1 | 胆囊挫伤，肝门三角挫伤 | 2 |
| Ⅱ | 2 | 胆囊部分撕脱，未累及胆囊管 | 2 |
| | | 胆囊撕裂或穿孔 | 2 |
| Ⅲ | 3 | 胆囊完全撕脱 | 3 |
| | | 胆囊管撕裂或横断 | 3 |
| Ⅳ | 4 | 左右肝管部分或完全撕裂 | 3 |
| | | 肝总管、胆总管部分撕裂（≤50%） | 3 |
| Ⅴ | 5 | 肝总管或胆总管横断（>50%） | 3～4 |
| | | 左右肝管联合损伤 | 3～4 |
| | | 十二指肠或胰腺内胆管损伤 | 3～4 |

注：Ⅲ级以下多处伤者分级增加一级。

略，未被广泛应用。

（二）评分方法

AAST-OIS胰腺损伤分级是依据胰腺损伤病理学进行的分类评分，其将胰腺损伤由轻到重分为Ⅰ~Ⅴ级，也可记为1~5分（定序型评分）；如发生多处损伤，其分级和评分增加一级。AAST-OIS胰腺损伤分级评分标准及其与AIS-90的关系参见表5-13。

（三）示例

某高处坠落病人，23岁，经诊断：①胸腹部联合伤；②胰腺损伤，胰腺体尾组织丢失的较重撕裂伤，但无胰管损伤。AAST-OIS胰腺损伤分级为Ⅱ级，记分为2分，AIS评分为3分。

（四）特点及意义

胰腺损伤分级评分与并发症发生率有显著的相关性，即胰腺损伤分级评分越高，并发病发生率也越高。例如，高云瀚等报道了72例胰腺损伤，Ⅲ~Ⅴ级（3~5分）病人发生并发症例数非常显著，高于Ⅰ~Ⅱ级（1~2分）的胰腺损伤病人（ $\chi^2$ =10.667， $P$ <0.01）。

胰腺损伤分级高低也与手术方式的决定有关。高云瀚等报道无主胰管损伤的Ⅰ~Ⅱ级损伤只需引流或加修补；主胰管损伤的Ⅲ~Ⅴ级伤均应手术，并按部位选择术式。Subranmanian等报道Ⅰ级和Ⅱ级胰腺损伤，如果无腹膜炎及休克体征，影像学检查未发现胰管损伤者，可选择非手术治疗，并密切观察。对单纯的胰腺挫伤，行清创、止血、修补和腹腔引流；对Ⅲ级损伤行胰腺远端胰组织切除；对Ⅳ级损伤行头侧主胰管结扎并缝合胰腺断端、尾侧断端，与空肠行Rouxen-Y吻合术；对Ⅴ级损伤行十二指肠憩室化手术。

## 七、肝创伤严重度评分

（一）概述

肝创伤严重度评分是1995年由Moore等提出，故又称为Moore评分。Moore评分建立在创伤导致的肝病理解剖损伤基础上，是对肝解剖学破坏程度的评分。Moore评分有助于外科医师对肝损伤的科学评价和治疗。

（二）评分方法

肝创伤严重度评分（Moore评分）依据肝损伤的病理解剖学特点将肝创伤严重程度由轻到重分为Ⅰ~Ⅵ级，也可记为1~6分（定序型评分）；在Ⅲ级以下损伤中，如发生多处损伤，其分级和评分增加一级。Ⅵ级（6分）的肝损伤是极其严重的损伤程度，通常病人不能够生存。肝创伤严重度评分标准及其与ICD-9和AIS-90的关系参见表5-14。

（三）示例

某病人右上腹部严重创伤，腹部CT检查发现肝包膜下血肿，面积>50%，肝实质撕裂深度>3cm。因此，此病人的肝创伤严重度评分（Moore评分）为Ⅲ级，记为3分。

（四）特点和意义

肝创伤严重度评分（Moore评分）根据肝损伤血肿大小、实质破裂程度、涉及肝结构与血管损伤等解剖学因素进行分类评分，有助于外科医师对肝损伤的科学评价和治疗。其中，Ⅰ级（1分）和Ⅱ级（2分）的肝损伤的严重程度差异较小，Ⅳ级（4分）与Ⅴ级（5分）的肝损伤的严重程度差异显著；Ⅵ级（6分）的肝损伤极为严重，病人通常难以生存。

表5-13　AAST-OIS胰腺损伤分级评分

| 胰腺损伤 | | 类型 | 损伤描述 | AIS分值 |
| --- | --- | --- | --- | --- |
| 分级 | 记分 | | | |
| Ⅰ | 1 | 血肿 | 无胰管损伤的浅表挫伤 | 2 |
| | | 撕裂 | 无胰管损伤的浅表撕裂伤 | 2 |
| Ⅱ | 2 | 血肿 | 无胰管损伤或组织丢失的较重挫伤 | 2 |
| | | 撕裂 | 无胰管损伤或组织丢失的较重撕伤 | 3 |
| Ⅲ | 3 | 撕裂 | 远端横断或有胰管损伤的实质挫伤 | 3 |
| Ⅳ | 4 | 撕裂 | 近端横断（肠系膜上静脉以右） | 4 |
| | | | 累及壶腹的实质撕裂伤 | 4 |
| Ⅴ | 5 | 撕裂 | 胰头严重毁损 | 5 |

注：多处发生损伤则分级增加一级。

表5-14　肝创伤严重度评分（Moore评分）

| 肝创伤严重度 | | 类型 | 损伤描述 | ICD-9 编码 | AIS-90 分值 |
|---|---|---|---|---|---|
| 分级 | 记分 | | | | |
| I | 1 | 血肿 | 肝包膜下血肿，＜10%表面积 | 864.01 | 2 |
| | | | | 864.11 | |
| | | 撕裂 | 肝包膜撕开，肝实质撕裂深度＜1cm | 864.02 | 2 |
| | | | | 864.12 | |
| II | 2 | 血肿 | 肝包膜下血肿，10%～50%表面积；肝实质内；直径＜10cm | 864.01 | 2 |
| | | 撕裂 | 肝实质撕裂深度＜3cm；长度＜10cm | 864.11 | 2 |
| III | 3 | 血肿 | 肝包膜下血肿，＞50%表面积或广泛性；肝包膜下破坏或肝实质血肿；肝实质内血肿＞10cm或广泛性 | 864.03 | 3 |
| | | 撕裂 | 肝实质撕裂深度＞3cm | 864.13 | 3 |
| IV | 4 | 撕裂 | 肝实质破坏涉及25%～75%肝叶或者单个叶的1～3个奎诺段 | 864.01 | 4 |
| V | 5 | 撕裂 | 肝实质破坏涉及＞75%肝叶或者单个叶的＞3个奎诺段 | 864.11 | 5 |
| | | 血管 | 肝旁静脉损伤等；肝后腔静脉/中心主要的肝静脉 | 860.04 | 5 |
| VI | 6 | 血管 | 肝撕开 | 860.14 | 6 |

注：III级以上多处伤者分级增加一级。

## 参考文献

陈中伟，马晓，陈伟，等，2012.肝损伤临床分级及治疗方法的探讨.宁夏医学杂志，34（6）：521-523.

陈祖龙，孟镔，张辉，等，2010.80例医源性肝外胆管损伤临床分析.局解手术学杂志，19（4）：320-321.

高劲谋，赵山红，杨俊，等，2010.胰腺损伤148例诊治分析.中华肝胆外科杂志，16（3）：184-187.

高云瀚，王灿，杨钱，2012.72例胰腺损伤诊治分析.重庆医学，1（18）：1808-1811.

侯化森，李治杰，康立友，等，2002.肝损伤98例诊治分析.腹部外科，15（2）：105-106.

黄磊，孟镔，蒋德华，等，2008.40例医源性胆道损伤的临床外科分析.局解手术学杂志，17（2）：103.

黄晓强，黄志强，2001.医源性胆管损伤的处理.中国实用外科杂志，21（7）：413-414.

姜洪池，赵宪琪，2004.关于发展我国脾脏外科的若干看法.中国实用外科杂志，24（12）：708.

冷建军，吴贵华，林大富，等，2001.脾损伤CT分级与手术中分级对照.腹部外科，14（4）：213-214.

李银山，2009.肝外胆管损伤的外科治疗.临床医学，29（5）：75-76.

梁浩晖，王成友，张敏杰，等，2004.肝外伤108例治疗分析.广东医学院学报，22（3）：228-230.

刘铁，诸一昌，顾国华，2005.317例腹部创伤CT诊断.浙江实用医学，10（4）：277-278.

刘毅，李帮春，岳伟东，1998.腹部创伤的CT诊断（附98例分析）.实用放射学杂志，14（10）：608-610.

马文建，吴敏，王成友，1994.肝脏损伤的分级与术中处理.肝胆外科杂志，2（4）：248-250.

潘盛信，石教华，2004.肝损伤的CT分级诊断（附39例报告）.咸宁学院学报（医学版），18（5）：365-366.

秦长春，孙家俊，1996.胰腺损伤诊治现状.国外医学外科分册，23（2）：67-69.

任法云，付克广，2005.肝损伤的CT分级诊断.河南外科学杂志，11（1）：72-73.

苏文利，潘剑峰，王毅鑫，2003.创伤性脾破裂危险因素临床分析.中国急救医学，23（12）：899.

孙海晨，朱佩芳，1998.脏器损伤分级.中华创伤杂志，14（3）：143-147.

谭志刚，郭奕彤，2010.63例肝外伤临床诊治体会.医护论坛，7（2）：180-181.

万涛，朱冠保，倪耀忠，等，2005.胰腺损伤的诊治策略探讨.肝胆胰外科杂志，17（4）：289-291.

王建锋，2003.重度胰腺损伤的外科治疗.中国卫生产业，（9）：153.

王振杰，郑士友，2001.闭合性肝损伤术中分级与术式选择.现代医药卫生，11（7）：8-10.

王正国，2002.创伤外科学.上海：上海科学技术出版社，1526.

赵立明，叶淮松，王成龙，2006. 外伤性脾破裂294例诊治体会. 浙江医学教育，5（2）：50-52.

中华医学会外科学分会脾功能与脾脏外科学组，2015. 脾脏损伤治疗方式的专家共识（2014版）. 临床肝胆病杂志，31（7）：1002-1003.

资玲华，胥化虎，苟军，等，2010. CT 检查在腹腔实质器官损伤中的临床价值. 中国普外基础与临床杂志，17（3）：294-297.

Ahmed N，Vernick JJ，2009. Pancreatic injury. South Med J，102（12）：1253-1256.

Becker CD，Meatha G，Terrier F，1998. Blunt abdom inal t rauma in adult s：role of CT in the diagnosis and managem ent of visceral injuries. Partl：liver and spleen. Eur Radiol，8（4）：553-562.

Buntain WL，Gould HR，Maull KI，1988. Predictagility of splenic salvage by computed t omography. J T rauma，28：24-28.

Flum DR，Cheadle A，Prela C，et al，2003. Bileduct injury during cholecystectomy and survival in medicare beneficiaries. JAMA，290（16）：2168-2173.

Gentileschi P，Di Paola M，Cat arci M，et al，2004. Bileduct injuries during laparoscopic cholecystectomy：a 1994～2001 auditon 13718 operations in the area of Rome. Surg Endosc，18（2）：232-236.

Kan MA，Cameron I，2010. The management of pancreatic trauma. J R Army Med Corps，156（4）：221-227.

Moore EE，Cogbill TH，Jurkovich GJ，et al，1995. Organ injury scaling：spleen and liver（1994 Revision）. The Journal of Trauma：Injury，Infection，and Critical Care，1995，38（3）323-324. ISSN：0022-5282，Accession：00005373-199503000-00001

Moore EE，Shackford SR，Pachter HL，et al，1989. Organ injury scaling：spleen，liver，and kidney. J Trauma，29：1664-1666.

Pata G，Casella C，DiBetta E，et al，2009. Extension of nanoperative management of blunt pancreatic trauma to include grade III injuries：a safety analysis. World J Surg，33（8）：1611-1617.

Seamon MJ，Kim PK，Stawicki SP，et al，2009. Pancreatic injury in damage control laparotomies：is pancreatic resection safe during the initial laparotomy. Injury，40（1）：61-65.

Subramanian A，Dente CT，Feliciano DV，2007. The management of pancreatic trauma in the modernera. Surg Clin North（Am），87（6）：1515-1532.

Teh SH，Sheppard BC，Mullins RJ，et al，2007. Diagnosis and management of blunt pancreatic ductal injury in the era of high-resolution computed axial tomography. Am J Surg，193（5）：641-643.

Turaga KK，Hao Z，Ludwig WD，et al，2010. Pancreatic duct transettion：diagnosis ang management，68（2）：E39-41.

（撰写人：刘宝华；审校：周继红）

# 第三节　胃肠道创伤评分

## 一、概况

胃肠道器官包括食管、胃、十二指肠、小肠、结肠和直肠。腹部空腔脏器损伤后，除了腹腔出血外，其伤情特点主要是依赖于腹腔污染的程度，其决定着病情的发展与转归。其中，十二指肠损伤是特别隐蔽的严重腹部损伤，容易发生漏诊。对腹腔空腔脏器损伤的早期诊断和合理治疗是减轻腹腔污染程度的关键措施。因此，腹腔空腔脏器的损伤程度的分级对判断损伤程度、选择正确的手术方式有指导意义。

目前，对胃肠道脏器的损伤分级，主要采用美国创伤外科学会器官损伤分级委员会制定出的各个器官损伤分级标准（AAST-OIS）。AAST-OIS 比简明损伤评分-90（AIS-90）更适用于临床，且可与 AIS 进行快速转换，对临床医师诊断的标准化、治疗方案和预后评价均有指导意义。

另外，还有一些国内外学者制定的一些胃肠道脏器的损伤分级标准。例如，昌盛等根据异物性胸食管损伤性质、继发感染程度和范围、邻近器官受累情况对其进行临床分级；Kline制订的十二指肠损伤分级是根据有无穿孔进行的分级评估；Lucas建立的十二指肠损伤分类是依据有无胰腺损伤进行的评估；Flint结肠损伤分级主要是根据结肠损伤破口大小、腹腔污染程度、有无休克等对结肠损伤进行分级；而Shannon结肠损伤分级则是根据结肠损伤的范围将结肠损伤分为五级；改良的 Robertson 分类法将直肠损伤分为单纯伤和复杂伤。

## 二、食管损伤分级评分

### （一）概述

食管损伤在临床上比较常见，病情常较危重，若诊断不及时，处理不恰当，易造成死亡。目前临床上的食管损伤分级主要是依据美国创伤外科学会器官损伤分级委员会制定的食管损伤分级标准（AAST-OIS）。另外，昌盛等根据异物性胸食管损伤性质、继发感染程度和范围、邻近器官受累情况对其进行临床分级，也取得了良好的效果。

### （二）评分方法

1. AAST-OIS 食管损伤分级评分　AAST-OIS 将食管损伤由轻到重分为 Ⅰ ~ Ⅴ级，也可记为 1 ~ 5 分（定序型评分）；在Ⅲ级以下的损伤，如发生多处的损伤，其分级和评分增加一级。AAST-OIS 食管损伤分级评分的标准及其与 AIS-90 评分的关系见表 5-15。

表 5-15　AAST-OIS 食管损伤分级评分

| 食管损伤 | | 损伤描述 | AIS 分值 |
|---|---|---|---|
| 分级 | 记分 | | |
| Ⅰ | 1 | 挫伤或血肿 | 2 |
| | | 部分撕裂 | 3 |
| Ⅱ | 2 | 撕裂，≤1/2周径 | 4 |
| Ⅲ | 3 | 撕裂，>1/2周径 | 4 |
| Ⅳ | 4 | 组织丧失或失血供≤2cm | 5 |
| Ⅴ | 5 | 组织丧失或失血供>2cm | 5 |

注：Ⅲ级以下多处伤者分级增加一级。

2. 胸食管异物损伤临床分级评分　昌盛等根据异物性胸食管损伤性质、继发感染程度和范围、邻近器官受累情况，对胸食管异物损伤程度进行临床分级。胸食管的损伤程度由轻到重分为 Ⅰ ~ Ⅳ级，也可记为 1 ~ 4 分（定序型评分）。其分级评分的标准见表 5-16。

### （三）示例

某病人吞食铁钉造成食管穿透性损伤，穿透食管≤1/2周径，伴局限性食管周围炎。

AAST-OIS 食管损伤分级评分为Ⅱ级，记为 2 分；AIS 评分为 4 分；胸食管异物损伤临床分级为Ⅱ级，记为 2 分。

表 5-16　胸食管异物损伤临床分级评分

| 胸食管异物损伤 | | 损伤描述 |
|---|---|---|
| 分级 | 记分 | |
| Ⅰ | 1 | 食管壁非穿透性损伤（食管损伤达黏膜、黏膜下层或食管肌层，未穿破食管壁全层），伴少量出血或食管损伤局部感染 |
| Ⅱ | 2 | 食管壁穿透性损伤，伴局限性食管周围炎或纵隔炎，炎症局限且较轻 |
| Ⅲ | 3 | 食管壁穿透性损伤并发严重的胸内感染（如纵隔脓肿、脓胸），累及邻近器官（如气管）或伴脓毒症 |
| Ⅳ | 4 | 濒危出血型，食管穿孔损伤，感染累及主动脉，形成食管主动脉瘘，发生难免的致命性大出血 |

### （四）特点及意义

根据异物性胸食管损伤临床分级，能够指导手术方式选择。食管损伤临床分级依据损伤性质、继发感染程度和范围、邻近器官受累情况制定。Ⅰ级食管异物损伤，未发生食管穿孔，因为异物较小，经内镜取出或将异物推入胃内，即可治愈。Ⅱ级食管异物损伤，发生食管穿透性损伤，出现轻度的食管周围炎或纵隔炎，单纯食管修补即可治愈。Ⅲ级胸食管异物损伤为食管穿透性损伤，合并严重胸内感染，需要彻底清创、修补食管破口和引流。Ⅳ级胸食管异物损伤，食管穿孔引起的纵隔炎症累及邻近大动脉，出现典型的 Chiari 三联征（胸骨后疼痛、呕血、无症状期后大出血），治疗困难。

应用食管损伤分级有助于制订科学、合理的手术方式，降低并发症和死亡率。

## 三、胃损伤分级评分

### （一）概述

胃创伤性损伤平时少见，胃创伤的发生率为腹部创伤的 3.12%。随着交通事故发生率的增加、胃破裂的发生率也增多，在穿透性和钝性腹部外伤中，胃破裂的发生率为 5% ~ 20%。胃创伤性损伤后，如果发生破裂，因强酸性胃内容物流入腹腔，形成弥漫性腹膜炎，细菌和毒素吸收入血后形成菌血症或败血症。由于胃壁的血供丰富，破裂后有不同程度出血，多数病人常在伤后短时间内发生休克。另外，因为钝性腹部损伤所致胃破裂诊断困难，同时胃损伤多伴其他脏器损伤，所以如果治疗不当可增加病死率。

目前临床上采用的胃损伤分级主要是依据美国创伤外科学会器官损伤分级委员会制定的胃损伤分级标准（AAST-OIS）。

**（二）评分方法**

AAST-OIS胃损伤分级评分是基于对胃损伤的解剖学描述，其将胃损伤由轻到重分为Ⅰ～Ⅴ级，也可记为1～5分（定序型评分）；如发生多处的损伤，其分级和评分增加一级。AAST-OIS胃损伤分级的评分标准及其与AIS-90评分的关系参见表5-17。

**表5-17 AAST-OIS胃损伤分级评分**

| 胃损伤 | | 损伤描述 | AIS 分值 |
| --- | --- | --- | --- |
| 分级 | 记分 | | |
| Ⅰ | 1 | 挫伤或血肿，部分撕裂 | 2 |
| Ⅱ | 2 | 贲门或幽门部撕裂≤2cm | 3 |
| | | 胃近端1/3撕裂≤5cm | 3 |
| | | 胃远端2/3撕裂≤10cm | 3 |
| Ⅲ | 3 | 贲门或幽门部撕裂>2cm | 3 |
| | | 胃近端1/3撕裂>5cm | 3 |
| | | 胃远端2/3撕裂>10cm | 3 |
| Ⅳ | 4 | 组织缺失或失血供≤2/3胃 | 4 |
| Ⅴ | 5 | 组织缺失或失血供>2/3胃 | 4 |

注：多处伤者分级增加一级。

**（三）示例**

某交通事故伤病人，上腹部撞击方向盘，呕血较多，胃镜发现胃远端2/3撕裂>10cm。诊断为闭合性胃撕裂伤。

根据AAST-OIS胃损伤分级评分标准，该病人胃损伤为Ⅲ级，记为3分；AIS评分为3分。

**（四）特点和意义**

AAST-OIS胃损伤分级评分能够判断病情的严重程度，如果胃组织挫伤或撕裂范围较小，可以先保守治疗。如果胃撕裂范围过大、胃缺失、胃失去血供，则需要手术治疗。是否手术主要决定于是否发生胃破裂，根据AAST-OIS胃损伤分级评分能够初步判断伤情和治疗方法。

## 四、十二指肠损伤分级评分

**（一）概述**

十二指肠损伤是特别隐蔽的严重腹部损伤，临床少见，占腹部脏器损伤的2.5%～5.0%。但十二指肠损伤的诊断及处理十分困难，如果术中探查漏诊或手术方式选择不当，就会增加死亡率及并发症。

十二指肠损伤分级主要依据美国创伤外科学会脏器损伤分级委员会制定的十二指肠损伤分级标准（AAST-OIS）。其他常见的十二指肠损伤分级方法还有Kline十二指肠损伤分级、Lucas十二指肠损伤分级和贾忠十二指肠损伤分级方案等。

**（二）评分方法**

1. AAST-OIS十二指肠损伤分级评分 是依据解剖学描述，将十二指肠损伤由轻到重分为Ⅰ～Ⅴ级，也可记为1～5分（定序型评分）；如发生多处的损伤，其分级和评分增加一级。AAST-OIS十二指肠损伤分级评分标准及其与AIS-90评分的关系参见表5-18。

**表5-18 AAST-OIS十二指肠损伤分级评分**

| 十二指肠损伤 | | 类型 | 损伤描述 | AIS 分值 |
| --- | --- | --- | --- | --- |
| 分级 | 记分 | | | |
| Ⅰ | 1 | 血肿 | 限于一段 | 2 |
| | | 撕裂 | 无穿孔的肠壁部分撕裂 | 2 |
| Ⅱ | 2 | 血肿 | 大于一段 | 2 |
| | | 撕裂 | 全层，<1/2周径 | 4 |
| Ⅲ | 3 | 撕裂 | 全层，1/2～3/4周径（第2段） | 4 |
| | | | >1/2周径（第1、3、4段） | 4 |
| Ⅳ | 4 | 撕裂 | 第2段，>3/4周径，累及壶腹或胆总管下段 | 5 |
| Ⅴ | 5 | 撕裂 | 十二指肠胰头毁损 | 5 |
| | | 血管 | 十二指肠完全失血供 | 5 |

注：多处伤者分级增加一级。

2. Kline十二指肠损伤分级评分 是由Kline等在1994年提出的十二指肠损伤分级方法。其根据十二指肠损伤有无穿孔，将损伤由轻到重分为Ⅰ～Ⅴ级，也可记为1～5分（定序型评分）。其分级评分的标准见表5-19。

3. Lucas十二指肠损伤分级评分 是由Lucas等于1977年提出的十二指肠损伤分级方法。该方法主要依据十二指肠损伤病理和有无胰腺损伤，将损伤由轻到重分为Ⅰ～Ⅳ级，也可记为1～4分（定序型评分）。其分级评分的标准见表5-20。

**表5-19　Kline十二指肠损伤分级评分**

| 十二指肠损伤 | | 损伤描述 |
|---|---|---|
| 分级 | 记分 | |
| Ⅰ | 1 | 轻微血肿或不完全穿孔 |
| Ⅱ | 2 | 较大血肿或小的完全穿孔 |
| Ⅲ | 3 | 大的不在壶腹乳头部的穿孔 |
| Ⅳ | 4 | 壶腹乳头部的较大穿孔 |
| Ⅴ | 5 | 十二指肠合并胰腺损伤和相关的血管损伤 |

**表5-20　Lucas十二指肠损伤分级评分**

| 十二指肠损伤 | | 损伤描述 |
|---|---|---|
| 分级 | 记分 | |
| Ⅰ | 1 | 十二指肠挫伤、血肿或浆肌层撕裂，无穿孔，无胰腺损伤 |
| Ⅱ | 2 | 十二指肠穿孔，无胰腺损伤 |
| Ⅲ | 3 | 任何类型的十二指肠损伤伴轻度的胰腺损伤，无大的胰管损伤 |
| Ⅳ | 4 | 任何类型的十二指肠损伤伴严重胰腺损伤 |

4.贾忠十二指肠损伤分级评分　是由贾忠等结合十二指肠损伤特点与临床治疗处理需求等提出分级方案，其将十二指肠损伤由轻到重分为Ⅰ～Ⅳ级，也可记为1～4分（定序型评分），并提出了各级评分伤情时的临床处理方案。其分级评分的标准与处理方案详见表5-21。

（三）示例

某右上腹刀伤的病人，十二指肠第二段全层撕裂，＜1/2周径。

AST-OIS十二指肠损伤分级评分为Ⅱ级，记为2分，AIS评分为4分。

Lucas和Kline十二指肠损伤分级评分为Ⅱ级，记为2分。

贾忠十二指肠损伤分级评分也为Ⅱ级，记为2分；处理方案为清除血肿，缝扎出血点并给予单纯两层修补和补片加强，或行经裂口十二指肠造瘘手术、十二指肠外引流。

（四）特点及意义

Asensio等认为75.0%～85.0%的十二指肠损伤可通过简单外科技术修复。徐国江等根据AAST-OIS分级标准对病人一般状况、受伤时间、破口边缘情况及十二指肠损伤部位进行综合考虑以选择术式，强调了十二指肠损伤分级在选择手术方式中的重要性。贾忠等对十二指肠损伤的分级是依据病人的临床表现和病理解剖上的特点，是综合多种相关因素进行的。

十二指肠损伤分级仅仅代表了最初的状态，随

**表5-21　贾忠十二指肠损伤分级评分和处理方案**

| 十二指肠损伤 | | 损伤描述 | 处理方案 |
|---|---|---|---|
| 分级 | 记分 | | |
| Ⅰ | 1 | 十二指肠浆膜面挫伤、灼伤，黏膜或浆膜小血肿（血肿＜30ml），难以察觉的细小穿孔 | 保守治疗，或浆膜面包埋缝合或网膜覆盖缝合，十二指肠外引流 |
| Ⅱ | 2 | 小而规则的前壁穿孔，大的血肿（血肿＞30ml），少数后壁穿孔，十二指肠损伤小于周径的1/5 | 清除血肿，缝扎出血点并给予单纯两层修补和补片加强，或行经裂口十二指肠造瘘手术，十二指肠外引流 |
| Ⅲ | 3 | 广泛而规则的伤口占肠周径的1/5～1/2，大多后壁穿孔或组织水肿严重 | 行穿孔的两层修补＋十二指肠的内外引流包括T管引流 |
| | | 十二指肠损伤大于周径的1/2，靠近十二指肠乳头或合并十二指肠乳头、胆道损伤或合并胰腺实质损伤而无胰管损伤 | 行十二指肠旷置术或十二指肠转流术 |
| | | 合并胆管远端良性狭窄病变 | 胆管空肠Roux-en-Y吻合术 |
| | | 十二指肠炎症或损伤严重 | 毕Ⅱ胃手术或十二指肠空肠Roux-en-Y吻合术 |
| Ⅳ | 4 | 损伤大于十二指肠周径的3/4，组织水肿明显，多处破裂，合并胰头严重损伤或胰管损伤或大血管损伤 | 感染严重，病情危重，有脓肿形成，可行三造瘘术；脓肿不明显，病情尚可，可行十二指肠憩室化；感染不严重，可慎重考虑行胰十二指肠切除术 |

着病情的动态变化，有必要进行重新评估和分级来指导临床。此外，由于十二指肠血运差、修复能力差，十二指肠腔内有多种消化液。如果根据分级行单纯十二指肠修补，则有可能形成瘘，因而均应常规行有效的十二指肠外引流或内外引流，这也是十二指肠损伤的特殊性。

## 五、小肠损伤分级评分

### （一）概述

小肠特点是在腹腔内所占容积大，位置表浅，无骨骼保护，易受伤。闭合性腹部损伤中，小肠损伤较常见，占15%～20%。小肠损伤的好发部位为近段空肠与回肠末段。小肠损伤时多伴有其他脏器损伤，小肠损伤的临床症状多掩盖其他腹腔脏器损伤，容易发生漏诊。

小肠损伤分级方法主要是依据美国创伤外科学会器官损伤分级（AAST-OIS）委员会制定的小肠损伤分级标准。

### （二）评分方法

AAST-OIS小肠损伤分级评分主要依据小肠撕裂周径大小，由轻到重将小肠损伤分为Ⅰ～Ⅴ级，也可记为1～5分（定序型评分）；如发生多处的损伤，其分级和评分增加一级。AAST-OIS小肠损伤分级评分标准及其与AIS-90评分的关系参见表5-22。

**表5-22　AAST-OIS小肠损伤分级评分**

| 小肠损伤分级 | 记分 | 类型 | 损伤描述 | AIS分值 |
|---|---|---|---|---|
| Ⅰ | 1 | 血肿 | 不影响血供的挫伤或血肿 | 2 |
| | | 撕裂 | 肠壁部分撕裂，无穿孔 | 2 |
| Ⅱ | 2 | 撕裂 | 全层，＜1/2周径 | 3 |
| Ⅲ | 3 | 撕裂 | 全层，＞1/2周径，但未横断 | 3 |
| Ⅳ | 4 | 撕裂 | 横断 | 4 |
| Ⅴ | 5 | 撕裂 | 横断伴组织缺损 | 4 |
| | | 血管 | 系膜血管损伤，肠管失血供 | 4 |

注：多处伤者分级增加一级。

### （三）示例

某高处坠落伤病人，34岁，经诊断：①脾破裂；②空肠一处横断撕裂，另一处全层撕裂，但未横断，＞1/2周径；③回肠一处肠壁部分撕裂，但未穿孔。

根据AAST-OIS小肠损伤分级评分，空肠损伤为Ⅳ级，记为4分；回肠损伤为Ⅰ级，记为1分。因为是多处伤，小肠损伤增加一级，因此小肠损伤AAST-OIS分级为Ⅴ级，记为5分。

### （四）特点及意义

小肠损伤的分级与临床症状密切相关，并能指导治疗。通常，Ⅰ级小肠损伤，腹膜炎症状较轻，可在严密临床观察下保守治疗；Ⅱ级以上，腹部体征明显，应剖腹探查，手术治疗；Ⅲ级以上小肠损伤，通常都要尽快实施手术治疗。在治疗过程中，应根据病人小肠损伤程度、合并伤及全身状况选择不同的手术方式。如伴有肝脾破裂等实质性器官损伤，首先处理肝脾破裂，控制出血，挽救生命；随后根据小肠的损伤具体情况选择相应的手术方式。

## 六、结肠损伤分级评分

### （一）概述

结肠损伤的发生率占平时腹部外伤的10%～22%，战时占腹部外伤的11%～38%，居腹部外伤中的第4位。由于结肠解剖结构及生理特性的特殊性，结肠损伤多并发腹内其他器官损伤，常被出血、腹膜炎、休克等症状所掩盖；另外，辅助性检查对结肠损伤定位较困难。因而，结肠损伤术前很难明确诊断。由于结肠损伤的并发症较多和死亡率较高，若诊治不及时，容易造成严重后果。如何在结肠损伤的早期，及时得到正确的诊断和手术治疗，对于减轻腹腔污染，减少并发症有着重要意义。

美国创伤外科学会器官损伤分级（AAST-OIS）委员会制定的结肠损伤分级标准主要依据结肠撕裂周径大小对结肠损伤程度进行分级。其他还有Flint结肠损伤分级和Shannon结肠损伤分级等方法。

### （二）评分方法

1. AAST-OIS结肠损伤分级评分　AAST-OIS分级标准依据结肠被撕裂的周径大小及血供情况，将结肠损伤程度由轻到重分为Ⅰ～Ⅴ级，也可记为1～5分（定序型评分）；如发生多处的损伤，其分级和评分增加一级。AAST-OIS结肠损伤分级评分标准及其与AIS-90评分的关系参见表5-23。

2. Flint结肠创伤程度分级评分　1981年Flint等根据结肠损伤破口大小、腹腔污染程度及有无休克将结肠损伤由轻到重分为 I ～ III 级，也可记为 1 ～ 3 分（定序型评分）。其分级评分的标准见表 5-24。

**表 5-23 AAST-OIS 结肠损伤分级评分**

| 结肠损伤 | | 类型 | 损伤描述 | AIS 分值 |
|---|---|---|---|---|
| 分级 | 记分 | | | |
| I | 1 | 血肿 | 不影响血供的挫伤或血肿 | 2 |
| | | 撕裂 | 肠壁部分撕裂，无穿孔 | 2 |
| II | 2 | 撕裂 | 全层，＜ 1/2 周径 | 3 |
| III | 3 | 撕裂 | 全层，＞ 1/2 周径，但未横断 | 3 |
| IV | 4 | 撕裂 | 横断 | 4 |
| V | 5 | 撕裂 | 横断伴组织缺损 | 4 |
| | | 血管 | 系膜血管损伤致肠管失血供 | 4 |

注：多处伤者分级增加一级。

**表 5-24 Flint 结肠损伤分级评分**

| 结肠损伤 | | 损伤描述 |
|---|---|---|
| 分级 | 记分 | |
| I | 1 | 损伤局限于结肠，破口较小，腹腔污染较轻，无休克 |
| II | 2 | 结肠破口较大，中度腹腔污染，轻度休克 |
| III | 3 | 结肠破口较大，有严重的组织缺损或血运障碍，重度污染腹腔，重度休克 |

3.Shannon 结肠损伤分级评分 Shannon 根据结肠损伤的范围及是否伴有血供损伤，将结肠损伤由轻到重分为 I ～ V 级，也可记为 1 ～ 5 分（定序型评分）。其结肠损伤分级评分的标准见表 5-25。

**表 5-25 Shannon 结肠损伤分级评分**

| 结肠损伤 | | 损伤描述 |
|---|---|---|
| 分级 | 记分 | |
| I | 1 | 浆膜层损伤 |
| II | 2 | 孤立的结肠穿孔 |
| III | 3 | 肠壁周径损伤范围＜ 25% |
| IV | 4 | 肠壁周径损伤范围＞ 25% |
| V | 5 | 结肠供血血管并发伤 |

**（三）示例**

某腹部刀伤的病人诊断为腹部穿透伤，结肠全层撕裂，破口＞ 1/2 肠管周径，但未横断，腹腔中度污染。

AAST-OIS 结肠损伤分级评分为 III 级，记为 3 分。Flint 结肠损伤分级评分为 II 级，记为 2 分。Shannon 结肠损伤分级评分为 IV 级，记为 4 分。

**（四）特点及意义**

AAST-OIS 结肠损伤分级能够指导手术方式的选择，白洪洋等根据 AAST-OIS 结肠损伤分级，报道了 17 例结肠损伤病例，认为结肠损伤 I ～ II 级可行单纯修补术，III ～ IV 级行肠切除吻合术。作者认为结肠损伤一期手术适应证：结肠损伤时间短（6 小时以内），腹腔内无严重污染者，可直接缝合或结肠部分切除后吻合，这可避免肠造瘘或二次手术，缩短病人住院时间。

Flint 分级包括结肠损伤程度、腹腔污染程度、是否出现休克，考虑结肠损伤后因素较多，对结肠损伤手术方式选择有指导意义。曾长青等认为影响结肠损伤一期修复的因素中腹腔污染程度尤为重要。因为 Flint 分级包括结肠损伤后腹腔污染程度，Flint I 级和 II 级病例选择一期手术，对于 Flint III 级病例应选择二期手术为宜。作者还采用 AAST-OIS 结肠损伤分级、肠管破裂周径以选择手术方式，对于损伤在 1/2 周径之下、炎症水肿范围较小、程度较轻者，采用肠修补术式。肠管破裂达 1/2 周径，采用肠段切除吻合术。李建军根据 Flint 分级提出详细手术方式，I 级结肠损伤多采用一期原位修补；II 级损伤可采用一期修补或一期切除吻合术；III 级可行结肠造口等。

戴观容等认为结肠损伤的部位及程度已不是一期手术的禁忌证范围，关键是要争取早期手术。一般认为 Shannon 结肠损伤分级为 I ～ III 级可行单纯修补术，IV ～ V 级行肠切除吻合术。

## 七、直肠损伤分级评分

**（一）概述**

肛管直肠位于盆腔骶骨前方，由于有骨盆保护，直肠损伤发生率较低，在腹部内脏伤中次于小肠、脾、肝和肾损伤而居第 5 位，占腹部外伤的 0.5% ～ 5.5%，但肛管直肠损伤是腹部外科中死亡率较高的部位之一。直肠损伤的危险性主要决定于直肠损伤的部位及有无毗邻器官损伤。腹膜返折以上直肠损伤，由于肠内容物流入腹腔，引起严重的细菌性腹膜炎，严重者将发生中毒性休克；腹膜返折以下直肠损伤，由于直肠周围间隙多，感染容易向直肠四周扩散；直肠毗邻脏器多，直肠损伤多合并骨盆骨折、膀胱破裂、尿道损伤、阴道撕裂伤等。因此，直肠损伤后，伤情复杂，早期易漏诊，处理困难。

目前，直肠损伤分级方法主要是依据美国创伤外科学会器官损伤分级（AAST-OIS）委员会制定的直肠损伤分级标准。

**（二）评分方法**

AAST-OIS直肠损伤分级评分是依据直肠损伤病理学特点与血供情况，将直肠损伤由轻到重分为Ⅰ～Ⅴ级，也可记为1～5分（定序型评分）；如发生多处的损伤，其分级和评分增加一级。其直肠损伤分级评分标准及其与AIS-90评分的关系参见表5-26。

**表5-26　AAST-OIS直肠损伤分级评分**

| 直肠损伤 分级 | 直肠损伤 记分 | 类型 | 损伤描述 | AIS 分值 |
|---|---|---|---|---|
| Ⅰ | 1 | 血肿 | 不影响血供的挫伤或血肿 | 2 |
| | | 撕裂 | 肠壁部分撕裂，无穿孔 | 2 |
| Ⅱ | 2 | 撕裂 | 全层，＜1/2周径 | 3 |
| Ⅲ | 3 | 撕裂 | 全层，＞1/2周径，但未横断 | 4 |
| Ⅳ | 4 | 撕裂 | 全层，累及会阴 | 5 |
| Ⅴ | 5 | 血管 | 系膜血管损伤致肠管失血供 | 5 |

注：多处伤者分级增加一级。

**（三）示例**

某病人发生车祸伤，直肠全层撕裂，并累及会阴。AAST-OIS直肠损伤分级评分为Ⅳ级，记为4分。

**（四）特点及意义**

AAST-OIS直肠损伤分级评分主要依据直肠本身的损伤程度及直肠破裂口的大小，优点是有利于判断直肠损伤的程度。当然，直肠损伤程度重，出现直肠周围感染和合并伤的概率也就大。

## 八、结直肠死亡率与发病率生理学和手术严重程度评分

**（一）概述**

死亡率和发病率生理学和手术严重程度评分（physiological and operative severity score for the enumeration of mortality and morbidity，POSSUM）是由Copeland等在1991年建立，利用病人手术前生理评分和术中的手术评分来预测病人的手术死亡率和并发症发生率，以评估手术风险的评分方法。POSSUM评分系统由12项术前生理学评分和6项手术严重性评分组成。1996年，Whiteley等在POSSUM评分的基础上，采用另一种线性回归分析的方法研究朴次茅斯（Portsmouth）地区的外科手术病人资料，获得的公式方程所预测的手术死亡率与实际死亡率有更好的一致性，因而其建立的评分公式被称为朴次茅斯-POSSUM（P-POSSUM）。随着POSSUM评分应用于各专科领域和各专科手术实践中，不断有专家提出更适合于各自专科领域的改良POSSUM评分系统，如血管外科的V-POSSUM评分、腹主动脉瘤修补术的RAAA-POSSUM评分、食管外科的O-POSSUM评分和结直肠外科的CR-POSSUM（colorectal-POSSUM）评分。这些评分在各专科都被获得认可和应用。

**（二）评分方法**

1. POSSUM评分指标和记分标准　POSSUM评分系统由12项术前生理学评分指标和6项手术严重性评分指标组成，每个指标依据其程度分别记为1分、2分、4分、8分，以8分为最严重。具体的指标和记分标准见表5-27。

2. 计算方法　采用下列公式计算并发症和死亡率的预测值。

POSSUM并发症率的预测=-5.91+（0.16×12项生理学评分）+（0.19×6项手术严重性评分）

POSSUM死亡率的预测$\log[R/(1-R)]$=-7.04+（0.13×12项生理学评分）+（0.65×6项手术严重性评分）

P-POSSUM死亡率的预测$\log[R/(1-R)]$=-9.065+（0.16×12项生理学评分）+（0.15×6项手术严重性评分）

CR-POSSUM死亡率的预测$\log[R/(1-R)]$=-9.167+（0.33×12项生理学评分）+（0.30×6项手术严重性评分）

公式中$R$为死亡率的预测值。

**（三）示例**

某结肠穿透伤病人，63岁。入院时收缩压95mmHg，脉率90次/分，血红蛋白105g/L，白细胞计数$13.0×10^{12}$/L，钠132mmol/L，钾3.4mmol/L，尿素8.0mmol/L。心电图：正常，心脏无衰竭征象；呼吸系统：无气促；Glasgow昏迷评分为14分。急诊行部分结肠切除术（中等手术），术中发现局部积脓，手术失血量为300ml，手术时间为2小时。

表5-27　POSSUM的评分指标及记分标准

| 指标 | 记分 | | | |
| --- | --- | --- | --- | --- |
| | 1 | 2 | 4 | 8 |
| **A.生理学评分指标** | | | | |
| 年龄（岁） | ≤60 | 61～70 | ≥71 | — |
| 心脏征象 | 无衰竭 | 应用利尿药、降压药或心绞痛药 | 周围性水肿，华法林治疗 | 颈静脉压升高 |
| 呼吸系统 | 无气促 | 运动时气促，慢性梗阻性气道病变（COPD），轻度 | 登高时气促，COPD，中度 | 休息时气促，肺纤维化或实变 |
| 收缩压（mmHg） | 110～130 | 131～170 100～109 | ≥171 90～99 | <89 |
| 脉率（次/分） | 50～80 | 81～100 40～49 | 101～120 | ≥121 ≤39 |
| Glasgow昏迷评分 | 15 | 12～14 | 9～11 | ≤8 |
| 血红蛋白（g/L） | 130～160 | 115～129 161～170 | 101～114 171～180 | ≤99 ≥181 |
| 白细胞计数（×10$^{12}$/L） | 4～10 | 10.1～20.0 3.1～4.0 | ≥20.1 ≤3.0 | — |
| 尿素（mmol/L） | ≤7.5 | 7.6～10.0 | 10.1～15.0 | ≥15.1 |
| 钠（mmol/L） | ≥136 | 131～135 | 126～130 | ≤125 |
| 钾（mmol/L） | 3.5～5.0 | 3.2～3.4 5.1～5.3 | 2.9～3.1 5.4～5.9 | ≤2.8 ≥6.0 |
| 心电图 | 正常 | — | 心房颤动 心率60～90次/分 | 异常心律，期前收缩≥5次/分，Q波或ST/T波异常 |
| **B.手术严重性评分** | | | | |
| 手术范围 | 小手术 | 中手术 | 大手术 | 极大手术 |
| 手术种数 | 1 | — | 2 | >2 |
| 总失血量（ml） | ≤100 | 101～500 | 501～999 | ≥1000 |
| 腹腔污染 | 无 | 血清（<250ml） | 局部积脓 | 游离肠内容物、脓及血 |
| 恶性肿瘤 | 无 | 仅单发灶 | 伴淋巴转移 | 伴远处转移 |
| 手术类别 | 择期性 | — | 急症，可复苏，2小时以上 | 需在2小时以内手术 |

采用POSSUM计算方法，计算并发症和死亡率的危机方法如下：

该病人12项生理学评分=2+4+2+4+2+2+2+2+1+1+1+2=25分

该病人6项手术严重性评分=2+1+2+4+1+4=14分

POSSUM并发症率的预测=−5.91+（0.16×12项生理学评分）+（0.19×6项手术严重性评分）=−5.91+0.16×25+0.19×14=−5.91+4.00+2.66=0.75

POSSUM死亡率的预测log［R/（1−R）］=−7.04+（0.13×12项生理学评分）+（0.65×6项手术严重性评分）=−7.04+0.13×25+0.65×14=−7.04+

3.25+9.1=5.31

P-POSSUM死亡率的预测log［R/（1−R）］=−9.065+（0.16×12项生理学评分）+（0.15×6项手术严重性评分）=−9.065+0.16×25+0.15×14=−9.065+4.00+2.1=−2.965

CR-POSSUM死亡率的预测log［R/（1−R）］=−9.167+（0.33×12项生理学评分）+（0.30×6项手术严重性评分）=−9.167+0.33×25+0.30×14=−9.167+8.25+4.2=3.283

（四）特点和意义

POSSUM系统可用于比较普通外科手术诊治

水平及不同外科医师和不同医院之间的治疗结果。Copeland等采用POSSUM系统比较5名医师诊治的3006例普外科手术病人的结果，死亡率为1.0%~4.9%，校正后死亡率为0.86%~1.06%，5名医师间诊治水平无显著差异。POSSUM系统也可用于比较不同医院的诊疗水平，以结肠直肠手术为例，地区医院和教学医院的死亡率分别为9%和6%，并发症率分别为26%和9%。POSSUM等评分系统是一个较理想的预测手术危机的方法，缺点是只限用于外科和手术病人。

## 参考文献

白洪祥，代维平，范水刚，2009. 结肠损伤的治疗临床体会. 医药论坛杂志，30（20）：93-94.

曾长青，黄良祥，2009. 81例左半结肠损伤一期手术体会. 福建医药杂志，31（4）：42-43.

昌盛，程邦昌，黄杰，等，2006. 胸食管异物损伤病变的分级和外科治疗. 中华外科杂志，44（6）：409-411.

陈绍礼，李礼，2002. 胃创伤性破裂的早期诊断与治疗. 陕西医学杂志，31（5）：402-403.

戴观荣，汤俊华，邓鉴文，等，2005. 创伤性结肠损伤的特点及诊治体会. 临床外科杂志，13（6）：340-341.

何勇，周峻，窦科峰，等，2008. 闭合性腹部创伤胃损伤35例. 第四军医大学学报，29（23）：2179.

黄佳军，栾响，仇世钦，2001. 小肠损伤的诊断与治疗分析. 现代诊断与治疗，12（5）：303.

贾忠，贺冠海，封光华，等，2007. 医源性十二指肠损伤高危因素及分级处理探讨. 医学研究杂志，36（7）：49-52.

李锋，陈明华，2006. 食管损伤的临床分析. 医药产业资讯，3（6）：54.

李建军，2010. 30例外伤性结肠损伤诊治体会. 右江民族医学院学报，（1）：36-37.

李晓华，吴晓琴，2010. 46例结直肠损伤手术的治疗体会. 中国初级卫生保健，24（5）：103-104.

刘广湘，李学锋，姜庆贺，等，2009. 36例结肠损伤的一期手术治疗分析. 临床医学实践，2（1）：1299-1230.

孙海晨，朱佩芳，1998. 脏器损伤分级. 中华创伤杂志，14（3）：143-147.

唐志苗，周志有，施亚明，等，2007. 食管损伤性穿孔18例

临床分析. 浙江临床医学，9（1）：49.

王保全，卢宏亮，2010. 结肠损伤43例诊治体会. 海南医学，21（7）：72-73.

徐国江，方贵龙，2000. 13例十二指肠损伤分级和治疗体会. 天津医药，28（12）：755-756.

严梅娣，张海生，2009. 外伤性小肠损伤86例诊治分析. 现代实用医学，21（11）：1198-1199.

杨林，许建利，2006. 32例闭合性腹部损伤中小肠损伤的诊断和治疗. 山西职工医学院学报，16（4）：24-25.

张连阳，王韬，李英才，等，2008. 结直肠损伤诊断治疗策略. 创伤外科杂志，10（4）：295-297.

张延龄，2003. 外科病人的危机：重点介绍POSSUM评分系统. 国外医学外科学分册，30（5）：275-278.

Asensio JA，Felieiano DV，Britt LD，et al，1993. Management of duodenal injuries. Curr Probl surg，30（11）：1023

Cengiz F，Kamer E，Zengel B，et al，2014. Comparison of different scoring systems in patients undergoing colorectal cancer surgery for predicting mortality and morbidity. Indian Journal of Cancer，51（4）：543-548.

ChavesDM，Ish ioka S，Felix VN，et al，2004. Rem oval of a foreign body from the upper gastrointestinal tract w ith a flex ible endoscope：a prospective study. Endoscopy，36：887-892.

Crea N，Di Fabio F，Pata G，et al，2009. APACHE II，POSSUM，andASA scores and the risk of perioperative complications in patients withcolorectal disease. Ann Ital Chir，80：177-181.

Flint LM，Vitale GC，Richardson JD，et al，1981. The injured colon：relationships of management to complication. Ann S urg，193：619-624.

Kline G，Lucas CE，Ledgerwood AM，et al，1994. Duodenal organ injury severity（OIS）and outcome. Am Surg，60（7）：500-504.

Lucas CE，1977. Diagnosis and treatment of pancreatic and duodenal injury. Surg Clin North Am，57（1）：49-65.

Silva RG，A hluwalia JP，2005. A symptomatic esophageal perforation after foreign body ingestion. Gast roin test Endosc，61：615-619.

（撰写：刘宝华 王祥峰 刘正勇 李光焰 刘沂；审校：周继红）

# 第四节　泌尿系统创伤评分

## 一、概况

由于泌尿系统的解剖位置关系，大多器官受到周围组织和器官的良好保护，泌尿系统损伤的发生率较低，独立的泌尿系统损伤更为少见。在钝性暴力下，泌尿系统损伤常常是胸部、腹部、腰部或骨盆严重损伤的合并伤。在腹部损伤中，大约10%合并发生有泌尿系统损伤，其中以肾脏损伤和尿道损伤最为常见，其次为膀胱和男性生殖系统的损伤。

美国创伤外科学会的器官损伤分级（AAST-OIS）是在1989年为便于临床创伤研究，在总结腹部创伤指数等评分的基础上，根据基础解剖描述将肾脏损伤严重程度进行分类分级评估，从Ⅰ～Ⅳ级，损伤程度逐级递增。随后，依据同样的理念在1992年、1996年制定出了膀胱、输尿管、尿道损伤、肾上腺和男性生殖系统的损伤分级系统。这些评分系统在实际应用中展现了良好的实用性，我国除尿道损伤采用欧洲泌尿外科协会在AAST分级基础上的修正分级系统外，其余均参照了AAST分级标准。

## 二、肾上腺损伤分级评分

### （一）概述

肾上腺解剖位置处于腹膜后深处，体积小，周围被覆脂肪囊包绕保护，因此肾上腺损伤在腹部伤中极其少见。国外数据显示，其在创伤病人中的发生率仅在0.15%～0.44%；我国数据显示，在腹部钝性伤中发生比例大约在1.7%。与泌尿生殖系统的其他损伤不同，肾上腺发生穿刺损伤概率略高于钝性伤。几乎没有单纯肾上腺损伤的病例发生。既往肾上腺损伤的发现主要依赖尸体解剖或因其他损伤的术中探查发现。随着CT等影像检查的普及，使肾上腺损伤可以在探查术前进行损伤程度分级。肾上腺损伤评分应用最为广泛的是美国创伤外科学会在1996年制定的肾上腺损伤分级标准。

### （二）评分方法

肾上腺损伤分级是依据肾上腺损伤的深度及肾上腺实质的破坏程度，由轻到重分为Ⅰ～Ⅴ级，也可记为1～5分，为定序型创伤评分。

当肾上腺周围仅可见局限血肿，肾上腺实质清晰可辨，即其损伤仅为挫伤时，则肾上腺损伤为Ⅰ级，损伤程度记为1分；如肾上腺皮质不连续，且周围伴有肿胀、渗出或出血，损伤＜2cm，即为肾上腺皮质裂伤，则肾上腺损伤为Ⅱ级，损伤程度记为2分；如肾上腺皮质裂伤≥2cm，或裂伤深入髓质，则肾上腺损伤为Ⅲ级，损伤程度记为3分；如超过一半的肾上腺实质破坏，结构不清，但残存可见肾上腺结构，则肾上腺损伤为Ⅳ级，损伤程度记为4分；如完全看不见正常肾上腺结构（包括肾上腺实质内的广泛出血），或肾上腺完全撕脱失去血供，则肾上腺损伤为Ⅴ级，损伤程度记为5分。当同时存在双侧损伤时，需在单侧评分的基础上损伤分级增加一级，分值增加1分。详见表5-28。

**表5-28　AAST-OIS肾上腺损伤分级表**

| 肾上腺损伤 | | 损伤描述 | ICD-9 编码 | AIS-90 评分 |
|---|---|---|---|---|
| 分级 | 记分 | | | |
| Ⅰ | 1 | 挫伤 | 868.01/.11 | 1 |
| Ⅱ | 2 | 仅皮质裂伤（＜2cm） | 868.01/.11 | 1 |
| Ⅲ | 3 | 裂伤至髓质（≥2cm） | 868.01/.11 | 2 |
| Ⅳ | 4 | ＞50%实质破坏 | 868.01/.11 | 2 |
| Ⅴ | 5 | 全实质破坏（包括肾上腺实质内广泛出血）或肾上腺撕脱失去血供 | 868.01/.11 | 3 |

注：双侧损伤，评级记分增加一级。

### （三）示例

病人王某，因从事极限运动时不慎摔伤腰部被送到急诊室。行CT检查，肾上腺影像描述：左侧肾上腺区被不规则形高密度出血灶占据，边缘模糊不整，肾上腺完全被出血所淹没，正常结构显示不清，增强扫描亦无明确的肾上腺肢体显示。

根据病人的病史及CT描述，肾上腺实质内广泛出血，无正常肾上腺结构显示。因此，此病人肾上腺损伤分级为Ⅴ级，分值记为5分。

### （四）特点及意义

本分级系统特点是可以依据损伤病理解剖和

CT影像进行分级，且分级标准所需参数少，实际操作中简便易行。单纯的肾上腺损伤通常并不致命，仅1%～3.1%的损伤需要外科手术切除。发现肾上腺损伤后应高度警惕合并其他腹腔脏器或腹膜后脏器的损伤，通常最常见的是合并肝脏及肾脏损伤。在多发伤中是否合并有肾上腺的损伤的死亡率没有明显变化，但合并肾上腺损伤的病人的ISS评分通常会更高。

## 三、肾损伤分级评分

### （一）概述

肾脏隐蔽于腹膜后的间隙之中，受到肾周脂肪囊、腹腔脏器、腹膜、胸廓软组织、腰部肌肉及第10～12肋的保护；其本身还有一个椎体的上下活动度，可以对外界暴力起到一个缓冲的作用。因此，一般的外界因素不易使肾脏受伤。但是肾脏作为一实质器官，结构比较脆弱，并且肾脏的血流量极为丰富，增加了肾脏的脆性。肾脏是泌尿系统中最易发生损伤的器官，占创伤病人的1.2%～3.3%，其损伤的90%由钝性暴力引起，75%为男性，70%～80%的损伤病人<44岁。肾损伤分级应用最为广泛的是美国创伤外科学会在1989年所制定的肾脏损伤分级标准。

### （二）评分方法

肾损伤分级的根据是肾损伤的解剖病理、CT和泌尿造影等检查结果，依据肾组织和血管损伤的程度，由轻到重分为Ⅰ～Ⅴ级，也可记为1～5分，为定序型创伤评分。

无集合系统破裂尿外渗的情况下，无肾实质损伤或包膜下血肿者为Ⅰ级，记为1分；裂伤<1cm或腹膜后血肿者为Ⅱ级，记为2分；裂伤>1cm者为Ⅲ级，记为3分。肾实质到集合系统的裂伤、钝性创伤导致血管内膜撕裂和肾动脉主干创伤并出血、并发出血的肾动脉主干血栓形成、节段性肾动静脉创伤等为Ⅳ级，记为4分；肾脏完全碎裂，肾门血管撕裂、离断伴肾脏无血供者为Ⅴ级，记为5分。Ⅳ级和Ⅴ级损伤存在一定的重叠部分，如血管和实质创伤均存在于两级之内；节段性肾动静脉创伤也包括在Ⅳ级。双侧Ⅲ级以下的损伤（Ⅰ～Ⅱ）需提升一级，具体见表5-29。

### （三）示例

某病人因交通事故全身多发伤，入院后留置导尿时发现肉眼血尿，体格检查左腰部膨隆，急诊行泌尿系统CT及CT尿路造影（CTU）检查，描述如下：左侧腹膜后血肿，左肾4处裂伤，排泄期可见两处造影剂渗出至肾周，CT血管造影（CTA）显示左肾动脉局限损伤，局部血肿形成。

根据病人的病史，交通事故多发伤，症状体征：血尿，左腰部膨隆，提示可能存在泌尿系统的损伤。CT及造影重建结果显示，肾脏存在多发损伤。对比表5-29，存在Ⅱ～Ⅲ级的损伤和深达肾盂的Ⅳ级损伤及肾动脉损伤伴局限出血，为Ⅳ级血管损伤，病人为Ⅲ级肾损伤，评分为4分。

### （四）特点及意义

肾脏损伤评分系统自提出已应用了近30年，因其分级方法简明扼要，有很强的应用性，且已经被大量数据证实该分级系统与临床结局相关性好，可以指导临床决策。目前对于所有AAST肾损伤分级系统的验证中，对于Ⅰ～Ⅲ级的肾脏损伤分级几乎没有变化，而对于Ⅳ级和Ⅴ级损伤则有一

表5-29　AAST-OIS肾损伤分级表

| 肾损伤分级 | 记分 | 损伤类型 | 损伤描述 | ICD-9编码 | AIS-90评分 |
|---|---|---|---|---|---|
| Ⅰ | 1 | 挫伤 | 镜下血尿或肉眼血尿，泌尿系统检查正常 | 866.01 | 2 |
| | | 血肿 | 包膜下血肿，无肾实质的损伤 | 866.11 | 2 |
| Ⅱ | 2 | 血肿 | 局限于腹膜后肾区的肾周血肿 | 866.01/.11 | 2 |
| | | 裂伤 | 肾实质裂伤深度不超过1.0cm，无尿外渗 | 866.02/.12 | 2 |
| Ⅲ | 3 | 裂伤 | 肾实质裂伤深度超过1.0cm，无集合系统破裂或尿外渗 | 866.02 | 3 |
| Ⅳ | 4 | 裂伤 | 肾裂伤贯穿肾皮质、髓质和集合系统 | 866.12 | 4 |
| | | 血管损伤 | 主要的肾动脉、静脉损伤伴局限的出血 | | 4 |
| Ⅴ | 5 | 裂伤 | 肾脏完全碎裂 | 866.03/.13 | 5 |
| | | 血管损伤 | 肾门血管撕裂，离断伴肾脏无血供 | | 5 |

注：双侧Ⅲ级以下的损伤（Ⅰ～Ⅱ）需提升一级。

些改进意见（表5-30）。例如，Jill C. Buckley等在2011年根据3580例肾损伤病人的临床结局，回顾分析病人损伤资料，提出了修正的AAST肾损伤分级系统。其主要改变体现在对Ⅳ级和Ⅴ级损伤的定义上。

**表5-30 修正的AAST肾损伤分级系统对Ⅳ级和Ⅴ级损伤的定义**

| 肾损伤 | | 损伤类型 | 损伤描述 |
|---|---|---|---|
| 分级 | 记分 | | |
| Ⅳ | | 实质损伤 | 肾裂伤贯穿肾皮质、髓质和集合系统 |
| | | | 肾动脉、静脉分支节段性损伤 |
| | | 集合系统 | 1处或多处集合系统的裂伤，尿外渗 |
| | | | 肾盂裂伤或肾盂输尿管连接部离断 |
| Ⅴ | | 血管损伤 | 肾动脉、静脉主干裂伤或撕脱 |
| | | | 肾动脉、静脉主干血栓形成 |

修正后的分级系统包含了AAST分级表没有包括的一些损伤情况，如肾盂输尿管连接部的损伤，肾动脉、静脉分支的损伤等，对于Ⅳ级和Ⅴ级损伤做了更为清晰的定义。但是这些修改并没有使在损伤分级与临床结局的相关性上有更为显著的提升。

另外，Daniel D. Dugi等根据CT影像中裂伤部位、范围等相关参数，将AAST损伤分级表中的Ⅳ级损伤分为了Ⅳa与Ⅳb，可以分类指示Ⅳ级肾损伤是否行肾切除的危险度。但是这些参数需要行复杂的测量，在应用推广上存在一定困难。

虽然AAST提出了肾损伤分级标准并在后续应用中报道了一些小的修改意见，但是AAST的分级系统建立了一个共同的标准，依据这一标准，根据创伤破坏类型和范围就能对肾创伤进行简单分级，并已被证明行之有效。

## 四、输尿管损伤分级评分

### （一）概述

输尿管是连接肾盂和膀胱的管状尿液引流器官。全长隐蔽在腹膜后间隙，受到脊柱、椎旁肌肉、腰部肌肉、腹前壁及腹腔脏器的保护，再加上输尿管本身有一定的活动度，因此外部暴力所致输尿管损伤罕见，其损伤发生率在泌尿器官中最低。其损伤的发生最为常见的是医源性原因，尤其是随着近年腹腔镜手术的普及，妇科手术、盆腔、腹部手术及泌尿外科经输尿管腔道的手术，均可能造成医源性输尿管损伤。目前，输尿管损伤分级应用较多的是AAST-OIS在1992年制定的输尿管损伤分级标准。

### （二）评分方法

输尿管损伤分级标准较为简单明了，主要依靠排泄性尿路造影或逆行造影进行判断。依据损伤的范围和程度及失血供范围等将输尿管损伤由轻到重分为Ⅰ~Ⅴ级，也可记为1~5分，为定序型创伤评分。

输尿管单纯血肿，无其他异常，为Ⅰ级，记1分；输尿管裂伤范围小于输尿管周径的一半为Ⅱ级，记2分；输尿管裂伤范围大于周径的一半则为Ⅲ级，记3分；输尿管完全离断，合并失血供范围不到2cm的为Ⅳ级，记4分；输尿管完全离断，合并失血供范围大于2cm则为Ⅴ级，记5分。Ⅲ级以下（Ⅰ~Ⅱ级）的双侧损伤，评级需提升一级。详细见表5-31。

### （三）示例

某宫颈癌病人在行腹腔镜全子宫切除术时，术中意外损伤输尿管。随即请泌尿外科医师台上会诊修补。探查发现，左侧输尿管由超声刀完全离断，

**表5-31 AAST-OIS输尿管损伤分级表**

| 输尿管损伤 | | 损伤类型 | 损伤描述 | ICD-9编码 | AIS-90 分值 |
|---|---|---|---|---|---|
| 分级 | 记分 | | | | |
| Ⅰ | 1 | 血肿 | 挫伤血肿，不伴有去血管化 | 867.2/867.3 | 2 |
| Ⅱ | 2 | 裂伤 | 裂伤<50%周径 | 867.2/867.3 | 2 |
| Ⅲ | 3 | 裂伤 | 裂伤>50%周径 | 867.2/867.3 | 3 |
| Ⅳ | 4 | 裂伤 | 完全离断，<2cm的去血管化 | 867.2/867.3 | 3 |
| Ⅴ | 5 | 裂伤 | 完全离断，>2cm的去血管化 | 867.2/867.3 | 3 |

注：Ⅲ级以下（Ⅰ~Ⅱ级）的双侧损伤，评级需提升一级。

上下切缘0.5cm范围内组织被烧灼。对应上述分级表，输尿管完全离断，属Ⅳ级或Ⅴ级损伤，结合其失血供范围仅仅0.5cm×2=1cm，应定为Ⅳ级损伤，记为4分。

### （四）特点及意义

在创伤病人中，单纯输尿管创伤极为少见，单纯输尿管损伤几乎不会发生危及生命的情况，外伤性输尿管损伤通常伴随其他脏器的损伤，针对输尿管的损伤评估往往被忽视。AAST推出的基于解剖基础的输尿管损伤分级表具有较强的实用性，但是这种似乎不能指导临床决策。因为是Ⅰ～Ⅳ级损伤重建术后效果良好，而Ⅴ损伤中的治疗结果则会根据情况的不同而差别迥异。另外，在现代医疗环境中，输尿管损伤的方式更为多样，对应的处理方式较多，除非十分严重的损伤无法重建需要行肾切除或造瘘或自体肾移植，即使是部分Ⅴ级损伤，如处理及时大多可以获得较好的结果。另外，一些医源性损伤类型如输尿管内膜撕脱等没有包括在内，因此该分级表的应用受到了一定的限制。

## 五、膀胱损伤分级评分

### （一）概述

膀胱为肌膜性囊状器官，成人膀胱是一个腹膜外位器官，位于盆腔深部、耻骨联合后方，四周有骨盆保护。当膀胱充盈时，高出耻骨联合之上，在下腹部受到外力作用时，可能导致膀胱破裂，或骨盆骨折时，骨折断端可能刺破膀胱。AAST-OIS在1992年制定了初步的的膀胱损伤分级标准，是目前应用最为广泛的损伤分级表。

### （二）评分方法

膀胱损伤的分级主要依据裂伤程度和位置，由轻到重分为Ⅰ～Ⅴ级，也可记为1～5分，为定序型创伤评分。

膀胱单纯挫伤、血肿形成和未穿透的膀胱裂伤为Ⅰ级，记为1分；膀胱的裂伤位置在腹膜外、尿液不会进入腹腔，裂口＜2cm者为Ⅱ级，记为2分；膀胱损伤的裂口＞2cm的腹膜外裂伤或裂口＜2cm的腹膜内裂伤为Ⅲ级，记为3分；膀胱的腹膜内裂伤范围＞3cm时为Ⅳ级，记为4分；裂伤范围伤及膀胱三角区，损伤到了膀胱颈、输尿管开口位置者为Ⅴ级，记为5分。Ⅲ级以下（Ⅰ～Ⅱ级）的多处损伤，评级评分需提升一级。详见表5-32。

### （三）示例

病人王某，因车祸入院。入院后诉下腹痛，有少量血性尿液排出。急诊CT提示骨盆骨折，进一步行逆行膀胱造影显示膀胱侧壁、顶壁两处破裂（单处裂口均小于2cm），腹膜外造影泄露，肠间隙可见造影剂。

由于同时存在腹膜内和腹膜外位置的膀胱裂伤，裂口均＜2cm，两处分别评级为Ⅱ、Ⅲ级裂伤。因此，本例病人为Ⅲ级膀胱损伤，记为3分。

### （四）特点及意义

在创伤病人中，单纯膀胱损伤并不多见，多并发有其他损伤。绝大多数的膀胱损伤都可以通过单纯引流即可修复。但膀胱损伤常常为骨盆骨折的并发损伤，在骨盆骨折手术探查时可一并修补膀胱裂口。在美国和欧洲的膀胱损伤指南中，指导临床决策的更多依赖于损伤的类型、裂口的位置，对裂口的大小没有过多的强调。AAST的膀胱损伤分级系统与创伤病人死亡率没有相关性，也不能依赖它来评估预后和选择治疗决策。因此，此分级评分系统更多的意义在于为膀胱损伤的临床研究设立了初步的分级体系和损伤程度的判别。

**表5-32 AAST-OIS膀胱损伤分级表**

| 膀胱损伤 分级 | 记分 | 损伤类型 | 损伤描述 | ICD-9编码 | AIS-90分值 |
|---|---|---|---|---|---|
| Ⅰ | 1 | 血肿 | 挫伤，膀胱壁内血肿 | 867.0/867.1 | 2 |
| | | 裂伤 | 膀胱壁部分裂伤 | | 3 |
| Ⅱ | 2 | 裂伤 | 腹膜外膀胱裂伤，＜2cm | 867.0/867.1 | 4 |
| Ⅲ | 3 | 裂伤 | 腹膜外膀胱壁裂伤，＞2cm或腹膜内膀胱壁裂伤，＜2cm | 867.0/867.1 | 4 |
| Ⅳ | 4 | 裂伤 | 腹膜内膀胱壁裂伤，＞3cm | 867.0/867.1 | 4 |
| Ⅴ | 5 | 裂伤 | 腹膜外或者腹膜内膀胱壁裂伤延伸至膀胱颈或输尿管开口（膀胱三角区） | 867.0/867.1 | 4 |

注：Ⅲ级以下（Ⅰ～Ⅱ级）的多处损伤，评级需提升一级。

## 六、尿道损伤分级评分

### （一）概述

正常男性尿道长约18cm，自然状态下呈"S"形，以尿生殖膈为界，分为前部及后部尿道，前后尿道的损伤类型和机制不一致。钝性损伤在前尿道以跌落、打击或交通意外为主，在后尿道则多由骨盆骨折引起。其他损伤类型包括医源性损伤和锐器伤，其中前尿道损伤还可由性交、缺血引起。AAST-OIS在1992年制定了初步的尿道损伤分级标准。在后来的实践应用中，欧洲泌尿外科学会（European Association of Urology，EAU）总结归纳前人研究，对AAST-OIS的分级方法进行了修正，目前我国也采用EAU的分级标准，此标准能够对应尿道损伤的处治原则，能够为临床操作提供指示的意义。

### （二）评分方法

尿道损伤分级通常是通过体征及尿道造影来评估。损伤分级由轻到重分为Ⅰ~Ⅴ级，也可记为1~5分，为定序型创伤评分。

有尿道牵拉病史，尿道完整、无造影剂外泄，造影显示尿道被拉伸变细，无血尿表现的尿道损伤为Ⅰ级，记为1分。尿道挫伤，即尿道外口流血，但尿道造影显示尿道完整、无造影剂外泄的尿道损伤为Ⅱ级，记为2分。尿道不完全断裂，即尿道造影显示有造影剂外渗，但顺行造影时造影剂能够进入外渗部位之前的尿道或逆行造影时造影剂能够进入外渗部位以后的尿道和膀胱，为Ⅲ级尿道损伤，记为3分。如造影时显示造影剂不能通过外渗部位，即顺行造影时造影剂不能进入外渗部位之前

的尿道或逆行造影时造影剂不能进入外渗部位以后的尿道和膀胱，为尿道完全断裂，Ⅳ级损伤，记为4分；无论尿道完全或不完全断裂，如合并有膀胱颈、直肠或阴道的撕裂，则为Ⅴ级损伤，记为5分，临床表现为损伤部位的造影剂外泄和（或）女性阴道口渗血，耻骨上膀胱造瘘时膀胱颈部造影剂外泄和（或）直肠、阴道被造影剂填充。详细参见表5-33。

### （三）示例

病人为建筑工人，因在高层脚手架作业时不慎跌落，骑跨于下层脚手架横杆上。顿觉会阴部剧痛，后出现排尿不出，尿道口流血。遂急诊入院，体格检查发现会阴部血肿，怀疑尿道损伤。尝试留置导尿失败，进一步行逆行尿道造影检查显示，尿道球部造影剂外泄，后尿道、膀胱可见造影剂。根据患者逆行尿道造影表现，有造影剂外泄，但造影剂可通过外渗部位，提示为尿道不全断裂，为Ⅲ级尿道损伤，记为3分。

### （四）特点及意义

尿道的解剖走行较长，毗邻结构复杂，不同位置损伤的处理方式及预后均不尽相同。尿道损伤存在多种分级方式，AAST-OIS在1992年总结了前人经验并制定出尿道损伤分级标准，随后被广泛采用，在实践应用中，展现了良好的实用性，被证实能够指导临床决策和指示预后。EAU在2010年的指南中根据分级系统应用情况，对AAST-OIS的分级方法进行了简要的修正。具体来讲，将原AAST-OIS分级中的Ⅱ级牵张性损伤定义为Ⅰ级损伤，而将原AAST-OIS分级中的Ⅰ级挫伤定义为Ⅱ级损伤。新的分级系统认为断裂长度不作为分级评

**表5-33　欧洲泌尿外科协会尿道损伤分级表**

| 尿道损伤 分级 | 尿道损伤 记分 | 损伤类型 | 损伤描述 | ICD-9编码 | AIS-90 分值 |
|---|---|---|---|---|---|
| Ⅰ | 1 | 牵张性损伤 | 尿道被拉伸，但尿道造影未见造影剂外泄 | 867.0/867.1 | 2 |
| Ⅱ | 2 | 挫伤 | 尿道外口流血，但尿道造影未见造影剂外泄 | 867.0/867.1 | 2 |
| Ⅲ | 3 | 部分尿道断裂 | 尿道造影显示损伤部位造影剂外泄，但可见造影剂进入近端尿道及膀胱或前端尿道 | 867.0/867.1 | 3 |
| Ⅳ | 4 | 尿道完全断裂 | 尿道造影显示损伤部位造影剂外泄，但不能进入近端尿道、前尿道及膀胱 | 867.0/867.1 | 3 |
| Ⅴ | 5 | 部分或完全尿道断裂合并膀胱颈、直肠、阴道撕裂 | 损伤部位造影剂外泄和（或）女性阴道口渗血，膀胱颈部造影剂外泄和（或）造影剂进入直肠、阴道 | 867.0/867.1 | 4 |

注：多处损伤，评级需提升一级。

分的依据，把是否合并尿道周围器官损伤作为Ⅳ级
与Ⅴ级损伤的分级标准。同时取消了多处损伤分级
评分提升一级的描述。目前我国指南采用了EAU
的分级标准，新标准能够更好地成为临床尿道损伤
分级处理的指导手册，对预后情况同样能够起到指
示作用。

### 参考文献

吴阶平，2004. 吴阶平泌尿外科学.济南：山东科学技术出版社，825-841.

吴阶平. 2004.吴阶平泌尿外科学.济南：山东科学技术出版社，849-855

吴茂铸，季文斌，应琦，等，2008. 肾上腺创伤的CT表现.中华放射学杂志，42（3）：302-305.

Bryk DJ, Zhao LC, 2016. Guideline of guidelines: A review of urological trauma guidelines. Bju international，117（2）：226-234.

Buckley JC, McAninch JW, 2011. Revision of current American association for the surgery of trauma renal injury grading system. Journal of Trauma and Acute Care Surgery，2011，70（1）：35-37.

Digiacomo JC, Angus LDG, Coffield E, 2017. Adrenal injuries: Historical facts and modern truths. World Journal of Surgery，41（4）:1-5.

Dugi DD, Morey AF, Gupta A, et al, 2010. American association for the surgery of trauma grade 4 renal injury substratification into grades 4a（low risk）and 4b（high risk）. The Journal of urology，183（2）：592-597.

Martínez-Piñeiro L, Djakovic N, Plas E, et al, 2010. EAU guidelines on urethral trauma. European urology，57（5）：791-803.

McGeady JB, Breyer BN, 2013. Current epidemiology of genitourinary trauma. Urologic Clinics of North America，40（3）：323-334.

Moore EE, Cogbill TH, Jurkovich GJ, et al, 1992. Organ injury scaling Ⅲ: chest wall, abdominal vascular, ureter, bladder, and urethra. Journal of Trauma and Acute Care Surgery，33（3）：337-339.

Moore EE, Cogbill TH, Jurkovich GJ, et al, 1992. Organ injury scaling Ⅲ: chest wall, abdominal vascular, ureter, bladder, and urethra. Journal of Trauma and Acute Care Surgery，33（3）：337-339.

Moore EE, Malangoni M A, Cogbill T H, et al, 1996. Organ injury scaling VII: Cervical vascular, peripheral vascular, adrenal, penis, testis, and scrotum. Journal of Trauma and Acute Care Surgery，41（3）：523-524.

Moore EE, Shackford SR, Pachter HL, et al, 1989. Organ injury scaling: Spleen, liver, and kidney. Journal of Trauma and Acute Care Surgery，29（12）：1664-1666.

Pereira BMT, De Campos CCC, Calderan TRA, et al, 2013. Bladder injuries after external trauma: 20 years experience report in a population-based cross-sectional view. World journal of urology，31（4）：913-917.

Raup VT, Eswara JR, Vetter JM, et al, 2016. Epidemiology of traumatic adrenal injuries requiring surgery. Urology，94：227-231.

Santucci RA, McAninch JW, Safir M, et al, 2001. Validation of the American association for the surgery of trauma organ injury severity scale for the kidney. Journal of Trauma and Acute Care Surgery，50（2）：195-200.

（撰写：江　军　李耀明；审校：周继红）

# 第五节　生殖器官创伤评分

## 一、概况

女性生殖系统包括内、外生殖器官及其相关组织。女性内生殖器包括阴道、子宫、输卵管及卵巢。女性外生殖器指生殖器官的外露部分，又称外阴，包括阴阜、大阴唇、小阴唇、阴蒂及阴道前庭。男性生殖器相对较为简单，主要包括阴茎、睾丸和阴囊。

鉴于女性生理和解剖特点，其生殖器官创伤救治有其特殊性。女性生殖器官损伤的病因相对复杂，主要有外伤导致的处女膜、阴道或穹隆部的撕裂伤；孕期引产、分娩可导致外阴、阴道和穹隆部的撕裂伤、会阴Ⅲ度裂伤、子宫颈撕裂、子宫破裂、尿瘘和粪瘘，以及并发阴道前后壁膨出、子宫脱垂等；外科手术所致的生殖器官创伤，如人工流产可导致子宫颈撕裂伤、子宫颈管或宫腔的粘连、

子宫穿孔或其他脏器的损伤；子宫颈糜烂的各种物理、化学治疗所致的子宫颈颈管闭锁、灼伤等。

美国创伤外科学会（AAST）在1987年提出的器官损伤分级（AAST-OIS）中特别列示了生殖系统创伤分级，其设计的基本目的是评估每个生殖器官损伤严重程度，以此来指导临床对每个器官损伤的程度进行评估和分析。AAST-OIS分级将女性生殖系统创伤划分为外阴损伤、阴道损伤、子宫非孕期损伤、子宫孕期损伤、输卵管损伤及卵巢损伤；将男性生殖器官分为阴茎、睾丸和阴囊损伤；基于对损伤的解剖学描述，将器官损伤严重程度由轻到重分为五级，标识为 I ～ V 级，其中 I 级损伤为最轻伤，V 级损伤为最重伤。为了方便计算机记录和进一步分析统计，我们也将其记为1～5分，这种分级评分为定序型创伤评分。

1971年美国医学会提出简明损伤评分（AIS）-损伤严重程度评分（ISS）（AIS-ISS）系统能反映伤员伤情，是一个较好的院内评分方案，有实用价值，目前已广泛应用于创伤临床和研究工作中。AIS编码以解剖为基础，用数字表示，小数点后的1位数为伤情评分，其损伤程度的有效值为1～6分。

## 二、外阴损伤分级评分

### （一）概述

外阴损伤是指大小阴唇、阴蒂、阴阜、会阴、阴道外口、前庭、尿道外口等部位的损伤。外阴位置虽然较隐蔽，但损伤并不少见。常见的损伤原因主要是骑跌伤和性交等。

### （二）评分方法

AAST-OIS外阴损伤分级评分主要是依据外阴组织挫伤、撕裂/撕脱、伴有邻近器官损伤程度进行分类评分，由轻到重分为 I ～ V 级，也可记为1～5分，为定序型创伤评分。其详细损伤描述及与ICD-9编码、AIS-90分值的对应见表5-34。

### （三）示例

病人王某，因骑跨伤致会阴区域的剧痛、局部流血就诊，检查发现左侧大阴唇撕裂伤，伤口深至脂肪层，附近器官未见损伤。

因此，该病人的外阴损伤分级为 III 级，记为3分；相对应的ICD-9编码为878.4，AIS分值为2分。

### （四）特点及意义

会阴损伤分级评分对会阴损伤严重程度和处理原则有指导意义，通过评估体系进行分级，针对不同分级对病人采用不同处理方式及手术方案，对临床治疗及愈后评估具有重要的指导意义。

**表5-34　AAST-OIS外阴损伤分级评分标准及对应ICD-9编码和AIS-90分值**

| 外阴损伤 | | 损伤描述 | ICD-9 编码 | AIS-90 分值 |
|---|---|---|---|---|
| 分级 | 记分 | | | |
| I | 1 | 挫伤/血肿 | 922.4 | 1 |
| II | 2 | 浅层撕裂伤（局限于皮肤） | 878.4 | 1 |
| III | 3 | 深层撕裂伤（脂肪/肌肉） | 878.4 | 2 |
| IV | 4 | 撕脱伤（皮肤/脂肪/肌肉） | 878.5 | 3 |
| V | 5 | 致邻近器官损伤（肛门/直肠/尿道/膀胱） | 878.5 | 3 |

注： I / II 级若同时发生，记为 III 级。

## 三、阴道损伤分级评分

### （一）概述

阴道皮下及黏膜下组织疏松，血管丰富，一旦血管破裂很易形成血肿，局部组织常有明显肿胀、坠感和剧痛。阴道损伤常见于自然分娩、骨盆骨折、暴力性交或奸污等，少数见于锐利性损伤、阴道炎症局部药物治疗不当。

### （二）评分方法

AAST-OIS阴道损伤分级评分主要是依据阴道组织挫伤、撕裂/撕脱、伴有邻近器官损伤等情况进行分类评分，由轻到重分为 I ～ V 级，也可记为1～5分，为定序型创伤评分。其详细损伤描述及与ICD-9编码、AIS-90分值的对应见表5-35。

**表5-35　AAST-OIS阴道损伤分级评分标准及对应ICD-9编码和AIS-90分值**

| 阴道损伤 | | 损伤描述 | ICD-9 编码 | AIS-90 分值 |
|---|---|---|---|---|
| 分级 | 记分 | | | |
| I | 1 | 挫伤/血肿 | 922.4 | 1 |
| II | 2 | 浅层撕裂伤（局限于黏膜层） | 922.4 | 1 |
| III | 3 | 深层撕裂伤（脂肪/肌肉） | 878.6 | 2 |
| IV | 4 | 复合撕裂伤（子宫颈/腹膜） | 878.7 | 3 |
| V | 5 | 致邻近器官损伤（肛门/直肠/尿道/膀胱） | 878.7 | 3 |

注： I / II 级若同时发生，记为 III 级。

### （三）示例

病人李某，因性生活剧烈致会阴区域肿痛、阴道少量流血就诊，检查发现阴道前壁有一直径约

3cm血肿，张力较大，触痛明显，表面有一0.1cm裂伤，有新鲜活动性出血。

因此，李某的阴道损伤分级为Ⅰ级，记为1分；相对应的ICD-9编码为922.4，AIS分值为1分。

### （四）特点及意义

阴道损伤分级评分有助于明确阴道损伤具体情况，为临床诊治方案确立具有重要指导意义。针对不同分级，对病人采用的处理方式不同，并可避免复合伤在诊治上的遗漏。

## 四、非孕期子宫损伤分级评分

### （一）概述

非孕期子宫损伤是女性生殖器官损伤中最严重的妇科并发症，发生率为0.17%～5.10%。近年来，伴随着人们健康意识的不断提高及城乡医疗保健的日益完善，非孕期子宫损伤的发生率显著降低，但并非罕见。

### （二）评分方法

AAST-OIS非孕期子宫损伤分级评分主要是依据子宫组织挫伤、撕裂/撕脱、子宫动脉损伤和血供等情况进行分类评分，由轻到重分为Ⅰ～Ⅴ级，也可记为1～5分，为定序型创伤评分。其详细损伤描述及与ICD-9、AIS-90的对应见表5-36。

表5-36　AAST-OIS非孕期子宫损伤分级评分标准及
对应ICD-9编码和AIS-90分值

| 子宫损伤 | | 损伤描述 | ICD-9 编码 | AIS-90 分值 |
|---|---|---|---|---|
| 分级 | 记分 | | | |
| Ⅰ | 1 | 挫伤/血肿 | 867.4/.5 | 2 |
| Ⅱ | 2 | 浅层撕裂伤（≤1cm） | 867.4/.5 | 2 |
| Ⅲ | 3 | 深层撕裂伤（＞1cm） | 867.4/.5 | 3 |
| Ⅳ | 4 | 撕裂伤涉及子宫动脉 | 902.5/.5 | 3 |
| Ⅴ | 5 | 撕脱伤/致血供中断的损伤 | 867.4/.5 | 3 |

注：Ⅰ/Ⅱ级若同时发生，记为Ⅲ级。

### （三）示例

病人黄某，29岁。因性生活后腹痛10余小时，加重伴心悸2小时就诊。B超检查发现盆腔积液，腹腔穿刺抽出不凝血液。急诊腹腔探查提示双侧子宫阔韧带子宫系膜部撕伤，子宫动脉分支破裂出血。

因此，该病人的非孕期子宫损伤分级为Ⅳ级，记为4分；相对应的ICD-9编码为902.5/.5，AIS分值为3分。

### （四）特点及意义

非孕期子宫损伤分级评分有助于判断子宫损伤情况，指导临床确立最佳处理方案，以期减少子宫损伤的误诊率，提高其治愈率。

## 五、孕期子宫损伤分级评分

### （一）概述

非孕期子宫为一空腔脏器，是女性产生月经，受孕后孕育胎儿的场所，保护好子宫直接关系到女人的健康。造成孕期子宫损伤的原因众多，如人工流产、堕胎、妊娠中晚期分娩及剖宫产等均可造成子宫损伤。

### （二）评分方法

AAST-OIS孕期子宫损伤分级评分主要是依据子宫组织挫伤、撕裂/撕脱、子宫动脉损伤和胎盘早剥程度等情况进行分类评分，由轻到重分为Ⅰ～Ⅴ级，也可记为1～5分，为定序型创伤评分。其详细损伤描述及与ICD-9编码、AIS-90分值的对应见表5-37。

表5-37　AAST-OIS子宫（孕期）损伤分级评分标准及
对应ICD-9编码和AIS-90分值

| 子宫损伤 | | 损伤描述 | ICD-9 编码 | AIS-90 分值 |
|---|---|---|---|---|
| 分级 | 记分 | | | |
| Ⅰ | 1 | 挫伤/血肿（不包含胎盘） | 867.4/.5 | 2 |
| Ⅱ | 2 | 浅层撕裂伤（≤1cm）或胎盘早剥面积＜25% | 867.4/.5 | 3 |
| Ⅲ | 3 | 深层撕裂伤（＞1cm）或 | 867.4/.5 | 3 |
| | | 胎盘早剥面积＞25%但＜50% | 867.4/.5 | 4 |
| | | 孕晚期深层撕裂伤（＞1cm） | | |
| Ⅳ | 4 | 撕裂伤涉及子宫动脉 | 902.5/.5 | 4 |
| | | 深层撕裂伤（＞1cm）且胎盘早剥面积＞50% | 867.4/.5 | 4 |
| Ⅴ | 5 | 子宫破裂 | | |
| | | 孕中期 | 867.4/.5 | 4 |
| | | 孕晚期 | 867.4/.5 | 5 |
| | | 完全胎盘早剥 | 867.4/.5 | 4～5 |

注：Ⅰ/Ⅱ级若同时发生，记为Ⅲ级。

### （三）示例

病人李某，37岁，孕2产1，既往于2002年1月21日因羊水过少在院外行子宫体部剖宫产术。

平素月经正常，末次月经不清，孕期无产前检查，于2016年7月13日3：00出现阵发性腹痛，遂由家赶往医院，途中约5：00出现阴道流液，6：00收住院，入院时病人血压92/73mmHg，病人烦躁不安，查宫高29cm，腹围93cm，听胎心消失，2～3分钟1次宫缩，持续35秒。宫口开全，先露头，棘下2cm，腹部无压痛、反跳痛，未触及胎体，诊断宫内孕足月，瘢痕子宫，胎死宫内。考虑胎头已拔露，短期内可经阴道分娩，1小时后胎儿未娩出，监测血压70/45mmHg，阴道出血不多，血压下降，心率加快，考虑子宫破裂可能，急诊送手术室行剖腹探查术。术中见腹腔内积血，色鲜红，量约1500ml，胎儿位于腹腔内，左肩膀卡于瘢痕子宫切口处，娩出死胎后，探查见子宫下段有一长约10cm裂口，边缘整齐，体部可见浆膜层破裂。

因此，李某的孕晚期子宫损伤分级为Ⅴ级，记为5分；相对应的ICD-9编码为867.4/.5，AIS-90分值为5分。

### （四）特点及意义

孕期造成子宫损伤的原因诸多，其中以引起子宫破裂造成的损害最为严重，其原因常见于梗阻性难产、瘢痕子宫、子宫收缩药物使用不当及产科手术损伤等。正确评估子宫损伤程度有助于指导临床处理方案，降低病人死亡率，减少并发症。

## 六、输卵管损伤分级评分

### （一）概述

输卵管损伤极易造成女性不孕，在女性不孕因素中占20%～50%。因此，输卵管损伤程度的评估判断在输卵管性不孕的诊治过程中有着重要的意义。

### （二）评分方法

AAST-OIS输卵管损伤分级评分主要是依据输卵管挫伤、撕裂、离断、血供障碍等情况进行分类评分，由轻到重分为Ⅰ～Ⅴ级，也可记为1～5分，为定序型创伤评分。其详细损伤描述及与ICD-9编码、AIS-90分值的对应见表5-38。

### （三）示例

病人钱某，女性，36岁。因右臀部被踢伤后持续性腹痛12小时，口干、恶心、头晕3小时入院。体格检查：血压90/60mmHg，神志恍惚，烦躁，气促，贫血貌。腹部膨隆，全腹压痛，移动性浊音阳性，腹腔穿刺抽出不凝血液。诊断：腹腔内脏破

裂致出血性休克。在充分术前准备后急诊手术。探查中发现肝、脾完好，胃肠及系膜血管无损伤，从腹腔中共抽吸出鲜血约2500ml。探查下腹见右侧输卵管完全断裂。

表5-38　AAST-OIS输卵管损伤分级评分标准及对应ICD-9编码和AIS-90分值

| 输卵管损伤 | | 损伤描述 | ICD-9 编码 | AIS-90 分值 |
|---|---|---|---|---|
| 分级 | 记分 | | | |
| Ⅰ | 1 | 挫伤/血肿 | 867.6/.7 | 2 |
| Ⅱ | 2 | 撕裂伤≤50%周径 | 867.6/.7 | 2 |
| Ⅲ | 3 | 撕裂伤＞50%周径 | 867.6/.7 | 2 |
| Ⅳ | 4 | 离断伤 | 867.6/.7 | 2 |
| Ⅴ | 5 | 致血供中断的损伤 | 902.89 | 2 |

注：Ⅰ/Ⅱ级若同时发生，记为Ⅲ级。

因此，该病人的输卵管损伤分级为Ⅳ级，记为4分；相对应的ICD-9编码为867.6/.7，AIS分值为2分。

### （四）特点及意义

输卵管损伤往往会造成输卵管梗阻。输卵管堵塞会给女性带来诸多健康损害的状况，如白带异常、盆底疼痛、消化道障碍、精神神经症状及精神抑郁等。大面积输卵管损伤会阻碍精子和卵子相结合，导致女性不孕症。因此，正确评估输卵管损伤程度有助于指导临床及时采取有效处理方案，减少给女性身心健康带来的不良并发症。

## 七、卵巢损伤分级评分

### （一）概述

卵巢损伤由于缺乏典型症状，诊断较困难。外界因素可造成卵巢损伤，如剧烈活动、抓举重物、腹部受到剧烈挤压或碰撞等都可引起卵巢损伤，临床表现为下腹部疼痛，严重者波及全腹。卵巢伴随月经周期亦发生周期性变化，一般于月经周期第10～18天，卵巢极易出现黄体或黄体囊肿破裂，腹腔穿刺常可穿出不凝血液。

### （二）评分方法

AAST-OIS卵巢损伤分级评分主要是依据卵巢挫伤、撕裂、血供障碍等情况进行分类评分，由轻到重分为Ⅰ～Ⅴ级，也可记为1～5分，为定序型创伤评分。其详细损伤描述及与ICD-9编码、AIS-90分值的对应见表5-39。

**表5-39 AAST-OIS卵巢损伤分级评分标准及对应ICD-9编码和AIS-90分值**

| 卵巢损伤 | | 损伤描述 | ICD-9 编码 | AIS-90 分值 |
|---|---|---|---|---|
| 分级 | 记分 | | | |
| I | 1 | 挫伤/血肿 | 867.6/.7 | 1 |
| II | 2 | 浅层撕裂伤（深度≤0.5cm） | 867.6/.7 | 2 |
| III | 3 | 深层撕裂伤（深度＞0.5cm） | 867.6/.7 | 3 |
| IV | 4 | 致局部血供中断的损伤 | 902.81 | 3 |
| V | 5 | 撕脱伤或全部实质破坏 | 902.81 | 3 |

注：I/II级若同时发生，记为III级。

### （三）示例

病人江某，女性，28岁。因月经第21天，性交后下腹痛2小时。体格检查：血压95/55mmHg，烦躁不安，腹部触痛不明显，双合诊盆腔触痛极为明显。腹腔穿刺抽出不凝血液。结合月经病史，诊断为卵巢破裂。急诊手术，探查中发现卵巢有一长约1cm破裂口，深度约0.6cm。

因此，江某的卵巢损伤分级为III级，记为3分；相对应的ICD-9编码为867.6/.7，AIS分值为3分。

### （四）特点及意义

卵巢损伤与腹腔内其他器官发生损伤的原因有些不同，其他器官的损伤一般是由于一种外力性的撞击导致器官受伤。虽然导致卵巢损伤也有外力原因，但是在多数情况下，卵巢损伤是一种自发性破裂形式。因此，正确评估卵巢损伤程度有助于指导临床及时采取有效处理方案，避免给女性带来不良影响。

## 八、男性生殖系统损伤评分

### （一）概述

由于阴茎与阴囊的活动性，男性生殖系统创伤并不常见。阴茎常见的损伤类型包括阴茎折断、枪弹伤、爆炸伤、咬伤、拉链损伤和绞窄损伤等。一般而言，大多数阴茎损伤通过迅速实施外科修复可以得到令人满意的外观与功能。睾丸损伤常见于钝性创伤（常见于猛烈撞击、运动损伤及交通事故），其余为枪伤、爆炸伤及刀刺伤造成的穿透性损伤。阴囊由充满褶皱的皮肤及一层软组织肉膜构成，阴囊损伤常见于战时的枪伤和锐器伤，运动场上或工农业劳动中的撞伤，玩耍、斗殴时的踢伤和抓伤，有时也可因阴囊部手术操作不当所致。AAST-OIS在1996年即制定了初步的阴茎、睾丸和阴囊损伤分级标准，是为数不多的男性生殖系统损伤评分系统之一。

### （二）评分方法

阴茎、阴囊、睾丸损伤分级的标准主要依照损伤的深度与范围不同而定，由轻到重分为I～V级，也可记为1～5分，为定序型创伤评分。其详细损伤描述及与ICD-9编码、AIS-90分值的对应见表5-40～表5-42。

**表5-40 AAST-OIS阴茎损伤分级表**

| 阴茎损伤 | | 损伤描述 | ICD-9 编码 | AIS-90 分值 |
|---|---|---|---|---|
| 分级 | 记分 | | | |
| I | 1 | 皮肤裂伤/挫伤 | 911.0～922.4 | 1 |
| II | 2 | 阴茎深筋膜（海绵体）裂伤，无组织缺失 | 878.0 | 1 |
| III | 3 | 皮肤撕脱 阴茎头或尿道口撕裂 海绵体或尿道缺失＜2cm | 878.1 | 3 |
| IV | 4 | 部分离断 尿道或海绵体缺失≥2cm | 878.1 | 3 |
| V | 5 | 完全离断 | 878.1 | 3 |

注：III级以下（仅分I～II级）多处损伤，评级需提升一级。

**表5-41 AAST-OIS睾丸损伤分级表**

| 睾丸损伤 | | 损伤描述 | ICD-9 编码 | AIS-90 分值 |
|---|---|---|---|---|
| 分级 | 记分 | | | |
| I | 1 | 挫伤/血肿 | 911.0～922.4 | 1 |
| II | 2 | 亚临床的白膜裂伤 | 922.4 | 1 |
| III | 3 | 白膜裂伤，＜50%的睾丸实质缺失 | 878.2 | 2 |
| IV | 4 | 严重白膜裂伤，≥50%的睾丸实质缺失 | 878.3 | 2 |
| V | 5 | 睾丸完全毁损或撕脱 | 878.3 | 2 |

注：双侧损伤，评级需提升一级。

**表5-42 AAST-OIS阴囊损伤分级表**

| 阴囊损伤 | | 损伤描述 | ICD-9 编码 | AIS-90 分值 |
|---|---|---|---|---|
| 分级 | 记分 | | | |
| I | 1 | 挫伤 | 922.4 | 1 |
| II | 2 | 裂伤＜阴囊直径的25% | 878.2 | 1 |
| III | 3 | 裂伤≥阴囊直径的25%，或者星形裂伤 | 878.2 | 2 |
| IV | 4 | 撕脱＜50% | 878.3 | 2 |
| V | 5 | 撕脱≥50% | 878.3 | 2 |

### （三）示例

病人王某因与人斗殴时被人踢中会阴部，当即出现会阴区域的剧痛，阴囊、阴茎血肿形成，局部皮肤破损出血。入院后体格检查：阴茎皮肤多处破损，可见筋膜完整，皮下血肿形成，阴囊皮肤破损，阴囊壁尚完整，无穿透性破口。进一步行超声检查发现阴囊内血肿，睾丸破裂可疑。随即行急诊手术探查，术中发现睾丸白膜破裂，但无曲细精管溢出。

阴茎局部皮肤破口，血肿形成，并未损伤筋膜，符合Ⅰ级阴囊损伤，记为1分。睾丸白膜破裂，无内容物溢出，符合亚临床的白膜裂伤，为睾丸Ⅱ级损伤，记为2分。阴囊皮肤破裂但未穿透，无明确裂伤及撕脱，符合Ⅰ级阴囊挫伤，记为1分。

### （四）特点及意义

男性生殖系统的损伤有各自的特点，如阴茎损伤常常合并尿道损伤，而阴囊与睾丸损伤常常同时发生。阴茎与睾丸的损伤都强调早期修复或重建，因为阴茎损伤后的炎症和纤维化将使修复手术更为困难，而一旦怀疑有白膜破裂的睾丸损伤，均提倡行阴囊探查术，以增加睾丸的保存率。对于阴囊，因为其具有很好的延伸性，即使是严重的撕脱伤，也大多能够进行缝合。在罕见情况下有明显的撕裂或组织损伤者需要完全切除阴囊，睾丸失去覆盖，也能够通过皮肤移植取得良好的效果。

AAST-OIS的损伤分级系统为评估男性生殖系统损伤搭建了基础框架。该系统简洁明了，能够快速地鉴别需要手术的高级别创伤和能够保守治疗的低级别创伤。但由于男性生殖系统创伤病例的稀少，尚需多中心、大样本的病例统计分析研究以进一步证实完善。

### 参考文献

Bryk DJ，Zhao LC，2016. Guideline of guidelines：A review of urological trauma guidelines. BJU international，117（2）：226-234.

Copes WS，Sacco WJ，Champion HR，et al，1989.Progress in characterising anatomic injury.//Proceedings of the 33rd Annual Meeting of the Association for the Advancement of Automotive Medicine，205-218.

Mohr AM，Pham AM，Lavery R F，et al，2003. Management of trauma to the male external genitalia：The usefulness of American association for the surgery of trauma organ injury scales. The Journal of urology，170（6）：2311-2315.

Moore EE，Jurkovich GJ，Knudson MM，et al，1995. Organ injury scaling. Ⅵ：Extrahepatic biliary，esophagus，stomach，vulva，vagina，uterus（nonpregnant），uterus（pregnant），fallopian tube，and ovary. J Trauma，39（6）：1069-1070.

Moore EE，Malangoni MA，Cogbill TH，et al，1996. Organ injury scaling Ⅶ：Cervical vascular，peripheral vascular，adrenal，penis，testis，and scrotum. Journal of Trauma and Acute Care Surgery，41（3）：523-524.

Thermann P，Dollinger MM，2016.Extrapulmonary sarcoidosis：Gastrointestinal involvement-case report and review of literature.Zeitschrift Für Gastroenterologie，54（3）：238-244.

Van der Horst C，Martinez Portillo FJ，Seif C，et al，2004. Male genital injury：Diagnostics and treatment. BJU international，93（7）：927-930.

（撰写人：郭建新　张庆华　江　军　审校：周继红）

# 第六节　腹部其他创伤评分

## 一、概况

腹部其他创伤评分包括腹腔血管损伤评分、膈肌损伤评分和穿透性腹部创伤指数。腹部血管损伤特点是出血量较大，常可迅速引起失血性休克，危及病人生命，死亡率高；大多伴有腹腔脏器损伤。因此，腹部血管损伤分级对指导治疗有重要意义。目前，对腹部血管和膈肌损伤分级，主要是采用美国创伤外科学会器官损伤分级（AAST-OIS）委员会制定的各主要器官损伤分级标准。AAST-OIS 比简明损伤评分（AIS）更适用于腹部外科临床，且可与 AIS 进行快速转换，对临床医师诊断的标准化、治疗方案和预后评价均有指导意义。腹部创伤指数（TI）能够指导伤员的处置及分流，且TI分值与并发症的发生率和死亡率密切相关，在腹部手术探查中有指导意义。

## 二、腹部血管损伤分级评分

### （一）概述

腹部血管损伤发生率在战争时期为2%～3%，非战争时期为27%～33%。腹部损伤的原因不同，血管损伤发生率也不相同，钝性腹部损伤为5%～10%，穿透性腹部伤为10.3%，火器伤为20%～25%。创伤性腹部血管损伤的死亡率高达30%～70%，如同时伴有内脏损伤或污染则预后更差。

AAST-OIS将腹部血管损伤按其损伤血管的大小与病理程度将损伤程度分为五级。周兆熊等在AAST-OIS腹部血管损伤分级基础上进行了重新归类评分，Fullen等对AAST-OIS腹部血管损伤分级的肠系膜血管进行了重新分类分区，使腹部血管损伤分类评分更为清晰，易于理解。由于Fullen分区的顺序是随着数列的增加，伤情逐渐变轻；为了方便与OIS等评分对应，我们对其评分顺序进行了改良。

### （二）评分方法

1. AAST-OIS腹部血管损伤分级评分　AAST-OIS将腹部血管损伤按其损伤血管的大小与病理程度进行分级，由轻到重分为Ⅰ～Ⅴ级，也可记为1～5分（定序型评分）。Ⅲ级、Ⅳ级损伤如累及血管周径50%以上，分级增加一级，Ⅳ级、Ⅴ级损伤如累及血管周径25%以下，分级减少一级。AAST-OIS腹部血管损伤分级评分的标准及其与AIS-90评分的关系参见表5-43。

2. 周兆熊腹部血管损伤分级评分　周兆熊等将AAST-OIS腹部血管损伤进行了重新分级归类，将其分为腹部动脉和静脉损伤，使其更容易被理解和掌握。这种分级评分也是将腹部血管损伤由轻到重分为Ⅰ～Ⅴ级，也可记为1～5分（定序型评分）。具体分类评分标准见表5-44。

3. 改良Fullen肠系膜血管损伤分类评分　在AAST-OIS腹部血管损伤分类评分的基础上，Fullen对肠系膜血管进行了重新分区和分类，以便了解受累肠管缺血程度。此方法将肠系膜血管损伤由轻到重分为Ⅳ～Ⅰ区，记为1～4分（定序型评分）。具体分类评分标准见表5-45。

### （三）示例

某左下腹部刀伤病人，23岁。经诊断：①腹部穿透性刀伤；②肠系膜下动脉主干破裂；③失血性休克。

**表5-43　AAST-OIS腹腔血管损伤分级评分**

| 腹腔血管损伤 分级 | 记分 | 损伤描述 | AIS 分值 |
|---|---|---|---|
| Ⅰ | 1 | 肠系膜上、下动静脉无名分支 | |
| | | 膈动、静脉 | |
| | | 腰动、静脉 | |
| | | 生殖腺静脉 | |
| | | 卵巢静脉 | |
| | | 其他无名小动、静脉 | |
| Ⅱ | 2 | 左、右肝总动脉 | 3 |
| | | 脾动、静脉 | 3 |
| | | 胃左、右动脉 | 3 |
| | | 胃十二指肠动脉 | 3 |
| | | 肠系膜下动、静脉主干 | 3 |
| | | 肠系膜动、静脉一级分支（如回结肠动脉） | 3 |
| | | 其他有名血管（需修补或结扎） | 3 |
| Ⅲ | 3 | 肠系膜上静脉主干 | 3 |
| | | 肾动、静脉 | 3 |
| | | 髂动、静脉 | 3 |
| | | 髂内动、静脉 | 3 |
| | | 肾下下腔静脉 | 3 |
| Ⅳ | 4 | 肠系膜上动脉主干 | 3 |
| | | 腹腔动脉干 | 3 |
| | | 肾上肝下下腔静脉 | 3 |
| | | 肾下主动脉 | 4 |
| Ⅴ | 5 | 门静脉 | 3 |
| | | 肝后肝静脉 | 3～5 |
| | | 肝后或肝上下腔静脉 | 5 |
| | | 肾上、膈下主动脉 | 4 |

注：Ⅲ级、Ⅳ级损伤如累及血管周径50%以上分级增加一级；Ⅳ级、Ⅴ级损伤如累及血管周径25%以下分级减少一级。

AAST-OIS腹腔血管损伤分级为Ⅱ级，记为2分，AIS的分值为3分。

### （四）特点及意义

AAST-OIS腹部血管损伤分级，可以了解腹部血管损伤程度，不能了解是动脉或静脉，也不能了解腹部脏器缺血程度。周兆熊等归类的AAST-OIS腹部血管损伤分级，将腹部血管分为腹部动脉和静脉损伤分级，比较容易理解。Fullen肠系膜血管损伤分类评分的优点是了解肠系膜血管损伤部位及受累肠管缺血程度，缺点是仅仅了解肠系膜血管的状况。

Asensio 等对肠系膜上动脉损伤的35例病例进行回顾性分析，分析了 Fullen 肠系膜血管损伤分类评分和 AAST-OIS 腹部血管损伤分级与腹部血管损伤致死的关系（表5-46）。Asensio 等报道了250例肠系膜上动脉损伤，Logistic 回归分析结果表明 SMA 损伤死亡率高，死亡率与 Fullen 分类方法、缺血范围与 AAST-OIS 腹部血管损伤分级相关。

### 三、膈肌损伤分级评分

#### （一）概述

膈肌损伤为外科急重症之一，在临床上并非少见，文献报道其发病率占胸腹部多发性损伤的 3% ~ 7%。无论是穿透性腹部损伤还是闭合性胸腹部损伤均可引起膈肌损伤，致使腹腔内脏器疝入胸腔而形成创伤性膈疝。由于膈肌损伤缺乏典型的临床征象，病人常有合并伤，受伤早期容易漏诊和误诊，致使延误治疗，造成严重并发症，有的病人在伤后数日或更长时间才被发现。膈肌损伤分级多采用 AAST-OIS 标准，将膈肌损伤按其损伤程度分为 Ⅰ ~ Ⅴ 级，Ⅰ 级为最轻伤，Ⅴ 级为最重伤。

#### （二）评分方法

AAST-OIS 膈肌损伤分级是按照膈肌损伤裂口大小由轻到重分为 Ⅰ ~ Ⅴ 级，也可记为 1 ~ 5 分（定序型评分）。AAST-OIS 膈肌损伤分级评分的标准及其与 AIS-90 评分的关系参见表5-47。

表5-44　周兆熊腹部血管损伤分级评分

| 腹部血管损伤 | | 动脉损伤 | 静脉损伤 |
| --- | --- | --- | --- |
| 分级 | 记分 | | |
| Ⅰ * | 1 | 无名的肠系膜上动脉、无名的下腔动脉分支、膈下动脉、腰动脉 | 无名肠系膜上静脉分支、无名的下腔静脉分支、膈下静脉、腰静脉、精索静脉、卵巢静脉 |
| Ⅱ | 2 | 肝、脾、胃、十二指肠、肠系膜下动脉 | 脾、肠系膜下静脉 |
| Ⅲ | 3 | 肾动脉、髂动脉 | 肠系膜上静脉、肾静脉、髂静脉、下腔静脉（肾下） |
| Ⅳ | 4 | 肠系膜上动脉、腹腔干、主动脉（肾下） | 下腔静脉（肝后） |
| Ⅴ | 5 | 主动脉（肾上） | 下腔静脉（肝上）、门静脉、肝静脉（肝外） |

*这些血管在术中都可以进行结扎。

表5-45　改良 Fullen 肠系膜血管损伤分类评分

| 肠系膜血管损伤 | | SMA 血管节段 | 缺血程度 | 受累肠管 |
| --- | --- | --- | --- | --- |
| 分区 | 记分 | | | |
| Ⅳ | 1 | 节段性分支：空肠、回肠、结肠等 | 无 | 无缺血肠管 |
| Ⅲ | 2 | 结肠中动脉远端主干 | 轻度 | 小段小肠或右半结肠 |
| Ⅱ | 3 | 胰十二指肠动脉和结肠中动脉之间 | 中度 | 大段小肠和（或）右半结肠 |
| Ⅰ | 4 | 第一大分支（胰十二指肠动脉）近端以上 | 重度 | 空肠、回肠、右半结肠 |

注：SMA，肠系膜动脉（the superior mesenteric arterial）。

表5-46　Fullen 和 AAST-OIS 肠系膜血管损伤分级与肠系膜血管损伤致死的关系

| Fullen 分区与死亡率关系 | | | AAST-OIS 分级与死亡率关系 | | |
| --- | --- | --- | --- | --- | --- |
| 分区评分 | | 死亡率（%） | 分级评分 | | 死亡率（%） |
| 分区 | 记分 | | 分级 | 记分 | |
| Ⅳ | 1 | 25.0 | Ⅰ | 1 | 0 |
| Ⅲ | 2 | 25.0 | Ⅱ | 2 | 20.0 |
| Ⅱ | 3 | 43.0 | Ⅲ | 3 | 0 |
| Ⅰ | 4 | 100.0 | Ⅳ | 4 | 59.0 |
| | | | Ⅴ | 5 | 88.0 |

表5-47 AAST-OIS膈肌损伤分级评分

| 膈肌损伤 | | 损伤描述 | AIS |
|---|---|---|---|
| 分级 | 记分 | | 分值 |
| I | 1 | 挫伤 | 2 |
| II | 2 | 撕裂 ≤1/2 cm | 3 |
| III | 3 | 撕裂 2～10cm | 3 |
| IV | 4 | 撕裂 >10cm, 致组织缺失≤25cm² | 3 |
| V | 5 | 撕裂 致组织缺失>25cm² | 3 |

（三）示例

某车祸伤病人，45岁。左侧胸腹联合伤，伤后出现呼吸困难，左侧胸痛。体格检查：左侧呼吸音减低，叩诊呈浊音。CT检查报告左侧膈肌损伤，胸腔内有肠袢。诊断为左侧膈肌损伤。术中发现左侧膈肌有8cm撕裂。

因此，AAST-OIS膈肌损伤分级评分为III级，记为3分，AIS的分值为3分。

（四）特点及意义

在膈肌损伤的创伤严重度评估中，合理运用AAST-OIS评分方法进行膈肌损伤严重度评估，有助于判断预后，评价救治水平。高伟等报道56例创伤性膈肌破裂临床病例，分为闭合伤组和开放伤组，开放伤组格拉斯哥昏迷评分（GCS）和腹部AIS的分值显著高于闭合伤组（$P<0.05$）。武忠等报道了46例胸外伤合并膈肌破裂病人，评分结果表明穿透伤与钝性伤的修正创伤评分（RTS）、损伤严重程度评分（ISS）和胸部AIS差异无统计学意义（$P>0.05$），说明两组的总伤势和胸部伤势相同。穿透伤组腹部AIS较高（$P<0.05$），说明穿透伤所致组织脏器裂伤出血严重，并且随伤后时间的推移而呈进行性发展。郑健等认为，钝性伤膈肌损伤病人总体预后较锐性伤病人差，严密监测ISS≥21.5分和RTS≤9.5分的病人并给予有效救治，有助于降低病死率。

## 四、穿透性腹部创伤指数

（一）概述

Moor等提出了穿透性腹部创伤指数评分（penetrating abdominal trauma index，PATI），将腹腔内所有脏器损伤的危险性赋予不同的危险系数，同时将各个脏器的损伤严重程度从轻到重分为1～5分。将损伤脏器的危险系数乘以损伤严重程度的得分，得出相应损伤脏器的评分值；将所有损伤脏器的评分值相加的和即是该伤员的PATI总评分。

（二）评分方法

1. 穿透性腹部创伤指数（PATI）评分指标 PATI评分将腹腔内所有脏器损伤的危险系数分为五个层次，分别根据其损伤的危险性定义危险系数为1～5；每个器官根据其损伤病理学的不同，将其损伤严重程度从轻到重分为1～5分。具体各器官的危险系数和损伤严重程度评分见表5-48。

2. PATI评分的计算 各个腹腔器官的PATI评分值等于该器官的危险系数乘以损伤严重程度的得分，即某器官PATI评分=该器官危险系数×该器官损伤严重程度评分。参见表5-49。

PATI评分总分为所有损伤脏器PATI评分值相加的总和，即：

$$PATI评分总分 = A_x + B_x + C_x + \cdots + Z_x$$

（三）示例

某腹部严重创伤病人，经诊断：①肝脏实质内出血；②小肠穿透伤；③大肠>25%的肠壁损伤。

PATI评分：

肝脏PATI评分=肝脏危险系数×肝脏损伤评分=4×2=8

小肠PATI评分=小肠危险系数×小肠损伤评分=2×2=4

大肠PATI评分=大肠危险系数×大肠损伤评分=4×4=16

PATI总分=肝脏PATI评分+小肠PATI评分+大肠PATI评分=8+4+16=28

因为该病人PATI总分为28分，预测手术并发症发生率和死亡率均较高，在治疗中应高度重视。

（四）特点和意义

PATI是一种计量腹部损伤严重性的评分方法，能够评价开放性和闭合性腹部创伤，主要用来评价腹部多发伤。PATI能正确地评价腹部创伤的程度，对判断预后有重要价值。Moore等采用PATI评分对腹部刺伤和枪伤术后并发症进行了分析，结果表明PATI在25分以下，并发症发生率为5%和7%；PATI评分在25分以上，并发症发生率为50%和46%。宁莫凡等应用PATI评分分析了290例腹部创伤，对死亡率进行了分析，结果表明PATI评分25分以上者的死亡率显著高于25分以下者。

PATI评分的不足是缺乏对妇科器官、肠系膜和大网膜的评分。另外，该评分没有考虑病人的年龄、身体健康状况、失血量、腹腔污染的大小程度等。

表5-48 腹腔器官损伤危险系数及其严重程度评分

| 脏器 | 危险系数 | 评分 | | | | |
|---|---|---|---|---|---|---|
| | | 1 | 2 | 3 | 4 | 5 |
| 十二指肠 | 5 | 单纯肠壁 | ≤25%肠壁大清创术 | >25%的肠壁大清创术 | 肠壁无血供 | 胰十二指肠切除术 |
| 胰腺 | 5 | 浅表 | 穿透（胰管无损） | 大清创术或远侧胰管损伤 | 近侧胰管损伤 | 胰十二指肠切除术 |
| 肝 | 4 | 边缘出血已止 | 中心出血或小清创术 | 大清创术或肝动脉结扎 | 肝叶切除 | 脾切除 |
| 大肠 | 4 | 浆膜 | 单纯肠壁 | ≤25%的肠壁 | >25%的肠壁 | 肠壁及血供 |
| 大血管 | 4 | ≤25%的管壁 | >25%的管壁 | 完全断裂 | 血管移植或旁路手术 | 结扎 |
| 脾 | 3 | 出血已止 | 电灼或药物止血 | 小清创或缝合 | 部分切除 | 脾切除 |
| 肾 | 3 | 出血已止 | 小清创或缝合 | 大清创术 | 肾蒂或大的肾盂 | 肾切除 |
| 肝外胆道 | 3 | 挫伤 | 胆囊切除 | ≤25%的胆总管壁 | >25%的胆总管壁 | 胆肠吻合 |
| 小肠 | 2 | 单纯肠壁 | 穿透 | ≤25%的肠壁或2~3处伤 | >25%的肠壁或4~5处伤 | 肠壁及血供或多余5处伤 |
| 胃 | 2 | 单纯肠壁 | 穿透 | 小清创 | 楔形切除 | >35%的胃切除 |
| 输尿管 | 2 | 挫伤 | 裂伤 | 小清创 | 节段切除 | 重建 |
| 膀胱 | 1 | 单纯膀胱壁 | 穿透 | 清创 | 楔形切除 | 重建 |
| 骨 | 1 | 骨膜 | 穿透 | 穿透 | 关节内 | 大块骨质缺损 |
| 小血管 | 1 | 不继续出血的小血肿 | 挫伤 | 缝合止血 | 无名血管结扎 | 有名血管的结扎 |

表5-49 某器官PATI评分的计算方法

| 器官名 | 计算公式 |
|---|---|
| 损伤脏器A | 危险系数×损伤严重程度评分=脏器A评分$A_x$ |
| 损伤脏器B | 危险系数×损伤严重程度评分=脏器B评分$B_x$ |
| 损伤脏器C | 危险系数×损伤严重程度评分=脏器C评分$C_x$ |
| …… | |
| 损伤脏器Z | 危险系数×损伤严重程度评分=脏器Z评分$Z_x$ |

## 参考文献

杜翠芬，赵俊文，吴海全，2011.创伤指数在多发伤救治中的临床意义.临床医学，31（2）：72-73.

高伟，白祥军，宋先舟，等，2011.58例创伤性膈肌破裂的临床分析.临床急诊杂志，12（4）：223-225.

郭松永，2010.腹部血管损伤救治的进展.浙江创伤外科，15（1）：123-126.

贺声华，周祖贤，1990.医院前创伤分类法.中华创伤杂志，6（3）：184.

胡向阳，杨雍，刘都，等，2007.创伤TI评分在急诊室创伤急救中的价值.医学信息，20（6）：1006-1008.

黄显凯，2009.重视腹部血管损伤的早期诊治.创伤外科杂志，11（2）：97-99.

黄显凯，张连阳，姚元章，等，2009.96例严重胸腹部血管损伤的早期救治分析.创伤外科杂志，11（5）：420-422.

卢绮萍，吴在德，2011.创伤性腹部大血管损伤.腹部外科，14（2）：126-128.

马永胜，2012.创伤指数在严重腹部创伤患者救治中的应用.中国药物与临床，12（7）：942-943.

宁莫凡，1985.应用穿透性腹部创伤指数分析290例腹部创伤.创伤杂志，1（2）：99-101.

苏鸿熙，刘世恒，1993.现代多发伤治疗学.北京：人民军医出版社，102-106.

孙海晨，朱佩芳，1998.脏器损伤分级.中华创伤杂志，14（3）：143-147.

王铁平，2002.肠系膜上动脉损伤的处理经验.国际外科学杂志，29（2）：125.

吴性江，黎介寿，2009.腹部血管损伤的控制性外科治疗.腹部外科，22（2）：70-71.

武忠，石应康，杨建，等，2001. 46例钝性与穿透性膈肌损伤的临床比较研究. 中华创伤杂志，17（1）：32-34.

夏群，金鸿宾，王基，1997. 156例伤员修正创伤指数与损伤严重度评分值的比较. 中华创伤杂志，13（2）：84-86.

姚元章，张连阳，孙士锦，等，2007. 创伤性膈肌破裂的早期诊断及治疗. 创伤外科杂志，9（5）：391-393.

佚名，2000. 肠系膜上动脉的创伤. 国际外科学杂志，27（3）：191-192.

殷婷婷，孔悦，应可满，2011. 院前创伤评分法的研究现状. 解放军护理杂志，28（1A）：28-31.

张国辉，曹雅杰，张海波，2009. 修正创伤指数对急诊科患者救治的临床意义分析. 中国全科医学，12（5B）：877-878.

郑建，陈林松，陈建，等，2013. 钝、锐性膈肌破裂的临床特征和影响预后的因素分析. 江苏医药，39（15）：1797-1799.

周兆熊，张纪蔚，2009. 腹部血管创伤及其处理. 中国实用外科杂志，29（11）：891-894.

朱国雄，杨春济，2003. 现代国际创伤评分分类法. 实用医药杂志，20（11）：869-871

Borlase BB，Moore EE，Moore FA，et al，1990. The abaodominal trauma index-a critical reassessment. J Trauma，30（11）：1340-1344.

Cox EF，1984. Blunt abdominal trauma a 5-year analysis of 870 patients requiring celiotomy. Ann Surg，199（4）：467-474.

Fullen WD，Hunt J，Altemeier WA，1972. The clinical spectrum of penetrating injury to superior mesenteric arterial circulation. J Trauma，12：656-664.

Kirkpatrick JR，Youmans RL，1971. Trauma index：anaid in the evaluation of injury victims. J Trauma，11：711.

Moore EE，Dunn EL，Moore JB，et al，1981. Penetrating abaodominal trauma index. J Trauma，21；439-445.

Rattan KN，Magu S，Agrawal K，et al，2005. Traumatic diaphragmatic herniation. Indian J Pediatr，72（11）：985-986.

Smith J S，Bartholomew MJ，1990. Trauma index revisited：a better triage tool. Critical Care Med，2：174.

（撰写：刘宝华；审校：周继红）

# 第六章

# 脊柱创伤评分

## 第一节  概  述

脊柱创伤最早的记录来自于古埃及的英霍蒂普，在其手稿中脊柱创伤被定义为不能救治的疾病。随着放射影像学技术的发展，脊柱创伤逐渐被人们所认识。随着 1929 年 Bohler 首次提出了脊柱创伤分型概念以来，人们对脊柱创伤的认识也逐渐加深，对脊柱创伤分类及治疗的相关研究取得了很大的进步。随着现代工业的进步、科技的发展，社会生产、生活方式的改变，脊柱创伤的发生明显增多，目前脊柱创伤骨折占全身骨折的 5%～6%，同时脊柱损伤形式发生改变，其损伤机制更加复杂。这些给脊柱创伤的诊断和治疗带来了很大的挑战，已有的损伤分类和伤情评价方法逐渐不能满足需要。

不同节段脊柱在解剖上的差异导致不同部位的脊柱损伤发展出了各自的分类评价方法，很难用一种分类评价方法适用于整个脊柱。但是，寻找一种简单明了、能运用于整个脊柱且为诊断治疗提供帮助的脊柱创伤伤情评估方法一直是大家努力的方向。1963 年，Holdsworth 提出了"后方韧带复合体"的概念，并在此基础上提出了脊柱"两柱理论"。1975 年 Louis 从脊柱形态解剖的稳定性观点出发，以运动节段为基础提出"三柱理论"，他认为每一个运动节段都是由双侧的关节突关节和椎体及其间的椎间盘形成的三个柱组成。2000 年 Malberg 把寰枢椎和其他椎体一起纳入损伤分类，从一个全新的角度看待脊柱，提出了适用于所有脊柱椎体的新的分类体系。1971 年，Roaf 根据脊柱创伤受伤机制、解剖病理改变等，采用数学的方法记录表示创伤脱位情况，提出一种新的分类方法，即 Roaf 国际分类。

在本章的评分方法中，我们重点介绍了一些与脊柱脊髓创伤有关的评分方法，这些评分与脊柱脊髓损伤的严重程度、功能和残疾程度分级有关。对于部分其原始方法是对损伤程度或功能程度进行分级的方法，其分级等级与损伤或功能程度相关，为了方便计算机记录和分析，我们同时以记分的方式进行表达，此类记分为定序型评分。对于这类分级评分，单个病例的评分不能直接进行加减乘除等数学计算，但群体间进行的统计分析仍是具有意义的，其类似于简明损伤严重度评分（AIS）。在每种评分方法中都结合实例给予了说明，便于读者选择合适的方法以应用。

## 第二节  脊柱脊髓创伤评分

### 一、Frankel 脊髓功能分级

#### （一）概述

Frankel 法是 1969 年 Frankel 等提出的对脊髓损伤严重程度进行的粗略分级方法，对脊髓损伤的评定有较大的实用价值。

#### （二）评分方法

Frankel 脊髓功能分级法是依据脊髓损伤平面以

下机体感觉、运动功能状况的不同，将脊髓功能分为从 A ～ E 的五级。其中，A 级（1 分）损伤最重，E 级（5 分）损伤最轻。具体分级判断标准见表 6-1。

表6-1 Frankel脊髓功能分级判断标准

| 分级 | 记分 | 判断标准 |
|---|---|---|
| A | 1 | 损伤平面以下深浅感觉完全消失，肌肉运动功能完全消失 |
| B | 2 | 损伤平面以下运动功能完全消失，仅存某些包括骶区感觉 |
| C | 3 | 损伤平面以下仅有某些肌肉运动功能，无有用功能存在 |
| D | 4 | 损伤平面以下肌肉功能不完全，可扶拐行走 |
| E | 5 | 深浅感觉、肌肉运动及大小便功能良好，可有病理反射 |

**（三）示例**

病人王某，因从高处坠落被送至医院急诊。行腰椎MRI检查，影像描述如下：腰2椎体轻微压缩性骨折。体格检查：双下肢深浅感觉存在，在其他人员辅助下可缓慢行走。

因此，该病人脊髓损伤的Frankel法评分为D级，记为4分。

**（四）特点及意义**

脊髓损伤的程度进行了粗略的分级，对脊髓损伤的评定有较大的实用价值。

该分级对脊髓圆锥和马尾损伤的评定有一定的缺陷，缺乏反射和括约肌功能的判断，尤其是对膀胱、直肠括约肌功能状态表达不够清楚。

## 二、ASIA脊髓功能分级

**（一）概述**

自1996年修订的美国脊髓损伤学会（ASIA）脊髓损伤神经功能分类标准公布以后，2000年该委员会根据世界各国从事脊髓损伤的临床医师和研究人员提出的意见、建议和质疑，对1996年标准进行了少部分修改：将原标准中的运动不完全性损伤定义"在脊髓损伤平面以下三个节段或三个节段以上有运动功能残留"改为"运动不完全性损伤病人必须是感觉不完全性损伤，且保留有肛门括约肌自主收缩或者脊髓损伤运动平面以下三个节段以上残存有运动功能"；认为功能独立性评定（FIM）标准尚不成熟，还缺乏足够的文献证明FIM标准优于其他功能障碍的评定标准，因此删除FIM。最新修订的标准使原标准更加明确、简捷。

**（二）评分方法**

ASIA神经功能分级是依据脊髓损伤神经平面以下运动功能、感觉功能保留情况，将神经功能从完全性损伤到功能正常分为A～E五级。其中，A级（1分）损伤最重，为完全性损伤；E级（5分）损伤最轻，为神经功能正常。具体分级判断标准见表6-2。

**（三）示例**

某病人车祸伤中伤及腰椎。体格检查：在脊髓损伤神经平面以下，包括骶段S4～S5（鞍区）无任何运动及感觉功能保留。

因此，该病人脊髓损伤为A级，记1分，是完全性神经损伤。

**（四）特点及意义**

脊髓损伤的预后主要取决于损伤的程度和治疗情况。目前学术界普遍认为完全性脊髓损伤功能几乎不能恢复，非完全性损伤则可有一定程度的恢复。通过ASIA脊髓功能分级，我们可以对脊髓损伤病人的诊断治疗进一步提高。但对于$C_1$～$C_4$、$T_2$～$L_1$、$S_2$～$S_5$节段的运动平面的确定，因无关键肌可供临床检查，所以只能参考其感觉平面来确

表6-2 ASIA神经功能分级判断标准

| 分级 | 记分 | 损伤程度 | 损伤描述 |
|---|---|---|---|
| A | 1 | 完全性损伤 | 在脊髓损伤神经平面以下，包括骶段S4～S5（鞍区）无任何运动及感觉功能保留 |
| B | 2 | 不完全性损伤 | 在脊髓损伤神经平面以下，包括骶段S4～S5区有感觉功能保留，但无任何运动功能保留 |
| C | 3 | 不完全性损伤 | 在脊髓损伤神经平面以下有运动功能保留，但脊髓损伤神经平面以下有一半以上的关键肌肌力小于3级 |
| D | 4 | 不完全性损伤 | 在脊髓损伤神经平面以下有运动功能保留，且脊髓损伤神经平面以下至少有一半的关键肌肌力等于或大于3级 |
| E | 5 | 正常 | 感觉和运动功能正常 |

注：对C级或D级的病人，他们必须是脊髓不完全性损伤病人，即在骶段S4～S5（鞍区）有感觉或运动功能保留。此外，病人必须具备以下两项之一：①肛门括约肌有自主收缩；②脊髓损伤神经平面的运动水平以下有三个节段以上保留有运动功能。

定运动平面。

### 三、胸腰段损伤分型及评分系统

#### （一）概述

胸腰段指脊柱$T_{11}$~$L_2$这一节段，是胸和腰的结合部。$T_{11}$和$T_{12}$的肋骨可以看成是大而长的横突，实际上参与了腰部的活动。胸腰段是脊柱由生理性胸椎后凸向腰椎前凸移行处，负重应力易集中于此。成人脊髓终止于$L_1$椎体的下缘，因此胸腰椎损伤可能导致椎管内脊髓损伤。根据刘鹏等的统计，脊柱损伤占创伤病人的4.58%，胸椎和腰椎损伤分别居第一、二位。胸腰椎骨折占胸椎和腰椎骨折总数的62.4%，其中$T_{12}$和$L_1$又占了44.8%，可见胸腰段骨折在脊柱骨折中的重要地位。

胸腰椎损伤评分目前应用较为广泛的评分方法是起源于美国脊柱损伤研究小组（the spine trauma study group，STSG），STSG在2005年提出了胸腰椎损伤严重度评分（thoracolumbar injury severity score，TLISS）。在经过该评分系统的一项研究中注意到其观察者间变异较大，即受观察者的主观影响较为严重。因而随后对其进行改良，取消了损伤机制的评分，而改为损伤形态学评分，最后称为胸腰段损伤分型及评分系统（thoracolumbar injury classification and severity score，TLICS）。TLICS分型系统有助于指导病人脊柱骨折后的严重程度判断和是否需要手术。

#### （二）评分方法

TLICS评分系统分别对脊柱骨折的形态、后韧带复合体（posterior ligamentous complex，PLC）的完整性、病人的神经功能状态等三个方面情况进行评分（评分标准见表6-3），将三项指标评分值相加的总和即为TLICS的总分。

在这三项指标中，PLC完整性和神经功能状态评分具有唯一性，即只能选其中一项结果；而脊柱骨折形态在某些方面可以进行叠加。

#### （三）示例

病人，中年女性，54岁。因攀爬楼梯时摔倒，腰部撞击扶手后疼痛急诊入院。体格检查：病人无神经症状，肌力、感觉、反射正常，在胸腰段移行部位脊柱叩击疼痛阳性。

腰椎CT平扫提示，$L_1$椎体爆裂性骨折，椎体高度丢失约20%，前凸角度19°，腰椎椎体有多个骨折块，上终板，椎体后方骨皮质碎裂，但无脊髓压迫症状。腰椎MRI检查未发现PLC损伤。

**表6-3　TLICS评分的指标项目与记分标准**

| 项目指标 | 分值 |
| --- | --- |
| 1. 骨折的形态 | |
| 压缩 | 1 |
| 爆裂 | 1 |
| 平移/旋转 | 3 |
| 分离 | 4 |
| 2. 后方韧带复合体（PLC）完整性 | |
| 无损伤 | 0 |
| 可疑/不确定 | 2 |
| 损伤 | 3 |
| 3. 神经功能状态 | |
| 无损伤 | 0 |
| 神经根损伤 | 2 |
| 脊髓/圆锥损伤，完全性 | 2 |
| 脊髓/圆锥损伤，不完全性 | 3 |
| 马尾神经损伤 | 3 |

因此，TLICS各指标记分为腰椎爆裂性骨折，压缩1分+爆裂1分；PLC无损伤，记0分；无神经症状，记0分。TLICS评分的总分为2分。

TLICS评分小于4分，推荐病人采用胸腰椎支具进行保守治疗。

#### （四）特点及意义

由于早期的分型系统较为复杂，缺乏同一观察者和不同观察者间的可重复性，没有纳入神经功能状态，缺乏治疗指导意义。TLICS评分具有较高的可靠性和可重复性，使用简单、易于掌握，此方法对胸腰椎损伤的评估较全面和准确，可以作为病人临床治疗选择的依据。

通常，TLICS评分若小于等于3分，则推荐保守治疗；若大于等于5分，则推荐手术治疗；若等于4分，多依据临床医师的个人经验选择实施保守治疗或手术治疗；多发骨折的情况下，治疗决策要根据TLICS评分最高的损伤来决定。手术入路选择方面，如果PLC撕裂，一般需要采用后路修复或融合术；神经功能不完全性损伤，尝试体位复位或开放复位均不能解除来自前方的压迫，则选择前路；如PLC撕裂伴前方骨块压迫神经，需采用前后联合入路。而在脊柱的稳定性方面，TLICS评分分值越高，说明稳定性越差。

胸腰段损伤分型及评分系统有助于量化胸腰段损伤的类型和严重程度。最终的治疗决策需要对病人进行全面的评估后做出可靠的判断。胸腰段损伤分型及评分系统表应被视作指导医师考虑有关机械及神经不稳定的各种重要变量，而不应视为对每一个单个病例做出僵硬治疗决策的依据。

## 四、挥鞭性损伤脊髓伤情程度临床分级

### （一）概述

挥鞭性损伤（whiplash-associated disorders, WAD）又称为颈部过伸-过屈损伤，指因颈椎区域的软组织结构（包括颈部肌肉、韧带、椎间盘、平面关节等）由于过度屈曲、过度伸展或旋转而造成的创伤性损害，不伴有骨折、脱位或椎间盘脱出。

为了判断和区分WAD所致脊髓损伤的严重程度，魁北克工作组（The Quebec Task Force）于1995年提出WAD脊髓伤情程度临床分级方法，将WAD脊髓伤情分为五级，并在临床上广泛应用。

### （二）评分方法

WAD脊髓伤情程度临床分级方法适用于有WAD损伤病史的病人，根据病人的临床症状和表现分为0~4级，共5个损伤级别，级别越高，损伤越重。具体分级标准见表6-4。

**表6-4 WAD脊髓伤情程度临床分级标准**

| 分级/评分 | 描述 |
| --- | --- |
| 0 | 无症状及体征 |
| 1 | 颈痛、强直或压痛，无体征 |
| 2 | 上述症状加上活动范围减少或压痛点 |
| 3 | 上述症状加上乏力、感觉缺失或深肌腱反射消失 |
| 4 | 上述症状伴随骨折或脱位 |

### （三）示例

某交通事故中被追尾车辆上的乘客，事故过程中有明显的颈部过屈和过伸的过程；病人主诉颈部疼痛。体格检查：$C_5$、$C_6$椎体压痛，无明显活动受限，无骨折、脱位或椎间盘脱出。

因此，该病人WAD脊髓伤情程度临床分级为1级（1分）。

### （四）特点及意义

WAD脊髓伤情严重性临床分级对WAD损伤的程度进行了合理的区分，对临床治疗有较好的指导意义，可根据其分级评分选择相应的治疗方案。通常，WAD为良性病变，即使不经治疗，大多数病例在数天到数周内都会好转。

## 五、脊髓独立性测量评分

### （一）概述

脊髓独立测量评分（spinal cord independence measure，SCIMS）是由以色列特拉维夫大学劳温斯坦（Loewenstein）康复医院 Amiram Catz 等1997年研制并用于脊髓损伤的功能评定的专用量表。在经过不断研究发展过程中，先后推出了SCIMS-Ⅱ和SCIMS-Ⅲ（修订版本），均可反映脊髓损伤（spinal cord injury，SCI）病人的功能变化。

### （二）评分方法

1. SCIM-Ⅱ评分 SCIM-Ⅱ的评价指标项目共包括4个领域，16个条目，总分为100分。4个领域包括自理、呼吸和括约肌的管理、活动能力一（房间和厕所）和活动能力二（户内和户外），分别为20分、40分、10分、30分。具体条目和分值见表6-5。其总分为各项目得分的总和，SCIM-Ⅱ的

**表6-5 SCIM-Ⅱ评分的指标项目和条目**

| 领域和条目 | 分值 |
| --- | --- |
| 自理 | 0~20 |
| 1. 进食 | 0、1、2、3、4 |
| 2. 洗澡 A-上半身 | 0、1、2、3 |
| B-下半身 | 0、1、2、3 |
| 3. 穿衣 A-上半身 | 0、1、2、3 |
| B-下半身 | 0、1、2、3 |
| 4. 梳洗修饰 | 0、1、2、3、4 |
| 呼吸和括约肌的管理 | 0~40 |
| 5. 呼吸 | 0、2、4、6、8、10 |
| 6. 括约肌管理-膀胱 | 0、4、8、12、15 |
| 7. 括约肌管理-直肠 | 0、5、10 |
| 8. 如厕 | 0、1、2、3、4、5 |
| 活动能力一（房门和厕所）| 0~10 |
| 9. 床上的移动性及预防压疮 | 0、1、2、3、4、5、6 |
| 10. 转移：床-轮椅 | 0、1、2 |
| 11. 转移：轮椅-厕所-浴盆 | 0、1、2 |
| 活动能力二（户内和户外）| 0~30 |
| 12. 户内活动 | 0、1、2、3、4、5、6、7、8 |
| 13. 中等距离的活动能力（10~100m）| 0、1、2、3、4、5、6、7、8 |
| 14. 户外活动能力（超过100m）| 0、1、2、3、4、5、6、7、8 |
| 15. 上下楼梯 | 0、1、2、3 |
| 16. 转移：轮椅-汽车 | 0、1、2、3 |

总分值越高，SCI病人的脊髓功能越好。

2.SCIM-Ⅲ评分 SCIM-Ⅲ的评价指标项目共包括3个领域，17个条目，总分为100分。3个领域分别为自我照顾、呼吸和括约肌的管理与移动，分别为20分、40分、40分。具体条目和分值见表6-6。其总分为各项目得分之总和，SCIM-Ⅲ的总分值越高，SCI病人的脊髓功能越好。

各条目的评分标准如下：

（1）进食（切、打开灌装食物、倒、把食物送进嘴、握住装液体的杯子）

0分：需要照顾（parenteral），胃造瘘术或完全帮助口进食。

1分：需要部分帮助进食和（或）喝，或穿戴适应性用具。

2分：独立进食，需要帮助或适应性用具切食物和（或）倒和（或）开启罐装食物。

3分：独立进食和喝，不需要帮助或使用适应性用具。

（2）沐浴（抹肥皂，洗、擦干身体和头，操纵水龙头）

1）A（上半身）

0分：完全依赖帮助。

1分：需要部分帮助。

2分：在特殊的环境下（横木或椅子等）或使用适应性用具独立洗。

3分：独立洗；不需要使用适应性用具或在特殊的环境下（横木或椅子等，对于健康者是不习惯的）。

2）B（下半身）

0分：完全依赖。

1分：需要部分帮助。

2分：在特殊的环境下（横木或椅子等）或使用适应性用具独立洗。

3分：独立洗；不需要使用适应性用具或在特殊的环境下。

（3）穿脱衣服（衣服、鞋、永久矫形器、敷料）

1）A（上半身）

0分：完全依赖帮助。

1分：需要部分帮助穿脱没有纽扣、拉链、花穗的衣服。

2分：独立穿脱没有纽扣、拉链、花穗的衣服；需要使用适应性用具或在特殊的环境下。

3分：独立穿脱没有纽扣、拉链、花穗的衣服；不需要使用适应性用具或在特殊的环境下；仅在穿脱有纽扣、拉链、花穗的衣服时需要帮助及使用适应性用具或在特殊的环境下。

表6-6 SCIM-Ⅲ评分的指标项目和条目

| 项目 | | | 评分等级 | 总分 |
|---|---|---|---|---|
| 自我照顾 | 1.进食 | | 0、1、2、3 | 20分 |
| | 2.淋浴 | A.上半身 | 0、1、2、3 | |
| | | B.下半身 | 0、1、2、3 | |
| | 3.穿脱衣服 | A.上半身 | 0、1、2、3、4 | |
| | | B.下半身 | 0、1、2、3、4 | |
| | 4.修饰 | | 0、1、2、3 | |
| 呼吸和括约肌管理 | 5.呼吸 | | 0、2、4、6、8、10 | 40分 |
| | 6.括约肌管理-膀胱 | | 0、3、6、9、11、13、15 | |
| | 7.括约肌管理-肠 | | 0、5、8、10 | |
| | 8.使用厕所 | | 0、1、2、4、5 | |
| 移动 | 9.床上移动和预防压疮的活动 | | 0、2、4、6 | 40分 |
| | 10.床-轮椅转移 | | 0、1、2 | |
| | 11.轮椅-厕所-浴盆转移 | | 0、1、2 | |
| | 12.室内移动 | | 0、1、2、3、4、5、6、7、8 | |
| | 13.适度距离的移动（0~100m） | | 0、1、2、3、4、5、6、7、8 | |
| | 14.室外移动（100m） | | 0、1、2、3、4、5、6、7、8 | |
| | 15.上下楼梯 | | 0、1、2、3 | |
| | 16.轮椅-汽车间转移 | | 0、1、2 | |
| | 17.地面-轮椅间转移 | | 0、1 | |

4分：独立穿脱任何衣服；不需要使用适应性用具或在特殊的环境下。

2）B（下半身）

0分：完全依赖帮助。

1分：需要部分帮助穿脱没有纽扣、拉链的衣服和无鞋带的鞋。

2分：独立穿脱没有纽扣、拉链的衣服和无鞋带的鞋，需要使用适应性用具或在特殊的环境下。

3分：独立穿脱没有纽扣、拉链的衣服和无鞋带的鞋；不需要使用适应性用具或在特殊的环境下；仅在穿脱有纽扣、拉链的衣服和有鞋带的鞋时需要帮助及使用适应性用具或在特殊的环境下。

4分：独立穿脱任何衣服；不需要使用适应性用具或在特殊的环境下。

（4）修饰（洗手和脸、刷牙、梳头、刮胡子、使用化妆品）

0分：完全依赖。

1分：需要部分帮助。

2分：使用适应性用具独立进行修饰。

3分：不需要使用适应性用具独立进行修饰。

（5）呼吸

0分：需要气管插管和持续或间断辅助通气。

2分：气管插管下独自呼吸；需要氧气和较多的帮助进行咳嗽及处理气管插管。

4分：气管插管下独自呼吸；需要氧气和较小的帮助进行咳嗽及处理气管插管。

6分：不需要气管插管而独立呼吸；需要氧气、面罩或间断辅助通气和较多的帮助进行咳嗽。

8分：不需要气管插管而独自呼吸；需要较少的帮助或刺激咳嗽。

10分：不需要帮助和辅助设施而独立呼吸。

（6）括约肌管理-膀胱

0分：内置导尿管。

3分：残余尿量＞100ml；无规律的导尿或辅助的间歇导尿。

6分：残余尿量＜100ml或间歇自我导尿；在使用排尿用具上需要帮助。

9分：间歇自我导尿；使用外部排尿用具；不需要帮助使用排尿用具。

11分：间歇自我导尿；导尿期间能自我控制；不需要使用外部排尿用具。

13分：残余尿量＜100ml；仅需要外部尿排除；不需要帮助排尿。

15分：残余尿量＜100ml；能控制；不需要外部排尿用具。

（7）括约肌管理-肠

0分：肠活动节律紊乱或频率减少（少于1次/3天）。

5分：肠活动规律，但需要帮助（如应用栓剂）；很少意外（失禁少于2次/月）。

8分：规律的肠活动；不需要帮助，很少意外（失禁少于2次/月）。

10分：规律的肠活动；不需要帮助，无意外（无失禁）。

（8）使用厕所（会阴部清洁，便前便后衣服的整理，使用卫生纸或尿布）

0分：完全依赖帮助。

1分：需要部分帮助；不能自我清洁。

2分：需要部分帮助；能自我清洁。

4分：能独立使用厕所（完成所有的任务），但需要适应性用具和特殊的环境（如横木）。

5分：能独立使用厕所完成所有的任务，不需要适应性用具和特殊的环境。

（9）床上移动和预防压疮的活动

0分：所有活动均需要帮助，在床上翻上身、下身，坐起，在轮椅上撑起，需要或不需要适应性用具，但不需要电动工具。

2分：不需要帮助完成上述1项活动。

4分：不需要帮助完成上述2～3项活动。

6分：独立进行所有床上活动和减压活动。

（10）床-椅转移（锁轮椅、抬起足托、移动和调节臂托、转移、抬脚）

0分：完全依赖。

1分：需要部分帮助和（或）监护和（或）使用适应性用具（如滑板）。

2分：独立进行（或不需要轮椅）。

（11）轮椅-厕所-浴盆转移（如使用厕所轮椅：转移来或去；使用普通轮椅：锁轮椅、抬起足托、移动和调节臂托、转移、抬脚）

0分：完全依赖。

1分：需要部分帮助和（或）监护和（或）使用适应性用具（抓一横木）。

2分：自理（或不需要轮椅）。

（12）室内移动

0分：完全依赖。

1分：需要电动轮椅或部分帮助去操纵手动轮椅。

2分：在手动轮椅上独立移动。

3分：步行（需要或不需要设施）时需要监护。

4分：借助步行架或拐杖步行（摆动）。

5分：借助拐杖或两根手杖步行（交替步行）。

6分：借助一根手杖步行。

7分：仅需要腿的矫形器进行步行。

8分：不需要帮助进行步行。

（13）适度距离的移动（10～100m）

0分：完全依赖。

1分：需要电动轮椅或部分帮助去操纵手动轮椅。

2分：在手动轮椅上独立移动。

3分：步行（需要或不需要设施）时需要监护。

4分：借助步行架或拐杖步行（摆动）。

5分：借助拐杖或手杖步行（交替步行）。

6分：借助一根手杖步行。

7分：仅需要腿的矫形器进行步行。

8分：不需要帮助进行步行。

（14）室外移动（超过100m）

0分：完全依赖。

1分：需要电动轮椅或部分帮助去操纵手动轮椅。

2分：在手动轮椅上独立移动。

3分：步行（需要或不需要设施）时需要监护。

4分：借助步行架或拐杖步行（摆动）。

5分：借助拐杖或手杖步行（交替步行）。

6分：借助一根手杖步行。

7分：仅需要腿的矫形器进行步行。

8分：不需要帮助进行步行。

（15）上下楼梯

0分：不能上楼或下楼。

1分：在另一人的支持或监护下上下楼梯至少3级。

2分：借助扶栏的支持和（或）拐杖或手杖上下楼梯至少3级。

3分：不需要任何支持和监护上下楼梯至少3级。

（16）转移：轮椅-汽车间转移（接近汽车、锁轮椅、移去臂和足托、汽车与轮椅间的转移、带轮椅进出汽车）

0分：完全依赖。

1分：需要部分帮助和（或）监护和（或）使用适应性用具。

2分：独自转移；不需要适应性用具或轮椅。

（17）转移：地面-轮椅间转移

0分：需要帮助。

1分：独自转移；需要或不需要适应性用具（或不需要轮椅）。

**（三）示例**

病人脊髓受伤，完全依靠轮椅活动，经治疗后病人可自行进食，能给自己上身洗澡，上身穿衣，可自行梳洗，呼吸无明显障碍，大小便可控制，不能自行如厕，床上可轻微活动，无明显压疮，可自行从床上转移到轮椅，户内活动适量，无户外活动，不能从轮椅转移至汽车。对比以上内容，可自行进食（无须帮助）记3分，能给自己上身洗澡（需要适当帮助）记1分，下半身完全依赖帮助记0分，上半身穿衣（在穿脱含有纽扣等复杂衣物时需要适当帮助）记3分，下半身完全依赖帮助穿衣记0分，洗漱不需要帮助记3分，自主呼吸良好记10分，小便可控制记15分，肠括约肌可控制（很少失禁意外）记8分，使用厕所时完全依赖帮助记0分，在床上可适当完成动作记4分，床上转移至轮椅需要部分帮助记1分，室内通过轮椅活动记2分，室外通过轮椅活动记2分。

该病人SCIM-Ⅲ评分的总分为52分。

**（四）特点及意义**

脊柱损伤病人的功能评定常用量表有功能独立性测量（functional independent measure，FIM）、改良巴氏指数（modified barthel index，MBI）和四肢瘫功能指数。FIM和MBI在应用于脊髓损伤病人的功能评定时有其自身的局限性，有时并不能准确地反映病人功能变化的敏感性，而四肢瘫功能指数是为评定四肢瘫病人功能而设计的疾病专用表，缺少评估病人移乘功能的条目。

SCIM是针对脊髓损伤病人功能测量的专用表，结构设计合理、清晰，各条目采用问答式呈现，每一条目下均有简单、准确、易理解的答案和相对应的分值，可接受性强。SCIM主要评估脊髓损伤病人伤后最密切相关的自理、呼吸和括约肌的管理、活动能力一（房间和厕所）和活动能力二（户内和户外）等；特别设计了一个对呼吸功能评估的条目，符合脊髓损伤病人功能累及的情况；加大了括约肌管理的权重。SCIM有非常好的内部一致性和重测及测量者间的信度，既适合住院病人的评定，又适合社区生活病人的评定。

## 六、美国脊柱损伤协会分级评分

### （一）概述

美国脊柱损伤学会分级评分（American spinal injury association scale，ASIAS）标准是1982年由美国脊髓损伤学会（American spinal injury association，ASIA）制定的一种脊髓损伤神经功能评定标准。

最初的ASIAS评分标准包括了以下的定义和分级：神经损伤平面、损伤带、基于皮区图描述的感觉平面的定义、基于肌节并使用关键肌描述的运动平面的定义和运动评分。2000年ASIAS评分进一步明确了运动不完全性损伤的定义，即运动不完全性损伤必须要有自主的肛门括约肌收缩，或者有骶段的感觉保留与运动平面以下存在三个节段以上的运动功能残留。

### （二）评分方法

ASIAS评分依据病人神经损伤平面、运动和感觉功能损失程度等将脊髓神经损伤程度分为A～E级，也可分别记为1～5分，共五级，A级（1分）为最严重，E级（5分）为最轻。具体评估标准见表6-7。

### （三）示例

病人王某，因车祸伤入急诊室，经检查骶段（$S_4 \sim S_5$）无任何感觉或运动功能保留。

因此，脊髓神经功能损伤分级评分为A级，记1分。

### （四）特点及意义

脊髓损伤神经功能检查使用的ASIA 2000的标准是美国损伤学会制定的一个脊髓神经功能损伤标准，使用最为广泛。单独应用ASIAS评分是相对片面的，应该同时进行运动评分及感觉评分。

## 七、Botsford脊髓功能评分

### （一）概述

1992年，Botsford和Esses推荐了一种合并运动、感觉、直肠和膀胱功能检查的评分系统，被称为Botsford脊髓功能评分。其分别通过对主要关节的屈肌和伸肌的肌力评分及对感觉、直肠和膀胱功能评分，综合对脊髓功能进行评估。Botsford脊髓功能评分对发现神经功能的改善有较高的敏感性。

运动评分是根据MRC肌力分级（0～5级）作为各肌肉的运动得分，将各肌肉的运动得分相加得到运动评分的总分；将运动、感觉、直肠和膀胱功能得分相加即为总的得分。作者在与Frankel分级进行比较以后得出结论，认为新的分级系统更为正确。

### （二）评分方法

Botsford脊髓功能评分包括两个部分。

（1）对运动功能的评分：对主要关节的屈肌和伸肌进行评分，根据MRC肌力分级（0～5级）进行评分，即各关节的各屈肌和伸肌的肌力级别为其评分值，共有15个肌群，运动评分总分最高为75分，检查项目见表6-8。

表6-8　Botsford脊髓功能评分的运动功能的评分项目和标准

| 上肢 | | 下肢 | |
|---|---|---|---|
| 关节 | 肌群 | 关节 | 肌群 |
| 肩关节 | 屈曲肌 | 髋关节 | 屈曲肌 |
| | 伸展肌 | | 伸展肌 |
| 肘关节 | 屈曲肌 | | 外展肌 |
| | 伸展肌 | | 内收肌 |
| 腕关节 | 屈曲肌 | 膝关节 | 屈曲肌 |
| | 伸展肌 | | 伸展肌 |
| 手 | 握肌 | 踝关节 | 背伸肌 |
| | | | 跖屈肌 |

注：各肌群的评分即为该肌群的肌力分级数，此部分最高总分为75分。

（2）感觉、直肠和膀胱功能评分：分别对感觉障碍程度（感觉障碍状况、感觉障碍平面及感觉更

表6-7　ASIAS评分的等级与评估标准

| 等级 | 记分 | 损伤程度 | 描述 |
|---|---|---|---|
| A | 1 | 完全性损伤 | 骶段（$S_4 \sim S_5$）无任何感觉或运动功能保留 |
| B | 2 | 不完全损伤 | 损伤平面以下包括骶段有感觉但无运动功能 |
| C | 3 | 不完全损伤 | 损伤平面以下存在运动功能，大部分关键肌肌力3级以下 |
| D | 4 | 不完全损伤 | 损伤平面以下存在运动功能，大部分关键肌肌力3级或以上 |
| E | 5 | 正常 | 感觉或运动功能正常 |

新丧失程度）、直肠括约肌功能和膀胱功能进行评分，评分项目和标准见表6-9。

**表6-9 Botsford脊髓功能评分的感觉、直肠和膀胱功能评分项目和标准**

| 类型 | 功能状况 | 评分 |
|---|---|---|
| 感觉 | 正常 | 10 |
| | 斑片状感觉障碍 | 7 |
| | 损伤平面以下感觉障碍 | 5 |
| | 部分皮区感觉完全丧失 | 5 |
| | 损伤平面以下感觉完全丧失 | 0 |
| 直肠功能 | 自主肛门括约肌收缩正常 | 10 |
| | 自主肛门括约肌收缩减弱 | 5 |
| | 自主肛门括约肌收缩消失 | 0 |
| 膀胱功能 | 正常 | 5 |
| | 不正常 | 0 |

Botsford脊髓功能评分的总分为上述两部分所有得分的总和。分数越高，脊髓功能越好。

**（三）示例**

某车祸伤病人，双上肢活动良好，肌力5级，双下肢活动受限，髋关节各肌群肌力3级，膝关节各肌群肌力3级，踝关节各肌群肌力5级，腰部以下感觉障碍，直肠、膀胱功能正常。

因此，Botsford脊髓功能评分的运动功能的评分为肘关节屈曲肌5分、伸展肌5分，腕关节屈曲肌5分、伸展肌5分，共计20分；感觉功能记10分，直肠功能记10分，膀胱功能记5分。故病人的Botsford脊髓功能评分的总分为45分。

**（四）特点及意义**

Botsford脊髓功能评分对发现神经功能的改善有较高的敏感性，可结合运动、感觉对脊髓损伤做出系统的评分。

## 八、Bracken脊髓损伤评分

**（一）概述**

Bracken分级是Bracken等在1978年提出的一种脊髓损伤神经分级标准。它是一种通过所选择的肌肉群组或皮区的检查，分别对脊髓损伤病人的感觉和运动功能的损伤程度进行分级的评分方法，是一种感觉和运动功能的交叉分级方法。它将感觉功能分为0~7级，运动功能分为0~5级。其中，运动分级比感觉分级在反映脊髓功能的恢复上更为可靠。

**（二）评分方法**

Bracken脊髓损伤评分包括对感觉损伤严重程度的评分和运动损伤严重程度的评分两部分。

感觉损伤严重程度的评分是依据检查的感觉损失层面与程度将损伤分为1~7级，分值越高，损伤越重。评分标准见表6-10。

**表6-10 感觉损伤严重程度的评分标准**

| 等级/评分 | 描述 | 疼痛（针刺） | | | | |
|---|---|---|---|---|---|---|
| | | 高位 | | 无反应 | 低位 | |
| | | 正常 | 下降 | | 下降 | 正常 |
| 1 | 正常 | 是 | 不是 | 不是 | 不是 | 是 |
| 2 | 部分减退 | 是 | 任何平面 | 不是 | 不是 | 是 |
| 3 | 部分缺失 | 是 | 是 | 任何平面 | 是 | 是 |
| 4 | 下身轻瘫 | 是 | $T_2 \sim S_5$ | 不是 | 是 | 不是 |
| 5 | 四肢麻木 | 是 | $C_1 \sim T_1$ | 不是 | 是 | 不是 |
| 6 | 截瘫 | 是 | 是 | $T_2 \sim S_5$ | 不是 | 不是 |
| 7 | 四肢瘫痪 | 是 | 是 | $C_1 \sim T_1$ | 不是 | 不是 |

注：高位指$T_6$平面以上区域。

运动损伤严重程度的评分是依据检查的运动功能损失层面与程度将损伤分为1~5级，分值越高，损伤越重。评分标准见表6-11。

**表6-11 运动损伤严重程度的评分标准**

| 等级/评分 | 高位 | | 无反应 | 低位 | |
|---|---|---|---|---|---|
| | 对抗重力 | 肌肉收缩 | | 肌肉收缩 | 对抗重力 |
| 1 | $C_5 \sim T_1$ | 不是 | 不是 | 不是 | 是 |
| 2 | 是 | $L_1 \sim S_2$ | 不是 | 是 | 不是 |
| 3 | 是 | $C_5 \sim T_1$ | 不是 | 是 | 不是 |
| 4 | 是 | 是 | $L_1 \sim S_2$ | 不是 | 不是 |
| 5 | 是 | 是 | $C_5 \sim T_1$ | 不是 | 不是 |

注：高位指$T_6$平面以上区域。

**（三）示例**

一车祸伤病人，颈椎受损，损伤平面以下感觉稍减退，不能活动。

因此，Bracken脊髓损伤分级的感觉评分为3级（3分），运动评分为3级（3分）。

**（四）特点及意义**

Bracken脊髓损伤分级评分将感觉功能和运动功能的损伤程度分别进行分级评估，其损伤程度判断对临床治疗有一定的指导意义。其中，在反映脊髓功能的恢复上，运动分级比感觉分级更为可靠。

但这种交叉分级方法比较复杂，也不便于病人在卧位时使用。

## 九、Sunnybrook 分级评分

### （一）概述

Sunnybrook 分级是 Tator 等 1982 年提出的一种脊髓损伤分级方法。该方法综合了感觉和运动功能的检查，将脊髓损伤后的神经功能分为 10 级，对每一级的感觉功能状况都进行了描述。

### （二）评分方法

Sunnybrook 分级评分的指标包括运动功能状况和感觉功能状况两部分，依据这两项指标情况将脊髓损伤后的神经功能分为 1 ~ 10 级（1 ~ 10 分），数字（分值）越小，功能越差。其分级的标准见表 6-12。

表 6-12 Sunnybrook 分级评分的标准

| 等级/评分 | 运动功能状况 | 感觉功能状况 |
| --- | --- | --- |
| 1 | 完全丧失 | 完全丧失 |
| 2 | 完全丧失 | 不完全丧失 |
| 3 | 不完全丧失，功能无用 | 完全丧失 |
| 4 | 不完全丧失，功能无用 | 不完全丧失 |
| 5 | 不完全丧失，功能无用 | 正常 |
| 6 | 不完全丧失，功能有用 | 完全丧失 |
| 7 | 不完全丧失，功能有用 | 不完全丧失 |
| 8 | 不完全丧失，功能有用 | 正常 |
| 9 | 正常 | 不完全丧失 |
| 10 | 正常 | 正常 |

### （三）示例

某车祸伤病人，受伤平面以下运动功能不完全丧失，功能有用；感觉正常。

因此，其 Sunnybrook 分级评分为 8 级（8 分）。

### （四）特点及意义

相对于 Frankel 分级，Sunnybrook 分级同样具有较高的观察者间一致性和观察者内一致性，两种方法的分级结果与脊髓损伤病人总的感觉和运动功能相符。由于 Sunnybrook 分级不包括直肠和膀胱功能的检查，故对膀胱功能的评估不敏感；另外，其对行走能力的评估也不够敏感。

## 十、颈脊髓功能状态评分法

### （一）概述

通过了解国内外常用的几种关于脊髓功能损

伤的评定方法，北京大学第三医院骨科在 1991 提出了一种总分为 40 分的颈脊髓功能状态评分方法。此方法用数字描述了颈脊髓损害病人的四肢运动功能、感觉和括约肌功能，较细致全面地反映了病变程度，把颈脊髓损伤分为四级，与中国残疾人联合会制订的肢体残疾整体功能评定相一致。经多项研究结果证明，这种评分方法对颈脊髓损害功能的评定是较为合理、简便和准确的。

### （二）评分方法

北京大学第三医院颈脊髓功能状态评分评估指标包括五个部分：上肢功能、下肢功能、括约肌功能、四肢感觉和束带感觉。在各功能检查和记分过程中，上肢功能要分左右检查，并分别记分，四肢感觉分上下肢检查，并分别记分；其他项目记分不分左右和上下肢。详细评分标准见表 6-13。

表 6-13 北京大学第三医院颈脊髓功能状态评分的评估指标和标准

| 项目指标 | 左/上肢 | 右/下肢 | 合计 |
| --- | --- | --- | --- |
| 上肢功能（左右分查，共16分） | | | |
| 无使用功能 | 0 | 0 | 0 |
| 勉强握食品进餐，不能系扣、写字 | 2 | 2 | 4 |
| 能持勺子进餐，勉强系扣，写字扭曲 | 4 | 4 | 8 |
| 能持筷子进餐，能系扣，但不灵活 | 6 | 6 | 12 |
| 基本正常 | 8 | 8 | 16 |
| 下肢功能（左右不分，共12分） | | | |
| 不能端坐，站立 | | | 0 |
| 能端坐，但不能站立 | | | 2 |
| 能站立，但不能行走 | | | 4 |
| 扶双拐或需人费力搀扶勉强行走 | | | 6 |
| 扶单拐或扶梯上下楼行走 | | | 8 |
| 能独立行走，跛行步态 | | | 10 |
| 基本正常 | | | 12 |
| 括约肌功能（共6分） | | | |
| 尿潴留或大小便失禁 | | | 0 |
| 大小便困难或其他障碍 | | | 3 |
| 基本正常 | | | 6 |
| 四肢感觉（上下肢分查，共4分） | | | |
| 麻、痛、紧、沉或痛觉减退 | 0 | 0 | 0 |
| 基本正常 | 2 | 2 | 4 |
| 束带感觉（躯干部，共2分） | | | |
| 有紧束感觉 | | | 0 |
| 基本正常 | | | 2 |

颈脊髓功能状态评分的总分为五项指标记分的总和，最高分为40分。其分值越低，颈脊髓功能状态越差。

通过颈脊髓功能状态评分可以将病人的残疾等级分为四级。

1级：0～10分，完全不能实现日常生活活动。

2级：11～20分，基本不能实现日常生活活动。

3级：21～30分，部分实现日常生活活动。

4级：31～39分，基本实现日常生活活动。

### （三）示例

一位车祸伤病人，颈部受伤，体格检查：双上肢不能自主活动，不能坐，受伤平面以下无明显感觉，大小便不能自解。

根据颈脊髓功能状态评分标准，该病人评分为0分，属于一级残疾，不能实现日常生活活动。

### （四）特点及意义

颈脊髓功能状态评分法将对整体功能评价转变为可靠的数字表示，并可与伤残等级相挂钩，这样便于学术交流和资料的比较与统计，同时也为数据的计算机处理提供基础。

## 十一、下颈椎损伤分型评分

### （一）概述

颈椎本身虽然具有较高的活动度，但在脊柱中却最为薄弱，导致颈椎的骨折发生率明显高于脊柱其他节段。下颈椎是指颈2至颈7节段，超过2/3的颈椎骨折及3/4的颈椎脱位都发生在下颈椎。颈椎损伤往往还会带来严重的后果，如脊髓损伤等。

下颈椎损伤分型评分系统对损伤的诊断、治疗及预后判断都有重要意义。较早的下颈椎损伤分型评分系统可回溯到1960年的Whitley分型系统，而Holdsworth分型系统是目前公认的最早的下颈椎损伤系统性分型系统，是根据损伤的暴力机制进行分类的。1982年Allen等提出了经典的Allen-Ferguson分型系统，经历30多年依然延续使用至今。1985年Panjabi等在分类中提出了脊柱的临床稳定的概念，建立了颈椎不稳的分型系统，由于其多指标过于主观和部分指标临床难以取得，没有得到广泛接受。AO（American orthopedic）的分型系统虽然非常的详细，但是分类过于繁多。

2007年，Vaccaro等提出了下颈椎损伤分型评分（subaxial injury classification，SLIC），对下颈椎损伤进行了分型及严重程度的定量描述。SLIC分型评分系统认为骨损伤形态、椎间盘-韧带复合体损伤状态和神经状态是下颈椎损伤分型评分的主要因素，并认为这三个因素是影响治疗策略的主要因素。因此，SLIC分型评分系统将骨折形态、椎间盘-韧带复合体（disco-ligamentous complex，DLC）及神经损伤状态等相结合，并根据损伤程度进行评分，为下颈椎的临床治疗，尤其是外科手术治疗提供了较好的参考。在临床上得到了广泛的应用。

### （二）评分方法

SLIC分型评分系统从骨损伤形态、椎间盘-韧带复合体损伤、神经损伤状态、混杂因素四个方面对下颈椎损伤进行了分型和评分。其中，骨损伤形态是根据形态学是否有异常、椎体是否有压缩或爆裂、骨折是否有分离或旋转/平移等进行记分；椎间盘-韧带复合体损伤是根据其形态是否完整、损伤是否明确等进行记分；神经损伤状态则是根据神经根和脊髓受损程度等进行记分，对有持续性脊髓压迫伴神经功能受损者要另加1分。SLIC分型评分标准见表6-14。

表6-14　SLIC分型评分的项目与评分标准

| 项目 | 分值 |
| --- | --- |
| 骨损伤形态学 | |
| 　无异常 | 0 |
| 　椎体压缩 | 1 |
| 　椎体爆裂 | 2 |
| 　分离 | 3 |
| 　旋转/平移（如侧块给关节脱位、不稳定性泪滴骨折等） | 4 |
| 椎间盘-韧带复合体（DLC）形态评分 | |
| 　完整 | 0 |
| 　可疑性DLC损伤 | 1 |
| 　明确性DLC损伤 | 2 |
| 神经损伤状态 | |
| 　完整 | 0 |
| 　神经根受损 | 1 |
| 　完全性脊髓受损 | 2 |
| 　不完全性脊髓受损 | 3 |
| 　持续性脊髓压迫伴神经功能受损 | +1 |

SLIC总分=骨损伤形态分值+椎间盘-韧带复合体损伤分值+神经损伤状态分值+混杂因素分值

SLIC分型评分系统还要求同时记录病人的混杂因素（附加描述性记录），混杂因素包括是否有AS（强直性脊柱炎）、DISH（弥漫性骨肥厚）、骨质疏松、既往手术、退行性疾病等。

### （三）示例

病人为17岁男性高中生，参加极限自行车比赛过程中被抛出，头部着地。当即无意识丧失；在现场去急诊的过程中主诉颈部疼痛；体检未发现运动、感觉功能丧失；X线见右侧侧块关节半脱位、左侧侧块绞索，$C_7$前部轻度压缩。

因此，骨损伤形态：$C_6$、$C_7$平移/旋转损伤伴右侧侧块关节脱位及左侧侧块关节绞索，记4分；椎间盘-韧带复合体损伤撕裂，记2分；神经功能正常，记0分；病人无其他混杂因素。

$$SLIC总分 = 4+2+0 = 6分$$

因此，该病人SLIC评分为6分，无其他混杂因素。根据SLIC推荐的4分以上建议手术治疗，那么该病人应进行手术治疗。

### （四）特点及意义

SLIC系统容易记忆、便于使用、较为客观、容易量化，在临床上的应用越来越广泛。SLIC系统强调神经系统状态，是最为重要的评分指标甚至是影响治疗策略的唯一决定性因素。一般来说，损伤评分越高意味着损伤越重。当发生多发性损伤时，应根据损伤的节段，对每个节段进行评分与损伤评估。

根据SLIC评分系统，不完全性的神经损伤，尤其是进行性神经根或脊髓压迫症状将获得高评分，直接具备手术指征。SLIC推荐小于4分者采用非手术治疗，≥4分者推荐手术治疗。

SLIC系统中并未将损伤节段纳入评分细则中，仅仅作为损伤形态描述部分的一个分项。然而，近年来越来越多的研究发现损伤节段是会影响下颈椎损伤后稳定性的。因此，有作者提出，是否应将下颈椎损伤节段分为头端节段（$C_3 \sim C_5$）和尾端节段（$C_6 \sim C_7$）；尾端节段由于更为接近颈胸结合区，损伤后节段稳定性更差，应该在分型系统中获得更高的评分。

## 十二、Oswestry 失能指数

### （一）概述

Oswestry失能指数（Oswestry disability index，ODI），又称为Oswestry腰痛失能问卷，是由John O'Brien等于1976年最先提出的，并由Fairbank等于1980年正式发表。问卷主要用于评估病人因腰痛引起的残疾情况，由10个问题组成，包括：①疼痛强度；②个人生活自理；③提重物；④行走；⑤坐；⑥站；⑦睡眠；⑧性生活；⑨社交生活；⑩旅行等10个方面的情况。问卷目标人群为急性、亚急性和慢性腰痛病人；各种保守治疗、手术治疗和行为干预的病人。根据适应人群的不同及不同地区文化、语言差异，问卷发展出数个版本，本文展示的是中文版本。

### （二）评分方法

ODI问卷表是由10个问题组成，每个问题6个选项，每个问题的最高得分为5分，选择第一个选项得分为0分，依次选择最后一个选项得分为5分。如果一个问题有两个以上的选项，则选择分数高的选项。ODI问卷见表6-15。

ODI的结果采用病人所得分数占总分的比例来表示，即ODI总分的计算方法为：

$$ODI总分 = 所得总分数 / (5 \times 回答的问题数) \times 100\%$$

假如有10个问题都做了问答，记分方法是：

$$ODI总分 = 实际得分 / 50（最高可能得分） \times 100\%$$

假如有一个问题没有回答，则记分方法是：

$$ODI总分 = 实际得分 / 45（最高可能得分） \times 100\%$$

总分数越高表明功能障碍越严重。

### （三）示例

病人王某，患有腰肌劳损，腰痛剧烈，腰部活动受限，久坐、站立或行走1小时左右就需要卧床休息，口服止痛药稍微缓解。

王某填写问卷情况如下：①疼痛强度选择第4个答案；②个人生活自理选择第3个答案；③提重物选择第5个答案；④行走选择第2个答案；⑤坐选择第3个答案；⑥站选择第3个答案；⑦睡眠选择第4个答案；⑧性生活选择第4个答案；⑨社交生活选择第4个答案；⑩旅行选择第4个答案。问卷总得分为26分。

该病人的问卷总分 = $26/50 \times 100\% = 52\%$

### （四）特点及意义

Oswestry失能指数采用问卷形式评估腰痛对病人的影响，其优点为简单、快捷、不贵，通常被物理治疗师用于评定腰痛引起的功能残疾，也被用于腰痛治疗的预后评估。其缺点为问卷是主观的；没有疼痛引起的功能残疾的绝对测量。

表6-15 ODI问卷内容和评分标准

| 项目 | 分值 | 评分细则 |
|---|---|---|
| 1. 疼痛的程度（腰背痛或腿痛） | 0 | 无任何疼痛 |
| | 1 | 有很稍微的痛 |
| | 2 | 较明显的痛（中度） |
| | 3 | 明显的痛（相当严重） |
| | 4 | 严重的痛（非常严重） |
| | 5 | 痛得不能做任何事 |
| 2. 日常生活自理能力（洗漱、穿脱衣服等活动） | 0 | 日常生活完全能自理，一点也不伴腰背痛或腿痛 |
| | 1 | 日常生活完全能自理，但引起腰背痛或腰痛加重 |
| | 2 | 日常生活虽能自理，由于活动时腰背或腿痛加重，以致动作小心、缓慢 |
| | 3 | 多数日常活动可自理，有的需他人帮助 |
| | 4 | 绝大多数的日常活动需要他人帮助 |
| | 5 | 穿脱衣服、洗漱困难，只能躺在床上 |
| 3. 提物 | 0 | 提重物时并不引起腰背或腿痛加重 |
| | 1 | 能提重物，但腰背或腿痛加重 |
| | 2 | 由于腰背或腿痛，以致不能将地面上的重物拿起，但能拿起放在合适位置上的重物，如放在桌子上 |
| | 3 | 由于腰背或腿痛，以致不能将地面上较轻的物体拿起，但能拿起放在合适位置上的较轻的物品，如放在桌子上 |
| | 4 | 只能抬起较轻的物体 |
| | 5 | 抬不起任何重量的物体 |
| 4. 行走 | 0 | 腰背或腿痛，但一点也不妨碍走多远 |
| | 1 | 由于腰背或腿痛，最多只能走1000m |
| | 2 | 由于腰背或腿痛，最多只能走500m |
| | 3 | 由于腰背或腿痛，最多只能走250m |
| | 4 | 只能借助拐杖或手杖行走 |
| | 5 | 不得不躺在床上，排便也只能用便盆 |
| 5. 坐 | 0 | 随便多高的椅子，想坐多久，就坐多久 |
| | 1 | 只要椅子高矮合适，想坐多久，就坐多久 |
| | 2 | 由于疼痛加重，最多只能坐1小时 |
| | 3 | 由于疼痛加重，最多只能坐半小时 |
| | 4 | 由于疼痛加重，最多只能坐10分钟 |
| | 5 | 由于疼痛加重，一点也不敢坐 |
| 6. 站立 | 0 | 想站多久，就站多久，疼痛不会加重 |
| | 1 | 想站多久，就站多久，但疼痛有些加重 |
| | 2 | 由于疼痛加重，最多只能站1小时 |
| | 3 | 由于疼痛加重，最多只能站半小时 |
| | 4 | 由于疼痛加重，最多只能站10分钟 |
| | 5 | 由于疼痛加重，一点也不敢站 |
| 7. 睡眠 | 0 | 半夜不会痛醒 |
| | 1 | 有时晚上会被痛醒 |
| | 2 | 由于疼痛，最多只能睡6小时 |
| | 3 | 由于疼痛，最多只能睡4小时 |
| | 4 | 由于疼痛，最多只能睡2小时 |
| | 5 | 由于疼痛，根本无法入睡 |

续表

| 项目 | 分值 | 评分细则 |
|---|---|---|
| 8.性生活 | 0 | 性生活完全正常，决不会导致疼痛加重 |
| | 1 | 性生活完全正常，但会加重疼痛 |
| | 2 | 性生活基本正常，但会很痛 |
| | 3 | 由于疼痛，性生活严重受限 |
| | 4 | 由于疼痛，基本没有性生活 |
| | 5 | 由于疼痛，根本没有性生活 |
| 9.社会活动 | 0 | 社会活动完全正常，不会因此疼痛加重 |
| | 1 | 社会活动完全正常，但会加重疼痛 |
| | 2 | 疼痛限制剧烈活动，如运动，但对其他社会活动无明显影响 |
| | 3 | 疼痛限制正常的社会活动，不能参加某些经常性活动 |
| | 4 | 疼痛限制参加社会活动，只能在家从事一些社会活动 |
| | 5 | 由于疼痛，根本无法从事任何社会活动 |
| 10.旅行（郊游） | 0 | 能到任何地方去旅行，腰部或腿不会痛 |
| | 1 | 能到任何地方去旅行，但疼痛会加重 |
| | 2 | 由于疼痛，外出郊游不超过2小时 |
| | 3 | 由于疼痛，外出郊游不超过1小时 |
| | 4 | 由于疼痛，外出郊游不超过30分钟 |
| | 5 | 由于疼痛，除了到医院，根本无法外出 |

## 十三、颈部残疾（失能）指数

### （一）概述

颈部残疾（失能）指数（neck disablity index，NDI）评分是根据Oswestry腰背痛失能指数演化而来的适用于颈椎的失能量化评分系统。该评分系统是病人对自己相关事项的总结。该系统可以采用原始资料的形式记录，也可以采用百分比形式记录。每个部分都被分为0 ~ 5分的六个等级，0分是完全不痛，5分则定义为超乎想象的疼痛。评分越高，病人的颈椎失能程度越高。

NDI评分量表的使用人群主要包括慢性颈部疼痛者、颈部骨骼肌疼痛者、有挥鞭伤及相关疾病者和具有颈椎根性症状者。

### （二）评分方法

NDI评分包括10个项目：疼痛强度、自理能力（洗衣服，穿衣等）、抬举重物的能力、读写能力、头痛、集中力、工作能力、驾驶能力、睡眠和娱乐能力。每个项目可记为0 ~ 5分，评分标准细则见表6-16。NDI的总分为10个项目得分的总和，最高总分为50分。

### （三）示例

病人王某，患有神经根性颈椎病，颈肩痛伴右上肢放射痛，放射至右前臂桡侧，伴右手示指麻木。王某填写问卷情况如下：疼痛强度为3分，自理能力为2分，抬举重物的能力为4分，阅读为3分，头痛程度为0分，集中力为2分，工作能力为2分，驾驶能力为3分，睡眠能力为2分，娱乐能力为2分。

因此，该病人的问卷总分23分，提示为中度失能。

### （四）特点及意义

Vernon等在其原始文献中并未记载如何处理统计不全的情况。心理、情感因素在慢性颈部疼痛中也起到明显作用，但是NDI指数并不将这两种因素考虑在内。

根据Vernon和Moir的研究，NDI的总分为0分，则意味着病人完全不受到疼痛的影响；而满分50分意味着病人的行动力完全被疼痛所限制。NDI的总分与病人失能状态的关系为：

1.NDI评分为0 ~ 4分（0 ~ 8%）：提示没有失能。

2.NDI评分为5 ~ 14分（10% ~ 28%）：提示轻度失能。

3.NDI评分为15 ~ 24分（30% ~ 48%）：提示中度失能。

表 6–16　NDI 评分的项目和评分标准

| 项目 | 分值 | 评分细则 |
| --- | --- | --- |
| 疼痛强度 | 0 | 完全不痛 |
|  | 1 | 轻度痛 |
|  | 2 | 中度疼痛 |
|  | 3 | 较重的疼痛 |
|  | 4 | 非常严重的疼痛 |
|  | 5 | 难以想象的疼痛 |
| 自理能力 | 0 | 不会因为避免疼痛而改变洗漱、穿衣等习惯 |
|  | 1 | 即使会引起疼痛也不改变洗漱、穿衣等习惯 |
|  | 2 | 洗漱、穿衣即使加重疼痛感也能照常做 |
|  | 3 | 洗漱、穿衣加重疼痛感，所以觉得有必要换一个方式去做这些事 |
|  | 4 | 因为疼痛，有些情况下若是没有外界的帮忙则不能洗漱穿衣 |
|  | 5 | 因为疼痛，若是没有外界的帮忙则完全不能洗漱穿衣 |
| 抬举重物的能力 | 0 | 抬起重物不会增加疼痛 |
|  | 1 | 能够抬起重物但会增加疼痛 |
|  | 2 | 因为疼痛无法从地面上抬起重物，除非它们摆放得当 |
|  | 3 | 因为疼痛无法从地面上抬起重物，但能抬起较轻或中等重量的物体（摆放得当时） |
|  | 4 | 只能抬起较轻的物体 |
|  | 5 | 抬不起任何重量的物体 |
| 阅读 | 0 | 无论做多少阅读脖子都不会痛 |
|  | 1 | 可以随意阅读，但脖子会轻微疼痛 |
|  | 2 | 可以随意阅读，虽然脖子不会疼得厉害，但也疼得不轻 |
|  | 3 | 脖子有些痛，导致无法随意阅读 |
|  | 4 | 脖子痛得厉害而几乎不能阅读 |
|  | 5 | 完全不能阅读 |
| 头痛程度 | 0 | 几乎没有头痛 |
|  | 1 | 偶尔会有轻微头痛 |
|  | 2 | 偶尔会有中度头痛 |
|  | 3 | 常常会有中度头痛 |
|  | 4 | 常常会有严重头痛 |
|  | 5 | 头几乎一直在痛 |
| 集中力 | 0 | 完全集中注意力毫不费力 |
|  | 1 | 完全集中注意力有轻微难度 |
|  | 2 | 想要集中注意力有一定程度的难度 |
|  | 3 | 想要集中注意力难度很大 |
|  | 4 | 集中注意力极其困难 |
|  | 5 | 完全不能集中注意力 |
| 工作能力 | 0 | 无论完成多少工作都可以 |
|  | 1 | 能完成我日常工作，但无法增加额外的 |
|  | 2 | 只能完成我日常工作的大部分 |
|  | 3 | 不能做我的日常工作 |
|  | 4 | 几乎做不了任何工作 |
|  | 5 | 完全不能工作 |

续表

| 项目 | 分值 | 评分细则 |
|---|---|---|
| 驾驶能力 | 0 | 开车脖子一点也不痛 |
|  | 1 | 开多长时间的车都行，但脖子会轻微疼痛 |
|  | 2 | 开多长时间的车都行，但脖子会中度疼痛 |
|  | 3 | 脖子有些痛，导致无法随意开车 |
|  | 4 | 脖子痛得厉害而几乎不能开车 |
|  | 5 | 完全不能开车 |
| 睡眠能力 | 0 | 一点也不失眠 |
|  | 1 | 非常轻微的失眠（失眠不超过1小时） |
|  | 2 | 有些失眠（1～2小时失眠） |
|  | 3 | 中度失眠（2～3小时失眠） |
|  | 4 | 重度失眠（3～5小时失眠） |
|  | 5 | 完全失眠（5～7小时失眠） |
| 娱乐能力 | 0 | 可以参与所有娱乐活动而不会引起脖子疼痛 |
|  | 1 | 可以参与所有娱乐活动，但脖子会有些许疼痛 |
|  | 2 | 因为脖子痛只能参与大部分娱乐活动，而不是所有娱乐活动 |
|  | 3 | 因为脖子痛只能参与数类娱乐活动 |
|  | 4 | 因为脖子痛几乎不能参与任何娱乐活动 |
|  | 5 | 完全不能参与任何娱乐活动 |

4.NDI评分为25～34分（50%～64%）：提示重度失能。

5.NDI评分为35～50分（70%～100%）：提示完全失能。

临床上，骨骼肌疼痛的病人的NDI评分相差5分以上时，能观察出病人具有差异。而对于神经根性症状的病人，这个数值要到7分才能观察出差异。

### 参考文献

埃比，阿尔莱，韦布，等，2010. AO脊柱手册−临床与应用.第2卷.陈仲强，袁文，译，济南：山东科学技术出版社.

戴力扬，2003. 挥鞭样损伤的诊断和治疗. 中国脊柱脊髓杂志，13（6）：378–381.

高远，1998.功能独立性测量与残损分类量表的关系.神经损伤与功能重建，（3）：110–111

关骅，陈学明，2001. 脊髓损伤ASIA神经功能分类标准（2000年修订）.中国脊柱脊髓杂志，11（3）：164.

王立舜，党耕町，刘忠军，等，1991. 关于颈脊髓损害功能评定标准的讨论（介绍一种新标准——四十分法）.中国脊柱脊髓杂志，（2）：52–54.

王于领，梁崎，黄东锋，等，2007. 脊髓独立测量量表Ⅱ中文版的开发及信度和效度研究.中国康复医学杂志，22（8）：714–717.

佚名，2007.Frankel脊髓损伤分级. 中国微侵袭神经外科杂志，（12）：541.

章鑫，王楚怀，梁崎，2009. 脊髓独立性定量表Ⅲ与功能独立量表灵敏度的比较.中国康复，24（5）：315–317.

Allen BL, Ferguson RL, Lehmann TR, et al, 1982. A mechanistic classification of closed, indirect fractures and dislocations of the lower cervical spine. Spine（Phila Pa 1976），7（1）：1–27.

American Spinal Injury Association/International Medial Society of Paralegia, 2000.international standards for neurological and functional classification of spinal cord injury, revised 2000.Chicago: American Spinal Injury Association.

Botsford DJ, Esses SI, 1992.A new scale for the clinical assessment of spinal cord function. Orthopedics, 15（11）：1309–1313.

Bracken MB, Webb SB, Wagner FC, 1978. Classification of the severity of acute spinal cord injury: implications for management. Paraplegia, 15（4）：319–326.

Catz A, Itzkovich M, Agranov E, et al, 1997.SCIM—spinal cord independence measure: a new disability scale for patients with spinal cord lesions.Spinal Cord, 35（12）：

850-856.

Catz A, Itzkovich M, Steinberg F, et al, 2001.The catz-itzkovich SCIM: a revised version of the spinal cord independence measure.Disabil Rehabil, 23（6）: 263-268.

Frankel HL, 1969.Ascending cord lesion in the early stages following spinal injury.Paraplegia, 7（2）: 111-118.

Frankel HL, Hancock DO, Hyslop G, et al, 1969, The value of postural reduction in the initial management of closed injuries of the spine with paraplegia and tetraplegia. Paraplegia, 7（3）: 179-192.

Harris JH, Edeiken-Monroe B, Kopaniky DR, 1986. A practical classification of acute cervical spine injuries. Orthop Clin North Am, 17（1）: 15-30.

Holdsworth F, 1970. Fractures, dislocations, and fracture-dislocations of the spine. J Bone Joint Surg Am, 52（8）: 1534-1551.

Jeremy CT, 2000. The oswestry disability index. Spine, 25（22）: 2940-2953.

Kirshblum SC, Waring W, Biering-Sorensen F, 2011. Reference for the 2011 revision of the international standards for neurological classification of spinal cord injury. J Spinal Cord Med, 34（6）: 547-554

Listed N, 2002.Guidelines for management of acute cervical spinal injuries. Introduction. Neurosurgery, 50（3 Suppl）: S1.

Liu P, Yao Y, Liu MY, et al, 2012. Epidemiology of spinaltrauma in Mainland China from 2001 to 2007: based on a nationwidedatabase, Spine, 37（15）: 1310-1315.

Liu P, Yao Y, Liu MY, et al, 2012. Spinal trauma in mainland China from 2001 to 2007: an epidemiological study based on a nationwide database. Spine（Phila Pa 1976）, 37（15）: 1310-1315.

Mator CH, Rowed DW, Schwartz ML, 1982. Sunny brook Cord Injury Scales for Assessing Neurological Injury and Neurological Recovery. New York: Raven, 17-24

Max A, John ST, John KW, 等, 2000. AOASIF脊柱内固定.党耕叮, 刘忠年, 陈仲强, 译.北京: 人民卫生出版社, 80-100

Mccormack T, Karaikovic E, Gaines RW, 1994. The load sharing classificationof spine fractures. Spine, 19（15）: 1741-1744.

Moore TA, Vaccaro AR, Anderson PA, 2006. Classification of lower cervical spine injuries. Spine（Phila Pa 1976）, 2006, 31（11 Suppl）: S37-43.

Patel AA, Anderson PA, Vaccaro AR, Subaxial Cervical Injuries: Current Concepts in Classification and Treatment.// Edward C, Benzel the Cervical Spine. 5th ed.Baltimore: Lippincott Williams & Wilkins, 665-674.

Patel AA, Hurlbert RJ, Bono CM, et al, 2010. Classification and surgical decision making in acute subaxial cervical spine trauma. Spine（Phila Pa 1976）, 35（21 Suppl）: S228-234.

Pope MH, Panjabi M, 1985. Biomechanical definitions of spinal instability. Spine（Phila Pa 1976）, 10（3）: 255-256.

Spitzer WO, Skovron ML, Salmi LR, et al, 1995. Scientific monograph of the Quebec Task Force on whiplash-associated disorders: redefining "whiplash" and managemen. Spine, 20（Suppl 8）: S1-S73.

Takasaki H, Johnston V, Treleaven J, et al, 2013. Neck pain driving index: appropriateness of the rating scale and unidimensionality of the strategic, tactical, and operational levels. Arch Phys Med Rehabil, 94（9）: 1842-1846.

Tator CH, Rowed DW, Schwartz ML, 1982.Sunnybrook cord injury scales for assessing neurological injury and neurological recovery. //Tator CH, Seminars in neurological surgery, Early management of acute spinal cord injury.New York: Raven Press, 7~24.

Vaccaro AR, Hulbert RJ, Patel AA, et al, 2007. The subaxial cervical spine injury classification system: a novel approach to recognize the importance of morphology, neurology, and integrity of the disco-ligamentous complex. Spine（Phila Pa 1976）, 32（21）: 2365-2374.

Vaccaro AR, Lehman RA, Hurlbert RJ, et al, 2005. A new classification of thoracolumbar injuries: the importance of injury morphology, the integrity of the posterior ligamentous complex, and neurologicstatus. Spine, 30（20）: 2325-2333.

Whitley JE, Forsyth HF, 1960. The classification of cervical spine injuries. Am J Roentgenol Radium Ther Nucl Med, 83: 633-644.

（撰写: 刘 鹏 刘瑶瑶 辛晓玥 刘明永 涂洪波 王 钟; 审校: 赵建华 周继红 邱 俊）

# 第七章

# 四肢骨盆创伤评分

## 第一节　概　述

现代社会的发展，导致了交通伤、建筑意外伤等高能量创伤的日益增多，使四肢骨盆创伤变得更为复杂及严重，它涉及的不仅仅只是一段四肢缺失的治疗，还有创伤失血性休克、创伤后全身炎性反应综合征（SIRS）、多器官功能障碍综合征（MODS）、挤压综合征（crush syndrome）、脂肪栓塞综合征（FES）、静脉血栓（VTE）等危及生命的并发症的判断与评估。四肢骨盆创伤复杂的特点导致了不可能以一套创伤评分系统来对治疗及康复做出完整的指导，这也是四肢骨盆创伤评分种类多、疗效评估种类多的原因。

针对四肢骨盆创伤，一个科学的评分系统应该具备以下几个特点：覆盖全面（针对伤情评估）、操作简单（针对临床使用）、可信度高（针对治疗指导）、重复性强（针对科研总结），但由于四肢创伤的特点，大多数研究都集中在功能恢复尤其是关节功能恢复上，尽管如此，我们仍然期望随着大

数据时代的发展，由繁化简，由泛至精，归纳总结出类似于 Gustilo-Anerson 分类的在开放性骨折治疗中使用并且能够不断改进的创伤评分系统。

四肢创伤伤情的早期评估，常使用通用的创伤评分，如 Mangled 肢体严重损伤评分（MESS）对是否保肢做出评价，然后结合四肢骨折及软组织损伤的部位类型如 AO 骨折分类做出手术指导，最后通过各个肢体各个关节的功能评分对功能康复结局做出评价。

由于四肢骨盆创伤评分及疗效评估种类多，各有优点，难以取舍，本章将通过上肢创伤评分、髋部与股骨远端骨折评分、膝部与胫骨近端骨折评分、胫骨远端骨折和足踝部损伤评分、骨盆骨折评分等几大类，以四肢关节功能康复为主，选取较为常用的评分系统，立足于原文，详细阐述，举例说明，为临床治疗及疗效评估提供参考。

## 第二节　上肢创伤评分

### 一、概述

人类的进化与文明的发展，都离不开人类上肢（手）的功能进化，特别是人类的手，构成和功能复杂，使用最为频繁，也是最为重要的的功能器官之一，在完成人体日常生活、工作活动时起着举足轻重的作用。而上肢（手）在生活和劳动中使用的

频率极高，也极易受到伤害。

上肢的创伤评分大体上可分为两类：损伤严重程度评分和功能与疗效评分。上肢的损伤严重程度评分包括解剖评分（如 AIS 评分）和生理评分（如 TS、RTS 等），这类评分具体方法请参见第二章。人的上肢（手）功能与作用的重要性使其功能与疗效评估倍受重视，而对上肢（手）功能与疗效的评

分大多集中在腕部周围和手部，这与其精细的功能和巨大的重要性有关。

本节所收集的上肢创伤评分方法主要为功能与疗效的评价评分，多数用于治疗后的疗效评估，也有部分评分方法是用于伤后和治疗后一些功能的评价。

## 二、中华医学会手外科学会上肢断肢再植功能评分

### （一）概述

断肢再植术是指肢体被刀具切割与肢体完全离断后，医师在显微放大镜下对血管、神经、肌腱、肌肉、皮肤等进行吻合，最后将断肢与肢体连接在一起恢复原来的形状和原有的功能的手术。而术后随着断肢再植术后的功能逐渐恢复，如何准确评估病人术后断肢再植的功能则显得尤为重要。随着再植术的不断发展，临床上关于病人断肢再植功能的评估也在不断发展和更新当中。

陈中伟于1978年曾提出一个断肢再植功能评定标准，国际手外科学会联合会于1984年推荐使用。1989年，中华医学会骨科学会手外科学组在广州召开手功能评定标准专题讨论会并制定了关于手功能的评定标准，从而我国有了第一个正式的手功能评定标准。但事后发现该标准有不够完善的地方，北京积水潭医院赵书强、王澍寰等在1994年又加以改进。这个改进的标准已编成计算机软件，只要把手功能检查数据输入，便能得出手功能丧失的数值。这项工作对于科学研究、工伤残疾评定、医疗保险及医学法律等有重要的参考价值。

2000年3月26日、27日，中华医学会手外科学会在无锡市又一次召开了全国上肢功能评定标准专题研讨会，提出了一个上肢断肢再植后功能评定标准，从关节活动度、肌力、感觉恢复、外形、后遗症状与工作能力等6个方面加以评定，并在全国试用。

### （二）评分方法

中华医学会外科学会上肢断肢再植功能评分（the upper limb replantation function score of Chinese medical association，CMAULRFS）是通过从关节活动度、肌力、感恢复、外形、后遗症状与工作能力等6个方面分别记分。其中，关节主活动度占分值最高（30分），肌力和感觉恢复各占20分，外形、后遗症状与工作能力各占10分。此评分的总分等于关节活动度、肌力、感觉恢复、外形、后遗症状与工作能力所评估得分之和。即：

总评分=关节活动度分值+肌力分值+感觉恢复分值+外形分值+后遗症状分值+工作能力分值

总分在80～100分为优，在60～79分评为良，40～59分评为可，而总分在39分以下则评为差。详细评分指标与标准见表7-1。

### （三）示例

车祸导致某病人左上肢前臂中下1/3离断行断肢再植术，术后目前功能评分如下：①关节主动活动总和=肩关节记分+肘关节记分+腕关节记分+掌指关节记分+近指间关节记分+远指间关节记分=6+5+2+2+1.5+1=17.5分；②病人肌力评分12分；③病人自我皮肤感觉一般，评分10分；④病人手术及时，肌肉未见明显萎缩，评分9分；⑤病人诉轻度麻木，疼痛不明显，评分7分；⑥病人目前从事轻工作，评分7分。

断肢再植功能评分=关节活动度+肌力+感觉恢复+外形+后遗症状+工作能力

=17.5+12+10+9+7+7=62.5分

根据等级评分，该病人目前断肢功能恢复为良。

### （四）特点与意义

中华医学会手外科学会上肢断肢再植功能评分系统是在各家关于断肢再植术的评分系统基础上建立起来的，可谓取众家之长，其中不仅包括解剖学上的功能评估，还包括社会上需求方面的评估（外形+工作能力），这体现了当今社会对断肢再植方面的新要求。

表7-1　中华医学会手外科学会上肢断肢再植功能评分的指标与标准

| 项目指标 | 评分 |
| --- | --- |
| 1. 关节主动活动总和（30分） | |
| 肩关节总活动度（外展） | |
| 　60°～90° | 6 |
| 　45°～59° | 5 |
| 　30°～44° | 3～4 |
| 　<30° | 0～2 |
| 肘关节总活动度（伸屈） | |
| 　90°～120° | 7～8 |
| 　60°～89° | 5～6 |
| 　30°～59° | 3～4 |
| 　<30° | 0～2 |
| 腕关节总活动度（伸屈） | |
| 　60°～90° | 3.1～4 |

| 项目指标 | 评分 |
|---|---|
| 续表 | |
| 45° ~ 59° | 2 ~ 3 |
| 30° ~ 44° | 1.5 ~ 2 |
| ＜30° | 0 ~ 1.5 |
| 掌指关节总活动度（伸屈） | |
| 70° ~ 90° | 4.1 ~ 5.0 |
| 50° ~ 69° | 3.1 ~ 4.0 |
| 30° ~ 49° | 2.1 ~ 3.0 |
| ＜30° | 0 ~ 2.0 |
| 近指间关节总活动度（伸屈） | |
| 80° ~ 100° | 3.1 ~ 4.0 |
| 60° ~ 79° | 2.1 ~ 3.0 |
| 30° ~ 59° | 1.5 ~ 2.0 |
| ＜30° | 0 ~ 1.4 |
| 远指间关节总活动度（伸屈） | |
| 30° ~ 45° | 2.1 ~ 3.0 |
| 20° ~ 29° | 1.1 ~ 2.0 |
| 15° ~ 19° | 1 |
| ＜15° | 0 |
| 2. 肌力（20分） | |
| M4 以上 | 17 ~ 20 |
| M4 | 13 ~ 16 |
| M3 | 8 ~ 12 |
| M3 以下 | 0 ~ 7 |
| 3. 感觉（20分） | |
| S4 | 16 ~ 20 |
| S3+ | 12 ~ 15 |
| S3 | 8 ~ 11 |
| ＜S2 | 0 ~ 7 |
| 4. 外形（10分） | |
| 正常或略显萎缩 | 8.1 ~ 10 |
| 轻度萎缩 | 6.1 ~ 8 |
| 中度萎缩 | 3 ~ 6 |
| 明显萎缩 | 0 ~ 2 |
| 5. 遗留症状（10分） | |
| 无麻木、疼痛或其他不适 | 10 |
| 轻度麻（痛）、轻度不适 | 7 |
| 不适或麻（痛） | 3 |
| 疼痛、过敏、成为累赘 | 0 |
| 6. 工作情况（10分） | |
| 恢复原工作 | 10 |
| 从事轻工作 | 7 |
| 能满足日常生活需要 | 3 |
| 失去实用功能 | 0 |

注：出现分值区间时，具体评分取决于医师的现场判断。

该评分系统不仅适合大型医院对断肢再植功能的评估，也适应我国目前基层的情况。一方面该评分系统服务简单实用，容易掌握，不需要特殊检查仪器或设备；另一方面，又能做到尽可能客观、科学、准确，与国际标准接轨。并且为了掌握方便，评定采用百分制，然后再评为优、良、差、劣。

当然，该系统评分需与时间紧密联系起来，在术后的评分工作上要注意在相应时间点进行评分或有效评分，对于手术后功能的评估最为准确。例如，断离肢体经再植手术后，经 2 ~ 3 周观察，血液循环情况保持良好，伤口情况渐趋愈合，此时可认为肢体基本存活。这时即可开始功能评分工作，接下来是骨折的愈合，周围神经的再生，肢体感觉和关节活动的恢复，对再植肢体定期检查，采用上肢断肢再植功能评分系统评估，以决定是否需行功能重建手术。

因此，中华医学会手外科学会上肢断肢再植功能评分系统不仅是对手术的成功与否的评判手段，也是对病人功能锻炼恢复情况的评估手段，运用好该评分系统，可以正确地指导我们的临床工作，提升我们对断肢再植的治疗目标，更好地服务于病人，为病人提供更加有质量的生活。

## 三、中华医学会手外科学会断指再植功能评分

### （一）概述

断指再植（replantation of amputated limbs）是一项复杂的外科技术，涉及基础学科、周围血管外科、周围神经外科、整形外科和康复科等。1963年我国在国际上首次报道了断指再植成功，断指再植在我国已成为了较普遍的常见手术，取得了大量成功经验，再植成活率达到90%以上。对于许多伤情复杂、多肢或多段离断的病例也取得了再植成功并获得术后良好的功能恢复。

手指对于完成人体日常生活、工作起着举足轻重的作用，断指对人们的影响巨大，断指再植能否成功的关键在于血管能否接通。1965年，Kleinert应用放大镜接通手指血管，Buncke等用显微外科技术成功地进行兔耳再植与猴拇指再植的动物实验后，1966年我国医务人员与日本学者Komatsu（1968）等相继报道完全离断的拇指再植成功。目前小儿断指再植术、手指末节再植术、十指离断再植术等高难度手术的成功，标志着显微外科已经发

展到了新的高度。

1989年，Hand Surg断指再植功能评分方法总体是适用的，能反映出功能情况；然而，有的项目内容是重复的，有的项目在我国现有条件下很不适用，影响准确性。

1988年，中国人民解放军显微外科专业组（1988）张家界会议和朱盛修等制订的五种标准涉及了断指再植术后功能评定。其中，Nakamura Tamai标准是国际手外科学会联合会所推荐使用的。五种标准分别从运动、感觉、遗留症状、外形、综合活动能力、病人满意程度和从事工作情况等项目进行记分，然后评为优、良、差、劣等四个等级。

2000年，中华医学会手外科学会在无锡市召开了全国上肢功能评定标准专题研讨会，提出了断指再植功能评分系统并制订了一个简便实用、适合国情的评分方法，从运动——关节活动功能、完成日常生活活动、感觉恢复程度、再植手指外观、血液循环状态、从事工作能力等6个方面进行综合评定的标准，采取的方法尽量与国际接轨。

**（二）评分方法**

中华医学会手外科学会断指再植功能评分（the severed finger replantation function score of Chinese medical association，CMASFRFS）是通过对病人的关节活动功能、完成日常生活活动、感觉恢复程度、再植手指外观、血液循环状态、从事工作能力等6个方面分别记分，利用这6个方面的评分值和他们的总分值来评估病人的断指再植功能。

其中，断指运动功能用TAM系统评定标准是检测拇指对指或手指关节自主活动度情况，能够反映关节活动功能状况，拇指对指最高分为10分，最低分为0分，拇指关节自主活动度最高分为10分，最低分为0分；手指关节自主活动度最高分为20分，最低分为0分；日常生活活动分为捡针（指甲捏）、捡分币（指腹捏）、写字（三指捏）、提（提箱、壶柄等重物）、拿大茶缸（握）、锤钉子（强力握持）、上螺丝（中央握持）、系鞋带（综合细动作）、扣纽扣（综合细动作）、开广口瓶（综合强力握持和精细握持），共10项，每项评分完成良好2分；可以完成，动作不太好1分；不能完成0分。最高分为20分，最低分为0分。感觉恢复是检测神经功能恢复情况，最高分为20分，最低分为0分；血液循环状态再植指血液恢复再通或重建情况，最高分为10分，最低分为2分；再植外观是观察患指术后外观恢复情况，最高分为20分，最低分为4分；恢复工作情况是检测病人恢复工作情况及生活能否自理及自理情况，最高分为10分，最低分为0分。

中华医学会手外科学会断指再植功能评分的总分值为关节活动功能、完成日常生活活动、感觉恢复程度、再植手指外观、血液循环状态、从事工作能力六项评分值的总和（表7-2），即：

断指再植功能评分总分值

=断指运动功能记分值+日常生活活动记分值+感觉恢复记分值+血液循环状态记分值+再植外观记分值+恢复工作情况记分值

断指再植功能评分的最高总分为100分，最低分为36分。通常断指再植功能评分的分值在80～100分为优、60～79分为良、40～59分为差、小于40分为劣。

**（三）示例**

切割伤导致某病人行右拇指离断再植术，术后目前功能评为如下：①拇指对指可以为10分；拇指关节自主活动度>90°，总ATM为10分，因此其断指运动功能为20分；②术后患手能够捡针（指甲捏）、捡分币（指腹捏）、写字（三指捏）、提（提箱、壶柄等重物）、系鞋带（综合细动作）、扣纽扣（综合细动作）、开广口瓶（综合强力握持和精细握持），不能够拿大茶缸（握）、锤钉子（强力握持）、上螺丝（中央握持），因此得分为16分；③感觉恢复为除S3外尚有部分两点辨别觉存在，因此得分为16分；④血液循环状态，观察皮肤色泽、温度正常，不需特殊保护，因此其得分为10分；⑤再植外观，通过观察为再植指轻度旋转，非功能成角畸形，轻度萎缩、短缩，无明显功能影响，为良，因此其再植外观为16分；⑥恢复工作情况，病人术后能参加轻工作，不能恢复原工作，因此其恢复工作情况为6分。

断指再植功能评分总分值

=断指运动功能记分值+日常生活活动记分值+感觉恢复记分值+血液循环状态记分值+再植外观记分值+恢复工作情况记分值

=20+16+16+10+16+6=84分

病人属于术后断指再植功能恢复较好，为优。

**（四）特点与意义**

随着我国工业化的发展，手部外伤的发生逐年增多。手指的离断伤往往是发生于锄草机、切割机等机器的损伤，肢体的功能遭到严重的损害。只

表7-2　中华医学会手外科学会断指再植功能评分系统

| 项目 | 指标 | 评分 |
|---|---|---|
| 1.断指运动功能（用TAM系统评定标准） | （1）拇指对指（10分） | |
| | 可以 | 10 |
| | 困难 | 5 |
| | 不能 | 0 |
| | （2）拇指关节自主活动度（10分） | |
| | 掌指关节ROM［ROM指关节活动度（range of motion）］+近指间关节ROM=总ROM | |
| | 总TAM＞90° | 10 |
| | 总TAM＜90° | 5 |
| | 强直 | 0 |
| | （3）手指关节自主活动度（20分） | |
| | （掌指关节+近指间关节+远指间关节）总屈曲度-总欠伸度=总TAM | |
| | 总TAM：200°～260° | 16～20 |
| | 总TAM：130°～190° | 11～15 |
| | 总TAM：100°～130° | 6～10 |
| | 总TAM：＜100° | 0～5 |
| 2.日常生活活动：ADL（20分） | （1）捡针（指甲捏） | 0～2 |
| | （2）捡分币（指腹捏） | 0～2 |
| | （3）写字（三指捏） | 0～2 |
| | （4）提（提箱、壶柄等重物） | 0～2 |
| | （5）拿大茶缸（握） | 0～2 |
| | （6）锤钉子（强力握持） | 0～2 |
| | （7）上螺丝（中央握持） | 0～2 |
| | （8）系鞋带（综合细动作） | 0～2 |
| | （9）扣纽扣（综合细动作） | 0～2 |
| | （10）开广口瓶（综合强力握持和精细握持） | 0～2 |
| | 注：每项评分，2分为完成良好；1分为可以完成，动作不太好；0分为不能完成 | |
| 3.感觉恢复（20分） | S0：神经支配区无任何感觉恢复 | 0 |
| | S1：皮肤深痛觉恢复 | 4 |
| | S2：浅痛觉与触觉有少许恢复 | 8 |
| | S3：浅痛觉与触觉完全恢复，没有过敏 | 12 |
| | S3+：除S3外尚有部分两点辨别觉存在 | 16 |
| | S4：感觉恢复正常，两点分辨觉＜6mm | 20 |
| 4.血液循环状态（10分） | 优：皮肤色泽、温度正常，不需特殊保护 | 10 |
| | 良：色泽稍差，温度略低，怕冷 | 8 |
| | 差：肤色苍白或发绀，明显发凉，特别怕冷 | 4 |
| | 劣：肤色暗，发绀，冷天不敢外露 | 2 |
| 5.再植外观（20分） | 优：再植指没有旋转、非功能成角畸形，外形丰满，短缩＜1cm，无明显功能影响 | 20 |
| | 良：再植指轻度旋转，非功能成角畸形，轻度萎缩短缩，无明显功能影响 | 16 |
| | 差：旋转，成角畸形影响功能，有萎缩，短缩不超过2cm | 8 |
| | 劣：畸形明显，短缩超过2cm，严重影响功能及外观 | 4 |
| 6.恢复工作情况（10分） | 优：恢复原工作 | 10 |
| | 良：参加轻工作 | 6 |
| | 差：不能工作，但能自理生活 | 4 |
| | 劣：不能工作，生活也不能自理 | 0 |

注：①多指离断时，分别对各指关节活动度独立检查，然后相加，除以指数，取其平均值；②TAM（total active motion）为关节主动活动总和；③ADL（activities of daily living）为日常生活活动。

要条件许可，均力争再植。对于手指再植的评分比较常用中华医学会手外科学会断指再植功能评分系统。

中华医学会手外科学会断指再植功能评分系统方法简单，易于掌握和使用，从关节活动功能、完成日常生活活动、感觉恢复程度、再植手指外观、血液循环状态、从事工作能力等六个方面进行综合评定，较好地、全面地评估病人患指恢复情况等，因而很快在全世界得到广泛的认可和应用，成为临床最为广泛的对断指再植的评估方法。即使在有限的环境条件和记录条件下，采用描述法进行断指再植功能也能获得较好的效果。

因此，中华医学会手外科学会上肢断指再植功能评分系统不仅是对手术的成功与否的评判手段，也是对病人功能锻炼恢复情况的评估手段，运用好该评分系统，可以正确地指导我们的临床工作，提升我们对断指再植的治疗目标，以便更好地服务于病人，为病人提供更加有质量的生活。

## 四、中华医学会手外科学会上肢周围神经功能评分

### （一）概述

2000年3月26日、27日，中华医学会手外科学会在无锡市召开了全国上肢功能评定标准专题研讨会，提出了上肢周围神经功能评分方案，并将此方案在全国试行。方案制订的前提一方面是适应我国目前基层的情况，简单实用、容易掌握，不需要特殊检查仪器或设备；另一方面，又要求尽可能客观、科学、准确，与国际标准接轨。为了方便掌握，评定采用百分制，然后再评为优、良、差、劣。

### （二）评分方法

中华医学会手外科学会上肢周围神经功能评分（the upper extremity neurologic function score of Chinese medical association，CMAUENFS）包括腋神经修复后功能评分、肌皮神经修复后功能评分、桡神经修复后功能评分、正中神经修复后功能评分和尺神经修复后功能评分。具体各个神经功能评分如下：

1.腋神经修复后功能评分（function score of axillary nerve repair，ANRFS）　其方法是分别根据肩外展和其肌力情况记分（表7-3），肩外展和肌力情况记分值之和即为腋神经修复后功能评分值，即：

腋神经修复后功能评分=肩外展记分值+肌力记分值

根据其评分值，腋神经修复后功能被分为四级：优,7～8分；良,5～6分；可,3～4分；差,2分以下。

表7-3　腋神经修复后功能评分标准

| 项目指标 | | 记分 |
| --- | --- | --- |
| 肩外展 | 肌力 | |
| ＞90° | ≥M4 | 4 |
| 60°～90° | ≥M3 | 3 |
| 30°～60° | ≥M2 | 2 |
| ＜30° | ＜M2 | 1 |

2.肌皮神经修复后功能评分（function score of myocutaneous nerve repair，MNRFS）　其方法是分别根据肘关节屈曲和肌力情况记分（表7-4），肘关节屈曲和肌力情况记分值之和即为肌皮神经修复后功能评分值，即：

肌皮神经修复后功能评分=肘关节屈曲记分值+肌力记分值

根据其评分值，肌皮神经修复后功能被分为四级：优,7～8分；良,5～6分；可,3～4分；差,2分以下。

表7-4　肌皮神经修复后功能评分标准

| 项目指标 | | 记分 |
| --- | --- | --- |
| 肘关节屈曲 | 肌力 | |
| ＞90° | ≥M4 | 4 |
| 60°～90° | ≥M3 | 3 |
| 30°～60° | ≥M2 | 2 |
| ＜30° | ＜M2 | 1 |

3.桡神经修复后功能评分（function score of radial nerve repair，RNRFS）　此方法是分别根据伸腕、肌力、伸拇和伸指情况记分（表7-5），桡神经修复后功能总评分值为四项指标记分值的总和，即：

桡神经修复后功能评分=伸腕记分值+肌力记分值+伸拇记分值+伸指记分值

根据其评分值，桡神经修复后功能被分为四级：优,13～16分；良,9～12分；可,5～8分；

差，4分以下。

### 表7-5 桡神经修复后功能评分标准

| 项目指标 | | | | 记分 |
|---|---|---|---|---|
| 伸腕 | 肌力 | 伸拇 | 伸指 | |
| >45° | >M4 | TAM优 | TAM优 | 4 |
| ≥30° | M3 | TAM良 | TAM良 | 3 |
| <30° | M2 | TAM可 | TAM可 | 2 |
| 不能 | M0～M1 | TAM差 | TAM差 | 1 |

注：伸指功能取4指TAM的平均值。

4.正中神经修复后功能评分（function score of median nerve repair, MNRFS） 此方法是分别根据屈腕肌力、屈指、拇对掌和感觉情况记分（表7-6），正中神经修复后功能总评分值为四项指标记分值的总和，即：

正中神经修复后功能评分=屈腕肌力记分值+屈指记分值+拇对掌记分值+感觉记分值

根据其评分值，正中神经修复后功能被分为四级：优，13～16分；良，9～12分；可，5～8分；差，4分以下。

### 表7-6 正中神经修复后功能评分标准

| 项目指标 | | | | 记分 |
|---|---|---|---|---|
| 屈腕肌力 | 屈指 | 拇对掌 | 感觉 | |
| >M4 | TAM优 | 正常 | S4 | 4 |
| M3 | TAM良 | 能对环指 | S3 | 3 |
| M2 | TAM可 | 能对示中指 | S2 | 2 |
| M0～M1 | TAM差 | 不能 | S0～S1 | 1 |

注：屈指功能取中指TAM的平均值。

5.尺神经修复后功能评分（function score of ulnar nerve repair UNRFS） 此方法是分别根据外形、屈指和感觉情况记分（表7-7），尺神经修复后功能总评分值为三项指标记分值的总和，即：

尺神经修复后功能评分=外形记分值+屈指记分值+感觉记分值

根据其评分值，尺神经修复后功能被分为四级：优，10～12分；良，7～9分；可，4～6分；差，3分以下。

### 表7-7 尺神经修复后功能评分标准

| 项目指标 | | | 记分 |
|---|---|---|---|
| 外形 | 屈指 | 感觉 | |
| 无爪形指畸形 | TAM优 | S4 | 4 |
| 轻度爪形指畸形（不伴肌萎缩） | TAM良 | S3 | 3 |
| 中度爪形指畸形（伴肌萎缩） | TAM可 | S2 | 2 |
| 重度爪形指畸形（肌萎缩明显） | TAM差 | S0～S1 | 1 |

注：屈指功能取环指、小指TAM的平均值。

#### （三）示例

某病人因"外伤致右上肢流血、疼痛、活动受限2小时"入院，体格检查见右前臂外侧有一5cm×2cm伤口，深见骨质，腕、拇指下垂，有手背桡侧、上臂下半桡背侧及前臂后部感觉减退或消失，拇指、腕关节活动严重受限。急诊行右桡神经吻合术。

术后病人伸腕可达35°（3分）、肌力M3(3分)、伸拇TAM可（2分）、伸指TAM良（3分）。桡神经修复后功能评分总分为11分，分级评定为良。

#### （四）特点与意义

周围神经损伤后，神经元死亡的最主要原因是自远端至神经元的神经营养因子逆向运输中断，而通过手术重建神经的连续性可恢复神经营养因子的逆向运输，但目前罕见有手术治疗对神经元起保护作用的研究报道。临床上，除了伤后其他并发症或就诊不及时，或产瘫等有自行恢复的可能性外，其他周围神经损伤病人往往不能在伤后立即修复。可见，有关延迟手术对神经元存活影响的研究将具有更大的临床实用价值。

神经损伤后应早期诊断、早期治疗，"疗效与病程成反比"这条原则始终未变。早期诊断、早期治疗是医师的职责，应该在早期诊断上多花精力，只有明确损伤部位、性质与程度，才能选择最佳治疗方案。但早期治疗不等于早期手术，进行必要的手术仅仅是治疗周围神经损伤的一个环节。术后对神经功能进行系统的评分能更好地预判和把握病人功能的恢复，以便在术后的康复治疗中制订出更适合病人的治疗方案，达到治疗的个性化。

### 五、Rowe肩关节脱位疗效评分

#### （一）概述

Rowe于1978年报道Bankart手术治疗肩关节脱位的远期疗效时，提出该肩关节脱位疗效评分方法。Rowe肩关节脱位疗效评分包括稳定性、肩关节活动度和功能三项指标，可能达到最大分值为100分，分值权重侧重于肩关节的稳定性和功能（80分），适用于肩关节脱位手术治疗后的疗效评价。

### （二）评分方法

Rowe肩关节脱位疗效评分包括三个指标：肩关节稳定性、活动度和功能，他们分别占50分、20分和30分。其记分标准详见表7-8。其评分总分为三个指标记分的总和，即：

总评分=稳定性记分值+活动度记分值+功能记分值

Rowe肩关节脱位疗效评分总分为100分，分值越高，肩关节的稳定性和功能越好。分级标准：优，90～100分；良，75～89分；可，51～74分；差，<51分。其分级对应的相关描述参见表7-9。

### （三）示例

某Bankart手术治疗后病人，当上肢处于抬高及外旋位时，轻微担心脱位，没有半脱位，则其稳定性得分40分；外旋达到正常的75%，内旋及抬高正常，则其活动度得分15分；工作及运动轻微受限，合并最低限度的不适，则其功能得分25分。因此，该病人的总分为：

Rowe肩关节脱位疗效评分=40+15+25=80分
其功能分级为良。

**表7-8　Rowe肩关节脱位疗效评分的指标与标准**

| 评分系统 | 评分 |
| --- | --- |
| 稳定性（50分） | |
| 无复发、半脱位或不担心脱位 | 50 |
| 当上肢处于特定位置时轻度担心脱位 | 40 |
| 当上肢处于特定位置时中度担心脱位 | 30 |
| 当上肢处于特定位置时重度担心脱位 | 20 |
| 半脱位（不需要复位） | 10 |
| 复发性脱位 | 0 |
| 活动度（20分） | |
| 内旋、外旋及抬高正常 | 20 |
| 外旋达到正常的75%，内旋及抬高正常 | 15 |
| 外旋达到正常的50%，内旋及抬高达到正常的75% | 5 |
| 抬高及内旋达正常50%，外旋不能 | 0 |
| 功能（30分） | |
| 工作及运动不受限，很少或没有不适 | 30 |
| 工作及运动轻微受限，合并最低限度的不适 | 25 |
| 工作及运动中度受限，合并中度的不适 | 10 |
| 工作及运动明显受限，合并明显疼痛 | 0 |

### （四）特点与意义

Rowe肩关节脱位评分是为了评估Bankart手术治疗肩关节脱位而提出分析意见的一种评分方法，其简单、便于掌握和实用性已经被广泛应用于Bankart手术治疗肩关节脱位的研究中，并起到了

**表7-9　Rowe肩关节脱位疗效评分的分级与其特点描述**

| 评分系统 | 优（90～100分） | 良（75～89分） | 可（51～74分） | 差（<51分） |
| --- | --- | --- | --- | --- |
| 稳定性 | | | | |
| 复发 | 无复发 | 无复发 | 无复发 | 脱位复发 |
| 特定位置脱位 | 当上肢处于完全抬高及外旋位时，不担心脱位 | 当上肢处于抬高及外旋位时，轻微担心脱位 | 上肢抬高及外旋位过程中，中度担心脱位 | 上肢抬高及外展位过程中，显著担心脱位 |
| 半脱位 | 没有半脱位 | 没有半脱位 | 没有半脱位 | |
| 活动度 | 内旋，外旋，抬高正常 | 外旋达到正常的75%，内旋及抬高正常 | 外旋达到正常的50%，内旋及抬高达到正常的75% | 抬高及内旋达正常50%（手仅可触及面部），外旋不能 |
| 功能 | 可从事各种工作及运动；上肢举过头顶不受限；肩关节在提举重物、游泳、打网球及做投掷动作时有力；无任何不适 | 工作及运动轻微受限；肩关节有力；最低限度的不适 | 在做举过头顶及提举重物时中度受限，不能做投掷动作，游泳或打网球极其困难；中度残疾性疼痛 | 工作及运动明显受限；不能完成举过头顶的工作；不能提举重物；不能游泳、打网球及做投掷动作；慢性不适 |

较为重要的作用。

## 六、Constant-Murley 肩关节评分

### （一）概述

Constant-Murley 肩关节评分是由英国学者 Constant 和 Murley 于 1987 年提出的，通过对肩关节的疼痛、日常活动、主动运动范围及力量的记分来评估病人的肩关节功能状况。该系统的四项指标既可以结合起来使用，也可以单独使用。

### （二）评分方法

Constant-Murley 肩关节评分的指标包含有四个方面：病人肩关节的疼痛、日常活动、主动运动范围及力量。其中，主观评价指标的总分为 35 分，包括疼痛（15 分）和日常活动（20 分）；客观评价指标的总分为 65 分，包括主动运动范围（40 分）及力量（25 分）。总分的最大分值为 100 分。分值越高，肩关节功能状态越好。具体评分方法与标准见表 7-10。作者没有对总分进行优、良、可、差的划分。

### （三）示例

某病人轻微疼痛，在日常活动中可完全娱乐活动，手完成活动的位置可达颈部水平，前屈可达 125°，外展可达 130°，外旋正常，手背可达第 12 胸椎，但不可达肩胛间区，患侧肩关节外展位可忍受的最大拉力值为 20 磅（1 磅 =0.45kg）。

Constant-Murley 肩关节评分 =10+4+6+8+8+2+
8+20=66 分

### （四）特点与意义

此评分系统被定为欧洲肩关节协会的评分系统，其可靠性已得到证实，但有效性受到质疑，主要是单一的疼痛评分难以真实反映病人的疼痛状况，且力量评估缺乏标准化。此外，由于在日常活动的评价中并非针对某一具体活动，因此在不同的病人中会产生差别。

Patel 等在随访关节镜治疗肩峰下减压的病例时去除了肌力量表，调整为总分 75 分的评分，被称为调整的 Constant-Murley 肩关节评分或缩减的 Constant-Murley 肩关节评分，这样可以避免因肌力评分引起的年龄及性别差异，此已被多数学者认可。由于没有对总分进行优、良、可、差的划分，此评分不利于统计学分析。

## 七、Dawson 肩部手术评分

### （一）概述

肩部手术评分问卷由英国学者 Dawson 等设计，

表 7-10　Constant-Murley 肩关节评分的指标与评分标准

| 指标 | 评分 |
| --- | --- |
| 疼痛（15 分） | |
| 　无 | 15 |
| 　轻微 | 10 |
| 　中度 | 5 |
| 　严重 | 0 |
| 日常活动（20 分） | |
| 　活动水平 | |
| 　　完全工作 | 4 |
| 　　完全娱乐活动 | 4 |
| 　　睡眠不受影响 | 2 |
| 　手完成活动的位置* | |
| 　　腰部水平 | 2 |
| 　　剑突水平 | 4 |
| 　　颈部水平 | 6 |
| 　　头部水平 | 8 |
| 　　头部以上水平 | 10 |
| 主动运动范围（40 分） | |
| 　前屈（10 分） | |
| 　　0°～30° | 0 |
| 　　31°～60° | 2 |
| 　　61°～90° | 4 |
| 　　91°～120° | 6 |
| 　　121°～150° | 8 |
| 　　151°～180° | 10 |
| 　外展（10 分） | |
| 　　0°～30° | 0 |
| 　　31°～60° | 2 |
| 　　61°～90° | 4 |
| 　　91°～120° | 6 |
| 　　121°～150° | 8 |
| 　　151°～180° | 10 |
| 　外旋（10 分） | |
| 　　手放于头后，肘关节向前 | 2 |
| 　　手放于头后，肘关节向后 | 2 |
| 　　手放于头顶，肘关节向前 | 2 |
| 　　手放于头顶，肘关节向后 | 2 |
| 　　从头顶完全抬高 | 2 |
| 　内旋（10 分） | |
| 　　手背可达大腿外侧 | 0 |
| 　　手背可达臀部 | 2 |
| 　　手背可达腰骶结合部 | 4 |
| 　　手背可达腰部（第 3 腰椎） | 6 |
| 　　手背可达第 12 胸椎 | 8 |
| 　　手背可达肩胛间区（第 7 胸椎） | 10 |
| 　力量#（25 分） | |
| 　　患侧肩关节外展位可忍受的最大拉力值（磅）即为分数 | — |

*取最高水平的分值。

#25 岁男性的正常肩关节可毫无困难地忍受 25 磅（1 磅 =0.45kg）的拉力，所以最大分值取 25 分。可忍受的最大拉力是多少磅，其力量得分就是多少。

并于1996年发表，用于对肩关节手术疗效的评估。该问卷着重于肩部疾病对生活质量的影响，在评估肩关节手术疗效方面具有简短、实用、有效、可靠和敏感的特点，其有效性高于36项简表和斯坦福健康评估问卷。

**（二）评分方法**

Dawson肩部手术评分问卷是通过12个问题来评估病人肩关节功能，每个问题有5个级别的答案，总分为12～60分（最好至最差）。具体问卷内容和评分标准见表7-11。

问卷答案中编号A～E分别代表1～5分。Dawson肩部手术评分的总分为12个问题得分的总和。Dawson肩部手术评分值越高，表示肩关节功能越差。

**（三）示例**

某病人过去4周中，肩关节疾患引起的最严重的疼痛为中等程度痛，穿衣中等程度麻烦，上下车中等程度麻烦，使用刀和叉为中等程度麻烦，亲自做家务为稍麻烦，可以拿着一个装满食物的盘子穿堂入室，但稍麻烦。用患肢梳头较为困难，一般情况下肩关节中等程度疼痛，用患肢在衣橱里挂衣服为中等程度麻烦，清洗并擦干双臂为中等程度麻烦，较大程度上影响其日常工作，有几个晚上因肩关节疼痛而影响睡眠。

病人Dawson肩部手术评分=3+3+3+3+2+2+4+3+3+3+3+3=35分

**（四）特点与意义**

该问卷在评估肩关节手术疗效方面具有简短、实用、有效、可靠和敏感的特点，其有效性高于36项简表和斯坦福健康评估问卷。需要注意的是，该问卷不适于评价肩关节不稳；另外，因其没有对总分进行优、良、可、差的划分，这在一定程度上限制了其应用。

Dawson等于1999年又发表了肩部不稳定的评分系统，同样是12个问题，每个问题答案分为5个等级，总分12～60分。Kirkley等也发表了用于肩关节不稳的问卷式评分系统，其该问卷共21个问

表7-11　Dawson肩部手术评分问卷

1.过去4周中，你如何描述因肩关节疾患引起的最严重的疼痛？

A.不痛　　　　　　B.稍痛　　　　　　C.中等程度痛　　　　　D.剧痛　　　　　　E.不能忍受

2.过去4周中，因肩关节疾患，你自己穿衣有无障碍？

A.没有　　　　　　B.稍有麻烦　　　　C.中等程度麻烦　　　　D.特别麻烦　　　　E.不能穿

3.过去4周中，因肩关节疾患，你上下车有无困难？

A.没有　　　　　　B.稍有麻烦　　　　C.中等程度麻烦　　　　D.特别麻烦　　　　E.不能上下

4.过去4周中，你能否同时使用刀和叉？

A.是的，很容易　　B.稍有麻烦　　　　C.中等程度麻烦　　　　D.特别麻烦　　　　E.不能使用

5.过去4周中，你能亲自做家务吗？

A.是的，很容易　　B.稍有麻烦　　　　C.中等程度麻烦　　　　D.特别麻烦　　　　E.不能

6.过去4周中，你能拿着一个装满食物的盘子穿堂入室吗？

A.是的，很容易　　B.稍有麻烦　　　　C.中等程度麻烦　　　　D.特别麻烦　　　　E.不能

7.过去4周中，你能用患肢梳头吗？

A.是的，很容易　　B.稍有麻烦　　　　C.中等程度麻烦　　　　D.特别麻烦　　　　E.不能

8.过去4周中，你如何描述一般情况下肩关节的疼痛程度？

A.不痛　　　　　　B.稍痛　　　　　　C.中等程度痛　　　　　D剧痛　　　　　　E.不能忍受

9.过去4周中，你能用患肢在衣橱里挂衣服吗？

A.是的，很容易　　B.稍有麻烦　　　　C.中等程度麻烦　　　　D.特别麻烦　　　　E.不能

10.过去4周中，你能清洗并擦干双臂吗？

A.是的，很容易　　B.稍有麻烦　　　　C.中等程度麻烦　　　　D.特别麻烦　　　　E.不能

11.过去4周中，肩关节病人在多大程度上影响你的日常工作（包括家务活儿）？

A.一点也没有　　　B.一点　　　　　　C.中等程度　　　　　　D.极大影响　　　　E.完全干扰日常工作

12.过去4周中，夜间你有没有因肩关节疼痛而影响睡眠？

A.没有　　　　　　B.只有一或两晚上　C.几个晚上　　　　　　D.大多数晚上　　　E.每晚

注：A～E分别代表1～5分，总分12～60分，分数越高肩关节功能越差。

题，涉及症状、对运动和工作的影响、对生活方式的影响及情绪的影响等。

## 八、Herscovici漂浮肩疗效评分

### （一）概述

1992年，美国学者Herscovici等提出了该评分标准，用于评价漂浮肩的手术或保守治疗效果。其包括主观评价指标和客观评价指标，前者包括疼痛与生活方式改变，后者包括肩关节外展及屈曲范围和肌肉力量，可能达到的最大分值为16分。

### （二）评分方法

Herscovici漂浮肩疗效评分是通过对病人疼痛、日常生活活动、外展或屈曲范围及肌肉力量四项指标来评估病人肩关节功能。评分指标和标准见表7-12。

**表7-12 Herscovici漂浮肩疗效评分系统**

| 指标 | 评分 |
| --- | --- |
| 主观指标 | |
| 疼痛 | |
| 无；不需要止痛药 | 4 |
| 轻度；重压时发生，很少需要镇痛药，即低于每周2次 | 3 |
| 中度；长时间活动时发生，可能需要更换工作或放弃一些体育运动，每周用镇痛药2～5次 | 2 |
| 重度；所有活动受限，休息痛，每周用镇痛药超过5次 | 1 |
| 生活活动 | |
| 工作和运动水平与伤前相同 | 4 |
| 损伤导致职业改变或一些运动受限 | 3 |
| 只能做日常活动或需要很小的帮助 | 2 |
| 完全残疾 | 1 |
| 客观指标 | |
| 外展或屈曲范围 | |
| ＞120° | 4 |
| 90°～120° | 3 |
| 45°～90° | 2 |
| ＜45° | 1 |
| 肌肉力量 | |
| 5级 | 4 |
| 4级 | 3 |
| 3级 | 2 |
| 2级或更低 | 1 |

Herscovici漂浮肩疗效评分总分为各项指标得分的总和，即：

Herscovici漂浮肩疗效评分=疼痛得分+生活活动得分+外展或屈曲范围得分+肌肉力量得分

根据其总分，漂浮肩的疗效分为四级：优，13～16分；良，9～12分；可，5～8分；差，4分。

### （三）示例

某病人轻度疼痛，重压时发生，很少需要止痛药，即低于每周2次；损伤导致生活方式中职业改变或一些运动受限，外展或屈曲范围为100°，肌肉力量为4级，则：

Herscovici漂浮肩疗效评分=3+3+3+3=12分

总体评价为良。

### （四）特点与意义

此评分系统对病人疼痛、日常生活活动、外展或屈曲范围及肌肉力量有较为中肯的评价。与Constant-Murley肩关节评分系统有较为相似的特征，其对总分进行优、良、可、差的划分有利于统计学分析。

## 九、JOA肩关节36项问卷评分

### （一）概述

随着生活水平的日渐提高，人们对于生活质量的要求也逐步上升，肩关节功能障碍在我国的发生率并不在少数，大多发生于40岁以上中老年人。软组织退行病变的病因包括肩部因素和肩外因素。肩部因素包括对各种外力的承受能力减弱；长期过度活动、姿势不良等所产生的慢性致伤力；上肢外伤后肩部固定过久，肩周组织继发萎缩、粘连；肩部急性挫伤、牵拉伤后治疗不当等；肩关节由于传达暴力或杠杆作用所致的脱位，常见于侧方跌倒，手掌着地，躯干倾斜，肱骨干高度外展、外旋位，由手掌传达到肱骨间的外力可冲破关节囊的前壁，向前滑出，造成肩关节前脱位等。肩外因素主要有颈椎病，心、肺、胆道疾病发生的肩部牵涉痛，因原发病长期不愈使肩部肌持续性痉挛、缺血而形成炎性病灶，转变为肩部功能障碍。

2010年，日本骨科学会发布了JOA肩关节36项问卷，版本号为1.3，由36个问题组成，根据病人回答问题的结果评分，评估肩关节功能状况。

### （二）评分方法

JOA肩关节36项问卷评分是由病人来完成的，

其项目包括36个问题，涉及疼痛、运动范围、肌力、总体健康水平、日常活动能力和运动能力等六个方面的指标。每个问题根据病人自己完成相关活动情况分别记0～4分。具体为完全不能完成为0分；较大困难需要别人帮忙为1分；轻微困难或有一些困难，但可以自己完成为3分；没有困难为4分。具体问题项目内容见表7-23。各个方面的问题编号如下：

疼痛包括6个问题，分别是第3、6、12、24、28、32题。

运动范围包括9个问题，分别是第2、4、5、7、8、9、11、12、18题。

肌力包括6个问题，分别是第13、20、23、27、29、34题。

总体健康包括7个问题，分别是第6、10、14、15、19、21、30题。

运动能力包括两个问题，分别是第35、36题。

如果病人从没有遇见过或做过问题所涉及的内容，应尽可能想象做时的情景，并评价自己可能的困难程度。如病人对问题内容不清楚，可不回答此题而继续完成后边的问题。需要注意的是，医师应鼓励病人完成尽可能多的问题，而且最好在没有医务人员在场的情况下完成，这样可避免对病人产生评价的影响。

分别计算6个方面指标的平均得分值，即：

疼痛得分=Σ疼痛问题得分/回答问题个数

运动范围得分=Σ运动范围问题得分/回答问题个数

肌力得分=Σ肌力问题得分/回答问题个数

总体健康水平得分=Σ总体健康水平问题得分/回答问题个数

日常活动能力得分=Σ日常活动能力问题得分/回答问题个数

运动能力得分=Σ运动能力问题得分/回答问题个数

如果有问题没有回答，在计算平均值时将其剔除。如果指标所含问题中有多于一半的没有回答，那么这个指标评价无效，不计算平均值。但是疼痛指标因其重要性而特殊处理，当其中回答的问题少于3个时，可以从其他指标中借问题来凑数，最多借3个，这些问题包括第6、10、18、20、34题。每个指标都有其特定意义，所以不能将所有指标的分数加起来比较，而应当单独比较。

**表7-13　JOA肩关节36项问卷**

| 项目 | 分数 |
| --- | --- |
| 1.家中日常活动 | 0，1，2，3，4 |
| 2.在肩关节水平读报纸 | 0，1，2，3，4 |
| 3.患侧手触及裤子后的口袋 | 0，1，2，3，4 |
| 4.将患肢伸进夹克的袖子 | 0，1，2，3，4 |
| 5.将羊毛夹克套在头上 | 0，1，2，3，4 |
| 6.脱衣服 | 0，1，2，3，4 |
| 7.将夹克挂到挂钩上 | 0，1，2，3，4 |
| 8.将双手交叉放于脑后 | 0，1，2，3，4 |
| 9.用手洗脸 | 0，1，2，3，4 |
| 10.梳头 | 0，1，2，3，4 |
| 11.使用患肢清洗对侧腋窝 | 0，1，2，3，4 |
| 12.用患肢握住淋浴头冲洗全身 | 0，1，2，3，4 |
| 13.用双手托住毛巾的两端从后方清洗背部 | 0，1，2，3，4 |
| 14.用双手将毛巾的水拧出 | 0，1，2，3，4 |
| 15.用托盘端一碗汤 | 0，1，2，3，4 |
| 16.用患肢获取桌子上的调料 | 0，1，2，3，4 |
| 17.进食 | 0，1，2，3，4 |
| 18.在身后系围裙 | 0，1，2，3，4 |
| 19.用海绵洗盘子 | 0，1，2，3，4 |
| 20.用患肢将盘子放到高于头顶的架子上 | 0，1，2，3，4 |
| 21.用患肢端一装满水的水壶 | 0，1，2，3，4 |
| 22.拍手十次 | 0，1，2，3，4 |
| 23.举起双手伸展身体 | 0，1，2，3，4 |
| 24.患肢在下方侧卧位睡觉 | 0，1，2，3，4 |
| 25.获得良好的睡眠 | 0，1，2，3，4 |
| 26.周末过后感觉疲惫减轻 | 0，1，2，3，4 |
| 27.将两侧上肢向侧方伸直平举1分钟 | 0，1，2，3，4 |
| 28.行走时两侧上肢自然前后摇摆 | 0，1，2，3，4 |
| 29.用患肢完成日常任务，且不需要对侧上肢帮忙 | 0，1，2，3，4 |
| 30.用患肢擦与头等高的窗户 | 0，1，2，3，4 |
| 31.到离家不远的地方购物 | 0，1，2，3，4 |
| 32.用患肢打开雨伞（除外按按钮即可打开的伞） | 0，1，2，3，4 |
| 33.上公交车或火车 | 0，1，2，3，4 |
| 34.用患肢抓住公交车或火车上的皮带 | 0，1，2，3，4 |
| 35.在娱乐性活动中运动肩关节 | 0，1，2，3，4 |
| 36.在竞技性活动中运动肩关节 | 0，1，2，3，4 |

## （三）示例

某病人疼痛部分，即第3、6、12、24、28、32题得分分别是4分、4分、4分、4分、4分、4分；则其疼痛部分得分为（4+4+4+4+4+4）/6=4分。

运动范围部分问题是第2、4、5、7、8、9、11、12、18题；得分分别是3分、4分、3分、3分、4分、3分、4分、3分、3分，则其运动范围部分得分为（3+4+3+3+4+3+4+3+3）/9=3.33分。

肌力包括6个问题，分别是第13、20、23、27、29、34题；其分别得分为4分、4分、3分、4分、3分、4分，则其肌力部分得分为（4+4+3+4+3+4）/6=3.67分。

总体健康包括7个问题，分别是第6、10、14、15、19、21、30题；其每个题分别得分为4分、3分、3分、4分、4分、4分、4分，则其总体健康部分得分为（4+3+3+4+4+4+4）/7=3.71分。

运动能力包括两个问题，分别是第35、36题；得分分别为3分、3分；则其运动能力部分得分为（3+3）/2=3分。

## （四）特点与意义

该问卷对病人信息、疾病表现做了分类，并对其严重程度进行了统计学计算，该问卷具有较好的有效性、可靠性和敏感性，适用于对肩关节相关疾病治疗效果的评价。遗憾的是作者没有对总分进行优、良、可、差的划分及总分的定义，因此不利于统计学分析解释。

## 十、L'Insalata肩关节问卷

### （一）概述

肩关节疼痛好发年龄为45～50岁，以教师、家庭妇女、电脑录入员、会计等人员多见，但现在则更常见于年轻的白领工作人员，因为电脑使用过程不注意姿势的变换而造成的肌肉紧张疲劳，日积月累形成了肩部的酸痛，出现了肩周炎的症状。肩关节疼痛一般表现为急性期以肩部疼痛为主；慢性期以肩关节功能障碍为主。肩关节痛、活动受限常可出现上肢上举抬肩、内旋后弯等动作障碍，影响梳头、解衣扣等日常生活动作。肩部压痛点明显，数月后可见肩部肌肉萎缩，也可能出现钙化点。

美国特种外科医院（Hospital for Special Surgery，HSS）的L'Insalata等于1997年提出了L'Insalata肩关节问卷，此问卷由运动医学科肩关节组设计，主要用于评价肩关节的症状及功能状况。

### （二）评分方法

L'Insalata肩关节问卷包括6个部分指标（表7-14），由21个问题组成。其中，第1部分指标：即第1题是对肩关节的总体评价；第2部分指标为疼痛，包括第2～5题；第3部分指标为日常活动，包括第6～11题；第4部分指标为娱乐和体育活动，包括第12～14题；第5部分指标为工作，包括第15～19题；第6部分指标即第20题，是对肩关节功能的满意程度；第21题是选择你最希望得到改进的两个方面：答案内容选项包括疼痛、日常活动、体育活动和工作。第21题不包括在6个部分指标之内。

第1题是在一条长为10cm的直观类比标尺上标出对肩关节的整体评价，一端为0，一端为10，其中测出从极差处到标记处的长度（cm），并乘以1.5算出得分，即每厘米1.5分，第1项最大分值为15分。其余各题中有5个选项，从A到E分别对应1～5分。

L'Insalata问卷的总分只计算前5个部分的得分（即第1～19题）。具体计算方法为除第1部分（即第1题）外，其他四个部分的得分为其各部分的平均分值乘以2，再乘以其权重系数。各部分的权重系数：疼痛部分为4、日常活动部分为2、娱乐和体育活动部分为1.5、工作部分为1。因此，各部分记分方法分别为：

第1部分（第1题）得分=标记处的长度（cm）×1.5，范围为0～15分。

第2部分疼痛得分=（第2～5题总分）÷4×2×4，范围为8～40分。

第3部分日常活动得分=（第6～11题总分）÷6×2×2，范围为4～20分。

第4部分娱乐和体育活动得分=（第12～14题总分）÷3×2×1.5，范围为3～15分。

第5部分工作得分=（第15～19题总分）÷5×2×1，范围为2～10分。

L'Insalata问卷的总分为第1～5部分得分的总和。得分范围为17～100分。得分越高，肩关节功能越好。

第20题、第21题不记入总分，第20题单独打分。设立21题的目的主要是通过与其他指标联合运用以观察病人最想改善指标的进展状况，此外还可以根据21题答案对每项指标的权重系数进行个性化调整，如病人最想改善的指标为日常活动，那么就将日常活动的权重系数加大，而将其他指标权重系数减小，这样就可以从总分上看出病人最想改善的指标的进展情况。

表7-14 L'Insalata肩关节问卷

你的优势手是哪个？你要评价或治疗哪个肩关节？

左　　　　　　　　　　　　　　　右　　　　　　　　　　　　　　左右两个都要

请回答以下问题，如果某个问题不适合您，可以不填。

如果您要评价或测量双肩请分开完成各自的问卷，并在顶部标出左右。

1.考虑到肩关节对您的影响，说明你的感觉，在下面的水平线（10cm）上标出 ×

非常差0分 _____10分非常好

以下几个问题与疼痛相关：

2.在过去的几个月中，休息时你肩部的疼痛如何？

A.十分剧烈　　　　　B.剧烈　　　　　C.中等程度　　　　　D.轻微　　　　　E.无疼痛

3.在过去的几个月中，活动时你肩部的疼痛如何？

A.十分剧烈　　　　　B.剧烈　　　　　C.中等程度　　　　　D.轻微　　　　　E.无疼痛

4.在过去的几个月中，因肩关节而使你无法入睡的频率？

A.每天　　　　　B.每周中有几天　　C.每周一天　　　　　D.每周少于一天　　　　E.从未发生过

5.在过去的几个月中，肩关节剧烈疼痛的频率？

A.每天　　　　　B.每周中有几天　　C.每周一天　　　　　D.每周少于一天　　　　E.从未发生过

以下问题与日常活动相关：

6.与肩关节相关的日常活动中（如穿衣、洗刷、驾车、家务活动等），描述你活动能力

A.非常严重限制，几乎不能动　　　　　B.严重的限制　　　　　C.中等程度的限制　　　　　D.轻微的限制

E.没有限制

7～11题：在过去的几个月中，由于肩部限制你进行下列活动有多困难？

7.穿或脱套衫

A.不能　　　　　B.非常困难　　　　　C.中等困难　　　　　D.稍微困难　　　　　E.无困难

8.梳头

A.不能　　　　　B.非常困难　　　　　C.中等困难　　　　　D.稍微困难　　　　　E.无困难

9.拿高于头部架子上的物品

A.不能　　　　　B.非常困难　　　　　C.中等困难　　　　　D.稍微困难　　　　　E.无困难

10.用于接触或清洗后背

A.不能　　　　　B.非常困难　　　　　C.中等困难　　　　　D.稍微困难　　　　　E.无困难

11.举或搬运装满杂物的袋子（3.6～4.5kg）

A.不能　　　　　B.非常困难　　　　　C.中等困难　　　　　D.稍微困难　　　　　E.无困难

以下问题与娱乐活动或体育活动相关：

12.与肩部相关的娱乐活动或体育活动（如棒球、高尔夫、有氧运动，园艺等）

描述你的肩关节功能

A.非常严重限制，几乎不能动　　　　　B.严重的限制　　　　　C.中等程度的限制　　　　　D.轻微的限制

E.没有限制

13.在过去的几个月中，由于肩部活动受限，你投球或打网球时有多困难？

A.不能　　　　　B.非常困难　　　　　C.中等困难　　　　　D.稍微困难　　　　　E.无困难

14.列出一项你十分喜欢的体育或娱乐活动，如果有肩关节活动障碍，请选择进行此活动时，肩关节的限制程度：活动

_____

A.不能　　　　　B.非常困难　　　　　C.中等困难　　　　　D.稍微困难　　　　　E.无困难

以下问题与工作相关：

15.在过去的几个月中，你主要的工作形式是

A.有偿工作（列出类型）_____　　　　B.家务工作　　　　　C.学业　　　　　D.无业

E.由于肩部未工作　　　　　F.由于其他原因未工作　　　　　G.退休

16.在过去的几个月中，因肩关节而使你无法工作的频率

续表

| A.每天 | B.每周中有几天 | C.每周一天 | D.每周少于一天 | E.从未发生过 |

17.过去的几个月的工作日中，由于肩部障碍而使你不能仔细高效地工作的频率

| A.每天 | B.每周中有几天 | C.每周一天 | D.每周少于一天 | E.从未发生过 |

18.过去的几个月的工作日中，由于肩部障碍而使你工作时间变短的频率

| A.每天 | B.每周中有几天 | C.每周一天 | D.每周少于一天 | E.从未发生过 |

19.过去的几个月的工作日中，由于肩部障碍而使你不得不改变工作方式的频率

| A.每天 | B.每周中有几天 | C.每周一天 | D.每周少于一天 | E.从未发生过 |

以下问题与满意度有关：

20.过去的几个月中，你如何评价你对自己肩关节功能的满意程度

| A.很差 | B.一般 | C.好 | D.很好 | E.非常好 |

21.请标出两处你希望提高的地方（标1代表最需要，标2代表次需要）：

疼痛＿＿＿＿　日常活动＿＿＿＿　娱乐体育活动＿＿＿＿　工作＿＿＿＿

### （三）示例

某病人优势手为右手，要评价两个肩关节，认为肩关节对自己的影响为8分，其中疼痛部分（2～5题）答案为D、D、C、C，则疼痛部分平均分为（4+4+3+3）/4=3.5分；此后以此类推，日常生活部分（6～11题）平均分为4分，娱乐和体育活动部分（12～14题）平均分为4分，工作部分（16～19题）平均分为3分，则：

$$L'Insalata 问卷的总分 =8 \times 1.5+3.5 \times 2 \times 4+4 \times 2 \times 2+4 \times 2 \times 1.5+3 \times 2 \times 1 =74分$$

### （四）特点与意义

作者对该问卷进行了统计学分析，结果表明该问卷具有良好的有效性、可靠性和敏感性，适用于对肩关节相关疾病治疗效果的评价。遗憾的是，作者没有对总分进行优、良、可、差的划分。

## 十一、Rowe-Zarins肩关节半脱位疗效评分

### （一）概述

美国学者Rowe和Zarins于1981评价肩关节复发性暂时性半脱位的治疗（包括保守治疗或手术治疗）效果时，提出了该系统评分。该评分方法通过肩关节的功能、疼痛、稳定性和运动范围的评估，可对病人肩关节半脱位治疗后疗效恢复的情况进行较为全面和客观的评估。

### （二）评分方法

Rowe-Zarins肩关节半脱位疗效评分的内容包括肩关节功能、疼痛、稳定性和运动范围四项指标。其中，肩关节功能和疼痛为主观指标，分别占50分和10分；稳定性和运动范围为客观指标，分别占30分和10分。总评分值为四项指标得分的总和，最大分值为100分。详细评分内容和标准见表7-15。

评分判断和分级标准：优，90～100分；良，70～89分；可，40～69分；差，<39分。

表7-15　Rowe-Zarins肩关节半脱位疗效评分

| 标准 | 评分 |
| --- | --- |
| 功能 | |
| 　工作及运动时不受限；能投掷垒球和橄榄球；可自由游泳 | 50 |
| 　工作不受限，投掷垒球，用力打网球，自由游泳时轻微受限；投掷橄榄球正常 | 25 |
| 　将手举过头顶工作，投掷垒球和橄榄球；打网球，自由游泳时中度受限 | 20 |
| 　投掷和所有运动均受限，不能做手臂举过头顶的工作 | 0 |
| 疼痛 | |
| 　无 | 10 |
| 　中度 | 5 |
| 　重度 | 0 |
| 稳定性 | |
| 　脱位不安感试验阴性，无半脱位 | 30 |
| 　脱位不安感试验阴性，但外旋、外展肩关节时感觉不舒服 | 15 |
| 　脱位不安感试验阳性，能感到半脱位 | 0 |
| 运动 | |
| 　范围运动正常 | 10 |
| 　任一方向运动范围缺失25% | 5 |
| 　任一方向运动范围缺失大于25% | 0 |

### （三）示例

某肩关节半脱位病人，在肩关节功能上，将手举过头顶工作，投掷垒球和橄榄球；打网球，自由游泳中度受限；中度疼痛；脱位不安感试验阴性，但外旋、外展肩关节时感觉不舒服；运动时任一方向运动范围缺失25%，则：

$$Rowe-Zarins肩关节半脱位疗效评分$$
$$=20+5+15+5=45分$$

总体评价为可。

### （四）特点与意义

该评分系统主要针对病人肩关节半脱位治疗后疗效恢复的情况，较为全面和客观，并进行了优、良、可、差四个分级标准划分，但是没有病人满意度评估。

## 十二、UCLA肩袖损伤手术治疗评分

### （一）概述

由美国加州大学洛杉矶分校（University of California at Los Angeles，UCLA）的 Ellman 提出的肩关节评分有两个评分系统：一个是用于肩袖损伤修复的终检结果评分方法"UCLA肩袖损伤手术治疗评分"，该方法是通过对病人肩关节的疼痛、功能、主动前屈活动度、前屈力量和病人满意度等五个指标进行记分，用以评估肩袖损伤修复的结果。此评分方法应用较为广泛。另一个适用于肩关节置换结果评定的"UCLA肩关节置换评分"（见下一条评分），其合并了活动度和结果测试，去掉了病人满意度一项。

### （二）评分方法

UCLA肩袖损伤手术治疗评分的指标包括5个，即疼痛、功能、主动前屈活动度、前屈力量和病人满意度，最高分值分别为10分、10分、5分、5分和5分。其中，疼痛、功能活动及满意度由病人主观评价，前屈活动度和肌力由医师体检来客观评价。详细指标标准见表7-16。

其总分为五个指标的得分总和。其最高为35分。根据病人的总分值可分为三个级别：优，34～35分，良，29～33分，差，<29分。

### （三）示例

某病人偶尔出现轻微疼痛，则病人疼痛部分得分为8分；仅轻微活动受限，能进行肩部以上的工作，则功能活动情况部分得分8分；前屈活动度为140°，该项得分4分；前屈肌力5级，得分5分；病人满意，自觉较前好转，则：

UCLA肩袖损伤手术治疗评分=8+8+4+5+5=30分
该病人总体评估为良。

### （四）特点与意义

该评分系统与UCLA肩关节置换评分系统相似，同是针对病人肩关节置换后功能及生活质量恢复情况的评分，但将前屈肌力和主动活动范围分为两项，并添加了病人满意度，更加的客观全面。同时，优、良、可、差四个等级标准划分有利于统计学分析。

表7-16　UCLA肩袖损伤手术治疗评分系统

| 指标内容 | 评分 |
| --- | --- |
| 疼痛 | |
| 　持续性疼痛难以忍受，常服用强镇痛药物 | 1 |
| 　持续性疼痛可以忍受，偶尔服用强镇痛药物 | 2 |
| 　休息时不痛或轻微痛，轻微活动时出现疼痛，经常服用水杨酸制剂 | 4 |
| 　仅在重体力劳动或激烈运动时出现疼痛，偶尔服用水杨酸制剂 | 6 |
| 　偶尔出现轻微疼痛 | 8 |
| 　无疼痛症状 | 10 |
| 功能活动情况（病人主观评价） | |
| 　不能使用上肢 | 1 |
| 　仅能轻微活动上肢 | 2 |
| 　能做轻家务劳动或进行大部分日常生活 | 4 |
| 　能做大部分家务劳动、购物、开车，能梳头、自己更衣，包括系文胸 | 6 |
| 　仅轻微活动受限，能进行肩部以上的工作 | 8 |
| 　活动正常 | 10 |
| 主动前屈活动度（医师测量） | |
| 　150°以上 | 5 |
| 　120°～150° | 4 |
| 　90°～120° | 3 |
| 　45°～90° | 2 |
| 　30°～45° | 1 |
| 　<30° | 0 |
| 前屈肌力（医师测量） | |
| 　5级（正常） | 5 |
| 　4级（良） | 4 |
| 　3级（可） | 3 |
| 　2级（差） | 2 |
| 　1级（肌肉收缩） | 1 |
| 　0级（无肌肉收缩） | 0 |
| 病人满意度 | |
| 　满意，较以前好转 | 5 |
| 　不满意，比以前差 | 0 |

## 十三、UCLA肩关节置换评分

### （一）概述

UCLA肩关节置换评分是由美国加利福尼亚大学洛杉矶分校（University of California at Los Angeles，UCLA）的Ellman等于1988年提出的，所以称为UCLA肩关节置换评分，用于评价肩关节人工假体置换治疗肱骨头粉碎性骨折、肱骨缺血性坏死及肩关节骨性关节炎的疗效。评价指标包括疼痛、功能、肌力和主动活动范围等三项指标。

### （二）评分方法

UCLA肩关节置换评分的指标包括病人的疼痛、功能活动情况、肌力和主动活动范围三项，每个指标项目最大分为10分。具体评分指标内容标准见表7-17。

表7-17　UCLA肩关节置换评分标准

| 指标内容 | 评分 |
| --- | --- |
| 疼痛 | |
| 持续性疼痛难以忍受，常服用强镇痛药物 | 1 |
| 持续性疼痛可以忍受，偶尔服用强镇痛药物 | 2 |
| 休息时不痛或轻微痛，轻微活动时出现疼痛，经常服用水杨酸制剂 | 4 |
| 仅在重体力劳动或激烈运动时出现疼痛，偶尔服用水杨酸制剂 | 6 |
| 偶尔出现轻微疼痛 | 8 |
| 无疼痛症状 | 10 |
| 功能活动情况（病人主观评价） | |
| 不能使用上肢 | 1 |
| 仅能轻微活动上肢 | 2 |
| 能做轻家务劳动或进行大部分日常生活 | 4 |
| 能做大部分家务劳动、购物、开车，能梳头、自己更衣，包括系文胸 | 6 |
| 仅轻微活动受限，能举肩工作 | 8 |
| 活动正常 | 10 |
| 肌力和主动活动范围 | |
| 关节强直于畸形位 | 1 |
| 关节强直于功能位 | 2 |
| 肌力差到可：肩关节提高小于60°，内旋小于45° | 4 |
| 肌力可到良：肩关节提高90°，内旋90° | 5 |
| 肌力良到正常：肩关节提高140°，外旋20° | 8 |
| 肌力正常，活动范围几乎正常 | 10 |

UCLA肩关节置换评分的总分为3个指标得分的总和，最高分为30分。

评分的分级标准为优：3项指标均为8分以上；良：3项指标均为6分或7分；可：3项指标均为4分或5分；差：3项指标均小于4分。

### （三）示例

某病人肱骨缺血性坏死，术后仅在重体力劳动或激烈运动时出现疼痛，偶尔服用水杨酸制剂；仅轻微活动受限，能举肩工作；肌力良到正常；肩关节提高140°，外旋20°；则：

UCLA肩关节置换评分=8+8+8=24分

该病人总体评估为优。

### （四）特点与意义

该评分系统主要针对肩关节置换后评估病人恢复的情况，主要包括病人感觉、功能活动情况、肌力和主动活动范围的内容，并采用优、良、可、差四个等级标准划分病人治疗的疗效情况，有利于统计分析。其与UCLA肩袖损伤手术治疗评分系统相似，不同在于本评分系统将肌力和主动活动范围综合到一起。另外，该方法没有病人满意度评估。

## 十四、ASES肘部关节功能评分

### （一）概述

美国肩肘外科医师协会（American Shoulder and Elbow Surgeons，ASES）的肘部关节功能评分的研究工作启动于1993年，由ASES研究委员会负责研发，旨在提供一种肘功能评估的标准化方法。1995年春天推出修订的评分表，其包括病人自我评价和医师评估两个部分。最后ASES推出了标准化肘功能评估表，其成为独立于临床诊断的肘功能评估基线，为临床救治结局判断和研究起到很好的参照作用。

### （二）评分方法

ASES肘部关节功能评分包括两大部分：病人自我评估和医师评估。

病人自我评估部分内容主要包括疼痛、功能和满意度。其中，疼痛评分采用视觉模拟评分（VAS）方法，病人分别对疼痛最严重时、休息时、提举重物时、反复运动肘关节完成一项任务时和夜间五种情况下疼痛程度进行自我评分，无疼痛者记0分，无法忍受的疼痛（剧痛）者记为10分；功能评分分左臂和右臂进行，分别对进行10种日常生活活动及完成经常性工作和体育活动时的困难程度进行评分，不能者记0分，很难完成者记1分，有时困难者记2分，无困难者记3分；病人满意度评分采用0~10分法，对其肘关节手术极不满意者记0分，非常满意者记10分。评分部分内容及标准详见表7-18。

医师评估部分内容主要包括活动度、稳定性、肌张力及体征。其中，活动度记录由标准量角器测量的角度数；稳定性则是分别记录肘关节外翻、内翻和后外出旋转时的稳定性评分，其评分标准为0=无不稳定、1=轻微松弛但端点对合良好、2=无端点的中度松弛、3=非常不稳定；肌张力主要记录在测试屈肘、伸肘、旋前和旋后动作过程中是否伴有疼痛，给疼痛程度评分（0=无收缩了；1=颤动；2=无重力运动；3=抗重力运动；4=抗阻力运动；5=正常力量），并记录手的握力；体征则为一系列与肘关节有关的检查体征及相关的疼痛程度评分。详细指标和标准见表7-19。

ASES肘部关节功能评分没有设计计算总分等，可通过病人自我评估和医师评估的各项目评分进行比较。

## （三）示例

病人自我评估部分：某病人术后随访显示，当疼痛最严重时程度达7分，休息时无疼痛，提举重物疼痛程度达7分，反复运动肘关节去完成一项任务疼痛程度达6分，夜间疼痛程度达4分。日常活动中，触及衬衣最上方纽扣，自行如厕，梳头，系鞋带，用器具进食，拧钥匙等活动均可无困难完成；完成经常性工作，完成体育运动、投球等活动有时困难完成；搬运重物，于坐位双手支撑起立，做沉重的家务等活动很难完成。病人对手术满意度选择为7分。

疼痛评分（自评）=7+0+7+6+4=24分

功能评分（自评）=3+3+3+3+3+2+2+2+3+2+2+2=30分

对手术满意度为7分。

表7-18　ASES肘部关节功能评分的病人自我评分部分内容与标准

**疼痛**

疼痛部位：

| 评分时间 | 评分（0=无疼痛；10=严重疼痛） | | | | | | | | | | |
|---|---|---|---|---|---|---|---|---|---|---|---|
| 1.疼痛最严重时 | 0 | 1 | 2 | 3 | 4 | 5 | 6 | 7 | 8 | 9 | 10 |
| 2.休息时 | 0 | 1 | 2 | 3 | 4 | 5 | 6 | 7 | 8 | 9 | 10 |
| 3.提举重物时 | 0 | 1 | 2 | 3 | 4 | 5 | 6 | 7 | 8 | 9 | 10 |
| 4.反复运动肘关节完成一项任务时 | 0 | 1 | 2 | 3 | 4 | 5 | 6 | 7 | 8 | 9 | 10 |
| 5.夜间 | 0 | 1 | 2 | 3 | 4 | 5 | 6 | 7 | 8 | 9 | 10 |

**功能**

| 活动 | 评分（0=不能；1=很难完成；2=有时困难；3=无困难） | |
|---|---|---|
| | 左臂 | 右臂 |
| 1.可触及衬衣最上方纽扣 | 0 1 2 3 | 0 1 2 3 |
| 2.自行如厕 | 0 1 2 3 | 0 1 2 3 |
| 3.梳头 | 0 1 2 3 | 0 1 2 3 |
| 4.系鞋带 | 0 1 2 3 | 0 1 2 3 |
| 5.可用器具进食 | 0 1 2 3 | 0 1 2 3 |
| 6.搬运重物 | 0 1 2 3 | 0 1 2 3 |
| 7.于坐位双手支撑起立 | 0 1 2 3 | 0 1 2 3 |
| 8.做沉重的家务 | 0 1 2 3 | 0 1 2 3 |
| 9.拧钥匙 | 0 1 2 3 | 0 1 2 3 |
| 10投球 | 0 1 2 3 | 0 1 2 3 |
| 完成经常性工作（自我描述） | 0 1 2 3 | 0 1 2 3 |
| 完成体育运动（自我描述） | 0 1 2 3 | 0 1 2 3 |

**满意度**

| | 评分（0=极不满意；10=非常满意） | | | | | | | | | | |
|---|---|---|---|---|---|---|---|---|---|---|---|
| 对肘关节手术的满意度 | 0 | 1 | 2 | 3 | 4 | 5 | 6 | 7 | 8 | 9 | 10 |

表7–19　ASES肘部关节功能评分的医师评分部分内容与标准

**活动度**

| 活动方式 | 主动活动范围（度） | |
| --- | --- | --- |
| | 右侧 | 左侧 |
| 弯曲 | | |
| 伸展 | | |
| 弯曲/伸展弧度 | | |
| 旋前 | | |
| 旋后 | | |
| 旋前/旋后弧度 | | |

**稳定性**

| 动作 | 评分<br>（0=无不稳定；1=轻微松弛但端点对合良好；2=无端点的中度松弛；3=非常不稳定） | |
| --- | --- | --- |
| | 右侧 | 左侧 |
| 外翻 | 0　1　2　3 | 0　1　2　3 |
| 内翻 | 0　1　2　3 | 0　1　2　3 |
| 后外出旋转 | 0　1　2　3 | 0　1　2　3 |

**肌张力**

| 项目 | 评分<br>（0=无收缩；1=颤动；2=无重力运动；3=抗重力运动；4=抗阻力运动；5=正常力量） | |
| --- | --- | --- |
| | 右侧 | 左侧 |
| 测试时是否伴疼痛 | 是/否 | 是/否 |
| 屈肘 | 0　1　2　3　4　5 | 0　1　2　3　4　5 |
| 伸肘 | 0　1　2　3　4　5 | 0　1　2　3　4　5 |
| 旋前 | 0　1　2　3　4　5 | 0　1　2　3　4　5 |
| 旋后 | 0　1　2　3　4　5 | 0　1　2　3　4　5 |
| 握力（kg） | | |

**体征**

| 项目 | 评分<br>（0=无；1=轻微；2=中度；3=重度） | |
| --- | --- | --- |
| | 右侧 | 左侧 |
| 肱尺关节压痛 | 0　1　2　3 | 0　1　2　3 |
| 肱桡关节压痛 | 0　1　2　3 | 0　1　2　3 |
| 内侧屈肌起点压痛 | 0　1　2　3 | 0　1　2　3 |
| 外侧伸肌起点压痛 | 0　1　2　3 | 0　1　2　3 |
| 内侧副韧带压痛 | 0　1　2　3 | 0　1　2　3 |
| 骨间后神经压痛 | 0　1　2　3 | 0　1　2　3 |
| 其他压痛（请详细列举） | 是/否 | 是/否 |
| 屈肘冲击痛 | 0　1　2　3 | 0　1　2　3 |
| 伸肘冲击痛 | 0　1　2　3 | 0　1　2　3 |
| 抵抗腕伸直时疼痛 | 是/否 | 是/否 |
| 抵抗屈腕时疼痛 | 是/否 | 是/否 |
| 抵抗指伸时疼痛 | 是/否 | 是/否 |
| 抵抗腕旋前时疼痛 | 是/否 | 是/否 |
| 抵抗腕旋后时疼痛 | 是/否 | 是/否 |
| 肱尺关节发声 | 是/否 | 是/否 |
| 肱桡关节发声 | 是/否 | 是/否 |
| 瘢痕（部位） | 是/否 | 是/否 |
| 萎缩（部位） | 是/否 | 是/否 |
| 畸形（描述） | 是/否 | 是/否 |
| 尺神经 | 是/否 | 是/否 |
| 肘管张力测试 | 是/否 | 是/否 |
| 其他关节局限活动：肩/肘 | 是/否 | 是/否 |
| 其他体检所见 | | |

### （四）特点与意义

该评分包括医师评估和病人自身评估两部分，通过双重评估使该评分更具客观性。评价项目角度多，内容详细，衡量科学，值得注意的是ASES评分的应用日趋广泛，希望其能够成为一个公认的肩关节功能评分系统。

ASES评分基于Neer推出的肩关节功能评价标准。其早期评分方法是基于病人和医师主客观综合评价，目前评分方法是采用基于病人的主观评分。研究证明，ASES评分与年龄相关性低，可信度较高。

## 十五、Broberg–Morrey肘部骨折疗效评分

### （一）概述

Broberg–Morrey肘部骨折疗效评分是由Broberg和Morrey于1986年在对21例桡骨头骨折病人延期切除桡骨头的疗效进行评估时提出的。该评分通过对活动范围、力量、稳定性和疼痛四个方面进行评分，以试验对肘关节活动度进行评估，是目前广泛应用于肘关节骨折的疗效评估方法。

该评分是功能重建最常用的评定系统之一，与功能无关，对伴有桡骨近端骨折的肘关节功能损伤有重要意义。

此评分内容包括四项内容，满分为100分，分为优、良、可、差四个等级。

### （二）评分方法

Broberg–Morrey肘部骨折疗效评分的指标项目包括活动范围、力量、稳定性和疼痛四个方面。其中，活动度评分为屈曲、旋前和旋后的最大弧度数与其系数的乘积。详细的指标内容和评分标准见表7–20。

总评分为各部分评分之和，其满分100分。＞95分为优，80～94分为良，60～79分为可，0～59分为差。

### （三）示例

某桡骨近端骨折病人术后随访，屈曲90°，前臂旋前50°，前臂旋后60°，力量轻度损失，稳定性正常，无疼痛。

总分=90×0.2+50×0.1+60×0.1+13+5+35=82分

肘关节功能为良。

### （四）特点与意义

Broberg–Morrey评分系统是肘关节功能重建最常用的评定系统之一，其将肘关节活动进行独立评

分，其评分与功能无关。该评分对伴有桡骨近端骨折的肘关节功能损伤评估有重要意义，是目前广泛应用于肘关节骨折的疗效评估方法。

表7–20  Brobrey–Morrey肘部骨折疗效评分

| 变量 | 评分 |
| --- | --- |
| 1.活动度（每一个平面） | |
| 屈曲 | 0.2×活动弧度 |
| 旋前 | 0.1×活动弧度 |
| 旋后 | 0.1×活动弧度 |
| 2.力量 | |
| 正常 | 20 |
| 轻度损失（疗效可观但有局限，肌力是健侧的80%） | 13 |
| 中度损失（限制某些活动，肌力为健侧的50%） | 5 |
| 重度损失（限制每天的活动，功能不全） | 0 |
| 3.稳定性 | |
| 正常 | 5 |
| 轻度损失（病人感知，无局限性） | 4 |
| 中度损伤（限制某些活动） | 2 |
| 重度损伤（限制每天的活动） | 0 |
| 4.疼痛 | |
| 无 | 35 |
| 轻微（活动时疼，无须止痛药） | 28 |
| 中度（活动时或活动以后疼痛） | 15 |
| 重度（休息时疼，需服镇痛药，功能障碍） | 0 |

## 十六、De Boer YA肘关节功能评分

### （一）概述

De Boer YA肘关节功能评分又称肘关节功能评价分级表（elbow functional assessment scale，EFA），是以HSS和Mayo评分为基础而制订的评分系统，制订于1999年。

### （二）评分方法

De Boer YA肘关节功能评分项目包括疼痛、活动能力、运动三个方面，12项指标（表7–21）。其中，疼痛包括休息时和运动时两部分，休息时的疼痛感采用10cm长的疼痛VAS尺，无疼痛为10分；运动时有疼痛感采用20cm长的疼痛VAS尺，无疼痛为20分。活动能力是根据病人自我报告，所有动作均用同侧上肢，无困难5分，略有困难3分，很困难2分，需要辅助器械1分，不能做0分。

De Boer YA肘关节功能评分的总分为12项指标得分的总和，最高总分为100分。总分越高，肘关节功能越好。

**表7-21　De Boer YA肘关节功能评分项目与标准**

| 项目 | 评分 |
|---|---|
| Ⅰ.疼痛（30分） | |
| 休息时有疼痛感 | 10cm长的疼痛VAS尺上，无疼痛为10分 |
| 运动时有疼痛感 | 20cm长的疼痛VAS尺上，无疼痛为20分 |
| Ⅱ.活动能力*（35分） | |
| 举杯喝水 | 0 ~ 5 |
| 用汤勺进餐 | 0 ~ 5 |
| 举起一罐1L的水 | 0 ~ 5 |
| 从罐中向杯中倒水 | 0 ~ 5 |
| 用同侧的耳朵听电话 | 0 ~ 5 |
| 用力切东西 | 0 ~ 5 |
| 在桌子上推东西 | 0 ~ 5 |
| Ⅲ.运动（35分） | |
| 活动度（25分） | |
| 主动屈曲≥125° | 15 |
| 100° ~ 125° | 10 |
| 75° ~ 100° | 5 |
| ＜75° | 0 |
| 屈曲挛缩≤20° | 10 |
| 20° ~ 40° | 5 |
| ≥40° | 0 |
| 综合活动度（10分） | |
| 用手经过身体前侧捏对侧耳垂 | |
| 无困难 | 10 |
| 困难 | 5 |
| 不能做 | 0 |

*所有动作均用同侧上肢，无困难5分，略有困难3分，很困难2分，需要辅助器械1分，不能做0分。

**（三）示例**

某肘部损伤病人来诊，经问诊检查显示该病人运动时有疼痛，其在VAS尺上标注为10，各项活动均略有困难，主动屈曲100° ~ 125°，无屈曲挛缩，综合活动无困难。

$$总分=10+7×3+5+10+10=56分$$

**（四）特点与意义**

最初该评分是针对患有类风湿关节炎的成年病人，其结合了医师的客观检查和病人的主观感受，是一种相对均衡的评价标准。其吸收了HSS和Mayo评分的优点，充分考虑了病人和医师双方的

主客观线索，可靠性高，逐渐被广泛采用。

## 十七、HSS1肘关节功能评分

**（一）概述**

该评分是由Figgie MP、Inglis AE和Mow CS于1990年在对11例全肘关节成型术失败的病人的肘关节功能进行重建时提出的疗效评估方法。此评分充分参考了Broberg 和Morrey评分及Ewald评分后建立，评分的内容包括肘关节的活动、疼痛和功能三项内容。

**（二）评分方法**

HSS1肘关节功能评分的指标内容包括肘关节的活动、疼痛、功能三项内容。其中，疼痛部分满分为50分，功能部分满分为30分，活动部分满分为20分。活动部分由可持续活动的时间评分（8分）和活动是否受限评分（12分）两部分组成（表7-22）。

**表7-22　HSS1肘关节功能评分的项目指标与标准**

| 项目指标 | 评分 |
|---|---|
| 疼痛 | |
| 或可忽略 | 50 |
| 轻微：偶尔用镇痛剂 | 45 |
| 中等：每天用镇痛剂 | 35 |
| 中等：休息时或夜间疼痛 | 15 |
| 严重：无法运动 | 0 |
| 功能 | |
| 无任何限制 | 30 |
| 轻度限制：在日常活动中和生活中无限制 | 25 |
| 无法举起大于4.5kg的重物 | 20 |
| 在日常生活活动中有中等局限 | 10 |
| 无法使用梳子或够到头部 | 5 |
| 无法自己进餐 | 0 |
| 活动 | |
| 可以持续完成活动 | |
| 30分钟 | 8 |
| 15分钟 | 6 |
| 5分钟 | 4 |
| 不能使用肘部 | 0 |
| 无局限的活动 | 12 |
| 娱乐活动受局限 | 10 |
| 家务和工作活动受局限 | 8 |
| 能自理 | 6 |
| 不能自理 | 0 |

HSS1肘关节功能评分的总分为各部分评分之和，满分为100分。

肘关节的功能分组：总分90～100分为优，80～89分为良，70～79分为可，60～69分为差，59分（含）以下为无功能。

**（三）示例**

某病人术后随访无疼痛，在日常活动中和生活中无限制，可持续完成活动30分钟以上，无局限的活动。

$$总分 = 50+25+8+12 = 95分$$

**（四）特点和意义**

该评分各项评估均由病人自身根据个人主观感受和日常活动做出答卷，能真实反映病人日常生活状态。不需医师专项检查，侧重病人自身的感受。

## 十八、Mayo肘关节功能评分

**（一）概述**

Mayo肘关节功能评分（Mayo elbow performance score，MEPS）亦称为Morrey和Bryan评分，最早是由Morrey于1981年提出的，当时用于评价肘关节成形术治疗类风湿关节炎的效果。1985年An和Morrey对Mayo肘关节功能评分进行了改良。目前，这两种MEPS评分都被广泛应用于肘关节功能的评估。

**（二）评分方法**

Mayo肘关节功能评分的指标包括疼痛、关节活动度、关节稳定性及活动能力4个方面（表7-23）。其评分的总分为各项目得分的总和，最高总分为100分。总分≥90分为优，75～89为良，60～74为可，<60分为差。

改良Mayo肘关节功能评分的指标包括疼痛感、运动度和稳定性3个方面（表7-24）。其评分的总分为各项目得分的总和，最高总分为100分。总分在90～100分为优，80～89分为良，70～79分为可，70分以下为差。

**（三）示例**

某肘关节创伤病人术后复查结果：无疼痛记45分；活动范围大于100°，记20分；关节稳定记10分；不能梳发、能自我喂饭、个人卫生自理、独立穿衣穿鞋，记20分。

Mayo肘关节功能评分总分=45+20+10+20=95分，评级为优。

改良Mayo肘关节功能评分总分=60+30+10=100分，评级为优。

**表7-23　Mayo肘关节功能评分的指标和标准**

| 项目 | 分值 | 评估内容 | 评分 |
|---|---|---|---|
| 疼痛 | 45 | 无 | 45 |
| | | 轻度 | 30 |
| | | 中度 | 15 |
| | | 重度 | 0 |
| 活动范围 | 20 | ≥100° | 20 |
| | | 50°～100° | 10 |
| | | <50° | 5 |
| 稳定性 | 10 | 稳定 | 10 |
| | | 中度不稳定 | 5 |
| | | 完全不稳定 | 0 |
| 活动能力 | 25 | 梳发 | 5 |
| | | 能自我喂饭 | 5 |
| | | 个人卫生 | 5 |
| | | 穿衣 | 5 |
| | | 穿鞋 | 5 |

**表7-24　改良Mayo肘关节功能评分的指标和标准**

| 项目指标 | 评分 |
|---|---|
| 疼痛感（最高60分） | |
| 无 | 60 |
| 偶尔轻微，无须镇痛药 | 40 |
| 偶尔中等疼痛，活动局限，需镇痛药 | 20 |
| 严重至无法行使功能 | 0 |
| 运动度（最高30分） | |
| 屈伸弧度 | |
| >90° | 30 |
| 60°～80° | 20 |
| 30°～59° | 10 |
| <30° | 0 |
| 稳定性（最高10分） | |
| 对肘关节功能影响 | |
| 无或轻微（不限制活动） | 10 |
| 中度（损害特定的功能） | 5 |
| 严重（显著影响活动） | 0 |

**（四）特点与意义**

Mayo肘关节功能评分主要针对肘关节创伤，对其疼痛、关节活动度、关节稳定性及活动能力等方面进行评估，因此评分结果比较真实可靠，为目前肘关节创伤疗效评价的常用评价方法。改良的Mayo评分在Mayo评分的基础上对评分项目进行了细化，更为简便。

## 十九、牛津肘关节评分

### （一）概述

牛津肘关节评分（Oxford elbow score，OES）是为了解决在肘部手术中需要合适的肘关节评估标准和方法而研发出来的，有助于解决医疗保健专业人员对健康状况的评估与病人评估的差异等问题。近年来，牛津肘关节评分已经被广泛采用。

### （二）评分方法

OES评分的指标内容包括三个方面的问题：肘关节疼痛、肘关节功能和社会心理效应，下含有12个项目（问题）。每个问题都有5个相应的选项，每个问题相应的得分为0～4分；选项A记4分，B记3分，C记2分，D记1分，E记0分；分值越低，表示情况越严重。详细问题与答案选项见表7-25。

肘关节疼痛、肘关节功能和社会心理效应三个方面分别计算其得分之和。每个方面的得分值范围为0～16分。

OES评分为三个方面得分的总和，分值为0～48分。0分表示最差的手肘得分，48分为正常的手肘得分。

每个方面的得分可以将其转换为0～100的模式，可以进一步分析单个方面的分数，即某个方面的评分值=某个方面的实际得分×100÷最大区域分数。

### （三）示例

某病人肘部术后随访在家提物品时有一点困难，购物拎包有一点困难，洗澡时没有困难，穿衣没有困难。

肘关节功能方面的记分=3+3+4+4=14分

代入公式为14×100÷16=87.5分，即该病人在肘关节功能方面得分87.5分（百分制）。

其他两个方面的评分方式类似。

### （四）特点和意义

OES评分的设计是以病人为中心的结果测量，以便独立于手术外科医师，从而尽量减少偏差的风

**表7-25　牛津肘关节评分的项目内容与答案选项**

过去的4周

1.由于肘关节的问题，在家的时候提物品是否困难，如扔垃圾

　A.没有困难　　　　B.有一点困难　　　　C.一般困难　　　　D.非常困难　　　　E.做不到

2.由于肘关节的问题，购物的时候拎包是否有困难

　A.没有困难　　　　B.有一点困难　　　　C.一般困难　　　　D.非常困难　　　　E.做不到

3.由于肘关节的问题，洗澡的时候是否有困难

　A.没有困难　　　　B.有一点困难　　　　C.一般困难　　　　D.非常困难　　　　E.做不到

4.由于肘关节的问题，自己穿衣服是否有困难

　A.没有困难　　　　B.有一点困难　　　　C.一般困难　　　　D.非常困难　　　　E.做不到

5.是否感觉肘部的问题正在支配着自己的生活

　A.一点都没有　　　B.偶尔会有　　　　C.有几天会有　　　D.几乎每天会有　　　E.每天都有

6.一天中担忧肘部问题的时间

　A.没有　　　　　　B.偶尔　　　　　　C.经常　　　　　　D.大多数时间　　　　E.整天

7.夜晚睡觉时，肘关节的疼痛是否干扰你的睡眠

　A.从来没有　　　　B.每1天或2天夜晚　C.经常会有　　　　D.几乎每个夜晚　　　E.每个夜晚

8.睡觉的时候，肘关节疼痛发作的频率

　A.一点没有　　　　B.偶尔　　　　　　C.有几次　　　　　D.几乎不间断　　　　E.不间断

9.在日常活动中，肘关节疼痛干扰正常工作的程度

　A.不影响　　　　　B.有一点影响　　　　C.中度影响　　　　D.严重影响　　　　E.完全不能工作

10.肘关节的问题是否限制了你参加休闲娱乐活动

　A.没有　　　　　　B.偶尔　　　　　　C.有时　　　　　　D.几乎每次　　　　　E.每次

11.描述肘部疼痛的最大程度

　A.不疼　　　　　　B.稍微疼痛　　　　　C.可忍　　　　　　D.严重疼痛　　　　　E.不能忍受

12.描述经常出现肘部的疼痛程度

　A.不疼　　　　　　B.稍微疼痛　　　　　C.可忍　　　　　　D.严重疼痛　　　　　E.不能忍受

险。研究结果表明，该方法是可靠、有效的，且病人容易接受，其完成率高。此外，从病人的角度来看，这是评估肘部手术结果的有效方法。

## 二十、肘关节HSS评分

### （一）概述

肘关节HSS评分（the hospital for special surgery scoring system）是广泛运用于肘关节功能评估的评分方法，其主要从疼痛、功能、屈伸范围、肌力、屈曲挛缩、伸直挛缩、旋前、旋后八方面作为评分指标，评价过程方便，结果可靠。

### （二）评分方法

肘关节HSS评分有8个指标，包括疼痛、功能、屈伸范围、肌力、屈曲挛缩、伸直挛缩、旋前、旋后，分别根据每个指标的情况进行评分（表7-26）。肘关节HSS评分的总分为这八项指标得分的总和，最高分为100分，得分值越高，肘关节功能越好。

根据肘关节HSS评分总分，可将肘关节功能分为四级：总分90～100分者为优，80～89分者为良，70～79分者为一般，60～69分者为差。

### （三）示例

某病人行全肘关节置换术后随访，任何时候无疼痛记30分，屈伸活动15分钟记6分，娱乐活动时受限记10分，屈伸范围112°记16分，可提2.3kg重物，屈曲90°记10分，屈曲挛缩<15°

**表7-26 肘关节HSS评分的项目和标准**

| 项目指标 | 评分 | 项目指标 | 评分 |
|---|---|---|---|
| 一、疼痛（30分） | | 四、肌力（10分） | |
| 1.任何时候无疼痛 | 30 | 1.可提2.3kg重物，屈曲90° | 10 |
| 2.屈肘时疼痛 | 15 | 2.可提0.9kg重物，屈曲90° | 8 |
| 3.屈肘时稍痛 | 10 | 3.不负重做抗重力的屈肘运动 | 5 |
| 4.屈肘时中度痛 | 5 | 4.无力做屈肘运动 | 0 |
| 5.屈肘时严重疼痛 | 0 | 五、屈曲挛缩（6分） | |
| 6.休息时无痛 | 15 | 1.<15° | 6 |
| 7.休息时稍痛 | 10 | 2.15°～45° | 4 |
| 8.休息时中度疼痛 | 5 | 3.45°～90° | 2 |
| 9.休息时重度疼痛 | 0 | 4.>90° | 0 |
| 二、功能（20分） | | 六、伸直挛缩（6分） | |
| A | | 1.135°±15° | 6 |
| 1.屈伸活动30分钟 | 8 | 2.<125° | 4 |
| 2.屈伸活动15分钟 | 6 | 3.<100° | 2 |
| 3.屈伸活动5分钟 | 4 | 4.<80° | 0 |
| 4.不能活动的肘关节 | 0 | 七、旋前（4分） | |
| B（适用于非运动员病人） | | 1.>60° | 4 |
| 1.肘关节活动不受限 | 12 | 2.30°～60° | 3 |
| 2.娱乐活动时受限制 | 10 | 3.15°～30° | 2 |
| 3.能做家务劳动和从事工作 | 8 | 4.<0° | 0 |
| 4.生活能自理 | | 八、旋后（4分） | |
| 5.肘关节病废 | 6 | 1.>60° | 4 |
| C（适用于运动员病人） | 0 | 2.45°～60° | 3 |
| 1.可从事高水平竞技比赛 | 12 | 3.15°～45° | 2 |
| 2.可正常训练 | 10 | 4.<0 | 0 |
| 3.影响训练50%以下 | 8 | | |
| 4.影响训练50%以上 | 4 | | |
| 5.不能正常训练 | 0 | | |
| 三、伸屈范围（20分） | | | |
| 每7°为1分 | | | |

记6分，伸直挛缩＜125° 记4分，旋前＞60° 记4分，旋后＞60° 记4分。

$$HSS肘关节评分=30+6+10+16+10+6+4+4+4=90分$$

该病人评级为优。

**（四）特点与意义**

全肘关节置换术有迅速消除病人疼痛、恢复肘肩关节功能、术后较少并发症、病人满意度高等优点，而HSS肘关节评分是评价此种术式的有效方式之一，评价过程方便，结果可靠。

## 二十一、Jakim桡骨远端骨折疗效评分

**（一）概述**

桡骨远端骨折是指距桡骨下端关节面3cm以内的骨折，多由间接暴力引起，是最常见的骨折之一。骨折类型分为伸直型骨折、屈曲型骨折、桡骨远端关节面骨折伴腕关节脱位。

随着交通伤等高能量损伤的不断增加，粉碎性桡骨远端关节内骨折也变得更加常见。关节内骨折主要发生在暴力导致的骨质较好的年轻人中，并且与大量关节和关节周围组织的损伤有关。无论放射学恢复如何，骨折的严重程度与临床结果之间存在统计学显著的相关性。由于暴力而导致的关节和软组织损伤可能会导致一定程度的功能损伤，因此对其的疗效判断是评估其救治能力与技术的重要基础，而疗效评分为其提供了数据化定量评估的手段方法。

Jakim桡骨远端骨折疗效评分最早由Jakim等于1991年发表于《JBJS》杂志，其对临床主观指标、客观指标和放射学检查指标进行评分，对桡骨远端骨折治疗病人的疗效进行综合评价，并已取得较好效果。

**（二）评分方法**

Jakim桡骨远端骨折疗效评分（efficacy score of the distal fracture of Jakim radius，JRDFES）的指标项目包括三大部分：临床主观指标、客观指标和放射学检查指标，正常分别占30分、30分和40分，其评分的总分为3个部分得分的总和，正常为100分。

临床主观指标主要对病人疼痛或功能状态进行评估；临床客观指标主要是对腕关节活动范围、抓握和畸形状况进行评估；放射学检查评估指标则包括桡骨角的尺偏角、桡骨茎突位于尺骨茎突以远的距离、掌倾角、关节面对合不良、下尺桡关节和骨关节炎改变等。具体评分标准见表7-27。

Jakim桡骨远端骨折疗效评价评分的分级标准：优，90～100分；良，80～89分；可，70～79分；差，＜70分。

**（三）示例**

某桡骨远端关节面骨折病人行"闭合复位，外架克氏针固定术"，术后1年随访，偶尔腕关节活动轻度受限，轻度疼痛，记24分，腕关节活动范围正常，记15分，抓握正常，记12分，无畸形，记1分；放射学检查：尺偏角18°，记15分，桡高10mm，记15分，掌倾角10°，记10分，放射学检查关节面对合不良1mm，记-5分，下尺桡关节无脱位，无骨关节炎表现，记0分。

$$Jakim桡骨远端骨折疗效评价总分=24+15+12+1+15+15+10+（-5）+0=87分$$

病人总分为87分，疗效评级为优。

**（四）特点与意义**

Jakim桡骨远端骨折疗效评价评分系统分配了60分在功能上，40分在影像上。临床上仍存在不一致的地方，如影像上的不满意，复位丢失，临床症状可能表现轻微。但总体来讲，Jakim桡骨远端骨折疗效评分具有较好的科学性，评价较全面，在临床上被广泛应用。

## 二十二、Sarmiento Colles骨折疗效评分

**（一）概述**

Colles骨折是桡骨远端且距关节面2～3cm以内的骨折，常伴有远侧骨折断端向背侧倾斜，前倾角度减少或成负角，典型者伤手呈银叉畸形。1814年，Abraham Colles首先详细描述了此类骨折，故命名为Colles骨折。在过去的20多年里，桡骨远端骨折的最佳治疗方法发生了很大变化，但有时在手术指征很明确的前提下仍对使用外固定还是采用某种内固定存在争议，在治疗效果上也仍有差异。

对Colles骨折不管采用保守治疗和手术治疗，其最终目的都是要恢复病人的功能，提高病人的生活质量。为此，Sarmiento提出了Colles骨折最终疗效的评分系统，以便更好地评估和研究此类骨折的治疗方式。

**（二）评分方法**

Sarmiento Colles骨折疗效评分（Sarmiento Colles fracture effectiveness score，SCFES）方法的评估指标主要包括客观评价和主观评价两部分。其中，主观评价由疼痛和活动受限程度组成；客观评价包括功能、肌力、活动范围丢失程度组成。

最终由主观评价和客观评价得出结果为优、良、可、差，详见表7-28。

表7-27　Jakim桡骨远端骨折疗效评分的项目指标与评分标准

| 项目 | 指标 | 评分 |
|---|---|---|
| 临床主观指标（正常30分） | | |
| 疼痛/功能 | 无疼痛/正常 | 30 |
| | 偶尔轻度/轻度受限 | 24 |
| | 中度，需服用镇痛药/部分受限 | 15 |
| | 严重/失能 | 0 |
| 临床客观指标（正常30分） | | |
| 腕关节活动范围 | 正常 | 15 |
| | 丧失小于30% | 12 |
| | 最低限度的活动范围[a] | 7 |
| | 低于最低限度的活动范围 | 0 |
| 抓握[b] | 正常 | 12 |
| | 功能丧失小于15% | 10 |
| | 功能丧失16%～30% | 6 |
| | 功能丧失大于30% | 0 |
| 畸形 | 无 | 3 |
| | 轻度 | 1 |
| | 明显 | 0 |
| 放射学检查：桡骨角阳性（正常40分） | | |
| 尺偏角（°） | 18°～23° | 15 |
| | 13°～17° | 12 |
| | 10°～12° | 9 |
| | <10° | 0 |
| 桡骨茎突位于尺骨茎突以远的距离（mm） | 10～13 | 15 |
| | 7～9 | 12 |
| | 5～6 | 9 |
| | <5 | 0 |
| 掌倾角（°） | 7°～11° | 10 |
| | 3°～6° | 8 |
| | 0～2° | 6 |
| | 负数 | 0 |
| 放射学检查：阴性（正常0分） | | |
| 关节面对合不良（mm） | 1～2 | −5 |
| | >2 | −10 |
| 下尺桡关节 | 半脱位 | −5 |
| | 脱位 | −10 |
| 骨关节炎改变 | 轻度 | −5 |
| | 中度 | −10 |
| | 重度 | −20 |

a背伸45°，掌屈30°，桡尺偏各15°，旋前旋后各50°；b主使侧手可增加15%。

表7-28　Sarmiento Colles骨折疗效评分的指标和评分标准

| 结果 | 主观评价 | | 客观评价 | | |
|---|---|---|---|---|---|
| | 疼痛 | 活动 | 功能 | 肌力 | 背屈或掌屈丧失角度 |
| 优 | 无 | 无活动受限 | ++正常 | ++正常 | <15° |
| 良 | 偶尔 | 在特殊的情况下出现活动受限，如剧烈运动 | + | + | 15°～30° |
| 可 | 经常 | 日常活动时轻度受限 | − | −，肌力减小 | 30°～50° |
| 差 | 持续 | 丧失工作能力，日常生活影响 | − | −，减弱 | >50° |

1.优为无疼痛、无活动受限、功能正常、背屈或掌屈丧失角度小于15°。

2.良为偶尔疼痛、在特殊的情况下出现活动受限（如剧烈运动）、功能部分受限、肌力部分减退、背屈或掌屈丧失角度为15°～30°。

3.可为经常疼痛、日常活动时轻度受限、功能明显受限、肌力明显减小、背屈或掌屈丧失角度为30°～50°。

4.差为持续疼痛、丧失工作能力，严重影响日常生活、无功能、肌力减弱后消失、背屈或掌屈丧失角度＞50°。

### （三）示例

一例桡骨远端骨折术后病人，出现偶尔疼痛，在特殊的情况下出现活动受限（如剧烈运动）、功能部分受限、肌力部分减退、背屈丧失角度为20°。

Sarmiento Colles骨折疗效评分为良。

### （四）特点与意义

Sarmiento疗效评分系统是为了研究Colles骨折治疗结果而提出分析意见的一种方式，其简单、便于掌握和实用，已经被广泛应用于Colles骨折疗效评估和研究中，并起到了不可替代作用。

## 二十三、Gartland-Werley Colles骨折疗效评分

### （一）概述

桡骨远端骨折极为常见，桡骨下端骨折多见于成年人及老年人。其骨折发生在桡骨远侧端3cm范围内。桡骨下端膨大，由松质骨构成，松质骨与坚质骨交界处为应力上的弱点，此处容易发生骨折。

Gartland于1951年对Colles骨折病人进行闭合复位夹板外固定治疗后的疗效评判时，参照McBride权威残疾评估图表提出Gartland-Werley Colles骨折疗效评分（Gartland-Werley Colles fracture curative effect score，GWCFCES），故也被称为改良McBride评分。该评分方法对残余畸形、主观评价、客观评价、并发症4个方面进行了评分，根据最终评分将Colles骨折疗效分为优、良、可、差4个等级。此评分系统临床应用较为广泛。

### （二）评分方法

Gartland-Werley Colles骨折疗效评分的评估指标包括残余畸形、主观评价、客观评价、并发症4个项目指标，每个项目根据检查结果获得相应的评分值（残余畸形，客观评价，并发症可累计）。具体指标项目与评分标准见表7-29。Gartland-Werley

Colles骨折疗效评分的总分为这4个项目得分值的总和。

最终的疗效分级标准：优，0～2分；良，3～8分；可，9～20分；差，≥21分。

表7-29　Gartland-Werley Colles骨折疗效评分的项目指标与评分标准

| 项目 | 评分 |
| --- | --- |
| 残余畸形（0～3分） | |
| 　尺骨茎突突出 | 1 |
| 　残留背侧移位 | 2 |
| 　桡偏畸形 | 2～3 |
| 主观评价（0～6分） | |
| 　优：无疼痛、残疾或运动受限 | 0 |
| 　良：偶尔疼痛、运动轻度受限、无残疾 | 2 |
| 　可：偶尔疼痛、运动有些受限、腕关节无力 | 4 |
| 　差：疼痛、活动受限，残疾，活动明显受限 | 6 |
| 客观评价（0～5分） | |
| 　背侧缺陷（＜45°） | 5 |
| 　尺偏缺陷（＜15°） | 3 |
| 　旋后缺陷（＜50°） | 2 |
| 　掌屈缺陷（＜30°） | 1 |
| 　桡偏缺陷（＜15°） | 1 |
| 　环行运动缺陷 | 1 |
| 　下尺桡关节疼痛 | 1 |
| 并发症（0～5分） | |
| 　关节炎改变 | |
| 　　轻微 | 1 |
| 　　轻微，伴有疼痛 | 3 |
| 　　中度 | 2 |
| 　　中度，伴有疼痛 | 4 |
| 　　严重 | 3 |
| 　　严重，伴有疼痛 | 5 |
| 神经并发症（正中神经） | 1～3 |
| 石膏管型导致的手功能差 | 1～2 |

注：客观评价，依据的正常活动度为背伸45°，掌屈30°，桡偏15°，尺偏15°，旋前和旋后各50°。

### （三）示例

某桡骨远端骨折病人，术后1年随访，无残余畸形，记0分，主观偶尔疼痛、运动轻度受限、无残疾，记2分，掌曲20°，记1分，有轻微关节炎改变，伴有偶尔疼痛，记1分，无神经并发症，记0分。

总分值=0+2+1+1+0=4分

病人Gartland-Werley Colles骨折疗效评分为4分，治疗疗效评级为良。

### （四）特点与意义

Gartland-Werley Colles骨折疗效评分为评估和衡量Colles骨折病人治疗后的每个残留成分对功能的影响提供了有效的方法手段，对临床进行预后评估和探索治疗成功与失败的原因有帮助。

## 二十四、Levine腕管综合征问卷

### （一）概述

Levine腕管综合征问卷（Levine carpal tunnel questionnaire，LCTQ）是由Levine等在1993年提出的。这套评分系统通过问卷的方式来获得腕管综合征病人在过去2周内，每24小时出现的相关症状评分和功能评估，以评价腕管综合征病人术前和术后临床症状与功能状况的改变。

### （二）评分方法

Levine腕管综合征问卷由症状评分及功能评分两个部分组成。

症状评分部分共包括11个问题，每个问题都有5个选择，不同选择被记为1～5分的不同分值，问题和分值选项标准见表7-30。症状评分部分的总评分是11个问题评分的均数。

功能评分部分共包括8个问题，每个问题都有5个选择，不同选择被记为1～5分的不同分值，问题和分值选项标准见表7-31。功能评分部分的总评分是8个问题评分的均数。

症状评分和功能评分各自取平均值，分为：①没有困难；②轻度；③中度；④重度；⑤不能做任何事情。

### （三）示例

某病人手腕疼痛，其Levine腕管综合征问卷的症状评分结果如表7-32所示。

症状评分总评分=症状评分总和/11=28/11=2.54。

该病人Levine腕管综合征问卷的功能评分结果如表7-33所示。

**表7-30　Levine腕管综合征问卷的症状评分的问卷项目**

说明：请指出在过去的2周内，每天24小时内与你相关的症状（在相应答案上打钩）

| 问题 | 评分 | | | | |
| --- | --- | --- | --- | --- | --- |
| | 1 | 2 | 3 | 4 | 5 |
| 1.晚上你的手或腕疼痛程度如何？ | | | | | |
| | 不疼痛 | 轻度疼痛 | 中度疼痛 | 严重疼痛 | 非常疼痛 |
| 2.在过去的2周里，手或腕疼痛经常把你弄醒吗？ | | | | | |
| | 从没有过 | 曾经有过 | 有过二三次 | 有过四五次 | 5次以上 |
| 3.白天你的手或腕出现过典型的疼痛吗？ | | | | | |
| | 从来没有过 | 有轻微疼痛 | 有中度疼痛 | 有严重疼痛 | 有非常严重的疼痛 |
| 4.白天你的手或腕出现疼痛的频率如何？ | | | | | |
| | 从没有过 | 每天一二次 | 每天三四次 | 每天5次以上 | 持续性 |
| 5.白天疼痛发作的评价时间是多少？ | | | | | |
| | 从来不痛 | 10分钟以内 | 10～60分钟 | 大于60分钟 | 疼痛持续一整天 |
| 6.你的手感到麻木吗？（感觉缺失） | | | | | |
| | 没有 | 轻度麻木 | 中度麻木 | 严重麻木 | 非常严重的麻木 |
| 7.你的手、腕感到无力吗？ | | | | | |
| | 不感到无力 | 轻度无力 | 中度无力 | 严重无力 | 非常严重的无力 |
| 8.你的手上有刺痛样的感觉吗？ | | | | | |
| | 不感到刺痛 | 轻度刺痛 | 中度刺痛 | 严重刺痛 | 非常严重的刺痛 |
| 9.晚上麻木或刺痛的程度如何？ | | | | | |
| | 未感觉到 | 轻度 | 中度 | 严重 | 非常严重 |
| 10.在过去的2周里，手或腕麻木或刺痛经常把你弄醒吗？ | | | | | |
| | 从没有过 | 曾经有过 | 有过二三次 | 有过四五次 | 5次以上 |
| 11.你握拳和使用小件物品（如钥匙或铅笔）有困难吗？ | | | | | |
| | 没有困难 | 轻度困难 | 中度困难 | 严重困难 | 非常严重的困难 |

功能评分总评分=功能评分总和/8=18/8=2.25。

### （四）特点与意义

腕管综合征多见于年龄大的女性。其主要表现为桡侧三指半麻木，拇指活动无力，晚上有麻醒史，经甩手后缓解，病情长者有大鱼际肌肉萎缩。腕掌侧叩击时可引起手指麻木。对于评估腕管综合征术前和术后临床症状与功能状况的改变时，常用的评分方法有PRWE评估表（patient rated wrist evaluation）

#### 表7-31　Levine腕管综合征问卷的功能评分的问卷项目

说明：过去的2周中，由于手腕出现的症状影响您的以下日常活动，请选择最适合您的情况

| 活动 | 评分 | | | | |
|---|---|---|---|---|---|
| | 1 | 2 | 3 | 4 | 5 |
| 写字 | 没有困难 | 轻度影响 | 中度影响 | 重度影响 | 不能做任何事情 |
| 解或系纽扣 | 没有困难 | 轻度影响 | 中度影响 | 重度影响 | 不能做任何事情 |
| 看书时能拿书本 | 没有困难 | 轻度影响 | 中度影响 | 重度影响 | 不能做任何事情 |
| 握住电话 | 没有困难 | 轻度影响 | 中度影响 | 重度影响 | 不能做任何事情 |
| 开罐 | 没有困难 | 轻度影响 | 中度影响 | 重度影响 | 不能做任何事情 |
| 家务活 | 没有困难 | 轻度影响 | 中度影响 | 重度影响 | 不能做任何事情 |
| 搬运食物包 | 没有困难 | 轻度影响 | 中度影响 | 重度影响 | 不能做任何事情 |
| 洗澡穿衣 | 没有困难 | 轻度影响 | 中度影响 | 重度影响 | 不能做任何事情 |

#### 表7-32　某病人手腕疼痛Levine腕管综合征问卷的症状评分结果

| 问题 | 表现 | 评分 |
|---|---|---|
| 1.晚上你的手或腕疼痛程度如何？ | 中度疼痛 | 3 |
| 2.在过去的2周里，手或腕疼痛经常把你弄醒吗？ | 曾经有过 | 2 |
| 3.白天你的手或腕出现过典型的疼痛吗？ | 有轻微疼痛 | 2 |
| 4.白天你的手或腕出现疼痛的频率如何？ | 每天三四次 | 3 |
| 5.白天疼痛发作的评价时间是多少？ | 10分钟以内 | 2 |
| 6.你的手感到麻木吗？（感觉缺失） | 轻度麻木 | 2 |
| 7.你的手、腕感到无力吗？ | 中度无力 | 3 |
| 8.你的手上有刺痛样的感觉吗？ | 中度刺痛 | 3 |
| 9.晚上麻木或刺痛的程度如何？ | 中度 | 3 |
| 10.在过去的2周里，手或腕麻木或刺痛经常把你弄醒吗？ | 曾经有过 | 2 |
| 11.你握拳和使用小件物品（如钥匙或铅笔）有困难吗？ | 中度困难 | 3 |

#### 表7-33　某病人手腕疼痛Levine腕管综合征问卷的功能评分结果

| 活动 | 评分 | | | | |
|---|---|---|---|---|---|
| | 1 | 2 | 3 | 4 | 5 |
| 写字 | | | 中度影响 | | |
| 解或系纽扣 | 没有困难 | | | | |
| 看书时能拿书本 | | 轻度影响 | | | |
| 握住电话 | | | | | 不能做任何事情 |
| 开罐 | 没有困难 | | | | |
| 家务活 | 没有困难 | | | | |
| 搬运食物包 | | | | 重度影响 | |
| 洗澡穿衣 | 没有困难 | | | | |

及美国密歇根州手功能评估问卷（the Michigan hand outcomes questionnaire，MHQ），上述两种评分针对腕关节及手的功能评估都有较高的敏感度。

而Levine腕管综合征问卷以腕管综合征的临床症状及症状发作的时间特点设置了以麻木、疼痛，以及疼痛、麻木对睡眠的影响等项目，使其更具有针对性。Levine等通过临床数据研究显示，此问卷在术前和术后的症状与功能评分中有很强的灵敏性；在信度和效度等方面，该问卷有很高的可重复性、内部统一性好、症状的严重程度和手功能状态评分有很大的相关性，能很好地代表评定现象的真实情况。应用Levine腕管综合征问卷能充分体现腕管综合征的程度、评估治疗的效果、比较不同治疗方法的优劣。

## 二十五、Lamberta腕关节置换评分

### （一）概述

全腕关节置换术（total wrist arthroplasty，TWA）是最早进行的关节假体置换手术之一，目前全腕关节假体系统已经发展致第四代。虽然已有证据表明腕关节融合术在缓解疼痛和安全性方面优于TWA，但随着新的设计理念、手术方式的改进和新材料的出现，人工腕关节设计及TWA日趋成熟。

为了评价腕关节置换后腕关节的功能与症状等疗效，1980年，Lamberta和Ferlic对类风湿腕关节炎病人在腕关节置换术后进行疗效评价时提出了一套完全关节置换术后疗效的评分系统，即Lamberta腕关节置换评分（Lamberta wrist replacement score，LWRS）。

### （二）评分方法

Lamberta腕关节置换评分评估项目包括病人术后6个月的腕关节平衡（30分）、运动（25分）、疼痛（35分）及握力变化（10分）四方面，其中腕关节平衡又分为主动掌曲减去背伸度和主动尺偏减去桡偏度两个指标。具体评分项目指标和评分标准见表7-34。其评分的总分为所有指标得分的总和，最高总分为100分。分数值越高，腕关节功能越好。

腕关节功能总的评估分级：每个方面包括0～3四个等级，总分标准为总分达70～90分者为优，总分达50～69分者为良，总分达15～49分者为可，总分＜15分者为差。

### （三）示例

某病人行全腕关节置换术后6个月检查主动掌

曲40°，背伸25°，尺偏20°，桡偏5°，术后残留轻微疼痛，握力没有增加。

因此，屈-伸平面稳定得分15分，尺-桡平面稳定得分10分，腕关节平衡=15+10=25分；运动=20分；疼痛=30分；握力=0分。

$$Lamberta腕关节置换评分总分=（15+10）+20+30+0=75分$$

疗效评定为优。

### （四）特点与意义

全腕关节置换术是最早进行的关节假体置换手术之一，但腕关节融合术因其并发症少、发生率低，仍然作为各种原因引起的腕关节炎的治疗标准。随着第四代假体系统的不断改进及普及，人工腕关节置换术将会被更加广泛的运用。Lamberta腕关节置换评分系统评价较为简单，易于操作，目前运用较广泛。目前全腕关节置换术的问题主要为脱

表7-34　Lamberta腕关节置换评分的项目指标和记分标准

| 项目指标 | 评分 |
| --- | --- |
| 1.腕关节平衡（30分） | |
| 　主动掌曲减去背伸度 | |
| 　　优秀：0～20° | 15 |
| 　　良好：21°～30° | 10 |
| 　　可：31°～40° | 5 |
| 　　差：＞40° | 0 |
| 　主动尺偏减去桡偏度 | |
| 　　优秀：20°～30° | 15 |
| 　　良好：0～19° | 10 |
| 　　中：31°～40° | 5 |
| 　　差：＞40° | 0 |
| 2.运动（屈伸活动度）（25分） | |
| 　优秀：70°～90° | 25 |
| 　良好：50°～69° | 20 |
| 　中：15°～49° | 15 |
| 　差：＜15° | 0 |
| 3.疼痛（35分） | |
| 　没有疼痛 | 35 |
| 　轻度疼痛 | 30 |
| 　中度疼痛 | 7 |
| 　重度疼痛 | 0 |
| 4.握力增加百分比（10分） | |
| 　75% | 10 |
| 　50%～75% | 6 |
| 　5%～49% | 3 |
| 　＜5% | 0 |

位、软组织不平衡假体松动失效、软组织粘连等。但是Lamberta腕关节置换评分系统缺乏影像学评价内容，忽视了对腕关节置换术后假体松动的评价，其次对用握力下降程度作为腕关节置换术疗效的评价来说尚有待商榷，很多晚期类风湿病人行腕关节置换术后出现握力下降，原因是手畸形加重，而非源自腕关节。

尽管有一些不足，但Lamberta腕关节置换评分系统通过对腕关节置换术后腕关节平衡、运动、疼痛及握力变化四方面综合评价仍能比较全面、准确地对腕关节置换术后疗效进行评价。

## 二十六、PRWE腕关节评分

### （一）概述

PRWE（patient rated wrist evaluation）腕关节评分是由MacDermid等设计的一种问卷式评分系统，设计此评分的宗旨是希望减少医师和病人的主观因素影响，更客观地定量评估腕关节的疼痛及功能障碍情况。该系统主要包括疼痛和功能两个方面。

### （二）评分方法

PRWE评分的评估指标共包括疼痛和功能两个方面，共15个项目，每个项目的分值为0～10分（表7-35）。PRWE评分的总分为疼痛的总分加上功能总分的1/2，即：

PRWE评分总分值＝疼痛总分＋功能总分÷2
＝疼痛总分＋（特殊活动功能总分＋日常活动功能总分）÷2

PRWE评分的最高总分为100分，分值越高，说明疼痛和功能障碍就越重。

### （三）示例

某病人桡骨远端骨折治疗后3个月，PRWE腕关节评分表的项目内容选择结果如下：

**表7-35　PRWE腕关节评分表的项目内容**

| 指标项目 | 评分 | | | | | | | | | | |
|---|---|---|---|---|---|---|---|---|---|---|---|

1.疼痛　请将过去1周内，最能体现您的腕关节疼痛的平均数值在下列0～10分的评分表中圈出来。0代表一点儿也不痛，10代表从没有过的严重疼痛，或者由于这种疼痛而不敢活动

| 例如： | （不痛）0 | 1 | 2 | 3 | 4 | 5 | 6 | 7 | 8 | 9 | 10（最痛） |
|---|---|---|---|---|---|---|---|---|---|---|---|
| 休息时 | 0 | 1 | 2 | 3 | 4 | 5 | 6 | 7 | 8 | 9 | 10 |
| 反复做腕关节运动时 | 0 | 1 | 2 | 3 | 4 | 5 | 6 | 7 | 8 | 9 | 10 |
| 举重物时 | 0 | 1 | 2 | 3 | 4 | 5 | 6 | 7 | 8 | 9 | 10 |
| 最痛时 | 0 | 1 | 2 | 3 | 4 | 5 | 6 | 7 | 8 | 9 | 10 |
| 疼痛的频度 | 0 | 1 | 2 | 3 | 4 | 5 | 6 | 7 | 8 | 9 | 10 |

2.功能

（1）特殊活动：请将过去1周内，最能体现困难程度的动作在下列0～10分的评分表中圈出来。0代表没有任何困难，10代表活动十分困难，什么也不能干

| 例如： | 0（无困难） | 1 | 2 | 3 | 4 | 5 | 6 | 7 | 8 | 9 | 10（不能活动） |
|---|---|---|---|---|---|---|---|---|---|---|---|
| 用伤手去拧门把手 | 0 | 1 | 2 | 3 | 4 | 5 | 6 | 7 | 8 | 9 | 10 |
| 用伤手切肉 | 0 | 1 | 2 | 3 | 4 | 5 | 6 | 7 | 8 | 9 | 10 |
| 系衬衫扣子 | 0 | 1 | 2 | 3 | 4 | 5 | 6 | 7 | 8 | 9 | 10 |
| 用双手支撑从椅子上站起来 | 0 | 1 | 2 | 3 | 4 | 5 | 6 | 7 | 8 | 9 | 10 |
| 用伤手提10磅（1磅=0.45kg）重的物品 | 0 | 1 | 2 | 3 | 4 | 5 | 6 | 7 | 8 | 9 | 10 |
| 用伤手使用卫生纸 | 0 | 1 | 2 | 3 | 4 | 5 | 6 | 7 | 8 | 9 | 10 |

（2）日常生活：请将过去1周内，最能体现困难程度的一般动作在下列0～10分的评分表中圈出来。0代表没有任何困难，10代表活动十分困难，以至无法干这些日常活动

| | | | | | | | | | | | |
|---|---|---|---|---|---|---|---|---|---|---|---|
| 日常起居（穿衣、洗漱） | 0 | 1 | 2 | 3 | 4 | 5 | 6 | 7 | 8 | 9 | 10 |
| 家务劳动（打扫卫生、修缮） | 0 | 1 | 2 | 3 | 4 | 5 | 6 | 7 | 8 | 9 | 10 |
| 工作（职业或日常工作） | 0 | 1 | 2 | 3 | 4 | 5 | 6 | 7 | 8 | 9 | 10 |
| 娱乐活动 | 0 | 1 | 2 | 3 | 4 | 5 | 6 | 7 | 8 | 9 | 10 |

注：如果您不能活动腕关节，请估计疼痛或困难有多大。如果伤后尚未活动过关节，可以空项不填。

1.疼痛分级 休息时，记1分；反复做腕关节运动时，记5分；举重物时，记4分；最痛时，记3分；疼痛的频度，记4分。合计为17分。

2.功能

（1）特殊活动：用伤手去拧门把手，记4分；用伤手切肉，记3分；系衬衫扣子，记4分；用双手支撑从椅子上站起来，记2分；用伤手提10磅重的物品，记4分；用伤手使用卫生纸，记3分。合计为20分。

（2）日常生活：日常起居（穿衣、洗漱），记6分；家务劳动（打扫卫生、修缮），记5分；工作（职业或日常工作），记5分；娱乐活动，记5分。合计为21分。

PRWE评分的总分 = 疼痛分级 + （特殊活动 + 日常生活）/2

= 17 + （20 + 21）/2 = 37.5分

**（四）特点与意义**

腕关节功能障碍或病理性改变会对病人的生活质量造成很大的影响。如何判断病人腕关节疾病的程度、评估治疗的效果、比较不同治疗方法的优劣等问题成为外科医师关注的焦点之一。

对于腕关节功能的评估，传统的评价方法主要依赖如X线片或者关节活动范围等临床评估系统，如Grantland与Werley评分系统和Modified Green与O'Brien评分系统。上述临床评估系统虽然包括一些客观的测量手段，如腕关节运动范围、握力测量等，但总体来讲，它们都是以医师的角度为主导来评估的，病人并未主动参与其中。

由病人自行评估的量表在近年来越来越受到重视，成为临床评估系统的必要补充。随着对病人的主体地位越来越重视，越来越多的评分倾向于使用基于病人的主观问卷方式。问卷内容方面，疼痛和功能活动占主导地位，而肌力和关节活动度的评分逐渐减少，问题设置趋向于贴近关节的生活功用，也在一定程度上方便了病人对腕关节状况的自我评估。常用的有SF-36健康调查简表和DASH量表。SF-36健康调查简表是比较笼统的量表，对于某一特定创伤来讲，涵盖的范围过广。DASH量表虽然针对上肢，但并未特别指出针对某种创伤或针对某个关节。因此，上述两种量表在针对腕关节测量的敏感度（评分系统检测变化的能力，当有重要的临床变化发生时，评分结果能够做出相应的反应）方面均欠佳。

PRWE对腕关节创伤病人针对性强，尤其在桡骨远端骨折的功能评定中应用广泛，内容效度及构想效度均为良好。PRWE共分为15个项目，从疼痛程度和功能障碍两方面来评估，两方面问题各占总分的50%，疼痛程度和功能障碍的得分可以单独通过百分比来表示。在西方文献报道中PRWE已经被广泛应用于腕关节的功能评估中。PRWE的信度（可重复性）和效度（评分系统的元素所反映的状况能否符合客观真实情况）也已经在西方文献报道中得到确立，量表的信度较高，信度ICC > 0.90。许伟新报道，通过研究中文版的PRWE和英文版的PRWE后发现无太大差别，同样具有良好的信度。PRWE在衡量疼痛程度和功能障碍方面具有很好的可重复性。

## 二十七、Johnson-Carrera腕关节不稳评分

**（一）概述**

Johnson-Carrera腕关节不稳评分（Johnson-Carrera carpal instability score，JCCIS）是由Johnson和Carrera于1986年发表于JBJS杂志，该评分方法分别从病人的临床症状、肌力强度、体育运动或重体力活动、工作学习、体格检查、X线检查及主观感受7个方面对腕关节功能进行评定。相对于其他评分系统，该评分针对性地反映了腕关节不稳的情况，增加了评分敏感度。

**（二）评分方法**

Johnson-Carrera腕关节不稳评分的评估指标包括七项：症状、肌力强度、体育运动或重体力活动、工作或学习、体格检查、X线检查和主观感受。每项指标分值在0～3分。其评分的总分为这七项指标得分的总和。具体指标评分标准见表7-36。

Johnson-Carrera腕关节不稳评分的最高分为21分，分值越高，腕关节的稳定性越好；分值越低，腕关节的稳定性越差。其分级标准为20分或21分者，腕关节的稳定性为优；14～19分者为良；7～13分者为中；0～6分者为差。

**（三）示例**

某腕关节不稳病人治疗后，其Johnson-Carrera腕关节不稳评分情况如下：症状，无疼痛、无钝痛、无弹响，记3分；肌力强度，肌力明显减弱，能够提起10～19kg的物体，记1分；体育运动或重体力活动，中度受限，但是可参加所有的活动，记2分；工作或学习，中度受限，记2分；体格检查，腕骨间移位或屈、伸活动范围减少 < 15°时

**表7-36 Johnson-Carrera腕关节不稳评分的指标与评分标准**

| 指标项目 | 评分 |
|---|---|
| 1.症状 | |
| 无疼痛，无钝痛，无弹响 | 3 |
| 中度疼痛、不稳定和无力，很少影响活动 | 2 |
| 明显疼痛、不稳定和无力，导致明显受影响 | 1 |
| 严重不适、不稳定和无力，致使手几乎残疾 | 0 |
| 2.肌力强度 | |
| 正常、无肌力减弱、能够提起≥30kg的物体 | 3 |
| 肌力中度减弱、能够提起20～30kg的物体 | 2 |
| 肌力明显减弱、能够提起10～19kg的物体 | 1 |
| 肌力严重减弱、手部功能几乎丧失，能提起≤10的物体 | 0 |
| 3.体育运动或重体力活动 | |
| 不受限制 | 3 |
| 中度受限，但是可参加所有的活动 | 2 |
| 明显受限，不能参加所有的活动（可参加部分活动） | 1 |
| 严重受限，参加运动量较小的活动，或者不能参加任何活动 | 0 |
| 4.工作或学习 | |
| 不受限制 | 3 |
| 中度受限 | 2 |
| 明显受限 | 1 |
| 更换工作，由于严重的腕部症状导致不能工作或学习 | 0 |
| 5.体格检查 | |
| 正常，无压痛，无疼痛，无不稳定性 | 3 |
| 腕骨间移位或屈、伸活动范围减少＜15°时中度不适 | 2 |
| 腕骨间移位或屈、伸活动范围减少15°～30°时明显不适 | 1 |
| 腕骨间移位或屈、伸活动范围减少≥30°时严重不适 | 0 |
| 6.X线检查 | |
| 正常，没有腕骨、腕骨间或桡腕异常 | 3 |
| 月状骨中度倾斜，大约15°（背侧倾斜或掌侧倾斜），没有腕骨间或桡腕退变 | 2 |
| 月状骨明显倾斜，＞15°，但没有腕骨间或桡腕退变 | 1 |
| 腕骨间或桡腕间退变或塌陷，或者同时存在腕关节严重的退变 | 0 |
| 7.主观感受 | |
| 完全满意 | 3 |
| 基本满意，有中度不适感 | 2 |
| 不满意，有明显的不适感 | 1 |
| 没有功能，严重的腕关节损伤 | 0 |

中度不适，记2分；X线检查，正常，没有腕骨、腕骨间或桡腕异常，记3分；主观感受，完全满意，记3分。

Johnson-Carrera腕关节不稳评分总分为16分，腕关节的稳定性为中。

**（四）特点与意义**

腕关节不稳是手外科研究的焦点问题，其诊断、分类和治疗一直存在争议。1970年，Fisk首先提出了腕关节不稳的概念。1972年，Linscheid等详细描述了腕关节不稳的分类和诊断。1999年国际手外科联盟和生物力学委员会提出了腕关节不稳的最新定义，即腕关节在不能承受正常的生理负荷和（或）在其正常活动范围内的任何部分活动时出现异常的运动学表现为特征的关节功能障碍。

良好评分系统应充分反映肢体损伤的程度及治疗效果，应包含客观临床资料、放射学评价及病人的主观评价。常用的有Gartland和Werley腕关节评分。腕关节结构复杂，腕关节韧带损伤，三角纤维软骨复合体损伤切除，尺桡骨远端部分切除和近排腕骨切除，骨折移位畸形愈合及骨缺损等引起腕关节生物力学的改变，均可引起腕关节不稳定。因此，评分系统中应包括反映腕关节构成骨形态的项目以增加评分的敏感性。

Johnson-Carrera腕关节不稳评分系统包含了客观临床资料和放射学评价及病人的主观评价，同时针对性地设置了腕关节构成骨正位片的形态及解剖位置的相关评分，相对于其他评分针对性地反映了腕关节不稳的情况，增加了评分敏感度。

## 二十八、惠灵顿腕关节功能评分

**（一）概述**

惠灵顿腕关节功能评分（Wrightington wrist function score，WWFS）是由van Den Abbeele等设计报道的。该评分表的内容由病人自己填写，是一种病人的主观问卷方式的量表，描述的也是病人自己的感受，而不是临床上一些评价如X线表现、关节活动度或者握力等。目前该评分已被广泛用于腕关节损伤的治疗效果评估。

**（二）评分方法**

惠灵顿腕关节功能评分系统包括八项日常生活内容，每项分为四个等级，1分正常，2分困难，3分需要辅助，4分表示不能完成。惠灵顿腕关节功能评分的总分为八项评分的总和。总分值越低，腕关节功能越好；反之，则腕关节功能越差。最好得分为8分，最差得分为32分，属病人自评评分系统。评分指标和方法见表7-37。

### （三）示例

某病人腕关节外伤后，惠灵顿腕关节功能评分登记情况如下：从后裤兜取东西：困难（2分）；用手抓住东西并举起来：不能完成（4分）；腕关节支撑从椅子上站起来：正常（1分）；用螺丝刀：正常（1分）；拿起硬币：困难（2分）；做日常工作：正常（1分）；搞个人卫生：正常（1分）；抚摸脸：正常（1分）。

惠灵顿腕关节功能评分的总分 =2+4+1+1+2+

1+1+1=13分

### （四）特点与意义

惠灵顿腕关节功能评分系统的问卷项目设置贴近腕关节的生活功用，主要是一些日常生活中的动作，体现了腕部的灵活度、力量及活动过程中的不适感，病人在进行问卷填写过程中，等级分数值具体量化更形象方便了病人对腕关节功能的自我评估，填写结果更贴近病人的真实功能。

在临床疗效评定过程中若单独考虑病人主观评价，而忽略客观临床资料、放射学评价等指标，会降低评定结果的可信度，因此在使用惠灵顿腕关节功能评分系统时应与其余评价指标综合使用，van Den Abbeele 等在对腕关节进行疗效评价时加入了疼痛、握力、运动范围、Watson 试验等指标。

2011年Birch等学者通过研究提出了惠灵顿腕关节评分，该评分从主观评价、客观评价两个方面对病人腕关节功能进行了评价，包括关节疼痛程度、十项腕关节日常生活中的动作及临床检查三个部分的综合评分，在临床中得到了广泛应用。

## 二十九、Cooney经舟骨月骨周围骨折脱位疗效评分

### （一）概述

经舟骨月骨周围脱位（trans-scaphoid perilunar dislocation，TSPD）是一种临床少见的关节损伤，占腕部损伤的3%～5%，由于腕部复杂的解剖结构在X线片上不易辨认，使之误诊率、误治率较高，得不到及时正确的治疗而导致舟骨缺血性坏死、骨不愈合、创伤性关节炎等并发症发生，造成腕部畸形和功能障碍。

1987年，Cooney对经舟骨月骨周围脱位进行手术治疗后，提出该评分，用以评价手术疗效。此评分是在Green和O'Brien腕关节评分基础上的改良，Green和O'Brien腕关节评分也包括主观评分和客观评分内容，是一个非常严格的评分系统，标准设定比较高，原用于月骨周围的放射学和临床评价。Cooney将其中的放射学评价部分删除掉，形成了Cooney评分，使之成为一个适用于各种腕关节疾病评价的标准，用于经舟骨月骨周围骨折脱位疗效的评价，也被称为Cooney经舟骨月骨周围骨折脱位疗效评分（Cooney curative effect score of trans-scaphoid perilunar dislocation，CCESTSPD）。

### （二）评分方法

Cooney评分的评估指标包括患肢疼痛、功能状态、活动度、握力4个项目，每项指标25分（表7-38）。Cooney评分为4个项目得分值的总和，最高分为100分，分数越高，疗效越好。

根据Cooney评分值可将经舟骨月骨周围骨折脱位治疗的疗效分为优、良、可、差4个等级，具体为90～100分为优，80～89分为良，65～79分为可，＜65分为差。

表7-37　惠灵顿腕关节功能评分

| 指标项目 | 评分 | | | |
| --- | --- | --- | --- | --- |
| | 正常 | 困难 | 需要辅助 | 不能完成 |
| 从后裤兜取东西 | 1 | 2 | 3 | 4 |
| 用手抓住东西并举起来 | 1 | 2 | 3 | 4 |
| 腕关节支撑从椅子上站起来 | 1 | 2 | 3 | 4 |
| 用螺丝刀 | 1 | 2 | 3 | 4 |
| 拿起硬币 | 1 | 2 | 3 | 4 |
| 做日常工作 | 1 | 2 | 3 | 4 |
| 搞个人卫生 | 1 | 2 | 3 | 4 |
| 抚摸脸 | 1 | 2 | 3 | 4 |

表 7-38 Cooney 评分的指标与评分标准

| 项目 | 评分 |
|---|---|
| 患肢疼痛 | |
| 无疼痛 | 25 |
| 偶尔的轻度疼痛 | 20 |
| 可以容忍的中度疼痛 | 15 |
| 无法容忍的极度疼痛 | 0 |
| 功能状态 | |
| 恢复正常工作 | 25 |
| 工作受到一定限制 | 20 |
| 具有一定工作能力，但无法完成工作 | 15 |
| 因疼痛无法工作 | 0 |
| 活动度（与正常值的百分比/患侧腕关节<br>背伸-掌屈的角度） | |
| 100%/＞120° | 25 |
| 75% ~ 99%/91° ~ 119° | 15 |
| 50% ~ 74%/61° ~ 90° | 10 |
| 25% ~ 49%/31° ~ 60° | 5 |
| 0 ~ 24%/＜30° | 0 |
| 握力（与正常值的百分比） | |
| 100% | 25 |
| 75% ~ 99% | 15 |
| 50% ~ 74% | 10 |
| 25% ~ 49% | 5 |
| 0 ~ 24% | 0 |

### （三）示例

某 TSPD 病人行"早期切开复位、Herbert 螺钉内固定"手术，术后 1 年随访，病人未感疼痛，记 25 分；但工作受到一定限制，记 20 分；活动度与健侧相比约达到 90%，记 15 分；握力与健侧相比约为 85%，记 15 分。

Cooney 评分的总分值 =25+20+15+15=75 分

治疗效果评级为可。

### （四）特点与意义

该评分系统既包括了客观评价标准（活动度、握力），也包括了主观评价（疼痛、功能状态），因此仍是目前通用的经舟骨月骨周围骨折脱位疗效评价标准，但不足之处是无影像学评价。

## 三十、Jiranek 腕舟骨骨折疗效评分

### （一）概述

舟骨骨折（fractured scaphoid）在腕部骨折中较常见，约占腕部骨折的 71%。由于舟骨特殊的解剖关系，骨折后常难以获得稳定的固定。另外，舟骨表面约 80% 为软骨覆盖，有较为特殊的逆行供血机制，使得腕舟骨骨折在诊治不当后多发延迟愈合或不愈合，进而发展为创伤性关节炎及腕关节不稳定。

Jiranek 为评价手术治疗舟骨骨折愈合效果，参照 Cooney 经舟骨月骨周围骨折脱位评分，提出和建立了 Jiranek 腕舟骨骨折疗效评分（Jiranek curative effect score of scaphoid fracture，JCESSF）。

### （二）评分方法

Jiranek 腕舟骨骨折疗效评分的指标包括客观评分和主观评分两个部分。

客观评分部分的指标项目包括骨折愈合、骨性关节炎、活动度（与正常值的百分比）和握力（与正常值的百分比）四个项目，每人项目最高分为 25 分。其客观评分的总分为四个项目得分的总和，最高总分为 100 分，分值越高，疗效越好。总分为 90 ~ 100 分者为优，80 ~ 89 分者为良，65 ~ 79 分者为可，＜65 分者为差。具体评分项目指标与标准见表 7-39。

表 7-39 Jiranek 腕舟骨骨折疗效评分的
客观评分指标与标准

| 评分项目 | 评分 |
|---|---|
| 骨折愈合 | |
| 不愈合 | 10 |
| 纤维性愈合 | 15 |
| 部分骨愈合 | 20 |
| 完全骨愈合 | 25 |
| 骨性关节炎 | |
| 完全性（累及整个腕骨） | 5 |
| 严重（舟-桡关节、舟-多角关节、舟-月<br>关节、头-舟骨关节） | 10 |
| 中期（舟-桡关节、舟-多角关节、舟-月<br>骨关节） | 15 |
| 早期（舟-桡骨关节） | 20 |
| 无 | 25 |
| 活动度（与正常值的百分比） | |
| 25% ~ 50% | 10 |
| 51% ~ 75% | 15 |
| 76% ~ 99% | 20 |
| 100% | 25 |
| 握力（与正常值的百分比） | |
| 25% ~ 50% | 10 |
| 51% ~ 75% | 15 |
| 76% ~ 99% | 20 |
| 100% | 25 |

主观评分部分的指标项目包括五个项目：功能（40分）、疼痛（30分）、活动度（10分）、握力（10分）和满意度（10分）。其主观评分的总分为五个项目得分的总和，最高总分为100分，分值越高，疗效越好。总分为90～100分者为优，80～89分者为良，70～79分者为可，＜70分者为差。具体评分项目指标与标准见表7-40。

**表7-40　Jiranek腕舟骨骨折疗效评分的主观评分指标与标准**

| 评分项目 | 评分 |
| --- | --- |
| 功能（40分） | |
| 所有功能受限 | 0 |
| 不能从事任何工作 | 10 |
| 不能从事以前的工作 | 20 |
| 可继续从事以前的工作 | 30 |
| 恢复所有功能（包括体力劳动） | 40 |
| 疼痛（30分） | |
| 需要麻醉药治疗 | 0 |
| 每天疼痛 | 6 |
| 握拳或受到挤压负荷时疼痛 | 10 |
| 繁重工作后疼痛 | 16 |
| 1个月疼痛大于1次 | 22 |
| 1个月疼痛1次或少于1次 | 26 |
| 无疼痛 | 30 |
| 活动度（10分） | |
| 活动度下降，功能受限 | 0 |
| 活动度下降，功能不受限 | 10 |
| 握力（10分） | |
| 握力下降，功能受限 | 0 |
| 握力下降，功能不受限 | 10 |
| 满意度（10分） | |
| 手术未能改善生活质量 | 0 |
| 手术确实改善了生活质量 | 10 |

**（三）示例**

某舟骨骨折病人行"腕背入路顺行置钉固定术"，术后1年随访，骨折部分愈合，记20分；无骨性关节炎，记25分；活动度与健侧相比约85%，记20分；握力与正常相比约60%，记15分。病人术后可从事以前工作，记30分；每月疼痛约2次，记22分；患肢活动度下降，但功能不受限，记10分；患侧握力下降，功能受限，记0分；病人术后感觉生活确比术前有所改善，记10分。

则Jiranek腕舟骨骨折疗效评分为：

客观评价总分=20+25+20+15=80分，评级为良。

主观评价总分=30+22+10+0+10=72分，评级为可。

**（四）特点与意义**

Jiranek腕舟骨骨折疗效评分主要针对单纯舟骨骨折，在Cooney评分的基础上不仅加入了骨折愈合程度及并发症，也加入了影像学评价，因此评分结果比较真实可靠，为目前单纯舟骨骨折疗效评价的首选评价方法。

## 三十一、Robbins腕舟骨骨折疗效评分

**（一）概述**

该评分由Robbins于1995年提出，主要用以评价舟骨骨折不愈合的病人行植骨内固定手术后的疗效。该评分是在Cooney评分和Jiranek评分基础上进行的改良，使用时更简单方便。

**（二）评分方法**

Robbins腕舟骨骨折疗效评分（Robbins curative effect score of scaphoid fracture，RCESSF）的评估指标包括4个项目：患肢疼痛（4分）、腕关节的活动和力量（2分）、病人职业（2分）、对手术的满意程度（2分）。

其评分的总分为4个项目得分的总和，最高总分为10分，分值越高，疗效越好。总分为10分者为优，8～9分者为良，6～7分者为可，≤5分者为差。具体评分项目指标与标准见表7-41。

**表7-41　Robbins腕舟骨骨折疗效评分的指标项目与标准**

| 项目 | 评分 |
| --- | --- |
| 疼痛（4分） | |
| 无疼痛 | 4 |
| 偶尔疼痛 | 3 |
| 工作或运动以后隐痛 | 2 |
| 工作或运动以后疼痛 | 1 |
| 每天疼痛，与活动无关 | 0 |
| 腕关节的活动和力量（2分） | |
| 能够完全恢复受伤前的工作 | 2 |
| 不能恢复受伤前的工作 | 1 |
| 工作或活动始终受限 | 0 |
| 职业（2分） | |
| 工作或活动从未受限 | 2 |
| 工作或活动偶尔受限 | 1 |
| 工作或活动总是受限 | 0 |
| 对于手术的总满意度（2分） | |
| 生活质量改善 | 2 |
| 生活质量无改善 | 1 |
| 生活质量不如以前 | 0 |

### （三）示例

某舟骨骨折病人行"经皮空心螺钉内固定"手术，术后一年回访，病人偶感疼痛，记3分；能够像伤前一样工作，记2分；工作或活动偶尔受限，记1分；生活质量同伤前，记2分。

则Robbins腕舟骨骨折疗效评分的总分=3+2+1+2=8分，疗效评级为良。

### （四）特点与意义

Robbins腕舟骨骨折疗效评分简单、方便，易于操作，但该评分没有采用包括活动度、握力和影像结果在内的客观指标进行评价，其目的是要更好地评估病人的自我腕部感觉、满意度及是否能参加日常活动和运动，因此具有一定的局限性。

## 三十二、Herbert–Fisher腕舟骨骨折疗效评分

### （一）概述

1984年，Herbert和Fisher为了对舟骨骨折切开复位内固定后进行疗效评价，结合病人对手术的满意程度、临床结果、放射学结果，提出和建立了Herbert-Fisher腕舟骨骨折疗效评分（Herbert-Fisher curative effect score of scaphoid fracture，HFCESSF）。该评分方法简单，易于操作。

### （二）评分方法

Herbert-Fisher腕舟骨骨折疗效评分的评估指标项目包括三个方面：病人对手术的满意程度、临床结果和放射学结果。每个方面根据具体内容被分为四个等级，分别记为0～3级（分），相对应于优、良、可、差4个疗效等级：优，0级；良，1级；可，2级；差，3级。具体评分项目指标与标准见表7-42。

### （三）示例

某舟骨骨折病人行"切开复位内固定手术"，术后一年随访：

1.病人满意度为改善但伴轻微症状，评级为良。

2.临床结果为恢复正常功能，则评级为优。

3.影像学检查结果为完全愈合无畸形，则评价为优。

### （四）特点与意义

Herbert-Fisher腕舟骨骨折疗效评分的评价指标和方法较为简单，操作简易。

## 三十三、Kaulesar Sukul腕舟骨骨折疗效评价

### （一）概述

腕部骨折中比较常见的是舟骨骨折，由于未能及时正确地诊断，常造成延期愈合甚至不愈合，严重影响其预后。在诊断上，舟骨骨折的误诊率很高，主要原因是只重视X线检查结果，忽视病人的症状和体征，对X线照片无骨折而有症状的病人未进行正确的处理。舟骨骨折预后的关键在于骨折的早期是否正确诊断和得到最恰当的治疗。无移位的舟骨骨折采用简单的外固定方法就可以达到良好的愈合率，但是骨折一旦移位，半数以上将合并骨不连和缺血性坏死，继而发展为腕关节的骨性关节炎。缺血坏死的发生率与骨折的部位和移位的程度有着密切的关系。因此，进行准确有效的腕舟骨骨折疗效评价对其救治的总结与进步有重要的意义。

### （二）评分方法

1978年，Sukul等首先提出Kaulesar Sukul腕舟骨骨折疗效评价（Kaulesar Sukul curative effect score of scaphoid fracture，KSCESSF）标准，其评分的指标系统包括三个方面：病人的主观评价、临床评价和放射学评价。每个方面根据具体内容被分为四个等级，分别记为0～3级（分），相对应于优、良、可、差四个疗效等级：优，0级；良，1级；可，2级；差，3级。具体评分项目指标与标准见表7-43。

### （三）示例

某舟骨骨折病人行"切开复位，植骨，Herb钉内固定术"，术后1年随访结果如下：

1.主观评价为症状改善但伴轻微症状，记1分，评级为良。

表7–42 Herbert–Fisher腕舟骨骨折疗效评分的指标项目与标准

| 分级/评分 | 病人满意度 | 临床结果 | 影像学结果 |
|---|---|---|---|
| 0 | 非常满意且无症状 | 恢复正常功能 | 完全愈合无畸形 |
| 1 | 改善但伴轻微的症状 | 功能轻微缺失但活动不受限 | 明显愈合伴轻微畸形 |
| 2 | 未改变伴中度症状 | 功能中度缺失伴一定程度的活动受限 | 愈合不确定伴明显畸形 |
| 3 | 更糟（差）伴严重症状 | 功能显著缺失伴活动受限 | 不愈合伴螺钉松动 |

表7-43 **Kaulesar Sukul腕舟骨骨折疗效评分的指标项目与标准**

| 分级/评分 | 主观评价 | 临床评价 | 放射学评价 |
|---|---|---|---|
| 0 | 非常满意且无症状 | 恢复正常功能 | 愈合良好且无关节改变 |
| 1 | 改善但伴轻微症状[a] | 功能轻微缺失但活动不受限[d] | 很可能愈合伴轻微关节改变 |
| 2 | 未改善伴中度症状[b] | 功能中度缺失伴轻微活动受限[e] | 愈合不确定伴明显关节改变 |
| 3 | 更差伴严重症状[c] | 功能显著缺失伴活动受限[f] | 不愈合伴严重关节退变 |

a重体力活动时疼痛；b活动时疼痛；c休息时疼痛；d屈曲伸展缺失＜15°；e屈曲伸展缺失15°～30°；f屈曲伸展缺失＞30°。

2.临床评价为恢复正常功能，记0分，评级为优。

3.放射学评价为愈合不确定伴明显关节改变，记2分，评级为可。

**（四）特点与意义**

该系统包括主观评价方面，也包括客观的影像学评价，评价较为客观且真实。

## 三十四、Michigan手功能调查问卷

**（一）概述**

手由腕部、手掌部及手指部构成，功能复杂、意义重大，是人类使用最为频繁、最为重要的器官之一。手在人类的发展史上有极其重要的地位，可以想象没有双手的人生活是多么艰难。正因为手在人的劳动中使用的频率极高，所以手部受伤、患病的概率相应地升高，都需要外科来治疗。而手由于其结构的复杂，治疗难度大，手术要求的精度高，不能简单地对待，所以如何评估手部功能情况长期以来都是让人感到困难和棘手的问题。

20世纪由密歇根大学提出手功能调查问卷，采用记分的方式确定病人的手部功能的分级，由于Michigan手功能调查问卷方法原理简单有效，其很快得到广泛的应用和推广，被用于手部功能的评估。

**（二）评分方法**

Michigan手功能调查问卷（Michigan hand functional questionnaire，MHFQ）（表7-44）由六部分组成：①手整体功能；②日常活动；③工作情况；④疼痛；⑤外观；⑥对手功能的满意程度。在疼痛分级中，高分表示疼痛严重，而在其他项目中，分数越高表示功能越好。MHFQ最后得分用六部分的得分之和除以6来表示。因此，每一项分数的缺失将影响评估的可信度，若缺失达50%，则无法评估。

**（三）示例**

某右手外伤病人其术后1年复查时做Michigan问卷调查如下：

（1）手整体功能优，为1+1+1+1+1=5分。

（2）日常活动不困难，右手活动功能=1+1+1+1=4分；双手功能不困难，双手活动功能=1+1+1+1+1+1+1=7分。

（3）工作情况：很少，为4+4+4+4+4=20分。

（4）疼痛：很少，为4+4+4+4=16分。

（5）外观：非常不同意，为5+5+5+5=20分。

（6）对手功能的满意程度：非常满意，为1+1+1+1+1+1=6分。

MHQ=［5+（4+7）+20+16+20+6］/6=13分

**（四）特点与意义**

手部功能的评估往往复杂和困难，它不仅涉及手部的解剖功能，还与病人的主观感受、生活、职业等息息相关，评估的难度及专业要求往往也相对较高。Michigan手功能调查问卷方法简单、成本低、可操作性强，能准确和有效地评估病人手部功能情况，因此很快在全世界得到广泛认可和推广，成为临床评估手部情况的一种有效方法。制定此标准的最终目的是为了客观准确地判断患手的失能情况与评定治疗效果，并为临床医师和病人提供科学、客观、准确的伤情诊断情报。因此，完整的标准必须包括外观与解剖，感觉与运动两个方面。前者是指病人心理与社会的承受力及医师的客观评价；后者是指患手的临床功能与日常生活能力。由于手部损伤情况特别复杂，通过Michigan手功能调查问卷能初步有效地评估手部功能情况，对病情的变化观察和临床治疗有重要的指导意义。

## 三十五、Cano手-前臂手术疗效评分

**（一）概述**

2004年，Cano等提出手-前臂手术疗效评分（patient outcomes of surgery-hand/Arm，POS-Hand/Arm）。该评分系统共29条，分3个大类：身体活动12条；症状12条；心理状况和美观5条。其包括术前评分和术后评分，总共100分，分数越高，健康状况越好。

**表7-44 Michigan手功能调查问卷**

填表说明：该问卷的目的是想了解您的手和身体的健康状况，请您回答在日常生活和工作中，您对手和身体的感受及功能状况。请您回答每一个问题，并做出标示。如果不知道如何回答（每项只作一个标示）。请您用认为且最贴切的词汇回答。

Ⅰ.下列问题涉及在过去一周您的手/腕的功能状况（请在答案上画圈）

1.下列问题是关于您的右手/腕

|  | 优 | 良 | 可 | 差 | 很差 |
|---|---|---|---|---|---|
| （1）总体来说您的右手状况如何 | 1 | 2 | 3 | 4 | 5 |
| （2）您的右手指活动如何 | 1 | 2 | 3 | 4 | 5 |
| （3）您的右手力量如何 | 1 | 2 | 3 | 4 | 5 |
| （4）您的右腕关节活动如何 | 1 | 2 | 3 | 4 | 5 |
| （5）您的右手的感觉（灵敏性）如何 | 1 | 2 | 3 | 4 | 5 |

2.下列问题是关于您的左手/腕

|  | 优 | 良 | 可 | 差 | 很差 |
|---|---|---|---|---|---|
| （1）总体来说您的左手状况如何 | 1 | 2 | 3 | 4 | 5 |
| （2）您的左手指活动如何 | 1 | 2 | 3 | 4 | 5 |
| （3）您的左手力量如何 | 1 | 2 | 3 | 4 | 5 |
| （4）您的左腕关节活动如何 | 1 | 2 | 3 | 4 | 5 |
| （5）您的左手的感觉（灵敏性）如何 | 1 | 2 | 3 | 4 | 5 |

Ⅱ.下列问题涉及在过去1周您的手做某些事情的情况（请在答案上画圈）

1.用右手做下列活动时的困难程度如何

|  | 不困难 | 有一点困难 | 有些困难 | 中度困难 | 很困难 |
|---|---|---|---|---|---|
| （1）拧门把手 | 1 | 2 | 3 | 4 | 5 |
| （2）捡硬币 | 1 | 2 | 3 | 4 | 5 |
| （3）拿水杯 | 1 | 2 | 3 | 4 | 5 |
| （4）端平底煎锅 | 1 | 2 | 3 | 4 | 5 |

2.用左手做下列活动时的困难程度如何

|  | 不困难 | 有一点困难 | 有些困难 | 中度困难 | 很困难 |
|---|---|---|---|---|---|
| （1）拧门把手 | 1 | 2 | 3 | 4 | 5 |
| （2）捡硬币 | 1 | 2 | 3 | 4 | 5 |
| （3）拿水杯 | 1 | 2 | 3 | 4 | 5 |
| （4）端平底煎锅 | 1 | 2 | 3 | 4 | 5 |

3.用双手做下列活动时的困难程度如何

|  | 不困难 | 有一点困难 | 有些困难 | 中度困难 | 很困难 |
|---|---|---|---|---|---|
| （1）开广口瓶 | 1 | 2 | 3 | 4 | 5 |
| （2）系扣子 | 1 | 2 | 3 | 4 | 5 |
| （3）用刀叉吃饭 | 1 | 2 | 3 | 4 | 5 |
| （4）拎食品袋 | 1 | 2 | 3 | 4 | 5 |
| （5）洗盘子 | 1 | 2 | 3 | 4 | 5 |
| （6）洗头 | 1 | 2 | 3 | 4 | 5 |
| （7）系鞋带 | 1 | 2 | 3 | 4 | 5 |

Ⅲ.下列问题涉及过去4周以内的正常工作（包括家务劳动和上学）（请在答案上画圈）

|  | 总是 | 经常 | 有时 | 很少 | 从没有 |
|---|---|---|---|---|---|
| 因为手或腕关节的问题不能工作的次数多吗 | 1 | 2 | 3 | 4 | 5 |
| 因为手的腕关节的问题缩短工作时间的次数多吗 | 1 | 2 | 3 | 4 | 5 |
| 因为手或腕关节的问题必须干轻活的次数多吗 | 1 | 2 | 3 | 4 | 5 |
| 因为手或腕关节的问题减少工作量的次数多吗 | 1 | 2 | 3 | 4 | 5 |
| 因为手或腕关节的问题延长工作时间的次数多吗 | 1 | 2 | 3 | 4 | 5 |

Ⅳ.下列问题涉及在过去1周您的手疼痛情况（请在答案上画圈）

1.您手或腕关节疼痛出现的频率

（1）总是

（2）经常

（3）有时

（4）很少

（5）从未出现

如果您对以上Ⅰ～Ⅳ回答从未出现，请回答下列问题

2.请描述您的手或腕关节的疼痛情况

（1）很轻

（2）轻度

（3）中度

（4）严重

（5）很严重

|  | 总是 | 经常 | 有时 | 很少 | 从没有 |
|---|---|---|---|---|---|
| 3.手或腕部疼痛对您睡眠的影响有多大 | 1 | 2 | 3 | 4 | 5 |
| 4.手或腕部疼痛对您日常活动（包括吃饭和洗澡）的影响 | 1 | 2 | 3 | 4 | 5 |
| 5.手或腕部疼痛是否使您感到不适 | 1 | 2 | 3 | 4 | 5 |

Ⅴ.

1.下列问题涉及在过去的1周内您右手的外观情况（请在答案上画圈）

|  | 非常同意 | 同意 | 未置可否 | 不同意 | 非常不同意 |
|---|---|---|---|---|---|
| （1）我对右手的外观 | 1 | 2 | 3 | 4 | 5 |
| （2）右手的外形有时让我在大庭广众之下感到尴尬 | 1 | 2 | 3 | 4 | 5 |
| （3）右手的外形让我感到压力 | 1 | 2 | 3 | 4 | 5 |
| （4）右手的外形影响我的正常社会活动 | 1 | 2 | 3 | 4 | 5 |

2.下列问题涉及在过去的一周内您左手的外观情况（请在答案上画圈）

|  | 非常同意 | 同意 | 未置可否 | 不同意 | 非常不同意 |
|---|---|---|---|---|---|
| （1）我对左手的外观 | 1 | 2 | 3 | 4 | 5 |
| （2）左手的外形有时让我在大庭广众之下感到尴尬 | 1 | 2 | 3 | 4 | 5 |
| （3）左手的外形让我感到压力 | 1 | 2 | 3 | 4 | 5 |
| （4）左手的外形影响我的正常社会活动 | 1 | 2 | 3 | 4 | 5 |

Ⅵ.

1.下列问题涉及过去1周内您对右手的满意情况（请在答案上画圈）

|  | 非常同意 | 同意 | 未置可否 | 不同意 | 非常不同意 |
|---|---|---|---|---|---|
| （1）右手的总对功能 | 1 | 2 | 3 | 4 | 5 |
| （2）右手指的运动功能 | 1 | 2 | 3 | 4 | 5 |
| （3）右手腕的运动功能 | 1 | 2 | 3 | 4 | 5 |
| （4）右手的力量 | 1 | 2 | 3 | 4 | 5 |
| （5）右手的疼痛缓解情况 | 1 | 2 | 3 | 4 | 5 |
| （6）右手的感觉恢复情况 | 1 | 2 | 3 | 4 | 5 |

续表

2.下列问题涉及过去1周内您对左手的满意情况（请在答案上画圈）

|  | 非常同意 | 同意 | 未置可否 | 不同意 | 非常不同意 |
|---|---|---|---|---|---|
| （1）左手的总对功能 | 1 | 2 | 3 | 4 | 5 |
| （2）左手指的运动功能 | 1 | 2 | 3 | 4 | 5 |
| （3）左手腕的运动功能 | 1 | 2 | 3 | 4 | 5 |
| （4）左手的力量 | 1 | 2 | 3 | 4 | 5 |
| （5）左手的疼痛缓解情况 | 1 | 2 | 3 | 4 | 5 |
| （6）左手的感觉恢复情况 | 1 | 2 | 3 | 4 | 5 |

请回答以下问题（每个问题只选一个答案）

您是左利手还是右利手？

　A.左利手

　B.右利手

您哪只手的问题最大？

　A.左手

　B.右手

自从您的手有问题以后，是否改变职业？

　A.是

　B.否

请说明在手问题出现之前您的职业情况

请说明现在您的职业情况

您的性别

　A.男

　B.女

## （二）评分方法

POS-Hand/Arm评分是通过病人的问卷进行手-前臂手术疗效评分的方法。该评分系统共29条，分三大类。通过求和，项目生成三个总结量表，三个汇总评分是通过项目求和之后转换为0～100分，分数越高，健康状况越好。

1.POS-Hand/Arm术前问卷　患手-前臂疾病需要手术的病人会受到多种问题的影响，下列问题就是关于您在过去4周内受到这些问题困扰的情况调查表（表7-45）。

2.POS-Hand/Arm术后问卷　术后评估共33条，除上述29条外，加上以下满意度（4条），四个汇总评分是通过项目求和之后转换为0～100分，分数越高，健康状况越好（表7-46）。

## （三）示例

某病人因手外伤入院，对病人做POS-Hand/Arm术前问卷调查时病人身体活动12条中为根本不受限，12×3=36分；症状12条中为较重，12×4=48分；心理状况和美观5条为很少，4×5=20分。那么，术前POS-Hand/Arm分值=36×100÷133+48×100÷133+20×100÷133=78分。

## （四）特点与意义

通过对比表格对手功能的评估，能够更加明确治疗结果，并为临床治疗指导提供依据。

# 三十六、Lovetti手肌力评价标准

## （一）概述

恢复手的运动和感觉功能是手外科的一个主要任务，怎样才能对其做出客观的评价是手外科工作者一直在探索的问题。手功能损伤评定是近几年来国内外手外科学术界一直关注的研究课题，20世纪80年代末期国际手外科协会及我国手外科学术界均多次召开关于手功能损伤评定的研讨会。1983年建立了手肌力评价方法，并被广泛使用。

表7-45 POS-Hand/Arm术前问卷

（1）在过去4周内，您的手或前臂受到疾病影响的程度如何？（选择最适合您情况的数字并圈出来）

| | 根本没有 | 有点 | 中度 | 较重 | 很严重 |
|---|---|---|---|---|---|
| 日常活动时手-腕疼痛 | 1 | 2 | 3 | 4 | 5 |
| 手腕抽筋 | 1 | 2 | 3 | 4 | 5 |
| 手/腕僵硬 | 1 | 2 | 3 | 4 | 5 |
| 手/腕关节绞锁 | 1 | 2 | 3 | 4 | 5 |
| 手/腕皮肤紧张 | 1 | 2 | 3 | 4 | 5 |
| 握力差 | 1 | 2 | 3 | 4 | 5 |
| 手/腕麻木（感觉缺失） | 1 | 2 | 3 | 4 | 5 |
| 手/腕针刺样感觉 | 1 | 2 | 3 | 4 | 5 |
| 手/腕胀痛 | 1 | 2 | 3 | 4 | 5 |
| 手/腕力量减弱 | 1 | 2 | 3 | 4 | 5 |
| 手/腕运动受限 | 1 | 2 | 3 | 4 | 5 |

（2）在过去的4周内，您的手或前臂受到疾病影响您的日常生活吗？（选定最适合您情况的数字并圈出来，如果您不经常从事下列活动，请在"不经常做"栏圈出数字）

| | 很受限制 | 有点受限 | 根本不受限 | 不经常做 |
|---|---|---|---|---|
| 捡硬币 | 1 | 2 | 3 | 4 |
| 折纸 | 1 | 2 | 3 | 4 |
| 从茶壶倒水 | 1 | 2 | 3 | 4 |
| 用电视遥控器 | 1 | 2 | 3 | 4 |
| 自己更衣 | 1 | 2 | 3 | 4 |
| 戴手套 | 1 | 2 | 3 | 4 |
| 刮胡子 | 1 | 2 | 3 | 4 |
| 写字 | 1 | 2 | 3 | 4 |
| 洗盘子 | 1 | 2 | 3 | 4 |
| 接电话 | 1 | 2 | 3 | 4 |
| 开门 | 1 | 2 | 3 | 4 |
| 如厕 | 1 | 2 | 3 | 4 |

（3）在过去4周内，疾病对您的影响程度

| | 一直 | 多数时间 | 有时 | 很少 | 没有 |
|---|---|---|---|---|---|
| 手/腕疾病对睡眠的影响 | 1 | 2 | 3 | 4 | 5 |

（4）在过去4周内，疾病对您心理的影响

| | 一直 | 多数时间 | 有时 | 很少 | 没有 |
|---|---|---|---|---|---|
| 情绪低落 | 1 | 2 | 3 | 4 | 5 |
| 对手/腕感觉难为情 | 1 | 2 | 3 | 4 | 5 |
| 缺乏信心 | 1 | 2 | 3 | 4 | 5 |

（5）在过去的4周内，手/腕疾病对您的影响

| | 没有 | 有一点 | 有时 | 很少 | 没有 |
|---|---|---|---|---|---|
| 手/腕的外形对日常生活的影响 | 1 | 2 | 3 | 4 | 5 |
| 他人对您手/腕的反应 | 1 | 2 | 3 | 4 | 5 |

**表7-46 POS-Hand/Arm术后问卷**

（1）在过去的4周内，您的手或前臂受到疾病影响的程度如何？（选定最适合您情况的数字并圈出来）

|  | 没有 | 有一点 | 中度 | 较重 | 很严重 |
|---|---|---|---|---|---|
| 手术瘢痕 | 1 | 2 | 3 | 4 | 5 |

（2）手/腕的手术结果如何？
　　A.比期望的要好
　　B.与期望的差不多
　　C.比期望的差
（3）手/腕的手术恢复的速度如何？
　　A.比期望的要快
　　B.与期望的差不多
　　C.比期望的慢
　　D.不知道什么时候恢复
（4）如果朋友也患了您类似的手/腕疾病，您是否推荐他做同样的手术？
　　A.绝对会推荐
　　B.可能会推荐
　　C.不确定
　　D.可能不会推荐
　　E.绝对不会推荐

注：（2）、（3）、（4）三条是满意度调查，不计入评分。

## （二）评分方法

Lovetti手肌力评价标准（Lovetti hand strength evaluation standard，LHSES）是依据手部肌肉抗地心引力或外部阻力的能力不同，将手部肌肉的肌力分为0～5级，级别（分值）越高，肌力越好。具体评判标准见表7-47。

## （三）示例

某病人外伤后致右手活动受限，行手术治疗后其手部肌肉的肌力检查为能抗地心引力完成全幅关节活动，其手部肌肉的肌力分级为3级，恢复度为60%，恢复疗效可。

## （四）特点与意义

制定此标准的最终目的是为了客观准确地判断患手的失能情况与评定治疗效果，为相关部门提供科学、客观、准确的伤情诊断情报。

**表7-47 Lovetti手肌力评价指标和标准**

| 分级 | 内容 | 恢复程度 |
|---|---|---|
| 5 | 能抗强阻力完成全幅运动 | 100% |
| 4 | 能抗一定阻力完成全幅关节运动 | 75% |
| 3 | 抗地心引力完成全幅关节活动 | 60% |
| 2 | 无地心引力完成全幅关节活动 | 25% |
| 1 | 肌肉有轻微收缩，无关节活动 | 10% |
| 0 | 无肌肉收缩 | 0 |

# 三十七、LMS屈指肌腱修复评分

## （一）概述

手功能评定的方法不断被探索和研究，以达到更全面、准确和细致地对病人病情进行判断及更有效地对病人进行治疗。为了更精细和准确地评估屈指肌腱修复效果结局，Vant Hof、Heiple和Boyes等采用线性测量系统方法（liner measurement system，LMS）建立了LMS屈指肌腱修复评分（LMS tendon repair score，LTRS）方法，以评价肌腱修复功能恢复程度。

## （二）评分方法

LMS评分法是分别通过测量手指屈曲丧失和伸直丧失的长度，并分别按表7-48标准记分。该记分的总分为屈曲和伸直功能丧失分数之和，并用以评价肌腱修复后功能恢复程度。

依据LMS屈指肌腱修复评分总分可将屈指肌腱修复分为优：9～10分；良：6～8分；可：4～5分；差：0～3分。

## （三）示例

某环指肌腱断裂病人，行肌腱修复后，评估其恢复程度，在其屈环指到最大值时丧失长度为1.2cm，那么评分5分，在其伸环指时丧失的长度为1.2cm，为3分，那么总分为5+3=8分，那么肌腱修复评估为优。

**表7-48　LMS屈指肌腱修复评分的指标与记分标准**

| 屈曲丧失 | | 伸直丧失 | |
|---|---|---|---|
| 长度 | 记分 | 长度 | 记分 |
| <1cm | 6 | <1cm | 4 |
| 1~1.9cm | 5 | 1~1.9cm | 3 |
| 2~2.9cm | 4 | 2~2.9cm | 2 |
| 3~3.9cm | 3 | 3~3.9cm | 1 |
| 4~4.9cm | 2 | >4cm | 0 |
| 5~5.9cm | 1 | | |
| 6cm | 0 | | |

**（四）特点与意义**

对于手外伤病人，手指功能显得非常重要，在对肌腱断裂修复后，其术后功能的恢复程度关系到病人基本生活质量，通过该评分系统，能早期客观地反映病人的恢复情况，对早期功能及后期患指功能恢复起到一个预示作用。

## 三十八、中华医学会手外科学会拇指、手指再造功能评定试用标准

**（一）概述**

拇指功能占全手功能的40%，缺失后将严重影响手的捏、握、抓、捻功能。反之，拇指健在，其他4指全缺或部分缺失，亦有同样的障碍。因此，再造拇指或其他4指均属必要。如何评估再造拇、手指的功能度与结局长期以来都是让人感到困难和棘手的问题。

1989年，中华医学会骨科学会手外科学组在广州召开手功能评定标准专题讨论会，会上制定一个手功能评定标准，从而我国有了第一个正式的手功能评定标准。但事后发现该标准有不够完善的地方。

1994年，北京积水潭医院赵书强、王澍寰等又加以改进。这个改进的标准已编成计算机软件，只要把手功能检查数据输入，便能得出手功能丧失的数值。这项工作对于科学研究、工伤残疾评定、医疗保险及医学法律等有重要的参考价值。然而，对于进行断肢再植及断指再植的疗效及临床科研来讲，有必要制定一个更为适应复查的标准。

2000年3月26日、27日，中华医学会手外科学会在无锡市召开了全国上肢功能评定标准专题研讨会，提供的标准在全国范围内试行。方案制订的前提是适应我国目前基层的情况，简单实用，容易掌握，不需要特殊检查仪器或设备；另外，又要求尽可能客观、科学、准确，与国际标准接轨。

**（二）评分方法**

中华医学会手外科学会拇指、手指再造功能评定试用标准（evaluation standard of thumb and finger reconstruction of Chinese medical association，CMAESTFR）主要从功能活动度、再造指力量、感觉测定、手使用情况四个方面来评估病人再造拇、手指的功能。

其中，功能活动度反映再造拇指或手指对捏功能、再造拇指对掌功能、2~5再造手指屈曲功能，每项的最高分都为3分，最低分为0分，再造拇指总分或手指最高分为6分，最低分为0分；再造指力量是检测再造拇指、手指捏力或握力，取其中一项高分计算，最高分为3分，最低分为0分；感觉测定是检查再造拇、手指两点分辨觉，最高分为3分，最低分为0分；手使用情况是对主要工作能力和综合功能检测两个方面进行评价，是术后检查手功能的使用情况和使用的灵活性的反映，工作能力最高分为3分，最低分为0分，综合功能检测用6项运动检测，每项0.5分，得出总分，最高分为3分，最低分为0分。

最后综合各项评分相加得出拇指、手指再造功能总评分，以此来整体评价手的使用情况，从工作能力和综合功能两项检测中取高分的一项进行记录评定，综合评价以上1~4项评分并相加，最高分为15分，最低分为0分，根据得分分为优、良、可、差。即：

拇指、手指再造功能总分值

=功能活动度记分值+再造指力量记分值+感觉测定记分值+手使用情况记分值

拇指、手指再造功能总得分13~15分为优，9~12分为良，5~8分为良，4分及以下为差（表7-49）。

**（三）示例**

某病人外伤致拇指缺如，通过游离足趾移植重建拇指，术后手指存活，重建指生长发育满意，较好地恢复了抓捏功能，按中华医学会手外科学会拇指、手指再造功能评定试用标准四项结果检测如下：

（1）功能活动度：①再造拇指对捏功能活动度，能相互触及或相距<1cm，因此其睁眼反应为再造拇指对捏功能，记3分；②再造拇指对掌功能活动度，拇对掌距掌≥5cm，活动到≤3cm，因此其睁眼反应为再造拇指对掌功能，记2分，因此其功能活动度总分为5分。

（2）再造指力量：再造手为非优势手，伤手占健手的40%~60%，因此其再造指力量为2分。

表7-49　中华医学会手外科学会拇、手指再造功能评定试用标准

| 项目 | 指标 | 评分 |
|---|---|---|
| 功能活动度<br>（6分） | 再造拇指或手指对捏功能 | |
| | 　能相互触及或相距＜1cm | 3 |
| | 　相距1～2cm | 2 |
| | 　相距≤3cm | 1 |
| | 　相距＞3cm | 0 |
| | 再造拇指对掌功能（3分） | |
| | 　拇对掌距掌≥5cm，活动到≤2cm | 3 |
| | 　拇对掌距掌≥5cm，活动到≤3cm | 2 |
| | 　拇对掌距掌≥5cm，活动到≤4cm | 1 |
| | 　拇对掌距掌＞5cm，无活动 | 0 |
| | 2～5再造手指屈曲功能（3分） | |
| | 　指端距掌横纹≤3cm | 3 |
| | 　指端距掌横纹＜4cm | 2 |
| | 　指端距掌横纹＜5cm | 1 |
| | 　指端距掌横纹＞5cm | 0 |
| | 注：再造拇指或手指的对捏功能为必测项目，再造拇对掌功能、再造指屈曲功能为参考项目，<br>　　评分只取其中一项高分计算。活动功能总分以6分计算 | |
| 再造指力量<br>（3分） | 再造手为非优势手 | |
| | 　伤手占健手的60%以上 | 3 |
| | 　伤手占健手的40%～60% | 2 |
| | 　伤手占健手的20%～39% | 1 |
| | 　伤手占健手的＜20% | 0 |
| | 注：检测捏力或握力，取其中一项高分计算；再造手为优势手，占健手的百分比相应增加10% | |
| 感觉测定<br>（3分） | 感觉测定（指腹） | |
| | 　≥S3两点分辨觉5～7cm | 3 |
| | 　S3 | 2 |
| | 　S2 | 1 |
| | 　S1 | 0 |
| 手使用情况<br>（3分） | 工作能力 | |
| | 　恢复原工作或生活自理 | 3 |
| | 　轻松工作，生活自理 | 2 |
| | 　部分生活自理 | 1 |
| | 　大部分生活不能自理或无功能 | 0 |
| | 综合功能检测（3分） | |
| | 　捡分币或针 | 0.5 |
| | 　写字或捻线 | 0.5 |
| | 　系带子或纽扣 | 0.5 |
| | 　握用锤子或切菜刀具 | 0.5 |
| | 　拧螺丝或瓶盖 | 0.5 |
| | 　持碗或杯子 | 0.5 |
| | 注：手的使用情况，从工作能力和综合功能两项检测中取高分的一项记录评定 | |

（3）感觉测定：通过指腹感觉测定为S3，因此其再造指力量为2分。

（4）手使用情况：工作能力，病人诉能恢复原工作或生活能自理，因此其工作能力为3分；综合功能检测，能捡分币或针，能写字或捻线，能系带子或纽扣，能持碗或杯子，不能握用锤子或切菜刀具，不能拧螺丝或瓶盖，能持碗或杯子，因此其综合检测得分为2分，最后手的使用情况从工作能力和综合功能两项检测中取高分的一项记录评定为3分。

拇指再造功能总分值＝功能活动度记分值＋再造指力量记分值＋感觉测定记分值＋手使用情况记分值

＝5＋2＋2＋3＝12分

病人再造拇指得分为12分，因此按中华医学会手外科学会拇、手指再造功能评定试用标准，得出该拇指功能评定为良。

### （四）特点与意义

相对其他部位的损伤，对拇指、手指的损伤、断裂或缺如的严重程度和结局的评估往往更为复杂和困难，相对于脚趾，拇指、手指参与人体重要功能更为显著，它的损伤不仅影响美观，更对日常生活、工作影响更大，因此对再造拇指、手指的要求往往也更高。

中华医学会手外科学会拇指、手指再造功能评定试用标准方法简单，易于掌握和使用，从功能活动度中的再造拇指或手指对捏功能、再造拇指对掌功能、2～5再造手指屈曲功能，再造指力量，感觉测定及手使用情况中的工作能力，综合功能检测，如捡分币或针、写字或捻线、系带子或纽扣、握用锤子或切菜刀具、拧螺丝或瓶盖、持碗或杯子方面来评估再造拇指、手指的功能，方法简单、全面、有条理，因而很快在全世界得到广泛的认可和应用，成为临床最为广泛的对拇指、手指再造功能评定的评估方法。经过数几十年的发展，中华医学会手外科学会拇指、手指再造功能评定试用标准已成为了一个临床管理的指标。

## 三十九、Percival示指拇指化疗效评分

### （一）概述

拇指具有举足轻重的作用，拇指占手功能的40%，没有拇指，手就不能充分发挥作用。对于拇指缺失的病人，再造拇指成为必要，再造方法有许多，对于拇指缺损的病人，多数选择足趾游离移植再造拇指，少数病人可以选择示指拇指化，其中转移正常示指再造拇指又称示指拇指化。此法优点是保留神经血管及肌腱的连续性，易于成功，再造的拇指感觉、运动功能良好。其缺点是用正常示指，代价较大，手术方法与残指转移法相同，但应注意拇指长度，不可过长。如何评估示指拇指化疗效与结局长期以来都是让人感到困难和棘手的问题。

1991年，Percival提出示指拇指化评分，分别从指尖捏、指腹捏、活动度、感觉等方面评估示指拇指化后的功能，Percival示指拇指化疗效评分（Percival efficacy score of thumb refers to index，PESTRI）系统作为一种简单有效、全面的功能评定依据，仍没有一种其他评分像示指拇指化评分一样得到如此广泛的应用。

### （二）评分方法

示指拇指化评分是通过对伤病员的指尖捏、指腹捏、对指、握、活动度、感觉、美观、位置和外观九个方面分别记分，利用他们分别的评分值和总分值来评估病人示指拇指化恢复情况。

指尖捏：是指检测再造拇指对掌功能的力量及准确性，共有两项，每项最高分都为2分，最低分都为0分。指腹捏：也是检测再造拇指对掌功能的力量及准确性的，共有两项，每项最高分都为1分，最低分都为0分。对指：分为对中指、对环指、对小指，各项能完成各为1分。握：分为握网球和乒乓球，能够握各为1分，其中如力量＞75%，也为1分。活动度：检查有三项，腕掌关节（carpometacarpal joint，CMCJ），掌指关节（metacarpophalangeal joint，MPJ）和指间关节（interphalangeal joint，IPJ）每项各为1分。感觉：是检查两点辨别觉，最高分为3分，最低分为1分。美观：评价从指尖触到指间关节的距离在0.5mm以内为1分。位置：包括外展和旋转，每项能完成各为1分，外观良好也为1分。示指拇指化评分的总分值为指尖捏（力量、准确性）、指腹捏（力量、准确性）、对指、握、活动度、感觉、美观、位置和外观九项评分值的总和。

示指拇指化评分总分值＝指尖捏（力量、准确性）记分值＋指腹捏（力量、准确性）记分值＋对指记分值＋握记分值＋活动度记分值＋感觉记分值＋美观记分值

Percival示指拇指化疗效评分系统的最高总分为22分,最低分为0分。通常分值大于20分为优、16~19分为良、12~15分为可,小于12分为差(表7-50)。

**表7-50 Percival示指拇指化疗效评分的指标项目与评分标准**

| 项目 | 评分 |
| --- | --- |
| 1.指尖捏 | |
| 力量(球形测压计,%) | |
| <25 | 0 |
| 25~70 | 1 |
| >75 | 2 |
| 准确性(别针和硬币) | |
| 不能 | 0 |
| 困难 | 1 |
| 容易 | 2 |
| 2.指腹捏 | |
| 力量(球形测压计,%) | |
| <75 | 0 |
| >75 | 1 |
| 准确性(钥匙) | |
| 不能 | 0 |
| 能 | 1 |
| 3.对指 | |
| 对中指 | 1 |
| 对环指 | 1 |
| 对小指 | 1 |
| 4.握 | |
| 网球 | 1 |
| 乒乓球 | 1 |
| 力量>75% | 1 |
| 5.活动度 | |
| CMCJ | 1 |
| MPJ | 1 |
| IPJ | 1 |
| 6.感觉(两点辨别觉,mm) | |
| <5 | 3 |
| 5~10 | 2 |
| >10 | 1 |
| 7.美观 | |
| 指尖触到指间关节的距离在0.5mm以内 | 1 |
| 8.位置 | |
| 外展45°~80° | 1 |
| 旋转90°~160° | 1 |
| 9.外观 | 1 |

**(三)示例**

病人沈某,不慎被车床齿轮压伤致左手拇指截指,检查见左拇指、第一掌骨及大鱼际肌完全缺损,局部皮肤及第一背侧骨间肌完好。X线片示左拇指及第一掌骨缺如,第一掌骨残存一小骨片。行示指拇指化1年后,Percival示指拇指化疗效评分系统九项检测结果如下:指尖捏的力量为80%,因此指尖捏力量为2分,准确性从拾别针和硬币方面病人完成容易,因此指尖捏准确性为2分;指腹捏力量为90%,因此指腹捏力量为1分,准确性拿钥匙能完成较好,因此指腹捏准确性为1分;对指功能,病人能够对中指、环指和小指,因此对指为3分;行握检查时,病人握网球和乒乓球能完成,且握力为正常侧的90%,因此握的得分为3分;活动度从以下三项,包括CMCJ、MPJ、IPJ都较好,因此活动度得分为3分,感觉是两点辨别觉,病人在小于5mm,5~10mm,大于10mm的位置都能够很好辨别,因此得分为3+2+1=6分;美观评价从指尖触到指间关节的距离在0.5mm以内,因此为1分;位置包括外展和旋转都良好,因此得分为2分;外观一般,因此得分为0分。

最后总分为24分。病人属于示指拇指化疗效较好,功能比较肯定,为优。

**(四)特点与意义**

相对单纯其他手指的缺损,拇指的缺失对手功能的影响最大,缺少拇指的病人将失去对掌对指功能,日常生活影响也较大。

Percival示指拇指化疗效评分系统评分方法简单,易于掌握和使用,较好的半定量评估和示指拇指化后的各项功能等很快在全世界得到广泛的认可和应用,成为临床最为广泛的反映示指拇指化疗效的有效评估方法。

拇指化的示指缩短了一期治疗时间,较短时间完成对掌、对指、抓捏等手部基本功能,手部外形较为理想,病人乐于接受,缺点是牺牲了示指,手指缺少一个,可能对握力产生影响。

**参考文献**

胡永成,邱贵兴,2012.骨科疾病疗效评价标准.北京:人民卫生出版社.

胡永成,邱贵兴,马信龙,等,2012.骨科疾病疗效评价标准.北京:人民卫生出版社.

胡永成,邱贵兴,马信龙,等,2012.骨科疾病疗效评价标准.北京:人民卫生出版社.

潘生德，顾玉东，侍德，2000.中华医学会手外科学会上肢部分功能评定使用标准.中华手外科杂志，16（3）：130-135.

潘生德，顾玉东，侍德，2000.中华医学会手外科学会上肢部分功能评定使用标准.中华手外科杂志，16（3）：130-135.

苏佳灿，李明，曹烈虎，等，2013.骨与关节损伤评分.上海：第二军医大学出版社，38-41.

苏佳灿，李明，曹烈虎，等，2013.骨与关节损伤评分.上海：第二军医大学出版社，38-41.

苏佳灿，李明，曹烈虎，等，2013.骨与关节损伤评分.上海：第二军医大学出版社，38-41.

苏佳灿，李明，曹烈虎，等，2013.骨与关节损伤评分.上海：第二军医大学出版社，51.

汤锦波，侍德，1991.手功能的评定标准.中华外科杂志，29（2）：137-140.

王成琪，陈中伟，朱盛修，1992.实用显微外科学.北京：人民军医出版社.

许伟新，2003. 英文版腕关节功能患者自评量表的汉化及其信度研究.Chin J Phys Med Rehabil，25（8）：465-467.

闫汝蕴，覃鼎文，陆琳，2003.肘关节创伤术后围手术期系统康复的临床研究.中国康复医学杂志，18（11）：673-675.

张绍，2014.全肘关节置换治疗严重肘关节炎的临床分析.吉林：吉林大学，33-34.

赵书强，王澍寰，徐军，等，1994.手功能评定标准的改进.中华外科杂志，32（2）：69-72

Adams JD，Leonard RD，1928.Fracture of the carpal scaphoid：a new method of treatment with a report of one casc.N Engl Med，198：401-404.

Barnard L，Stubbins SG，1948.Styloidectomy of the radius in the surgical treatment of non-union of the carpal navicular：a preliminary report.J Bone Joint Surg，30A（1）：98-102.

Bassett RL，1987.Displaced intraarticular fractures of the distal radius.Clin Orthop，（2）：148-152.

Bentzon PG，Randlov-Madswn A，1945.On fracture of the carpal scaphoid.Acta Orthop Scand，16（1）：30-39.

Birch A，Nuttall D，Stanley JK，et al，2011. The outcome of wrist surgery：what factors are important and how should they be reported? J Hand Surg Eur Vol，36（4）：308-314.

Boyd LG，Horne JG，1988.The outcome of fractures of the distal radius in young adults.Injury，19（2）：97-100.

Boyes JH，Stark HH，1971. Flexor tendon grafts in the fingers and thumb. Bone Joint Surg，53（7）：1339.

Bradway JK，Amadio PC，Cooney WP，1989. Open reduction and internal fixalion of displaced，comminuted infra articular fracture of distal end of radius. J Bone Joint Surg，71（6）：839-847.

Bradway JK，Amadio PC，Cooney WP，1989.Open reduction and internal fixation of displaced，comminuted intra-articular fractures of the distal end of the radius.J Bone Joint Surg，71（6）：839-847.

Broberg MA，Morrey BF，1986. Results of delayed excision of the radial head after fracture. J Bone Joint Surg Am，68（5）：669-674.

Cano SJ，Browne JP，Lamping DL，et al，2004.The patient outcomes of surgery-hand/arm（POS-Hand/Arm）：a new patient-based outcome measure.J Hand Surg Br，29（5）：477-485.

Cavalier CM，Chung KC，2008.Asystematicr eview of totalwrist arthroplasty compared with total wrist arthrodesis for rheumatoid arthitis .Plast Rcconstr Surg，122（3）：813-825.

Changulani M，Okonkwo U，Keswani T，2007.Outcome evaluation measures for wrist and hand-which one choose? International Orthopaedics（SICOT），32（1）：1-6.

Chung KC，Pillsbury MS，Walters MR，et al，1998.Reliability and validity and validity testing of the michigan hand outcomes questionaire. J Hand Surg Am，23（4）：575-587.

Chung KC，Pillsbury MS，Walters MR，et al，1998. Reliability and validity testing of the michigan hand outcomes questionnaire. J Hand Surg Am，23（4）：575-587.

Constant CR，Murley AH，1987. A clinical of functional assessment of the shoulder. Clin Orthop Relat Res，214（214）：160-164.

Cooney WP，Bussey R，Dobyns JH，et al，1987. Difficult wrist fractures. Perilunate fracture-dislocations of the wrist. Clin Orthop Relat Res，214（214）：136-147.

Cooney WP，Dobyns JH，Linscheid RL，1980.Complications of Colles' fractures，62（04）：613-619.

Cooney WP，Dobyns JH，Linscheid RL，1980.Complications of Colles' fractures. Journal of Bone and Joint Surgery Amrican Volume，62（04）：613-619.

Dawson J，Fitzpatrick R，Carr A，1996. Questionnaire on the perception of patients about shoulder surgery.J Bone Joint Surg（Br），78（4）：593-600.

de Boer YA，van den Ende CH，Eygendaal D，et al，1999. Clinical reliability and validity of elbow functional assessment in rheumatoid arthritis.J Rheumatol, 26（9）: 1909–1917.

Ellman H, Hanker G, Bayer M, 1986. Repair of the rotator cuff. End–result study of factors influencing reconstruction. J Bone Surg Am, 68（8）: 1136–1144.

Figgie MP, Inglis AE, Mow CS, et al, 1990. Results of recon–struction for failed total elbow arthroplasty Clinical Orthopaedics and Related Research, 253: 123–132.

Fisk GR, 1970.Carpal instability and the fractured scaphoid. Ann RColl Surg Engl, 46: 63–76.

Gartland JJ, Jr, Werley CW, 1951.Evaluation of healed Colles' fracture. Journal of Bone and Joint Surgery Amrican Volume, 33（4）: 895–907.

Gupta A, 1991.The treatment of Colles' fracture Immobilisation with the wrist dorsiflexed. Journal of Bone and Joint Surgery Amrican Volume, 73（2）: 312.

Guyver PM, Cattell AE, Hall MJ, et al, 2013.Oxford elbow scores in asymptomatic population.Ann R Coll Engl, 95（6）: 415–417.

Herbert TJ, Fisher WE, 1984. Management of the fractured scaphoid using a new bone screw. Bone Joint Surg, 66（1）: 114–123.

Hudak PL, Amadio PC, Bombardier C, 1996. Development of an upper extremity outcome measure: the DASH. Am J Int Med, 29: 602–608.

Inoue G, Tanaka Y, Nakamura R, 1990. Treatment of trans scaphoid perilunate dislocations by internal fixation with the Herbert screw. Hand Surg, 15（4）: 449.

Jiranek WA, Ruby LK, Millender LB, et al, 1992. Long–term results after Russe bone–grafting: the effect of malunion of the scaphoid. Bone Joint Surg, 74（8）: 1217–1228.

Johnson RP, Camera GF, 1986. Chronic capitolunate instability. J Bone Joint Surg Am, 68（8）: 1164–1176.

Jr GJ, Werley CW, 1951.Evaluation of healed Colles' fracture. J Bone Joint Surg Am, 33（4）: 895–907.

Jr HD, Fiennes AG, Allgower M, et al, 1992. The floating shoulter: ipsilateral clavicle and scapular neck fractures.J Bone Joint Surg Br, 74（3）: 362–364.

Jr WJ, Kosinski M, Bayliss MS, et al, 1995. Comparison of methods for the scoring and statistical analysis of SF–36 health profile and summary measures: summary of results from the medical outcomes study.Med Care, 33（Suppl 4）: 264–279.

Kanne PM, Stull JD, Culp RW, 2016.Concomitant total wrist and total elbow arthroplasty lasty in a rheumatoid patient.J

Wrist Surg, 5（2）: 137–142.

Kay SP, Amstutz HC, 1988. Shoulder hemiarthroplasty at UCLA. Clin Orthop Relat Res, 288: 42–48.

King GJ, Richards RR, Zuckeman JD, et al, 1999. A standardized method for assessment of elbow function.J Shoulder Elbow Surg, 8（4）: 351–354.

KL VDA, Loh YC, Stanley JK, et al, 1998. Early results of a modified Brunelli Procedure for scapholunate instability. J Hand Surg Br, 23（2）: 258–261.

L'Insalata JC, Warren RF, Cohen SB, et al, 1997.A self–administered questionnaire for assessment of symptoms and function of the shoulder. J Bone Joint Surg（Am）, 79（5）: 738–748.

Lamberta FJ, Ferlic DC, Clayton ML, 1980.Volztotalwrist arthroplasty in rheumatoid arthritis: a preliminary report.The Journal of hand surgery, 5（3）: 245–252.

Levine DW, Simmons PB, Koris MJ, et al, 1993. A self administered questionnaire for the assessment of severity of symptoms and functional status in carpal tunnel syndrome. J Bone Joint Surg Am, 75（11）: 1585–1991.

Linscheid RL, Dobyns JH, Beabout JW, et al, 1972. Traumatic in stability of the wrist, diagnosis classification and pathomec anics. J Bone Joint Surg, 54: 1612–1618.

Macdercnid JC, Turgeon T, Richards RS, et al, 1998. Patient rating of wrist pain and disability: areliable and valid measurement tool. J Orthop Trauma, 12（8）: 577–586.

Macdercnid JC, Turgeon T, Richards RS, et al, 1998. Patient rating of wrist pain and disability: areliable and valid measurement tool. J Orthop Trauma, 12（8）: 577–586.

Macdermid JC, Richards RS, Dormer A, et al, 2000. Responsiveness of the short form–36, disability of the arm, shoulder, and hand questionnaire, patients–rated wrist evalution, and physical impairment measurements in evaluating recovery after a distal radius fracture. J Hand Surg, 25（2）: 330–340.

Macdermid JC, Richards RS, Roth JH, 2001. Distal radius fracture: a prospective outcome study of 275 patients. J Hand Ther, 14（2）: 154–169.

Percival NJ, Sykes PJ, Chandraprakasam T.1991.A method of assessment of pollicisation.J Hand surg Br, 16（2）: 141–343.

Ritt MJ, Stuart PR, Naggar L, et al, 1994.Theearlyhistory of arthroplasy of the wrist.From amputariontototalwrist implant.J Hand Surg Br, 19（6）: 778–782.

Robbins R，Ridge O，Carter PR，1995. Iliac crest bone grafting and Herbert screw fixation of nonunions of the scaphoid with avascular proximal poles. Hand Surg, 20（5）：818-831.

Rowe CR，Patel D，Southmayd WW，1978.The bankart procedure：a long-term end-result study.J Bone Joint Surg Am, 60（1）：1-16.

Rowe CR，Zarins B，1981. Recurrent transient subluxation of the shoulder. J Bone Joint Surg Am, 1981, 63（6）：863-872.

Sarmiento A，Pratt GW，Berry NC，1975.Colles fractures：functional bracing in supination. Journal of Bone and Joint Surgery Amrican Volume, 57（3）：311.

Sarmiento A，Pratt GW，Berry NC，1975.Colles' fractures. Functional bracing in supination. Journal of Bone and Joint Surgery American Volume, 57（3）：311.

Talwalkar SC，Edwards AT，Hayton MJ，et al，2006. Results of tri-ligament tenodesis：a modified Brunelli procedure in the management of scapholunate instability. J Hand Surg Br, 31（1）：110-117.

The anxlomv and biomeohanics committee of the international federation of societies for surgery of the hand，1999. Definition of carpal instability. J Hand Surg, 24（4）：866-867.

Trail IA，Murali R，Stanley JK，et al，2015. The long-term outcome of four-corner fusion. J Wrist Surg, 4（2）：128-133.

Trousdale RT，Amadiao PC，Cooney WP，et al，1992. Radio-ulner dissociation. A review of twenty cases. Bone Joint Surg，74（10）：1486-1497.

Vender MI，Watson HK，Wiener BD，et al，1987. Degeneratice change in symptomatic　scaphoid nonunion. J Hand Surg, 12（4）：514-519.

［2017-8-5］.http//www.joa.or.jp/english/evaluation/pdf/Shoulder36v1_3engsheet.pdf

（撰写：董　洋　冯　青　胡兴峰　季　亮　李远平　李青松　罗　豪　梁　伟　刘　杰　龙　浩　劳子胤　王　祥　王国贤　巫启平　魏　翔　肖　宇　肖　杰　徐　鼎　杨一龙　张炳耀；审校：赵建华　周继红）

# 第三节　髋部和股骨远端骨折评分

## 一、概述

髋部骨折占成人全身骨折的7.01%，股骨远端骨折占股骨骨折的3%~6%，好发于高能量损伤的年轻人或骨质疏松的老年人，尤其在65岁以上的老年人中，髋部骨折占全身骨折的23.79%。髋部骨折与股骨远端骨折后常出现多种并发症，就股骨远端骨折而言，30天、6个月、1年、5年死亡率分别为6%、17%~18%、18%~30%、48%，这样高的死亡率跟髋部骨折死亡率很接近。许多老年人身体条件差，基础疾病多，老年髋部骨折常被称为"人生的最后一次骨折"，病人不接受或者不能耐受手术，所以病人骨折后进行系统的全方位评估一直是临床探讨的热点。

髋部骨折评分主要分为两大类：手术风险评分可以参见大坪医院骨科制订的老年病人手术风险评分。本节所收集的主要是通过骨折前身体条件来预测骨折后病人所能达到的康复状态评分及骨折后功能与疗效的评价评分，对病人骨折后能否离院进行家庭理疗有指导价值。

股骨远端骨折因其邻近或进入膝关节，给治疗带来困难，容易发生膝关节功能障碍。临床根据Müller分型或AO分型来选择合理的治疗方法和评估预后的方法，股骨远端A型、B型、C型骨折治疗后采用Neer评分后结果依次降低，评分越低者预后越差。

## 二、Keene髋部骨折后康复能力的预测性评分

### （一）概述

髋部骨折是导致老年病人久住康复医院的常见疾病之一。以往有关老年髋部骨折的文献报道大多集中在手术后的病人生存率及行走活动功能的恢复程度。而有关预测髋部骨折病人手术后的康复计划，如出院后直接回家，还是必须首先转入康复医院接受一段时间或永久康复训练等，则很少有报道。Palmore等认为老年髋部骨折病人入住康复医院的常见危险因素是骨折前为独居者、已离婚或

未结婚者、无子女者、女性病人。而Palmore等并未阐明这样老年病人的健康状况。Lipner等就髋部骨折对老年病人社会心理的影响进行了分析，但未阐明老年病人接受康复治疗的疗效。Katz等设计了一个专业评价老年病人日常独立行走活动能力的活动指数（index of activity）。但这一指数并不能评价病人的身体残疾程度、精神损害或骨折前的独立生活能力。Grauer等拟定了一个专用于正确预测老年病人是否需要入住康复医院治疗的评定标准，但不能用于预测老年髋部骨折病人。鉴于以上背景，Keene等于1982年提出了一个专用于预测老年髋部骨折病人在手术后是否直接回家康复，还是入住康复医院接受阶段性或永久性康复训练的评分系统。这一评分系统有利于病人及其家属能早日预测手术后1年内的疗效，并对入住康复医院提前做出经济等多方面的安排。

## （二）评分方法

Keene髋部骨折后康复能力的预测性评分（the predictive score of Keene's rehabilitation ability after suffering from hip fracture，KHFRAPS）通过对老年髋部骨折病人的身体状况、行走功能、日常生活、骨折前生活状态和残疾等五个方面进行评分（记分标准见表7-51），其总分为五个方面记分总分之和，即：

总分值=身体状况总分+行走功能总分+日常生活能力总分+骨折前生活状态总分+残疾总分

通过Keene髋部骨折后康复能力的预测性评分的总分值来评估病人是否需要专业康复指导或是否可以回家康复。满分为100分，51分以下需要住院或有专人指导康复，62分以上可以回家进行康复训练。

## （三）示例

某老年男性右股骨粗隆间骨折病人，AO分型

### 表7-51　Keene髋部骨折后康复能力的预测性评分方法

#### Ⅰ.身体状况（35分）

| | | | | |
|---|---|---|---|---|
| A.视力 | 描述 | 好 | 辨认面部 | 只能见光 |
| | 记分 | 10 | 5 | 0 |
| B.听力 | 描述 | 好 | 大声 | 聋 |
| | 记分 | 5 | 3 | 0 |
| C.交流 | 描述 | 读、说、写和理解语言 | 说和理解 | 非言语的 |
| | 记分 | 10 | 5 | 0 |
| D.精神状态 | 描述 | 思维敏捷 | 间歇性神经错乱 | 精神错乱好战的 |
| | 记分 | 10 | 5 | 0 |

#### Ⅱ.行走功能（30分）

| | 独立行走 | 需要帮助行走 | 不能行走 |
|---|---|---|---|
| A.从床到椅子 | 5 | 3 | 0 |
| B.楼梯 | 5 | 3 | 0 |
| C.轮椅 | 5 | 3 | 0 |
| D.拐杖 | 5 | 3 | 0 |
| E.助行器 | 5 | 3 | 0 |
| F.手杖 | 5 | 3 | 0 |

#### Ⅲ.日常活动能力（25分）

| | 独立 | 需要帮助 | 不能 |
|---|---|---|---|
| A.自己洗澡 | 5 | 3 | 0 |
| B.自己穿衣服 | 5 | 3 | 0 |
| C.自己吃饭 | 5 | 3 | 0 |
| D.沐浴/如厕 | 5 | 3 | 0 |
| E.刷牙/刮脸 | 5 | 3 | 0 |

#### Ⅳ.骨折前生活状态（10分）

与配偶或家人：10分　　　独身：5分　　　疗养院：0分

#### Ⅴ.残疾（减分）

| 残疾 | A.大便失禁 | B.瘫痪 | C.截肢 | D.压疮 | E.挛缩 | F.其他 |
|---|---|---|---|---|---|---|
| 记分 | -10 | -10 | -10 | -5 | -5 | |

为31A22型，已行骨折闭合复位PFNA内固定术，现病人及家属要求回家康复治疗。Keene五项内容检测结果如下：①身体状况，视力只能辨认面部，需要大声呼唤才能听见，勉强能够交流，反应迟缓，因此记分为23分；②行走和日常活动都需要人帮助，记分为33分；③骨折前住疗养院记0分；④有大腿肌肉挛缩，扣5分。

Keene总分值=身体状况记分+行走功能记分+日常活动能力记分+骨折前生活状态记分+残疾记分

=23+18+15+0-5=51分

不建议病人回家康复治疗，建议接受专业康复医院或康复医师的指导治疗。

**（四）特点与意义**

髋关节是人体重要的运动负重关节机构，髋关节骨折将导致病人长期卧床失去行动自由，对病人尤其是老年病人的身体和心理都是重大打击，而老年人由于身体机能退化，运动灵活性下降，极易在日常生活中发生跌倒，是发生髋部骨折的高危人群。由此造成的心理打击将降低病人对自身价值的评价，产生严重的抑郁情绪，也成为老年人脱离社会的主要原因之一。随着医疗服务理念的发展，对病人的治疗已不再仅停留于院内治疗，对于这类可能需要长期康复的病人应利用多方面资源进行家庭康复干预。家庭康复教育是在病人出院后延续相关康复知识的支持和指导，对于需要长期家庭康复的病人来说有重要意义。Keene评分是第一个用于老年髋部骨折病人手术以后能否回家康复治疗的指导标准。评分对老年髋部骨折术后病人一年后的功能恢复、并发症、病人再次手术、生活质量、护理等方面有着很好的指导作用。

### 三、Parker髋部骨折前活动能力的评分

**（一）概述**

传统的预测老年髋部骨折手术1年后死亡风险的评分系统大多采用Ions和Stevens于1987年提出的智力评定标准（mental test score）。遭受髋部骨折的老年病人在急诊入院后均存在一定程度的心理紧张状态使这一评定标准的准确性备受影响。为了克服这一传统评分系统存在的不足，Parker于1993年提出了另一个预测性评分系统，该评分系统主要是对病人在遭受髋部骨折前的行走活动能力（preinjury level of mobility）进行评估的，包括进行室内、室外及购物活动的能力。因此，这一评分系统又被称为髋部骨折前的活动能力评分系统。Parker等将这一评分系统应用于临床882例髋部骨折病人中，证实其在预测髋部骨折手术1年后死亡风险的准确性方面显著优于传统的智力评定标准。

**（二）评分方法**

Parker髋部骨折前活动能力的评分（Parker scoring for moving capacity before hip fracture，PSHF）是指通过对病人髋部骨折前的三类活动行为能力（室内活动能力、室外活动能力和购物能力）进行分别评分，将这三类行为能力评分相加即为其评分的总分（表7-52）。

如果总评分<5分，则手术1年后死亡率高达73%；如评分>5分，则手术1年后死亡率仅为16%。

**（三）示例**

某老年股骨颈骨折病人，Parker评分三项内容检测结果如下：①室内活动，活动自如无困难记3分；②室外活动，需要拄拐才能外出记2分；③购物活动，自己拄拐可以提少量物品，并顺利返回，无须别人陪同，因此其购物活动记2分。

Parker评分总分值=室内活动记分+室外活动记分+购物活动记分

=3+2+2=7分

该病人骨折前活动能力较好，手术1年后死亡率仅为16%。

**（四）特点与意义**

全世界每年发生165万髋部骨折病例，随着人口老龄化发展，该数字将以每年25%的速度增加。由于髋部骨折多见于老年病人，所以病人预后较差。髋部骨折严重影响日常活动，降低生活质量，其中1/3病人在术后1年内死亡。有Meta分析共纳入了94种期刊的75项研究，包含64 316例病人。住院期间或术后1个月的病人总体死亡率为13.3%，术后3～

表7-52　**Parker髋部骨折前活动能力的评分指标和标准**

| 行为能力 | 无困难 | 需要辅助 | 需要别人帮助 | 不能进行 |
| --- | --- | --- | --- | --- |
| 能在室内活动 | 3 | 2 | 1 | 0 |
| 能在室外活动 | 3 | 2 | 1 | 0 |
| 能去购物 | 3 | 2 | 1 | 0 |

6个月为15.8%，术后1年为24.5%，2年为34.5%。12项预测因素为强证据支持，其中包括高龄、男性、家庭/私人住宅护理、术前行走能力差、日常生活活动差、ASA分级较高、精神状态差、伴发多种疾病、痴呆或认知障碍、糖尿病、癌症及心脏疾病。另外，有7项预测因素为中等证据支持，12项预测因素为有限证据支持，只有种族因素被确认为是矛盾性的预测因素。因此，找出髋部骨折术后死亡率结论性术前预测因素是一项任重道远的工作，还需要进一步研究来评价这些预测因素的有效性。

## 四、髋部骨折后功能独立评分

### （一）概述

老年髋部骨折后功能独立评分（functional independence measure after hip fracture，HFFIM）由美国国家咨询委员会于1993年建立，主要针对躯体功能和认知障碍进行评估。该评分系统已作为老年医学康复数据库的一部分，主要用于老年髋部骨折手术后康复程度的评估。

### （二）评分方法

髋部骨折后FIM评分的评价指标包括运动功能和认知功能两大项。其中，运动功能包括有13个指标，认知功能包括有5个指标，共18个指标。髋部骨折后FIM评分M的最高为126分，其中运动功能13项共91分，认知功能5项共35分，最低为18分。详细评分项目指标见表7-53。

每一项评价均依据活动功能的独立或依赖程度赋予不同的分值。

表7-53　髋部骨折后的功能独立评分的指标与标准

| 指标项目 | 独立 | | 依赖 | | | | |
|---|---|---|---|---|---|---|---|
| | 完全独立 | 有条件独立 | 监护和准备 | 少量身体接触的帮助 | 中度身体接触的帮助 | 他人一半以上的帮助 | 完全依赖 |
| 运动功能 | | | | | | | |
| Ⅰ.自理能力 | | | | | | | |
| 进食 | 7 | 6 | 5 | 4 | 3 | 2 | 1 |
| 梳洗装饰 | 7 | 6 | 5 | 4 | 3 | 2 | 1 |
| 洗澡 | 7 | 6 | 5 | 4 | 3 | 2 | 1 |
| 穿袜子 | 7 | 6 | 5 | 4 | 3 | 2 | 1 |
| 穿上衣 | 7 | 6 | 5 | 4 | 3 | 2 | 1 |
| 如厕 | 7 | 6 | 5 | 4 | 3 | 2 | 1 |
| Ⅱ.括约肌控制 | | | | | | | |
| 小便 | 7 | 6 | 5 | 4 | 3 | 2 | 1 |
| 大便 | 7 | 6 | 5 | 4 | 3 | 2 | 1 |
| Ⅲ.转移 | | | | | | | |
| 床、椅、轮椅间 | 7 | 6 | 5 | 4 | 3 | 2 | 1 |
| 如厕 | 7 | 6 | 5 | 4 | 3 | 2 | 1 |
| 盆浴或淋浴 | 7 | 6 | 5 | 4 | 3 | 2 | 1 |
| Ⅳ.行走 | | | | | | | |
| 步行/轮椅 | 7 | 6 | 5 | 4 | 3 | 2 | 1 |
| 上下楼梯 | 7 | 6 | 5 | 4 | 3 | 2 | 1 |
| 运动功能评分 | 7 | 6 | 5 | 4 | 3 | 2 | 1 |
| 认知功能 | | | | | | | |
| Ⅴ.交流 | | | | | | | |
| 理解 | 7 | 6 | 5 | 4 | 3 | 2 | 1 |
| 表达 | 7 | 6 | 5 | 4 | 3 | 2 | 1 |
| Ⅵ.社会认知 | | | | | | | |
| 社会交往 | 7 | 6 | 5 | 4 | 3 | 2 | 1 |
| 解决问题 | 7 | 6 | 5 | 4 | 3 | 2 | 1 |
| 记忆 | 7 | 6 | 5 | 4 | 3 | 2 | 1 |

依据髋部骨折后FIM评分的总分，病人独立能力被分为完全独立：126分；基本独立：108～125分；有条件的独立或极轻度依赖：90～107分；轻度依赖：72～89分；中度依赖：54～71分；重度依赖：36～53分；极重度依赖：19～35分；完全依赖：18分。

（1）独立：活动中不需要他人帮助。①完全独立（7分）：构成活动的所有行为动作均能规范、完整地完成，不需要借助辅助设备或辅助物，并在合理的时间内完成；②有条件的独立（6分）：活动中需借助辅助设备或所用时间比正常时间长或甚至存在安全问题。

（2）依赖：日常生活需要他人帮助才能完成。①有条件的依赖：监护和准备（5分）；少量身体接触的帮助（4分）；中度身体接触的帮助（3分）。②完全依赖：即需要他人一半以上的帮助进行活动，如大量身体接触的帮助（2分）；完全依赖，至少有75%以上的日常生活需要他人帮助（1分）。

### （三）示例

某股骨颈骨折病人，行单侧人工全髋关节置换手术，术后针对其认知和运动功能评分结果如下：

（1）运动功能：①自理能力，除可在合理时间内完全独立进食之外，梳洗、穿衣、如厕均需要有条件地依赖他人帮助才能完成，累计记分为22分；②括约肌控制，完成大小便的时间比正常时间长，因此其括约肌控制为12分；③转移，需要他人帮助才能完成，并且有中等程度的身体接触，因此记分为9分；④行走，完全依赖他人上下楼梯及从轮椅上坐下、起来，记分为4分。运动功能共计47分。

（2）认知功能：理解表达无碍，不能独立同社会交往及解决问题，记忆差，评分为21分。

髋部骨折后的功能独立评分总分值

＝运动功能记分＋认知功能记分

＝47＋21＝68分

因此，此病人属于中度依赖。

### （四）特点与意义

髋部骨折病人牵引治疗后的6个月内生活自理能力丧失比较多，对于稳定骨折应当手术治疗。老年人髋部骨折后常出现不同程度的运动障碍，认知障碍常见于老年人，发病率为4%～40%。发病率的高低取决于采用的诊断标准、选取的年龄跨度和临床表现的严重程度等各种因素。认知障碍可增加髋部骨折的风险，影响术后恢复、造成功能下降和死亡。对髋部骨折的老年病人来说，任何程度的认知障碍对短期和长期的功能恢复均为不利因素。

## 五、髋部骨折的总体功能评分

### （一）概述

髋部骨折的总体功能评分（overall functional score of hip fracture，HFOFS）为问卷评分，包括美国老年资源服务评分（older Americans' resources and services，OARS）和下肢测量评分（lower extremity，LEM）。

美国老年资源服务评分也可用于老年病人髋部骨折治疗后总体功能的评价。评价内容包括13项指标和2项附加提问。

下肢测量评分来源于原多伦多肢体挽救评分（Toronto extremity salvage score，TESS）。TESS主要用于四肢肿瘤病人行保肢手术后的躯体功能评价，主要评价术后残疾程度。由于TESS中的下肢评价部分比较适用于老年髋部骨折手术后的躯体功能评价，故此部分评价标准被改名为LEM或专用于老年髋部骨折术后的躯体功能评价。

### （二）评分方法

1. 美国老年资源服务评分　内容包括使用电话、步行达目的地、购物、自己做饭等13项指标及2项附加提问。评分指标与标准见表7-54。

2. 下肢测量评分　指标包括与下肢活动有关的日常生活和工作的行为动作共29项指标，每个指标根据其"不能做""能做但需帮助""能做但很困难""能做但有些困难"和"能做且无困难"分别记为1分、2分、3分、4分和5分。详见表7-55，表7-56。

### （三）示例

某老年男性病人，可以独自使用电话（2分），能独自步行到达目的地（2分），可以自己做饭、购物、做家务（6分），可以清楚地服药及计算自己的财产（4分），独立进食（2分），穿脱衣服、洗漱、就寝、日常行走均可独立完成（10分），同时按时到达浴室没有问题（0分），进出汽车无困难（5分），不能开车（1分），不需要人帮助购物、做家务、洗澡、穿衣、散步（0分），此病人美国老年资源服务评分为32分，下肢测量评分为85分，一旦发生髋部骨折，治疗后总体功能评价为优。

### （四）特点与意义

髋部骨折的总体功能评分系统主要由下肢活动情况、日常生活能力组成，通过是、否、不知道准确评估手术后肢体功能受损情况和预计恢复情况，改善高龄髋部骨折病人的心理状态，加快术后病人机体功能的恢复并减少并发症的发生，对病人的预后有着积极影响。

## 六、Harris髋关节评分

### （一）概述

髋关节是人体当中的一个重要的下肢关节，由

表7-54 美国老年资源服务评分的问卷指标与记分标准

| 项目指标 | 记分 | | |
|---|---|---|---|
| | 不需要帮助 | 需部分帮助 | 完全需要帮助 |
| 使用电话 | 2 | 1 | 0 |
| 步行达目的地 | 2 | 1 | 0 |
| 购物 | 2 | 1 | 0 |
| 自己做饭 | 2 | 1 | 0 |
| 做家务 | 2 | 1 | 0 |
| 自己服药 | 2 | 1 | 0 |
| 处理自己的财务 | 2 | 1 | 0 |
| 饮食 | 2 | 1 | 0 |
| 自理穿衣、脱衣 | 2 | 1 | 0 |
| 自己修饰仪表 | 2 | 1 | 0 |
| 行走 | 2 | 1 | 0 |
| 上下床 | 2 | 1 | 0 |
| 自己洗澡 | 2 | 1 | 0 |

附加提问：

按时到达浴室是否存在问题　　　　　　　　　　无问题2分；存在问题0分

是否需要人帮助购物、做家务、洗澡、穿衣、散步　　是1分；否0分

表7-55 下肢测量评分（LEM）的问卷指标与记分标准

| 项目指标 | 不能做 | 能做但需帮助 | 能做但很困难 | 能做但有些困难 | 能做且无困难 |
|---|---|---|---|---|---|
| 跪下 | 1 | 2 | 3 | 4 | 5 |
| 从跪下站起 | 1 | 2 | 3 | 4 | 5 |
| 庭院维护 | 1 | 2 | 3 | 4 | 5 |
| 做重家务 | 1 | 2 | 3 | 4 | 5 |
| 上下走斜坡 | 1 | 2 | 3 | 4 | 5 |
| 休闲活动 | 1 | 2 | 3 | 4 | 5 |
| 上楼梯 | 1 | 2 | 3 | 4 | 5 |
| 弯腰 | 1 | 2 | 3 | 4 | 5 |
| 进出浴缸 | 1 | 2 | 3 | 4 | 5 |
| 下楼梯 | 1 | 2 | 3 | 4 | 5 |
| 进出汽车 | 1 | 2 | 3 | 4 | 5 |
| 正常工作时长 | 1 | 2 | 3 | 4 | 5 |
| 户外行走 | 1 | 2 | 3 | 4 | 5 |
| 穿袜子 | 1 | 2 | 3 | 4 | 5 |
| 参加工作 | 1 | 2 | 3 | 4 | 5 |
| 购物 | 1 | 2 | 3 | 4 | 5 |
| 穿鞋子 | 1 | 2 | 3 | 4 | 5 |
| 做性爱活动 | 1 | 2 | 3 | 4 | 5 |
| 室内行走 | 1 | 2 | 3 | 4 | 5 |
| 穿裤子 | 1 | 2 | 3 | 4 | 5 |
| 准备一顿饭 | 1 | 2 | 3 | 4 | 5 |
| 淋浴 | 1 | 2 | 3 | 4 | 5 |
| 站立 | 1 | 2 | 3 | 4 | 5 |

续表

| 项目指标 | 不能做 | 能做但需帮助 | 能做但很困难 | 能做但有些困难 | 能做且无困难 |
|---|---|---|---|---|---|
| 坐 | 1 | 2 | 3 | 4 | 5 |
| 做轻家务 | 1 | 2 | 3 | 4 | 5 |
| 参加社会活动 | 1 | 2 | 3 | 4 | 5 |
| 开车 | 1 | 2 | 3 | 4 | 5 |
| 从椅子上站起 | 1 | 2 | 3 | 4 | 5 |
| 上床/起床 | 1 | 2 | 3 | 4 | 5 |

表7-56　下肢测量评分（LEM）总分的简明临床参考标准

| LEM评分 | 病人活动水平的描述 |
|---|---|
| 85 | 行走（外面、楼梯、斜坡、室内）无困难；但下蹲和做重家务时有些困难 |
| 75 | 上下楼梯时有些困难；下蹲十分困难；但购物无困难 |
| 65 | 上下楼梯和外出有中度困难；乘坐公共交通工具、购物、园艺和下蹲十分困难或不能 |
| 55 | 做每一项活动均感困难；洗澡、穿衣和行走有中度困难 |

髋臼和股骨头相对构成，是一种杵臼关节，具有较为复杂的解剖结构，其周围存在很多韧带加强，能够完成环转、旋外、旋内、收展、屈伸等各种运动。髋关节的稳定性较大，能够对支持、行走功能进行使用。很多慢性髋关节功能异常的病人，往往不会主动寻求医师的帮助，而当其不断发展恶化，最终形成股骨头坏死等严重疾病时，只能采取髋关节置换术等方法进行手术治疗。在髋关节术前和术后情况的评定中，通常采用髋关节功能评分法进行评定。而由于现行的髋关节功能评估方法较多，因而骨科医师在对具体的评分系统进行选择时，往往会比较困难。随着人工髋关节置换术的推广和普及，相应的评分系统也取得了较大的进展，先后出现了多种髋关节功能评分系统，如Harris髋关节评分（Harris hip score，HHS）系统、Charnley髋关节评分系统、JOA髋关节评分系统、UCLA髋关节评分系统等。其中，Harris髋关节评分系统更加详尽、直观，因而临床应用较为广泛。

Harris髋关节评分系统是1969年由Harris所提出的一种评分系统，主要用于在人工髋关节置换术前后对病人的功能状态、治疗效果等进行评定。在Harris评分系统当中，主要的评分指标分为四大方面，分别是疼痛、功能、畸形和关节活动度。使用Harris髋关节评分系统之后，无须再使用功能独立性测量（FIM）、日常生活能力评估量表（ADL）等工具进行重复评定。

在国内外髋关节置换术的治疗效果评定当中，虽然Harris髋关节评分系统得到了十分广泛的应用，但其也具有一定的不足。例如，在该评分系统中对总分判断法进行了应用，总分难以对病人髋关节术后的疼痛、功能、关节活动度等改善情况进行直观的体现。同时，该评分系统的分数计算方法较为复杂。另外，其中的一些便是街区的距离等度量标准，与我国的实际国情并不相符，而一些文化程度较低的病人，也难以对各种的一些项目进行正确的理解。因此，我国医疗界在对Harris髋关节评分系统进行应用的过程当中，还需要根据实际情况，对其进行适当的改进和优化。

（二）评分方法

在Harris髋关节评分系统中，主要包括了四个大的指标，分别为疼痛、功能、畸形、关节活动度，总分值为100分。其中，疼痛、功能性活动等指标占据较大的权重，分值共计62分。关节活动度所占权重则比较小。Harris髋关节评分为其各项指标得分的总和。

根据Harris髋关节评分总分值，将髋关节功能分为90～100分为优秀，80～89分为良好，70～79分为尚可，69分以下为较差。具体评分标准如表7-57所示。

（三）示例

某全髋关节置换术病人，术前采用Harris髋关节评分系统进行评分，得分为53分，评级结果为较差。采取人工全髋关节置换术进行治疗后，术后3个月进行评分，得分为78分，评级结果为尚

表7-57　Harris髋关节评分的指标与评分标准

| 项目 | | 内容 | 评分 |
|---|---|---|---|
| Ⅰ.疼痛 | | 无痛或疼痛不明显 | 44 |
| | | 轻度或偶发疼痛，不影响正常功能 | 40 |
| | | 中度疼痛，活动时不明显，活动过度后发生，需要阿司匹林药物镇痛 | 30 |
| | | 疼痛明显，能够忍受，影响活动，偶尔需要强于阿司匹林的药物镇痛 | 20 |
| | | 十分疼痛，活动严重，经常需要强于阿司匹林的药物镇痛 | 10 |
| | | 完全不能活动，安静卧床也剧烈疼痛 | 0 |
| Ⅱ.功能 | 步态 | | |
| | 跛行 | 无 | 11 |
| | | 轻度不能行走 | 8 |
| | | 中度不能行走 | 5 |
| | | 重度不能行走 | 0 |
| | 助行器 | 不需要 | 11 |
| | | 长途行走需要手杖 | 7 |
| | | 日常行走需要手杖 | 5 |
| | | 需要单拐 | 4 |
| | | 需要双侧手杖 | 2 |
| | | 需要双侧拐杖 | 0 |
| | | 不能行走（说明原因） | 0 |
| | 行走距离 | 无限制 | 11 |
| | | 6个街区 | 8 |
| | | 2～3个街区 | 5 |
| | | 只能室内活动 | 2 |
| | | 卧床或坐轮椅 | 0 |
| | 功能性活动 | | |
| | 上楼 | 正常 | 4 |
| | | 需要扶手 | 2 |
| | | 通过其他方式上楼 | 1 |
| | | 不能上楼 | 0 |
| | 穿脱鞋袜 | 容易 | 4 |
| | | 有些困难 | 2 |
| | | 不能完成 | 0 |
| | 坐 | 任何椅子，能持续坐1个小时 | 5 |
| | | 高椅子，能持续坐半小时 | 2 |
| | | 任何椅子都不能持续坐 | 0 |
| | 乘车 | 能乘车 | 1 |
| | | 不能乘车 | 0 |
| Ⅲ.下肢畸形 | | 固定内收畸形<10° | 1 |
| | | 下肢伸直髋内旋畸形<10° | 1 |
| | | 双下肢长度相差<3.2cm | 1 |
| | | 固定屈曲挛缩畸形<30° | 1 |
| Ⅳ.髋关节活动度 | 得分均乘以校正系数0.05 | | |
| | 屈曲 | 0°～45° | ×1.0 |
| | | 45°～90° | ×0.6 |
| | | 90°～110° | ×0.3 |
| | 外展 | 0°～15° | ×0.8 |
| | | 15°～20° | ×0.3 |
| | | >20° | ×0 |
| | 内收 | 0°～15° | ×0.2 |
| | 伸直外旋 | 0°～15° | ×0.4 |
| | | >15° | ×0 |
| | 伸直内旋 | 任何范围 | ×0 |

可。术后12个月进行评分，得分为91分，评级结果为优秀。利用Harris髋关节评分系统，对该病人术前、术后3个月、术后12个月分别进行评分，能够看出病人髋关节功能在手术后明显好转，并且经过12个月的后续治疗及护理，已经基本恢复到正常的活动功能。因此，通过应用Harris髋关节评分系统，能够对病人术后恢复情况进行监测，从而判断病人的治疗及康复效果。

### （四）特点与意义

对于人工髋关节置换手术，其手术效果与术后康复、手术技术、固定方式、关节假体种类、手术病种等都存在较为密切的联系。术后采用Harris髋关节评分系统对手术成功与否进行评估，从而对手术效果进行综合评价。目前Harris髋关节评分系统已经被多数国家认可和使用，是一种国际上较为普遍的评分系统。在人工关节手术之后，疼痛是一个最为重要的评价指标。在Harris髋关节评分系统当中，疼痛这一指标当中的分值占总分的44%，比例较大，评分内容较为详尽，能够准确地评估病人术后的疼痛情况，进而对术后整体效果进行评定。此外，在Harris髋关节评分系统中，相关指标的描述更加具体，适用范围也更加广泛，具有重要的临床意义。

## 七、Charnley髋关节评分

### （一）概述

髋关节疾病是临床常见病，包括股骨头坏死、髋骨骨折等疾病。我国股骨头坏死病人为700万~800万例，因人口老龄化，创伤、饮酒、激素使用人群居高不下，发病率呈上升趋势。髋部骨折占全身骨折的5%~6%，是导致老年人功能障碍、死亡的主要原因。有报道显示，髋部骨折老年人12个月内死亡率约为2%。近年来，各类髋关节疾病的治疗方法不断涌现，特别是针对髋关节骨折的

内固定、置换手术方法。如何有效地进行疾病严重程度度判断、适应证选择、疗效对比研究、死亡风险预测等工作值得深入研究。

功能量表已被广泛用于关节病的临床工作，可用于疗效对比研究、疗效分析、病因分析、流行病学调查等领域。功能量表能够将功能评价进行量化，方便进行统计学分析。髋关节有人体关节的共性特点，包括旋转、承重等，但也有其自身的特殊性，其是人体主要的承重关节，结构非常复杂，内旋功能对髋关节整体功能、相关活动的开展影响较大，这便要求需要特异性的量表用于评价髋关节功能。目前临床上用于髋关节功能的评价量表主要包括Harrias评分、Charnley髋关节评分系统，UCLA关节功能评分系统等，其中Charnley髋关节评分应用并不多见，其在欧洲应用相对较普遍。该标准最早由Ferguson、Howorth在1931年提出，在1972年，改进标准在欧洲被广泛认可，经过数次修改，但考评的内容并未进行变动。

### （二）评分方法

Charnley髋关节评分（Charnley hip score，CHS）采用疼痛、功能和活动度三项评价指标，每项指标分为六级，分别记为1~6分，分值越大，功能越好。具体评分的标准见表7-58。Charnley髋关节评分的总分为三项指标得分之和，即：

$$Charnley髋关节评分=疼痛分值+功能分值+活动度分值$$

Charnley髋关节评分将病人分为A、B和C三类。其中，A类为病人一侧髋关节受累，无其他影响行走能力的伴发疾病；B类为病人双侧髋关节均受累；C类为病人伴有其他影响行走的疾病，如偏瘫、衰老、严重的心肺疾病。该评分认为A类病人适合量表评价，进行一侧髋关节手术；B类及所有的C类仅仅适合疼痛和活动范围的评估，不能进行行走能

表7-58 Charnley评分的指标和评分标准

| 评分 | 疼痛 | 功能 | 活动度 |
|---|---|---|---|
| 1 | 自发性严重疼痛 | 卧床不起或需轮椅 | 0°~30° |
| 2 | 试图起步即感觉疼痛，拒绝一切活动 | 需要单拐或双拐行走，时间距离均有限 | 30°~60° |
| 3 | 疼痛能够耐受，可有限活动，有夜间痛或检查时疼痛 | 常需要单拐，有明显跛行，长距离行走时跛行显著 | 60°~100° |
| 4 | 仅某些活动中出现疼痛，休息后减轻 | 单拐可长距离行走，无拐受限，中度跛行 | 100°~160° |
| 5 | 疼痛轻微或间歇型，起步时疼痛，活动时减轻 | 无拐行走，轻度跛行 | 160°~210° |
| 6 | 无痛 | 步态正常 | >210° |

力的评价或需要个体化，慎重评价。

**（三）示例**

病人张某，69岁。左侧股骨粗隆间骨折，闭合伤，择期进行全髋关节置换术，无其他影响行走的疾病。

术前Charnley髋关节评分=疼痛+功能+活动度=1+2+3=6分。

出院前Charnley髋关节评分=疼痛+功能+活动度=3+3+6=12分。

术后第12个月Charnley髋关节评分=疼痛+功能+活动度=5+5+6=16分。

**（四）特点与意义**

人工髋关节置换疗效评价Charnley主要评分标准，主要特点：①适用于髋关节置换术前后、随访的髋关节功能评价，可评价疾病、手术对病人的行走能力的影响；②信效度高，疼痛、功能都有具体的场景作为评价标准，客观性强，如试图起步即感觉疼痛，拒绝一切活动，准确地表述了引起疼痛的原因。虽然疼痛是主管评价标准，但该量表明确了不同场景疼痛发生的情况和疼痛与活动之间的关系，控制了耐痛阈对疼痛的干扰，疼痛与功能关联性明显增强。同理，功能评价主要以步行能力作为评价内容，明确了辅助工具使用情况对评价的影响。

该评分方法也有其局限性，其适合全髋关节置换术的疗效判断，这与国外髋关节置换术开展率较高有关，在我国仍然以内固定疗法治疗髋关节骨折为主，该标准的适应证比较狭窄。此外，该评分方法针对功能的评价主要针对行走能力，实际上髋关节在负重、穿鞋袜等动作中也承担较大的作用，行走能力强不代表病人生活自理能力强。在我国，许多髋关节骨折病人并非老年人，因创伤出现的中青年髋关节功能受限并少见。同时因社会保障水平相对较低，老年人也往往需要有一定的劳动能力以自食其力，对髋关节功能的恢复要求更高，单纯地评价行走能力可能无法满足实际需要。此外，活动度为内收、外展、屈曲、后伸、内旋、外旋6个方向活动角度之和，无法进行细化评价，无法分析各个方向角度变化对病人生活行为的影响。该量表信效度受原发疾病影响较大，老年人合并糖尿病周围神经病变、糖尿病足等疾病比重较高，在治疗前后，这些疾病的控制管理水平会发生显著变化，从而影响髋关节功能的评价。实际上许多老年人髋关节骨折往往与卒中等疾病引起的行走运动功能障碍有关，随着卒中等伴随疾病的控制，髋关节功能会得到自发的恢复，如肌力改善，从而增进髋关节置换术的疗效。

在应用人工髋关节置换疗效评价Charnley评分时，需要重视以下几点：①严格把握适应证，其更适合无伴随疾病或伴随疾病非急性期的人工髋关节置换疗效评价；②其适合进行流行病学、大样本的疗效对比研究，并对髋关节创伤及置换术对行走、疼痛的影响进行分析；③适合个人的疗效期望是否达到的评价，如个人治疗前需要单拐或双拐行走，行走距离均有限，疼痛能够耐受，可有限活动，有夜间痛或检查时疼痛，病人对治疗的期望是能够减轻活动时疼痛、改善行走能力，采用Charnley评分可较好地反映病人疗效期望是否达到；④进行活动度检查时，可配合影像学检查，从解剖学的角度，判断解剖复位、活动度的改善情况，避免因疼痛原因使活动受限而导致活动度评价不准确；⑤适合髋关节置换术后较短时间内功能改善情况，有时病人出院前、出院较长时间，Charnley评分无显著改善，量表这一特点也符合髋关节置换术的特点，置换术能够短期内较明显地恢复病人的髋关节功能，适合院内开展康复训练，出院后髋关节功能可达到稳定状态。对于随访过程中，疼痛、功能、活动度评分下降的病人，排除伴随疾病的干扰，可能出现假体问题等置换术相关问题，如假体脱位、内植物相关并发症等。

## 八、JOA髋关节评分

**（一）概述**

髋关节在生理结构上本身有复杂性特征，周围韧带加强明显，有支持、行走功能。髋关节功能是否正常，对机体行走与站立直接产生影响。既往大多研究显示，老年群体慢性髋关节功能异常发病率极高，对发病初期病人并未给予高度重视，这便造成病情发展，最终恶化为股骨头坏死等疾病，需给予髋关节置换术治疗。实际开展治疗过程中，医师需对病人术前与术后髋关节情况进行充分了解，借助相关的髋关节功能评分方法进行评估。但值得注意的是，由于髋关节功能评估有极多系统，医师选择时面临较大困难。近年来较为常见的JOA（Japanese orthopaedic association）髋关节评分应用优势极为明显。

JOA髋关节评分（JOA hip score，JOAHS）源于20世纪90年代日本整形外科协会制定的评分标准。该评分标准满分为100分，将日常生活、步行功能、活动度与疼痛等作为评价指标。相比Charnley功能评分，JOA髋关节评分系统将病人日常生活能力引入，使疼痛评分权重降低，所以在病人术后日常生活能力恢复情况评价中，该评分系统较为适用。

**（二）评分方法**

JOA髋关节评分的评分指标包括四个方面：疼痛指标、活动度指标、步行功能指标、日常生活能力指标，各项指标评分具体项目与记分标准见表7-59～表7-62。JOA髋关节评分的总分为这四个方面得分值之和。即：

**表7-59　疼痛指标评价**

| 疼痛（40分） | 左侧 | 右侧 |
| --- | --- | --- |
| 无 | 40分 | 40分 |
| 无疼痛，有疲劳感、不舒服等不安定感 | 35分 | 35分 |
| 步行无疼痛 | 30分 | 30分 |
| 步行有疼痛，休息后可消退，无自发痛 | 20分 | 20分 |
| 偶尔自发痛，休息后疼痛缓解 | 10分 | 10分 |
| 持续自发痛，夜间疼痛加重 | 0分 | 0分 |

**表7-60　活动度指标评价**

| 活动度（20分） | 左侧 | 右侧 |
| --- | --- | --- |
| 屈曲角度 | | |
| 后伸角度 | | |
| 外展角度 | | |
| 内收角度 | | |
| 屈曲得分* | | |
| 外展得分* | | |

*关节活动角度每10°时，屈曲得分记1分、外展得分记2分。屈曲120°及以上记12分，外展30°及以上记8分。

**表7-61　步行能力指标评价**

| 步行能力（20分） | 评分 |
| --- | --- |
| 能长距离步行，步态正常，可快走 | 20 |
| 能长距离步行，有轻度跛行，可快走 | 18 |
| 无须拐杖，可行走2km或30分钟，日常活动无障碍，跛行 | 15 |
| 无须拐杖可行走500m或10～15分钟，跛行 | 10 |
| 户外活动困难，需要双拐 | 5 |
| 几乎不能步行 | 0 |

**表7-62　日常生活动作指标评价**

| 日常生活动作（20分） | 容易 | 困难 | 不能 |
| --- | --- | --- | --- |
| 弯腰 | 4分 | 2分 | 0分 |
| 蹲下或起立（需要支持为困难） | 4分 | 2分 | 0分 |
| 上、下楼梯（需要扶手为困难） | 4分 | 2分 | 0分 |
| 站着做事（需要休息为困难，只能坚持15分钟为不能） | 4分 | 2分 | 0分 |

JOA髋关节评分=疼痛分值+活动度分值+步行功能分值+日常生活能力分值

JOA髋关节评分的总分为100分。评分分类标准为优：91～100分；良：81～90分；可：61～80分；差：0～60分。

具体评估中，需综合考虑，将最终评估分数之和作为术后恢复情况评价标准，分数越高说明恢复情况越好。

**（三）示例**

某股骨头坏死病人，入院时无意识障碍表现，经过常规检查后，择期手术。

术前利用JOA髋关节评分系统评估，总分=疼痛+活动度+步行能力+日常生活动作=10+10+10+6=36分。

术后1个月随访，总分=疼痛+活动度+步行能力+日常动作=20+10+15+10=55分。

术后6个月随访，总分=疼痛+活动度+步行能力+日常动作=35+14+18+14=81分。

由此可判断，术前病人JOA髋关节评分差，术后6个月恢复，评分为良。

由于股骨头坏死病人入院中无颅脑损伤情况，意识非模糊和嗜睡状态，所以术前评分中，无须考虑JOA髋关节评分系统适用性问题。当对术前、术后评分比较时可对术后病人髋关节恢复情况做出判断。

**（四）特点与意义**

有效的评估标准在用于病人恢复情况评价中应将术前评估、术后随访融入其中，且满足有效性、敏感性、可靠性与反应性等标准。首先从有效性标准看，可将其理解为评估系统是否可达到评估目标，如髋关节功能评估中，要求将髋关节功能详尽、准确地反映出来。JOA评分系统的应用主要以术后髋关节功能评价为主，取疼痛指标、活动度指标、步行功能指标、日常生活能力指标作为评价标准，并赋予各指标相应的分值，可将术后髋关节疼痛情况、功能情况及病人日常生活能力表现充分地反映出来。所以JOA髋关节评分系统的应用，有效性特征明显。

从可靠性方面看，其是对重复测量可靠度的具体反应，用于可重复性、随机差异程度的描述。若评估系统应用下且病人病情未发生变化，测量过程中无论何时何地，都会得出同样的结果。JOA评估系统的应用，在既往许多研究资料中都得以评价证实，有较高的可靠性。另外，对于反应性与敏感性，其中的反应性表现在病情前后评估系统可将变化情况反映出来，而敏感性指不同病人间的差异，评估系统可探测出来。许多研究文献中证实发现，JOA系统应用下，在反应性、敏感性方面该系统都较为成熟。

需注意的是，JOA髋关节评分系统在髋关节功能改善情况评价中，也有相关的注意事项，如随访评价中要求病人病情稳定且保持清醒意识状态，原因在于评价中需综合考量各方面指标包括疼痛指标、活动度指标、步行功能指标、日常生活能力指标等。再如疼痛评价方面，要求做好不同时间点的选择，可在固定时间内做一次疼痛评价，其原因在于病人疼痛的因素可能因机体自身有慢性炎症导致，这样在将其他致痛干扰因素排除后，才可使评价结果更加准确。同时，在活动度数评价中，如屈曲角度、后伸角度、外展角度、内收角度等，可借助量角器测量，但应注意若病人恢复状况不佳或自身疼痛感明显时，切忌要求病人做较大幅度动作以进行测量。另外，在日常生活能力评价过程中，需要考虑髋部功能动作，如弯腰、蹲下、站立或上下楼梯等，试验中应综合考量病人日常活动中髋关节功能表现，避免做现场试验。

## 九、UCLA髋关节评分

### （一）概述

髋部解剖结构非常复杂，疾病类型、骨折伤情复杂，包括股骨头坏死、大小转之间骨折、股骨粗隆间骨折等创伤疾病及原发病，按照伤情严重程度又可分为移位型骨折、粉碎性骨折等。在过去，影像学诊断技术尚不发达，功能评价成为关节骨病严重程度判断、诊断的重要方法。随着影像学诊断技术的发展，有限元技术的应用，内固定、置换技术的发展，关节骨病的诊断、治疗进入了新的高度，关节骨病的个体化治疗水平明显提高。髋关节疾病治疗也是如此，大量的Meta分析对比了髋关节疾

病的内固定、置换术治疗优势利弊，这便需要一种信效度较好的关节功能量表，用以不同治疗方法的纵向、横向对比，以进行疗法的筛选，这有助于进行治疗康复技术的持续质量改进。国内外涌现出数十种用于髋关节功能的评价系统，这些系统存在相似性，也存在一定的差异。

加利福尼亚大学洛杉矶分校（UCLA）提出的髋关节功能评分起源于UCLA肩关节功能，后者是当前应用最广的肩关节功能评价方法。UCLA在1981年正式开始编制关节活动评分系统，并在1984年正式公布了肩关节UCLA评分标准，该标准并被很快用于其他关节功能的评价，其中包括髋关节。尽管UCLA当前尚无针对髋关节的UCLA评分系统，但国内外学者在对UCLA肩关节功能评分系统进行简单的变化后，用于评价髋关节功能也取得了较好的信效度，也将此称为UCLA髋关节评分（UCLA hip score，UCLAHS），并用于临床研究，特别是疗效对比研究。

### （二）评分方法

UCLA髋关节评分是通过对病人的关节疼痛、功能、活动度、前屈曲力量、病人满意度进行评分，最终计算其总分的评分方法。具体评分标准见表7-63。UCLA满分为所有项目得分之和。即：

UCLA总分=关节疼痛评分+功能评分+活动度评分+前屈曲力量评分+病人满意度评分

UCLA髋关节评分的总分为35分，优秀为34~35分，良为28~33分，可为21~27分，差<20分。分值越高，病人的关节运动功能越好。

UCLA髋关节评分系统主要包括主观评价及客观评价两个组成部分，疼痛评价、病人满意度均属于主观评价，活动度的评价主要可采用量角器评价。当病人存在意识障碍而无法进行主观评价时，可不进行主观评价。在治疗前，不进行满意度的评价。

### （三）示例

病人李某，转子间粉碎性骨折，闭合伤，病人入院时存在意识障碍，进行对症治疗后，择期手术。

术前进行UCLA评分，总分=关节疼痛+功能+活动度+前屈曲力量=1+1+0+2=4分。

进行全关节置换术后第48小时进行再评价，总分=关节疼痛+功能+活动度+前屈曲力量+满意度=2+4+2+4+5=17分。

表7-63 UCLA髋关节评分项目指标和评分标准

| 项目 | 评价内容 | 评分 |
|---|---|---|
| 疼痛 | 持续性疼痛并且难以忍受：经常服用强镇痛药物 | 1 |
| | 持续性疼痛可以忍受；偶尔服用强镇痛药物 | 2 |
| | 休息时不痛或轻微痛，轻微活动时出现疼痛，经常服用水杨酸制剂 | 4 |
| | 仅在进行体力劳动或激烈运动时出现疼痛，偶尔服用水杨酸制剂 | 6 |
| | 偶尔出现并且很轻微 | 8 |
| | 无疼痛 | 10 |
| 功能 | 不能使用下肢 | 1 |
| | 仅能轻微活动下肢 | 2 |
| | 能够做轻家务劳动或大部分日常生活 | 4 |
| | 能够做大部分家务劳动、弯腰、行走，能够自己穿鞋 | 6 |
| | 仅轻微活动受限：能够负重 | 8 |
| | 活动正常 | 10 |
| 活动度 | 210°以上 | 5 |
| | 160°～210° | 4 |
| | 100°～160° | 3 |
| | 60°～100° | 2 |
| | 30°～60° | 1 |
| | ＜30° | 0 |
| 前屈曲力量 | 5级（正常） | 5 |
| | 4级 | 4 |
| | 3级 | 3 |
| | 2级 | 2 |
| | 1级 | 1 |
| | 0级 | 0 |
| 病人满意度 | 满意，较以前好转 | 5 |
| | 不满意，较以前差 | 0 |

术后6个月随访，总分=关节疼痛+功能+活动度+前屈曲力量+满意度=8+8+4+4+5=29分，达到良好水平。

（四）特点与意义

UCLA髋关节评分系统操作简单，易于评价，无须过多的工具，可用于随访评价，病人也可用于自评。但缺少大规模的信效度评价研究，其可信值得商榷。在过去UCLA关节功能评分主要用于肩关节功能，髋关节功能评价并不成熟。与此同时，其包含较多的主观评价内容，病人的配合能力、态度对评分有较大的影响。如对于疼痛的评价，不同病人的耐痛阈存在一定的差异。此外，因满意度的评价适合在术后进行，主要用于评价治疗对功能的改善情况，这种评价的主观性强，在术前无法评价，可能造成治疗后评分高于治疗前，但关节疼痛、功能、活动度、前屈曲力量无明显改善甚至有

下降情况。此外，UCLA髋关节功能并不能评价整个髋关节各个方向上的角度变化，也无法准确地判断下肢长度短缩异常。

UCLA评分主要用于治疗方法对病人的髋关节功能改善效果的评价，在使用时，需要注意以下六点：①需要在病人的意识状态、病情稳定时，特别是进行随访时进行评价，其更适合用于治疗后的评价，用于评价病人髋关节功能整体状态。②进行疼痛评价时，不仅仅着眼于一个时间点，而是对一个时间段内的疼痛进行评价，用于识别是否存在慢性炎症等因素引起的疼痛，疼痛评价需要排除其他原因所致疼痛的干扰。③进行功能评价，需要考虑髋部功能动作，评价日常活动情况，避免在现场进行试验，综合评价病人日常活动中髋关节功能。④对于活动度数的评价，需要采用量角器测量，但不应勉强、强制开展，以避免出现关节脱位、继发性损

伤。⑤该量表髋关节功能评价主要是针对长期随访病人，用于分析功能稳定状态下的数值，也可用于长期随访分析髋关节功能稳定后逐渐退化情况。例如，对于髋关节置换术进行长期随访，分析术后髋关节功能随着时间推移恢复情况、退化情况，综合评价置换假体长期效果，分析假体问题对髋关节功能的影响、假体寿命等，可进行卫生经济学分析。⑥重视某一个维度的评价，如前屈曲力量分析，综合判断下肢肌力变化情况，有助于判断病人的康复训练依从性。一般而言，在术后早期肌力较差，随着康复训练的开展，肌力能够迅速恢复，但少部分病人可能恢复较差，这可能与康复训练落实不到位有关。

## 十、Mayo髋关节评分

### （一）概述

在传统的髋关节评价标准中，影像学观察指标的重要性未得到体现。1985年，Kavanagh和Fitzgerald提出了新的Mayo髋关节评分（Mayo hip score，MHS）系统，加入了影像学评价指标。与Harris标准不同，Mayo标准重视评价病人完成日常生活的能力，而非简单测量髋关节的运动范围。缺点是没有给出优良分级。

### （二）评分方法

Mayo髋关节评分的指标包括临床评价和影像学评价两个部分。其中，临床评价项目包括疼痛（0～40分）、功能（0～20分）、运动和肌力（0～20分），共80分；影像学评价指标则主要包括骨、骨水泥、假体各界面间X线透亮区的大小，占20分。具体指标和评分标准见表7-64。

Mayo髋关节评分总分为所有项目评分的总和，最高分为100分。

### （三）示例

某右侧人工全髋关节置换术后病人，骨水泥型假体。轻微疼痛记35分，仅室内步行记2分，依赖助行器记1分，不能开汽车记0分，不能洗脚记0分，轻微跛行记3分，不能爬楼梯记0分。

因此，临床评价=35+2+1+0+0+3=41分。

髋臼假体骨与骨水泥界面不清记10分，股骨假体骨与骨水泥界面有界面＜1mm，记8分。

故影像学评价=10+8=18分。

该病人Mayo髋关节评分=41+18=59分。

髋关节假体稳定，并了解了病人完成日常生活的能力。

表7-64　Mayo髋关节评分的项目指标和评分标准

| 项目指标 | 评分 |
| --- | --- |
| 临床评价 | |
| Ⅰ.疼痛（40分） | |
| 　无 | 40 |
| 　轻微或偶尔 | 35 |
| 　中度 | 20 |
| 　严重 | 0 |
| Ⅱ.功能（20分） | |
| 　A.步行距离（15分） | |
| 　　≤10街区 | 15 |
| 　　6街区 | 12 |
| 　　1～3街区 | 7 |
| 　　室内 | 2 |
| 　　不能行走 | 0 |
| 　B.支撑（5分） | |
| 　　不用 | 5 |
| 　　偶尔使用手杖 | 4 |
| 　　必须使用手杖或拐杖 | 3 |
| 　　2个手杖或拐杖 | 2 |
| 　　依赖助行器 | 1 |
| 　　不能行走 | 0 |
| Ⅲ.活动能力和肌力（20分） | |
| 　A.开汽车（5分） | |
| 　　容易 | 5 |
| 　　困难 | 3 |
| 　　不能 | 0 |
| 　B.洗脚（5分） | |
| 　　容易 | 5 |
| 　　困难 | 3 |
| 　　不能 | 0 |
| 　C.跛行（5分） | |
| 　　无 | 5 |
| 　　轻微 | 3 |
| 　　严重 | 0 |
| 　D.爬楼梯（5分） | |
| 　　正常 | 5 |
| 　　扶栏杆 | 4 |
| 　　逐级上 | 2 |
| 　　不能 | 0 |
| 影像学评价 | |
| Ⅰ.髋臼（10分） | |
| 　骨与骨水泥界面不清 | 10* |
| 　骨与骨水泥界面有界面，≤1mm | 8* |
| 　骨与骨水泥界面加大，≤1mm | 7* |
| 　骨与骨水泥界面进行性加大，≥2mm | 4 |
| 　假体移位 | 0 |

续表

| 项目指标 | 评分 |
|---|---|
| Ⅱ.股骨（10分） | |
| 骨与骨水泥界面不清 | 10* |
| 骨与骨水泥界面有界面，≤1mm | 8* |
| 骨与骨水泥界面加大，≤1mm | 7* |
| 骨与骨水泥界面进行性加大，>1mm | 4 |
| 下沉≤2mm | 4 |
| 下沉>2mm | 0 |
| 假体-骨水泥透光线≤1mm | 4 |
| 假体-骨水泥透光线1~2mm | 2 |
| 假体-骨水泥透光线>2mm | 0 |

*观察到骨水泥断裂征象减2分。

### （四）特点与意义

在传统的髋关节评价标准中，影像学观察指标的重要性未得到体现。该评分系统中的影像学评价指标则主要包括骨、骨水泥、假体各界面间X线透亮区的大小。评分后有具体的数值，可评价病人完成日常生活的能力，而非简单测量髋关节的运动范围。把影像学的指标和临床评价相结合，更具体地评价髋关节置换术后的情况。缺点是没有给出优良分级且没有分数段以了解病人日常生活的质量情况，只有通过评分高低进行对比了解。

## 十一、HSS髋关节评分

### （一）概述

在髋关节置换中，细致的髋部评分至关重要，因为术后可能发生许多并发症，其中有些是灾难性的甚至是致命性的，最主要的是确定疼痛的程度是否需要行这类选择性的大手术，还要评估病人的生活质量，术前常用Harris评分、Iowa评分、Judet评分、Andersson评分及D'Aubigne评分和Postel评分法记录髋关节情况，有利于评价术后结果，记录疼痛、行走能力、功能、活动度及X线改变。然而，目前尚无哪种髋关节评分法被一致采用。

美国特种外科医院（HSS）髋关节置换术评分系统于1972年被提出，评估疼痛、肌力、运动行走和功能四项内容。后来Pellicci在此评分基础上增加了影像学评价指标，最终形成了HSS髋关节评分（HSS hip score，HSSHS）系统，用于全髋关节置换术后的疗效评价。

### （二）评分方法

HSS髋关节评分是通过病人对疼痛、运动行走、功能、肌力、髋臼影像、股骨影像六方面分别记分，利用这六个方面的评分值和他们的总分值来评估病人全髋关节置换术后的疗效。其中，每个项目10分，共60分。在运动行走中卧床为0分；使用轮椅，借助助行器活动为2分；明显受限中，行走不用支撑，仅限室内活动为4分，如只用一侧支撑，步行少于一个街区及使用双侧支撑，短距离行走，并包括中度受限不用支撑，步行少于一个街区及只用一侧支撑，步行大于五个街区为6分；而中度受限中使用双侧支撑，活动距离不受限制及轻度受限为8分；不受限：不用支撑，无明显跛行为10分。详细评分标准见表7-65。

依HSS髋关节评分的总分，将髋关节分为优：51~60分；良：41~50分；可：31~40分；差：≤30分。

### （三）示例

病人，男性，68岁。全髋关节置换术后，主诉髋部持续性、不能忍受的疼痛，经常使用强镇痛药，运动行走活动明显受限，需助行器助行可短距离行走，不能进行家务劳动，且起坐时需家人帮忙，体格检查见患髋屈曲弧度90°，侧方和旋转活动可，下肢肌力可，行X线检查示髋臼无透光区，而股骨近端有透光区。

HSS髋关节评分内容检测结果如下：①持续性、不能忍受的疼痛，经常使用强镇痛药为0分；②使用双侧支撑，短距离行走为6分；③部分依赖为2分；④肌力，可-良，屈曲弧度90°，侧方和旋转活动可为6分；⑤髋臼无透光区为10分；⑥股骨近端有透光区为6分。

总分值=0+6+2+6+10+6=30。病人HSS髋关节评分30分，评级为差：≤30分。

表7-65 HSS髋关节评分的指标与标准

| 项目 | 评分 |
|---|---|
| 1.疼痛 | |
| 持续性，不能忍受，经常使用强镇痛药 | 0 |
| 持续性疼痛，但能忍受，偶服用强镇痛剂 | 2 |
| 休息时有轻微疼痛或无痛，可以进行活动，经常使用水杨酸盐制剂 | 4 |
| 开始活动时疼痛，活动后好转，偶尔使用水杨酸盐制剂 | 6 |
| 偶尔或轻微疼痛 | 8 |
| 不痛 | 10 |
| 2.运动行走 | |
| 卧床 | 0 |

| 项目 | 续表<br>评分 |
|---|---|
| 使用轮椅，借助助行器活动 | 2 |
| 明显受限 | |
| 　行走不用支撑，仅限室内活动 | 4 |
| 　只用一侧支撑，步行少于一个街区 | 6 |
| 　使用双侧支撑，短距离行走 | 6 |
| 中度受限 | |
| 　不用支撑，步行少于一个街区 | 6 |
| 　只用一侧支撑，步行大于五个街区 | 6 |
| 　使用双侧支撑，活动距离不受限制 | 8 |
| 轻度受限 | |
| 　行走不用支撑，跛行 | 8 |
| 　只用一侧支撑，无跛行 | 8 |
| 不受限：不用支撑，无明显跛行 | 10 |
| 3.功能 | |
| 完全依赖或受限制 | 0 |
| 部分依赖 | 2 |
| 独立：家务劳动不受限制，购物限制 | 4 |
| 可以做大多数家务，自由购物，可以做伏案<br>　工作 | 6 |
| 很少受限，可以站立工作 | 8 |
| 活动正常 | 10 |
| 4.肌力 | |
| 关节僵硬伴有畸形 | 0 |
| 关节僵硬，处于良好的功能位 | 2 |
| 肌力：差-可，屈曲弧度小于60°，侧方和旋<br>　转活动受限 | 4 |
| 肌力：可-良，屈曲弧度大于90°，侧方和旋<br>　转活动可 | 6 |
| 肌力：良-正常，屈曲弧度大于90°，侧方或<br>　旋转活动好 | 8 |
| 肌力：正常，活动度正常或接近正常 | 10 |
| 5.髋臼影像 | |
| 无透光区 | 10 |
| 有一个透光区 | 8 |
| 有两个透光区 | 6 |
| 环绕透光区小于2mm | 4 |
| 环绕透光区大于2mm | 2 |
| 环绕透光区加大 | 0 |
| 6.股骨影像 | |
| 无透光区 | 10 |
| 远端有透光区 | 8 |
| 近端有透光区 | 6 |
| 环绕透光区小于2mm | 4 |
| 环绕透光区大于2mm | 2 |
| 环绕透光区加大 | 0 |

## （四）特点与意义

髋关节的功能评分标准众多，许多评分法是20世纪50～60年代发明的，其代表为Charnley评分、D'Aubigne评分和Harris评分。HSS髋关节评分系统由疼痛、运动行走、功能、肌力、髋臼影像、股骨影像六方面组成，用于全髋关节置换术后的疗效评价。该评分系统在临床评估内容方面较为全面，又包含了影像学观察指标，在数十年的临床实践中已成为了一个临床管理的指标，方法简单，易于掌握和使用，重视评价病人完成日常生活的能力的同时，影像学指标的重要性得到体现，标准更能准确、客观地反映髋关节的实际情况，也更加形象地反映了病人术后髋关节的功能恢复情况，同时给出了优良分级：优，51～60分；良，41～50分；可，31～40分；差，≤30分，因此是目前比较熟悉的全髋关节置换手术疗效评价指标，成为髋关节评分体系的重要组成部分。

## 十二、牛津髋关节评分

### （一）概述

自20世纪60年代开展人工全髋关节置换术（total hip arthroplasty，THA）以来，该项技术已逐渐发展成熟、安全。人工全髋关节置换术是利用人工髋关节假体代替人体已发生病变髋关节的股骨头及髋臼，其目的是解除疼痛，恢复关节功能，提高病人生存质量。随着人工全髋关节置换术的发展，针对该手术的评估体系相继建立起来，主要用来评估髋关节疼痛及衡量髋关节假体置换术后髋关节功能的改善。牛津髋关节评分（oxford hip score，OHS）是Dawson等于1996年研制的，是目前国际上常用的髋关节功能评估量表。

### （二）评分方法

牛津髋关节评分内容包括12个项目问题，通过对这些问题的问卷对病人过去4周内的身体状况进行评分，问题包括了髋关节疼痛、功能、病人步行能力和工作能力四个方面，每一项有5个答案，由轻到重分别记1～5分，每项最低记1分，最高记5分。详细评分标准见表7-66。牛津髋关节评分的总分为12条问题选项得分之和。

根据牛津髋关节评分的总分，可将髋关节状况分为优，12～23分；良，24～35分；可，36～47分；差，48～60分。

### （三）示例

某髋关节置换术后病人，牛津髋关节评分内容

表7-66　牛津髋关节评分的项目指标和评分标准

| 项目指标 | 评分 | 项目指标 | 评分 |
|---|---|---|---|
| Ⅰ.您怎样描述你髋部的疼痛？ | | Ⅶ.您能爬一层楼梯吗？ | |
| 没有疼痛 | 1 | 能，很容易 | 1 |
| 很轻微 | 2 | 有一点困难 | 2 |
| 轻度疼痛 | 3 | 中度困难 | 3 |
| 中度疼痛 | 4 | 非常困难 | 4 |
| 重度疼痛 | 5 | 不能完成 | 5 |
| Ⅱ.由于髋部的原因，您自己洗澡和擦干全身有什么困难？ | | Ⅷ.坐在饭桌前吃完饭后，从椅子上站立时髋部有多疼？ | |
| 没有困难 | 1 | 没有疼痛 | 1 |
| 很少困难 | 2 | 轻微疼痛 | 2 |
| 中度困难 | 3 | 中度疼痛 | 3 |
| 非常困难 | 4 | 非常疼痛 | 4 |
| 不能完成 | 5 | 无法忍受 | 5 |
| Ⅲ.由于髋部的原因您出入轿车或乘坐公交时有什么困难？ | | Ⅸ.是否由于髋部的原因，行走时出现跛行？ | |
| 没有困难 | 1 | 没有 | 1 |
| 很少困难 | 2 | 偶尔或仅在开始时 | 2 |
| 中度困难 | 3 | 经常，不仅限开始 | 3 |
| 非常困难 | 4 | 多数时间 | 4 |
| 不能完成 | 5 | 所有时间 | 5 |
| Ⅳ.你能自己穿短袜、长裤或紧身衣吗？ | | Ⅹ.您是否有过突出、严重的疼痛——"剧痛、刺痛或痉挛性疼痛"？ | |
| 是的，很容易 | 1 | 没有 | 1 |
| 有一点困难 | 2 | 一两天 | 2 |
| 中度困难 | 3 | 有些日子 | 3 |
| 非常困难 | 4 | 大多数日子 | 4 |
| 不能完成 | 5 | 每天 | 5 |
| Ⅴ.你自己能完成家庭购物吗？ | | Ⅺ.髋部疼痛对您日常工作（包括家务）影响有多大？ | |
| 是的，很容易 | 1 | 完全没有 | 1 |
| 有一点困难 | 2 | 有一点困难 | 2 |
| 中度困难 | 3 | 中度 | 3 |
| 非常困难 | 4 | 极大 | 4 |
| 不能完成 | 5 | 不能完成 | 5 |
| Ⅵ.您步行多长时间髋部疼痛将变得非常严重，无论是否用手杖？ | | Ⅻ.髋部疼痛会影响到夜间睡眠吗？ | |
| 无疼痛或＜30分钟 | 1 | 完全没有 | 1 |
| 16～30分钟 | 2 | 一两晚 | 2 |
| 5～15分钟 | 3 | 有些夜晚 | 3 |
| 只能室内走动 | 4 | 大多数夜晚 | 4 |
| 根本不能步行 | 5 | 每个夜晚 | 5 |

检测结果如下：①您怎样描述你髋部的疼痛？轻度疼痛，为3分；②由于髋部的原因，您自己洗澡和擦干全身有什么困难？中度困难，为3分；③由于髋部的原因您出入轿车或乘坐公交有什么困难？很少困难，为2分；④你能自己穿短袜、长裤或紧身衣吗？有一点困难，为2分；⑤你自己能完成家庭购物吗？是的，很容易，为1分；⑥您步行多长时间髋部疼痛将变得非常严重，无论是否用手杖？无疼痛或＜30分钟，为1分；⑦您能爬一层楼梯吗？能，很容易，为1分；⑧坐在饭桌前吃完饭后，从

椅子上站立时髋部有多疼？轻微疼痛，为2分；⑨是否由于髋部的原因，行走时出现跛性？多数时间，为4分；⑩您是否有过突出、严重的疼痛——"剧痛、刺痛或痉挛性疼痛"？没有，为1分；⑪髋部疼痛对您日常工作（包括家务）影响有多大？完全没有，为1分；⑫髋部疼痛会影响到夜间睡眠吗？完全没有，为1分。

评分总分=3+3+2+2+1+1+1+2+4+1+1+1=22分。

病人牛津髋关节评分为22分，关节功能状况为优。

### （四）特点与意义

牛津髋关节评分与以往其他的人工髋关节置换术评价体系不同，该评分系统属于医疗处置结果评价体系，是基于病人本人感觉的量表，该评价系统的可靠性和敏感性已被证实。问题简单易懂，适用于各种文化程度的病人，尤其是能以信件、电话的方式进行询问。其特点是短小、灵活、方便，具有临床实用价值。牛津髋关节评分量表具有良好的信度和效度，能够为我国全髋关节置换术病人提供有效的评估工具。此量表是以病人的角度为出发点，评估与病人日常生活相关的髋关节问题，可以反映病人在术前及术后不同阶段生存质量的水平。

## 十三、改良Harris髋关节评分

### （一）概述

1969年Harris提出一套新的数值评级标准，能够适用于各种髋关节疾患的疗效评价，在北美广泛应用，我国及世界其他地区也有许多学者采用这种评价方法。其内容保留疼痛、功能、畸形和关节活动度四个方面，Harris评分比较重视术后疼痛和关节功能的变化，而关节活动的权重较小。一方面，其认为宁可要一个不动而不痛的髋关节，也不要一个活动而疼痛的髋关节；另一方面，其认为关节活动度的测量结果因测量者的不同而差异较大，权重过大会使评分结果重复性差。该评分系统存在一定的缺陷：①采用总分判断法，总分不能直观反映术后髋关节在疼痛、功能和活动方面的改善情况；②分数计算方法复杂；③其中一些度量标准不适合我国国情，特别是对文化程度较低的病人可能不容易理解，因此我国在研究使用Harris髋关节评分时，有必要根据我国国情予以适当改进。

1982年，我国专家讨论提出自己的《髋关节置换评定指标试行方案》，即北京方案。它以关节

疼痛、功能和活动三者为主要项目，每项分成6级，每级记1分，6级最好，1级最差。疗效总评定由很差至优良也分成6级：优良，16～18分；很好，13～15分；好，10～12分；尚可，1～9分；差，4～6分；很差，3分。该方案强调全面、适用，易于对比。

1994年首都医科大学附属北京友谊医院李强等在Harris评分标准上进行改良，创建了一种分项目的纵向评估髋关节功能的方法——分项百分制髋评分，即改良Harris髋关节评分（modified Harris hip score，MHHS），包括疼痛、功能和关节活动三个方面，每项为100分，每项实际得分能直观地反映出患侧髋关节与正常髋关节在相应评估方面的差距，有助于指导病人康复。更加形象地反映了术后病人髋关节的功能恢复情况，便于临床随访。

### （二）评分方法

改良Harris髋关节评分由疼痛、功能和关节活动三个项目的评分组成，每项为100分，根据疼痛的程度、疼痛发生情况、疼痛缓解情况及行走、功能性活动、Trendelenburg征、关节活动度、畸形情况分别描述髋关节的实际情况，每项实际得分能直观地反映出患侧髋关节与正常髋关节在相应评估方面的差距，每项最高分为100分，最低分为0分，根据各项得分情况，更加形象地反映了术后病人髋关节的功能恢复情况（表7-67）。

Harris评分的内容包括疼痛、功能、畸形和关节活动度四个方面，其分数分配比例为44：47：4：5，因此改良Harris髋关节评分也根据Harris评分各评定项目的分数比例而计算平均分，即：

$$MHHS总分值=疼痛分值\times44\%+功能分值\times47\%+[(关节活动-畸形)\times5/90+畸形\times4/10]$$

### （三）示例

病人，男性，72岁。因股骨头坏死行人工全髋关节置换术后，术后8个月复查，长时间行走后出现间歇性疼痛，休息后可缓解，行走时轻度跛行，上楼梯时需要扶手，远距离行走时需要用单手杖，能行走1000m以内，能穿鞋袜，能坐公共汽车，下蹲自如，能坐任何椅子。体格检查：Trendelenburg征阴性，髋关节屈曲活动正常，无畸形。

疼痛分值=40+30+10=80分

功能分值=8+8+16+12+10+5+8+10+5=82分

关节活动分值=90+10=100分

表7-67 改良Harris髋关节评分

| 一、疼痛（100分） | | 2.穿鞋袜（10分） | |
|---|---|---|---|
| 1.程度 | | 能 | 10 |
| 无 | 50 | 困难 | 5 |
| 间歇 | 40 | 不能 | 0 |
| 轻度 | 30 | 3.乘交通工具（5分） | |
| 中度，可忍受 | 20 | 能 | 5 |
| 重度，影响睡眠 | 0 | 不能 | 0 |
| 2.发生情况 | | 4.下蹲能力（8分） | |
| 无 | 40 | 下蹲自如 | 8 |
| 起步痛 | 30 | 下蹲困难 | 4 |
| 只发生在长时间行走后 | 30 | 不能下蹲 | 0 |
| 行走时痛 | 20 | 5.坐（10分） | |
| 活动、休息均痛 | 0 | 任何椅子 | 10 |
| 3.缓解情况 | | 高椅子 | 5 |
| 休息后缓解 | 10 | 均不舒适 | 0 |
| 休息后不能缓解 | 0 | （三）Trendelenburg征（5分） | |
| 二、功能（100分） | | 阴性 | 5 |
| （一）行走（50分） | | 阳性 | 0 |
| 1.跛行（10分） | | 不能 | 0 |
| 无 | 10 | 三、关节活动度（100分） | |
| 轻度 | 8 | （一）活动度（90分）（记录具体度数X，a≤X＜b） | |
| 中度 | 6 | 屈曲（0～140°）（30分） | |
| 重度 | 4 | 91°～140° | 30 |
| 不能行走 | 0 | 46°～90° | 20 |
| 2.支撑物（20分） | | 21°～45° | 10 |
| 不需要或不愿意用 | 20 | 0～20° | 0 |
| 单手杖，长距离时用 | 16 | 外展（0～60°）（30分） | |
| 单手杖，行走全程用 | 12 | 46°～60° | 30 |
| 单拐 | 8 | 31°～45° | 20 |
| 双手杖 | 4 | 16°～30° | 10 |
| 双拐 | 0 | 0～15° | 0 |
| 不能行走 | 0 | 内收（0～30°）（10分） | |
| 3.行走距离（20分） | | 16°～30° | 10 |
| 不受限 | 20 | 0～15° | 0 |
| 1000m以上 | 16 | 外旋（0～50°）（10分） | |
| 1000m以内 | 12 | 21°～50° | 10 |
| 500m以内 | 8 | 0～20° | 0 |
| 限室内 | 4 | 内旋（0～40°）（10分） | |
| 限于床上或轮椅中 | 0 | 16°～40° | 10 |
| （二）功能性活动（45分） | | 0～15° | 0 |
| 1.上楼梯（12分） | | （二）畸形（10分） | |
| 正常 | 12 | 无下列畸形（10分）；有下列畸形（0分） | |
| 正常但需扶手 | 8 | 1.固定的屈曲挛缩畸形＜30° | |
| 辅助方法可上楼 | 4 | 2.固定的内收畸形＜10° | |
| 不能 | 0 | 3.肢体短缩＜3cm | |
| | | 4.固定的伸展位外旋畸形＜10° | |

Harris评分的内容包括疼痛、功能、畸形和关节活动度四个方面，其分数分配比例为 44 : 47 : 4 : 5，满分100分，90分以上为优，80~89分为良，70~79分为尚可，小于69分为差。

因此，改良Harris髋关节评分也根据Harris评分各评定项目的分数比例而计算平均分。

MHHS总分值=疼痛分值×44%+功能分值×47%+［（关节活动－畸形）×5/90+畸形×4/10］=80×44%+82×47%+［（90-10）×5/90+10×4/10］=82.18分

该病人改良Harris髋关节评分为82.18分。

### （四）特点与意义

Harris评分的内容包括疼痛、功能、畸形和关节活动度四个方面，其分数分配比例为 44 : 47 : 4 : 5。从分数分配比例上可以看出，Harris评分比较重视术后疼痛和关节功能的变化，而关节活动的权重很小。首先，它采用总分法，不能直观地反映术后髋关节在疼痛、功能和关节活动方面的改善情况。Ritter等和Bryant等指出，将疼痛、行走、关节活动这三个指标放在一起计算总分，会对临床评定工作产生误导。分项评定在术后的康复指导、及时发现髋关节隐患方面尤其重要。其次，Harris评分的记分算法复杂，尤其是关节活动度的计算，不适合心算。最后，Harris评分中一些度量标准如表示距离的街区等不适合中国国情，提问时病人不容易理解。因此，这种评分法若在中国应用，有必要予以改进。

改良Harris髋关节评分的主要目的是为了方便临床随访工作。因此，改良Harris髋关节评分的优点主要体现在以下方面。首先，将结果表示方法从总分表示改为分项得分表示。这样，髋关节在疼痛、功能及关节活动等三个方面的得分仍以百分制表示。每项实际得分非常直观地反映了在此方面患侧髋关节与正常髋关节的差距，有助于分析术后出现的不良情况，有的放矢地指导病人进行康复锻炼。为了便于与Harris评分比较，改良Harris髋关节评分也根据Harris各评定项目的分数比例而计算平均分。其次，敏感性和重复性方面的改进。即放弃影响因素多、结果不易肯定和术后康复指导不易纠正的评定内容，或减少它们的得分权重。这方面的改进体现为在疼痛方面，放弃服用止痛药这个因素。是否需要服用止痛药受病人个体因素和经济条件影响很大，势必会影响评定结果。为简化评

定内容，将Harris评分中疼痛的最后两项内容合并为1项，即将剧痛、活动严重受限与剧痛卧床合并为重度疼痛、影响睡眠，记为0分。在Harris评分中，这两项间差10分。在功能方面，减少跛行得分，而增加支撑物得分。这是因为：①跛行的程度没有一个客观的标准，经验不多的评定者不易判断，结果重复性差。术后跛行的原因常由于下肢不等长造成，这多由于假体头颈长度选择不当引起，尤其是国产假体置换术后会经常出现这种情况，纠正起来比较困难，但是只要不影响行走，轻度至中度的跛行是可以接受的。②是否扶支撑物尽管也受心理因素影响，但是回答不易混淆，结果重复性好。同时，术后始终需要扶支撑物是不能接受的，这多为心理因素造成，需要及时进行康复指导。因此，减少跛行得分，增加扶支撑物得分是有道理的。在关节活动度方面，为了全面反映髋关节的活动范围，内旋情况也记入得分。通过以上几方面的改进，总体来说，改良Harris髋关节评分对病人髋关节功能状况的评估较Harris评分略为苛刻。

上述分析说明，改良Harris髋关节评分科学性强、形象直观、评分方便，对于指导全髋关节置换术后病人康复、进行疗效分析、早期发现并发症具有很好的参考价值，提高了术后随访工作的效率。因此，以Harris为代表的百分制评分法越来越流行。

## 十四、髋关节伤残和骨关节炎结果评分

### （一）概述

髋关节伤残和骨关节炎结果评分（hip disability and osteoarthritis outcome score, HOOS）系统是在西安大略大学和曼彻斯特大学骨性关节炎（Western Ontario and McMaster Universities osteoarthritis index, WOMAC）指数基础上扩展开发而来，作为评估髋关节相关症状和功能受限的测量工具。其是一个简单的病人自评问卷，以病人自我评估管理为主要方式的髋关节损伤及骨性关节炎治疗效果的评估问卷。

### （二）评分方法

HOOS问卷包含五个领域，即症状、疼痛、日常生活活动能力、体育及娱乐活动、髋部相关生活质量。每个条目对应5个选项，从"没有"、"一点"、"中度"、"严重"到"极度"，得分依次为0分、1分、2分、3分、4分，共40小项，其中症状3

项，僵硬2项，疼痛10项，日常生活活动17项，体育及娱乐活动4项，与髋关节相关的生活质量4项。各维度得分独立计算。计算出的各分量表平均得分除以4（一个选项可能的最高得分），如果问题标记在方框外，选择最接近的那个框，如果两个方框都被标记，选择更严重的作为答案。每个分量表只允许有1～2项缺失，以该分量表的平均分代替。如果该分量表有2项以上的条目都被省略，该维度被认为无效。100分表示髋关节功能正常，0分表示髋关节最大限度的功能障碍，如表7-68所示。

HOOS的计分方法是按以下公式计算进行标准分的转换：

HOOS症状=100-（S1～S5平均分）×100/4

HOOS疼痛=100-（P1～P10平均分）×100/4

HOOS日常活动=100-（A1～A17平均分）×100/4

HOOS体育及娱乐活动（运动）=100-（SP1～SP4平均分）×100/4

HOOS生活质量=100-（Q1～Q4平均分）×100/4

**（三）示例**

病人朱某，男性，68岁。左髋关节置换术后8个月，病人诉上周在活动左髋关节时，总是感到摩擦，听到咔嚓声或是其他的声音甚至有时伴有活动

障碍，不能大步走路，以及不能分开双腿，早上起来或晚些休息时感髋部轻微僵硬。

该病人实际分值=4+3+3+2+2=14分

HOOS症状=100-（S1～S5平均分）×100/4

=100-14/5×100/4=30分

同样方法可得出HOOS疼痛、HOOS日常活动、HOOS体育及娱乐活动（运动）及HOOS生活质量的分数。

**（四）特点与意义**

HOOS髋关节评分系统采用问卷的方式对病人的髋关节进行评估，适用范围广，其五个部分的得分均单独分析，不累加总分分析，该评分以病人为中心，能较好地反映病人的满意度，在评估过程中减少了观察者干预所带来的偏差。该评分系统适用于髋关节损伤后短期及长期治疗效果的评估。该问卷原始版本被证明信度和效度可靠，并已经过验证和翻译成几种不同语言的版本。它已被证明是髋关节骨性关节炎、全髋关节置换术及其他髋关节疾患或损伤可靠的评估工具。中文版HOOS已得到验证，并表现出良好的心理特性。

HOOS在长期或短期的原发或由关节损伤继发的骨关节炎评价中具有显著的优势。因为它的可靠、有效及高应答性，在临床实践和研究设定中被誉为最适用的健康评价系统。该评分用于评估患有髋关节损伤、软骨损伤或处于各个阶段的骨关节炎

**表7-68 HOOS髋关节功能评分系统（问卷调查）**

| 症状（请想一下您上个星期髋关节的症状，然后回答这些问题） | | | | |
|---|---|---|---|---|
| A.没有 | B.很少有 | C.有时有 | D.经常有 | E.总是有 |

S1.在活动您的髋关节时，您有没有感到摩擦，听到咔嚓声或其他的声音（　　）

S2.您能够分开大腿吗（　　）

S3.您能够大步走路吗（　　）

僵硬（以下的问题是关于上个星期您所感受到髋关节僵硬的程度。僵硬是指在活动髋关节的时候，您感受到行动受到限制或缓慢）

| A.没有 | B.轻微的 | C.中等的 | D.严重的 | E.非常严重的 |
|---|---|---|---|---|

S4.早晨当您醒来的时候，您的髋关节僵硬得有多严重（　　）

S5.在一天当中的晚些时候，当您坐下，躺下或休息时，您髋关节僵硬的有多严重（　　）

疼痛

| A.没有 | B.每个月 | C.每个星期 | D.每天 | E.总是 |
|---|---|---|---|---|

P1.您有多经常会感觉到髋关节的疼痛（　　）

上个星期，在以下活动中，您髋关节的疼痛达到何种程度（　　）

| A.没有 | B.轻微的 | C.中等的 | D.严重的 | E.非常严重的 |
|---|---|---|---|---|

P2.完全伸直髋关节（　　）

P3.完全弯曲关节（　　）

续表

P4.在平坦的路面行走（　　）

P5.上楼梯或下楼梯（　　）

P6.晚上在床上的时候（　　）

P7.坐着或躺着（　　）

P8.站直（　　）

P9.在坚硬的路面行走（柏油路或混凝土路面）（　　）

P10.在粗糙不平的路面行走（　　）

功能，日常生活（以下的问题是关于您的身体功能的。这些是指您行动和照顾自己的能力。对以下的每项活动，请指出在上个星期您因为您的髋部而感受到的困难程度）

　　A.没有困难　　　　　B.轻微的困难　　　C.中等的困难　　　　D.非常困难　　　　E.极其困难

A1.下楼梯（　　）

A2.上楼梯（　　）

A3.从坐的姿势起身（　　）

A4.站着（　　）

A5.弯向地面/捡起东西（　　）

A6.在平坦的表面行走（　　）

A7.进/出汽车（　　）

A8.上街购物（　　）

A9.穿短袜/长裤（　　）

A10.起床（　　）

A11.脱去短袜/长裤（　　）

对以下的每项活动，请指出在上个星期您因为您的髋部而感受到的困难程度

　　A.没有困难　　　　　B.轻微的困难　　　C.中等的困难　　　　D.非常困难　　　　E.极其困难

A12.躺在床上（翻身，保持髋部位置）（　　）

A13.洗澡（　　）

A14.坐着（　　）

A15.上厕所（　　）

A16.重的家务（搬很重的箱子，擦地板等）（　　）

A17.轻的家务（做饭，除尘等）（　　）

功能，体育及娱乐活动（运动）以下这些问题是关于您的身体处在较高活动水准时的功能。请根据上个星期您因为髋部的问题而感受到的困难程度来回答这些问题

　　A.没有困难　　　　　B.轻微的困难　　　C.中等的困难　　　　D.非常困难　　　　E.极其困难

SP1.蹲着（　　）

SP2.跑步（　　）

SP3.扭动/以患髋为中心转动（　　）

SP4.在粗糙不平的路面行走（　　）

生活质量

Q1.您有多经常会意识到您的髋部问题（　　）

　　A.从不　　　　　　　B.每月　　　　　　C.每周　　　　　　　D.每天　　　　　　E.一直

Q2.为了避免可能伤害到髋关节的活动，您有改过您的生活方式吗（　　）

　　A.从没有　　　　　　B.稍许有　　　　　C.中度的　　　　　　D.很大的　　　　　E.完全改的

Q3.您因为对自己的髋关节缺乏信心而受到的困扰程度有多大（　　）

　　A.没有　　　　　　　B.轻微的　　　　　C.中度的　　　　　　D.严重的　　　　　E.极端的

Q4.总的来说，您的髋关节会给您带来多大的困难（　　）

　　A.没有困难　　　　　B.轻微困难　　　　　C.中等的困难　　　　D.非常困难　　　　E.极其困难

的年轻人及活跃病人短期或长期的症状和功能，也可用于全髋关节置换的术后评估。

## 十五、Neer股骨髁上骨折疗效评分

### （一）概述

股骨髁上骨折属于常见的临床损伤，为发生在股骨内外髁上5cm以内的骨折，发病率约为0.4%。随着现代观念的转变，老年人的社会活动不断增加，其发生股骨髁骨上骨折的概率也越来越高，特别是在老年病人各项身体机能不断退化，慢性基础性疾病及骨质疏松等发生率升高的情况下，其治疗的难度和复杂程度也相应提高。有效治疗并促进膝关节功能恢复的关键在于正确复位并在骨折的愈合与术后功能锻炼期间维持位置不变，术中对操作的要求较高，一旦出现操作失误，很容易造成骨折畸形愈合的情况，影响病人的膝关节功能，难度

较大。Neer股骨髁上骨折疗效评分（Neer's femoral supracondylar fracture efficacy score，NFSFES）是根据术后功能情况及术后解剖复位情况对股骨髁上骨折进行评定的，由医师和病人共同完成。

### （二）评分方法

Neer股骨髁上骨折疗效评分指标主要包括主观评价指标（疼痛）、客观评价指标（功能、活动和工作）和影像学评估（平片测量成角畸形或移位）。该评分通常适用于距离股骨远端7.62cm以内的髁上骨折。

该评分满分为100分，如果总评分＞85分，则认为治疗效果是优；如果总分在70～84分，可认为效果令人满意；如果总分在55～69分，治疗效果不满意；如果总分＜55分，则认为治疗失败。

1976年，Neer等采用股骨髁上骨折疗效评价标准（表7-69）对110例股骨髁上骨折进行评价，认

表7-69　Neer股骨髁上骨折疗效评分的项目与标准

| 功能（70分） | | 解剖（30分） | |
|---|---|---|---|
| 疼痛（20分） | 评分 | 大体解剖（15分） | 评分 |
| 5.无痛 | 20 | 5.仅增粗 | 15 |
| 4.间断性或天气不好时 | 16 | 4.成角150°或缩短0.5cm | 12 |
| 3.疲劳时 | 12 | 3.成角或旋转100°，或缩短2.0cm | 9 |
| 2.功能受限 | 8 | 2.成角或旋转150°，或缩短3.0cm | 6 |
| 0～1.持续性或夜间痛 | 1～4 | 1.愈合但畸形较重 | 3 |
| | | 0.不愈合或慢性感染 | 0 |
| 功能（20分） | 评分 | 放射线（15分） | 评分 |
| 5.和损伤前一样 | 20 | 5.接近正常 | 15 |
| 4.轻度受限 | 16 | 4.成角5°或移位0.5cm | 12 |
| 3.受限，横向侧身上楼 | 12 | 3.成角10°或移位1.0cm | 9 |
| 2.需要手杖或严重受限 | 8 | 2.成角15°或移位2.0cm | 6 |
| 0～1.需要拐杖或支具 | 0～4 | 1.愈合但畸形较重；股骨髁伸展；骨性关节炎 | 3 |
| | | 0.不愈合或慢性感染 | 0 |
| 活动（20分） | 评分 | | |
| 5.正常或135° | 20 | | |
| 4.100° | 16 | | |
| 3.80° | 12 | | |
| 2.60° | 8 | | |
| 1.40° | 4 | | |
| 0.20°或更少 | 0 | | |
| 工作（10分） | 评分 | | |
| 5.与受伤前一样 | 10 | | |
| 4.基本正常但有障碍 | 8 | | |
| 3.变换工作 | 6 | | |
| 2.轻工作 | 4 | | |
| 0～1.不能工作 | 0～2 | | |

为此标准可以适用于股骨髁上骨折疗效评价。

分级标准：优，85分以上；满意，70分；不满意，55分；失败，＜55分。

（三）示例

某病人因跌伤致左侧股骨髁上骨折行骨折切开复位、锁定钢板螺钉内固定术，术后7个月复查Neer主客观评价指标及影像学评估指标三项检测结果如下：①主观指标，左侧膝关节于天气变化时疼痛不适；②客观评价指标（功能、活动和工作），功能活动轻度受限，最大屈曲120°，无须拐杖或支具保护，已恢复工作；③影像学评估（平片测量成角畸形或移位），X线片见骨折骨性愈合，无畸形。

Neer股骨髁上骨折疗效评分系统评价总分值
＝天气变化时疼痛不适疼痛＋功能活动轻度受限＋最大屈曲120°＋已恢复正常工作＋骨折骨性愈合，无畸形
＝16+16+16+8+15+15=86分
分级标准属于优。

（四）特点与意义

Neer股骨髁上骨折评分方法从病人的主观评价指标（疼痛）、客观评价指标（功能、活动和工作）和影像学评估（平片测量成角畸形或移位）等方面进行评价，具体每一个评价指标又细分为5～6个小项目，评分系统全面，能全方位、多角度了解股骨髁上骨折术后的恢复情况，尤其适用于距离股骨远端7.62cm以内的髁上骨折。

### 参考文献

陈燚，李建有，2015.家庭康复教育对老年髋部骨折术后日常生活能力及患者功能的影响．中国现代医生，52（3）：145-148.

董凡，王以友，1994.三种髋关节功能评定方法的比较研究.中华外科杂志，32（9）：535-538.

冯奇，林旭波，2013.康复训练联合心理干预对髋关节置换术临床疗效的影响.中国基层医药，20（12）：1895-1896.

谷芳玲，余先来，冯丹英，2013.髋关节置换术后阶段性体位的健康指导.中国基层医药，20（9）：1414-1415.

郭永智，桑庆华，于晨，等，2014.PFNA与DHS内固定治疗骨质疏松性股骨粗隆间骨折的Meta分析.中国骨与关节损伤杂志，29（6）：537-540.

胡永成，2012.骨科疾病疗效评价标准.北京：人民卫生出版社.

江尚燕，李慧萍，李伦兰，等，2016.品管圈工具提高髋关节置换患者居家康复Harris评分优良率的效果.中国组织工程研究，（A02）：32-33.

蒋毅，张亮，周一新，2015.全髋关节置换术治疗髋臼骨折初期治疗失败病例的中期随访结果.中国骨与关节外科，（1）：32-37.

靳立巾，张杰，贺媛，等，2014.功能锻炼督查表在全膝关节置换术后患者康复训练中的应用.护理学报，21（1）：43-44.

李强，罗先正，王志义，等，2001.人工髋关节置换术后评估方法的研究.中国骨科杂志，12（21）：721-725.

刘卫东，郝跃东，谢跃，等，2015.髋臼骨折内固定术后行全髋关节置换术的效果观察.南通大学学报（医学版），35（6）：571-573.

乔永杰，花晨朝，王锐，等，2016.全髋置换术与半髋置换术治疗老年移位型股骨颈骨折的Meta分析.中国矫形外科杂志，24（6）：1471-1477.

孙家元，张英泽，2013.老年髋部骨折围手术期处理.国际骨科学杂志，（1）：11-14.

孙友强，邵敏，何伟，等，2016.人工关节置换与内固定修复老年股骨转子间骨折的Meta分析.中国组织工程研究，20（13）：1954-1956.

田薇，杜杏利，李天丹，等，2016.康复治疗对髋关节置换患者术后关节功能及生活质量的影响.骨科，7（5）：368-371.

王培文，李毅中，林金矿，等，2014.脆性髋部骨折的近期死亡率及相关危险因素研究.中华骨科杂志，34（7）：730-735.

王欣，2016.老年髋部骨折死亡危险因素的Meta分析.中国组织工程研究，20（26）：3929-3937.

王欣，2016.老年髋部骨折死亡危险因素的Meta分析.中国组织工程研究，20（26）：3929-3937.

王岩，周勇刚，唐佩福，等，2011.坎贝尔骨科手术学.第11版.北京：人民军医出版社，272-276.

杨登峰，阮文辉，谢鹏，等，2016.重组人骨保护素对激素性股骨头坏死患者骨密度及髋关节Harris评分的影响.现代生物医学进展，16（16）：3108-3111.

周忠华，2013.系统干预对于老年人工髋关节置换患者生活质量的影响．中国老年学杂志，33（1）：189-191.

Benedetti MG, Ginex V, Mariani E, et al, 2015.Cognitive impairment is a negative short-term and long-term prognostic factor in elderly patients with hip fracture. Eur J Phys Rehabil Med，815-823.

Bong SC, Lau HK, Leong JC, et al, 1981.The treatment of

unstable intertrochanteric fractures of the hip: prospective trial of 150 cases.Injury, 13: 139-146.

Bryant MJ, Kernohan WG, Nixon JR, et al, 1993. A statistical analysis of hip scores. J Bone Joint Surg (Br), 75 (5): 705-709.

Charnly J, 1972. The long-term results of low-friction arthroplasty of the hipperformed as a primary intervention. J Bone Joint Surg, 54 (8): 1612-1613.

Chiarotto A, Fortunato S, Falla D, 2015.Predictors of outcome following a short multimodal rehabilitation program for patients with whiplash associated disorders. Eur J Phys Rehabil Med, 51 (2): 133-142.

Davis AM, Wright JG, Williams J, et al, 1996.Development of a measure of physical function for patients with bone and soft tissue sarcoma.Qual Life Res, 5 (5): 508-516.

Dawson J, Fitzpatrick R, Carr A, et al, 1996. Questionnaire on the perceptions of patients about total hip replacement. J Bone Joint Surg Br, 78 (2): 185-190.

Harris WH, 1969. Traumatic arthritis of the hip after dislocation and ace-tabular fractures: treatment by mond arthroplasty. An end-resultstudy using a new method of result evaluation. J Bone Joint Surg, 51 (7): 469-470.

Harris WH, 1969. Traumatic arthritis of the hip after dislocation and acetabular fracture: treatmeant by mold arthroplasty. An end-result study using a new method of result evaluation. J Bone Joint Surg, 51: 737-755.

Ions GK, Stevens J, 1987. Prediction of survival in patients with femoral neck fractures. Journal of Bone & Joint Surgery-british Volume, 69 (3): 384-387.

Jaglal S, Lakhani Z, Schatzker J, 2000.Reliability, validity, and responsiveness of the lower extremity measure for patients with a hip fracture.J Bone Joint Surg Am, 82 (7): 955-962.

Jolund BM, Wimo A, QiuC, et al, 2014. Time trends in prevalence of activities of daily living (ADL) disability and survival: comparing two populations (aged 78+years) living in a rural area in Sweden. Arch Gerontol Geriatr, 58 (3): 370-375.

Kagaya H, Takahashi H, Sugawara K, et al, 2005.Quality of life assessment before and afte rlumbar disc surgery. J Orthop Sci, 10: 486-489.

Kavanagh BF, Jr FR, 1985. Clinical and roentgenographic assessment of total hip arthroplasty.A new hip score. Clin Orthop Relat Res, 193 (193): 133-140.

Keene JS, Anderson CA, 1982.Hip fractues in the elderly. Discharge predictions with a functional rating scale.Jama, 248 (5): 564-567.

Keith RA, Granger CV, Hamilton BB, et al, 1987. The functional independence measure. A new tool for rehabilitation.Adv Clin Rehabi, 1: 6-18.

Klassbo M, Larsson E, Mannevik E, 2003. Hip disability and osteoarthritis outcome score. An extension of the western ontario and mcmaster universities osteoarthritis index. Scand J Rheumatol, 32 (1): 46-51.

Lee YK, Chung CY, Koo KH, et al, 2011. Transcultural adaptation and testing of psychometric properties of the Korean version of the hip disability and osteoarthritis outcomes score (HOOS). Osteoarthritis and Cartilage, 19 (7): 853-857.

Neer CS, Grantham SA, Shelton ML, 1967. Supracondylar fractures of the femur. A study of one hundred and ten cases.J Bone Joint Surg Am, 49 (4): 591-613.

Nilsdotter AK, Lohmander LS, Klassbo M, et al, 2003. Hip disability and osteoarthritis outcome score (HOOS) - validity and responsiveness in total hip replacement. BMC Musculoskelet Disord, 4 (1): 4-10.

Palmore EB, 1977.Facts on aging quiz.The Gerontologist, 17 (4): 315-320.

Parker MJ, Handoll HH, 2010.Gamma and other cephalocondylic intramedullary nails versus extramedullary implants for extracapsular hip fractures in adults. Cochrane Database Systenatic Reviews, 5 (9): CD000093.

Parker MJ, Palmer CR, 1993. A new mobility score for predicting mortality after hip fracture.J Bone Joint Surg Br, 75 (5): 797-798.

Pellicci PM, Wilson PD Jr, Sledge CB, et al. 1985.Long-term results of revision total hip replacement. A follow-up report. J Bone Joint Surg Am, 67 (4): 513-516.

Ritter MA, Fechtman RW, Keating EM, et al, 1990. The use of a hip score for evaluation of the results of total hip arthroplasty. J Arthroplasty, 5 (2): 187-189.

Rubin G, Raichel M, Tanzman M, et al, 2009.Posterior lumbar interbody fusion (PLIF stand-alone) for chronic low backpain. Harefuah, 148 (6): 367-369.

Sedel L, 2009. Total hip replacement: current concepts and basic issues. Bull Acad Natl Med, 193 (1): 81-89.

Wang Y, Wang Y, Zhao X, et al, 2015. Clopidogrel with aspirin in acute minor stroke or transient ischemic attack. Grculation, 132 (1): 40.

Wei X, Wang Z, Yang C, et al, 2012. Development of a simplified Chinese version of the hip disability and osteoarthritis outcome score (HOOS): cross-cultural adaptation and psychometric evaluation. Osteoarthritis and Cartilage, 20 (12): 1563-1567.

Wylde V, Blom A W, Whitehouse S L, et al, 2009. Patient-reported outcomes after total hip and knee arthroplasty: comparison of midterm results. J Arthroplasty, 24 (2): 210-216.

Wylde V, Learmonth I D, Cavendish V J, 2005. The oxford hip score: the patient's perspective. Health Qual Life Out comes, 3 (1): 66.

Yoon BH, Back JH, Kim MK, et al, 2013. Poor prognosis in elderly patients who refiised surgery because of economic burden and medical problem after hip Fracture. J Korean Med Sci, 28 (9): 1378-1381.

Yoon BH, Back JH, Kim MK, et al, 2013. Poor prognosis in elderly patients who refiised surgery because of economic burden and medical problem after hip Fracture. J Korean Med Sci, 28 (9): 1378-1381.

（撰写：陈德斌　陈洪强　姜昱林　骆苏红　王积辉　周孝乾；审校：赵建华　周继红）

# 第四节　膝部和胫骨近端骨折评分

## 一、概述

膝关节疾病发病率高，疾病种类繁多，其生理功能障碍或发生病理性改变会严重影响日常生活，并将直接影响病人的生活质量。每类疾病的严重程度和术后肢体功能结果均有不同的评价系统。如何判断病人膝关节疾病的程度、评估治疗的效果，比较不同治疗方法的优劣等长期困扰着膝关节外科医师。

随着循证医学的深入，外科医师越来越重视临床数据的采集和分析研究。功能评分是一种方便、有效的采集临床数据的方法，近几年由病人自我完成的关节功能结果越来越受到重视。目前，国内外有很多针对膝关节功能的评分系统。但由于膝关节解剖结构和功能活动的复杂性及在日常生活和体育运动中的重要性，评分的标准很难准确界定，评分的项目难以全面顾及。因此，全面了解功能评分现状，综合应用，取长补短，做好对现有评分系统的改进与升级，显得尤为重要。

本节主要介绍Levack髌骨骨折疗效评分、改良Insall膝关节评分、Feller髌股关节评分、Kujala髌股关节评分、Böstman髌骨骨折疗效评分的来源和适应范围等。临床医师可根据病人的具体情况，选择合适的评价系统评估病人膝关节的功能状态，术后关节功能是否改善及治疗是否有效。关键是掌握每种评价系统的适用范围，只有这样才能获得客观、真实、可靠的评价结果。

## 二、Levack髌骨骨折疗效评分

### （一）概述

由于Levack等认为Lysholm功能评分系统并不适用于对老年人及年轻人髌骨骨折手术后的对比研究，1985年Levack制订了Levack髌骨骨折疗效评分（Levack curative effect of patella fracture score, LCEPFS）方法，通过病人主观功能对髌骨骨折疗效进行评分。此方法一直沿用至今。

### （二）评分方法

该方法包括四个项目指标：疼痛、活动受限程度、股四头肌肌力减弱程度及病人本身的主观功能评分。每个项目指标根据病人的情况分别记1~3分（具体见表7-70），评分总分为四项评分值的总和，满分为12分。

在四项指标中，疼痛、日常活动受限程度、主观功能评价均是以病人主观感受作为评价标准的项目。对股四头肌肌力下降程度进行评价时，Levack等自主设计了测定方案（图7-1），该方法避免了地面摩擦力的误差，每个病人测量三次，然后取平均值即为其股四头肌肌力。计算方法：肌力下降=（健侧肌力-患侧肌力）/健侧肌力。

依据Levack髌骨骨折疗效评分的总分，将髌骨骨折疗效分为三级，优：9分以上；可：6~9分；差：<6分。

### （三）示例

某病人术后Levack评分系统检测结果如下：①疼痛，活动时轻微疼痛；②日常活动受限程度，

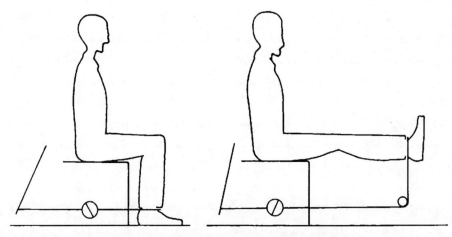

图7-1　Levack的股四头肌肌力测定方案示意图

运动时活动受限；③股四头肌肌力，与健侧比较无改变；④主观功能评价，病人主观评价70分。

Levack评分=2+2+3+2=9分

Levack髌骨骨折疗效分级为可。

表7-70　Levack髌骨骨折疗效评分的指标和记分标准

| 项目 | 评分 |
| --- | --- |
| 疼痛 | |
| 　无疼痛 | 3 |
| 　活动时轻微疼痛 | 2 |
| 　休息时即出现持续性、剧烈疼痛 | 1 |
| 日常活动受限程度 | |
| 　无 | 3 |
| 　活动受限，尤其是运动时 | 2 |
| 　活动能力明显下降 | 1 |
| 股四头肌肌力下降 | |
| 　肌力无变化 | 3 |
| 　肌力下降30%～45% | 2 |
| 　肌力下降>45% | 1 |
| 主观功能评价 | |
| 　75～100 | 3 |
| 　50～74 | 2 |
| 　0～49 | 1 |

### （四）特点与意义

该评分以病人主观感受为主，其中9分以上者可以认为治疗结果为优，病人没有疼痛，活动不受限制，无股四头肌肌力下降和膝关节无主观上的残疾；如果得分在6～9分，治疗效果为可，病人伸膝时有轻微的疼痛，做体育运动时膝关节活动受限，股四头肌肌力部分减弱和有主观症状；如果得分在6分以下，病人有严重的或持续性疼痛，活动严重受限，肌力下降明显，术后功能评级为差。

Lysholm功能评分系统是评价膝关节韧带损伤的条件特异性评分，因受关节炎影响并不适用于老年人及年轻人进行对比研究。因此，Levack等在对比研究时，设计了该评分系统。其主要应用于髌骨骨折后各种手术治疗效果的评价。例如，髌骨骨折行切开复位内固定术后疗效评价和髌骨切除术后疗效评价也可以用于各种疗效对比分析等。

## 三、改良Insall膝关节评分

### （一）概述

膝关节从完全屈曲位到伸直的运动过程中，髌骨通过增加伸膝装置的力臂而使伸膝动作变得更加容易。当髌骨发生脱位后，如果不能很好地做到复位，髌骨力线的改变就有可能使病人出现伸膝困难等症状。此外，由于髌骨脱位时可能伴随软骨的骨折，这些小软骨块同样会引起膝关节交锁、打软腿或关节内压痛等症状，随着病程的延长，脱位引起的损害越来越严重，进而导致一系列并发症，如滑膜肥厚、髌骨软骨变性、骨关节炎、游离体形成、膝关节周围肌肉萎缩等。在临床中，尽管膝关节损伤是髌骨发生脱位的主要病因，但急性外伤性的髌骨脱位很少见。一般髌骨外侧脱位常见，而内侧脱位和向上脱位罕见。

现临床评价髌骨脱位主要应用改良Insall膝关节评分系统（modified Insall knee score，MIKS）。临床上初次脱位病人多以休息、股内侧肌训练、石膏或其他物理矫正器固定等保守治疗为主。但随着膝痛、髌骨不稳定和复发性脱位等一系列后遗症状的出现，早期进行介入手术治疗开始被一些学者所提倡。

## （二）评分方法

改良 Insall 膝关节评分是一个百分制的评分系统，其中既包括对病人主观症状的评分，也包括医师客观查体得出的分数。该评分的指标包括疼痛、活动范围和稳定性三个方面。另外，它还设计有扣分项目，如伸直滞缺、屈曲挛缩和休息时疼痛。改良 Insall 膝关节评分的总分为所有项目得分的总和。详细标准见表 7-71。

**表 7-71　改良 Insall 膝关节评分的指标项目与标准**

| 评价指标 | 评分 |
| --- | --- |
| 疼痛（50分） | |
| 步行时 | |
| 无疼痛 | 35 |
| 轻度或偶尔疼痛 | 30 |
| 中度疼痛 | 15 |
| 重度疼痛 | 0 |
| 上下楼梯时 | |
| 无疼痛 | 15 |
| 轻度疼痛 | 10 |
| 中度疼痛 | 5 |
| 重度疼痛 | 0 |
| 活动范围（25分） | |
| 每8°得1分 | |
| 稳定性（25分） | |
| 内外 | |
| 0～5mm | 15 |
| 6～10mm | 10 |
| ＞10mm | 5 |
| 前后 | |
| 0～5mm | 10 |
| 6～10mm | 8 |
| ＞10mm | 5 |
| 扣分部分 | |
| 伸直滞缺 | |
| 无 | 0 |
| ＜4° | -2 |
| 5°～10° | -5 |
| ＞11° | -10 |
| 屈曲挛缩 | |
| ＜5° | 0 |
| 6°～10° | -3 |
| 11°～20° | -5 |
| ＞20° | -10 |
| 休息时疼痛 | |
| 轻度 | -5 |
| 中度 | -10 |
| 重度 | -15 |
| 客观症状 | 0 |

改良 Insall 膝关节评分的评定标准为优，85分以上；良，70～84分；可，60～69分；差，60分以下。

### （三）示例

某病人入院时 Insall 评分检测结果如下：加分项，①步行时疼痛，轻度疼痛；②上下楼梯时中度疼痛；③活动范围，0°～120°；④内外活动度，6mm；⑤前后活动度，3mm。扣分项，①伸直滞缺无；②屈曲挛缩10°；③休息时无疼痛。

Insall 评分总分 =30+5+15+10+10-0-3-0=67分

Insall 评分的分级为可。

### （四）特点与意义

改良 Insall 膝关节评分系统已被认为是一种设计严格、准确和客观的膝关节功能临床评定法。该方法由仅限于评定膝关节功能的一个膝关节评分量表和一个评定病人步行与上下楼能力的功能量表两个部分组成，基本分都是100分。另外，每部分都设定有减分的评定参数。该评定方法最大的优点不受年龄或健康情况的影响，适合于对各种膝关节伤病的评定（单侧膝或双侧膝），是评估各种诊断、治疗和手术效果的直观衡量标准。这个评分系统较早地应用于关节置换疗效的评估，现也应用于髌骨脱位情况的评价。

目前，各个国家、各种协会和临床、研究系统根据各自国民的生活习惯和生理特点提出了相当多的评分系统。每个评分的存在都有其特点和侧重，反映膝关节的结构与功能状况。在总结了国际上近年来普遍应用的各种评分标准后，很有必要根据中国人的特点创造出适合本国的一套评分系统，从而更好地为临床服务，而中国目前尚未形成。

## 四、Feller 髌股关节评分

### （一）概述

膝前痛和髌股关节功能障碍是常见也是难以处理的问题。大部分膝前痛都是弥散性的，主要的痛点位于髌骨周围。另外，髌股关节问题也是人工全膝关节置换术（TKA）后常见并发症。一般而言，髌骨的体检通过检查髌骨的压力试验和卡压征，或者通过影像学评估或两者结合。然而，这些评估方法对于病人的症状很难进行标准化和解释清楚治疗的结果，甚至影像学评估也不能对髌股关节的具体状况给出确切的信息。

虽然很多评估系统用于对膝关节进行评估，但是很多都不适合对髌股关节进行评估。1990年，

Feller等在通过比较40名行全膝关节置换术病人的术后疗效时提出了该评价标准。

### （二）评分方法

Feller髌股关节评分（Feller patellofemoral score, FPFS）的指标项目包括膝前区疼痛程度、股四头肌肌力、坐起能力及上楼梯状态的角度，该评分从这四个方面评价病人髌股关节的情况。详细评分指标与标准见表7-72。评分的总分为所有指标项目评分值的总和。总分越高，髌股关节的功能越好。

表7-72　Feller髌股关节评分的项目指标与标准

| 指标 | 评分 |
| --- | --- |
| 膝前疼痛 | |
| 　无 | 15 |
| 　轻度 | 10 |
| 　中度 | 5 |
| 　重度 | 0 |
| 股四头肌肌力 | |
| 　好（5/5） | 5 |
| 　可（4/5） | 3 |
| 　差（≤3/5） | 1 |
| 从椅上坐起的能力 | |
| 　容易坐起（不需要手臂支撑） | 5 |
| 　容易坐起（需手臂支撑） | 3 |
| 　坐起困难 | 1 |
| 　无法坐起 | 0 |
| 上楼梯 | |
| 　一步一个台阶，不需要支持物 | 5 |
| 　一步一个台阶，需要支持物 | 4 |
| 　两步一个台阶，不需要支持物 | 3 |
| 　两步一个台阶，需要支持物 | 2 |

### （三）示例

某病人入院行全膝关节置换术后Feller评分系统检测结果如下：①膝前疼痛轻度；②股四头肌肌力5级；③从椅上容易坐起（需手臂支撑）；④上楼梯一步一个台阶，需要支持物。

Feller髌股关节评分=10+5+3+4=22分

### （四）特点与意义

Feller评分系统被认为是特异性的针对髌股关节疼痛的评分。通过对病人膝关节上述指标的分析，该标准可用于评估全膝关节置换行保留髌骨或髌骨假体置换两种术式的优劣。

三星医疗中心（Samsung Medical Center, SMC）认为针对髌股关节的评估系统仍然很少，同时很少有研究对于髌股关节评分工具进行评估，结果就是没有有效和可靠的髌股关节评分系统可用。因此，三星医疗中心于2013年发表了一篇文章，该文章的目的是研究出一个新的髌股关节的评估系统。该文中将Feller评分系统作为对照组研究，认为Feller评分系统在评估髌股关节的状态时是一项被证实有效、可靠的支持证据。

## 五、Kujala髌股关节评分

### （一）概述

1993年，Kujala等认为虽然已经出版了不同的主观膝盖症状评分系统，但只有少数方法侧重于膝关节疼痛症状。虽有各种各样的方法分析髌股关节疼痛，但是对于膝关节疼痛病人的髌股指数与主观症状相关的知识有限。因此，Kujala等进行了一项研究，这项研究的目的是找出在评估髌股关节紊乱中最重要的问题，从而设计出该评分系统，该评分系统通过问卷调查以达到评估病人膝关节主观症状的目的，其功能主要着眼于髌股疾病方面。

### （二）评分方法

Kujala髌股关节评分（Kujala patellofemoral score, KPFS）的项目指标包括跛行、辅助器、行走、爬楼梯、下蹲、跑步、跳跃、膝关节屈曲状态下久坐、疼痛、肿胀、髌骨痛性异常活动（半脱位）、大腿萎缩、屈曲障碍等13项，通过问卷的方法获得项目选项，评估病人髌股关节状态（表7-73）。该评分的总分为这13项指标得分之和，满分为100分，分值越高，髌股关节功能状态越好。

### （三）示例

某病人入院时Kujala评分系统检测结果如下：①轻度跛行；②辅助器支持下轻度疼痛；③行走距离1.5km；④上下楼梯时均疼痛；⑤每次下蹲均疼痛；⑥起跑后即出现轻度疼痛；⑦跳跃时持续疼痛；⑧膝关节屈曲状态下久坐疼痛迫使暂时伸膝；⑨疼痛影响睡眠；⑩日常劳动后肿胀；⑪日常活动时偶见髌骨痛性异常活动；⑫大腿轻微萎缩；⑬轻微屈曲障碍。则：

Kujala总分值=各项对应分数之和=3+3+2+5+3+6+2+4+6+6+4+3+3=50分

### （四）特点与意义

尽管当前有许多膝关节疾病的评分系统，但对于髌股关节匹配不当及膝前疼痛的评分标准却鲜有报道。本评分系统主要用于髌骨关节活动状态的评估。

表7-73 Kujala髌股关节评分的指标和评分标准

| 评价指标 | 评分 | 评价指标 | 评分 |
|---|---|---|---|
| 跛行 | | 膝关节屈曲状态下久坐 | |
| 无 | 5 | 无困难 | 10 |
| 轻度或周期性 | 3 | 活动后疼痛 | 8 |
| 持续性 | 0 | 持续疼痛 | 6 |
| 辅助器 | | 疼痛迫使暂时伸膝 | 4 |
| 辅助器支持下无疼痛 | 5 | 无法屈膝久坐 | 0 |
| 疼痛 | 3 | 疼痛 | |
| 无法承重 | 0 | 无 | 10 |
| 行走 | | 轻微且偶见 | 8 |
| 无限制 | 5 | 疼痛影响睡眠 | 6 |
| 多于2km | 3 | 严重疼痛偶见 | 3 |
| 1 ~ 2km | 2 | 严重疼痛常见 | 0 |
| 无法行走 | 0 | 肿胀 | |
| 爬楼梯 | | 无 | 10 |
| 无困难 | 10 | 重体力劳动后 | 8 |
| 下楼梯时轻度疼痛 | 8 | 日常劳动后 | 6 |
| 上下楼梯时均疼痛 | 5 | 每晚均会出现 | 4 |
| 无法爬楼梯 | 0 | 持续出现 | 0 |
| 下蹲 | | 髌骨痛性异常活动（半脱位） | |
| 无困难 | 5 | 无 | 10 |
| 反复下蹲痛 | 4 | 体育活动时偶见 | 6 |
| 每次下蹲均疼痛 | 3 | 日常活动时偶见 | 4 |
| 部分负重时可能出现 | 2 | 至少一次有记录的脱位 | 2 |
| 疼痛无法下蹲 | 0 | 多于两次的脱位 | 0 |
| 跑步 | | 大腿萎缩 | |
| 无困难 | 10 | 无 | 5 |
| 2km后出现疼痛 | 8 | 轻微 | 3 |
| 起跑后即出现轻度疼痛 | 6 | 严重 | 0 |
| 重度疼痛 | 3 | 屈曲障碍 | |
| 无法跑步 | 0 | 无 | 5 |
| 跳跃 | | 轻微 | 3 |
| 无困难 | 10 | 严重 | 0 |
| 轻度受限 | 8 | | |
| 持续疼痛 | 2 | | |
| 无法跳跃 | 0 | | |

　　该评分的一个特点是每个评分项目分数的分配比例，每个项目最高10分。Kujala等指出，这样可以更客观地找到许多不同的项目来处理大多数病人每天进行的活动。因为每项主观评分都是病人的主观感受，个体差异可能会很高，评估者并没有"真实"地参考。而且，我们不能说一个评价项目比另一个更好。另外，该评分避免了应用分数的评级，作者认为评级意味着研究者的偏见。

　　此外，该评分并未指出评估的量化评价标准，如大腿萎缩、屈曲障碍，评分系统中只指出轻微或严重，但并未指出评价轻微与严重的标准为何。在评估时只能以评估者主观的临床经验做出决定。

## 六、Böstman髌骨骨折疗效评分

### （一）概述

　　该评分系统的前身是1979年Steuer等创建的主要

针对关节的生物力学中髌骨功能及对髌骨切除术的长期随访和评估。1981年，Böstman在进行一项关于64例粉碎性髌骨骨折病人不同治疗方法的临床疗效观察时，对之前评分改良后形成如今广泛使用的髌骨骨折临床疗效评价标准，后以其名命名。

### （二）评分方法

Böstman髌骨骨折疗效评分（Böstman curative effect of patella fracture score，BCEPFS）包括八项评分指标：运动范围、疼痛、工作、肌肉萎缩、辅助器、积液、打软腿和上楼梯。具体评分指标和评分标准见表7-74。该评分的总分为这8个项目分别评分所得分值的总和，总分最高为30分，分值越高，功能越好。

表7-74 Böstman髌骨骨折疗效评分的指标与评分标准

| 评价指标 | 评分 |
| --- | --- |
| 运动范围（ROM） | |
| 完全伸直，ROM＞120° 或与健侧相差10° | 6 |
| 完全伸直，ROM为90° ~ 120° | 3 |
| 疼痛 | |
| 无疼痛或劳累后轻度疼痛 | 6 |
| 劳累后中度疼痛 | 3 |
| 日常活动时疼痛 | 0 |
| 工作 | |
| 正常工作 | 4 |
| 工作有困难 | 2 |
| 不能工作 | 0 |
| 肌肉萎缩（髌骨上10cm，与健侧比较） | |
| ＜12mm | 4 |
| 12 ~ 25mm | 2 |
| ＞25mm | 0 |
| 辅助器 | |
| 不需要 | 4 |
| 有时需要手杖 | 2 |
| 总是需要手杖 | 0 |
| 积液 | |
| 无 | 2 |
| 据报告有 | 1 |
| 有 | 0 |
| 腿打软 | |
| 无 | 2 |
| 有时有 | 1 |
| 日常生活中有 | 0 |
| 上楼梯 | |
| 正常 | 2 |
| 困难 | 1 |
| 不能 | 0 |

依据总分值的分级标准为优，28 ~ 30分；良，20 ~ 27分；差，＜20分。

### （三）示例

某病人术后Böstman评分检测结果如下：①运动范围，膝关节能完全伸直，最大屈曲度与健侧对比为8°；②疼痛，无疼痛；③患肢不影响工作；④肌肉萎缩，与健侧对比，测量位置应在髌骨上10cm，健侧周径–患侧周径=15mm；⑤病人行走时不需要借助手杖；⑥体检未发现存在关节积液，但是影像学检查提示存在积液；⑦打软腿，仅偶尔发生；⑧上楼梯，不影响上下楼梯。

Böstman评分=各项对应分数之和

=6+6+4+2+4+1+1+2=26分

Böstman评分的分级为良。

### （四）特点与意义

经改良的Böstman髌骨骨折临床疗效评价系统主要分为8个项目，以病人的主观感受（如疼痛）和医师的体格检查共同完成评价。满分为30分，得分越高表示术后疗效越理想。评分可分为3个等级，28 ~ 30分为优秀；20 ~ 27分为良好；＜20分为失败。

该评价系统主要用于髌骨各种类型的骨折，如粉碎性骨折、横行骨折等疗效评价；并可应用于髌骨各种手术方法的对比研究，如切开复位内固定术、金属丝捆绑术、髌骨切除术及保守治疗等方法的疗效对比。

## 七、Bristol膝关节置换术功能评分

### （一）概述

膝关节生理功能障碍或发生病理性改变会严重影响人们日常生活，其损伤将直接影响病人的生活质量。如何判断病人膝关节疾病的程度、评估治疗的效果、比较不同治疗方法的优劣等长期困扰着膝关节外科医师。随着循证医学的深入，外科医师越来越重视临床数据的采集和分析研究。功能评分是一种方便有效的采集临床数据的方法，近几年由病人自我完成的关节功能结果越来越受到重视。目前，国内外有很多针对膝关节功能的评分系统。但由于膝关节解剖结构和功能活动的复杂性及在日常生活和体育运动中的重要性，评分的标准很难准确界定，评分的项目难以全面顾及。因此，全面了解功能评分现状，综合应用，取长补短，做好对现有评分系统的改进与升级，显得尤为重要。

自1976年首次提出美国特种外科医院膝关节评分（HSS）以来，现已有数十种功能评分方法，

然而这些评分方法在满足膝关节功能评分基本要求的同时又各有长处及不足，尚未有统一的金标准对膝关节置换术进行可靠、有效、准确的评分。

HSS评分在临床工作中具有简单、实用的特点，是一种基于观测者角度创建的评分方法，因此在不同测试者之间使用时会有一定的偏倚出现。但通过Bach等的对比研究发现，HSS评分在不同观察者之间有着较高的一致性，这有利于HSS评分在不同研究机构中使用，并对膝关节置换术的手术效果进行对比。但HSS评分将疼痛、功能、角度评分的分值分配偏重，同时在功能评分时关心的仅仅是行走及上下楼梯的功能，导致HSS评分在有轻至中度疼痛，且膝关节存在较大角度的屈曲挛缩成角的情况下，而出现总体评分较好的情况。这种情况会影响医师对手术效果的正确评定及病人对手术满意度及术后继续功能锻炼的信心。此外，在使用HSS

评分时，也会出现术后长时间随访时膝关节假体没有出现变化及HSS评分分值随着病人年龄增大或因其他疾病影响而评分减小的情况。而这也不能准确地反映术后假体的使用情况及病人膝关节的功能状态。

因此，出现了Bristol膝关节置换术功能评分（Bristol function of total knee arthroplasty score，BFTKAS）系统，又称为Bristol膝关节评分，是在纽约特种外科医院膝关节功能评分系统的基础上提出的。

**（二）评分方法**

Bristol膝关节置换术功能评分（表7-75）包括膝关节功能分级和总分分级两个方面。总分分级涉及功能、疼痛、运动、畸形四个方面指标，满分50分。其中，功能分级包含活动、行走、上楼、就坐、打软腿五个方面，共计20分。即：

表7-75　Bristol膝关节置换术功能评分系统

| 功能（20分） | 评分 | 疼痛（15分） | 评分 |
|---|---|---|---|
| 活动 | | 无疼痛 | 15 |
| 　不需要辅助 | 5 | 轻度或偶有疼痛 | 12 |
| 　有时需要手杖 | 4 | 中度疼痛限制活动 | 6 |
| 　总需要手杖 | 3 | 严重疼痛影响休息 | 0 |
| 　需要双手杖 | 2 | | |
| 　双拐或支架 | 1 | | |
| 　限于座椅或卧床不起 | 0 | | |
| 行走 | | 运动（10分） | 评分 |
| 　无限制 | 5 | 每12°为1分，最大120° | 10 |
| 　1/4~1/2英里 | 4 | | |
| 　可达1/4英里 | 3 | | |
| 　100~200码 | 2 | | |
| 　几步 | 1 | | |
| 　不能行走 | 0 | | |
| 上楼 | | 畸形（5分） | 评分 |
| 　爬楼无不适 | 3 | 屈曲畸形和（或）伸直滞缺 | |
| 　挪步 | 2 | 　无 | 3 |
| 　只能在帮助下 | 1 | 　度数很小 | 2 |
| 　不能上楼 | 0 | 　可达15° | 1 |
| 就座 | | 　16°或更多 | 0 |
| 　不用扶站起 | 2 | 最大的内外翻 | |
| 　用手扶站起 | 1 | 　无（正常外翻5°） | 2 |
| 　不能从椅子上站起 | 0 | 　可达15° | 1 |
| 打软腿 | | 　16°或更多 | 0 |
| 　不打软腿 | 5 | | |
| 　感觉不安全 | 3 | | |
| 　打软腿 | 1 | | |
| 　不能支撑体重 | 0 | | |

注：1英里=1609.34m；1码=0.914m。

膝关节功能评分=活动评分+行走评分+上楼评分+就坐评分+打软腿评分

Bristol膝关节置换术功能评分的总分为功能、疼痛、运动、畸形四个方面评分的总和。即：

膝关节评价系统总分=功能评分+疼痛评分+运动评分+畸形评分

分级标准

（1）功能分级：优，18～20分；良，14～17分；可，10～13分；差，<10分。

（2）总分分级：优，41～50分；良，36～40分；可，30～35分；差，<30分。

（三）示例

某病人左膝关节置换术后，膝关节功能方面：①不需要辅助，记5分；②行走无限制，记5分；③上楼无不适，记3分；④就座后需用手扶才能站起，记1分；⑤不打软腿，记5分；在疼痛方面：轻度或偶有疼痛，记12分；在运动范围方面：约110°，记9分；未见畸形，记5分。

膝关节功能总分=5+5+3+1+5=19分

膝关节评价系统总分=功能评分+疼痛评分+运动评分+畸形评分
=19+12+9+5=45分

该病人术后功能分级为优，总分分级为优。

（四）特点与意义

膝关节置换术可有效缓解膝关节疼痛、矫正畸形、改善膝关节的运动功能，被认为是目前治疗膝关节骨性关节炎最有效的方法。经历了数十年的发展，无论在手术技术、假体设计、假体材料等方面，膝关节置换术都有了较大进步并趋于成熟。膝关节置换术功能评分方法可对膝关节置换术效果进行评估、指导病人进行术后康复及功能锻炼。

Bristol膝关节置换术功能评分系统的各评分项在纽约特种外科医院膝关节功能评分系统的基础上进一步完善，特别是该系统更加重视功能评分，在功能评分中包含活动、行走、上楼、就痤、打软腿五个方面，更加全面地反映了膝关节的功能状态，尤其是对膝关节置换术后功能评价尤为重要，因此此系统可作为临床医师对手术效果的评定系统及病人对功能锻炼的指标评定系统。

## 八、Cleveland膝关节置换术功能评分

### （一）概述

由于膝关节解剖结构和功能活动的复杂性及在日常生活和体育运动中的重要性，评分的标准很难准确界定，评分的项目难以全面顾及。因此，全面了解原有功能评分，综合应用，取长补短，做出对现有评分系统的改进与升级显得尤为重要。

此前，已有学者报道了一些膝关节置换术功能评分系统，但对于一些患有特殊疾病的病人的膝关节置换术功能评分尚未出现，使得部分病人的评分未必得到准确反映。

Goldberg等于1981年报道了Cleveland膝关节置换术功能评分（Cleveland function of total knee arthroplasty score，CFTKAS），主要针对因子Ⅷ缺乏的血友病病人。评价指标包括疼痛、功能、畸形、活动、稳定性及膝关节肿胀和血肿六项内容。因为针对血友病病人，所以相对于其他评分系统增加了第6条评价内容，即针对膝关节肿胀和血肿的内容。

### （二）评分方法

该评分系统满分为100分（表7-76）。分级标准：优，85～100分；良，75～84分；可，65～74分；差，<64分。

### （三）示例

某病人左膝关节置换术后1年，在疼痛方面：轻微疼痛，偶尔出现，不影响膝关节活动，记40分；在功能方面：①步态，无跛行，记4分；长距离行走需要单手杖，记7分；行走距离约6个街区，

表7-76 Cleveland膝关节置换术功能评分的指标与评分标准

| 指标及描述 | 评分 |
| --- | --- |
| 疼痛 | |
| 无疼痛或可被忽略 | 44 |
| 轻微疼痛，偶尔出现，不影响膝关节活动 | 40 |
| 轻度疼痛但不影响日常活动，或过量活动后有疼痛，用阿司匹林可缓解 | 30 |
| 中度的可以忍受的疼痛，造成日常活动减少，偶尔需使用可待因镇痛 | 20 |
| 重度疼痛，严重限制日常活动 | 10 |
| 因疼痛造成活动功能的完全丧失 | 0 |
| 功能 | |
| 步态 | |
| 跛行 | |
| 无 | 4 |
| 轻度 | 3 |
| 中度 | 2 |
| 重度 | 1 |
| 不能行走 | 0 |
| 行走辅助 | |

| 指标及描述 | 续表 |
| --- | --- |
| | 评分 |
| 无 | 11 |
| 长距离行走需要单手杖 | 7 |
| 总需要单手杖 | 5 |
| 需要单拐杖 | 4 |
| 需要双手杖 | 2 |
| 需要双拐杖或助行器 | 0 |
| 不能行走 | 0 |
| 行走距离 | |
| 没有限制 | 11 |
| 6个街区 | 8 |
| 2～3个街区 | 5 |
| 室内活动 | 2 |
| 在床和椅子间活动 | 0 |
| 功能 | |
| 上下楼 | |
| 上下楼无不适 | 6 |
| 上楼无不适，下楼困难 | 4 |
| 上下楼需要扶栏杆 | 2 |
| 不能上楼 | 0 |
| 坐在椅子上站起的能力 | |
| 站起容易 | 5 |
| 站起困难 | 3 |
| 不能站起 | 0 |
| 能就座于小汽车内或剧院的椅子 | 1 |
| 不能就座于小汽车内或剧院的椅子 | 0 |
| 畸形 | |
| 无 | 2 |
| 内/外翻达10° | 0 |
| 屈曲挛缩达10° | 0 |
| 活动范围（总评分=各个屈曲活动范围的评分之和，未达到者不在计算之内） | |
| 屈曲 | |
| 0～15° | 2 |
| 15°～45° | 2 |
| 45°～90° | 2 |
| 90°或大于90° | 1 |
| 稳定性 | |
| 无绞锁和打软腿 | 7 |
| 极少绞锁和打软腿 | 5 |
| 经常绞锁和打软腿 | 0 |
| 关节肿胀或血肿 | |
| 无关节肿胀或血肿 | 3 |
| 极少关节肿胀或血肿 | 1 |
| 经常关节肿胀或血肿 | 0 |

记8分。②功能，上下楼无不适，记6分；坐在椅子上站起时困难，记3分；能就坐于小汽车内，记1分；活动范围大于90°，记1分。在稳定性方面：极少绞锁和打软腿，记5分；极少关节肿胀，记1分；未见畸形，记2分。

总分值 =40+4+7+8+6+3+1+1+5+1+2=78分

病人的膝关节分级为良。

### （四）特点与意义

该系统主要针对因子Ⅷ缺乏的血友病病人膝关节置换术后评价，该系统中疼痛评分比重较高，疼痛评估的可靠性、有效性、敏感性及相关性已受到临床的重视；另外，该系统相比其他评分系统增加了膝关节肿胀或血肿项目，使该系统适用范围扩大，不仅用于膝关节置换术后的随访评价，同样适用于术前膝关节功能评价。

Devers 等研究发现，膝关节屈曲功能严重影响着病人置换后膝关节的功能恢复情况、心理满意程度和生活质量的改善程度，因此长期以来改善膝关节屈曲功能一直是全膝关节置换后的重要目标之一，活动度改善对满足日常生活需求尤为重要。但该评分对于膝关节活动度的评分分值较低，使这一重要指标敏感性较低，不太利于整体评价。总之，该系统对于膝关节肿胀病人的评价特异性较高，目前仍为临床骨科常用评分。

## 九、牛津膝关节功能评分

### （一）概述

牛津膝关节评分（Oxford knee score）问卷于1998年由牛津大学创办，此问卷由病人自我完成，从两种基本的健康评价系统SF-36和健康评估问卷（health assessment questionnaire，HAQ）发展而来。它简短、实用、可靠，对于临床重要变化高度敏感，因此比其他的病人自评问卷（如SF-36）更具精确性且主要适合人群为全膝关节置换术后病人。

此后Pynsent等发现，当存在双膝关节疼痛或者除膝关节外的其他关节疼痛时，病人对于有些问题难以回答；同时，因为牛津膝关节评分是一种由12个问题构成的评分方法，在使用过程中如果出现12个问题的遗漏则会影响整个评分的有效性；因此，他们将牛津膝关节评分做了相应调整，同时将总分的0～60分变成0～100%。修改后的牛津膝关节评分对膝关节置换术前、术后的膝关节功能状态同样有着可靠的敏感性，而可靠性及有效性尚未进行论证。因此，该评分对评价全膝关节置换仍具有较好的效果，也应用于全膝关节成形术中。

### （二）评分方法

牛津膝关节功能评分（Oxford knee function score，OKFS）为评估问卷（表7-77），共有12个选项，每个选项又分为5个等级，没有困难的等级为1分，最为困难的等级为5分。Oxford膝关节功能评分的总分为12个项目得分的总和，总分数从最轻的12分到最重膝关节功能影响的60分。Dawson并没有根据具体的总评分数进行膝关节功能的等级评分。

### （三）示例

本系统是病人自行完成的问卷，因此只需根据自身实际情况在12项问题中逐一填写即可，每项选择一个答案，计算总分。总分越低，表示病人手术效果及术后恢复越好。

### （四）特点与意义

牛津膝关节评分也是由病人独立完成的评分方法，这样保证了所收集信息的可靠性，消除了因为测试者所造成的偏倚。其次，它是专门针对膝关节置换术提出的评分方法，牛津膝关节评分有着较高的内部一致性信度，对于病人术前、术后的评分有着很高的敏感度。但是牛津膝关节评分的中文版本是否在汉语人群中有着好的可接受性及是否具有与原版本相同的可靠性、有效性及敏感性，尚未查阅到相关文献报道。

**表7-77　牛津膝关节功能评分的问卷内容**

在过去4周中的膝关节情况的描述

| 评价项目 | 等级 | 评分 | 评价项目 | 等级 | 评分 |
|---|---|---|---|---|---|
| 1.对经常膝关节疼痛的描述 | 无疼痛 | 1 | 7.是否能跪起 | 没有困难 | 1 |
| | 非常轻微疼痛 | 2 | | 轻度困难 | 2 |
| | 轻微疼痛 | 3 | | 中度困难 | 3 |
| | 中等疼痛 | 4 | | 严重困难 | 4 |
| | 严重疼痛 | 5 | | 无法完成 | 5 |
| 2.因膝关节问题是否造成自身洗浴困难 | 没有困难 | 1 | 8.是否存在卧床时的夜间痛 | 无 | 1 |
| | 轻度困难 | 2 | | 有1～2个晚上 | 2 |
| | 中度困难 | 3 | | 一些晚上 | 3 |
| | 严重困难 | 4 | | 大多数晚上 | 4 |
| | 无法完成 | 5 | | 每个晚上 | 5 |
| 3.因膝关节的问题是否造成乘坐小汽车或公共交通工具困难 | 没有困难 | 1 | 9.膝关节的疼痛对日常生活造成的影响（包括家务） | 无 | 1 |
| | 轻度困难 | 2 | | 轻度影响 | 2 |
| | 中度困难 | 3 | | 中度影响 | 3 |
| | 严重困难 | 4 | | 严重影响 | 4 |
| | 无法完成 | 5 | | 完全影响 | 5 |
| 4.在借助手杖或不借助手杖的情况下，在造成膝关节因严重疼痛不能行走之前，可以行走的时间 | 不痛或＞30分钟 | 1 | 10.是否经常感到打软腿或摔倒 | 极少或从来没有 | 1 |
| | 16～30分钟 | 2 | | 有时或首次出现 | 2 |
| | 5～15分钟 | 3 | | 经常或不是首次 | 3 |
| | 在室内行走 | 4 | | 大多数时间 | 4 |
| | 根本无法行走 | 5 | | 所有时间 | 5 |
| 5.就座起身时疼痛的描述 | 无疼痛 | 1 | 11.是否能够独立外出购物 | 没有困难 | 1 |
| | 轻微疼痛 | 2 | | 轻度困难 | 2 |
| | 中度疼痛 | 3 | | 中度困难 | 3 |
| | 严重疼痛 | 4 | | 严重困难 | 4 |
| | 难以忍受的疼痛 | 5 | | 无法完成 | 5 |
| 6.因膝关节的问题是否存在跛行 | 极少或从来没有 | 1 | 12.是否能够下一些台阶 | 没有困难 | 1 |
| | 有时或首次出现 | 2 | | 轻度困难 | 2 |
| | 经常或不是首次 | 3 | | 中度困难 | 3 |
| | 大多数时间 | 4 | | 严重困难 | 4 |
| | 所有时间 | 5 | | 无法完成 | 5 |

总之，牛津膝关节评分是一种简单、实用，有着较高的可靠性、有效性、敏感性的评分方法。牛津膝关节评分在提高评测方法的可靠性、有效性及敏感性的同时，更加侧重于病人自身的评测和使用的简洁方便性，这不仅消除了测试者不同所带来的偏倚，还节省了病人及临床工作者的时间，而且更加注重手术效果评测的客观性，因为病人永远是手术的主体，在临床工作中经常会发现有的手术即使很完美，但却没有达到预期效果。因此，该评分在临床应用中较为可靠。

## 十、Iowa 膝关节功能评分

### （一）概述

鉴于独立功能评估（functional independence measure，FIM）和急性损伤指数（acute care index）的有效性没有得到充分认可，高质量的评估需要开发有意义的临床实践数据库，以评估临床治疗的可接受的信度、效度和反应度。Shields 等于 1995 年提出 Iowa 膝关节功能评分（Iowa knee function score，IKFS）。

### （二）评分方法

Iowa 膝关节功能评分的指标系统包括病人膝关节功能、疼痛度、步态、畸形、活动范围等五个评价指标，其中膝关节功能和病人疼痛感受占整个评分系统的 70%，满分为 100 分。分值越高，功能越好。具体指标内容和评分标准见表 7-78。

### （三）示例

由于本评分功能项目的评分由临床医师进行评分，不同医务工作者对相同项目评分可能会有所不同，因此此处不再列举示例。

### （四）特点与意义

虽然 Iowa 膝关节功能评分起初主要用于全膝关节置换术后评价，但由于其评价系统中疼痛及功能评分占分较高，特别是对疼痛及功能评估特异性较高，尤对关节功能评估敏感性较高，现也被广泛地应用于创伤后膝关节的功能评估，但该评分系统中对功能评分的灵活度较大，不同医务工作者对其理解不同，可能导致评分有偏差，因此该评分对临床医师的要求较高，不太适合推广。Iowa 膝关节评分具有可接受的信度、效度和反应度，目前在临床应用仍较广泛。

该评分灵活度较大，不同医务工作者对其理解不同，可能导致评分有偏差，因此该评分对临床医师的要求较高，不太适合推广。

**表 7-78　Iowa 膝关节功能评分的指标项目和评分标准**

| 项目指标 | 评分 |
| --- | --- |
| **功能（35 分）** | |
| 使用说明：下列共有 11 个日常生活能力用来评价 | |
| 如果病人能容易而没有任何限制地做这些活动给予满分；如病人根本不能（或不能尝试）做这些活动，则不给分；如病人能或者可以做这些活动但有困难，则在 0 至满分间给予适当的分数 | |
| 是否可以在做大多数家务或工作中可以走来走去 | 5 |
| 能独立行走 | 5 |
| 穿衣不用帮助（包括穿袜子和系鞋带） | 5 |
| 在就餐或如厕时起坐困难，包括坐下和站起（如果需要额外帮助则减分） | 4 |
| 能蹲下或跪下捡起地板上的东西 | 3 |
| 洗浴不用帮助 | 3 |
| 能跨越楼梯 | 3 |
| 任何方式迈过楼梯 | 2 |
| 携带东西，如手提箱 | 2 |
| 不用帮助进入汽车或公共交通工具而且乘坐舒适 | 2 |
| 驾驶汽车 | 1 |
| **疼痛度（最多 35 分：只能圈一个）** | |
| 使用说明：用一个描述性词汇圈出最能代表病人的疼痛值（不能简单地用描述性的词汇则询问病人的评分分数） | |
| 无痛 | 35 |
| 疲劳时轻度疼痛 | 30 |
| 负重时轻度疼痛 | 20 |
| 负重时中度疼痛 | 15 |
| 负重时重度、休息时轻中度疼痛 | 10 |
| 中度、持续性疼痛 | 0 |
| **步态（最多 10 分，只选其一）** | |
| 无跛行 | 10 |
| 跛行，不需要支撑 | 8 |
| 单手杖或拐 | 8 |
| 单个长支具 | 8 |
| 单支具和拐或手杖 | 6 |
| 双拐或不用支具 | 4 |
| 不能行走 | 0 |
| **畸形或不稳定（10 分）** | |
| 负重时固定的屈曲畸形不超过 10° | 3 |
| 负重时固定的屈曲畸形不超过 20° | 2 |
| 负重时固定的屈曲畸形不超过 30° | 1 |
| 负重时内外翻畸形不超过 10° | 3 |
| 负重时内外翻畸形不超过 20° | 2 |
| 负重时内外翻畸形不超过 30° | 1 |
| 没有因韧带的不稳定 | 2 |
| 没有绞锁、打软腿或超过 10° 的伸直受限 | 2 |
| **活动范围（10 分）** | |
| 使用说明：总的屈伸度数（正常位 150°）；每 15° 给 1 分 | |

## 十一、Hungerford膝关节功能评分

### （一）概述

Hungerford于1982年提出膝关节功能评分标准。在其之后的关于膝关节的评分标准中疼痛所占比例逐渐缩小。因此，此评价标准的精确性受到一定质疑，临床应用不是十分广泛。

### （二）评分方法

Hungerford膝关节功能评分（Hungerford knee function score，HKFS）的评分内容包括疼痛、关节活动度、关节屈曲挛缩、关节稳定性、内/外翻畸形、股四头肌肌力等6个方面，具体评分标准见表7-79。其总分为这6个方面得分的总和，满分100分，分值越高，膝关节功能越好。

### （三）示例

某病人左膝关节置换术后1年，在疼痛方面：常规活动无不适；过度活动可引起不适，为40分；在活动度方面：＞105°，记25分；在稳定性方面：5°～15°，记5分；轻微屈曲挛缩，5°～15°，记-5分；未见畸形，记15分；股四头肌肌力为50%～75%，记5分。

总分值=40+25+5-5+15+5=85分

总分越高，表示病人手术效果及术后恢复越好。

### （四）特点与意义

Hungerford膝关节功能评分系统是针对PCA型人工膝关节假体置换术后提出的一套评分系统，本手术的目的是减轻疼痛，矫正畸形，保持关节稳定及恢复功能，因此该评分系统中疼痛占分较高，围绕疼痛的评分项目较多，如由于关节疼痛、负重时间短致股四头肌萎缩，特别是以股内侧肌萎缩为主，对股四头肌肌力的评价也是其他评分系统少有的，因为在随访结果的各项指标中，术后关节疼痛的解除是最为明显的指标。虽然术后关节活动度改善不明显，但是手术解决了疼痛问题，使病人解除了痛苦。这也可能是该评分不能正确反映膝关节功能，而且在其之后的关于膝关节的评分标准中疼痛所占比例逐渐减小的原因。因此，此评价标准的精确性受到一定质疑，临床应用不是十分广泛。

## 十二、膝关节协会膝关节评分

### （一）概述

膝关节评分（knee society score，KSS）系统是1989年由美国提出的综合评分系统，发表在 *Clinical Orthopaedics and Related Research*（CORR）

表7-79　Hungerford膝关节功能评分系统

| 项目指标 | 评分 |
|---|---|
| 疼痛 | |
| 频繁休息痛，任何活动都伴严重的疼痛，被迫处于不负重的状态 | 0 |
| 需要比阿司匹林更强烈的止痛药，由于膝关节不能从事常规的活动 | 10 |
| 一般休息痛：几乎所有活动都伴有一定的严重疼痛；很大程度上依靠负重辅助装置；由于疼痛不能行走、不能做任何工作、不能做家务，哪怕是简单的活动 | 20 |
| 较少的休息痛：常规活动中等受限；可能需吻合的或麻醉性镇痛药 | 30 |
| 做大多数常规活动时有轻度或可忍受的疼痛；轻度或中度疼痛；偶需温和的麻醉性镇痛药或消炎镇痛药 | 35 |
| 常规活动无不适；过度活动可引起不适；罕用镇痛药或消炎镇痛药 | 40 |
| 任何活动均无疼痛 | 50 |
| 活动度 | |
| 1°～30° | 0 |
| 31°～60° | 5 |
| 61°～90° | 10 |
| 91°～105° | 20 |
| ＞105° | 25 |
| 屈曲挛缩 | |
| 5°～15° | -5 |
| 15°～30° | -10 |
| 30°～45° | -15 |
| ＞45° | -20 |
| 稳定性 | |
| 0～5° | 10 |
| 5°～15° | 5 |
| ＞15° | 0 |
| 内/外翻畸形 | |
| 0～5° | 15 |
| 6°～10° | 10 |
| 11°～15° | 7 |
| 16°～20° | 3 |
| ＞20° | 0 |
| 股四头肌肌力 | |
| ＞75% | 10 |
| 50%～75% | 5 |
| ＜50% | 0 |

期刊上，又称为AKS评分系统（American knee society score，AKS），由膝关节评分和功能评分两部分组成，被广泛用于全膝关节置换术前、术后评分。John Insall等于1993年对膝关节评分进行了改良。

（二）评分方法

该评分方法的具体评估内容包括膝关节评分和膝关节功能评分（表7-80和表7-81），由临床医师如实填写。膝关节评分是对膝关节的疼痛、稳定性、活动度进行评估。最高得分为100分，满分的标准为无疼痛，膝关节稳定性正常并能进行125°以上的屈曲活动，没有前、后、内、外方向的不稳定。屈曲挛缩、力线不良则要减分。功能评分是对步行距离和攀爬楼梯进行评估。最高得分也为100分，能够正常行走和上下楼梯则为满分。用辅助器械者则要扣分。若最终分数为负值，则按0分计算。

（三）示例

病人负重活动后右膝关节内侧关节线处疼痛，左膝不痛，则其病人类型为A。病人自感经常中度疼痛，得10分。体格检查膝关节屈伸动度为5°～90°，则屈伸度为17分、屈曲挛缩为-2分、伸展滞缺为-5分；胫骨相对股骨前后方向移动＜5mm得10分，外翻应力下关节活动度为7°得10分；病人膝关节内翻5°，则"对线"处为-20分，"内/外翻畸形"处为15分。由此可得出KSS评分中的膝关节评分总分为35分。

该病人可连续行走＜500m，记20分。能正常上楼，但下楼需扶栏杆，记40分。则其KSS评分中的功能评分总分为60分。

（四）特点与意义

KSS评分系统中关节评分与置换技术的状况密切相关，不受病人年龄、健康情况的影响。功能评分则受病人年龄及医疗条件的影响。该评分系统能充分了解病人术后长期的恢复状况，有效地避免了HSS评分在长期随访过程中因病人年龄相关疾病导致的偏差。故该评分是目前膝关节置换前、后最有效的评分系统，已逐渐取代HSS评分。

## 十三、HSS膝关节评分和改良HSS膝关节评分

（一）概述

HSS膝关节评分（the hospital for special surgery knee score，HSSKS）是美国特种外科医院于1976年提出的一个总分为100分的评分系统，包括疼痛、关节功能、肌力、稳定性等内容。

表7-80 膝关节评分标准

| 项目指标 | 评分 |
|---|---|
| 病人类型 | |
| A.单侧或双侧（对侧膝关节已成功置换） | |
| B.单侧，对侧膝关节有症状 | |
| C.多关节炎或体格虚弱 | |
| 疼痛 | |
| 不痛 | 50 |
| 偶尔感觉轻微疼痛 | 45 |
| 上楼时疼痛 | 40 |
| 上楼和走平路时疼痛 | 30 |
| 中度疼痛 | |
| 偶尔疼痛比较厉害 | 20 |
| 经常疼痛比较厉害 | 10 |
| 疼痛特别厉害 | 0 |
| 活动度 | |
| 屈伸度：每5°得1分（活动度最大值设为125°） | 25 |
| 稳定性（任何位置上的最大活动度） | |
| 前后方向 | |
| ＜5mm | 10 |
| 5～10mm | 5 |
| ＞10mm | 0 |
| 内外侧方向 | |
| ＜5° | 15 |
| 6°～9° | 10 |
| 10°～14° | 5 |
| ＞15° | 0 |
| 减分（-50分） | |
| 屈曲挛缩 | |
| 5°～10° | -2 |
| 10°～15° | -5 |
| 16°～20° | -10 |
| ＞20° | -15 |
| 伸展滞缺 | |
| ＜10° | -5 |
| 10°～20° | -10 |
| ＞20° | -15 |
| 对线 | |
| 外翻5°～10° | 0 |
| 内翻0°～4° | 每度减3分 |
| 外翻11°～15° | 每度减3分 |
| 其他 | -20 |
| 内/外翻畸形 | |
| 0～5° | 15 |
| 6°～10° | 10 |
| 11°～15° | 7 |
| 16°～20° | 3 |
| ＞20° | 0 |

表7-81　膝关节功能评分标准

| 项目指标 | 评分 |
| --- | --- |
| 行走能力（50分） | |
| 　不受限制 | 50 |
| 　＞10个街区（约1000m以上） | 40 |
| 　5～10个街区（500～10 000m） | 30 |
| 　＜5个街区（＜500m） | 20 |
| 　只能在户内活动 | 10 |
| 　不能行走 | 0 |
| 上下楼（50分） | |
| 　正常上下楼 | 50 |
| 　上楼正常，下楼需扶栏杆 | 40 |
| 　上下楼都需扶栏杆 | 30 |
| 　上楼需扶栏杆，下楼很困难 | 15 |
| 　无法上下楼 | 0 |
| 减分（−20分） | |
| 　用手杖 | −5 |
| 　用双拐 | −10 |
| 　用双拐或助行器 | −20 |

　　1997年 M. T. Ghazavi 等对 HSS 膝关节评分系统进行改良，其形式更加简洁，使用更为方便。

**（二）评分方法**

　　1.HSS膝关节评分　评分指标包括疼痛、关节功能与活动度、肌力、固定畸形、不稳定性及减分项目等。其总分为各指标项目得分之总和，总分值越高，膝关节功能越好。具体评分指标与评分标准见表7-82。

　　2.改良HSS膝关节评分（modified the hospital for special surgery knee score，MHSSKS）评分指标包括主观因素和客观因素两部分，其中主观因素指标包括疼痛、不稳定、行走辅助和行走距离；客观因素包括伸直滞缺、屈曲和渗出等指标。其总分为各指标项目得分的总和，总分值越高，膝关节功能越好。具体评分指标与评分标准见表7-83。

**（三）示例**

　　1.HSS膝关节评分　病人行走时右膝关节有中度疼痛，记5分；休息时无疼痛，记15分；行走距离1～5街区和间断站立休息（＞30分钟），为8分；屈伸动度为0～95°则记11分；可部分对抗阻力屈伸膝关节，记8分；能上楼梯，但需要支撑，记2分；能移动，但需要支撑，记2分；膝关节无畸形、无不稳，各记10分；病人需用单手杖辅助活

表7-82　HSS膝关节评分的项目指标与评分标准

| 项目指标 | 评分 |
| --- | --- |
| 疼痛（30分） | |
| 　任何时候均无疼痛 | 30 |
| 　行走时无疼痛 | 15 |
| 　行走时有轻微疼痛 | 10 |
| 　行走时有中度疼痛 | 5 |
| 　行走时有重度疼痛 | 0 |
| 　休息时无疼痛 | 15 |
| 　休息时有轻微疼痛 | 10 |
| 　休息时有中度疼痛 | 5 |
| 　休息时有重度疼痛 | 0 |
| 功能（22分） | |
| 　行走和站立无限制 | 12 |
| 　行走距离5～10街区和间断站立休息（＜30分钟） | 10 |
| 　行走距离1～5街区和间断站立休息（＞30分钟） | 8 |
| 　行走距离少于1个街区 | 4 |
| 　不能行走 | 0 |
| 　能上楼梯 | 5 |
| 　能上楼梯，但需要支撑 | 2 |
| 　能自由移动 | 5 |
| 　能移动，但需要支撑 | 2 |
| 活动度（18分） | |
| 　屈伸度数，每8°得1分，最多18分 | |
| 肌力（10分） | |
| 　优：完全对抗阻力 | 10 |
| 　良：部分对抗阻力 | 8 |
| 　可：能带动关节活动 | 4 |
| 　差：不能带动关节活动 | 0 |
| 固定畸形（10分） | |
| 　无畸形 | 10 |
| 　＜5° | 8 |
| 　5°～10° | 5 |
| 　＞10° | 0 |
| 不稳定性（10分） | |
| 　无 | 10 |
| 　轻度：0°～5° | 8 |
| 　中度：5°～15° | 5 |
| 　重度：＞15° | 0 |
| 减分 | |
| 　单手杖 | 1 |
| 　单拐 | 2 |
| 　双拐 | 3 |
| 　伸展滞缺5° | 5 |
| 　伸展滞缺10° | 3 |
| 　伸展滞缺15° | 2 |
| 　每内翻5° | 1 |
| 　每外翻5° | 1 |

**表7-83 改良HSS膝关节评分的项目指标与评分标准**

| 项目指标 | 评分 |
|---|---|
| 主观因素 | |
| 疼痛 | |
| 无 | 35 |
| 轻度 | 28 |
| 中度（偶需用镇痛药） | 21 |
| 重度 | 14 |
| 休息时 | 0 |
| 不稳定 | |
| 无 | 10 |
| 偶尔 | 7 |
| 中度（合并活动能力下降） | 4 |
| 重度（使用支具） | 0 |
| 行走辅助 | |
| 无 | 5 |
| 手杖 | 3 |
| 拐杖（偶需使用镇痛药） | 1 |
| 助行器 | 0 |
| 行走距离 | |
| ＞1英里（1英里=1609m） | 10 |
| 1～5个街区 | 6 |
| 1个街区 | 3 |
| 室内 | 1 |
| 限于床上 | 0 |
| 客观因素 | |
| 伸直滞缺 | |
| 无残疾 | 10 |
| ＜5° | 7 |
| 5°～10° | 4 |
| 11°～20° | 2 |
| ＞20° | 0 |
| 屈曲 | |
| ＞120° | 20 |
| 90°～120° | 15 |
| 45°～90° | 8 |
| ＜45° | 0 |
| 渗出 | |
| 无 | 10 |
| 中度 | 5 |
| 重度 | 0 |

动，减1分。由此可得出病人HSS评分总分为70分。

2. 改良HSS膝关节评分 病人右膝轻度疼痛，记28分；偶尔感觉关节不稳定，记7分；需手杖辅助行走，记3分；连续行走距离＞1英里（1英里=1609m），记10分；膝关节屈伸动度为0～95°，分别记10分、15分；切口无渗出，记10分。由此可得出病人改良HSS评分总分为83分。

**（四）特点与意义**

该评分系统可以全面评价髋股关节及股胫关节的运动情况，对全膝关节置换前后的比较具有相当高的准确性，尤其是术后近期评分。内容中包括膝关节置换后局部情况和机体的整体功能，这样对于老年或身体其他部位病变影响整体功能的病人，评分价值会受到影响。这些病人即使置换后膝关节无疼痛，但随着年龄的增长或其他疾病的影响而使身体活动功能受到限制时，评分值会自行下降，从而不能反映手术的实际情况（如类风湿病人，由于多关节受累，其术后评分相对较低），所以当对手术治疗病人远期疗效评估的偏倚相对较大。而且，目前国际上对其有效性及敏感性还没有正式的随访评估报告。因此，HSS评分正逐渐被KSS评分所取代。

改良HSS膝关节评分系统新增加了关节屈曲和伤口渗出两方面内容，版式更简洁，但其实质内容变化不大。运用仍不如KSS评分广泛。

## 十四、Cincinnati膝关节评分系统

**（一）概述**

Cincinnati膝关节评分系统（Cincinnati knee rating system，CKRS）采取问卷形式，由病人自身完成对自己膝关节功能的评价。该系统包含了疼痛、肿胀、打软腿、运动水平、行走、爬楼梯、跑步、跳和跳转八项内容，其中有六项是关于膝关节运动功能的内容，涉及膝关节功能的方面较广泛和全面。但由于该系统为主观评价并且由不同的病人完成，结果的可靠性和可重复性受到限制。该系统用于前交叉韧带损伤术前、术后膝关节功能恢复情况及对比的情况较多，结果也较可靠。

**（二）评分方法**

Cincinnati膝关节评分系统的指标项目有八项，分别为疼痛、肿胀、打软腿、运动水平、行走、爬楼梯、跑步、跳和跳转，其总分为这八项指标得分的总和（表7-84）。

Cincinnati膝关节评分系统得分越高，膝关节功能状态越好。

表7-84  Cincinnati膝关节评分内容指标和评分标准

| 内容 | 评分 | 内容 | 评分 |
|---|---|---|---|
| 1.疼痛 | | 4.活动水平 | |
| 无痛，正常功能 | 20 | 正常的膝关节运动 | 20 |
| 剧烈活动或重体力劳动后偶感疼痛，膝关节稍有不适，活动受限轻，能忍受 | 16 | 参加低水平的激烈运动，重体力劳动部分受限 | 16 |
| 低强度娱乐活动、中等强度工作或跑步、剧烈活动或重体力劳动后偶有疼痛 | 12 | 低强度运动中有较少症状，剧烈运动造成明显症状，中等强度劳动受限 | 12 |
| 轻微娱乐活动、中等强度工作或体育运动后经常疼痛，偶尔在行走、从坐姿站力和低强度工作后疼痛 | 8 | 不能参加低强度运动，行走时出现症状，低强度劳动受限 | 8 |
| 低强度疼痛后疼痛，休息后缓解，不能参加体育运动 | 4 | 行走、日常活动中有中度症状，经常造成活动受限 | 4 |
| 顽固疼痛不能缓解 | 0 | 行走、日常活动中有重度症状，持续的活动受限 | 0 |
| 2.肿胀 | | 5.行走 | |
| 无肿胀 | 10 | 无受限 | 10 |
| 剧烈活动和重体力劳动后肿胀，轻度活动受限但能忍受 | 8 | 轻度受限 | 8 |
| 低强度娱乐活动、中等强度工作后偶尔肿胀，剧烈活动、跑步或重体力劳动后频繁肿胀 | 6 | 中度受限：平路行走能超过800米 | 6 |
| | | 严重受限：只能活动2～3个街区 | 4 |
| 肿胀使得体育运动和中等强度工作受限，行走和低强度工作中发作不频繁（3次/年） | 4 | 严重受限：需要辅助手杖或腋拐 | 2 |
| | | 6.爬楼梯 | |
| 低强度工作和行走后发生肿胀，休息后缓解 | 2 | 正常 | 10 |
| 日常行走中发生严重肿胀，不缓解 | 0 | 轻度受限 | 8 |
| 3.打软腿 | | 中度受限：能上10～15级楼梯 | 6 |
| 无打软腿 | 20 | 严重受限：需要拉着扶手 | 4 |
| 剧烈活动或重体力劳动后打软腿，能参加所有体育运动但有部分受限 | 16 | 严重受限：能上1～5级楼梯 | 2 |
| | | 7.跑步 | |
| 低强度体育运动或中等强度工作中发生打软腿，限制极限活动、体育运动及重体力劳动中的旋转和快速活动，能在舒适的体位恢复 | 12 | 正常，能参加剧烈运动 | 10 |
| | | 轻度受限：能半速前进 | 8 |
| | | 中度受限：能跑2～4km | 6 |
| | | 严重受限：能跑1～2个街区 | 4 |
| 打软腿限制体育运动和中等强度工作，行走和低强度工作中发作不频繁（3次/年） | 8 | 严重受限：只能跑几步 | 2 |
| | | 8.跳及跳转 | |
| 低强度工作及日常行走中发生打软腿，1次/月 | 4 | 正常，能参加剧烈运动 | 10 |
| | | 轻度受限：部分受限但仍能参加体育运动 | 8 |
| 影响日常行走，没有打软腿时也不能转身和旋转 | 0 | 中度受限：不能参加剧烈体育运动，但能参加娱乐活动 | 6 |
| | | 严重受限：不能参加体育运动 | 4 |
| | | 严重受限：仅能参加部分娱乐活动 | 2 |

根据其总分值区分膝关节功能的标准为总分＞80分者为优，55～79分者为良，30～54分者为中，＜30分者为差。

（三）示例

一位膝关节功能障碍病人入院时填写了Cincinnati膝关节评分表，评分结果：①剧烈活动或重体力劳动后偶感疼痛，膝关节稍有不适，活动受限轻能忍受；②剧烈活动和重体力劳动后肿胀，轻度活动受限但能忍受；③剧烈活动或重体力劳动后打软腿，能参加所有体育运动但有部分受限；④参加低水平的激烈运动，重体力劳动部分受限；⑤行走轻度受限；⑥爬楼梯轻度受限；⑦能以正常速度的半速跑步；⑧体育运动中跳及跳转轻度受限。

则该病人膝关节的评分=16+8+16+16+8+8+8+8=88分，评级为优。

### （四）特点与意义

Cincinnati膝关节评分在设计上涵盖的内容较多，包括了膝关节的症状及大部分功能的描述。其适用于膝关节稳定结构损伤治疗前后的评价，如交叉韧带损伤、半月板损伤、髌股关节不稳定等。

但我们应看到，该评价系统未包括膝关节的活动范围、膝关节周围肌肉力量相关内容的评价，因此其不适用于膝关节疾病的评价。

## 十五、Irrgang膝关节评分

### （一）概述

目前对运动员膝关节周围骨性疾病的评价标准主要有Irrgang膝关节评分（Irrgang knee score，IKS）系统、ARPEGE运动员膝关节评分系统及Irrgang膝关节疗效调查日常活动能力评价系统三种。Irrgang膝关节评分系统提出较早，适用于各种膝关节周围骨性疾病。1998年，Irrgang在此基础上又提出了Irrgang膝关节疗效调查日常活动能力评价系统，在评价指标上较之前有大幅扩展，因此对膝关节功能的评价更为全面。

### （二）评分方法

Irrgang膝关节评分适用于膝关节存在病变并在体育活动中产生病状和活动受限的运动员。病人根据最近1~2个月的膝关节状况选出问卷中最能说明其症状和膝关节功能丧失的答案。Irrgang膝关节评分的指标包括症状和膝关节功能丧失两大项，共10个指标；每个指标的最高分为10分（具体评分标准见表7-85）。该评分的总分为10个指标得分的总和，总分值越高，膝关节功能越好，满分为100分，无等级评价标准。

### （三）示例

某病人在体育运动中发生膝关节损伤，就诊后临床医师以Irrgang膝关节运动评分评价该病人膝关节运动功能。例如，询问病人膝关节疼痛影响体育活动的程度，病人认为膝关节疼痛严重影响活动，则得分为2分。该病人膝关节无研磨感和擦响，则得分为10分，其余问题依此类推，计算各部分得分，症状部分与体育运动中的功能丧失部分得分总和即为本次Irrgang膝关节运动评分，如症状部分为48分，功能丧失部分为30分，则本次评分总分为78分。本评分满分为100分，无具体的优良等级评价。

**表7-85　Irrgang膝关节评分的项目指标和评分标准**

| 项目指标 | 评分 |
| --- | --- |
| A.症状 | |
| Ⅰ.您的膝关节疼痛影响体育活动到何种程度 | |
| 　膝关节从来不痛 | 10 |
| 　膝痛不影响我的活动 | 8 |
| 　轻度影响我的活动 | 6 |
| 　中度影响我的活动 | 4 |
| 　严重影响我的活动 | 2 |
| 　使我不能从事任何体育活动 | 0 |
| Ⅱ.您膝部的研磨感和擦响影响您的体育活动到何种程度 | |
| 　膝部从无研磨感和擦响 | 10 |
| 　膝部研磨感和擦响不影响我的活动 | 8 |
| 　轻度影响我的活动 | 6 |
| 　中度影响我的活动 | 4 |
| 　严重影响我的活动 | 2 |
| 　使我不能从事任何体育活动 | 0 |
| Ⅲ.您的膝部僵硬影响您的体育活动到何种程度 | |
| 　膝部从不僵硬 | 10 |
| 　我的膝部僵硬不影响我的活动 | 8 |
| 　轻度影响我的活动 | 6 |
| 　中度影响我的活动 | 4 |
| 　重度影响我的活动 | 2 |
| 　使我不能从事任何体育活动 | 0 |
| Ⅳ.您的膝部肿胀影响您的体育活动到何种程度 | |
| 　膝部从不肿胀 | 10 |
| 　我的膝部肿胀不影响我的活动 | 8 |
| 　轻度影响我的活动 | 6 |
| 　中度影响我的活动 | 4 |
| 　重度影响我的活动 | 2 |
| 　使我不能从事任何体育活动 | 0 |
| Ⅴ.您的膝部不完全性打软腿或不稳定影响您的体育活动到何种程度 | |
| 　膝部无不完全性打软腿或不稳定 | 10 |
| 　不影响我的活动 | 8 |
| 　轻度影响我的活动 | 6 |
| 　中度影响我的活动 | 4 |
| 　重度影响我的活动 | 2 |
| 　使我不能从事任何体育活动 | 0 |
| Ⅵ.您的膝部完全性打软腿或绞锁现象影响您的体育活动到何种程度 | |
| 　膝部无这些症状 | 10 |
| 　膝部的绞锁不影响我的活动 | 8 |
| 　轻度影响我的活动 | 6 |
| 　中度影响我的活动 | 4 |
| 　重度影响我的活动 | 2 |
| 　使我不能从事任何体育活动 | 0 |

续表

| 项目指标 | 评分 |
|---|---|
| B.您体育活动中的功能丧失 | |
| Ⅰ.您的膝部如何影响您一直向前跑的能力 | |
| 能以全速向前跑而无任何限制 | 10 |
| 我的膝部有疼痛,但不影响我跑的能力 | 8 |
| 轻度影响我跑的能力 | 6 |
| 中度影响我跑的能力 | 4 |
| 重度影响我跑的能力 | 2 |
| 使我不能从事所有的体育活动 | 0 |
| Ⅱ.您的膝部如何影响您用患肢落地的能力 | |
| 能用患肢跳和落地而无任何限制 | 10 |
| 我的膝部有疼痛,但不影响我用患肢跳和落地 | 8 |
| 轻度影响 | 6 |
| 中度影响 | 4 |
| 重度影响 | 2 |
| 使我不能从事所有的体育活动 | 0 |
| Ⅲ.您的膝部如何影响您用患肢急停和迅速再起跑的能力 | |
| 能这样做无任何限制 | 10 |
| 这样做时我的膝部有疼痛 | 8 |
| 轻度影响 | 6 |
| 中度影响 | 4 |
| 重度影响 | 2 |
| 使我不能从事所有的体育活动 | 0 |
| Ⅳ.您的膝部如何影响您用患肢切入和以患肢为轴旋转的能力 | |
| 用患肢进行这样的活动无任何限制 | 10 |
| 用患肢这样做时一般有疼痛,但不影响我这方面的能力 | 8 |
| 轻度影响 | 6 |
| 中度影响 | 4 |
| 重度影响 | 2 |
| 使我不能从事所有的体育活动 | 0 |

## (四)特点与意义

本评分系统适用于膝关节体育运动或活动受限的专业运动员,可以从伤后一段时间后开始使用评分,该评分分为症状及运动功能丧失两部分,症状部分关注膝关节的疼痛、研磨感、僵硬、肿胀、稳定性、交锁等对体育活动的影响程度;体育活动中的功能丧失部分关注跑、跳、急停、侧切等膝关节重负荷运动的受影响程度。本评分系统使用简便,能够较为精准地判断病人膝关节受伤后的症状情况及运动功能丢失,临床医师可以初步判断膝关节受伤程度。

## 十六、ARPEGE膝关节功能评分

### (一)概述

1983年Dejour报道了ARPEGE膝关节功能评分(Association pour la Recherche et la Promotion de l'Etude du Genou knee function score,ARPEGE)系统。该评分方法专门针对运动员的膝关节损伤后的功能进行了评估,将运动能力分为竞赛(competitive,C)、休闲(leisure,L)、活跃(active,A)及静坐(sedentary,S)四个级别。其能够有效地评价运动员在竞技状态下或者休闲时的运动能力,能够较全面地评价运动员的各项运动能力。

### (二)评分方法

ARPEGE膝关节功能评分中,将运动能力分为竞赛(competitive,C)、休闲(leisure,L)、活跃(active,A)及静坐(sedentary,S)四个级别。其中,"竞赛"指个人或组队有规律的参加竞赛,包括专业和业余运动;"休闲"指有规律地参加运动,但不参与竞赛;"活跃"指必要时能跑,但不参加运动;"静坐"指不能跑动或参与户外活动。每一级别中,对膝关节的功能和稳定性、活动度、疼痛和耐力三个方面分别记分(0～3分),每一个方面最多记9分(表7-86),如对某病人评估时,分

表7-86 ARPEGE膝关节功能评分的项目指标与评分标准

| 活动级别* | 项目指标 | | 评分 |
|---|---|---|---|
| 功能和稳定性 | | | |
| C、L | 可能的运动能力 | 转动和接触 | 3 |
| | | 转动但不能接触 | 2 |
| | | 负重但不转动 | 1 |
| | | 不负重 | 0 |
| C、L | 运动中的稳定性 | 正常 | 3 |
| | | 恐惧 | 2 |
| | | 偶尔打软腿 | 1 |
| | | 常打软腿 | 0 |
| C、L | 跑和跳 | 正常 | 3 |
| | | 转向时不稳定 | 2 |
| A | | 不能跳 | 1 |
| | | 不能跑 | 0 |
| A、S | 行走 | 正常 | 3 |
| | | 在不平的地面上偶然不稳定 | 2 |
| | | 在不平的地面上经常不稳定 | 1 |

续表

| 活动级别* | | 项目指标 | 评分 |
|---|---|---|---|
| A、S | 上楼 | 在平地上打软腿 | 0 |
| | | 正常 | 3 |
| | | 偶尔扶扶手 | 2 |
| | | 总要扶扶手 | 1 |
| | | 不能 | 0 |
| S | 手杖 | 不用 | 3 |
| | | 户外单手杖 | 2 |
| | | 室内单手杖 | 1 |
| | | 双手杖 | 0 |
| 膝关节的活动度 | | | |
| C、L、A、S | | 屈曲正常 | 9 |
| | | ≤130° | 8 |
| | | ≤110° | 7 |
| | | ≤100° | 6 |
| | | ≤90° | 5 |
| | | ≤70° | 4 |
| | | ≤45° | 3 |
| | | 屈曲挛缩≤9° | -1 |
| | | 屈曲挛缩10°~19° | -2 |
| | | 屈曲挛缩≤20° | -3 |
| 疼痛和耐力 | | | |
| C、L | 运动时的耐力 | 无限制 | 3 |
| | | 运动后肿/痛 | 2 |
| | | 持续受限 | 1 |
| | | 即刻肿/痛 | 0 |
| C、L、A | 日常生活中有无渗出 | 从没有 | 3 |
| | | 偶尔 | 2 |
| | | 经常 | 1 |
| | | 持续性 | 0 |
| C、L、A、S | 日常生活中的疼痛 | 无 | 3 |
| | | 中度、偶尔 | 2 |
| | | 间断、严重 | 1 |
| | | 整天 | 0 |
| A、S | 行走距离 | 无限制 | 3 |
| | | >1500m | 2 |
| | | <1500m | 1 |
| | | 室内（不能买东西） | 0 |
| S | 从椅子上站起 | 正常 | 3 |
| | | 需要一只手撑 | 2 |
| | | 需要两只手撑 | 1 |
| | | 不能 | 0 |

*C：竞赛；L：休闲；A：活跃；S：静坐。

别对这三个方面进行评估，根据病人的运动能力，如病人为竞赛（C）运动，则只在包含C的选项中评分，该表中C、L、A、S每项总分最多9分，因此每一方面最多记9分。该评分的总分为这三个方面记分的总和。即：

ARPEGE膝关节功能评分=功能和稳定性评分+活动度评分+疼痛和耐力评分

ARPEGE膝关节功能评分的总分最多为27分。依据其总分值，将膝关节功能分为优、良、差、可四个等级：优，大于25分；良，22~24分；可，16~21分；差，<16分。

**（三）示例**

某病人在体育运动中发生膝关节损伤，就诊后临床医师以ARPEGE膝关节功能评分系统评价该病人膝关节运动功能。例如，询问病人在竞技和休闲状态下膝关节功能及稳定性情况，如跑跳动作是否正常或转向时不稳定，记3分或2分。病人静息状态下如不需使用手杖，记3分。

该病人最终得分23分，则评价为良。

**（四）特点与意义**

本评分是专门针对运动员的膝关节进行的评分，针对病人在四种不同情况下的运动能力，包括了竞赛、休闲、活跃、静坐等方面，覆盖内容广泛，能够有效地评价运动员在竞技状态下或者休闲时的运动能力，层次分明，针对明确，能够全面地评价运动员的各项运动能力，作为专业运动员的膝关节功能评价系统较为适宜。

## 十七、Irrgang膝关节日常活动能力评分

**（一）概述**

Irrgang 1998 年提出Irrgang膝关节日常活动能力评分（Irrgang knee outcome survey activities of daily living scale，IKSA）的调查问卷，旨在对各种膝关节周围疾病病人日常活动时膝关节症状和活动限制状况进行评估，并不针对某一特定疾病，如膝关节骨性关节炎和韧带损伤等。

**（二）评分方法**

Irrgang膝关节日常活动能力评分为问卷式调查评分方法，该调查问卷包含病人症状（前7项）和日常活动能力的功能受限（后10项）两部分（表7-87），共17个问题，对每个项目进行评分，Irrgang膝关节日常活动能力评分的总分为这17项问题得分的总和，满分为100分。

**表7-87 Irrgang膝关节日常活动能力评分的
项目和评分标准**

续表

| 项目 | 评分 |
|---|---|
| 1.您膝部的疼痛影响日常活动水平到何种程度 | |
| 我膝部从不疼痛 | 5 |
| 我膝部疼痛，但不影响我的日常活动 | 4 |
| 疼痛轻度影响我的日常活动 | 3 |
| 疼痛中度影响我的日常活动 | 2 |
| 疼痛重度影响我的日常活动 | 1 |
| 我膝部的疼痛使我不能从事所有的日常活动 | 0 |
| 2.您膝部的摩擦影响日常活动水平到何种程度 | |
| 我膝部从不摩擦 | 5 |
| 我膝部摩擦，但不影响我的日常活动 | 4 |
| 摩擦轻度影响我的日常活动 | 3 |
| 摩擦中度影响我的日常活动 | 2 |
| 摩擦重度影响我的日常活动 | 1 |
| 我膝部的摩擦使我不能从事所有的日常活动 | 0 |
| 3.您膝部僵硬影响日常活动水平到何种程度 | |
| 我膝部从不僵硬 | 5 |
| 我膝部僵硬，但不影响我的日常活动 | 4 |
| 僵硬轻度影响我的日常活动 | 3 |
| 僵硬中度影响我的日常活动 | 2 |
| 僵硬重度影响我的日常活动 | 1 |
| 我膝部的僵硬使我不能从事所有的日常活动 | 0 |
| 4.您膝部的肿胀影响日常活动水平到何种程度 | |
| 我膝部从不肿胀 | 5 |
| 我膝部肿胀，但不影响我的日常活动 | 4 |
| 肿胀轻度影响我的日常活动 | 3 |
| 肿胀中度影响我的日常活动 | 2 |
| 肿胀重度影响我的日常活动 | 1 |
| 我膝部的肿胀使我不能从事所有的日常活动 | 0 |
| 5.您膝部的滑动影响日常活动水平到何种程度 | |
| 我膝部从不滑动 | 5 |
| 我膝部滑动，但不影响我的日常活动 | 4 |
| 滑动轻度影响我的日常活动 | 3 |
| 滑动中度影响我的日常活动 | 2 |
| 滑动重度影响我的日常活动 | 1 |
| 膝部的滑动使我不能从事所有的日常活动 | 0 |
| 6.您膝部的绞锁影响日常活动水平到何种程度 | |
| 我膝部从不绞锁 | 5 |
| 我膝部绞锁，但不影响我的日常活动 | 4 |
| 绞锁轻度影响我的日常活动 | 3 |

| 项目 | 评分 |
|---|---|
| 绞锁中度影响我的日常活动 | 2 |
| 绞锁重度影响我的日常活动 | 1 |
| 我膝部的绞锁使我不能从事所有的日常活动 | 0 |
| 7.您腿部的无力影响日常活动水平到何种程度 | |
| 我腿部从没感到无力 | 5 |
| 我腿部感到无力，但不影响我的日常活动 | 4 |
| 无力轻度影响我的日常活动 | 3 |
| 无力中度影响我的日常活动 | 2 |
| 无力重度影响我的日常活动 | 1 |
| 我腿部的无力使我不能从事所有的日常活动 | 0 |
| 8.您的膝部对您的行走能力影响有多大 | |
| 我的膝部对我的行走能力没有影响 | 5 |
| 我行走时膝部有疼痛，但不影响我的行走 | 4 |
| 我的膝部使我的行走不能超过1英里（1英里=1609m） | 3 |
| 我的膝部使我的行走不能超过半英里 | 2 |
| 我的膝部使我的行走不能超过一个街区 | 1 |
| 我的膝部使我不能行走 | 0 |
| 9.因为您的膝部，您行走用双拐或单手杖吗 | |
| 我可以不用拐杖行走 | 3 |
| 有时候，我的膝部使我需要用单拐或单手杖行走 | 2 |
| 我的膝部使我用双拐行走 | 1 |
| 我的膝部使我用双拐不能行走 | 0 |
| 10.您行走时，膝部会导致您跛行吗 | |
| 我可以行走，而没有跛行 | 2 |
| 有时候行走时跛行 | 1 |
| 因为膝部，只要行走就出现跛行 | 0 |
| 11.您的膝部对您的上楼能力影响有多大 | |
| 我的膝部对我的上楼能力没有影响 | 5 |
| 我上楼时膝部有疼痛，但不影响我的行走能力 | 4 |
| 我能正常上楼，但需要依靠楼梯扶手 | 3 |
| 我能使用扶手，一步一蹬地上楼 | 2 |
| 我能使用双拐或单手杖上楼 | 1 |
| 我不能上楼 | 0 |
| 12.您的膝部对您的下楼能力影响有多大 | |
| 我的膝部对我的下楼能力没有影响 | 5 |
| 我下楼时膝部有疼痛，但不影响我的行走能力 | 4 |
| 我能正常下楼，但需要依靠楼梯扶手 | 3 |
| 我能使用扶手，一步一蹬地下楼 | 2 |
| 我能使用双拐或单手杖下楼 | 1 |

续表

| 项目 | 评分 |
|---|---|
| 我不能下楼 | 0 |
| **13.您的膝部对您的站立能力影响有多大** | |
| 我的膝部对我的站立能力没有影响，我可以没有时间限制地站立 | 5 |
| 我站立时膝部有疼痛，但不影响我的行走能力 | 4 |
| 我的膝部使我站立不能超过1小时 | 3 |
| 我的膝部使我站立不能超过半小时 | 2 |
| 我的膝部使我站立不能超过10分钟 | 1 |
| 我的膝部使我不能站立 | 0 |
| **14.您的膝部对您的前跪能力影响有多大** | |
| 我的膝部对我的前跪能力没有影响，我可以没有时间限制地跪着 | 5 |
| 我前跪时膝部有疼痛，但不影响我的前跪能力 | 4 |
| 我的膝部使我前跪不能超过1小时 | 3 |
| 我的膝部使我前跪不能超过半小时 | 2 |
| 我的膝部使我前跪不能超过10分钟 | 1 |
| 我的膝部使我不能前跪 | 0 |
| **15.您的膝部对您的下蹲能力影响有多大** | |
| 我的膝部对我的下蹲能力没有影响，我可以完全下蹲 | 5 |
| 我下蹲时膝部有疼痛，但不影响我的下蹲 | 4 |
| 我的膝部使我下蹲不能超过3/4 | 3 |
| 我的膝部使我下蹲不能超过1/2 | 2 |
| 我的膝部使我下蹲不能超过1/4 | 1 |
| 我的膝部使我不能下蹲 | 0 |
| **16.您的膝部对您的屈膝坐立能力影响有多大** | |
| 我的膝部对我的屈膝坐立能力没有影响，我可以没有时间限制地屈膝坐立 | 5 |
| 我前跪时膝部有疼痛，但不影响我的屈膝坐立能力 | 4 |
| 我的膝部使我屈膝坐立不能超过1小时 | 3 |
| 我的膝部使我屈膝坐立不能超过半小时 | 2 |
| 我的膝部使我屈膝坐立不能超过10分钟 | 1 |
| 我的膝部使我不能屈膝坐立 | 0 |
| **17.您的膝部对您从椅子上站起的能力影响有多大** | |
| 我的膝部对我从椅子上站起能力没有影响 | 5 |
| 我坐位站起时膝部有疼痛，但不影响我的坐位站起能力 | 4 |
| 因为我的膝部，我只能依靠手臂的帮助从椅子上站起 | 2 |
| 因为我的膝部，我不能从椅子上站起 | 0 |

通过分别在治疗前和治疗后1周、4周、8周共进行四次调查，均由病人自主填写完成。

**（三）示例**

某病人存在膝关节疾患时，临床医师为评估该病人的日常活动能力，可以使用该表，病人根据自身实际情况，以自选自填的形式来评价自身的膝关节活动能力，如病人自我感觉膝关节的疼痛严重影响日常生活，则记1分，膝关节的肿胀轻度影响日常生活，则记3分，其余各项均可直接评价记分，最终总计分数并分别在治疗前和治疗后1周、4周、8周进行四次调查。

假如病人第1周得分68分，治疗后得分为70分、72分、80分，证明该病人膝关节日常功能恢复改善，接受治疗有意义。

**（四）特点与意义**

该评分作为膝关节疾患病人的日常生活能力的评价系统，选项简单明了，使用过程方便，且病人自选的问卷方式准确性高，能够排除临床医师主观干扰，在一定程度上能够表明病人的膝关节日常生活能力恢复满意度，且该评分需要多次评价，结合四次评价结果可以了解病人膝关节恢复的曲线趋势，直观地表现病人经治疗后的改善情况。该评分在临床上使用方便、简单、准确性高。

## 十八、通用膝关节损伤病人的疗效评分

**（一）概述**

通用膝关节损伤病人的疗效评分（the curative effect of patients with general knee injuries score）系统适用于一般的膝关节损伤病人，评价指标包含疼痛、膝关节活动范围、主动伸展活动、内外翻畸形、步行能力和日常生活活动等，满分100分。

**（二）评分方法**

膝关节损伤病人的疗效评分指标包括疼痛、膝关节活动范围、主动伸展活动、内外翻畸形、步行能力、日常生活活动和关节积液等，其总分为前6项指标得分的总和，关节积液项目只记录"+"。总评分满分为100分（表7-88）。

依据总分值，可将膝关节功能进行分级：100分为完全正常；优，91～99分；良，75～90分；可，50～74分；差，＜49分。

**（三）示例**

如某膝关节损伤病人就诊后，临床医师选用该评分系统询问病人各项活动能力，并根据描述记分，如病人轻度疼痛，记25分，关节活动范围为

表7-88　通用膝关节损伤病人的疗效评分的指标与评分标准

| 指标 | 描述内容 | 评分 |
|---|---|---|
| 1.疼痛 | 无痛：日常生活活动无痛，可有疲劳感或沉重感 | 30 |
| | 轻痛：各种活动开始时和长距离步行时有轻度疼痛 | 25 |
| | 中度疼痛：步行时常有疼痛，休息后缓解 | 15 |
| | 重度疼痛：负重和各种活动时均有强烈的疼痛，安静时减轻，但不消失 | 5 |
| | 极度疼痛：各种活动时和安静时均有强烈的和持续的疼痛 | 0 |
| 2.关节活动范围 | 120°以上，可以盘腿坐在地板上 | 20 |
| | 90°～110°，可以上下楼，可从椅子上坐起 | 15 |
| | 60°～89°，可平地步行 | 10 |
| | 30°～59°，可从地板上拾起物品 | 5 |
| | 0°～29°，可上下高度5cm的台阶 | 0 |
| 3.主动伸展活动 | 几乎无：受限仅0～10° | 10 |
| | 轻度：受限范围为11°～30° | 5 |
| | 高度：受限范围大于31° | 0 |
| 4.内外翻畸形 | 无 | 10 |
| | 轻度：15°以下 | 5 |
| | 重度：16°以上 | 0 |
| 5.步行能力 | 正常：在日常生活活动中步行无障碍，也可以快走 | 20 |
| | 轻度障碍：有必要时可以在街上走500～1000m | 15 |
| | 中度障碍：虽然有必要也不能走500m以上，日常活动限于自己家的周围 | 10 |
| | 重度障碍：勉强行走，但限于室内活动 | 5 |
| | 不能行走：在室内也不能行走 | 0 |
| 6.日常生活活动<br>（每一项按标准记分：无困难2分，有困难1分，不能进行0分） | 从轮椅站起，如需支撑属有困难<br>上楼梯，如需扶手属有困难<br>下楼梯，如需扶手属有困难<br>立正站，如需依靠属有困难 | |
| 7.关节积液<br>（该项只用正负号记录，不记分） | 重度：++<br>中度：+<br>轻度：±<br>无 | |

100°，则记15分，其他内容根据实际情况记分，最终得分81分，根据该评分系统的分级标准，评价为良。

（四）特点与意义

该评分系统涵盖内容较为全面直接，包含了常规病人的疼痛、关节活动范围、主动伸展运动、内外翻畸形、步行能力、日常生活活动、关节积液等内容，结合了病人主观感受和临床医师的判断，能够准确地了解膝关节损伤病人的实际情况，通过治疗前后的评分对比，可以获知病人膝关节恢复情况和治疗的有效程度。

## 十九、Blackburne–Peel评分

（一）概述

Blackburne–Peel评分（Blackburne–Peel score，BPS）是由Blackburne和Peel于1977年提出的胫骨近端截骨治疗成人膝反屈的评分标准。该评分系统由Iecuire方案发展而来。该评分方法分别通过影像学评分和病人功能评分及两者结合的评分，从多个角度评价病人治疗后的膝关节情况，既可从临床医师角度观察影像结果，亦可从病人角度观察功能情况。其评分的针对性强，临床实用度高。

按功能结果均分为优、良、可、差四个等级。解剖学（放射学）结果根据矫正角度、胫骨平台倾斜角度（RT角）和平台高度进行评价。而功能结果则根据评价来确定。

该评价系统结合了结果两大部分，可以从影像学和功能恢复双重角度且作为成人膝反屈的专项评价系统，专门用于该类病人。

**（二）评分方法**

Blackburne-Peel评分系统分别对胫骨近端截骨治疗成人膝反屈的解剖学（放射学）指标和功能指标进行评分。其中，解剖学（放射学）指标包括总后屈畸形（RG角）、胫骨平台倾斜角度（RT角）和髌骨高度比（$A : B$）三个项目，这三个项目的总和即为解剖学评分（表7-89），最高分为100分；功能指标包括疼痛、不稳定、活动范围、股四头肌肌力、运动能力和病人对功能的评价等六项指标（表7-89），功能评分为这六项指标得分的总和，最高分为100分。综合评分为解剖学评分和功能评分之和，最高分为200分。即：

解剖学评分=总后屈畸形（RG角）分值+胫骨平台倾斜角度（RT角）分值+髌骨高度比（$A : B$）分值

功能评分=疼痛分值+不稳定分值+活动范围分值+股四头肌肌力分值+运动能力分值+病人对功能的评价分值

综合评分=解剖学评分+功能评分

依据评分值的分级标准分为：

（1）解剖学评价：优，90分或100分；良，70分或80分；可，40分～60分；差，＜40分。

（2）功能评价：优，85～100分；良，60～80分；可，40～55分；差，＜40分。

（3）综合评价：优，175～200分；良，130～170分；可，80～125分；差，＜80分。

**（三）示例**

某膝反屈病人经胫骨近端截骨治疗后，使用该评分系统时需行影像学检查，分别测量总后屈畸形（RG角）、RT角、髌骨高度比，根据测量结果，评估记分，假如该病人解剖学得分85分，认为影像学结果良好。再根据病人功能结果记分，如得分为75分，评定分级为良。最终根据影像学和功能结果总分评定分级，该病人总分160分，总评级为良。

**（四）特点与意义**

该评价系统结合了影像学及病人功能结果两大

表7-89 Blackburne-Peel评分系统的指标和评分标准

| 指标 | 评分 |
| --- | --- |
| 解剖学（放射学）评分 | |
| 　总后屈畸形（RG角） | |
| 　　0～3° | 40 |
| 　　4°～6° | 30 |
| 　　7°～9° | 20 |
| 　　10°～12° | 10 |
| 　　＞13° | 0 |
| 　RT角 | |
| 　　92°～100° | 30 |
| 　　88°～91°或101°～104° | 20 |
| 　　84°～87°或105°～108° | 10 |
| 　　＜84°或＞108° | 0 |
| 　髌骨高度比（$A : B$） | |
| 　　0.66～0.94 | 30 |
| 　　0.51～0.65或0.95～1.09 | 20 |
| 　　0.36～0.50或1.10～1.24 | 10 |
| 　　＜0.36或1.24 | 0 |
| 功能评分 | |
| 　疼痛 | |
| 　　无 | 20 |
| 　　轻微 | 10 |
| 　　轻度 | 5 |
| 　　重度 | 0 |
| 　不稳定 | |
| 　　无 | 20 |
| 　　轻微或轻度 | 5 |
| 　　重度 | 0 |
| 　活动范围 | |
| 　　完全 | 20 |
| 　　减少1°～20° | 10 |
| 　　减少＞20° | 0 |
| 　股四头肌肌力 | |
| 　　无 | 15 |
| 　　轻微 | 10 |
| 　　轻度 | 5 |
| 　　重度 | 0 |
| 　运动能力 | |
| 　　是 | 10 |
| 　　否 | 0 |
| 　病人对结果的评价 | |
| 　　优 | 15 |
| 　　良 | 10 |
| 　　可 | 5 |
| 　　差 | 0 |

注：RG角为后屈的角度，RT角为胫骨平台的后倾角度。髌骨高度比（$A : B$）在侧位上根据Blackburne和Peel技术确定。$A$为从关节面的远端骨性边缘到胫骨平台骨性线的垂直距离，$B$为髌骨的骨性关节面的长度。

部分，可以从影像学和功能恢复双重角度评价病人治疗后的膝关节情况，既可从临床医师角度观察影像结果，亦可从病人角度观察功能情况。且该评价系统作为成人膝反屈的专项评价系统，专门适用于该类病人，针对性强，临床实用度高。

## 二十、国际膝关节评分委员会评分

### （一）概述

膝关节损伤一直以来都是外科医师关注的重要问题之一，其韧带损伤占很大比例，膝关节韧带损伤直接影响病人膝关节的稳定及运动能力，从20世纪以来，关于膝关节韧带损伤的评分标准层出不穷，但是目前还没有一个完全统一的金标准。虽然对于膝关节评分方法各有不同，但无论哪种评分方法，其可靠性、有效性及敏感性都是其最主要的三个方面。

由于对韧带损伤病理改变的评估缺乏标准的术语命名法和评分系统，1987年由欧洲ESSKA（European Society of Sports Traumatology, Knee Surgery and Arthroscopy）和美国AOSSM（American Orthopaedic Society of Sports Medicine）的一些运动医学及骨科医师成立了国际膝关节评分委员会（International Knee Documentation Committee, IKDC），北美成员11名、欧洲成员11名。经过6年的商讨和研究，IKDC于1993年发表了IKDC评分（international knee documentation committee score, IKDCS）系统。该评分系统包括两部分，第一部分为病人一般情况，简单病史、诊断、活动水平等；第二部分为问题评估，分为病人自我评估、症状、活动度、韧带检查、关节摩擦感、韧带供区问题、X线表现和单腿跳功能测试共8项，每项分4个等级。该系统的优点是很大程度地避免了高分部分对低分部分的掩盖。

IKDC每隔几年组织一次会议，推进和规范膝关节疾病相关文献和评价标准中术语的使用，同时对IKDC评分系统进行改进，试图提高其对膝关节测量的有效性和可靠性。1997年3月，来自北美和欧洲的IKDC的主要委员集会对IKDC韧带评估表进行了修订。新版IKDC 2000包括3个部分，人口学信息部分参考AAOS的MODEMS（musculoskeletal outcomes data evaluation and management systems）问卷制订，包括年龄、性别、种族、学历等。新的主观评分系统包含了对全身健康状况的问卷调查，从新的角度对膝关节韧带进行评估。经过1993年、1994年、1997年、2000年4次修改，形成了比较成熟和完善的一套以评估膝关节相关韧带和软骨损伤及膝关节镜手术为特点的评分系统。

IKDC评分可运用于各种条件的膝关节，针对膝关节的症状、功能和体育活动适应能力等进行评估，有助于不同膝关节疾病组间对比，并能评估膝关节的多种疾病，对于韧带损伤、缺损的评估最可靠。

### （二）评分方法

目前广泛使用的是IKDC 2000评分量表，该表由膝关节评估10条项目和膝关节韧带检查8条项目组成，内容包含关节疼痛、运动水平和日常活动能力。其评分量表包括一个膝关节检查表（表7-90）及一个膝关节主观评价表（表7-91），其中表7-90主要反映评价膝关节韧带损伤的各项客观指标，表7-91的目的是评估膝关节在不同损伤状态下的症状、功能和运动能力。具体评分方法：表7-90根据病人损伤分组判定最差组级后决定了急性和亚急性病人的最终评估；表7-91分别将10组得分相加，总分/87×100（百分制）。

### （三）示例

示例1：如某膝关节损伤病人就诊后，临床医师选用该评分系统，根据实际情况记分，最终判定组级为D，则评定为急性或亚急性。

示例2：某病人存在膝关节疾患时，临床医师为评估该病人的日常活动能力，可以使用该表，病人根据自身实际情况，以自选自填形式，评价自身的膝关节活动能力，如病人不产生膝关节疼痛的情况下最大可中度运动，则记2分，最大可轻度运动，则记1分，其余各项均根据病人实际情况真实评价记分，最终将各项分数相加，总评分＝总分/87×100。

### （四）特点与意义

IKDC膝关节主观评估表的设计目的是评估膝关节在不同损伤状态下的症状、功能和运动能力，如当关节韧带和半月板发生撕裂、软骨损伤或伴有髌股关节病时。修订版IKDC评分分为膝关节症状、运动能力和功能评分三部分，适用于对正常膝关节、损伤后、手术前和手术后膝关节情况进行评估，具有很好的有效性和可靠性，已为学者广泛接受和应用。

对于慢性韧带损伤病人，同时记录损伤前和治疗前的活动水平非常重要。例如，一例有5年前交

**表7-90　IKDC 2000膝关节检查表**

姓名：　　　　性别：□男□女　年龄：　　　住院号/门诊号：　　　　　检查日期：

膝关节松紧度：　　　□紧张　　　　□正常　　　　　□松弛

膝关节力线：　　　　□明显内翻　　□正常　　　　　□明显外翻

髌骨位置：　　　　　□明显低位　　□正常　　　　　□明显高位

髌股半脱位/脱位：□中心位　　　□半脱位可能　　□半脱位　　　　□脱位

活动范围（伸／屈）患侧：被动＿＿＿＿／＿＿＿＿／＿＿＿＿主动＿＿＿＿／＿＿＿＿／＿＿＿＿

健侧：被动＿＿＿＿／＿＿＿＿／＿＿＿＿主动＿＿＿＿／＿＿＿＿／＿＿＿＿

（例如，过伸10°、屈曲150°，记为10/0/150；屈曲10°～150°记为0/10/150）

| 七组 | 四级 | | | | 组级*ABCD |
|---|---|---|---|---|---|
| | A.正常 | B.接近正常 | C.异常 | D.严重异常 | |
| 1.渗出 | 无 | 轻度（＜25ml） | 中度（25～60ml） | 重度（＞60ml） | |
| 2.被动活动受限 | | | | | |
| 　伸膝受限 | ＜3° | 3°～5° | 6°～10° | ＞10° | |
| 　屈膝受限 | 0～5° | 6°～15° | 16°～25° | ＞25° | |
| 3.韧带检查 | | | | | |
| 　Lachmen（屈膝25°）手动检查 | -1～2mm | 3～5mm（1+） | 6～10mm（2+） | ＞10mm（3+） | |
| 　前向抵抗 | 很强 | 稍弱 | 弱 | 很弱 | |
| 　后抽屉试验（屈70°） | 0～2mm | 3～5mm | 6～10mm | ＞10mm | |
| 　内侧开口感（屈20°外翻试验） | 0～2mm | 3～5mm | 6～10mm | ＞10mm | |
| 　外侧开口感（屈20°内翻试验） | 0～2mm | 3～5mm | 6～10mm | ＞10mm | |
| 　外旋试验（俯卧屈30°胫骨外旋） | ＜5° | 6°～10° | 11°～19° | ＞20° | |
| 　外旋试验（俯卧屈90°胫骨外旋） | ＜5° | 6°～10° | 11°～19° | ＞20° | |
| 　轴移试验（Pivot shift） | 相等 | 摆动+ | 摆动++ | 摆动+++ | |
| 　反轴移试验 | 相等 | 摆动+ | 摆动++ | 显著地摆动 | |
| 4.间室检查 | | | | | |
| 　髌股关节摩擦 | 无 | 中度 | 摩擦伴轻痛 | ＞摩擦伴轻痛 | |
| 　内侧间室摩擦 | 无 | 中度 | 摩擦伴轻痛 | ＞摩擦伴轻痛 | |
| 　外侧间室摩擦 | 无 | 中度 | 摩擦伴轻痛 | ＞摩擦伴轻痛 | |
| 5.取骨区病变 | 无 | 轻度 | 中度 | 严重 | |
| 6.X线检查结果 | | | | | |
| 　内侧关节间隙 | 无 | 轻度（刚狭窄） | 中度（狭窄50%） | 严重（＞50%） | |
| 　外侧关节间隙 | 无 | 轻度（刚狭窄） | 中度（狭窄50%） | 严重（＞50%） | |
| 　髌股关节间隙 | 无 | 轻度（刚狭窄） | 中度（狭窄50%） | 严重（＞50%） | |
| 7.功能检查 | ≥90 | 89%～76% | 75%～50% | ＜50% | |
| 　单腿跳（对侧的百分比） | | | | | |
| **最终评估 | | | | | |

*组级：组内最低的级别决定了组级。

**最终评估：最差的组级决定了急性和亚急性的病人的最终评估。慢性病人需要比较术前和术后的情况。最终评估中只需要凭借前3组，但所有组的数据都要填写。

表7-91　IKDC 2000 评分系统——膝关节主观评价

填表日期 _____ 年 _____ 月 _____ 日

姓　　名 _____　性别 _____　　住院号 _____

（1）您在不产生膝关节疼痛的情况下，最大活动量有多大（在相应的分数上打对勾）

　　　4 运动量非常大，如篮球或足球的跳跃或旋转

　　　3 运动量较大，如重体力劳动、滑雪或网球

　　　2 中度的运动，如中体力劳动、赛跑或慢跑

　　　1 轻度的运动，如步行、家务或园艺

　　　0 因膝痛而不能从事上述任何一种活动

（2）在最近 4 周内，或从受伤时开始，疼痛发生的频率如何

　　　　　　　　　　10　9　8　7　6　5　4　3　2　1　0

　　从来没有　□　□　□　□　□　□　□　□　□　□　□　经常

（3）如果您有疼痛，严重疼痛程度怎么样？

　　　　　　　　　　10　9　8　7　6　5　4　3　2　1　0

　　　不痛　□　□　□　□　□　□　□　□　□　□　□　可想象的最痛

（4）在最近 4 周内，或从受伤开始，膝关节僵硬或肿胀的程度如何

　　　4 没有　3 轻度　2 中度　1 较重　0 非常重

（5）膝关节无明显肿胀的情况下，您能进行的最大程度的活动是

　　　4 运动量非常大，如篮球或足球的跳跃或旋转

　　　3 运动量较大，如重体力劳动、滑雪或网球

　　　2 中度的运动，如中体力劳动、赛跑或慢跑

　　　1 轻度的运动，如步行、家务或园艺

　　　0 因膝痛而不能从事上述任何一种活动

（6）在最近 4 周内，或从受伤时开始，您的膝关节是否出现过交锁

　　　0 是　　1 否

（7）您在膝关节发生明显酸软的情况下，能进行的最大程度的活动是

　　　4 运动量非常大，如篮球或足球的跳跃或旋转

　　　3 运动量较大，如重体力劳动、滑雪或网球

　　　2 中度的运动，如中体力劳动、赛跑或慢跑

　　　1 轻度的运动，如步行、家务或园艺

　　　0 因膝痛而不能从事上述任何一种活动

（8）您能有规律的参加的最大活动是

　　　4 运动量非常大，如篮球或足球的跳跃或旋转

　　　3 运动量较大，如重体力劳动、滑雪或网球

　　　2 中度的运动，如中体力劳动、赛跑或慢跑

　　　1 轻度的运动，如步行、家务或园艺

　　　0 因膝痛而不能从事上述任何一种活动

（9）对以下活动的影响达到何种程度

| | 活动项目 | 无困难 | 困难很小 | 中度困难 | 非常困难 | 不能完成 |
|---|---|---|---|---|---|---|
| a | 上楼 | 4 | 3 | 2 | 1 | 0 |
| b | 下楼 | 4 | 3 | 2 | 1 | 0 |
| c | 向前跪下 | 4 | 3 | 2 | 1 | 0 |
| d | 爬 | 4 | 3 | 2 | 1 | 0 |
| e | 弯膝坐下 | 4 | 3 | 2 | 1 | 0 |
| f | 从椅子上站起 | 4 | 3 | 2 | 1 | 0 |
| g | 向前直跑 | 4 | 3 | 2 | 1 | 0 |
| h | 用患腿跳跃后落地 | 4 | 3 | 2 | 1 | 0 |
| i | 急起急停 | 4 | 3 | 2 | 1 | 0 |

（10）以10分为满分,您如何评价自己的膝关节功能呢?10分表示正常良好的功能, 0分表示不能进行任何日常活动,包括体育活动。

受伤前你膝关节的功能:

日常活动 10 9 8 7 6 5 4 3 2 1 0 不能做

不受限 □ □ □ □ □ □ □ □ □ □ □ 日常活动

目前你膝关节的功能:

日常活动 10 9 8 7 6 5 4 3 2 1 0 不能做

不受限 □ □ □ □ □ □ □ □ □ □ □ 日常活动

注：共10题的分数计入总分。因此，表格总分应为87分，经换算后应为100分。

IKDC 2000 膝关节主观评分总分范围为0 ~ 87分

IKDC 评分 = 总分/87 × 100

叉韧带（anterior cruciate ligament，ACL）损伤病史的病人，损伤前参与 I 级活动，由于损伤的原因在治疗前已降至 III 级活动，治疗后病人能完成 II 级活动。对比损伤前情况，病人在活动水平上已有下降，但与术前相比已有提高，如只记录损伤前和治疗后的活动水平就不能反映提高的程度。

目前国际上公认KIDC对于韧带损伤特别是前交叉韧带损伤、缺损的评估有着比较高的可靠性、有效性和敏感性。Johnson等通过对膝关节运动致伤病人进行随访评价和分析后认为，IKDC评分对于ACL缺损及重建的病人评估有着较高的可靠性和有效性。Zarins则认为IKDC评分可运用于各种条件的膝关节，它并不是专门针对运动或膝关节不稳定的评分，而是全面评价了膝关节系统的主观症状和客观体征，有助于比较不同膝关节疾病。但是他同时指出，此评分的缺点是不能反映病人的基本生活环境。

国际膝关节文献委员会指出目前的KIDC评分还不是最完善的，他们的最终目标是设计出一个简单但又能精确反映各种膝关节功能紊乱，包括韧带损伤、髌股关节疾病、半月板疾病和骨关节炎的评估系统。

## 二十一、Lysholm 评分和改良 Lysholm 评分

### （一）概述

膝关节是人体很重要的结构之一，不同部位和程度的损伤表现出不同的临床症状，也不同程度地影响人们的功能活动。现代交通的日益发达及体育运动的普及，大大增加了成人膝关节损伤的发生率。随着运动医学的发展和人工关节置换效果的提高，膝关节疾病在骨科医师的临床工作中已上升到首位。膝关节生理功能障碍或发生病理性改变会严重影响日常生活，其损伤将直接影响病人生活质量，如何判断病人膝关节疾病的程度、评估治疗效果、比较不同治疗方法的优劣等问题长期困扰着膝关节外科医师。随着循证医学的深入，外科医师越来越重视临床数据的采集和分析研究。功能评分是一种方便有效的采集临床数据的方法，近几年由病人自我完成的关节功能结果越来越受到重视。损伤关节治疗修复后，科学、合理、准确的膝关节功能评估方法一直是关节外科研究的热点，尽管国际上各种评分系统纷繁复杂，但是迄今没有一个能在国际被广泛接受的金标准。

在1955年，O'Donoghue最早制订膝关术后结果评定标准，他的第一个膝关节韧带损伤评估系统是由病人回答的问卷。Slocum等在1968年首先介绍了膝关节旋转不稳定的概念，并用于膝关节的功能评估。Hughston等在1973年介绍了侧方应力试验检查侧副韧带损伤。1973年，Larson在其评分系统中引入了"跑"和"跳"等功能评估参数，为现代膝关节功能评价奠定了基础。1979年，Oretorp对其进行了改良，去除了其中四项内容，即膝关节内（外）翻、膝关节过伸、屈曲挛缩、髌骨异常等，最终剩余11个项目。

1982年，Lysholm和Gillquist对Larson评分系统做了重要改进后建立了一个以问卷形式为主的评分系统，即Lysholm评分（Lysholm score，LS）。Lysholm引入了"脱膝感（giving way）"和"不稳"等概念，将焦点集中于日常症状和运动能力，重点关注膝关节的稳定性。3年以后（1985年）Tegner和Lysholm对评分系统进行了修改，去掉了由医师测量的"肌肉萎缩"一项，并增加了"关节绞锁"一项，最终成为一个全部由主观评价组成的纯问

卷。由于使用简便，该评分系统被广泛应用。除韧带损伤外，其也被广泛运用于其他各种膝关节疾病，如半月板损伤、软骨退变或软化。

该标准的设计最初为了评价膝关节韧带损伤，后被广泛作为一种由软骨损伤的病人参与自我完成的评价措施而在外科研究中应用。此外，该标准仍适用于膝关节骨关节炎。该评分被证实能够将多种病理状态的功能及活动囊括其中。它严格符合测量的现代心理学标准，不受性别干扰，由治疗医师评定或病人自我完成均可。根据 Marx 等在 1999 年的研究中指出，Lysholm 评分对于膝关节韧带损伤评估的可靠性为 95%，敏感性为 90%。在关节镜和韧带损伤的文献中，Lysholm 评分的使用率明显高于其他评分。而且与其他评分相比，其结果不随时间推移而发生显著变化。Borsa 等在 1998 年的研究中表明，与倾向于运动活动的 Sinsinnati、KOS 等评分相比，Lysholm 评分更倾向于日常生活的活动，更贴近于普通大众生活。

### （二）评分方法

Lysholm 评分包括八个评分项目：行走 – 不稳、行走 – 疼痛、行走 – 肿胀、是否跛行、是否需支撑负重、爬楼梯、下蹲、大腿肌肉萎缩，相对于以前的评分引入了"脱膝感"和"不稳"等概念，脱膝感指病人自诉出现大腿与小腿分离，有膝关节错位感；不稳指病人行走或运动时感觉膝关节摇摆或松动的感觉，具体项目的评分标准见表 7–92。

改良 Lysholm 评分（modified Lysholm score，MLS）在原评分的基础上，去掉了由医师测量的"肌肉萎缩"一项，并增加了"关节绞锁"一项，最终成为一个全部由主观评价组成的纯问卷。修改后的 Lysholm 评分仍为百分制，包括跛行 5 分、挂拐 5 分、绞锁 15 分、不稳定 25 分、疼痛 25 分、肿胀 10 分、上楼梯 10 分和下蹲 5 分共八项（具体项目的评分标准见表 7–93）。改良 Lysholm 评分的总分为八个项目分值的总和，最高为 100 分，分值越高，膝关节功能越好。

### （三）示例

某老年病人入院时 Lysholm 评分系统检测结果如下：①日常生活中偶有腿软不稳；②激烈活动时轻微疼痛；③轻微跛行；④不需支撑物负重；⑤爬楼轻微困难；⑥无肿胀；⑦无关节绞锁；⑧下蹲稍有问题。则：

$$Lysholm 总分 = 各项对应分数之和 = 10+25+3+5+6+10+5+4=68 分$$

$$改良 Lysholm 总分 = 各项对应分数之和 = 10+20+3+5+6+10+6+5=65 分$$

### （四）特点与意义

Lysholm 评分是评价膝关节韧带损伤的条件特异性评分，它也被广泛地运用于其他各种膝关节疾病，如半月板损伤、软骨退变或软化。Lysholm 评分的可靠性、有效性和敏感性已被国际文献所证实，其中可靠性是指评估的可重复性；有效性是指评估内容、标准和评估编制的正确性；敏感性是指评估结果随着时间和治疗的变化程度。

从评分内容上看，跛行、交锁、疼痛、支持、不稳定、肿胀、上楼困难、下蹲受限都是膝关节相关韧带和半月板损伤及膝软骨疾病所出现的症状，Lyhsolm 评分简单、明了、直接、全面地评述了病人的局部功能，而且询问方式简便，占用病人时间短，不具有创伤性，易于被病人所接受。因此，在相关疾病的诊断和治疗过程中被运用较多也就不足为奇。

Lyhsolm 评分不仅能评价病人最重要的日常活动的功能感知，而且对于病人不同强度的运动功能等级也能做出初步评估。它通过数字式的评分和病人活动级别的联系，对于病人功能障碍的程度做出清晰的划分，从而使评估系统中每一个内容参数都能反映治疗过程。

近年来，关节镜诊疗作为诊断、治疗膝关节韧带、半月板及相关疾病的有效途径，由于其诊断明确、直观和治疗有效、微创、痛苦小，术后功能恢复良好、所留瘢痕小，其已被广大病人和临床医师所接受，并被广泛运用于临床，成为一种相当有效的方法。其相关指征与 Lyhsolm 评分的应用范围吻合。因此，Lysholm 评分对于关节镜术前、术后的相关评分已成为评价手术效果和临床效果的标准，在膝关节镜的相关文献中，Lysholm 评分所占比例为所有评分之首。

## 二十二、Larson 膝关节韧带损伤功能评分和改良 Larson 膝关节韧带损伤功能评分

### （一）概述

膝关节为人体最大的最复杂的关节，对人体的运动有着重要的意义。膝关节损伤不仅仅有骨性的损伤，更多的是其周围的软组织损伤，如半月板、韧带损伤等。韧带损伤后，其制导作用和限制作用遭到破坏，如未及时修复或修复不当，或在某组韧带失效后，其他韧带因长期慢性牵拉而继发松弛，

表 7-92 Lysholm 评分的指标与评分标准

| 项目 | 评分 | 项目 | 评分 |
|---|---|---|---|
| 行走-不稳（30分） | | 是否跛行（5分） | |
| 从无脱膝感 | 30 | 无 | 5 |
| 体育运动或其他剧烈运动中罕有不稳 | 25 | 轻微或偶尔 | 3 |
| 体育运动或其他剧烈运动中时有不稳 | 20 | 持续严重 | 0 |
| 因不稳而不能参加运动或其他剧烈活动 | 15 | 是否需支撑负重（5分） | |
| 日常生活中偶有发生 | 10 | 不需 | 5 |
| 日常生活中经常发生 | 5 | 需用手杖或拐杖 | 3 |
| 每步均不稳 | 0 | 不能负重 | 0 |
| 行走-疼痛（30分） | | 爬楼梯（10分） | |
| 无 | 30 | 无困难 | 10 |
| 剧烈活动时轻微疼痛 | 25 | 有轻微困难 | 6 |
| 膝脱感时有显著疼痛 | 20 | 一次只能上一级 | 2 |
| 剧烈活动中有显著疼痛 | 15 | 不能 | 0 |
| 每走2km或以上显著疼痛 | 10 | 下蹲（5分） | |
| 每走2km以内显著疼痛 | 5 | 没问题 | 5 |
| 持续疼痛 | 0 | 稍有问题 | 4 |
| 行走-肿胀（10分） | | 不能超过90° | 2 |
| 无 | 10 | 不能 | 0 |
| 脱膝后发生 | 7 | 大腿肌肉萎缩（5分） | |
| 剧烈活动发生 | 5 | 无 | 5 |
| 日常活动发生 | 2 | 1～2cm | 3 |
| 持续 | 0 | >2cm | 0 |

表 7-93 改良 Lysholm 评分的指标与评分标准

| 项目 | 评分 | 项目 | 评分 |
|---|---|---|---|
| 不稳（25分） | | 疼痛（25分） | |
| 从不打软 | 25 | 无 | 25 |
| 体育运动或其他剧烈运动中罕有不稳 | 20 | 剧烈活动时轻微疼痛 | 20 |
| 体育运动或其他剧烈运动中时有不稳 | 15 | 剧烈活动中有显著疼痛 | 15 |
| 日常生活中偶有发生 | 10 | 每走2km或以上显著疼痛 | 10 |
| 日常生活中经常发生 | 5 | 每走2km以内显著疼痛 | 5 |
| 每步均不稳 | 0 | 持续疼痛 | 0 |
| 是否跛行（5分） | | 是否需支撑物负重（5分） | |
| 无 | 5 | 不需 | 5 |
| 轻微或偶尔 | 3 | 需用手杖或拐杖 | 2 |
| 持续严重 | 0 | 不能负重 | 0 |
| 爬楼梯（10分） | | 肿胀（10分） | |
| 无困难 | 10 | 无 | 10 |
| 有轻微困难 | 6 | 剧烈活动发生 | 6 |
| 一次只能上一级 | 2 | 日常活动发生 | 2 |
| 不能 | 0 | 持续 | 0 |
| 关节绞锁 | | 下蹲（5分） | |
| 无 | 15 | 没问题 | 5 |
| 有卡的感觉但无绞锁 | 10 | 稍有问题 | 4 |
| 偶然发生绞锁 | 6 | 不能超过90° | 2 |
| 经常发生绞锁 | 2 | 不能 | 0 |
| 体检关节已绞锁 | 0 | | |

膝关节在某种运动状态时即可出现不稳定，严重影响病人的功能活动。当今社会，运动的普及及交通的日益发达，膝关节损伤越来越常见，与之相关的治疗及损伤评估方法也在不断发展，人们对膝关节韧带损伤越来越重视，这成为膝关节外科医师不容忽视的一个问题。

目前最早的膝关节评价标准为1955年由O'Donoghue制订的膝关节术后结果评定标准，第一个膝关节韧带损伤评估系统是由病人回答的问卷。O'Donoghue后来又发展了观察参数，加入了稳定性、关节活动度、功能恢复等参数。Slocum等在1968年首先介绍了膝关节旋转不稳定的概念，并用于膝关节的功能评估。

1973年，Larson在其建立的Larson膝关节韧带损伤功能评分（Larson knee ligament injury function score，LKLIFS）中引入了跑和跳等功能评估参数这些功能参数为现代膝关节功能评价奠定了基础。1979年Oretorp对其进行了改良，去除了其中四项内容，即膝关节内（外）翻、膝关节过伸、屈曲挛缩和髌骨异常等，最终剩余11个项目，即目前常用的改良Larson膝关节韧带损伤功能评分（modified Larson knee ligament injury function score，MLKLIFS）。现在运用的大多是改良后的Larson评分系统。

Larson评分系统当时设计时就是为了从功能、解剖、疼痛及活动范围四部分系统全面地评估膝关节的损伤功能情况，在韧带重建领域运用也比较广泛。

### （二）评分方法

Larson膝关节韧带损伤功能评分的评分项目包括功能、解剖、疼痛和活动度四个部分，并分别根据其情况记分（表7-94），膝关节韧带评分总分为所有项目指标的总和。

改良Larson膝关节韧带损伤功能评分包括功能（55分）、疼痛（30分）、体征（5分）和活动度（10分）四大项，有跛行、负重、爬楼、下蹲、行走、跑步、跳跃、疼痛、肿胀、肌肉萎缩和活动度等11个分项（表7-95）。改良Larson膝关节韧带损伤功能评分总分为所有项目指标的总和。

### （三）示例

某病人运动伤入院后检查示无跛行、无行走下蹲及上下楼梯困难，无须支撑，跑跳稍困难，无肿胀及肌肉萎缩，疼痛但不影响功能，膝关节活动度为110°。

改良Larson总分值=5+5+10+20+5+4+3+25+5+9=91分

### （四）特点意义

膝关节的稳定对人体运动功能十分重要，若其生理功能障碍或发生病理性的改变，会严重影响日常生活，其损伤将直接影响病人的生活质量。如何判断病人膝功能疾病的程度、评估治疗效果、比较不同治疗方法的优劣等问题长期困扰着膝关节外科医师。

改良Larson评分系统方法简单，易于掌握和使用，能全面系统地评估膝关节韧带损伤功能情况，有利于病人手术方案的选择及术后的随访评估，尤其是膝关节不稳定的病人，因此成为临床比较常用的膝关节韧带损伤评估方法之一。

目前，随着对病人的主体地位越来越重视，越来越多的评分倾向于使用基于病人的主观问卷方式。在问卷内容方面，疼痛和功能活动占主导地位，而肌力和关节活动度的评分逐渐减少，问题设置趋向于贴近关节的生活功用，也在一定程度上方便了病人对膝关节状况的自我评估。当然，这些发展变化是否合理则需要时间来进一步证实。由于临床工作中对于评分系统重视程度越来越高，评分系统的优化将是发展的必然趋势。

## 二十三、前交叉韧带重建Noyes评分

### （一）概述

膝关节是人体结构最复杂的关节之一，在运动过程中支撑着身体绝大部分体质量并承受着很大的惯性，极易导致损伤。前交叉韧带是人体膝关节中的重要联结结构，他起着稳定肢体、传递力的作用，但却十分容易损伤。虽然膝关节韧带损伤十分常见，但在20世纪80年代前却缺乏一个系统而准确的评分系统对膝关节前交叉韧带损伤进行一个准确的描述和记录。

1982年，Lysholm和Gillqui提出了评价膝关节韧带损伤的条件特异性评分，即Lysholm评分，它也被广泛地运用于其他各种膝关节疾病，如半月板损伤、软骨退变或软化。Lysholm评分对于膝关节韧带损伤评估具有可靠性、有效性和敏感性。在当时用于评价膝关节损伤的评分标准中，Lysholm评分因为其对于膝关节韧带损伤评估的高可靠性、敏感性，所以其在相关疾病的诊断和治疗过程中被较多地运用。

1983年，Noyes等在前人膝关节损伤的评分标

表7-94 Larson膝关节韧带评分的项目指标与评分标准

| 项目 | 评分 | 项目 | 评分 |
|---|---|---|---|
| 功能（50分） | | 解剖（10分） | |
| 跛行 | | 无畸形 | 5 |
| 无 | 5 | 先天内翻或外翻 | |
| 轻微 | 3 | 0～15° | 2 |
| 中度 | 1 | 15°～30° | 1 |
| 显著 | 0 | 超过30° | 0 |
| 支撑 | | 过伸 | |
| 无 | 5 | 无 | 1 |
| 手杖 | 3 | 超过5° | 0 |
| 拐杖 | 1 | 屈曲挛缩 | |
| 不能负重 | 0 | 无 | 1 |
| 活动（40分） | | 超过15° | 0 |
| 上下楼梯或斜坡 | | 髌骨异常 | |
| 无困难 | 18 | 无 | 1 |
| 稍困难 | 6 | 外移 | 0 |
| 一次一级 | 4 | 高位 | 0 |
| 不能 | 0 | 活动度增大 | 0 |
| 下蹲 | | 肌肉萎缩–大腿 | |
| 无困难 | 5 | 无 | 2 |
| 稍困难 | 4 | 小于1km | 1.5 |
| 中度受限（不过90°） | 3 | 1～3 km | 1 |
| 不能 | 0 | 3 km以上 | 0 |
| 行走 | | 肿胀（3分） | |
| 无受限 | 20 | 无 | 2 |
| 轻度受限 | 15 | 轻度或偶尔 | 1 |
| 中度受限 | 10 | 中度或经常 | 0.5 |
| 重度受限 | 5 | 明显或持续 | 0 |
| 不能行走 | 0 | 疼痛（30分） | |
| 跑步 | | 无 | 30 |
| 无困难 | 5 | 轻微 | 25 |
| 稍困难 | 4 | 轻度 | 20 |
| 仅可向前直行 | 3 | 中度 | 15 |
| 不能 | 0 | 重度 | 5 |
| 跳 | | 丧失活动能力 | 0 |
| 无困难 | 2 | | |
| 不能 | 0 | | |
| 活动度 | | | |
| 0～45°（每少10°扣1分，最多5分） | | | |
| 45°～90°（每少15°扣1分，最多3分） | | | |
| 90°～130°（每少20°扣1分，最多2分） | | | |

表7-95 改良Larson膝关节韧带评分的项目指标与评分标准

| 项目 | 评分 | 项目 | 评分 |
|---|---|---|---|
| 功能（55分） | | 跑步 | |
| 步态（10分） | | 无困难 | 5 |
| 跛行 | | 稍困难 | 4 |
| 无 | 5 | 仅可向前直行 | 2 |
| 轻微 | 3 | 不能 | 0 |
| 显著 | 0 | 跳 | |
| 持重 | | 无困难 | 5 |
| 正常 | 5 | 稍困难 | 3 |
| 用手杖或拐 | 3 | 不能 | 0 |
| 不能负重 | 0 | 疼痛（30分） | |
| 活动（45分） | | 无 | 30 |
| 上下楼梯 | | 不影响功能 | 25 |
| 正常 | 10 | 影响功能 | 10 |
| 稍困难 | 6 | 严重 | 0 |
| 一次一级 | 2 | 体征（5分） | |
| 不能 | 0 | 肿胀 | |
| 下蹲 | | 无 | 3 |
| 不困难 | 5 | 偶尔肿胀 | 2 |
| 稍困难 | 4 | 经常 | 0 |
| 不能过90° | 2 | 肌肉萎缩 | |
| 不能 | 0 | 无 | 3 |
| 行走 | | 1～2km | 2 |
| 无障碍 | 20 | 2km以上 | 0 |
| 2km以上 | 15 | 活动度（10分） | |
| 1～2km | 5 | 0～45°（每少10°扣1分） | |
| 不能 | 0 | 45°～90°（每少15°扣1分） | |
| | | 90°～100°（每少20°扣1分） | |
| | | 130°以下（每少20°扣1分） | |

准上完善建立了一套膝关节评分系统（Noyes评分系统），试图评定前交叉韧带（ACL）损伤后行膝关节康复治疗而不用手术治疗的效果。评分由三部分组成：主观评分、膝关节检查、松弛性测量。主观部分包括了对病人在不同水平活动中出现症状的特定性分析。Noyes等最早认识到有ACL损伤症状的运动员如果继续参加高水平的运动，则不能在这个分类方法中获得任意分数，这将有可能导致膝关节的长期损害。这个评分系统适用于评估那些减少了运动能力而无症状的运动员，还可对运动和日常生活中出现的症状进行区分。这些症状包括疼痛、活动受限、打软腿和肿胀。膝关节检查部分的测定因素和韧带无关，有变量、恒量，评估髌股关节、内侧和外侧间室、半月板及伸膝装置。八种分类的恒量和变量部分根据弹响、

疼痛、髌骨半脱位、髌骨倾斜及股四头肌肌角（Q角）来评估髌股关节和伸膝装置。在松弛性测试部分，检查两侧膝关节，将未受损的膝关节定义为正常或固有的松弛性，对比未受损的膝关节，将受损膝关节的松弛性用绝对松弛性和相对松弛性来表达。只有对侧膝关节未受伤，结果才是真实的、准确的。

随着医学技术的不断发展，ACL损伤的治疗也经历了一个不断探索、认识、改进的过程，从早期单纯的保守治疗到切开修补，从韧带修补到韧带重建。为评价前交叉韧带重建的治疗效果，Noyes及其同事分析了现有已发表的膝关节评分系统，发现许多公布的膝关节评分系统缺乏体育运动或所必需的某些限制标准（如没有分析受伤前和治疗后运动参与的具体运动与强度）。为此他们制订了包含最

低评定标准的问卷，以便有效评估治疗或手术前后的运动参与，并通过评估病人运动情况、膝关节功能和韧带外科手术后的主观症状，于1989年重新修订了膝关节评分系统。自此膝关节前交叉韧带重建Noyes评分系统更加完善。

**（二）评分方法**

前交叉韧带重建Noyes评分（Noyes anterior cruciate ligament reconstruction score，NACLRS）系统共包括四个部分：症状等级量表、运动能力等级量表、功能评价等级量表和最终等级量表。

在症状等级量表中，症状主要包括疼痛、活动受限、打软腿和肿胀。症状分值分为六个等级，无症状者分值最高（表7-96）为10分，每相邻等级差值为2分，症状最严重等级其评分为0分。

**表7-96　症状等级量表**

| 项目描述 | 评分 |
| --- | --- |
| 膝关节正常；能做紧张的工作/带有跳跃和猛烈扭转的运动 | 10 |
| 能做中度的工作或带有跑、转向和扭动的运动；在紧张的工作/运动时有症状 | 8 |
| 能做轻便的工作/没有跑、扭、跳的动作；在中度的工作/运动时有症状 | 6 |
| 只能做日常活动；在轻度的工作/运动时有症状 | 4 |
| 在日常活动时症状中等（经常、受限） | 2 |
| 在日常活动时症状严重（持续、不缓解） | 0 |

注：根据疼痛、肿胀、部分打软腿和完全打软腿症状进行评分。

在运动能力等级量表中，运动能力的分级评分是根据运动中膝关节功能的类型和病人参与的频次加以区别（表7-97），他们还对病人术后运动能力的改变是否取决于膝关节相关因素进行了评价。

在功能评价等级量表中，根据病人施行行走、爬楼、跪下、跑、跳和扭动的能力分为五个等级（表7-98）。

在最终等级量表中，最终分级方案包括20个因素，并将结果分为优、良、可和差（表7-99）。要获得优，结果必须都是优。良的结果其分值都应在优和良级，不能有可和差级。任何分值有为可就被定为可，任何分值有差就被定为差。

前交叉韧带重建Noyes评分也由这四部分构成，即症状得分、运动能力得分、功能得分（日常活动能力、运动）及最终分级。

**表7-97　运动能力等级量表**

| 项目描述 | 评分 |
| --- | --- |
| Ⅰ级（每周参加4~7天） | |
| 跳跃、激烈扭转（篮球、排球、橄榄球、体操、足球） | 100 |
| 跑、扭动、旋转（网球、手球式墙球、手球、棒球、冰球、曲棍球、滑雪、摔跤） | 95 |
| 不需跑、扭、旋转（骑车、游泳） | 90 |
| Ⅱ级（每周参加1~3天） | |
| 跳跃、激烈扭转（篮球、排球、橄榄球、体操、足球） | 85 |
| 跑、扭动、旋转（网球、手球式墙球、手球、棒球、冰球、曲棍球、滑雪、摔跤） | 80 |
| 不需跑、扭、旋转（骑车、游泳） | 75 |
| Ⅲ级（每月参加1~3次） | |
| 跳跃、激烈扭转（篮球、排球、橄榄球、体操、足球） | 65 |
| 跑、扭动、旋转（网球、手球式墙球、手球、棒球、冰球、曲棍球、滑雪、摔跤） | 60 |
| 不需跑、扭、旋转（骑车、游泳） | 55 |
| Ⅳ级（不参加运动） | |
| 日常活动没困难 | 40 |
| 日常活动有中度困难 | 20 |
| 日常活动困难严重——依靠拐杖，完全残废 | 0 |

注：行走、爬楼、蹲、跑、跳、激烈扭动/抢断/旋转的评分根据此表进行。

**（三）示例**

某右膝前交叉韧带重建病人复查时，其情况为：①症状等级，能做轻便的工作/没有跑、扭、跳的动作，在中度的工作/运动时有症状（表现为疼痛），因此其症状得分为6分；②运动能力等级，病人现每周进行两次慢跑（归属于跑、扭动、旋转类），因此其运动能力等级Ⅱ级，评分80分；③功能评价，病人行走正常、不受限（40分），爬楼部分受限（30分），不能蹲/跪部分受限（30分），直向跑步表现为部分受限，需保护（80分），患肢跳跃明显受限、半速（60分），激烈扭动/抢断/旋转明显受限、半速（60分）；④最终等级，向病人了解最终分级中的包含症状，其跳、激烈扭动/抢断/旋转对应等级为可，病人无差等级症状，因此其最终等级为可。

病人交叉韧带重建Noyes评分为症状6分；运动能力Ⅱ级，80分；各功能得分（日常活动能力100分：行走40分+爬楼30分+蹲跪30分，运动能

表7-98　功能评价等级量表

| 日常活动能力 | 评分 | 运动 | 评分 |
|---|---|---|---|
| 行走 | | 直向跑步 | |
| 　正常，不受限 | 40 | 　完全竞赛 | 100 |
| 　部分受限 | 30 | 　部分受限，需保护 | 80 |
| 　只能走3～4个街区 | 20 | 　半跑速，明显受限 | 60 |
| 　不到1个街区，手杖、扶拐杖 | 0 | 　不能做 | 40 |
| 爬楼 | | 跳跃，用患肢着地 | |
| 　正常，不受限 | 40 | 　完全竞赛 | 100 |
| 　部分受限 | 30 | 　部分受限，需保护 | 80 |
| 　只能爬11～30级楼梯 | 20 | 　明显受限，半速 | 60 |
| 　只能爬1～10级楼梯 | 0 | 　不能做 | 40 |
| 蹲/跪 | | 激烈扭动/抢断/旋转 | |
| 　正常，不受限 | 40 | 　完全竞赛 | 100 |
| 　部分受限 | 30 | 　部分受限，需保护 | 80 |
| 　只能6～10次 | 20 | 　明显受限，半速 | 60 |
| 　只能0～5次 | 0 | 　不能做 | 40 |

表7-99　最终分级等级量表

| 项目 | 优 | 良 | 可 | 差 |
|---|---|---|---|---|
| 疼痛 | 10 | 8 | 4～6 | 0～2 |
| 肿胀 | 10 | 8 | 4～6 | 0～2 |
| 部分打软腿 | 10 | 8 | 4～6 | 0～2 |
| 完全打软腿 | 10 | 8 | 4～6 | 0～2 |
| 行走 | 40 | 30 | 20 | 0 |
| 爬楼 | 40 | 30 | 20 | 0 |
| 蹲 | 40 | 30 | 20 | 0 |
| 跑 | 100 | 80 | 60 | 40 |
| 跳 | 100 | 80 | 60 | 40 |
| 激烈扭动/抢断/旋转 | 100 | 80 | 60 | 40 |
| 渗出（ml） | 正常 | ＜25 | 26～60 | ＞60 |
| 不能屈曲（°） | 0～5 | 6～15 | 16～30 | ＞30 |
| 不能伸展（°） | 0～3 | 4～5 | 6～10 | ＞10 |
| 胫骨骨折[+] | 正常 | | 中度 | 严重 |
| 髌股关节水肿[+] | 正常 | | 中度 | 严重 |
| 胫骨前移（KT 1000） | ＜3mm | 3～5mm | 6mm | ＞6mm |
| 轴移试验 | 无 | 轻度 | 中度 | 严重 |
| 间隙缩小 | | | | |
| 　内侧胫股骨（X线片）[&] | 正常 | 轻度 | 中度 | 严重 |
| 　外侧胫股骨（X线片）[&] | 正常 | 轻度 | 中度 | 严重 |
| 　髌股关节（X线片）[&] | 正常 | 轻度 | 中度 | 严重 |
| 功能测试（肢体对称）[§] | 85～100 | 75～84 | 65～74 | ＜65 |

　[+]中度指25°～50°的纤维性颤动和软骨异常，严重指大于50°的软骨异常。

　[&]中度指间隙缩小一半以下，严重指间隙缩小一半以上。

　[§]取三次单腿跳跃试验的平均值。

力200分：直跑80分+跳60分+激烈扭动/抢断/旋转60分）；最终分级：前交叉韧带重建恢复可。

**（四）特点与意义**

前交叉韧带是人体膝关节中的重要联结结构，ACL的损伤在日常生活运动中极为常见，ACL损伤的治疗也随着医疗的进步不断完善，目前公认的ACL损伤最有效的治疗方法是关节镜下韧带重建术。因此，能准确评估前交叉韧带重建的疗效也就显得尤为重要。

前交叉韧带重建Noyes评分系统包括症状、运动能力、功能评价和最终等级四个部分，从评分内容上看，疼痛、肿胀、打软腿、爬楼、下蹲困难、关节屈伸不利等都是膝关节相关韧带损伤所出现的症状。Noyes评分简单、明了、直接、全面地评述了病人的局部功能，而且询问方式简便，占用病人时间短，不具有创伤性，易于被病人所接受。因此，在相关疾病的诊断和治疗中被广泛运用。

Noyes评分不仅能评价病人最为重要的日常活动的功能感知，而且对于病人不同强度的运动功能等级也能做出初步评估。它通过数字式的评分和病人活动级别的联系，对于病人功能障碍的程度做出清晰的划分，从而使评估系统中每一个内容参数都能反映治疗过程。

## 二十四、Satku膝关节评分

**（一）概述**

膝关节是人体各关节中较常损伤的关节之一，膝关节损伤后的功能障碍严重影响人们的生活质量，其中前交叉韧带（ACL）的损伤是较为常见的损伤之一。随着职业运动员和业余运动员对竞技运动需求的不断提高，ACL损伤在运动医学中日益受到重视。因此，为了评判病人ACL损伤的程度及损伤关节治疗后的关节功能找到一个合适的评分系统，此一直是广大学者的研究方向。

1973年，Larson制订了膝关节韧带损伤功能评分系统，该系统从功能、解剖、疼痛及活动范围四部分系统全面地评估了膝关节韧带损伤后的功能情况。1979年Oretorp对其进行了改良，建立了改良Larson膝关节韧带损伤功能评分。

1982年，Feagin在研究前交叉韧带损伤及修复后的影像学表现和临床症状时指出，膝关节前交叉韧带损伤的放射学迹象可能会出现以下临床表现：髁间结节峰值、耻骨间隆起和肥大、髌骨下方骨质疏松症、髁间隙狭窄及关节间隙变窄和支撑性

骨赘。

1986年，Satku等为了更直观地评价ACL的损伤程度及损伤关节治疗后的关节功能，在前人的研究基础上完善了一种建立于X线片影像学基础上的膝关节评分系统，即Satku膝关节评分（Satku knee score，SKS）系统。

**（二）评分方法**

前交叉韧带损伤后Satku膝关节评分的指标主要为膝关节的X线表现，包括四个方面：骨赘的形成、胫骨棘是否突出、关节间隙狭窄及软骨下骨是否硬化或囊变。各评分方法如下：其中骨赘的形成包括关节的内侧、外侧和髁间，三处每一处有骨赘形成则记1分，没有记0分（共3分，最高3分，最低0分）；胫骨棘突出记1分，不突出记0分；关节间隙狭窄程度少于50%记1分，大于50%记2分，不狭窄记0分（分内外侧，最高6分，最低0分）；软骨下骨硬化或囊变记2分，没有记0分（分内外侧，最高4分，最低0分）。详见表7-100。

**表7-100　前交叉韧带损伤后Satku膝关节评分的指标和评分标准**

| X线表现 | 评分 |
| --- | --- |
| 骨赘 | |
| 　外侧 | 1 |
| 　内侧 | 1 |
| 　髁间 | 1 |
| 胫骨棘突出 | 1 |
| 关节间隙狭窄 | |
| 　内侧少于50% | 1 |
| 　大于50% | 2 |
| 　外侧少于50% | 1 |
| 　大于50% | 2 |
| 软骨下骨硬化或囊变 | |
| 　内侧 | 2 |
| 　外侧 | 2 |

Satku的总分值为骨赘、胫骨棘突出、关节间隙狭窄和软骨下骨硬化或囊变四项评分值之和。即：

Satku总分值=骨赘分值+胫骨棘突出分值+关节间隙狭窄分值+软骨下骨硬化或囊变分值

Satku评分最高为14分，最低为0分。通常0分为正常，1～3分为轻度损伤，4～7分为中度损伤，

8～14分为重度损伤。

**（三）示例**

一右侧膝关节前交叉韧带损伤病人入院时表现膝关节不稳，影像学下Satku四项结果如下：①关节内、外、髁间无骨赘形成，因此记0分；②胫骨棘无突出，记0分；③关节内侧间隙狭窄（＜50%），记1分；④软骨下骨无硬化或囊变，记0分。

$$Satku总分值=骨赘分值+胫骨棘突出分值+关$$
$$节间隙狭窄分值+软骨下骨硬化$$
$$或囊变分值$$
$$=0+0+1+0=1分$$

病人属于轻度前交叉韧带损伤。

**（四）特点与意义**

膝关节的退变程度受很多因素影响，如膝关节的不稳程度、关节的松弛程度等。除了前交叉韧带以外的其他结构的损伤，病人的运动强度及对侧膝关节有无损伤和损伤的程度等均会影响关节退变。

膝关节前交叉韧带损伤后会出现膝关节不稳，若不治疗而继续参加体育活动可导致膝关节退变。膝关节X线检查可以反映前交叉韧带伤后退变的程度。这个评分主要是依据X线的改变对前交叉韧带断裂后膝关节不稳所导致的关节退变程度进行评估。此评分优点在于可以直接通过X线表现将膝关节退变程度反映出来并分为正常、轻度、中度和重度四级，但其只是影像学表现，并未引进病人的主观症状和客观体格检查情况，这一点是Satku评分的最大不足。

此外，因为膝关节退变的影像学改变与临床症状并不平行，影像学改变不明显的病人有时临床症状却很重，对运动和生活的影响很大。并且在此评分中，X线影像检查只有前后负重位、侧位和髁间窝位，缺少下肢全长影像对下肢力线的评估。

## 二十五、Indelicato内侧副韧带外翻应力试验评分

**（一）概述**

膝关节内侧副韧带是膝关节的主要稳定结构之一，由于膝关节的结构和功能，膝关节内侧副韧带（medial collateral ligament，MCL）的损伤在日常生活、体育运动及外伤中较为常见。MCL损伤后，对关节的限制作用遭到破坏，造成膝关节内侧松弛或不稳定。因此，系统而准确地评判病人MCL损伤的程度及损伤后关节功能显得尤为重要。

1982年，Lysholm和Gillqui提出了用来评价膝关节韧带损伤的条件特异性评分，它也被广泛地运用于其他各种膝关节疾病中，如半月板损伤、软骨退变或软化。Lysholm评分对于膝关节韧带损伤评估具有可靠性、有效性和敏感性。在当时用于评价膝关节损伤的评分标准中，Lysholm评分因为其对于膝关节韧带损伤评估的高可靠性、敏感性，所以其在相关疾病的诊断和治疗过程中也被较多的运用。

1983，Indelicato在研究膝关节内侧副韧带完全撕裂的非手术治疗时于*JBJS Am*上发表了内侧副韧带外翻应力试验评分系统。该评分主要描述了单纯内侧副韧带损伤后查体时外翻应力对膝关节的影响。

**（二）评分方法**

Indelicato内侧副韧带外翻应力试验评分（Indelicato medial collateral ligament valgus test score，IMCLVTS）主要通过对膝关节的描述评分来反映MCL损伤程度及膝关节稳定程度。根据对膝关节的描述结果，将麻醉下的膝关节外翻应力测试结果分为五级，分别为正常、轻微不稳、中度不稳、不稳、严重不稳，并分别对应5个分值，从正常到严重不稳分值依次降低，最高为5分（即膝关节外翻应力测试正常），最低为1分（即膝关节外翻应力测试：严重不稳）。具体膝关节描述及评分标准见表7-101。

**表7-101 Indelicato内侧副韧带外翻应力试验评分的描述和评分标准**

| 膝关节的描述 | 评分 |
|---|---|
| 正常：与健侧比较无差别 | 5 |
| 轻微不稳：膝关节屈曲30°时与健侧比较有＜5mm的开口感，有明确的抵抗 | 4 |
| 中度不稳：膝关节屈曲30°时与健侧比较有5～10mm的开口感，有明确的抵抗 | 3 |
| 不稳：膝关节屈曲30°时与健侧比较有＞10mm的开口感，有柔软的抵抗 | 2 |
| 严重不稳：膝关节对外翻无抵抗 | 1 |

注：病人体格检查时在麻醉下进行，以便排除非麻醉状态下关节周围肌肉对外翻应力的影响。

**（三）示例**

一右侧膝关节内侧副韧带损伤欲以手术修复的病人，入院时表现为右膝关节不稳，其左膝关节正常。术中麻醉下行外翻应力试验时示在膝关节

屈曲30°时与健侧比较有5～10mm的开口感，并有明确的抵抗。根据Indelicato内侧副韧带外翻应力试验评分系统，其得分为3分，属于膝关节中度不稳。

### （四）特点与意义

膝关节是人体结构最复杂的关节之一，在运动过程中支撑着身体绝大部分体质量和承受着很大的惯性，膝关节内侧副韧带（MCL）是人体膝关节中的重要联结结构，其损伤在日常生活、体育运动及外伤中较为常见。

该评分主要描述了单纯内侧副韧带损伤后体格检查时外翻应力对膝关节的影响，此评分方法简单、方便，易于掌握和操作，能较直观地反映内侧副韧带损伤后外翻应力对膝关节的影响。

但此评分系统也有其局限性，因为人体下肢肌肉丰富，而在内侧副韧带外翻应力试验时要确保患侧肌群的松弛，因此为了正确评估关节稳定程度，病人体格检查时常在麻醉下进行，以便排除非麻醉状态下关节周围肌肉对外翻应力的影响，这使其在操作上又增加一点前提条件。此外，评估受伤膝关节的稳定程度是与其本身正常健侧进行对比的，因此对健侧有损伤的病人来说不适合用该评分方法进行评估，这也进一步增加了其使用的局限性。

## 二十六、ACL重建的HSS放射学评分

### （一）概述

膝关节前交叉韧带（ACL）损伤是临床上常见的运动损伤，其严重影响膝关节的稳定，因此ACL损伤治疗的目标是重建膝关节的稳定，与其他疾病的治疗一样，随着医疗技术的不断探索、发展，ACL损伤后韧带重建术已趋于完善，重建术可在最大程度上恢复ACL的解剖和功能。因此，为评判病人ACL重建后的关节功能而找到一个合适的评分系统一直是广大学者的研究方向。

1973年Larson制订了膝关节韧带损伤功能评分。1979年Oretorp建立了改良Larson膝关节韧带损伤评分。1976年，美国特种外科医院提出的一个总分为100分的膝关节综合评分，即HSS评分。此评分内容中主要是对全膝关节置换病人的术前、术后评分，但由于HSS评分只能比较手术前、手术后病人功能恢复情况，不能对手术存在的风险做出正确评估，而且对手术治疗的病人进行远期疗效评估时偏倚相对较大，才使HSS评分在近代膝关节综合评分方面逐渐被AKS评分所取代。

随着人们对膝关节韧带损伤的不断认识及韧带重建术的不断提高，1988年Sherman于*Clin Orthop Relat Res*上发表了HSS放射学评分系统。该评分主要用于描述膝关节韧带损伤导致关节不稳的放射学改变。

### （二）评分方法

ACL重建的HSS放射学评分（the hospital for special surgery ACL reconstructed radiological score，HSSACLRRS）分为两个部分：第一部分为关节周围变化评分（P-score），包括髁间嵴的骨性增生、髌骨的骨性增生和关节内外髌骨赘形成及大小，该部分满分为10分，根据增生和骨赘发生的严重情况进行减分；第二部分为关节退变评分（D-score），包括关节硬化、狭窄、囊肿形成及游离体、膝关节内翻或外翻成角，该部分满分为18分，根据退变发生的严重程度进行减分。总得分（T-score）是将两项得分相加。在进行减分时要与对侧进行比较，如对侧发生相同的退变则不减分。具体见表7-102。即：

周围关节变化评分=10-病侧得分+健侧得分

关节退变评分=18-病侧得分+健侧得分

总得分=周围关节变化评分得分+关节退变评分得分

### （三）示例

某右膝前交叉韧带重建病人，其膝关节X线表现为双侧胫骨内外侧无骨赘形成，髌骨、髁间嵴无骨性增生，胫骨内外侧平台无硬化，双侧膝关节内侧关节隙狭窄，患侧关节间隙内有游离体，胫骨平台内外侧无囊变，膝关节内翻。根据表7-102，其关节周围得分=10-患侧得分+健侧得分=10-0+0=10分；关节退变得分=18-患侧得分（内侧关节隙狭窄2分，游离体2分）+健侧得分（内侧关节隙狭窄2分）=18-4+2=16分。

因此，其ACL重建的HSS放射学评分总得分=关节周围得分+关节退变得分=10+16=26分。

### （四）特点与意义

膝关节任何韧带的损伤、病人的运动强度及对侧膝关节有无损伤和损伤的程度等均会影响关节退变，因而使评估的难度及专业要求更高。

ACL重建的HSS放射学评分系统主要通过影像学下膝关节表现对前交叉韧带断裂后膝关节不稳导致关节退变程度进行评估，膝关节前交叉韧带损伤后会出现膝关节不稳，若不治疗而继续参加体育活

表7-102 ACL重建的HSS放射学评分的指标和评分标准

| X线表现 | 评分 | 病侧得分 | 健侧得分 |
| --- | --- | --- | --- |
| 周围关节变化评分 | | | |
| 　胫骨内侧骨赘 | 2 | | |
| 　胫骨外侧骨赘 | 2 | | |
| 　髁间棘骨性增生 | 2 | | |
| 　髌骨骨性增生 | 4 | | |
| 　*周围关节变化评分=10-病侧得分+健侧得分 | | | |
| 关节退变评分 | | | |
| 　胫骨内侧平台硬化 | 2 | | |
| 　胫骨外侧平台硬化 | 2 | | |
| 　内侧关节隙狭窄 | 2 | | |
| 　外侧关节隙狭窄 | 2 | | |
| 　游离体 | 2 | | |
| 　胫骨内侧平台囊变 | 2 | | |
| 　胫骨外侧平台囊变 | 2 | | |
| 　膝关节内翻 | 2 | | |
| 　膝关节外翻 | 2 | | |
| 　*关节退变评分=18-病侧得分+健侧得分 | | | |

*：总得分=周围关节变化评分+关节退变评分。

动可导致膝关节退变。此评分优点在于可以直接通过影像学表现反映出膝关节的损伤及退变情况，此评分方法过程简单、结果明确，能较直观地反映ACL损伤后膝关节的症状。但因其只是影像学表现，并未引进病人的主观症状和客观体格检查，这一点也是此评分的最大不足。此外，因为膝关节退变的影像学改变与临床症状并不平行，影像学改变不明显的病人有时临床症状却很重，对运动和生活的影响很大。

## 二十七、JOA膝关节韧带损伤疗效评分

### （一）概述

膝关节是人体结构最复杂的关节之一，在运动过程中支撑着身体绝大部分体重和承受着很大的惯性，膝关节的关节囊松弛薄弱，关节的稳定性主要依靠韧带和肌肉，以内侧副韧带最为重要，其次为外侧副韧带及前、后交叉韧带。由于膝关节特殊的生理结构和功能，膝关节韧带损伤则成为一种比较常见的疾病，因此为评价膝关节韧带损伤及治疗后膝关节的功能寻找合适而准确的评分标准也显得尤为重要。

1973年Larson制订了膝关节韧带损伤功能评分系统，该系统包括功能、解剖、疼痛及活动范围四部分，该系统全面地评估了膝关节韧带损伤后的膝关节功能情况。1979年Oretorp又对其进行了改良，即改良Larson膝关节韧带损伤评分系统。1982年，Lysholm和Gillqui提出了用来评价膝关节韧带损伤的条件特异性评分，即Lysholm评分，它也被广泛地运用于其他各种膝关节疾病，如半月板损伤、软骨退变或软化。1987年，国际膝关节评分委员会（IKDC）提出了一套以评估膝关节相关韧带和软骨损伤及膝关节镜手术为特点的评分系统，即IKDC评分系统，对于韧带损伤，特别是前交叉韧带损伤、缺损的评估有着比较高的可靠性、有效性和敏感性。

1989年，日本学者腰野富久通过总结前人的有关膝关节韧带损伤评分标准，于《日整会志》上发表了膝韧带损伤治疗成绩判定基准，即现在常用的膝关节韧带损伤JOA评分系统。

### （二）评分方法

JOA膝关节韧带损伤疗效评分（Japanese Orthopaedic Association knee ligament injury score，JOAKLIS）的指标包括七项指标：打软腿、下坡或下楼梯、扭身、正坐位动作、抽屉试验、重力试验、内外翻试验。其各指标症状及对应的分值标准见表7-103。双下肢单独评分，单侧的总分最

表7-103 JOA膝关节韧带损伤疗效评分系统

| 指标 | 评分 | |
|---|---|---|
| | 左侧 | 右侧 |
| 1.打软腿 | | |
| （1）无 | 9 | 9 |
| （2）偶尔 | 5 | 5 |
| （3）时常 | 0 | 0 |
| 2.下坡或下楼梯 | | |
| （1）不安感 | | |
| 无 | 20 | 20 |
| 时常 | 8 | 8 |
| 经常 | 0 | 0 |
| （2）难易 | | |
| 无不自由 | 14 | 14 |
| 稍微困难 | 7 | 7 |
| 不可能 | 0 | 0 |
| 3.扭身 | | |
| （1）无不自由 | 9 | 9 |
| （2）稍微困难 | 3 | 3 |
| （3）不可能 | 0 | 0 |
| 4.正坐位动作 | | |
| （1）无不自由 | 14 | 14 |
| （2）稍微困难 | 7 | 7 |
| （3）不可能 | 0 | 0 |
| 5.抽屉试验 | | |
| （1）阴性 | 10 | 10 |
| （2）轻微 | 5 | 5 |
| （3）显著 | 0 | 0 |
| 6.重力试验（胫骨结节塌陷试验） | | |
| （1）阴性 | 10 | 10 |
| （2）轻微 | 5 | 5 |
| （3）显著 | 0 | 0 |
| 7.内外翻试验 | | |
| （1）阴性 | 14 | 14 |
| （2）轻微 | 9 | 9 |
| （3）显著 | 0 | 0 |

高为100分。分值越低，其膝关节韧带损伤程度越严重。

**（三）示例**

某右膝前交叉韧带损伤病人，入院症状表现为偶尔打软腿，下坡时感稍微困难且有不安感，扭身稍微困难，正坐位无不自由，抽屉试验阳性，重力试验阴性，内外翻试验轻微。根据JOA膝关节韧带损伤疗效评分系统，对应其各项症状分值，其最后得分=5+8+7+3+14+0+10+9=56分。

**（四）特点与意义**

膝关节作为人体最重要的关节之一，支撑着身体绝大部分体重和承受着很大的惯性，而膝关节韧带在维持膝关节的稳定中有着无可厚非的作用，因此对膝关节的评估就需要更加的完善和全面。

JOA膝关节韧带损伤疗效评分系统简单、明了、直接、全面地评述了病人的局部功能。而且询问方式简便，内容通俗，占用病人时间短，不具有创伤性，易于被病人所接受。因此，在相关疾病的诊断和治疗中被广泛运用。此外通过数字式的评分把病人主观症状和客观体格检查情况直观地表现出来，对于病人功能障碍的程度做出清晰的划分，从而使评估系统中每一个内容参数都能反映治疗过程。

# 二十八、KOOS评分

**（一）概述**

膝关节韧带或半月板创伤的评估过去通常由医师通过韧带松弛、临床体格检查和放射学资料来判断，但是病人通常更加关心症状和功能，因此需要更加符合病人主观感受的评价标准。在此之前有HSS评分（the hospital for special surgery）、Lysholm评分、辛辛那提评分（cincinnati knee ligament rating systems）等。

1985年，Tegner和Lysholm等提出了Lysholm评分，用一个分数评估症状和功能。1988年，Windsor和Insall等提出的HSS系统通过临床检查和症状功能信息完成评估。1990年，Barber和Noyes等提出了辛辛那提评分。在1993年又出现了IKDC评分等。

上述评分都不是采用的自填问卷的方式。为了排除观察者的偏差，临床上需要一个病人自问调查来完成评估。同时，在当时缺乏专门的半月板损伤评估，此外前交叉韧带损伤后病人的膝关节骨关节炎风险增加，但是没有相关的评价标准作为评估量表。因此，KOOS作为较全面的评分在1998年由Roos等提出，关注内容包括五大部分。此评分采用双次评估，可靠性高，临床应变灵活，并逐渐被临床医师广泛采用。

**（二）评分方法**

KOOS评分（knee injury and osteparthritis outcome scroe，KOOS）的指标项目包括五大部分：①疼痛；②症状（如肿胀、活动范围受限）；③日常生活能力；④运动和娱乐功能；⑤ACL损伤、半月板损伤、创伤性骨关节炎的中青年病人的与膝关节相关的生活能力。具体评分项目与评分标准见表7-104。

KOOS的分值计算和分析：KOOS的评分内容包括五大部分，各部分的分项评估为五个程度，计算分值为0～4分（表7-105）。五大部分的得分分值需要单独转化为百分制，具体计算方式如下：百分制得分=（该部分实际得分×100）/该部分理论分值。即：

疼痛百分制得分=疼痛原始得分×100/36

症状百分制得分=症状原始得分×100/28

日常生活能力百分制得分=日常生活能力原始
得分×100/68

运动和娱乐功能百分制得分=运动和娱乐功能
原始得分×100/20

膝关节相关的生活能力百分制得分
=膝关节相关的生活能力原始得分×100/16

最终根据五部分的百分制得分评价膝关节的功能，0分为严重的膝关节缺陷，100分为无膝关节缺陷。

（三）示例

某膝关节病人自填KOOS评分表，按照自身感受的实际情况勾选某个分项的严重程度，得出理论分值，如疼痛部分，该病人勾选的各个分项问题的得分为28分，该病人疼痛部分的最终百分制得分为（28×100）/36=77.8分，表示该病人膝关节疼痛较轻。例如症状部分，该病人勾选的各个分项的得分为20分，该病人症状部分的最终百分制得分为（20×100）/28=71.4分，表示该病人膝关节症状较轻，其余部分以此类推。

（四）特点与意义

KOOS评分的最大优点在区别之前其他评分医师角度的评价方式，病人可以根据问题自我评分，更贴近病人的实际情况，针对病人的疼痛、症状和回归生活的情况做出专门的评价，排除了医师作为观察者的干预影响，避免了临床体格检查、实验室或影像学检查的误差，更为贴近病人术后的实际恢复情况。

## 二十九、Tegner膝关节运动水平评分

（一）概述

在Tegner评分出现之前有许多评估膝关节韧带的方法存在，有些基于病人的症状，有些是基于病

表7-104　KOOS膝关节功能评分的指标与标准

| 项目指标 | 评分 | | | | |
|---|---|---|---|---|---|
| | 0 | 1 | 2 | 3 | 4 |
| **疼痛** | | | | | |
| P1.您的膝关节疼痛频率 | 持续 | 每天 | 每周 | 每月 | 无 |
| 上周经历过的疼痛剧烈程度是 | | | | | |
| P2.膝关节扭转或是旋转 | 极度 | 重度 | 中等 | 轻度 | 无 |
| P3.膝关节完全伸直 | 极度 | 重度 | 中等 | 轻度 | 无 |
| P4.膝关节完全屈曲 | 极度 | 重度 | 中等 | 轻度 | 无 |
| P5.在平整的路面上行走 | 极度 | 重度 | 中等 | 轻度 | 无 |
| P6.上下楼梯 | 极度 | 重度 | 中等 | 轻度 | 无 |
| P7.夜间睡眠 | 极度 | 重度 | 中等 | 轻度 | 无 |
| P8.坐立或平躺 | 极度 | 重度 | 中等 | 轻度 | 无 |
| P9.站直 | 极度 | 重度 | 中等 | 轻度 | 无 |
| **症状** | | | | | |
| Sy1.晨起行走时您膝关节僵硬的程度是 | 极度 | 重度 | 中等 | 轻度 | 无 |
| Sy2.白天稍晚些时，您休息，平躺或是坐之后膝关节僵硬的程度是 | 极度 | 重度 | 中等 | 轻度 | 无 |
| Sy3.您的膝关节是否肿胀 | 极度 | 重度 | 中等 | 轻度 | 无 |
| Sy4.膝关节活动时您是否觉得有摩擦感或是弹响，或是其他形式的声响 | 极度 | 重度 | 中等 | 轻度 | 无 |

续表

| 项目指标 | 评分 | | | | |
|---|---|---|---|---|---|
| | 0 | 1 | 2 | 3 | 4 |
| Sy5.您的膝关节是否有绞锁 | 极度 | 重度 | 中等 | 轻度 | 无 |
| Sy6.您的膝关节能否完全伸直 | 极度 | 重度 | 中等 | 轻度 | 无 |
| Sy7.您的膝关节能否完全屈曲 | 极度 | 重度 | 中等 | 轻度 | 无 |

日常生活能力

上一周在以下活动时您有何种程度的困难

| 项目指标 | 0 | 1 | 2 | 3 | 4 |
|---|---|---|---|---|---|
| A1.下楼梯 | 极度 | 重度 | 中等 | 轻度 | 无 |
| A2.上楼梯 | 极度 | 重度 | 中等 | 轻度 | 无 |
| A3.从座位站起 | 极度 | 重度 | 中等 | 轻度 | 无 |
| A4.站立 | 极度 | 重度 | 中等 | 轻度 | 无 |
| A5.屈膝蹲下/拾起物品 | 极度 | 重度 | 中等 | 轻度 | 无 |
| A6.在平整路面上行走 | 极度 | 重度 | 中等 | 轻度 | 无 |
| A7.上小汽车或是下车 | 极度 | 重度 | 中等 | 轻度 | 无 |
| A8.购物 | 极度 | 重度 | 中等 | 轻度 | 无 |
| A9.穿短袜或是长裤 | 极度 | 重度 | 中等 | 轻度 | 无 |
| A10.从床上起来 | 极度 | 重度 | 中等 | 轻度 | 无 |
| A11.脱短袜或是长裤 | 极度 | 重度 | 中等 | 轻度 | 无 |
| A12.躺在床上（翻身，保持膝关节姿势） | 极度 | 重度 | 中等 | 轻度 | 无 |
| A13.进出浴室/浴缸 | 极度 | 重度 | 中等 | 轻度 | 无 |
| A14.坐着 | 极度 | 重度 | 中等 | 轻度 | 无 |
| A15.如厕 | 极度 | 重度 | 中等 | 轻度 | 无 |
| A16.重体力家务劳动（如擦洗地板等） | 极度 | 重度 | 中等 | 轻度 | 无 |
| A17.轻体力家务劳动（如做饭等） | 极度 | 重度 | 中等 | 轻度 | 无 |

运动和娱乐功能

上一周在以下活动时您有何种程度的困难

| 项目指标 | 0 | 1 | 2 | 3 | 4 |
|---|---|---|---|---|---|
| Sp1.下蹲 | 极度 | 重度 | 中等 | 轻度 | 无 |
| Sp2.跑步 | 极度 | 重度 | 中等 | 轻度 | 无 |
| Sp3.跳跃 | 极度 | 重度 | 中等 | 轻度 | 无 |
| Sp4.患膝旋转或扭转 | 极度 | 重度 | 中等 | 轻度 | 无 |
| Sp5.跪立 | 极度 | 重度 | 中等 | 轻度 | 无 |

膝关节相关的生活能力

| 项目指标 | 0 | 1 | 2 | 3 | 4 |
|---|---|---|---|---|---|
| Q1.您意识到您膝关节有伤病的频率是 | 持续 | 每天 | 每周 | 每月 | 无 |
| Q2.您是否有改变原有的生活方式以避免某些有可能损伤膝关节的动作或活动 | 极度 | 重度 | 中等 | 轻度 | 无 |
| Q3.您是否对患膝的功能失去信心 | 极度 | 重度 | 中等 | 轻度 | 无 |
| Q4.总的来说，您觉得患膝给您带来多大程度的不便 | 极度 | 重度 | 中等 | 轻度 | 无 |

表7-105　KOOS五部分原始分及理论分

| 评分 | 原始分=各分项评分之和 | 理论最大分值 |
|---|---|---|
| 疼痛 | P1 ~ P9 | 36 |
| 症状 | Sy1 ~ Sy7 | 28 |
| 日常生活能力 | A1 ~ A17 | 68 |
| 运动和娱乐功能 | Sp1 ~ Sp5 | 20 |
| 膝关节相关的生活能力 | Q1 ~ Q4 | 16 |

人的行动分级、能力分析和临床检查。

1977年，Marshall等设计了一个量表来评估症状、行动能力、简单的功能测试结果和临床发现，结果采用二进制分级，最高分为50分。该评分包括了疼痛、肿胀、恢复运动、奔跑、单腿跳跃、物理检查等内容，关注内容较为全面，使用简单。

1982年，Lysholm等用改良的量表来评估日常活动，最高分为100分。评价内容包括跛行、支撑、交锁、稳定性、疼痛、肿胀、爬楼梯、下蹲等方面，其中稳定性及疼痛分值各占25分，为重点评价内容，该评分关注内容更偏向于日常生活能力，没有重点关注运动水平。

Tegner等在1985年通过Marshall评分和Lysholm评分的对比，认为两个方式只是解决同一问题的不同途径，而且两种方法的结果可能差异很大，在一项评估中获得高分的病人可能在另一项评估中只得低分，而评估分低的病人也可能在另一量表中获得高分。基于此种不足，作者又设计了新的量表，将百分制改为0 ~ 10的等级，包括了日常行动娱乐和竞技运动。专项评估病人术后的运动恢复情况，并联合分析了Lysholm评分和Marshall评分，认为存在一定的相关性。回归运动是各种治疗膝关节韧带损伤的目的，因此不同的运动和活动将使膝关节产生不同的疲劳，基于这样的缺陷，最好是能够用一个标准的数值刻度表来评估不同的活动能力，Tegner评分系统的出现使得膝关节运动水平评价成为现实，并具有重要的临床意义。

（二）评分方法

Tegner膝关节运动水平评分（Tegner activity level scale，TALS）通过结合日常行动娱乐和竞技运动的不同层次，将膝关节运动水平分为10个层次，分别记为1 ~ 10分，分值越高，膝关节运动功能水平越高，具体见表7-106。

（三）示例

某膝关节韧带损伤病人术后复查时，予以Tegner评分，勾选病人能够实现的最大强度运动内容，直接选择或选择接近的运动项目，得出单一分值，即为Tegner分值，通过该分值判断病人运动水平恢复情况即可。

（四）特点与意义

随着国民健康意识的提升，人们对于娱乐性和竞技性体育运动的需求逐渐提高，膝关节韧带损伤病人术后要求回复运动能力的渴望增加。膝关节韧带是膝关节周围的纤维性组织，运动时容易损伤，如果修复不及时或修复不理想，将破坏膝关节的稳定性，远期激发膝关节炎症反应，影响生活质量。膝关节评分系统中，大多重点关注膝关节的疼痛、症状、稳定性等方面，Tegner评分系统重点关注病人术后恢复运动水平能力，通过该评分可以了解病人术后能够的运动能力，可以对恢复情况做出一定

表7-106 Tegner膝关节运动水平评分项目指标与标准

| 分值 | 项目 | 内容 |
|---|---|---|
| 10 | 竞技性运动 | 足球（国家和世界级精英） |
| 9 | 竞技性运动 | 足球（低水平）、冰球、摔跤、体操 |
| 8 | 竞技性运动 | 曲棍球、壁球或羽毛球、田径运动（跳远等）、滑降滑雪 |
| 7 | 竞技性运动 | 网球、田径运动（跑步）、越野摩托、高速公路赛车、篮球 |
| | 娱乐性运动 | 足球、曲棍球和冰球、壁球、田径运动（跳远）、娱乐和竞技性质的全国越野拉力赛 |
| 6 | 娱乐性运动 | 网球和羽毛球、手球、篮球、滑降滑雪、慢跑（至少每周5次） |
| 5 | 工作 | 重体力劳动（如建筑、林业） |
| | 竞技性运动 | 自行车、滑雪越野赛 |
| | 娱乐性运动 | 不平地慢跑（至少1周2次） |
| 4 | 工作 | 中度重体力劳动（如卡车驾驶、重家务劳动） |
| | 娱乐性运动 | 自行车、滑雪越野赛、平地慢跑（至少1周2次） |
| 3 | 工作 | 轻体力劳动（如护理） |
| | 竞技和娱乐性运动 | 游泳，可以林地行走 |
| 2 | 工作 | 轻体力劳动（可以不平地行走但是不能林地中行走） |
| 1 | 工作 | 静态作业 |
| 0 | | 因膝关节疾患病休或伤残 |

评判，尤其是对于高运动需求的病人，该评分具有重要且不可代替的作用。但是该系统仅评价运动水平，在膝关节其他问题的评估上需要结合其他评分标准作为参考。

## 三十、JOA半月板损伤疗效评分

### （一）概述

半月板损伤病人伤后多出现膝关节疼痛、活动受限、生活能力下降、临床检查阳性等症状，通过X线检查往往难以确诊，一般需行MRI检查后可判断半月板损伤。半月板损伤严重程度需结合病人自身的症状来判断。1988年，日本学者腰野富久提出了JOA半月板损伤疗效评分（Japanese orthopaedic association curative effect of meniscus injury score，JOACEMIS）系统，通过7个症状、体征、体格检查方面的项目指标来判断半月板损伤对病人的日常生活和活动能力进行判断。该评分被提出后，很多临床医师均采用该评分对半月板损伤的

病人进行评价。此方法可分别评价双侧膝关节的情况，使用方便，对于半月板损伤病人术前术后均可使用。

### （二）评分方法

JOA半月板损伤疗效评分的项目指标包括长距离步行后疼痛、上下楼梯、被动伸膝疼痛、单足跳跃、McMurray试验、大腿围度、关节间隙压痛等七项指标，对左右膝分别进行评分和评估，具体项目指标和标准见表7-107。左右侧的JOA半月板损伤疗效评分的总分分别为其七项指标记分的总和，最高总分为100分，分值越高，功能越好。

### （三）示例

某病人运动后导致膝关节疼痛，经MRI检查后诊断为半月板损伤，如需进行手术治疗。临床医师可在术前采用JOA评分标准对该病人进行评估，询问病人相关问题，如病人长距离步行后出现重度疼痛，则得10分，上下楼梯时非常疼痛且无法正常上下楼梯，则得0分。最终总计七个分项的得分总

**表7-107 JOA半月板损伤疗效评分的项目指标与标准**

| 项目 | 指标 | 评分 | |
| --- | --- | --- | --- |
| | | 右膝 | 左膝 |
| 长距离步行后（500m以上） | 无疼痛 | 20 | 20 |
| | 轻度疼痛 | 15 | 15 |
| | 中度疼痛 | 10 | 10 |
| | 剧痛（或不能进行长距离步行） | 0 | 0 |
| 上下楼梯 | 无疼痛、动作自如 | 20 | 20 |
| | 有疼痛但动作自如，或者无疼痛但无法正常上下楼 | 15 | 15 |
| | 中度疼痛且无法正常上下楼 | 5 | 5 |
| | 非常疼痛且无法正常上下楼 | 0 | 0 |
| 被动伸膝疼痛 | 无 | 20 | 20 |
| | 轻度疼痛 | 10 | 10 |
| | 中度疼痛 | 5 | 5 |
| | 剧痛 | 0 | 0 |
| 单足跳跃 | 可以 | 5 | 5 |
| | 疼痛、困难或者不能 | 0 | 0 |
| McMurray试验 | 无弹响、无疼痛 | 15 | 15 |
| | 弹响 | 10 | 10 |
| | 疼痛 | 5 | 5 |
| | 弹响、疼痛都存在 | 0 | 0 |
| 大腿围度（髌骨上10cm） | 与健侧相同 | 15 | 15 |
| | 比健侧小1~3cm | 5 | 5 |
| | 比健侧小3cm以上 | 0 | 0 |
| 关节间隙压痛 | 无 | 5 | 5 |
| | 有 | 0 | 0 |

和，则为该病人JOA半月板损伤疗效评分。在病人行手术治疗后的一定时间的随访过程中，再次使用该评分。通过治疗前后分值对比，可统计出该病人接受治疗的有效程度。

**（四）特点与意义**

该评分系统分为七个选项，使用百分制评价，包括活动能力、物理检查、症状等内容，双侧膝关节均可评价，使用方便，对于半月板损伤病人术前术后均可使用，并可使用该评价系统进行疗效分析。

## 三十一、Rasmussen胫骨平台骨折评分

**（一）概述**

由于经济的腾飞，生活节奏的不断加快，交通事故或工伤造成的胫骨平台骨折不断增多，占小腿骨折的5%～11%，引起胫骨平台骨折的大多数创伤较重，导致较严重的关节内劈裂骨折、塌陷，并且常合并前后交叉韧带、关节软骨及半月板等关节周围组织的损害，此类病人常见于青壮年。胫骨平台骨折为累及关节的骨折，治疗时要保证关节面的平整、力线正常、关节的稳定、坚强的内固定，早期修复关节周围软组织如关节韧带、半月板等，从而减低继发退行性骨关节炎、关节不稳等并发症的发生。

Rasmussen胫骨平台骨折评分（Rasmussen's tibial plateau fracture score，RTPFS）是由Rasmussen于1973年提出的一种膝关节功能评分系统，包括病人主观、客观的评价及临床医师的客观检查两个部分。

**（二）评分方法**

Rasmussen胫骨平台骨折评分是由病人主观、客观评价（疼痛、行走能力）及临床医师的客观检查（活动范围及稳定性）组成，具体评分指标和评分标准见表7-108。

Rasmussen胫骨平台骨折评分总分的最高分为30分，最低分为6分。其分级标准为优,27分；良,20～26分；可,10～19分；差,6～9分。

该评分将各个项目的得分分为两个部分：可接受部分（优和良）和不可接受部分（可和差）。

**（三）示例**

某病人因跌伤致右侧胫骨平台骨折并行切开复位、钢板螺钉内固定术，术后Rasmussen两项内容检测结果如下：①病人的主客观评价，骨折愈合良好，偶尔膝关节疼痛，于天气变化时尤为明显，可

以正常行走而不受限；②临床医师的客观检查，右侧膝关节伸直无受限，最大屈曲至120°，右膝关节屈曲和伸直时稳定性正常。

Rasmussen总分值=偶尔膝关节疼痛，于天气变化尤为明显+可以正常行走而不受限+伸直无受限，屈曲120°+稳定性正常

=5+6+6+5+6=28分

该病人按Rasmussen胫骨平台骨折评分系统分级标准属于优。

**（四）特点与意义**

Rasmussen胫骨平台骨折评分系统由病人的主观、客观评价及临床医师的客观检查等项目组成，该评分系统突出了膝关节功能的重要性，认为如果

**表7-108 Rasmussen胫骨平台骨折评分的项目指标和标准**

| 项目 | 评分 |
| --- | --- |
| A.主观感受 | |
| a.疼痛（优：5，良：4，可：2，差：0） | |
| 无疼痛 | 6 |
| 偶尔疼痛，天气不好时疼痛 | 5 |
| 关节处于某一姿势时有刺痛 | 4 |
| 午后痛，活动后膝关节周围持续性、剧烈疼痛 | 2 |
| 夜间痛 | 0 |
| b.行走能力（优：6，良：4，可：2，差：1） | |
| 正常行走能力（与年龄有关） | 6 |
| 室外行走至少1小时 | 4 |
| 室外短距离行走15分钟以上 | 2 |
| 只能在室内行走 | 1 |
| 坐轮椅或卧床 | 0 |
| B.临床特征 | |
| a.伸膝（优：6，良：4，可：2，差：2） | |
| 正常 | 6 |
| 伸膝受限在0～10° | 4 |
| 伸膝受限超过10° | 2 |
| b.膝关节活动范围（优：5，良：4，可：2，差：2） | |
| 至少140° | 6 |
| 至少120° | 5 |
| 至少90° | 4 |
| 至少60° | 2 |
| 至少30° | 1 |
| 0 | 0 |
| c.稳定性（优：5，良：4，可：2，差：0） | |
| 伸膝和屈膝20°时稳定性正常 | 6 |
| 屈膝20°时出现不稳定 | 5 |
| 伸膝＜10°时不稳定 | 4 |
| 伸膝＞10°时不稳定 | 2 |

表7-109　病人主观感受评分指标和标准

| 症状出现频率 | 症状严重程度（评分） | | | | |
|---|---|---|---|---|---|
| | 无（1） | 轻微（2） | 中度（3） | 严重（4） | 极其严重（5） |
| 从来没有（1） | 1 | 1 | 1 | 1 | 1 |
| 每月1次（2） | 1 | 4 | 6 | 8 | 10 |
| 两周1次（3） | 1 | 6 | 9 | 12 | 15 |
| 每周1次（4） | 1 | 8 | 12 | 16 | 20 |
| 每天1次（5） | 1 | 10 | 15 | 20 | 25 |

注：症状指各种活动中的疼痛、肿胀、僵硬、无力、跛行、打软腿和摩擦感，数字1～5是按症状出现频率及症状严重程度逐级递增，所得评分值为症状出现频率与症状严重程度评分的乘积，未出现症状者记为1分。

有一项评分为差，那么不管其他项目评分如何，该病人最终功能评分均为差。其缺陷是没有考虑术后关节退变的情况。其主要用于评价胫骨平台骨折术后病人膝关节功能恢复情况。

## 三十二、Honkonen-Jarvinen胫骨平台骨折评分

### （一）概述

按照1991年Hohl的统计，胫骨平台骨折占所有骨折的1%，占老年人骨折的8%，可导致不同程度的关节面压缩和移位。其损伤机制主要是强大的外翻应力合并轴向载荷的结果。治疗方法主要包括切开复位内固定及跟骨牵引、闭合复位石膏托固定等。由于粉碎性骨折、软组织条件差及手术操作影响常导致严重的并发症，治疗效果很难令人满意。手术治疗失败的原因是由解剖复位不良、稳定性差、骨不连及畸形愈合等，尤其对膝关节功能影响较大。1992年，Honkonen和Jarvinen对比131例胫骨髁骨折保守治疗和手术治疗的效果，结合Hohl和Luck膝关节评分和Rasmussen膝关节功能评分，自行制订了新的胫骨平台术后疗效评价标准，该标价标准由病人的主观感受、临床评价、功能评价及放射学评价四部分组成。

其中，主观分析是最难把握的一部分，很多评分标准仅仅把疼痛作为唯一的测量标准，但是一些其他症状，如僵硬、肿胀、跛行、肌无力、关节交锁、打软腿及稳定性等都属于主观分析的一部分。另外，症状出现的频率与严重程度也是因人而异的。因此，Honkonen和Jarvinen将此纳入评分标准。

### （二）评分方法

Honkonen-Jarvinen胫骨平台骨折评分（Honkonen-Jarvinen's tibial plateau fracture score，HJTPFS）系统包括四个评价部分，即主观感受评分、功能评分、临床评分及放射学评分。

主观感受评分部分是通过各种活动中疼痛、肿胀、僵硬、无力、跛行、打软腿和摩擦感等症状出现的频率对其进行评分（表7-109）。其评分的分级标准：优，1～5分；良，6～11分；可，12～15分；差，16～25分。

功能评分主要从行走、爬楼梯、下蹲、跳及鸭步进行评价分析，功能评分的总分为其五项指标得分的总和（表7-110）。其评分的分级标准：优，1～5分；良，6～10分；可，11～15分；差，15～20分。

表7-110　胫骨平台骨折功能评分项目和标准

| 项目 | 指标描述 | 评分 |
|---|---|---|
| 行走 | 正常 | 1 |
| | 轻度跛行 | 2 |
| | 严重的跛行或需扶拐 | 3 |
| | 需要轮椅 | 4 |
| 爬楼梯 | 正常 | 1 |
| | 困难 | 2 |
| | 偶尔能 | 3 |
| | 不能 | 4 |
| 下蹲 | 正常 | 1 |
| | 有困难 | 2 |
| | <90° | 3 |
| | 不能 | 4 |
| 跳 | 正常 | 1 |
| | 有困难 | 2 |
| | 只能在健侧辅助下可以 | 3 |
| | 不能 | 4 |
| 鸭步 | 正常 | 1 |
| | 可走几步 | 2 |
| | 一步 | 3 |
| | 不能 | 4 |

临床评分指标包括膝关节功能缺失程度、膝关节屈曲范围、稳定性、肌肉萎缩的程度（主要是对膝关节以上15cm处的周径进行测量得出）（表7-111）。

表7-111 胫骨平台骨折临床评分的项目和标准

| 项目 | 评分 |
| --- | --- |
| 伸直缺陷（°） | |
| 无 | 1 |
| 1～5 | 2 |
| 6～10 | 3 |
| ＞10 | 4 |
| 屈曲范围（°） | |
| ＞130 | 1 |
| 110～129 | 2 |
| 90～109 | 3 |
| ＜90 | 4 |
| 稳定性 | |
| 正常 | 1 |
| 内外翻：伸直位稳定，屈曲位5°～10°不稳定 | 2 |
| 前后运动：Ⅰ度不稳定，Lachman试验或抽屉试验 | |
| 内外翻：伸直时5°～10°不稳定 | 3 |
| 前后运动：Ⅱ度不稳定 | |
| 内外翻：伸直时＞10°不稳定 | 4 |
| 前后运动：Ⅲ度不稳定 | |
| 大腿萎缩（cm） | |
| 无 | 1 |
| 0～1 | 2 |
| 1～3 | 3 |
| ＞3 | 4 |

放射学评分主要测量平台的倾斜度、内外翻倾斜度、关节塌陷程度、髁增宽度及退变等方面（表7-112）。

### （三）示例

某胫骨平台骨折病人术后Honkonen-Jarvinen胫骨平台骨折评价如下：主观感受，从来没有症状，1分，为优；胫骨平台骨折功能评分，行走、爬楼梯、下蹲、跳、鸭步正常，5分，为优；胫骨平台骨折临床评价1分，为优；影像学评价1分，为优。

表7-112 影像学评分的项目和标准

| 项目 | 指标描述 | 评分 |
| --- | --- | --- |
| 平台倾斜（°） | 无 | 1 |
| | 1～5 | 2 |
| | 6～10 | 3 |
| | ＞10 | 4 |
| 内外翻倾斜（°） | 无 | 1 |
| | 1～5 | 2 |
| | 6～10 | 3 |
| | ＞10 | 4 |
| 关节面塌陷（mm） | 无 | 1 |
| | 1～3 | 2 |
| | 4～6 | 3 |
| | ＞6 | 4 |
| 髁增宽（mm） | 无 | 1 |
| | 1～5 | 2 |
| | 6～10 | 3 |
| | ＞10 | 4 |
| 退变（关节腔相对狭窄） | 无 | 1 |
| | ＜50% | 2 |
| | ＞50% | 3 |
| | 消失 | 4 |

### （四）特点与意义

相对其他部位的骨折，胫骨平台骨折发生率较高，它对下肢功能的影响大，而且评估的难度及专业要求往往也更高。

Honkonen-Jarvinen胫骨平台骨折评价系统方法简单、易于掌握和使用，能较好地评估胫骨平台骨折术后患肢功能恢复，可准确地描述患肢术后的功能、疼痛程度、步态、活动范围，因而很快在全世界范围得到广泛的认可和应用，成为临床最为广泛地对胫骨平台骨折术后膝关节功能进行评估的方法。

经过几十年的发展，Honkonen-Jarvinen胫骨平台骨折评价系统已成为了一个临床管理的指标。利用Honkonen-Jarvinen胫骨平台骨折评价系统可确定胫骨平台骨折术后患肢功能。对治疗后患肢的功能恢复有重要的指导价值。由于其简单、方便和科学性，在临床胫骨平台骨折诊治中被广泛地应用到治疗效果比较、评价、功能的恢复及各种手术方法的对比研究等方面。

## 三十三、Lowa胫骨骨折的疗效评分

### （一）概述

胫骨骨折是下肢常见骨折，其损伤机制主要有

超越骨自身能力的损伤，如疲劳骨折；低能量暴力导致的小移位骨折；高能量暴力导致的粉碎骨折并伴软组织、神经血管损伤，如高速机动车事故或高处坠落等。治疗方法主要包括切开复位内固定及跟骨牵引、闭合复位石膏托固定等。由于粉碎性骨折、软组织条件差及手术操作影响常导致严重的并发症，治疗效果很难令人满意。手术治疗失败的原因是由解剖复位不良、稳定性差、骨不连及畸形愈合等，尤其对膝关节、踝关节功能影响较大。

胫骨骨折的疗效评价主要是对胫骨附近关节功能进行评价，即膝关节和踝关节功能评分，常采用Lowa膝关节功能评价标准和Lowa踝关节功能评价标准，后者也称胫腓骨骨折Merchant-Dietz踝关节功能评分。该评价标准主要包括病人主观评分（疼痛、功能）和医师检查（步态、畸形、活动度等）。因为没有对术后关节退变进行分析，也无影像学评价。因此，1989年Merchant-Dietz综合了Johnson、Kannus、Veth等关于膝关节评分标准，制订了术后关节退变的新的评分系统，也就是胫骨骨折疗效评价的放射学评价。

**（二）评分方法**

1. Lowa膝关节功能评分（Lowa's knee function score，LKFS）主要包括病人主观评分（疼痛、功能）和医师检查（步态、畸形、活动度等），详细指标和评分标准见表7-113。分级标准：优，90～100分；良，80～89分；可，70～79分；差，小于70分。

2. Lowa踝关节功能评分（Lowa's ankle function score，LAFS）主要包括病人主观评分（疼痛、功能）和医师检查（步态、畸形、活动度等），详细指标和评分标准见表7-114。分级标准：优，90～100分；良，80～89分；可，70～79分；差，小于70分。

3. 胫骨骨折疗效评价的放射学评分（radiographic score of tibial fractures efficacy evaluation，RSTFEE）是依据放射学观察到的骨赘大小、关节狭窄、关节囊退变及与健侧相比软骨下骨硬化、影像学表现、软骨下骨密度增高等进行评分，详细指标和评分标准见表7-115。满分为10分，然后减去评分系统所得的分数，即为该评分的最后结果。9分以上为优；8～8.9分为良；7～7.9分为可；小于6.9分为差。

**表7-113 Lowa膝关节评分的项目和标准**

| 项目 | 评分 |
| --- | --- |
| 功能（最高35分，各项得分之和） | |
| 做大部分家务活或工作，要求走来走去 | 5 |
| 能够独立行走 | 5 |
| 自己穿衣（包括穿鞋和袜子） | 5 |
| 就餐或如厕时起坐无困难，包括坐下或站起 | 4 |
| 能够蹲下或跪下捡东西 | 3 |
| 独自洗澡，不需要帮助 | 3 |
| 能一步接一步走台阶 | 3 |
| 能用其他方式走台阶 | 2 |
| 能搬运物体，如手提箱 | 2 |
| 能独自上汽车或公共交通工具，不需要帮助且乘坐舒适 | 2 |
| 能驾车 | 1 |
| 疼痛（最高35分，只能选择一项） | |
| 无疼痛 | 35 |
| 劳累后轻度疼痛 | 30 |
| 负重后轻度疼痛 | 20 |
| 负重后中度疼痛 | 15 |
| 负重后严重疼痛，或休息时轻度、中度疼痛 | 10 |
| 持续性、剧烈疼痛 | 0 |
| 步态（最高10分，只能选择一项） | |
| 无跛行，不需要辅助 | 10 |
| 跛行，不需要辅助 | 8 |
| 一个手杖或腋杖 | 8 |
| 一个长支具 | 8 |
| 一个支具和手杖或腋杖 | 6 |
| 双拐，有或没有支具 | 4 |
| 不能行走 | 0 |
| 畸形或不稳定（最高10分，各项得分之和） | |
| 负重时，固定 不超过10° | 3 |
| 屈曲畸形 不超过20° | 2 |
| 不超过30° | 1 |
| 负重时，内外 不超过10° | 3 |
| 翻畸形 不超过20° | 2 |
| 不超过30° | 1 |
| 无韧带不稳定性 | 2 |
| 没有交锁、打软腿或伸直首先超过10° | 2 |
| 活动范围（最高10分）屈伸范围，正常是150°，每15°得1分 | |

**表7-114 Lowa踝关节评分的项目和标准**

| 项目 | 评分 |
|---|---|
| 功能（最高40分，各项得分之和） | |
| 做家务活或工作有无困难 | 8 |
| 爬楼梯 | |
| 一步接一步 | 6 |
| 其他方式 | 4 |
| 能搬运物体，如手提箱 | 4 |
| 能跑步，参加体育活动或重体力劳动 | 4 |
| 独立行走 | 8 |
| 庭院劳动，如清扫、修剪草坪 | 4 |
| 进出汽车无困难 | 6 |
| 疼痛（40分，只能选择一项） | |
| 无疼痛 | 40 |
| 仅在疲劳或过度劳累时出现疼痛 | 30 |
| 负重时疼痛 | 20 |
| 活动时疼痛 | 10 |
| 休息时疼痛或持续性疼痛 | 0 |
| 步态（最高10分，只能选择一项） | |
| 无跛行 | 10 |
| 抗痛跛行 | 8 |
| 需要手杖或腋杖 | 2 |
| 需要轮椅或不能行走 | 0 |
| 双拐，有或没有支具 | 4 |
| 不能行走 | 0 |
| 活动度（最高10分） | |
| 在背屈和跖屈正常总活动范围内（30°～70°）每20°为2分 | 10 |

**表7-115 胫骨骨折疗效评价的放射学评分项目和标准**

| 评价指标 | 评分 |
|---|---|
| 骨赘大小 | |
| 小骨赘 | 1 |
| 中骨赘 | 2 |
| 大骨赘 | 3 |
| 关节狭窄 | |
| ＜1mm为轻度狭窄 | 1 |
| 1～2mm为中度狭窄 | 2 |
| ＞2mm为重度狭窄 | 3 |
| 关节囊退变 | 2 |
| 与健侧相比，软骨下骨硬化，影像学表现软骨下骨密度升高 | 2 |

## （三）示例

某胫腓骨骨折病人术后Lowa膝关节功能评分和Lowa踝关节功能评分评价如下：膝关节功能评价指标得分30分，疼痛评价指标得分30分，步态评价指标得分8分，关节畸形与稳定性评价指标得分8分，关节活动范围评价指标得分8分。

总得分=功能评价指标得分+疼痛评价指标得分+步态评价指标得分+关节畸形与稳定性评价指标得分+关节活动范围评价指标得分

该病人总得分为94分，膝关节功能评价标准为良。

该病人胫骨骨折疗效的放射学评价如下：小骨赘1分，关节狭窄＜1mm得1分，无关节囊退变，无软骨下硬化骨。

最终得分=10-2=8分，放射学评价为良。

## （四）特点与意义

相对其他部位的骨折，胫腓骨骨折发生率高，它对下肢功能的影响大，而且评估的难度及专业要求往往也更高。

胫腓骨骨折术后Lowa膝关节和Lowa踝关节功能评价标准方法简单，易于掌握和使用，能较好地评估胫腓骨骨折术后患肢膝关节、踝关节功能恢复，可准确地描述患肢术后的功能、疼痛程度、步态、关节畸形及稳定性、活动范围，因而很快在全世界范围得到广泛的认可和应用，成为临床最为广泛地对胫腓骨骨折术后膝关节功能进行评估的方法。目前该评分系统是胫骨骨折最完整的评分标准，不仅包括了膝关节、踝关节临床功能评价，还包括了膝关节、踝关节的放射学评价。其可应用于胫骨骨折的评价，也可单纯应用膝关节或踝关节的评价。

经过数十年的发展，Lowa胫骨骨折术后膝关节功能评分系统已成为了一个临床管理的指标。利用Lowa胫骨骨折术后膝关节功能评分系统可确定胫骨骨折术后膝关节功能。对治疗后患肢的功能恢复有重要的指导价值。该评分简单、方便和具有科学性，因此在临床胫骨骨折诊治中被广泛地应用于治疗效果比较、功能的恢复等方面。

## 三十四、Merchant-Dietz胫腓骨骨折术后膝关节功能评分

### （一）概述

胫腓骨骨折是下肢常见骨折，其损伤机制主要有超越骨自身能力的损伤，如疲劳骨折；低能量暴

力导致的小移位骨折；高能量暴力导致的粉碎性骨折并伴软组织、神经血管损伤，如高速机动车事故或高处坠落等。治疗方法主要包括切开复位内固定及跟骨牵引、闭合复位石膏托固定等。由于粉碎性骨折、软组织条件差及手术操作影响常导致严重的并发症，治疗效果很难令人满意。手术治疗失败的原因是由解剖复位不良、稳定性差、骨不连及畸形愈合等，尤其对膝关节功能影响较大。1989年，Merchant和Dietz提出胫腓骨骨折术后膝关节功能评分（Merchant-Dietz's postoperative tibiofibular fracture

knee joint function score，MDPTFKJS）系统，主要参考指标包括膝关节功能、疼痛、步态、关节畸形与稳定性及关节活动范围等。

（二）评分方法

Merchant-Dietz胫腓骨骨折术后膝关节功能评分的指标项目包括膝关节功能、疼痛、步态、关节畸形与稳定性及关节活动范围。其中，功能的评分为其各项得分之和；关节畸形与稳定性的评分为其4项指标得分之和，其他各指标为其最适的一项得分。详细评分标准见表7-116。此评分的总分为其

表7-116　Merchant-Dietz胫腓骨骨折术后膝关节功能评分的指标和标准

| 项目 | 指标与描述 | | 评分 |
|---|---|---|---|
| 功能 | 可进行大多数需要移动的家务工作 | | 5 |
| （35分，各项得分之和） | 可独立行走较长的距离 | | 5 |
| | 独立穿衣、穿鞋、穿袜 | | 5 |
| | 坐立及上厕所无困难 | | 4 |
| | 可从地面拾物，包括下蹲或跪立 | | 3 |
| | 自行洗澡，不需要帮助 | | 3 |
| | 抬腿跨过台阶 | | 3 |
| | 可以任何姿势跨过台阶 | | 2 |
| | 可搬运物品 | | 2 |
| | 可自行上车或使用公共交通工具，不需要帮助 | | 2 |
| | 可驾驶汽车 | | 1 |
| 疼痛 | 无疼痛 | | 35 |
| （35分，只选一项） | 疲劳时轻度疼痛 | | 30 |
| | 负重时轻度疼痛 | | 20 |
| | 负重时中度疼痛 | | 25 |
| | 负重时严重疼痛，休息时轻度或中度疼痛 | | 10 |
| | 严重疼痛，持续性 | | 0 |
| 步态 | 无跛行，不需要拐杖 | | 10 |
| （10分，只选一项） | 跛行，不需要拐杖 | | 8 |
| | 需要一条拐杖 | | 8 |
| | 需要长支具 | | 8 |
| | 同时需要拐杖和支具 | | 6 |
| | 两条拐杖，需要或不需要支具 | | 4 |
| | 不能行走 | | 0 |
| 关节畸形与稳定性 | 负重时固定性屈曲 | 不超过10° | 3 |
| （10分，各项得分之和） | | 不超过20° | 2 |
| | | 不超过30° | 1 |
| | 负重时内翻或外翻畸形 | 不超过10° | 3 |
| | | 不超过20° | 2 |
| | | 不超过30° | 1 |
| | 无韧带性不稳定 | | 2 |
| | 无关节闭锁，屈曲 | | 2 |
| 关节活动范围 | 正常膝关节活动范围为150°，每丢失15°扣1分 | | 10 |

5个项目得分的总和，最高分为100分。

根据评分的总分，膝关节功能的分级标准为优，90～100分；良，80～89分；可，70～79分；差，小于70分。

### （三）示例

某胫腓骨骨折病人术后Merchant-Dietz膝关节功能评分评价如下：功能评价指标得分30分，疼痛评价指标得分30分，步态评价指标得分8分，关节畸形与稳定性评价指标得分8分，关节活动范围评价指标得分8分。

总得分=功能评价指标得分+疼痛评价指标得分+步态评价指标得分+关节畸形与稳定性评价指标得分+关节活动范围评价指标得分

该病人总得分为94分，膝关节功能评价标准为良。

### （四）特点与意义

相对其他部位的骨折，胫腓骨骨折发生率高，它对下肢功能的影响大，而且评估的难度及专业要求往往也更高。

Merchant-Dietz胫腓骨骨折术后膝关节功能评分系统方法简单，易于掌握和使用，能较好地评估胫腓骨骨折术后患肢膝关节功能恢复，可准确地描述患肢术后的功能、疼痛程度、步态、关节畸形及稳定性、活动范围，因而很快在全世界得到广泛的认可和应用，成为临床广泛的对胫腓骨骨折术后膝关节功能进行评估的方法之一。

经过数十年的发展，Merchant-Dietz胫腓骨骨折术后膝关节功能评分系统已成为了一个临床管理的指标。利用Merchant-Dietz胫腓骨骨折术后膝关节功能评分系统可确定胫腓骨骨折术后膝关节功能。对治疗后患肢的功能恢复有重要的指导价值。该评分简单、方便和具有科学性，因此在临床胫腓骨骨折诊治中被广泛地应用到治疗效果比较、功能的恢复等方面。

### 参考文献

胡永成，邱贵兴，马信龙，等，2012.骨科疾病疗效评价标准.北京：人民卫生出版社.

李建华，陈文君，寿依群，2003.人工膝关节置换术后康复评价量表应用与康复训练研究进展.中国康复医学杂志，18（9）：575-576.

刘宗礼，潘子翔，刘仲秋，1999.成年人髋股关节痛的X线改变.中华骨科杂志，19（3）：145-148.

王亦璁，1992.膝关节外科的基础和临床.北京：人民卫生出版社，552.

王亦璁，1992.膝关节外科的基础和临床.北京：人民卫生出版社，552.

腰野富久，1988.他搬运损伤治疗成绩判定基准.日整会志，6：904.

腰野富久，1989.膝韧带损伤治疗成绩判定基准.日整会志，63：1004-1005.

张国宁，王友，2006.膝关节评分标准的评估.中华外科杂志，44（16）：1141-1143.

郑强，潘志军，李杭，等，2007.混合式单臂外固定架骨延长术治疗感染性骨不连.中华创伤骨科杂志，27（7）：509-513.

American Academy of Orthopaedic Surgeons, Orthopaedic Practice in the U.S. 2000/2001.（2017-8-5）hppt：//www. AAOS.org'

Bach CM, Nogler M, Steingruber IE, et al, 2002. Scoring systems in total knee arthroplasty.Clin Orthop Relat Res, 399（399）：184-196.

Barber S, Noyes F, Mangine R, et al.1990.Quantitative assessment of functional limitations in normal and anterior cruciate ligament deficient knees.Clin Orthop, 255（255）：204-274.

Barber-westin SD, Noyes FR.1999.Assessment of sports participation levels following knee injuries.Sports Med, 28（1）：1-10.

Blackbume JS, Peel TE, 1977. A new method of measuring patellar height. J Bone Joint SurgBr, 59（2）：241-242.

Borsa PA, Lephart SM, Irrgang JJ, 1998. Sports-specificity of knee scoring systems to assess disability in anterior cruciate ligament-deficient athletes. J Sports Rehab, 7（1）：44-60.

Böstman O, Kiviluoto O, Nirhamo J, 1981. Comminuted displaced fractures of the patella. Injury-international Journal of the Care of the Injured, 13（3）：196-202.

Briggs KK, Kocher MS, Rodkey WG, et al, 2006. Reliability, validity, and responsiveness of the Lysholm knee score and Tegner activity scale for patients with meniscal injury of the knee. J Bone Joint Surg, 88（4）：698-705.

Davies AP, 2002. Rating systems for total knee replacement. Knee, 9（4）：261.

Davies AP, 2002.Rating systems for total knee replacement. Knee, 9（4）：261-266.

Dawson J, Fitzpatrick R, Carr A, et al, 1998. Questionnaire

on the perceptions of patients about total hip replacement surgery. J Bone Joint Surg, 80（1）: 63–69.

Decoster TA, Nepola JV, Khoury GY, 1988. Cast brace treatment of proximal tibia fracture: a ten–year follow–up study. Clin Orthop, 231（231）: 196–204.

Dejour H, 1983. Results of the treatment of anterior laxity of the knee. Rev Chir Orthop Reparatrice Appar Mot, 69（4）: 255–302.

Devers BN, Conditt MA, Jamieson ML et al, 2011.Does greater knee flexion increase patient function and satisfaction after total knee arthroplasty? J Arthroplasty, 26（2）: 178–186.

Feller JA, Bartlett RJ, Lang DM, 1996. Patellar resurfacing versus retention in total knee arthroplasty. J Bone Joint Surg Br, 78（2）: 226–228.

Ferreira–Valente MA, Pals–Ribeiro JL, Jensen MP, 2011. Validity of four pain intensity rating scales. Pain, 152（10）: 2399–2404.

Garratt AM, Brealey S, Gillespie WJ, 2004. Patient–assessed health instruments for the knee: a structured review. Rheumatology, 43（11）: 1414–1423.

Ghazavi MT, Pritzker KP, Davis AM, et al, 1997. Fresh osteochondral allografts for post–traumatic osteochondral defects of the knee. Journal of Bone & Joint Surgery British Volume, 79（6）: 1008–1013.

Goldberg VM, Heiple KG, Ratnoff OD, et al, 1981. Total knee arthroplasty in classic hemophilia. J Bone Joint Surg Am, 63（5）: 695–701.

Goncaives RS, Cabn J, Pinheiro JP, et al, 2009. Cross–cuttural adaptation and validation of the portuguese version of the knee injury and osteoarthritis outcome score（KOOS）. Osteoarthritis Cartiiage, 17（9）: 1156–1162,

Haim A, Yaniv M, Dekel S, et al, 2006. Patellofemoral pain syndrome: validity of clinical and radiological features. Clin Orthop Relat Res, 451（451）: 223–228.

Hefti F, Müller W, Jakob RP, et al, 1993. Evaluation of knee ligament injuries with the IKDC form. Knee Surg Sports Traumatol Arthrosc, 1（3–4）: 226–234.

Hefti F, Müller W, Jakob RP, et al, 1993. Evaluation of knee ligament injuries with the IKDC form. Knee Surg Sports Traumatol Arthrosc, 1（3–4）: 226–234.

Hefti F, Muller W, Jakob RP, et al.1993.Evaluation of knee ligament injuries with the IKDC form. Knee Surg Sports Traumatol Arthroscopy, 1（3–4）: 226–234.

Honkonen SE, Jarvinen MJ, 1992.Classification of fractures of the tibial condyles.J Bone Joint Surg Br, 74（6）: 840–847.

Hughston JC, Eilers AF, 1973. The role of the posterior oblique ligament in repairs of acute medial ligament tears of the knee.J Bone Joint Surg, 55（5）: 923–940.

Hughston JC, Eilers AF, 1973. The role of the posterior oblique ligament in repairs of acute medial ligament tears of the knee.J Bone Joint Surg, 55（5）: 923–940.

Hughston JC, Eilers AF, 1973. The role of the posterior oblique ligament in repairs of acute medial ligament tears of the knee.J Bone Joint Surg, 55（5）: 923–940.

Hungerford DS, Kenna RV, Krackow KA, 1982. The porous–coated anatomic total knee. Orthop Clin North Am, 13（1）: 103–122.

Indelicato PA, 1983. Non–operative treatment of complete tears of the medial collateral ligament of the knee. J Bone Joint Surg Am, 65（3）: 323–329.

Insall JN, Doff LD, Scott RD, et al, 1989. Rationale of the knee society clinical rating system. Clin Orthop, 248（248）: 13–14.

Insall JN, Dorr LD, Scott RD, et al, 1989.Rationale of the knee society clinical rating system.Clin Orthop Relat Res,（248）: 13–14.

Insall JN, Ranawat CS, Aglietti P, et al, 1976.A compiarson of four models of total knee–replacement prostheses.JBJS Am, 58（6）: 754–765.

Instill JN, Ranawat CS, Aglietti P, et al, 1976. A comparison of four models of total knee–replacement prostheses. J Bone Joint Surg Am, 58（6）: 754–765.

Irrgang JJ, Snyder Mackler L, Wainner RS, et al, 1998. Development of a patient–reported measure of function of the knee. J Bone Joint Surg Am, 80（8）: 1132–1145.

Jenny JY, Diesinger Y, 2012. The Oxford Knee Score: compared performance before and after knee replacement. Orthop Traumatol Surg Res, 98（4）: 409–412.

Johnson DS, Ryan WG, Smith RB, 2000.Evaluation of the IKDC form: what's the score?Br Ed Soc Bone Joint Surg, 82（Suppl I）: 21.

Jr FJ, Cabaud HE, Curl WW, 1982. The anterior cruciate ligament: radiographic and clinical signs of successful and unsuccessful repairs.Clin Orthop, 164（164）: 54.

Jr SP, Jr GI, Jr HW, et al, 1979. Patellectomy: a clinical study and biomechanical evaluation. Clinical Orthopaedics &

Related Research, 144（144）: 84.

Kim JG, Ha JK, Lee JY, et al, 2013.Translation and validation of the Korean version of the international knee documentation committee subjective knee form.Knee Surg Relat Res, 25（3）: 106–111.

Kocher MS, Steadman JR, Birggs KK, et al, 2004. Reliability, validity, and responsiveness of the Lysholm knee scale for various chondral disorders of the knee.JBJS, 86（6）: 1139–1145.

Kujala UM, Jaakkola LH, Koskinen SK, et al, 1993. Scoring of patellofemoral disorders. Arthroscopy the Journal of Arthroscopic & Related Surgery, 9（2）: 159–163.

Kujala UM, Jaakkola LH, Koskinen SK, et al, 1993. Scoring of patellofemoral disorders. Arthroscopy the Journal of Arthroscopic & Related Surgery, 9（2）: 159–163.

Kujala UM, Osterman K, Kormano M, et al, 1989. Patellofemoral relationships in recurrent patellar dislocation. Journal of Bone & Joint Surgery–british Volume, 71（5）: 788–792.

Larson DE, Premer RF, Gustilo RB, 1973. Acute ligamentous injuries of the knee joint. Minn Med, 56（5）: 374–376.

Larson DE, Premer RF, Gustilo RB, 1973. Acute ligamentous injuries of the knee joint. Minn Med, 56（5）: 374–376.

Larson DE, Premer RF, Gustilo RB, 1973. Acute ligamentous injuries of the knee joint. Minn Med, 56（5）: 374–376.

Larson R, 1974.Ration sheet for knee function//Smillie.Dieases of the knee joint.Edinburgh: Churchill–Livingstone, 29–30.

Lee JH, Bae DK, Song SJ, et al, 2010.Comparison of clinical results and second–look arthroscopy findings after arthroscopic anterior cruciate ligament reconstruction using 3 different types of grafts.Arthroscopy, 26（1）: 41–49.

Lei X, 2010. Current status and prospect of knee function scoring. Journal of Clinical Rehabilitative Tissue Engineering Research, 14（39）

Levack B, Flannagan JP, Hobbs S, 1985. Results of surgical treatment of patellar fractures. Journal of Bone & Joint Surgery–british Volume, 67（3）: 416–419.

Liow RY, Walker K, Wajid MA, et al, 2003. Functional rating for knee arthroplasty: comparison of three scoring systems. Orthopedics, 26（2）: 143.

Liow RY, Walker K, Wajid MA, et al, 2003. Functional rating for knee arthroplasty: comparison of three scoring systems.Orthopedics, 26（2）: 143–149.

Lipscomb J, Gotay CC, Snyder CF, 2007. Patient–reported outcomes in cancer: a review of recent research and policy initiatives. CA Cancer J Clin, 57（5）: 278–300.

Lysholm J, Gillquist J, 1982. Evaluation of knee ligament surgery results with special emphasis on use of a scoring scale. Am J Sports Med, 10（3）: 150–154.

Lysholm J, Gillquist J, 1982. Evaluation of knee ligament surgery results with special emphasis on use of a scoring scale. Am J Sports Med, 10（3）: 150–154.

Lysholm J, Gillquist J, 1982. Evaluation of knee ligament surgery results with special emphasis on use of a scoring scale. Am J Sports Med, 10（3）: 150–154.

Lysholm J, Gillquist J, 1982. Evaluation of knee ligament surgery results with special emphasis on use of a scoring scale. American Journal of Sports Medicine, 10（3）: 150.

Lysholm J, Gillquist J, 1982. Evaluation of knee ligament surgery results with special emphasis on use of a scoring scale.Am J Sports Med, 10（3）: 150–154

Lysholm J, Gillquist J, 1982. Evaluation of knee ligament surgery results with special emphasis on use of a scoring scale.Am J Sports Med, 10（3）: 150–154.

Lysholm J, Gillquist J, 1982.Evaluation of knee ligament surgery results with special emphasis on use of a scoring scale.Am.J Sports Med.10（3）: 150.

Mackinnon J, Young S, Baily RA, 1988. The St Georg sledge for unicompartmental replacement of the knee. A prospective study of 115 cases. J Bone Joint Surg Br, 70（2）: 217–223.

Marsh JL, Smith JL, Do TT, 1995. External fixation and limited internal fixation for complex fracture of the tibia plateau. J Bone Joint Surg, 77（5）: 661–673.

Marshall J, Fetto J, Botero PM, 1977.Knee ligament injuries: a standardized evaluation method.Clin Orthop, 123（123）: 115.

Marshall JL, Fetto JF, Botero PM, 1977. Knee ligamentlnjuries. A standardized evaluation method. Clin Orthop, 123（123）: 115–129.

Marshall JL, Fetto JF, Botero PM, 1977.Knee ligament injuries: a standardized evaluation methed.Orthop, 123（123）: 125–129.

Marx RG, Jones EC, Allen AA, et al, 2001. Reliability, validity and responsiveness of four knee outcome scales for athletic patients. JBJS Am, 83（10）: 1459–1469.

Medalla GA, Moonot P, Peell T, et al, 2009. Cost–benefit comparison of the Oxford knee score and the American knee society score in measuring outcome of total knee arthroplasty. J Arthroplasty, 24（4）: 652-656.

Meenan R, Gertman PM, Mason JH, 1980.Measuring heaith status in arthritis: the arthritis impact measurement scaies. Arthritis Rheum, 23（2）: 146-152.

Merchant TC, Dietz FR, 1989. Long-term follow-up after fracture of the tibia and fibular shafts. J Bone Joint Surg, 71（4）: 599-606.

Merchant TC, Dietz FR, 1989.Long-term follow-up after fractures of the tibial and fibular shafts.J Bone Joint Surg Am, 71（4）: 599-606.

Moriya H, Sasho T, Sano S, et al, 2004.Arthroscopic posteromedial release for osteoarthritic knees with flexion contracture.Arthroscopy, 20（10）: 1030-1039.

Mosier SM, Stanitski CL, 2004.Acute tibial t ubercle avulsion fractures.J Pediatr Orthop, 24（2）: 181-184.

Noyes FR, Barber SD, Mangine RE, 1990. Bone-patellar ligament-bone and fascia lata allografts for reconstruction of the anterior cruciate ligament.J Bone Joint Surg, 72（8）: 1125-1136.

Noyes FR, Barber SD, Mooar LA, 1989.A rationale for assessing sports activity levels and limitations in knee disorders.Clin Orthop Relat Res, 246（246）: 238-249.

Noyes FR, Barber SD, Mooar LA, 1989.A Rationale for assessing sports activity levels and limitations in knee disorders.Clin Orthop, 246（246）: 238-249.

Noyes FR, Mcginniss GH, Mooar LA, 1984.Functional disability in the anterior cruciate insufficient knee syndrome. Review of knee rating systems and projected risk factors in determining treatment.Sports Med, 1（4）: 278-302.

Noyes FR. Matthews DS. Mooar PA, et al, 1983.The symptomatic anterior cruciate-deficient knee.Part Ⅱ: the results of rehabilitation, activity modification, and counseling on functional disability. J. Bone and Joint Surg., 65（2）: 163-174.

O'Donoghue DH, 1955. An analysis of end results of surgical treatment of major injuries to the ligaments of the knee. J Bone Joint Surg（Am）, 37（1）: 1-13.

O'Donoghue DH, 1955. An analysis of end results of surgical treatment of major injuries to the ligaments of the knee. J Bone Joint Surg（Am）, 37（1）: 1-13.

O'Donoghue DH, 1963. A method for replacement of the anterior cruciate ligament of the knee.J Bone Joint Surg（Am）, 45（4）: 905-924.

O'Donoghue DH, 1963. A method for replacement of the anterior cruciate ligament of the knee.J Bone Joint Surg（Am）, 45（4）: 905-924.

O'Donoghue DH, 1973.Reconstruction for medial instability of the knee. J. Bone Jt Surg, 55（5）: 941-955.

Oretorp N, Gillquist J, Liljedahl SO, 1979. Long term results of surgery for non-acute anteromedial rotatory instability of the knee. Anta Orthop Scand, 50（3）: 329-336.

Oretorp N, Gillquist J, Liljedahl SO, 1979. Long term results of surgery for non-acute anteromedial rotatory instability of the knee. Anta Orthop Scand, 50（3）: 329-336.

Oretorp N, Gillquist J, Liljedahl SO, 1979. Long term results of surgery for non-acute anteromedial rotatory instability of the knee. Anta Orthop Scand, 50（3）: 329-336.

Oretorp N, Gillquist J, Liljedahl SO, 1979. Long term results of surgery for non-acute anteromedial rotatory instability of the knee. Anta Orthop Scand, 50（3）: 329-336.

Oretorp N, Gillquist J, Liljedahl SO, 1979. Long term results of surgery for non-acute anteromedial rotatory instability of the knee. Anta Orthop Scand, 50（3）: 329-336.

Oretorp N, Gillquist J, Liljedahl SO, 1979. Long term results of surgery for non-acute anteromedial rotatory instability of the knee.Anta Orthop Scand, 50（3）: 329-336.

Rasmussen PS, 1973.Tibial condylar fractures. Impairment of knee joint stability as an indication for surgical treatment. J Bone Joint SurgAm, 55（7）: 1331-1350.

Ribeiro B, 2007. Patient-reported outcome measures. J R Soc Med, 100（9）: 397.

Roos EM, Roos PH, Lohmander LS, et al.1998.Knee injury and osteoatrhritis outcome score（KOOS）.Development of a self-administered outcome measure.J Orethop Sports Phys Ther, 28（2）: 88-96.

Satku K, Kumar JP, Ngoi SS, 1986.Anterior cruciate ligament injuries: to counsel or operate? J Bone Joint Surg Br, 68（3）: 458-461.

Selgison D, 1986. Surgery of the knee: Edited by John N. Insall. New York: Churchill Livingstone, 1984. American Journal of Surgery, 151（3）: 433.

Sherman MF, Warren RF, Marshall JL, et al, 1988.A clinical and radiographical analysis of 127 anterior cruciate insufficient knees. Clin Orthop Relat Res, 227（227）: 229-237.

Shields RK, Enloe LJ, Evans RE, et al, 1995. Reliability, validity, and responsiveness of functional tests in patients with total joint replacement. Phys Ther, 75（3）: 169-179.

Slocum DB, Larson RL, 1968. Pes anserinus transplantation. A surgical procedure for control of rotatory instability of the knee.J Bone Joint Surg（Am）, 50（2）: 226-242.

Slocum DB, Larson RL, 1968. Pes anserinus transplantation. A surgical procedure for control of rotatory instability of the knee.J Bone Joint Surg, 50（2）: 226-242.

Smillie IS, 1974.Dieases of the knee joint.Edinburgh: Churchill-Livingstone, 29-30.

Smillie IS, 1974.Dieases of the knee joint.Edinburgh: Churchill-Livingstone, 29-30.

Smith HJ, Richardson JB, Tennant A, 2009. Modification and validation of the Lysholm Knee Scale to assess articular cartilage damage. Osteoarthritis Cartilage, 17（1）: 53-58.

Stel HFV, 2004.Patient-reported outcome in total hip replacement: a comparison of five instruments of health status. J Bone Joint Surg Br, 86（6）: 801-802.

Streiner DL, Norman G R, 1995. Health Measurement Scales: A Practical Guide to their Development and Use. 2nd ed. New York: Oxford University Press, 7.

Tang SF, Chen CK, Hsu R, et al, 2001. Vastus medialis obliquus and vastus lateralis activity in open and closed kinetic chain exercises in patients with patellofemoral pain syndrome: an electromyographic study.Archives of Physical Medicine & Rehabilitation, 82（10）: 1441.

Teeny SM, Wiss DA, 1993.Open reduction and internal fixation of tibial plafond fractures.Variables contributing to poor results and complications.Clin Orthop Relat Res, 343（292）: 108-117.

Tegner Y, Lysholm J, 1985. Rating systems in the evaluation of knee ligament injuries. Clin Orthop Relat Res, 198（198）: 43-49.

Tegner Y, Lysholm J, 1985. Rating systems in the evaluation of knee ligament injuries. Clin Orthop Relat Res, 198（198）: 43-49.

Tegner Y, Lysholm J, 1985.Rating systems in the evaluation of knee ligament injuries.Clin Orthop Rleat Res, 198（198）: 43-49.

Tegner Y, Lysholm J.1985.Rating systems in the evaluation of knee ligament injuries. Clin Orthop, 198（198）: 43-49.

Tornetta P, Weiner L, Bergman M, et al, 1993.Pilon fractures: treatment with combined internal and external fixation.J Orthop Ttauma, 7（6）: 489-496.

Weitzel PP, Richmond JC, 2002. Critical evaluation of different scoring systems of the knee. Sports Medicine & Arthroscopy Review, 10（10）: 183-190.

Weizel PP, Richmond JC, 2002. Critical evaluation of different scoring of the knee. Sports Med Arthrosc Rev, 10（10）: 183-190.

Weizel PP, Richmond JC, 2002. Critical evaluation of different scoring systems of the knee. Sports Med Arthrosc Rev, 10（10）: 183-190.

Whitehouse SL, Biom AW, Tayior AH, et al, 2005. The oxford knee score: problems and pitfalls. Knee, 12（4）: 287-291.

Windsor R, Insall J, Warren R.1988.The hospital for special surgery knee ligament rating form. Am J Knee Surg, 1: 140-145.

Zarins B, 2005.Are validated questionnaires valid?JBJS, 87（8）: 1671-1672.

# 第五节　胫骨远端骨折和足踝部损伤评分

## 一、概述

踝关节是人体负重最大的关节，站立行走时全身的重量均落在该关节上，日常生活中的行走及跳跃等活动主要依靠踝关节的背伸、跖屈运动来完成，在所有运动创伤疾病中发生率最高的为踝关节扭伤，约占所有运动创伤的16%以上，每天约一万人中就有一例踝关节扭伤。如此算来，英国每天有5000例病人，美国有27 000例病人，中国则会有约130 000病人。扭伤后可以发生很多种伤情，包括韧带损伤或断裂、骨折脱位，关节软骨损伤、肌腱损伤或断裂等。

胫骨远端骨折和足踝部损伤评分（distal tibia fracture and ankle department injury score, DTFADIS）大体上分为两类：疗效评分（如Pilon骨折的疗效评价手术疗效评分、Olerud-Molander踝关节骨折

疗效评分及Povacz外侧副韧带疗效评分等）和功能评分（AOFAS踝-后足功能评分、Mazur踝关节功能评分、Kofoed踝关节功能评分等），与髋关节、膝关节的关节面比较，踝关节的关节面较小，但承受的体重却最大，同时也是人体落地、急起急停等动作时的支点，因此它是人体最易受伤的关节之一。踝关节的稳定性和灵活性十分重要，踝关节的稳定性主要由内外侧的韧带维系，内侧韧带较坚韧，而外侧韧带较薄弱，故踝关节外侧副韧带损伤是最常见的运动损伤，在美国每年有超过200万人发生踝关节外侧副韧带损伤，而运动人群中本病发病率更高达20%以上。由此可见增加对足踝关节运动损伤的认识和重视是非常重要的。

本节所收集的胫骨远端骨折和足踝部损伤评分方法主要为功能与疗效的评价评分，多数用于治疗后的疗效评估，也有部分评分方法是用于伤后和治疗后的一些功能的评价。

## 二、Pilon骨折的疗效评价手术疗效评分

### （一）概述

Pilon骨折一直是骨科医师一直比较难于处理的骨折。历史上，法国医师Destot于1911年首次提出Pilon骨折的概念。他认为这是由于距骨撞击胫骨远端关节面而形成的一种损伤。Pilon骨折多为高能量损伤造成的粉碎性骨折。近年来大多数的研究统计表明，Pilon骨折占胫骨骨折总数的7%～10%。Pilon骨折为累及踝关节的胫骨骨折，需要严格的解剖复位。其治疗对医疗条件、器械材料，尤其是医师的技术水平都有较高的要求。同时，对其治疗效果的评价也有着非常重要地位和价值。

Pilon骨折的疗效评价包括了放射学评价标准、临床评价标准及改良ASAMI评价系统。具体的评价方法种类较多，但多数为定性评价方法，Teeny-Wiss放射学评分和Teeny-Wiss踝关节临床症状与功能评分是少数采用评分方法对Pilon骨折的疗效进行评价的方法。

### （二）评分方法

1. Pilon骨折复位的Teeny-Wiss放射学评分（Pilon's fracture reduction Teeny-Wiss radiological score, PFRTWRS）是由Ovadia-Besls评分系统演变而来。它是按照术中最后一次平片或术后最初的X线片测量所得，对骨折复位后外踝移位、内踝移位、后踝移位、踝关节宽度、腓骨增宽、距骨倾斜、距骨位移和关节腔间隙等八项指标进行记分，半定量评估复位的效果（具体评分指标和标准见表7-117）。其总分为八项指标记分值的总和，最高为24分，总分越高，说明解剖复位越差；反之，解剖复位越好。

2. Teeny-Wiss踝关节临床症状和功能评分（Teeny-Wiss's ankle joint clinical symptoms and function score, TWAJCSFS）Teeny-Wiss踝关节临床症状和功能评分是由Mazur评分标准改良而来的，主要是利用病人临床症状和术后功能进行评价，有11个项目，分主观评价指标和客观评价指标。具体评分项目与标准见表7-118。评分的总分为11个项目得分的总和，满分100分。

依据Teeny-Wiss踝关节临床症状和功能评分的总分，将手术疗效分为四个等级：优，总分大于92分，病人没有疼痛，步态正常，正常活动范围，无肿胀；良，总分在87～92分，病人轻微疼痛，正常活动范围的3/4，正常步态，行走时肿胀；可，总分在65～86分，需要服用非甾体抗炎药缓解疼痛，正常活动范围1/2，正常步态，轻微肿胀；

表7-117　Teeny-Wiss骨折复位的放射学评分的指标和标准

| 项目 | 得分 | | |
|---|---|---|---|
| | 1 | 2 | 3 |
| 外踝移位 | 1mm | 2～5mm | 5mm |
| 内踝移位 | 1mm | 2～5mm | 5mm |
| 后踝移位 | 0.5mm | 0.5～2mm | 2mm |
| 踝关节宽度 | 0.5mm | 0.5～2mm | 2mm |
| 腓骨增宽 | 0.5mm | 0.5～2mm | 2mm |
| 距骨倾斜 | 0.5mm | 0.5～2mm | 2mm |
| 距骨移位 | 0.5mm | 0.5～2mm | 2mm |
| 关节腔间隙 | 2mm | 2～4mm | 4mm |

表7-118 Teeny-Wiss踝关节临床症状和功能评分系统

| 评价指标 | 评分 | 评价指标 | 评分 |
|---|---|---|---|
| 1.疼痛 | | 5.踮脚 | |
| 无疼痛，包括长距离行走，跑步或运动 | 50 | 能够重复10次 | 5 |
| 轻微疼痛或偶尔疼痛，在长距离行走，运动后出现，或一天劳累后轻微疼痛，很少需要非麻醉类止痛药 | 45 | 能够重复5次 | 3 |
| | | 能够重复1次 | 1 |
| 行走或跑步后出现轻微疼痛，但日常活动一天后没有变化，可能在上下楼梯或在不平的路面上行走时出现疼痛，可能一周需要数次非麻醉类止痛药 | 40 | 不能踮脚 | 0 |
| | | 6.爬山或下山 | |
| | | 正常爬山或下山 | 3 |
| 轻度到中度疼痛，能忍受，但影响生活，每天都需要非麻醉类止痛药，无夜间痛 | 30 | 爬山或下山时足外旋 | 2 |
| | | 爬山或下山时用脚尖或足侧面 | 1 |
| 中度疼痛，日常活动后即出现明显变化，休息痛或夜间痛，偶尔需要弱的麻醉类药物 | 20 | 不能爬山或下山 | 0 |
| | | 7.上下楼梯 | |
| 持续性疼痛，非麻醉类药物无缓解，需要依靠麻醉类止痛药，才能缓解疼痛，严重限制各项活动 | 10 | 正常 | 3 |
| | | 需要扶手 | 2 |
| 因疼痛而不能活动，持续性疼痛，止痛药不能缓解 | 0 | 仅用健侧上下楼梯 | 1 |
| 2.行走距离 | | 8.跛行 | |
| 不受限制 | 8 | 无 | 8 |
| 受限制，但是距离>6个街区 | 6 | 仅疲劳后出现 | 6 |
| 行走距离4~6个街区 | 4 | 轻微、持续 | 4 |
| 行走距离1~3个街区 | 2 | 中度、持续 | 2 |
| 仅室内活动 | 1 | 明显 | 0 |
| 从床到椅子，或者不能活动 | 0 | 9.肿胀 | |
| 3.支撑或矫形器 | | 无 | 3 |
| 不需要 | 8 | 仅在晚上或行走后 | 2 |
| 需软绷带包裹 | 7 | 持续、轻度 | 1 |
| 长距离行走时需要手杖或矫形器 | 6 | 明显 | 0 |
| 一直需要手杖，一个腋杖或矫形器 | 4 | 10.跖屈活动范围 | |
| 需要两个手杖或两个腋杖 | 2 | >30° | 2 |
| 需要步行器或不能行走 | 0 | 10°~30° | 1 |
| 4.跑步 | | <10°或出现痉挛性马蹄足 | 0 |
| 随心所欲，不受限制 | 5 | 11.背屈活动范围 | |
| 受限制，但能跑 | 3 | ≥15° | 5 |
| 不能跑 | 0 | 10°~15° | 4 |
| | | 0~10° | 3 |

差，总分小于65分，行走或休息痛，正常活动范围1/2，跛行，肿胀。

（三）示例

某Pilon骨折病人术后疗效评价如下：Teeny-Wiss骨折复位质量的放射学评分，外踝移位2~5mm，2分；内踝移位1mm，1分；后踝移位0.5~2mm，2分；踝关节宽度<0.5mm，1分；腓骨增宽0.5~2mm，2分；距骨倾斜0.5~2mm，2分；距骨移位0.5~2mm，2分；关节腔间隙

2~4mm，2分。总分为14分。

Teeny-Wiss踝关节临床症状和功能评分：①疼痛，轻微疼痛或偶尔疼痛，在长距离行走、运动后出现，或一天劳累后轻微疼痛，很少需要非麻醉类止痛药，45分；②行走距离，受限制，但是距离>6个街区，6分；③支撑或矫形器，不需要，8分；④跑步，受限制，但能跑，3分；⑤踮脚，能重复5次，3分；⑥爬山或下山，爬山或下山时足外旋，2分；⑦上下楼梯，需要扶手，2分；⑧跛

行，仅疲劳后出现，6分；⑨肿胀，无，3分；⑩跖屈活动范围，10°～30°，1分；⑪背屈活动范围，10°～15°，4分。总分为83分，总体评价为可。

**（四）特点与意义**

相对其他部位的骨折，Pilon骨折发生率高，它对下肢功能的影响大，而且评估的难度及专业要求往往也更高。

Pilon骨折术后功能评分系统方法简单，易于掌握和使用，能较好地评估Pilon骨折术后患肢膝关节功能恢复，可准确地描述患肢术后的功能、疼痛程度、步态、关节畸形及稳定性、活动范围，因而很快在全世界范围内被广泛地认可和应用，成为临床广泛的对Pilon骨折术后患肢功能进行评估的方法之一。

经过数十年的发展，Pilon骨折术后功能评分系统已成为了一个临床管理的指标。利用Pilon骨折术后功能评分系统可确定Pilon骨折术后患肢功能。对治疗后患肢的功能恢复有重要的指导价值。由于其简单、方便和科学性，在临床Pilon骨折诊治中被广泛地应用到治疗效果比较、功能的恢复等方面。

# 三、Termann跟腱损伤疗效评分

**（一）概述**

跟腱是人体最强大的肌腱之一，跟腱的主要作用是跑、跳及行走时提踵。跟腱损伤评估最常用的是1992年提出的Termann跟腱损伤疗效评分，而跟腱末端病的评估则常用Sammarco-Taylor疗效评价标准。

**（二）评定方法**

Termann跟腱损伤疗效评分（Termann rupture of achilles tendon score，TROATS）的指标项目包括踝关节屈伸、小腿周径、单足站立、Thompson挤压试验、等速肌力、疼痛、主观强度减小、体育活动情况、对天气的敏感性、对治疗的满意度等11项内容（具体标准见表7-119），其总分为11项指标得分值的总和，满分100分，总分值越高，疗效越好。

根据Termann跟腱损伤疗效评分总分的分级标准为优：90～100分，良：80～89分，可：70～79分，差：60～69分。

**（三）示例**

某跟腱断裂术后病人，现行跟腱断裂修复术后2年，患肢功能恢复良好，踝关节屈伸较术前无改变为20分，小腿周径比健侧小1cm为10分，单足站立可站立1分钟为10分，Thompson挤压试验阳

表7-119　Termann跟腱损伤疗效评分的指标与标准

| 项目 | 分级 | 评分 |
|---|---|---|
| 踝关节背屈：和健侧相比 | 无增加 | 10 |
| | 1°～5°增加 | 5 |
| | 6°～10°增加 | 1 |
| | ＞10°增加 | 0 |
| 踝关节屈：和健侧相比 | 无增加 | 10 |
| | 1°～5°增加 | 5 |
| | 6°～10°增加 | 1 |
| | ＞10°增加 | 0 |
| 胫骨结节以远10cm处小腿周径 | 相同或伤侧稍大 | 10 |
| | 伤侧减小1cm | 5 |
| | 伤侧减小2cm | 3 |
| | 伤侧减小＞2cm | 0 |
| 单足站立，足跟抬起 | 可坚持1分钟 | 10 |
| | 可坚持10秒 | 5 |
| | 可以尝试 | 1 |
| | 无法进行 | 0 |
| Thompson挤压试验 | 阳性 | 5 |
| | 阴性 | 0 |
| 等速肌力：和健侧相比 | 95%～100% | 10 |
| | 85%～94% | 8 |
| | 75%～84% | 6 |
| | 65%～74% | 2 |
| 疼痛 | 无 | 10 |
| | 最大限度用力时疼痛 | 8 |
| | 中度用力时疼痛 | 3 |
| | 一般用力时疼痛 | 2 |
| 主观强度减小 | 无减小 | 10 |
| | 最大限度用力时感觉有减小 | 8 |
| | 中度用力时感觉有减小 | 3 |
| | 一般用力时感觉有减小 | 2 |
| 参加体育活动情况：和伤前相比 | 完全恢复 | 10 |
| | 轻度减少 | 8 |
| | 减少 | 6 |
| | 受限 | 2 |
| 对天气的敏感性 | 不敏感 | 5 |
| | 敏感 | 0 |
| 对治疗的主观评估 | 优 | 10 |
| | 良 | 8 |
| | 可 | 6 |
| | 差 | 2 |

性为5分，等速肌力：和健侧相比95%～100%为10分，无疼痛为10分，主观强度无减小为10分，参加体育活动情况较伤前减少为6分，对天气的变化不敏感为5分，对治疗的满意度良时为8分。

TROATS的总分值=踝关节屈伸+小腿周径+
单足站立+Thompson挤压
试验+等速肌力+疼痛+主
观强度减小+体育活动情
况+对天气的敏感性+对治
疗的满意度
=20+10+10+5+10+10+10+6+5+8
=94分

该病人评定为优，说明该病人术后恢复良好。

### （四）特点及意义

随着全民运动增加，跟腱损伤发病率增加，跟腱断裂大多采用手术修复，该评定系统比较详细，从踝关节屈伸、小腿周径、单足站立、Thompson挤压试验、等速肌力、疼痛、主观强度减小、体育活动情况、对天气的敏感性、对治疗的满意度等11项内容进行评估，该评定系统方法简单，利于掌握和使用，目前已广泛应用于临床。

## 四、Olerud-Molander踝关节骨折疗效评分

### （一）概述

踝部骨折是人体较常见的骨折之一，对踝关节稳定的骨折如果复位良好，可以采用保守治疗，但对于不稳定的骨折多需手术干预。踝关节参与人体的负重和运动，因此评估系统中对于疼痛、僵硬和运动能力的评估非常重要。踝足的评分虽然分为骨折、畸形、关节成形等，但有交叉应用。临床使用较多的评分系统有Olerud-Molander踝关节骨折评分（Olerud-Molander ankle score，OMAS）和Cedell踝关节骨折疗效评分系统。

OMAS踝关节骨折评分是由Olerud和Molander于1984年提出的一种评价踝关节骨折病人疗效的评分系统。OMAS踝关节骨折评分以对临床表现评分为主。Cedell系统增加了踝关节活动和影像学评估，结果相对客观，但实际操作相对复杂。美洲国家的医师也常用美国足踝外科医师协会（American orthopedic foot and ankle society，AOFAS）提出的踝与后足功能评分系统以进行踝部骨折疗效评估。

### （二）评分方法

Olerud-Molander踝关节骨折疗效评分的指标

内容主要包括疼痛、关节僵硬、关节肿胀、上楼梯、跑、跳、蹲、行走及工作能力等九项内容，满分100分。具体指标和差别标准见表7-120。依其总分可将疗效分为优、良、可、差四个等级，具体分级标准为优：91～100分；良：61～90分；可：31～60分；差：＜30分。

**表7-120 Olerud-Molander踝关节骨折疗效评分的指标和标准**

| 项目 | 指标描述 | 评分 |
| --- | --- | --- |
| 疼痛 | 无疼痛 | 25 |
| | 在不平的路上行走时有疼痛 | 20 |
| | 在室外平地上行走时有疼痛 | 10 |
| | 在室内行走时有疼痛 | 5 |
| | 疼痛严重，呈持续性 | 0 |
| 关节僵硬 | 无 | 10 |
| | 有 | 0 |
| 肿胀 | 无肿胀 | 10 |
| | 仅夜间肿胀 | 5 |
| | 持续肿胀 | 0 |
| 爬楼梯 | 正常 | 10 |
| | 减弱 | 5 |
| | 不能 | 0 |
| 跑步 | 能 | 5 |
| | 不能 | 0 |
| 跳跃 | 能 | 5 |
| | 不能 | 0 |
| 蹲 | 能 | 5 |
| | 不能 | 0 |
| 助行工具 | 不需要 | 10 |
| | 绷带或护具 | 5 |
| | 手杖或腋杖 | 0 |
| 工作、日常生活 | 与受伤前一样 | 20 |
| | 速度下降 | 15 |
| | 换较为简单的工作或兼职工作 | 10 |
| | 工作能力严重受损 | 0 |

### （三）示例

某踝关节骨折术后病人，Lauge-Hansen分型旋后外旋IV度，手术方式采用骨折切开复位外踝钢板、螺钉内固定，内后踝骨折切开复位空心钉内固定术，现术后6个月，局部无疼痛为25分，无关节僵硬为10分，局部无肿胀为10分，爬楼梯正常为10分，可以跑步为5分，无法完成跳跃0分，下蹲正常为5分，不需要助行为10分，工作、日常生活

与受伤前无差别为20分。

总分值=疼痛+关节僵硬+关节肿胀+上楼梯+
跳跃、下蹲+是否需助行工具及工作、
日常生活能力

=25+10+10+10+5+0+5+10+20=95分

该病人评定级别为优，说明术后恢复良好，加强跳跃练习即可。

### （四）特点及意义

踝关节是人体负重最大的关节。站立行走时全身的重量均落在该关节上，日常生活中的行走及跳跃等活动主要依靠踝关节的背伸、跖屈运动，踝关节骨折后采用合适的方式治疗，可以很好地恢复病人生活及工作能力。采用该评分系统进行评估，可以指导治疗方式选择及指导康复锻炼，是目前国外应用最广泛的踝关节骨折疗效评分系统。

## 五、Cedell踝关节骨折疗效评分

### （一）概述

Baird和Jackson于1987年提出了Cedell踝关节骨折疗效评分，最初用于腓骨远端骨折伴三角韧带断裂病人手术疗效的评估。由于踝关节参与人体的负重和运动，因此评估系统中对于疼痛、僵硬和运动能力的评估非常重要。踝足的评分虽然分为骨折、畸形、关节成形等，但有交叉应用。此评分相对客观，对疼痛、踝关节稳定性、行走、跑步、工作能力、踝关节活动度及X线结果等七个项目进行评估，目前临床可将其应用于大部分踝关节骨折治疗的效果评价。

### （二）评分方法

Cedell踝关节骨折疗效评分的指标项目内容包括疼痛、踝关节稳定性、行走、跑步、工作能力、踝关节活动度及X线结果等7个项目，具体评分标准见表7-121。该评分的总分为7个项目得分的总和，满分100分。目前其已被广泛应用于踝关节骨折疗效的评估。

分级标准为优：96～100分，良：91～95分，可：81～90分，差：<80分。

### （三）示例

某踝关节骨折伤后病人，Lauge-Hansen分型选前外旋Ⅳ度，病人采用保守治疗，现病人伤后2年，具体评分：日常活动时疼痛为8分，踝关节日常活动时不稳定为0分，只能短距离行走为4分，只能短距离跑步为3分，工作能力部分受限，选择性工作为3分，踝关节活动度较正常减少20°以内

为4分，X线结果胫距关节间隙中度减小（关节间隙1～2mm）为5分。

CAS的总分值=疼痛+踝关节稳定性+行走+跑步+工作能力+踝关节活动度+X线结果

=8+0+4+3+3+4+5=27分

表7-121 Cedell踝关节骨折疗效评分系统

| 项目 | 指标描述 | 评分 |
| --- | --- | --- |
| 疼痛 | 无疼痛 | 15 |
| | 剧烈活动时轻度疼痛 | 12 |
| | 日常活动时轻度疼痛 | 8 |
| | 负重时疼痛 | 4 |
| | 休息时疼痛 | 0 |
| 踝关节稳定性 | 无临床不稳定 | 15 |
| | 体育活动时不稳定 | 5 |
| | 日常活动时不稳定 | 0 |
| 行走 | 远距离行走无疼痛及跛行 | 15 |
| | 远距离行走时轻度疼痛或跛行 | 12 |
| | 行走功能中度受限 | 8 |
| | 只能短距离行走 | 4 |
| | 无法行走 | 0 |
| 跑步 | 远距离跑步时无疼痛 | 10 |
| | 远距离跑步时轻度疼痛 | 8 |
| | 跑步功能中度受限，伴中度疼痛 | 6 |
| | 只能短距离跑步 | 3 |
| | 无法跑步 | 0 |
| 工作能力 | 日常工作不受限 | 10 |
| | 重体力活动受限 | 8 |
| | 日常工作轻度受限 | 6 |
| | 工作能力部分受限，选择性工作 | 3 |
| | 无法工作 | 0 |
| 踝关节活动度 | 较正常减少10°以内 | 10 |
| | 较正常减少15°以内 | 7 |
| | 较正常减少20°以内 | 4 |
| | 较正常减少50°以内，或背屈小于5° | 0 |
| X线结果 | 踝穴解剖正常（踝关节间隙清晰，无距骨倾斜） | 25 |
| | 踝关节区域轻度反应性改变 | 15 |
| | 胫距关节间隙轻度减小（关节间隙>2mm），或距骨倾斜>2mm | 10 |
| | 胫距关节间隙中度减小（关节间隙1～2mm） | 5 |
| | 胫距关节间隙重度减小（关节间隙<1mm），内踝间隙增宽，关节区域重度反应性改变（软骨下骨硬化和骨赘形成） | 0 |

该病人评分为差，说明病人选择保守治疗选择错误，为了改善病人工作及生活能力，需手术干预，行关节融合或关节置换改善病人生活质量及工作能力。

### （四）特点及意义

Cedell踝关节骨折疗效评分系统用疼痛、踝关节稳定性、行走、跑步、工作能力、踝关节活动度及X线结果7项内容进行评分，特别是结合X线结果进行评分，相对比较客观，可以评价踝关节骨折治疗效果，也可以评估疗效及确定下一步治疗方案，已被广泛应用于踝关节骨折的评估。

## 六、McGuire踝关节置换功能评分

### （一）概述

McGuire踝关节置换功能评分（McGuire ankle replacement function score，MARFS）是由McGuire等于1988年提出的一种评价踝关节成形术的评分系统。踝关节骨性关节炎及距骨坏死发病率增加，由于踝关节置换技术的成熟，许多病人行踝关节置换手术，因此采用该评分用于评估病人踝关节置换术后功能情况，从疼痛、全活动范围、最大行走距离、爬楼梯、支撑、跛行和不平路面行走情况等7个方面进行评估。

### （二）评分方法

McGuire踝关节置换功能评分的项目指标主要包括七项内容：疼痛、全活动范围、最大行走距离、爬楼梯、支撑、跛行和不平路面行走情况。其中，最主要的两项内容是疼痛和最大行走距离，分别占50分和20分。具体指标描述和评分标准见表7-122。

该评分的总分为100分。其分级标准为优：80~100分，良：70~79分，可：65~69分，差：<65分。

### （三）示例

某病人行踝关节置换术后2年，现踝关节功能有较大改善，无疼痛为50分，踝关节活动范围20°~29°为4分，可行走4~6个街区为15分，爬楼梯需依靠护栏为7分，无须支撑为5分，无跛行为5分，山路行走存在困难为2分。

MARFS的总分值=疼痛+全活动范围+最大行走距离+上楼+支撑+跛行+不平路面行走情况

=50+4+15+7+5+5+2=88分

评定级别为优，说明该踝关节置换术后病人恢复良好。

表7-122　McGuire踝关节置换评分的项目指标和评分标准

| 项目 | 分级 | 评分 |
| --- | --- | --- |
| 疼痛 | 无 | 50 |
|  | 轻度 | 40 |
|  | 中度 | 30 |
|  | 重度 | 20 |
| 全活动范围 | 30° | 5 |
|  | 20°~29° | 4 |
|  | 10°~19° | 3 |
|  | 0~9° | 1 |
| 最大行走距离 | 不受限 | 20 |
|  | 4~6个街区 | 15 |
|  | 1~3个街区 | 10 |
|  | 室内活动 | 5 |
|  | 行走受限 | 0 |
| 爬楼梯 | 正常 | 10 |
|  | 需扶栏 | 7 |
|  | 只能依靠健侧 | 3 |
|  | 爬楼梯受限 | 0 |
| 支撑 | 无 | 5 |
|  | 手杖 | 3 |
|  | 扶拐 | 2 |
|  | 轮椅 | 0 |
| 跛行 | 无 | 5 |
|  | 轻度 | 4 |
|  | 中度 | 3 |
|  | 显著 | 1 |
| 不平路面（如山路） | 正常 | 5 |
|  | 存在困难 | 2 |
|  | 无法行走 | 0 |

### （四）特点及意义

McGuire踝关节置换评分系统较Mayo踝关节置换功能评价系统更加细化，有具体分值，评定更加准确，目前已较广泛应用于踝关节置换术后评估。但最主要的两项内容是疼痛和最大行走距离，分别占50分和20分，病人主观性太强，可能会受治疗过程相关因素影响。

在此评分系统中，"失败"是有别于"差"的另一种结果，如果假体去除而未另行置换，或持续性不融合伴疼痛则为"失败"；如果病人评分为"优"或"良"可视为满意，但必须包括疼痛不超过轻度，最大行走距离不小于4~6个街区，且病人术后功能须较术前有改善。

## 七、Rudert踝关节外侧副韧带重建评分

### （一）概述

由于全民体育运动的增加及女性喜欢穿高跟鞋，外侧副韧带损伤发病率增加，而且由于早期不重视或伤后行X线检查未见骨折，未予早期固定，变成陈旧性损伤，无法直接修复，需行外侧副韧带重建，于是Rudert等于1997年提出一种踝关节外侧副韧带重建评分方法，用于评估踝关节外侧副韧带损伤重建术后疗效。该方法通过对病人主观表现、客观表现和X线表现三个方面来进行评估。

### （二）评分方法

Rudert踝关节外侧副韧带重建评分（Rudert ankle joint Lateral collateral ligament reconstruction score，RAJLCLRS）是通过对病人的主观表现、客观表现和X线表现三个方面来进行评估的，包括7个主观表现指标、9个客观表现指标和3个X线表现指标，具体指标和评分标准见表7-123。

该评分的总分为19个指标得分值的总和，满分100分。分级标准为优：91～100分，良：71～

表7-123　Rudert踝关节外侧副韧带重建评分的项目指标和标准

| 项目 | 分级 | 评分 | 项目 | 分级 | 评分 |
|---|---|---|---|---|---|
| 主观表现（总分：35分） | | | 距骨外侧倾斜 | 两侧相同 | 7 |
| 疼痛 | 无 | 5 | | 较对侧稍重 | 5 |
| | 神经痛 | 3 | | 严重 | 0 |
| | 关节痛 | 2 | 单足站立 | 两侧相同 | 3 |
| | 神经痛和关节痛皆有 | 0 | | 安全性降低 | 1 |
| 对天气敏感 | 无 | 2 | | 安全性显著降低 | 0 |
| | 有 | 0 | 小腿周径 | 正常 | 2 |
| 行走痛 | 无 | 3 | | 较健侧减小<3cm | 1 |
| | 偶尔 | 2 | | 较健侧减小>3cm | 0 |
| | 经常 | 0 | 活动 | 正常 | 3 |
| 肿胀 | 无 | 4 | | 减少<10° | 2 |
| | 只在重体力活动后 | 3 | | 减少10°～20° | 1 |
| | 长距离行走后 | 1 | | 减少>20° | 0 |
| | 经常 | 0 | 内翻 | 正常 | 3 |
| 对不稳定的忧虑 | 无 | 6 | | 减少<10° | 2 |
| | 较少 | 4 | | 减少10°～20° | 1 |
| | 强烈 | 0 | | 减少>20° | 0 |
| 摔倒事件 | 无 | 6 | 旋前-旋后 | 正常 | 3 |
| | 偶尔 | 4 | | 减少<10° | 2 |
| | 不平路面经常 | 1 | | 减少10°～20° | 1 |
| | 经常 | 0 | | 减少>20° | 0 |
| 体育活动改变 | 无 | 9 | X线表现（总分：30分） | | |
| | 剧烈体育活动改变 | 6 | 外侧稳定性 | <5° | 10 |
| | 轻体育活动改变 | 2 | | 5°～8° | 6 |
| | 不能进行体育活动 | 0 | | 8°～11° | 2 |
| 客观临床表现（总分：35分） | | | | >11° | 0 |
| 压痛 | 无 | 4 | 前侧稳定性 | <5mm | 10 |
| | 轻度 | 2 | | 5～8mm | 6 |
| | 重度 | 0 | | 8～11mm | 2 |
| 感觉迟钝 | 无 | 3 | | >11mm | 0 |
| | 瘢痕区域 | 2 | 关节病 | 双侧相同 | 10 |
| | 大范围 | 1 | | Ⅰ级 | 6 |
| | 直到小趾 | 0 | | Ⅱ级 | 2 |
| 前抽屉试验 | 两侧相同 | 7 | | Ⅲ级 | 0 |
| | 较对侧稍重 | 5 | | | |
| | 严重 | 0 | | | |

90分，可：51～70分，差：<50分。

### （三）示例

某患者左膝关节置换术后，膝关节功能不需要辅助，为5分；行走无限制，为5分；上楼无不适，为3分；就坐后需用手扶才能站起，为1分；不打软腿，为5分。在疼痛方面：轻度或偶有疼痛，为12分；在运动范围上：约110°，为9分；未见畸形，为5分。

膝关节功能总分值=5+5+3+1+5=19分

膝关节评价系统总分=功能评分+疼痛评分+运动评分+畸形评分

=19+12+9+5=45分

该患者术后功能分级为优，总分分级为优。

### （四）特点与意义

Rudert踝关节外侧副韧带重建评分系统在临床中应用较多，包括主观表现、客观表现和影像学表现三个方面，内容相对完善和客观，但实际应用较为复杂。

## 八、Povacz外侧副韧带疗效评分

### （一）概述

由于全民体育运动的增加及女性喜欢穿高跟鞋，外侧副韧带损伤发病率增加，需要早期治疗，必要时行手术处理，Povacz等于1998年提出一种踝关节外侧副韧带疗效评价标准，包括主观表现、客观表现两个方面，内容缺乏影像学表现，无客观评价内容，相对不完善，在实际应用中较为复杂，在临床较少应用。

### （二）评分方法

Povacz外侧副韧带疗效评分（Povacz ankle joint lateral ligament effect of score，PAJLLEOS）的评分项目内容包括主观评价和客观评价两个方面，包括踝关节稳定性、扭伤情况、疼痛、肿胀、活动范围、感觉、体育活动能力、后续治疗等指标项目，通过计算所有指标项目的总分来评价踝关节外侧副韧带疗效，满分为30分。具体指标和评分标准见表7-124。依据总分的分级标准为优：25～30分，良：20～24分，差：<20分。

### （三）示例

某患者右膝关节置换术后两年，在疼痛方面：轻微疼痛，偶尔出现，不影响膝关节活动，为40分；在功能方面：①步态，无跛行，为4分；长距离行走需要单手杖，为7分；行走距离约6个街区，为8分。②功能，上下楼无不适，为6分；坐在椅子上站起时困难，为3分；能就坐于小汽车内，为

1分；活动范围大于90°，为1分；在稳定性方面：极少绞锁和打软腿，为5分；极少关节肿胀，为1分；未见畸形，为2分。

总分=40+4+7+8+6+3+1+1+5+1+2=78分

患者的膝关节分级为良。

**表7-124 Povacz外侧副韧带疗效评分的指标项目与标准**

| 项目 | 分级 | 评分 |
|---|---|---|
| 稳定性（客观） | 稳定 | 5 |
| | 不稳定 | 0 |
| 稳定性（主观） | 稳定，与健侧无差异 | 5 |
| | 行走时偶感不稳定，无关节酸软 | 2 |
| | 感觉轻度不稳定，偶有自发跌倒 | 1 |
| | 偶尔扭伤，伴随疼痛和肿胀 | 0 |
| | 常扭伤，即使在轻度应力时 | 0 |
| | 持续性跌倒，即使在轻度应力时 | 0 |
| 担心扭伤 | 有 | -2 |
| | 无 | 2 |
| 扭伤频率 | 从无 | 1 |
| | 每月、每周或每天1次 | 0 |
| 疼痛 | 无 | 2 |
| | 轻度，少有 | 1 |
| | 重度，频繁 | 0 |
| 肿胀 | 是 | 0 |
| | 否 | 1 |
| 足外侧缘行走 | 无困难 | 2 |
| | 功能减弱 | 0 |
| | 不能 | 0 |
| 活动范围（与健侧对比） | 相同 | 5 |
| | 减少≤10° | 2 |
| | 减少>10° | 0 |
| 感觉 | 正常 | 0 |
| | 减弱 | -1 |
| 体育活动能力 | | |
| 现在的体育活动能力与受伤前相同 | 是 | 2 |
| | 不确定 | 1 |
| | 否 | 0 |
| 体育活动中足部无异常 | 是 | 2 |
| | 不确定 | 1 |
| | 否 | 0 |
| 后续治疗 | 需要 | 0 |
| | 不需要 | 1 |
| 是否愿意接受同样的治疗 | 是 | 2 |
| | 否 | 0 |

### （四）特点与意义

Povacz外侧副韧带疗效评分系统在临床中应用较少，包括主观表现、客观表现两个方面，内容缺

乏影像学表现，相对不完善，在实际应用中较为复杂，在临床上较少应用。

## 九、Liu踝关节外侧副韧带损伤评分

### （一）概述

由于全民体育运动的增加及女性喜欢穿高跟鞋，外侧副韧带损伤发病率增加，需早期处理或手术干预，如早期未处理，会并发踝关节不稳定、踝关节压力不均、距骨软骨损伤、坏死，后期出现骨性关节炎，出现无法挽回的损伤。Liu和Jacobson于1995年提出一种踝关节外侧副韧带损伤的评价标准，主要包括疼痛、稳定性、功能活动、活动度、关节机械松弛、胫距关节退变、距下关节退变和病人主观满意度等9个项目。

### （二）评分方法

Liu踝关节外侧副韧带损伤评分（Liu ankle joint lateral collateral ligament injury score，LALCLIS）的指标内容主要包括疼痛、稳定性、功能活动、活动度、关节机械松弛、胫距关节退变、距下关节退变和病人主观满意度等9个项目。既有主观评价，又有客观评价。具体项目和评分标准见表7-125。其总分为所有项目得分的总和，满分100分。依据总分的分级标准为优：90～100分，良：80～89分，可：70～79分，差：<70分。

### （三）示例

本系统是患者自行完成的问卷，因此只需根据自身实际情况在12项问题中逐一填写即可，每项选择一个答案，计算总分。总分越低，表示患者手术效果及术后恢复越好。

### （四）特点与意义

Liu踝关节外侧副韧带损伤评分系统主要包括疼痛、稳定性、功能活动、活动度、关节机械松弛、胫距关节退变、距下关节退变和病人主观满意度等9个项目。既有主观评价，又有客观评价。在实际应用中较为复杂，较少应用于临床中。

## 十、踝关节外侧不稳定疗效评分

### （一）概述

踝关节外伤后遗留的不稳定如经保守治疗无效则须行手术治疗。以往多采用局部的肌腱转位和移植进行解剖学或非解剖学重建，已有越来越多的报道指出这会引起距下关节和后足的活动受限，远期随访可能出现踝关节和距下关节的退行性变。因此，国外学者提出以自体肌腱移植重建来治疗踝关

表7-125　Liu踝关节外侧副韧带损伤评分系统

| 项目 | 分级 | 评分 |
|---|---|---|
| 疼痛 | 剧烈活动后无疼痛 | 10 |
| | 偶有疼痛 | 5 |
| | 疼痛复发 | 0 |
| 稳定性 | 无功能性不稳定 | 10 |
| | 偶有关节酸软 | 5 |
| | 不稳定复发 | 0 |
| 功能活动 | 体育活动不受限 | 15 |
| | 体育活动受限/日常活动不受限 | 10 |
| | 不能参加体育活动 | 5 |
| | 日常活动受限 | 0 |
| 活动度 | 背屈10°～25° | 5 |
| | 背屈<10° | 0 |
| | 跖屈25°～50° | 5 |
| | 跖屈<25° | 0 |
| 关节机械松弛（应力位） | | |
| 前抽屉试验 | ≤正常 | 10 |
| | 大于正常5mm以内 | 5 |
| | 大于正常5mm | 0 |
| 距骨倾斜 | ≤正常 | 10 |
| | 大于正常10°以内 | 5 |
| | 大于正常10° | 0 |
| 胫距关节退变 | 无 | 10 |
| | 有 | 0 |
| 距下关节退变 | 无 | 10 |
| | 有 | 0 |
| 病人主观满意度 | | 15 |

节外侧不稳定已取得较好的临床效果。桂鉴超等于2007年提出了踝关节外侧不稳定疗效评价标准。术后前3个月每月随访1次，以后每3个月随访1次直至1年。1年后则每半年随访1次，记录末次随访时的踝关节评分。

### （二）评分方法

踝关节外侧不稳定疗效评分（the lateral ankle instability score，TLAIS）的项目指标主要包括稳定性、疼痛、后足活动范围和日常生活影响四个方面，具体评分标准见表7-126。评分的总分为上述四个方面得分的总和，满分为100分。分级标准为优：>80分，良：60～80分，差：<60分。

### （三）示例

由于本评分功能项目评分由临床医师进行评分，不同医务工作者对相同项目评分可能会有所不同，因此此处不再列举示例。

表 7-126　踝关节外侧不稳定疗效评分的项目指标和评分标准

| 项目 | 分级 | 评分 |
| --- | --- | --- |
| 稳定性（30分） | 前抽屉试验、内翻应力试验、前外侧旋转不稳定试验均为阴性 | 30 |
| | 有一项试验为可疑阳性 | 20 |
| | 有一项试验为阳性 | 10 |
| | 有二项或三项试验为阳性 | 0 |
| 疼痛（20分） | 没有疼痛 | 20 |
| | 偶尔有疼痛的感觉 | 15 |
| | 经常有疼痛的感觉，但能忍受 | 10 |
| | 肿胀、疼痛比较严重，需服用镇痛药 | 0 |
| 后足活动范围（20分） | 背伸、跖屈、内外翻活动均正常 | 20 |
| | 背伸、跖屈活动正常，但内外翻活动受限 | 15 |
| | 背伸、跖屈活动正常或轻度受限，但内外翻活动受限 | 10 |
| | 背伸、跖屈、内外翻活动均受限 | 0 |
| 日常活动的影响（30分） | 日常生活不影响 | 30 |
| | 体力活动或运动后有不适感 | 20 |
| | 走不平的道路或快走时有不适感，受到限制 | 10 |
| | 正常行走时既有不适感，又影响行走 | 0 |

## （四）特点与意义

踝关节外侧不稳定疗效评分系统是一套新的踝关节外侧不稳定评分系统，从稳定性、疼痛、后足的活动范围、日常生活的影响四个方面进行评价。重建手术的主要目的是恢复踝关节的稳定性，改善病人生活质量。因此，给稳定性和日常生活的影响方面设定了较多的分值。疼痛和后足的活动范围往往受关节面软骨、周围软组织损伤的严重程度、康复治疗的好坏等影响，其结果并不能完全反映手术重建的效果，故设定的分值略低。

## 十一、AOFAS踝-后足功能评分

### （一）概述

随着现代化技术的发展及人们健康理念的增强，足踝部疾病发病率逐年上升，病种也多种多样。在日常生活中，人体的负重、足部压力的缓冲、承重和步行都依赖于足部的正常生物力学特征。其中，踝关节是人体与地面接触的枢纽，行走、跳跃、跑步和登高都需要踝关节的参与，因此踝关节是最容易受到损伤的关节之一。在临床中，踝关节力学机制复杂，各种损伤后都可能打破其周围结构的力学平衡而导致不稳定，诱发创伤性关节炎。而且，足踝部结构异常除导致疼痛、畸形及活动障碍外，还可进一步影响下肢、骨盆、脊柱等力学功能的正常发挥。1994年美国足踝外科医师

协会（AOFAS）制订并推荐了踝与后足功能评分（AOFAS ankle hindfoot scale）。手术前后用AOFAS踝-后足评分（AOFAS ankle hindfoot scale，AAHS）系统进行评分。

### （二）评分方法

AOFAS踝-后足功能评分的内容包括病人自填和医师检查的指标共九个项目，指标有疼痛，功能和自主活动、支撑情况，最大步行距离（街区），地面步行，反常步态，前后活动（屈曲加伸展），后足活动（内翻加外翻），踝-后足稳定性（前后及内翻-外翻），足部力线。具体评分项目和标准见表7-127。此评分的总分为九项指标评分值的总和，满分100分。分级标准为优：90～100分；良：75～89分；可：50～74分；差：＜50分。

### （三）示例

某患者左膝关节置换术后半年，在疼痛方面：常规活动无不适；过度活动可引起不适，为40分；在活动度方面：＞105°，为25分；在稳定性方面：5°～15°，为5分；轻微屈曲挛缩，5°～15°，为-5分；未见畸形，为15分；股四头肌肌力为50%～75%，为5分。

总分=40+25+5-5+15+5=85分

总分越高，表示患者手术效果及术后恢复越好。

### （四）特点与意义

AOFAS踝-后足评分是目前常用的踝-后足疾

表7-127　AOFAS踝-后足功能评分的项目指标和评分标准

| 项目 | 分级 | 评分 |
|---|---|---|
| 疼痛 | 无 | 40 |
| | 轻度，偶尔 | 30 |
| | 中度，常见 | 20 |
| | 重度，持续 | 0 |
| 功能和自主活动、支撑情况 | 不受限，不需要支撑 | 10 |
| | 日常活动不受限，娱乐活动受限，需扶拐 | 7 |
| | 日常和娱乐活动受限，需扶拐 | 4 |
| | 日常和娱乐活动严重受限，需扶车、扶拐、轮椅、支架 | 0 |
| 最大步行距离（街区） | >6个 | 5 |
| | 4～6个 | 4 |
| | 1～3个 | 2 |
| | <1个 | 0 |
| 地面行走 | 任何地面无行走困难 | 5 |
| | 走不平地面、楼梯、斜坡，爬电梯有困难 | 3 |
| | 走不平地面、楼梯、斜坡，爬电梯很困难 | 0 |
| 反常步态 | 无或轻微 | 8 |
| | 明显 | 4 |
| | 显著 | 0 |
| 前后活动（屈曲和伸展） | 正常或轻度受限（≥30°） | 8 |
| | 中度受限（15°～29°） | 4 |
| | 重度受限（<15°） | 0 |
| 后足活动（内翻和外翻） | 正常或轻度受限（75%～100%正常） | 6 |
| | 中度受限（25%～74%正常） | 3 |
| | 重度受限（<25%） | 0 |
| 踝-后足稳定性（前后，内-外翻） | 稳定 | 8 |
| | 明显不稳定 | 0 |
| 足部力线 | 优：跖行足，踝-后足排列正常 | 15 |
| | 良：跖行足，踝-后足明显排列成角 | 5 |
| | 差：非跖行足，严重排列紊乱，有症状 | 0 |

病评分方法之一。评价指标有疼痛，功能和自主活动、支撑情况，最大步行距离（街区），地面步行，反常步态，前后活动（屈曲加伸展），后足活动（内翻加外翻），踝-后足稳定性（前后及内翻-外翻），足部力线。既有主观的，又有客观的，比较全面。经过手术前后AOFAS踝-后足评分的统计学分析可以明确手术的效果。

## 十二、改良 AOFAS 踝与后足功能评分

### （一）概述

改良AOFAS踝与后足功能评分（improve AOFAS ankle hindfoot scale，IAAHS）内容和AOFAS踝与后足功能评分相似，不同之处在于此评分标准主要针对

距下关节融合的病人，由于后足活动（内翻和外翻）受限，因此评估标准中无此项内容，满分94分。

### （二）评分方法

改良AOFAS踝与后足功能评分的内容指标共有九个项目，包括病人自填和医师检查两类项目，项目指标有疼痛，功能和自主活动、支撑情况，最大步行距离（街区），地面步行，反常步态，前后活动（屈曲和伸展），后足活动（内翻和外翻），踝-后足稳定性（前后及内翻-外翻）和足部力线。此评分的总分为9个项目评分值的总和，满分为100分。具体项目指标和标准见表7-128。如果是对距下关节融合的病人，由于后足活动（内翻和外翻）受限，因此评估标准中无此项内容，则其满分为94分。

表7-128 改良AOFAS踝与后足功能评分的项目指标和标准

| 项目 | 分级 | 评分 |
| --- | --- | --- |
| 疼痛 | 无 | 40 |
| | 轻度，偶尔 | 30 |
| | 中度，常见 | 20 |
| | 重度，持续 | 0 |
| 功能和自主活动、支撑情况 | 不受限，不需支持 | 10 |
| | 日常活动不受限，娱乐活动受限，需扶拐 | 7 |
| | 日常和娱乐活动受限，需扶拐 | 4 |
| | 日常和娱乐活动严重受限，需扶车、扶拐、轮椅、支架 | 0 |
| 最大步行距离（街区） | >6个 | 5 |
| | 4～6个 | 4 |
| | 1～3个 | 2 |
| | <1个 | 0 |
| 地面行走 | 任何地面无行走困难 | 5 |
| | 走不平地面、楼梯、斜坡，爬梯时有困难 | 3 |
| | 走不平地面、楼梯、斜坡，爬梯时很困难 | 0 |
| 反常步态 | 无或轻微 | 8 |
| | 明显 | 4 |
| | 显著 | 0 |
| 前后活动（屈曲和伸展） | 正常或轻度受限（≥30°） | 8 |
| | 中度受限（15°～29°） | 4 |
| | 重度受限（<15°） | 0 |
| 足-后踝稳定性（前后、内-外翻） | 稳定 | 8 |
| | 明显不稳定 | 0 |
| 足部力线 | 优：跖行足，踝-后足排列正常 | 10 |
| | 良：跖行足，踝-后足明显排列成角，无症状 | 5 |
| | 差：非跖行足，严重排列紊乱，有症状 | 0 |

分级标准为优：90～100分；良：75～89分；可：50～74分；差：<50分。

（三）示例

李某，男性，28岁。因高坠伤致右足跟出现持续性肿胀、疼痛、畸形并活动障碍，CT片示右侧跟骨粉碎性骨折，骨折移位明显，根据Sanders分型为Ⅳ型，已行右侧跟骨骨折切开复位，钢板螺钉内固定、距下关节融合术。改良AOFAS踝与后足功能评分八个评分项目检测结果如下：轻度、偶尔疼痛（30分）；日常活动不受限，娱乐活动受限，需扶拐（7分）；最大步行距离（街区）4～6个（4分）；走不平地面、楼梯、斜坡、爬梯时有困难（3分）；无或轻微反常步态（8分）；前后活动中度受限（4分）；足-后踝稳定（8分）；足部力线跖行足，踝-后足明显排列成角，无症状（5分）。

改良AOFAS踝与后足功能评分总分值=疼痛+功能和自主活动、支撑情况+最大步行距离（街区）+地面行走+反常步态+前后活动（屈曲和伸展）+足-后踝稳定性（前后、内-外翻）+足部力线=30+7+4+3+8+4+8+5=69分。

根据改良AOFAS踝与后足功能标准为可，该病人术后足跟部轻微或偶尔疼痛，无肿胀，走不平地面、楼梯、斜坡、爬梯时有困难，足部力线稍差。

（四）特点与意义

跟骨骨折多发生于青壮年，但是随着人口老龄化，老年病人也逐渐增多，老年病人骨折切开复位内固定仍然是首选的治疗方法，Herscovici等通过对42例65岁以上老年病例进行分析发现，手术治疗病人较非手术治疗病人获得较高的评分。然而，改良AOFAS踝与后足功能评分越低，说明高能量的损伤增加了骨折的粉碎程度及局部解剖关系的破坏程度严重。

## 十三、Iowa踝关节评分

### （一）概述

Merchant和Dietz于1989年提出一种踝关节功能评分标准，该评分由病人自行完成，评价内容主要包括功能、疼痛、步态和活动范围四项，满分100分，Iowa踝关节评分（Iowa evaluation rating system，IERS）通过病人术后功能、疼痛、步态、活动范围来综合评估病人术后恢复情况，该评分对病人术后功能恢复、生活质量等方面有一定的指导作用，但该评分系统相对其他评分应用较少。

### （二）评分方法

Iowa踝关节评分的指标项目包括病人踝关节功能、疼痛、步态和活动范围四项，其总分为这四项内容评分值的总和，总分为100分。具体评分的项目指标和标准见表7-129。依据其总分值，可将踝关节功能分为优、良、可、差四个等级。优：90~100分，良：80~89分，可：70~79分，差：＜70分。

表7-129 Iowa踝关节评分的项目指标和标准

| 项目 | 评分 |
|---|---|
| 功能（40分，各项得分之和） | |
| 日常活动和工作能力正常 | 8 |
| 爬楼梯 | |
| 　逐步 | 6 |
| 　任意方式 | 4 |
| 携带重物，如旅行箱 | 4 |
| 是否可以跑步、参加体育活动或重体力劳动 | 4 |
| 独立行走距离不受限 | 8 |
| 可参加野外、花园工作，修剪草坪 | 4 |
| 上下车无受限 | 6 |
| 疼痛（40分，只选择其中一项） | |
| 无疼痛 | 40 |
| 仅疲劳或长期使用时有疼痛 | 30 |
| 负重时疼痛 | 20 |
| 活动时疼痛 | 10 |
| 休息时疼痛或持续性疼痛 | 0 |
| 步态（10分，只选择其中一项） | |
| 　无跛行 | 10 |
| 　疼痛性跛行 | 8 |
| 　扶拐行走 | 2 |
| 　借助轮椅或行走受限 | 0 |
| 活动范围（10分） | |
| 　全范围背屈和跖屈活动（正常，30°~70°）； | |
| 　　每20°分配2分 | |

### （三）示例

朱某，男性，21岁。因下楼梯时扭伤致右踝关节出现持续性肿胀、疼痛、畸形并活动障碍，X线片示右踝关节内外踝骨折，骨折移位，根据踝关节骨折Lauge-Hansen分型为旋后-外旋型Ⅳ度，已行右侧外踝骨折切开复位，钢板螺钉内固定，内踝骨折切开复位，空心拉力螺钉内固定，踝关节稳定术。Iowa踝关节评分四项检测结果如下：①功能，日常活动和工作能力正常，可逐步爬楼梯，携带重物，如旅行箱，独立行走不受限，可参加野外、花园工作，修剪草坪，上下车无受限。因此，积分为36分。②疼痛，仅疲劳或长期使用时有疼痛，积分为30分。③步态，疼痛性跛行，积分为8分。④活动范围，踝关节背屈和跖屈正常，积分为10分。

Iowa踝关节评分总分值=功能+疼痛+步态+

活动范围

=36+30+8+10=84分

根据Iowa踝关节评分标准为良，该病人术后踝关节轻微疼痛、肿胀，行走步伐稳定，踝关节活动度良好。

### （四）特点与意义

踝关节是人体负重最大的关节，日常生活中的行走及跳跃主要靠踝关节的背伸、跖屈运动。踝关节骨折占全身骨折的4%~5%，是常见的关节内骨折，最常见损伤机制为旋后外旋。为了恢复踝关节的正常解剖结构，避免创伤性关节炎发生，大多数踝关节骨折病人需要手术治疗。Iowa踝关节评分通过病人术后功能、疼痛、步态、活动范围来综合评估病人术后恢复情况，该评分对病人术后功能恢复、生活质量等方面有一定的指导作用，但该评分系统相对其他评分应用较少。

## 十四、Mazur踝关节功能评分

### （一）概述

该评分标准由Mazur等于1979年提出，用于踝关节融合术病人术后功能评估。与Harris髋关节评分系统相似，此系统侧重于疼痛和功能。

### （二）评分方法

Mazur踝关节功能评分（Mazur ankle function score，MAFS）的项目指标包括疼痛、功能和活动度三个方面。其中，功能的指标包括跛行、行走距离、支撑、爬山、下山、上楼梯、下楼梯、足趾站立（稳定性）和跑步等九个指标，活动度则包括有背屈（自中立位）和跖屈两个指标。具体的评分项目指标和标准见表7-130。其评分的总分为各项指标得分的总和，正常人满分100分，行踝关节融合术的病人，由于关节活动受限，最高分为90分。

依据总分值，可将踝关节功能分为优、良、可、差四个等级。优：80～90分，良：70～79分，可：60～69分，差：<60分。

**（三）示例**

病人黄某，男性，45岁。因左侧Pilon骨折术后踝关节活动障碍，已行有限内固定结合外固定术。Mazur踝关节三项评分检测结果如下：①疼痛，上、下楼梯或长距离行走时中度疼痛，正常步态时无疼痛，偶需服药，积分为40分；②功能，轻度跛行，行走距离1～3个街区，长距离行走时需要手杖，上、下山时需足外旋上行，上、下楼梯时需借助扶手，可足趾站立重复10次，跑步时受到一定的限制，因此积分为27分；③活动度，背屈30°与跖屈20°，积分为7分。

Mazur踝关节功能评分总分值=疼痛+功能+活动度=40+27+7=74分

根据Mazur踝关节功能评分标准为良，该病人术后长期行走时感踝关节疼痛，正常步态时无疼痛，偶尔服用药物，无肿胀，行走步伐稳定，踝关节活动度良好。

**（四）特点与意义**

Pilon骨折后踝关节功能障碍的原因很多，我们应积极地对创伤进行早期评估，选择合适的手术时机、合适的手术方式及固定材料，以达到骨折精确复位，术后用外固定托固定，要求病人进行一定的关节活动，降低晚期创伤性关节炎的发生率，并及时进行康复治疗教育，以达到最大程度地恢复踝关节功能，减少伤残率。

## 十五、Takakura踝关节功能评分

**（一）概述**

Takakura等于1990年提出一种踝关节成形术后行踝关节功能评估的评分系统。该评分对骨折术后病人功能恢复、疼痛评估、生活质量等方面有着很好的指导意义，应用较为广泛。

**（二）评分方法**

Takakura踝关节功能评分（Takakura ankle function score，TAFS）的项目指标包括疼痛和功能两个部分，共有九个指标，其评分的总分为这九个

**表7-130　Mazur踝关节功能评分的项目指标和标准**

| 项目 | 分级 | 评分 |
| --- | --- | --- |
| 疼痛 | 无疼痛，或病人认为可以忽略 | 50 |
| | 上、下楼梯或长距离行走时轻度疼痛（日常生活不受限） | 45 |
| | 上、下楼梯或长距离行走时中度疼痛，正常步态时无疼痛，偶需服药 | 40 |
| | 正常步态时疼痛，上、下楼梯时加重，休息时无疼痛，需每天服药 | 25 |
| | 活动后休息时或夜间疼痛，需麻醉药品止痛 | 10 |
| | 疼痛为持续性，无论活动与否 | 0 |
| | 因疼痛导致残疾 | 0 |
| 功能 | | |
| 跛行 | 无 | 6 |
| | 轻度 | 4 |
| | 中度 | 2 |
| | 显著 | 0 |
| 行走距离 | 不受限 | 6 |
| | 4～6个街区 | 4 |
| | 1～3个街区 | 2 |
| | 只能在室内 | 1 |
| | 只能借助床椅 | 0 |
| | 无法行走 | 0 |
| 支撑 | 无 | 6 |
| | 手杖，只在长距离行走时需要 | 5 |
| | 手杖，持续需要 | 3 |
| | 2个手杖或支具 | 1 |
| | 需要轮椅或无法行走 | 0 |
| 爬山 | 正常 | 3 |
| | 需足外旋上行 | 2 |
| | 借助足趾或侧步上行 | 1 |
| | 不能爬山 | 0 |
| 下山 | 正常 | 3 |
| | 需足外旋下行 | 2 |
| | 借助足趾或侧步下行 | 1 |
| | 不能下山 | 0 |
| 上楼梯 | 正常 | 3 |
| | 需借助扶手 | 2 |
| | 只能借助健侧 | 1 |
| | 不能上楼梯 | 0 |
| 下楼梯 | 正常 | 3 |
| | 需借助扶手 | 2 |
| | 只能借助健侧 | 1 |
| | 不能下楼梯 | 0 |

续表

| 项目 | 分级 | 评分 |
| --- | --- | --- |
| 足趾站立 | 可足趾站立重复10次 | 5 |
| （稳定性） | 可足趾站立重复5次 | 3 |
| | 只能足趾站立1次 | 1 |
| | 不能足趾站立 | 0 |
| 跑步 | 跑步不受限 | 5 |
| | 跑步受到一定限制 | 3 |
| | 不能跑步 | 0 |
| 活动度 | | |
| 背屈 | 40° | 5 |
| （自中立位） | 30° | 4 |
| | 20° | 3 |
| | 10° | 2 |
| | 5° | 1 |
| | 0 | 0 |
| 跖屈 | 40° | 5 |
| | 30° | 4 |
| | 20° | 3 |
| | 10° | 2 |
| | 5° | 1 |
| | 0 | 0 |

指标得分值的总和，满分为100分，其中疼痛占40分，功能占60分。具体评分的项目指标和标准见表7-131。

依据总分可将踝关节功能分为优：90～100分，良：80～89分，可：70～79分，差：＜70分。

**（三）示例**

病人高某，女性，52岁。因下楼梯时扭伤致左踝关节出现持续性肿胀、疼痛、畸形并活动障碍，X线片示左三踝骨折，骨折移位，根据踝关节骨折Lauge-Hansen分型为旋后-外旋型Ⅳ度，已行左侧外踝骨折切开复位，钢板螺钉内固定，内、后踝骨折切开复位，空心拉力螺钉内固定，踝关节稳定术。Takakura踝关节功能评分两大项检测结果如下：①疼痛，轻度疼痛，积分为30分；②功能，行走距离2km，中度跛行，上、下楼梯需借助扶手，患肢站立正常，日式跪坐正常，背屈6°～10°，跖屈21°～35°，因此总共积分为43分。

Takakura踝关节功能评分总分值＝疼痛＋功能
＝30+43=73分

根据Takakura踝关节功能评分标准为可，该病人术后踝关节轻微疼痛、肿胀，行走步伐稳定，踝关节活动满意。

**表7-131　Takakura踝关节功能评分的项目指标和标准**

| 项目 | 指标 | 评分 |
| --- | --- | --- |
| 疼痛 | | |
| | 无 | 40 |
| | 轻度 | 30 |
| | 中度 | 20 |
| | 重度 | 10 |
| | 由疼痛致残 | 0 |
| 功能 | | |
| 行走距离 | 不受限 | 20 |
| | 2km | 15 |
| | 0.5～2km | 10 |
| | 室内行走 | 5 |
| | 行走受限 | 0 |
| 跛行 | 无 | 4 |
| | 中度 | 2 |
| | 行走受限 | 0 |
| 上楼梯 | 正常 | 4 |
| | 需借助扶手 | 2 |
| | 受限 | 0 |
| 下楼梯 | 正常 | 4 |
| | 需借助扶手 | 2 |
| | 受限 | 0 |
| 患肢站立 | 正常 | 4 |
| | 需要支撑 | 2 |
| | 受限 | 0 |
| 日式跪坐 | 正常 | 4 |
| | 简易姿势 | 2 |
| | 受限 | 0 |
| 背屈 | 11° | 10 |
| | 6°～10° | 7 |
| | 1°～5° | 4 |
| | 0 | 0 |
| 跖屈 | 36° | 10 |
| | 21°～35° | 7 |
| | 6°～20° | 4 |
| | 5° | 0 |

**（四）特点与意义**

踝关节骨折是创伤骨科常见的骨折之一，因其为关节内骨折，所以精确的解剖复位、坚强的固定及系统的康复练习是治疗踝关节骨折、最大限度恢复踝关节功能并减少并发症的关键所在。Takakura踝关节功能评分在踝关节骨折病人中应用较广，该评分对骨折术后病人功能恢复、疼痛评估、生活质量等方面有着很好的指导意义。

## 十六、Phillips踝关节功能评分

### （一）概述

Phillips等于1985年在评价严重踝关节骨折疗效时提出了此评分系统。评估内容包括主观评估和客观评估两大部分，满分100分。作者仅将此量表作为不同类型骨折及不同治疗方法间比较的量化工具。

### （二）评分方法

Phillips踝关节功能评分（Phillips ankle function score，PAFS）的评分指标包括主观评估和客观评估两大部分。其中，主观评估部分包括疼痛和功能两项指标，共80分；客观评估则包括步态和踝关节及距下关节活动度，共20分。该评分的总分为此两部分评分的总和，总分最高为100分。具体评分的指标内容和标准见表7-132。此评分方法没有利用总分对踝关节功能进行分级，但其评分值越高，提示功能、解剖、生活质量等越好。

### （三）示例

病人兰某，男性，49岁。因下楼梯时扭伤致左踝关节出现肿痛、畸形并活动障碍，X线片示左内外踝骨折，骨折移位，根据踝关节骨折Lauge-Hansen分型为旋前-外旋型Ⅲ度，已行左侧外踝骨折切开复位，钢板螺钉内固定，内踝骨折切开复位，空心拉力螺钉内固定，踝关节稳定术。Phillips踝关节功能评分两大项检测结果如下：①主观，重度活动后短暂疼痛，上下楼梯需借助扶手，行走＜10个街区，无活动受限，行走需要手杖，功能中度满意，因此积分为56分；②客观，正常步态，背屈相差＜10°，跖屈无差别，旋后、旋前无差别，因此积分为17分。

Phillips踝关节功能评分总分值＝主观＋客观

=56+17=73分

由于Phillips踝关节功能评分并无具体的评定标准，该病人术后总体效果较为满意，踝关节无明显疼痛、肿胀，无活动受限，行走步伐稳定，踝关节活动良好。

### （四）特点与意义

踝关节是一个屈戍关节，由胫腓骨下关节面和距骨上部关节面构成，其周围由三组主要韧带紧密地连接在一起，是人体负重最大的关节。踝部骨折约占全身骨折的3.9%，是人体最常见的关节内骨折，青壮年较易发生。虽然Phillips踝关节功能评分并无具体的评定标准，但吴祖耀等报道过将其评分具体

分为总分150分，包括临床评分100分，术后影像学解剖测量评分35分和骨性关节炎评分15分。踝关节功能：优，141～150分；良好，131～140分；一般，121～130分；差，≤120分。其中，评分越高，提示功能、解剖、生活质量等越好。

## 十七、改良Weber功能评分

### （一）概述

踝关节骨折是一种由间接暴力如外翻、内翻或外旋等引起，由于暴力作用的大小、方向和受伤时足的位置不同而产生的不同类型的骨折，其严重影响病人的正常生活。该骨折发生后有多方面的因素影响其功能的进一步恢复，如踝关节骨折畸形愈合就是影响踝关节恢复和引起创伤性关节炎的主要因素，该类病的治疗在医学上比较棘手。

Marti等于1990年提出改良Weber功能评分（improve weber score，IMS），最初用于评估踝关节骨折畸形愈合截骨重建的治疗效果。此评分分为主观和客观两大部分，评估内容包括疼痛、行走、活动、X线片、踝关节功能和距下关节功能六个项目。但该评分在具体分级上无分值说明，故而实际应用受限。

### （二）评分方法

改良Weber功能评分的项目指标包括主观指标和客观指标两部分。主观指标包括疼痛、行走、活动工作和体育活动，共16分；客观指标包括X线片、踝关节功能与健侧比较、距下关节功能与健侧比较，共10分。具体评分的指标项目和评分标准见表7-133。

Weber功能评分系统将踝关节功能分为四级：

优：主观部分包括无疼痛、行走和活动功能正常，且工作和体育活动不受限；客观部分包括踝关节和距下关节功能正常，X线片显示踝穴解剖复位，且无继发性骨关节炎。

良：主观部分包括过度活动时稍有疼痛，工作正常，但重体力活动受限；客观部分包括踝关节活动度减小＜10°，距下关节活动度较健侧稍有减小，但无继发性骨关节炎。

一般：主观部分包括术后疼痛较术前有缓解，行走功能有改善，活动功能无改变；客观部分包括关节功能较术前相同或稍有减小，有继发性骨关节炎发生。

差：主观部分包括术后疼痛加重，行走和活动功能较术前减小；客观部分包括关节活动受限严重，且存在严重继发性骨关节炎。

表 7-132　Phillips 踝关节功能评分的项目指标和标准

| 项目 | 指标 | | 评分 |
|---|---|---|---|
| **主观（80分）** | | | |
| 疼痛（54分） | 疼痛 | 经常性疼痛，任何活动后 | 0 |
| | | 轻度活动后长时间疼痛 | 10 |
| | | 轻度活动后短暂疼痛 | 20 |
| | | 重度活动后长时间疼痛 | 35 |
| | | 重度活动后短暂疼痛 | 40 |
| | | 无疼痛 | 50 |
| | 止痛药使用 | 经常需药物缓解疼痛 | 0 |
| | | 偶尔需药物缓解疼痛 | 2 |
| | | 不需要用药 | 4 |
| 功能（26分） | 爬楼梯 | 不能爬楼梯 | 0 |
| | | 先用健侧肢体 | 1 |
| | | 需要借助扶手 | 2 |
| | | 正常 | 3 |
| | 下楼梯 | 不能下楼梯 | 0 |
| | | 先用健侧肢体 | 1 |
| | | 需要借助扶手 | 2 |
| | | 正常 | 3 |
| | 行走 | 行走＜1个街区 | 0 |
| | | 行走＜5个街区 | 2 |
| | | 行走＜10个街区 | 3 |
| | | 行走＞10个街区 | 5 |
| | | 行走距离不受限 | 6 |
| | 娱乐活动 | 娱乐活动受限 | 0 |
| | | 无活动受限 | 3 |
| | 助行器械 | 需要轮椅 | 0 |
| | | 需要双拐 | 1 |
| | | 需要单拐 | 2 |
| | | 需要手杖 | 4 |
| | | 不需要助行器 | 8 |
| | 满意度 | 不满意 | 0 |
| | | 中度满意 | 2 |
| | | 很满意 | 3 |
| **客观（20分）** | | | |
| 步态（6分） | 步态 | 跛行 | 0 |
| | | 外旋步态 | 3 |
| | | 正常步态 | 6 |
| 活动度：与健侧相比（14分） | 背屈 | 背屈相差＞20° | 0 |
| | | 相差10°～20° | 2 |
| | | 相差＜10° | 4 |
| | | 无差别 | 7 |
| | 跖屈 | 跖屈相差＞20° | 0 |
| | | 相差＜20° | 2 |
| | | 无差别 | 3 |
| | 旋后 | 旋后相差＞0° | 0 |
| | | 无差别 | 2 |
| | 旋前 | 旋前相差＞0° | 0 |
| | | 无差别 | 2 |

**表7-133 改良Weber功能评分的项目指标和标准**

| 项目 | 指标 | 评分 |
|---|---|---|
| 主观（16分） | | |
| 疼痛 | 无 | 0 |
| | 过度活动后轻度疼痛 | 1 |
| | 日常活动后轻度疼痛 | 2 |
| | 站立时疼痛 | 3 |
| | 休息时疼痛 | 4 |
| 行走 | 正常 | 0 |
| | 重体力活动受限 | 1 |
| | 轻度跛行 | 2 |
| | 部分功能障碍 | 3 |
| | 功能障碍 | 4 |
| 活动工作 | 均不受限 | 0 |
| 和体育 | 日常工作正常，重体力活动受限 | 1 |
| 活动 | 日常活动正常，体力活动受限 | 2 |
| | 部分受限 | 3 |
| | 完全受限，必须改变工作 | 4 |
| 客观（10分） | | |
| X线片 | 解剖复位，无继发性骨关节炎 | 0 |
| | 关节轻度退变 | 1 |
| | 关节退变严重 | 2 |
| 踝关节功 | 相同 | 0 |
| 能与健 | 活动度减小≤10°以内 | 1 |
| 侧比较 | 活动度>10°，但踝关节背屈可至95° | 2 |
| | 活动度<10°，但踝关节背屈可至95° | 3 |
| | 关节僵硬 | 4 |
| 距下关节 | 相同 | 0 |
| 功能与 | 轻度减小 | 1 |
| 健侧比 | 与健侧相比，减小<50% | 2 |
| 较 | 与健侧相比，减小>50% | 3 |
| | 无活动度 | 4 |

### （三）示例

病人张某，男性，49岁。左侧踝关节畸形愈合，已行左侧外踝畸形愈合截骨重建，同种异体骨植骨，钢板螺钉内固定术。改良Weber功能评分两大项检测结果如下：①主观，过度活动后轻度疼痛，行走正常，日常工作正常，重体力活动受限，因此积分为3分；②客观，关节轻度退变，活动度>10°，但踝关节背屈可至95°，轻度减小，因此积分为3分。

改良Weber功能评分总分值=主观+客观

$$=3+3=6分$$

根据改良Weber功能评分标准为良，主观部分包括过度活动时稍有疼痛，工作正常，但重体力活

动受限；客观部分包括踝关节活动度减小<10°，距下关节活动度较健侧稍有减小，但无继发性骨关节炎。该病人术后效果满意，踝关节过度活动时疼痛，工作正常，踝关节活动良好。

### （四）特点与意义

在临床中，改良Weber功能评分在踝关节骨折畸形愈合重建术后踝关节功能评分方面应用广泛，对病人术后功能总体效果的评估有很大的指导作用。

## 十八、Kofoed踝关节功能评分

### （一）概述

骨性关节炎（osteoarthritis，OA）又被称为退化性关节炎或增生性关节炎，是中老年人常见的一种慢性骨性关节炎。随着年龄增长和全社会人口老龄化进程的加剧，近年来OA的发病率明显升高，严重危害中老年人的健康。据有关资料统计，我国50岁以上人口中，其发病率为5%；60岁以上人口中，其发病率为20%。OA多发生在膝关节、肘关节、踝关节等负重大或活动多的关节中，体力劳动者发病率相对较高，但近年来发现本病在脑力劳动者中也非少见，且发病年龄有下降趋势。因此，对骨性关节炎的研究成为医学界的一个热点，许多学者认为OA主要病理表现是软骨退行性变的同时伴有新骨形成，包括骨质、滑膜、关节及其他结构的全方位、多层次和不同程度的慢性炎症，而关节软骨退变是OA发病的最直接原因。踝关节骨性关节炎是中老年人常见的疾病，其发病原因可分全身因素及局部生物力学因素等。目前认为，踝关节骨性关节炎是关节软骨的改变，并以关节软骨形态学、生化、代谢、基质的改变为主。踝关节骨性关节炎的发病率较膝关节、髋关节及脊椎者少，多因创伤造成。但随着交通运输业及建筑业的发展，创伤所致的踝关节骨性关节炎越来越多，随着年龄增长和全社会人口老龄化进程的加剧，踝关节骨性关节炎的发病率也越来越高，对踝关节疾病治疗（踝关节成形术）后的好的评价方法尤为重要。踝关节评分系统严重影响临床对病人踝关节病变程度进行的准确分类、描述和记录，也影响对踝关节病变（如踝关节骨关节炎及风湿性踝关节炎）病人救治的科学总结和研究。

踝关节骨性关节炎评分（ankle osteoarthritis scale，AOS）是以病人主观感受为基础的评价方法，而Kofoed踝关节评分标准则更加注重临床客观检查。

Kofoed踝关节功能评分（Kofoed ankle function

score，KAFS）是 Kofoed 和 SØrensen 于 1988 年在评估踝关节成形术治疗踝关节风湿性关节炎和骨关节炎时提出的评分系统。其可重复性、信度的检验等都较好，其评价方法也得到广泛的好评。

### （二）评分方法

Kofoed 踝关节功能评分主要从疼痛、功能和活动度三个方面进行评价（表 7-134）。其中，疼痛为 50 分；功能为 30 分；活动度包括跖屈、背屈、旋后、旋前、负重外翻和负重内翻，共 20 分。

表 7-134　Kofoed 评分的项目指标和评分标准

| 项目 | 分级 | 评分 |
|---|---|---|
| 疼痛 | 无疼痛 | 50 |
| | 起步痛 | 40 |
| | 行走时疼痛 | 35 |
| | 偶尔疼痛 | 35 |
| | 经常性负重疼 | 15 |
| | 休息时疼痛或自发性疼痛 | 0 |
| 功能 | 足趾行走 | 3 |
| | 足跟行走 | 3 |
| | 单腿站立 | 6 |
| | 不使用助行器 | 6 |
| | 不使用矫形鞋 | 6 |
| | 行走台阶正常 | 6 |
| 活动度（最大 20 分） | | |
| 跖屈（°） | >30 | 5 |
| | 15～29 | 3 |
| | <15 | 1 |
| 背屈（°） | >10 | 5 |
| | 5～9 | 3 |
| | <5 | 1 |
| 旋后（°） | >30 | 3 |
| | 15～29 | 2 |
| | <15 | 1 |
| 旋前（°） | >20 | 3 |
| | 10～19 | 2 |
| | <10 | 1 |
| 负重外翻（°） | <5 | 0 |
| | 5～10 | 1 |
| | >10 | 2 |
| 负重内翻（°） | <4 | 0 |
| | 4～7 | 1 |
| | >7 | 2 |

该评分的满分 100 分。依据评分总分的分级标准为优：85～100 分，良：75～84 分，可：70～94 分，差：<70 分。

### （三）示例

某病人踝关节创伤性关节炎，入院时体格检查如下：①患肢疼痛度，行走时疼痛；②患肢功能，能单腿站立；③踝关节活动度，患肢跖屈 16°、背屈 5°、旋后 16°、旋前 10°、负重外翻 5°、负重内翻 4°。病人 Kofoed 踝关节功能评分 = 疼痛 + 功能 + 踝关节活动范围 =35+6+3+3+2+2+1+1=53 分，分级标准为差。

### （四）特点及意义

踝关节的评价方法很多，踝关节骨性关节炎评分（AOS）是以病人主观感受为基础的评价方法，而 Kofoed 踝关节评分标准则更加注重临床客观检查。90 年代以前的评价方法多数没有经过可重复性及信度检验。90 年代以后，以美国足踝关节协会为代表的踝关节评分标准（如 Kofoed 踝关节功能评分系统），不仅更注重采集病人的主观感受，而且特别注重评价方法的合理性研究。其可重复性、信度的检验绝大多数以通用的全身健康状况评价方法为参照物等，更加注重制定评价方法的方法学。

## 十九、Baird 踝关节功能评分

### （一）概述

踝关节骨折是最常见的关节骨折，约占全身骨折的 3.92%。多部位高能量损伤，青壮年最易发生，因其承受应力大于髋关节和膝关节，因此对其治疗要求较髋关节和膝关节更高，其解剖复位的重要性越来越被临床医师所认识。踝关节由胫骨、腓骨下段和距骨形成，属于屈戌关节，关节结合紧密，以屈伸为主要动力方向，以负重为主要功能，是将人体重力由垂直柱状转化为弓状平面负重形式的重要关节，因此踝关节骨折的解剖复位是恢复关节功能的重要前提。踝关节骨折多由间接暴力引起踝部扭伤后发生。根据暴力方向、大小及受伤时足的位置的不同可引起各种不同类型的骨折。目前临床常用分类方法是 Lange-Hansen 分类法、Davis-Weber 分类法和 AO 分类法。Lange-Hansen 分类法于 1950 年提出，根据足在受伤时的位置和暴力的方向将骨折分为旋后/内收型、旋后/外旋型、旋前/外展型和旋前/外旋型四类，每一类又根据骨折程度及是否伴有韧带软组织损伤而分为不同的亚类。该分类对于踝关节不稳定骨折的闭合复位有指导意义。Davis-Weber 分类法根据外踝骨折的位置，把踝关节骨折分为 A、B、C 三型，该分类以下胫腓联合为界将骨折分为下胫腓联合水平以下的损伤（A型）、经下胫腓联合的腓骨骨折（B型）及下胫腓联合以上损伤（C型）。该分类较简单，使用方便，但却不能说明整个踝关节各种复杂改变。国际创伤学会（AO）进一步细化了Davis-Weber分类法，提出了AO分类法。对于踝关节骨折的各组成结构的修复，现在认为外踝的长度和复位是最重要的一环；其次是内踝、下胫腓韧带、后踝。我们的手术顺序亦按此进行。后踝骨折手术的目的在于稳定踝关节及减少关节面不规则而导致的创伤性关节炎。一般情况下，腓骨的解剖复位并不一定都能使后踝得到满意的复位，因此有时要利用腓侧切口和延长内侧切口将内踝骨折外翻显露后踝，确保直视下后踝解剖复位，并用螺钉固定。对骨折块较大或有可能复位者均应使用2枚可吸收螺钉固定，也更能获得骨折稳定，对术后早期功能锻炼或放弃外固定有一定帮助。然而，踝关节骨折术后好的评价方法尤为重要。踝关节评分系统严重影响着临床对病人踝关节损伤程度进行准确分类、描述和记录，也影响着对踝关节骨折病人救治的科学总结和研究。

Baird踝关节功能评分是1987年由Baird和Jackson提出的，是由Hughes（1979）的踝关节评分标准修改而来，为针对腓骨远端骨折合并三角韧带断裂的疗效评价系统。目前，踝关节骨折评分标准引用以Olerud和Molander踝关节骨折评分和Baird踝关节功能评分（Baird ankle function score，BAFS）较多。

**（二）评分方法**

Baird踝关节功能评分的评分过程是由病人和医师共同完成的，其指标项目由七个相对独立的项目构成，包括疼痛、踝关节稳定性、行走功能、跑步功能、工作能力、踝关节活动度及X线片结果。具体项目指标和评分标准见表7-135。

该评分的总分为各部分评分值的总和，满分为100分。依据该评分的总分值对踝关节功能进行分级的标准为优：96～100分，良：91～95分，可：81～90分，差：<80分。如果病人踝关节稳定性为"C"或者其他任何项目为"D"，则整体结果定位为"差"。

**（三）示例**

某病人踝关节骨折（旋后外旋Ⅱ度）术后1年症状、功能及X线表现：①患肢疼痛度，无痛；②踝关节稳定性，无临床不稳定；③行走能力，能行走，距离不受限制，无跛行、无疼痛；④跑步能力，能跑步，距离不受限制，无疼痛；⑤工作能

**表7-135　Baird踝关节评分的项目指标和标准**

| 项目指标 | 评分 |
| --- | --- |
| 1.疼痛 | |
| （1）无痛 | 15 |
| （2）剧烈活动时轻微疼痛 | 12 |
| （3）日常活动时轻微疼痛 | 8 |
| （4）负重时疼痛 | 4 |
| （5）静息时疼痛 | 0 |
| 2.踝关节稳定性 | |
| （1）无临床不稳定 | 15 |
| （2）体育运动时不稳定 | 5 |
| （3）日常活动时不稳定 | 0 |
| 3.行走能力 | |
| （1）能行走，距离不受限制，无跛行、无疼痛 | 15 |
| （2）能行走，距离不受限制，有轻度跛行或疼痛 | 12 |
| （3）行走能力中度受限 | 8 |
| （4）仅能行走较短距离 | 4 |
| （5）不能行走 | 0 |
| 4.跑步能力 | |
| （1）能跑步，距离不受限制，无疼痛 | 10 |
| （2）能跑步，距离不受限制，有轻微疼痛 | 8 |
| （3）跑步能力中度受限，有轻度疼痛 | 6 |
| （4）仅能跑较短距离 | 3 |
| （5）不能跑步 | 0 |
| 5.工作能力 | |
| （1）能完成一般职业工作 | 10 |
| （2）能完成一般职业工作，但剧烈活动时受限 | 8 |
| （3）能完成一般职业工作，但明显受限 | 6 |
| （4）部分残疾，仅能选择性工作 | 3 |
| （5）不能工作 | 0 |
| 6.踝关节活动范围 | |
| （1）低于正常踝关节的10°以内 | 10 |
| （2）低于正常踝关节的15°以内 | 7 |
| （3）低于正常踝关节的20°以内 | 4 |
| （4）低于正常踝关节的50%，或背屈小于50° | 0 |
| 7.X线片结果 | |
| （1）踝关节恢复解剖对位关系，内侧关节间隙正常，踝穴上关节间隙正常，无距骨倾斜 | 25 |
| （2）基本结果与A一致，但关节边缘有轻度增生反应性改变 | 15 |
| （3）踝穴上关节间隙轻度变窄，但踝穴上关节间隙仍大于2mm，或距骨倾斜2mm | 10 |
| （4）踝穴上关节间隙中度变窄，在1～2mm | 5 |
| （5）踝穴上关节间隙重度变窄，小于1mm；内侧关节间隙变宽，有重度增生反应性改变（软骨下骨质硬化、骨赘形成） | 0 |

力，能完成一般职业工作；⑥踝关节活动范围，低于正常踝关节的10°以内；⑦X线片结果，踝关节恢复解剖对位关系，内侧关节间隙正常，踝穴上关节间隙正常，无距骨倾斜。

Baird踝关节评分=疼痛+踝关节稳定性+行走能力+跑步能力+工作能力+踝关节活动范围+放射学结果
=15+15+15+10+10+1+5=100分

分级标准为优。

### （四）特点及意义

此评分系统由病人和医师共同完成，由七个相对独立的项目构成，包括疼痛、踝关节稳定性、行走功能、跑步功能、工作能力、踝关节活动度及X线片结果。其是包括病人的主观感受及医师的观察和影像学评价为一体的评价方式，且比较全面地评价了踝关节骨折术后恢复情况，对踝关节骨折术后能准确分类、描述和记录，能对踝关节骨折病人术后恢复情况进行科学总结和研究。

## 二十、Olerud–Molander踝关节骨折评分

### （一）概述

踝部骨折是人体较常见的骨折之一，对踝关节稳定的骨折如果复位良好，可以采用保守治疗，但对于不稳定的骨折多需手术干预。由于踝关节参与人体的负重和运动，因此评估系统中对于疼痛、僵硬和运动能力的评估非常重要。踝足的评分虽然分为骨折、畸形、关节成形等，但有交叉应用。临床使用较多的评分系统有Olerud–Molander踝关节骨折评分（Olerud Molander ankle score，OMAS）系统和Cedell踝关节骨折疗效评分。

OMAS踝关节骨折评分是由Olerud和Molander于1984年提出的一种评价踝关节骨折病人疗效的评分系统。OMAS踝关节骨折评分以对临床表现评分为主。Cedell踝关节骨折疗效评分增加了踝关节活动和影像学评估，结果相对客观，但实际操作相对复杂。美洲国家的医师也常用美国足踝外科医师协会（AOFAS）踝与后足功能评分系统进行踝部骨折疗效评估。

### （二）评分方法

OMAS踝关节骨折评分系统由病人自评完成，内容主要包括疼痛、关节僵硬、关节肿胀、爬楼梯、跑步、跳跃、蹲、行走及工作能力等九项内容，满分100分。分级标准：优，91～100分；良，61～90分；可，31～60分；差，＜30分（表7-136）。

表7-136　Olerud–Molander踝关节骨折疗效评分系统

| 项目指标 | | 评分 |
| --- | --- | --- |
| 疼痛 | 无疼痛 | 25 |
| | 在不平的路上行走时有疼痛 | 20 |
| | 在室外平地上行走时有疼痛 | 10 |
| | 在室内行走时有疼痛 | 5 |
| | 疼痛严重，呈持续性 | 0 |
| 关节僵硬 | 无 | 10 |
| | 有 | 0 |
| 肿胀 | 无肿胀 | 10 |
| | 仅夜间肿胀 | 5 |
| | 持续肿胀 | 0 |
| 爬楼梯 | 正常 | 10 |
| | 减弱 | 5 |
| | 不能 | 0 |
| 跑步 | 能 | 5 |
| | 不能 | 0 |
| 跳跃 | 能 | 5 |
| | 不能 | 0 |
| 蹲 | 能 | 5 |
| | 不能 | 0 |
| 助行工具 | 不需要 | 10 |
| | 绷带或护具 | 5 |
| | 手杖或腋杖 | 0 |
| 工作、日常生活 | 一样 | 20 |
| 与受伤前比较 | 速度下降 | 15 |
| | 换位较简单的工作或兼职工作 | 10 |
| | 工作能力严重受损 | 0 |

### （三）示例

某踝关节骨折病人行骨折固定术后半年，表现为踝关节无疼痛，关节活动部分受限，无僵硬畸形，肿胀消退，爬楼梯时减弱，可以跑步、下蹲，不能跳跃，不需要扶拐杖，恢复日常生活及工作，但活动速度下降。

Olerud–Molander踝关节骨折评分（OMAS）评价总分为85分，故按该分级标准为良（61～90分）。

### （四）特点与意义

Olerud–Molander踝关节骨折评分（OMASS）主要由病人自己评价完成，其内容包括了疼痛、关节僵硬、关节肿胀、爬楼梯、跑步、跳跃、蹲、行走及工作能力等九个方面的内容（表7-136），满分100分，其中优：91～100分；良：61～90分；可：31～60分；差：＜30分。此评分是目前国外应用最广泛的踝关节骨折疗效评分系统，已应用于各种类型的踝关节骨折、胫骨远端骨折、第五跖骨基底部骨折等的疗效评价。

## 二十一、Marti后足功能评分

### （一）概述

Marti后足功能评分是Marti等于1999年提出的一种后足创伤后功能评分，包括主观和客观两大项，通过疼痛、对日常生活和工作的影响、对文娱活动的影响、对行走路面的要求、行走距离、旅行、关节活动度和是否跛行几个方面进行描述和评分，是对后足疾患尤其是关节融合术后疗效评价的理想评价标准。目前，我国临床工作中应用Marti后足功能评分的较少。

### （二）评分方法

Marti后足功能评分主要依据病人在日常生活、工作及体育活动过程中的症状，并结合医师的检查分析得出的评分标准。Marti后足功能评分的项目指标包括主观和客观两个方面的内容指标，具体指标包括疼痛、对日常生活和工作的影响、对文娱活动的影响、对行走路面的要求、行走距离、需要助行程度、关节活动度和是否跛行等。其中，Chopart关节的活动度应该在足的各种状态下综合判断其是否受损，如在前足保持静止时，通过Chopart关节的活动可使后足发生轴向旋转；当足跟处于外翻状态，跟骰关节和距舟关节呈平行排列，Chopart关节处于活动状态时，而当足跟处于内翻状态时，Chopart关节将转为"锁定"，从而无法活动，此时整个中足将处于固定状态。具体项目指标内容见表7-137。

Marti后足功能的总分为其各项指标得分的总和，最高分为100分。得分值越高，后足功能越好。

可依据Marti后足功能评分的总分对足后功能进行分级：90～100分者为优，70～89分者为良，40～69分者为可，1～39分者为差。

### （三）示例

某病人，男性，40岁。左足被汽车碾压，左足疼痛，不能行走，伤后3小时来院。体格检查：左足背侧肿胀明显，淤青，足前部内翻内收畸形。左足正斜位X线片及左足CT显示：左足距舟关节、跟骰关节移位，舟骨骨折。诊断：左舟骨骨折，左跗横关节脱位。入院1周后局部肿胀消退，在连续硬膜外麻醉下行闭合复位空心钉内固定术，固定距舟关节、跟骰关节。术后3个月拆除空心螺钉。6个月后病人来院复查，诉左足偶尔疼痛（18分），日常生活和工作无障碍，但稍有影响（15分），从事强度不大的活动（如骑自行车）稍有影响，但无障碍（15分），行走各种路面无限制（10分），行

**表7-137　Marti后足功能评分的项目指标和标准**

| 项目 | 评分 |
|---|---|
| **主观项目（70分）** | |
| 疼痛 | |
| 　没有疼痛 | 20 |
| 　偶尔疼痛 | 18 |
| 　中度疼痛，偶需药物止痛 | 10 |
| 　严重疼痛，需规律用药止痛 | 5 |
| 　休息时即疼痛 | 0 |
| 日常生活和工作 | |
| 　无影响 | 20 |
| 　稍有影响，但无障碍 | 15 |
| 　日常生活和工作有困难 | 10 |
| 　残疾：无法进行日常生活和工作 | 0 |
| 文体活动 | |
| 　无影响 | 20 |
| 　稍有影响，但无障碍 | 15 |
| 　进行文体活动有困难 | 0 |
| 行走路面 | |
| 　无限制 | 10 |
| 　行走不平坦的路面及楼梯、竖梯、坡路有困难或不舒服 | |
| 　　轻微 | 5 |
| 　　中等 | 2 |
| 　　严重 | 0 |
| 行走距离 | |
| 　无影响 | 5 |
| 　比从前短，但大于6个街区 | 4 |
| 　小于6个街区 | 2 |
| 　只能在家附近活动 | 0 |
| 助行 | |
| 　不需要助行 | 5 |
| 　需鞋垫、跟垫、坡跟鞋或特制鞋 | 3 |
| 　需手杖、助行器或轮椅等 | 1 |
| 　兼有以上两种情况 | 0 |
| **客观项目（30分）** | |
| 活动度 | |
| 　踝关节 | |
| 　　66%～100%；50°～75° | 15 |
| 　　33%～65%；25°～49° | 10 |
| 　　0～32%；0～24° | 0 |
| 　Chopart关节 | |
| 　　正常 | 10 |
| 　　受损 | 5 |
| 　　僵直 | 0 |
| 跛行 | |
| 　无 | 5 |
| 　轻微 | 2 |
| 　中等或严重 | 0 |

走距离较伤前有所影响，但仍可走6个街区，无须助行（5分），踝关节活动度正常，Chopart关节稳定（10分），无跛行（5分）。

结合主观项目及客观项目，Marti后足功能评分的总分为78分，后足功能评级为良。

**（四）特点与意义**

对于后足创伤后的恢复，临床中有多种评分方法，但随着交通业的发达，临床工作中较难遇到单纯的后足损伤，所以临床中应用Marti后足功能评分的机会较少，但对于跗横关节及踝关节融合术后的病人，用Marti后足功能评分不失为一种良好的选择。

# 二十二、Maryland足部功能评分

**（一）概述**

Maryland足部功能评分是由Sanders于1993年在评价关节内跟骨骨折的手术疗效时提出的，主要用于对足和踝关节损伤后的疼痛、功能、外观及活动度进行客观评价，应用较为广泛。

**（二）评分方法**

Maryland足部功能评分的项目指标包括疼痛和功能两个部分，分别占45分和55分。其功能部分的具体指标项目又分为行走距离、稳定度、行走的地形、鞋型、关节运动、能否爬楼梯、外观、是否跛行、是否需要支撑物等九个评分项目。具体内容见表7-138。

Maryland足部功能评分的总分为上述10个评分项目得分的总和。最高分为100分，得分值越高，足部功能越好。依据总分的高低，可对足部功能进行分级：90～100分者为优，75～89分者为良，50～74分者为可，＜50分者为差。

**表7-138　Maryland足部功能评分的项目指标和标准**

| 项目指标 | 评分 | 项目指标 | 评分 |
|---|---|---|---|
| 1.疼痛 | | 大号鞋 | 2 |
| 　无 | 45 | 不能穿鞋 | 0 |
| 　轻度 | 40 | 6.关节运动 | |
| 　轻微 | 30 | 　正常 | 5 |
| 　中度 | 20 | 　轻度限制 | 4 |
| 　重度 | 10 | 　重度限制 | 2 |
| 　不能活动 | 0 | 　僵直 | 0 |
| 2.行走距离 | | 7.能否爬楼梯 | |
| 　行走距离无限制 | 10 | 　正常 | 4 |
| 　轻度限制 | 8 | 　需要扶手 | 3 |
| 　中度限制 | 5 | 　需要支持 | 2 |
| 　重度限制 | 2 | 　不能 | 0 |
| 　足不出户 | 0 | 8.外观 | |
| 3.稳定度 | | 　正常 | 10 |
| 　正常 | 4 | 　轻度畸形 | 8 |
| 　轻度不稳 | 3 | 　中度畸形 | 5 |
| 　间歇性不稳 | 2 | 　重度畸形 | 0 |
| 　经常性不稳 | 1 | 9.跛行 | |
| 　使用支具 | 0 | 　正常行走 | 4 |
| 4.行走地形 | | 　轻度跛行 | 3 |
| 　任何地形 | 4 | 　中度跛行 | 2 |
| 　不能于不平地面行走 | 2 | 　重度跛行 | 1 |
| 　不能于平台地面行走 | 0 | 　不能行走 | 0 |
| 5.鞋形 | | 10.是否需要支撑物 | |
| 　任何鞋形 | 10 | 　不需要 | 4 |
| 　可穿小号鞋 | 9 | 　手杖 | 3 |
| 　平底鞋 | 7 | 　拄拐 | 1 |
| 　支具鞋 | 5 | 　轮椅 | 0 |

**（三）示例**

病人，男性，46岁。高空坠落伤，导致左侧跟骨粉碎性骨折，根据跟骨侧位片显示骨折线累及跟距关节，测量Böhler角、Gissane角，测得Böhler角=25°、Gissane角=115°，并行跟骨水平位、冠状位CT扫描，Sanders分型为Ⅲ型。入院后8天肿胀减轻，行左跟骨粉碎性骨折切开复位内固定术+人工骨植骨术，术后伤口愈合良好，无感染。术后6个月病人复查，诉左足行走时偶有轻微疼痛，行走距离并无限制，患足稳定，可行走于任何地面，对鞋的大小无要求，关节活动度正常，外观正常，可上楼梯，无须支撑物，无跛行。

该病人的Maryland评分为95分，功能为优。

**（四）特点与意义**

Maryland足功能评分是Sanders为了评价关节内跟骨骨折的手术效果时提出的，对于足和踝关节损伤后的疼痛、功能、外观及活动度进行客观评价。因为其简单易行，临床应用广泛；但其缺少一些影像学的客观评价。临床上有的学者将其与其他评分相结合，一起对足部功能做出判断。

## 二十三、跟骨关节内骨折疗效评分

**（一）概述**

跟骨骨折约占全部跗骨骨折的60%，骨折几何形态复杂，部位特殊，距下关节面常受到波及，致残率高达30%。受伤机制多为从高处坠落，足跟部遭受垂直撞击。跟骨骨折的治疗方法多种多样，并发症多。跟骨骨折的治疗目标为恢复跟骨的高度、宽度及跟距关节面、跟骰关节面的解剖关系（Böhler角、Gissane角及Perie角），重塑跟骨形态，恢复关节的灵活性。

跟骨关节内骨折疗效评分是依据改良Rowe、Maxfield、McDermont、Lindsay、Dewar、Stephenson、Paley等评价方法制订出的一种评分方法，通过对病人疼痛、生活工作能力、行走能力、跟骨相关的解剖学参数等的评分，综合评估跟骨关节内骨折疗效的评分方法。该评分方法是根据病人的生活工作要求等实际情况进行改进，简单而全面，较适合我国。

**（二）评分方法**

跟骨关节内骨折疗效评分的项目内容包括九项指标，即疼痛、日常生活工作能力、行走凹凸不平路的能力、行走需辅助否、跟骨宽度、后关节面塌陷程度、Böhler角减少程度、踝关节活动范围、跛

行程度，各指标依据其实际情况记相应的分值。具体见表7-139。

跟骨关节内骨折疗效评分的总分为九项指标得分的总和，最高分为100分。得分值越高，功能状况越好。依据总分可对跟骨关节内骨折疗效进行分级：90～100分者为优，80～89分者为良，65～79分者为可，＜64分者为差。

**（三）示例**

病人，男性，35岁。因高空坠落伤导致闭合性左侧跟骨骨折，Sanders分型为Ⅱ型，待肿胀减轻后行切开复位内固定术，伤口一期愈合。术后6个月病人来院就诊，诉行走时偶有疼痛，恢复了受伤之前绝大程度的功能，无须鞋垫或矫形鞋，X线示跟骨的宽度为2.5cm，跟骨后关节面无塌陷，Böhler角及踝关节活动度正常，无跛行。

跟骨关节内骨折疗效评分为88分，分级为良。

**（四）特点与意义**

由于病人的疗效结果受损伤程度、治疗方式及治疗后康复情况等因素影响，疗效评估体系是通过对影响治疗效果的诸多因素和病人治疗后主观与客观功能恢复情况的综合考评，形成一个对疗效结果的综合评价。跟骨骨折疗效评定方法众多，缺乏统一客观的金标准，常见的有Maxfield、Letournel、Fernandez、Paley足部评分标准，ACFAS足踝评分系统、改良Rowe跟骨关节内骨折评分标准，Kerr百分评分系统，美国足踝外科医师协会（AOFAS）的踝与后足评分系统及Maryland足部评分系统法等。目前后三者较常用。但Kerr跟骨骨折百分评分系统过于简单，难以反映病人的实际情况。美国足踝外科医师协会的踝与后足评分系统虽然较为全面合理，但评分方法稍复杂。Maryland足部功能评分方法适中，适合我国门诊随访评判疗效。

很多学者根据自己的临床经验和随访研究，制订了不少跟骨骨折治疗效果的评价方法，大多跟骨骨折的疗效评价者包括以下方面：①疼痛是否消失；②行走是否正常；③关节功能是否恢复；④足弓及Böhler角、Gissane角的恢复情况。在选择应用评分方法时，应根据具体的工作选择合适的疗效评分系统。

## 二十四、AOFAS前足功能评分

**（一）概述**

美国足踝外科医师协会（AOFAS）于1994年制订并推荐了踝与后足功能评分系统。同期，AOFAS

还制订出了前足功能评分系统，用以评估足第一跖骨、趾骨及跖趾关节、趾间关节功能状况。

**（二）评分方法**

AOFAS前足功能评分的项目指标有八项：病人的疼痛、日常活动的限制情况、对鞋的要求、跖趾关节活动度、趾间关节活动度、跖趾和趾间关节的稳定性、跖趾和趾间关节有无胼胝体形成及蹈趾是否有畸形。详细评分标准见表7-140。

表7-139 跟骨关节内骨折疗效评分的项目指标和标准

| 项目 | 评分 | 项目 | 评分 |
|---|---|---|---|
| 1.疼痛 | | 5.跟骨宽度（mm） | |
| 无痛 | 25 | 2 | 10 |
| 偶有疼痛 | 20 | 2～4 | 5 |
| 步行超过1.5km有胀痛感 | 10 | ＞4 | 0 |
| 明显疼痛，步行不能超过0.5km | 0 | 6.跟骨后关节面塌陷（mm） | |
| 2.日常生活工作能力 | | 无 | 10 |
| 恢复伤前水平 | 10 | ＜2 | 5 |
| 绝大部分恢复 | 8 | ＞2 | 0 |
| 部分恢复 | 5 | 7.Böhler角（°） | |
| 明显受限 | 0 | ≥30 | 10 |
| 3.走凹凸不平路 | | 25～29 | 5 |
| 无障碍 | 10 | ≤24 | 0 |
| 轻度障碍 | 8 | 8.踝关节活动范围（°） | |
| 中度障碍 | 5 | 50～70 | 10 |
| 不能 | 0 | 25～49 | 5 |
| 4.行走辅助 | | 0～24 | 0 |
| 不需要 | 5 | 9.跛行程度 | |
| 鞋垫或矫形鞋 | 3 | 无 | 10 |
| 手杖 | 1 | 轻度 | 5 |
| 双拐 | 0 | 严重 | 0 |

表7-140 AOFAS前足功能评分的项目指标与标准

| 项目 | 评分 | 项目 | 评分 |
|---|---|---|---|
| 1.疼痛 | | 中度受限（30°～75°） | 5 |
| 无痛 | 40 | 重度受限（＜30°） | 0 |
| 轻度疼痛或偶尔疼痛 | 30 | 5.趾间关节活动度（跖屈） | |
| 中度疼痛 | 20 | 正常 | 5 |
| 重度疼痛 | 0 | 严重受限 | 0 |
| 2.活动 | | 6.跖趾和趾间关节的稳定性 | |
| 任何活动不受限 | 10 | 稳定 | 5 |
| 日常活动不受限，运动受限 | 7 | 不稳定 | 0 |
| 日常活动及运动部分受限 | 4 | 7.跖趾和趾间关节有无胼胝体形成 | |
| 日常活动及运动明显受限 | 0 | 无或有症状的胼胝 | 5 |
| 3.穿鞋 | | 胼胝有症状 | 0 |
| 不受限 | 10 | 8.蹈趾外观 | |
| 只能穿舒适的鞋 | 5 | 无畸形 | 15 |
| 需要特殊的鞋或支具 | 0 | 有轻度畸形 | 8 |
| 4.跖趾关节活动度（背伸或跖屈） | | 有症状的畸形 | 0 |
| 正常或轻度受限（＞75°） | 10 | | |

AOFAS前足功能评分的总分为8个指标得分的总和，最高分为100分，得分值越高，功能状况越好。其中，可分为三部分：疼痛（满分40分）、功能状况（满分45分）和踇趾外观（满分15分）。

### （三）示例

病人，女性，55岁。诊断为右足踇外翻，行第1跖骨远端截骨术后1天开始早期下床活动，穿前足减压鞋6周，以足跟负重以减轻前足压力。如6周后复查X线无松动迹象，内固定物对线良好可正常穿鞋达到完全负重。病人行走时任何活动都不受限，但偶尔疼痛，只能穿舒适的鞋子，踇趾关节及趾间关节活动度正常，踇趾关节和趾间关节稳定，无胼胝体形成，但踇趾仍有轻度畸形。

$$AOFAS前足功能评分 = 30+10+5+10+5+5+5+8 = 78分$$

其中，疼痛为30分，功能状况为40分，踇趾外观为8分。

### （四）特点与意义

AOFAS前足功能评分可用于前足创伤后的功能恢复及前足畸形矫正术后的功能评价，涉及足的第一跖骨、趾骨及跖趾关节、趾间关节功能，尤其适用于单纯踇外翻病人矫形术后前足的功能评价。

## 二十五、AOFAS中足功能评分

### （一）概述

美国足踝外科医师协会（AOFAS）于1994年制订并推荐了踝与后足功能评分系统，同期制订的量表还有AOFAS踇趾跖趾-趾间关节量表、AOFAS足趾跖趾-趾间关节量表、AOFAS中足功能评分等。AOFAS中足功能评分适用于中足创伤后的恢复情况评估。

### （二）评分方法

AOFAS中足功能评分的评分项目包括7个指标：疼痛、对病人日常活动和娱乐活动的限制情况、对鞋的要求、最大步行距离、行走地面、步态是否跛行、足负重位X线各骨的对线关系。详细评分标准见表7-141。

AOFAS中足功能评分的总分为7个指标得分的总和，最高分为100分，得分值越高，功能状况越好。依据总分可对中足功能状况进行分级：90～100分者为优，75～89分者为良，50～74分者为可，＜50分者为差。

**表7-141 AOFAS中足功能评分的项目指标与评分标准**

| 项目 | 评分 |
| --- | --- |
| 1.疼痛 | |
| 无 | 40 |
| 轻度：偶尔 | 30 |
| 中度：每天都有 | 20 |
| 重度：几乎每时每刻 | 0 |
| 2.对病人日常活动和娱乐活动的限制情况 | |
| 无限制，不用支撑 | 10 |
| 日常活动无限制，娱乐活动受限制，不用支撑 | 7 |
| 日常活动和娱乐活动受限制，用手杖 | 4 |
| 日常活动和娱乐活动受严重限制，用助行器或轮椅 | 0 |
| 3.对鞋的要求 | |
| 可穿着流行式样的普通鞋，不需要附加垫衬的鞋 | 5 |
| 需要舒适和附加垫衬的鞋 | 3 |
| 需要定制的鞋或穿戴支具 | 0 |
| 4.最大步行距离（街区） | |
| 大于6街区（3000m） | 10 |
| 4～6街区（2000～3000m） | 7 |
| 1～3街区（500～1000m） | 4 |
| 小于1个街区 | 0 |
| 5.行走地面 | |
| 任何地面无困难 | 10 |
| 崎岖不平的地面上行走、上台阶（包括爬梯子）有些困难 | 5 |
| 崎岖不平的地面上行走、上台阶（包括爬梯子）非常困难 | 0 |
| 6.步态异常 | |
| 无，轻度 | 10 |
| 明显 | 5 |
| 非常显著 | 0 |
| 7.对线 | |
| 良好：跖行足，中足对线良好 | 15 |
| 可：跖行足，中足对线有一定程度的对线不良，无症状 | 8 |
| 差：非跖行足，中足对线严重对线不良，有症状 | 0 |

### （三）示例

病人，男性，20岁。因"右足扭伤后肿胀疼痛、活动受限2小时"于2007年4月入院。诊断：右足Lisfranc损伤，右足趾远节趾骨撕脱骨折。入院后急诊行右足Lisfranc损伤闭合复位改良克氏针内固定术。术后石膏托外固定6周。术后2个月复查X线见跖跗关节位置正常且骨折愈合，遂拔除克氏针，并逐步进行部分负重的功能锻炼直至完全负重。1年后复查足弓形态正常。病人日常活动及娱乐活动中无疼痛，无须支撑物，步行距离及行走地面无限制，步态正常，右足X线检查示对位对线良好。

$$AOFAS中足功能评分=40+10+5+10+10+10+15=100分$$

功能分级为优。

**（四）特点与意义**

AOFAS中足功能评分适用于中足创伤后的恢复情况，如舟骨、骰骨、楔骨及跖趾关节创伤，Lisfranc损伤等疾病的评分。

## 二十六、AOFAS踝与后足评分

**（一）概述**

美国足踝外科医师协会（AOFAS）于1994年制订并推荐了踝与后足功能评分，通过对踝与后足部的疼痛和功能项目评分的方法评估其功能状况。该评分系统虽较全面合理，但评分方法较为复杂，且按发达地区病人的实际情况判定，与我国实际情况有一定差异。

该评分为踝关节、距下关节、距舟关节、跟骰关节的功能水平分级，可用于踝关节置换、踝关节融合术、踝关节不稳定手术、距下关节融合术、距下关节不稳定手术、距舟关节融合术、跟骰关节融合术、跟骨截骨术、跟骨骨折、距骨骨折及踝关节骨折的评分。

**（二）评分方法**

AOFAS踝与后足评分的项目包括疼痛、功能和对线三个方面，具体指标有疼痛，自主活动、支撑情况，最大步行距离，行走地形，反常步态，跖屈背屈活动，内收外展运动，踝部稳定性和对线情况。详细评分标准见表7-142。

AOFAS踝与后足评分的总分为10个指标得分的总和，最高分为100分，得分值越高，功能状况越好。依据总分可对中足功能状况进行分级：90～100分者为优，75～89分者为良，50～74分者为可，＜50分者为差。

**（三）示例**

病人，男性，46岁。主因车祸致右足踝关节骨折，Danish-Weber分型为B型，并合并有下胫腓联合损伤，伤后6小时内行急诊手术治疗，即钛板螺钉内固定及拉力螺钉内固定术。术后伤口愈合良好，未出现感染，术后半年来院复查，诉平素生活

**表7-142　AOFAS踝与后足评分的项目指标和标准**

| 项目 | 评分 |
| --- | --- |
| 1.疼痛 | |
| 无 | 40 |
| 轻度，偶见 | 30 |
| 中度，常见 | 20 |
| 重度，持续 | 0 |
| 2.功能 | |
| （1）自主活动、支撑情况 | |
| 不受限，不需支撑 | 10 |
| 日常活动不受限，娱乐活动受限，需扶手杖 | 7 |
| 日常和娱乐活动受限，需扶手杖 | 4 |
| 日常和娱乐活动严重受限，需扶车、扶拐、轮椅、支架 | 0 |
| （2）最大步行距离（街区） | |
| ＞6 | 5 |
| 4～6 | 4 |
| 1～3 | 2 |
| ＜1 | 0 |
| （3）地面步行 | |
| 任何地面无困难 | 5 |
| 走不平地面、斜坡，爬梯时有困难 | 3 |
| 走不平地面、斜坡，爬梯时很困难 | 0 |
| （4）任何地形 | 4 |
| 不能于不平地面行走 | 2 |
| 不能于平台地面行走 | 0 |
| （5）反常步态 | |
| 无，轻微 | 8 |
| 明显 | 4 |
| 显著 | 0 |
| （6）前后活动（屈曲和伸展） | |
| 正常或轻度受限（≥30°） | 8 |
| 中度受限（15°～29°） | 4 |
| 严重受限（＜15°） | 0 |
| （7）后足活动（内翻加外翻） | |
| 正常或轻度受限（正常的75%～100%） | 6 |
| 中度受限（正常的25%～74%） | 3 |
| 重度受限（小于正常的25%） | 0 |
| （8）踝与后足稳定性（前后、内外翻） | |
| 稳定 | 8 |
| 明显的不稳定 | 0 |
| 3.对线 | 5 |
| 优：跖行足，踝-后足排列正常 | 10 |
| 良：跖行足，踝-后足明显排列成角，无症状 | 5 |
| 差：非跖行足，严重排列紊乱，有症状 | 0 |

及娱乐过程中偶有疼痛，爬楼梯时会出现吃力，对于步行距离及行走地面无要求，无跛行步态，前足及后足活动正常，X线显示踝-后足排列对线良好。

AOFAS踝与后足评分=30+10+5+3+4+8+8+6+8+5=87分

踝关节功能为良。

**（四）特点及意义**

AOFAS踝与后足评分系统已被广泛地应用于踝关节骨折、跟骨骨折、距骨骨折等创伤临床工作中，其评分系统较其他踝与后足的评分更为科学及全面，具有一定的权威性。

# 参考文献

桂鉴超，王黎明，曾逸文，等，2007.同种肌腱移植重建踝关节外侧不稳定.中华骨科杂志，27（8）：622-624.

胡永成，2012. 骨科疾病疗效评价标准. 北京：人民卫生出版社.

蒋协远，2005. 骨科临床疗效评价标准. 北京：人民卫生出版社.

吴祖耀，曾伟锋，王长涛，等，2014. 改良后外侧入路治疗三踝骨折临床疗效分析. 中国医药科学，（1）：197-198.

郑强，潘志军，李杭，等，2007.混合式单臂外固定架骨延长术治疗感染性骨不连.中华创伤骨科杂志，27（7）：509-513.

Baird RA，Jackson ST，1987. Fractures of the distal part of the fibula with associated disruption of the deltoid ligament. Treatment without repair of the deltoid ligament. J Bone Joint Surg Am，69（9）：1346-1352.

Baird RA，Jackson ST，1987. Fractures of the distal part of the fibula with associated disruption of the deltoid ligament. Treatment without repair of the deltoid ligament. J Bone Joint Surg Am，69（9）：1346-1352.

Baird RA，Jackson ST，1987. Fractures of the distal part of the fibula with associated disruption of the deltoid ligament. Treatment without repair of the deltoid ligament. J Bone Jt Surg Am. 69（9）：1346-1352.

Baird RA，Jackson ST. 1987.Fractures of the distal part of the fibula with associated disruption of the deltoid ligament. Treatment without repair of the deltoid ligament. J Bone Joint Surg Am，69（9）：1346-1352.

Coughlin MJ，2007.Surgery of the Foot and Ankle. 8th ed. Philadelphia：Mosby，531-610.

Domsic RT，Saltzman CL，1998. Ankle osteoarthritis scale. Foot & ankle international，19（7）：466-471.

Fernandez DL，Koella C，1993. Combined percutaneous and "minimal" internal fixation for displaced articular fractures of the calcaneus. Clin Orthop Relat Res，290（5）：108-116.

Heffernan G，Khan F，Awan N，et al，2000. A comparison of outcome scores in oscalcis fractures. Ir J Med Sci，169（2）：127-128.

Heppnstall RB，1980. Fracture Treatment and Healing. Philadelphia：Saunders Company，860-868.

Honkonen SE，Jarvinen MJ，1992.Classification of fractures of the tibial condyles.J Bone Joint Surg Br，74（6）：840-847.

Kerr PS，Prothero DL，Atkins RM，1996. Assessing outcome following calcaneal fracture：arationalscoringsystem.Injury，27（1）：35-38.

Kitaoka HB，Alexander IJ，Adelaar RS，1994. Clinical rating systems for the ankle—hindfoot, midfoot, hallux, and lesser toes. Foot Ankle Int，15：349-393.

Kitaoka HB，Alexander IJ，Adelaar RS，et al，1994. Clinical rating systems for the ankle-hindfoot, midfoot, hallux, and lesser toes. Foot Ankle Int，15（7）：349-353.

Kofoed H，Sørensen TS，1998. Ankle arthroplasty for rheumatoid arthritis and osteoarthritis：prospective long-term study of cemented replacements. Journal of Bone & Joint Surgery-british Volume，80（2）：328-332.

Letournel E，1993. Open treatment ofacute calcaneal fractures. Clin Orthop Relat Res，290（5）：60-67.

Liu SH，Jacobson KE，1995. A new operation for chronic lateral ankle instability. J Bone Joint Surg Br，77（1）：55-59.

Marti RK，de Heus JA，Roolker W，et al，1999. Subtalar arthrodesis with correction of deformity after fractures of the os calcis. J Bone Joint Surg Br，81（4）：611-616.

Marti RK，Raaymakers EL，Nolte PA，1990. Malunited ankle fractures. The late results of reconstruction. J Bone Joint Surg Br，72（4）：709-713.

Maxfield JE，1963. Os calcis fractures. Treatment by open reduction. ClinOrthop Relat Res，30：91-99.

Mazur JM，Schwartz E，Simon SR，1979. Ankle arthrodesis. Long-term follow-up with gaitanalysis. J Bone Joint Surg Am，61（7）：964-975.

McGuire MR，Kyle RF，Gustilo RB，et al，1988.

Comparative analysis of anklversus ankle arthrodesis. Clin Orthop Relat Res, 226: 174-181.

Merchant TC, Dietz FR, 1989. Long-term follow-up after fractures of the tibial and fibular shafts. J Bone Joint Surg Am, 71（4）: 599-606.

Merchant TC, Dietz FR, 1989.Long-term follow-up after fractures of the tibial and fibular shafts.J Bone Joint Surg Am, 71（4）: 599-606.

Mosier SM, Stanitski CL, 2004.Acute tibial t ubercle avulsion fractures.J Pediatr Orthop, 24（2）: 181-184.

Olerud C, Molander H, 1984. A scoring scale for symptom evaluation after ankle fracture.Arch Orthop Trauma Surg, 103（3）: 190-194.

Olerud C, Molander H, 1984. A scoring scale for symptom evaluationafter ankle fracture.Archives of orthopaedic and traumaticsurgery, 103（3）: 190-194.

Paley D, Hall H, 1993. Intra articular fractures of the calcaneus. A critical analysis of results and prognostic factors. J Bone Joint Surg（Am）, 75（3）: 342-354.

Phillips WA, Schwartz HS, Keller CS, et al, 1985. A prospective, randomized study of the management of severe ankle fractures. J Bone Joint Surg Am, 67（8）: 1303-1304.

Povacz P, Unger SF, Miller WK, et al, 1998. A randomized, prospective study of operativeand non-operative treatment of injuries of the fibular collateral ligaments of the ankle. J Bone Joint SurgAm, 80（3）: 345-351.

Rudert M, Wiilker N, Wirth CJ, 1997. Reconstruction of the lateral ligaments of the ankleusing a regional periosteal flap. J Bone Joint Surg Br, 79（3）: 446-451.

Sanders R, Fortin P, Dipasquale T, et al, 1993. Operative treatment in 120 displaced intraarticular calcaneal fractures: results using a prognostic computed tomography scan classification. Clin Orthop Relat Rse, 290: 47-54.

Soohoo NF, Shuler M, Fleming LL, 2003. Evaluation of the validity of the AOFAS clinical rating systems by correlation to the SF-36. Foot Ankle Int, 24（1）: 50-55.

Takakura Y, Tanaka Y, Sugimoto K, et al, 1990. Ankle arthroplasty. A comparative study of cemented metal and uncemented ceramic prostheses. Clin Orthop Relat Res, 252: 209-216.

Teeny SM, Wiss DA, 1993.Open reduction and internal fixation of tibial plafond fractures.Variablles contributing to poor results and complications.Clin Orthop Relat Res, 292: 108-117.

Tennent TD, Calder PR, Salisbury RD, 2003. The operative management of displaced intra-articular fractures of the calcaneum: a two-centre study using a defined protocol. Injury-international Journal of the Care of the Injured, 34（6）: 491-496.

Termann H, Zwipp H, Tscherne H, 1992. Functional treatment of acute Achilles tendon rupture-a prospectively randomized study. Orthop Trans, 16（3）: 729.

Tornetta P, Weiner L, Bergman M, et al, 1993.Pilon fractures: treatment with combined internal and fixation.J Orthop Ttauma, 7: 489-496.

（撰写：刘　杰　龙　浩　冯　青　劳子胤
张炳耀　胡兴峰　李青松　董　洋　魏　翔
肖　宇　徐　鼎　季　亮　梁　伟　李远平
王　祥　王国贤　肖　杰　罗　豪　巫启平
杨一龙　姜昱林　陈洪强　李树强　陈德斌
周孝乾　骆苏红　王积辉　周　金　刘　炯
贾志磊　陈　春　杨　砥　肖　坤　闵　军
张义浦　杨　杰　阿发武　栾　波　刘宣毅；
审校：赵建华　周继红）

# 第八章

# ICU创伤评分

## 第一节 概 述

随着现代社会经济与交通的飞速发展，在现代创伤中，高能量损伤所占比重越来越大，由此所致的严重创伤、严重多发伤病人也越来越多。此类病人伤后大多需要接受ICU的加强治疗。在住院创伤病人中，伤后直接收入ICU的比例约占20%，伤后立即送入手术室且术后进入ICU的比例约占20%。这类病人不仅原发损伤重且以多发伤为主，还常合并失血性休克、创伤性凝血病、严重创伤应激、脓毒症等，导致并发症发生率高，病情危重，易发生多器官功能不全综合征甚至死亡。由于收治入ICU的病人伤情及病情复杂，而且几乎涵盖了各年龄阶段，病人受伤前基础情况也是大相径庭，因此ICU内创伤病人人群需要使用多种评分系统及方法用于评估其伤情及病情的严重程度、治疗效果、可能预后及各种并发症发生风险等。这些评分系统及方法不仅涵盖创伤领域，还包括ICU内对重症病人的病情评估。这些评分系统及方法对于重症创伤病人的各项评估、治疗干预措施选择、不同单位间学术交流及科学研究等都具有重要意义。

在创伤伤情评估方面，AIS-ISS评分系统现在已经得到世界各国从事创伤临床和基础研究单位的公认及广泛应用，同样适用于ICU内严重创伤病人。另外，对于颅脑损伤病人，其损伤严重程度主要与损伤性质、部位及其所致意识功能后果密切相关，使得单独使用AIS-ISS评分系统有诸多局限性，因此常用格拉斯哥昏迷评分（GCS）进行补充。

对于严重创伤病人，创伤后失血、休克、炎症、应激及创伤后并发的感染、脓毒症或其他并发症等多种因素常导致病人容易出现急性生理功能紊乱，继发一个或多个器官功能不全。这与病人病情严重程度及预后密切相关。为此，ICU病人通常需要进行疾病严重程度评分，即根据疾病的一些重要症状、体征和生理参数等进行加权或赋值，从而量化评价疾病严重程度。例如，APACHE评分系统（包括APACHE I、APACHE II、APACHE III、APACHE IV）、序贯器官功能衰竭评分（sequential organ failure assessment，SOFA）、多器官功能衰竭评分（multiple-organ dysfunction score，MODS）、器官功能障碍逻辑性评价系统（logistic organ dysfunction system，LODS）、早期预警评分（early warning score，EWS）、改良早期预警评分（modified early warning score，MEWS）、全身炎症反应综合征（systemic inflammatory response syndrome，SIRS）等。这些评分系统也属于疾病非特异性评分，适用ICU内绝大多数病人。使用上述评分时，通常采用病人入ICU后第一个24小时内的最差生理或病理指标值进行评分。

由于创伤的特殊性，伤后住院病人容易出现与损伤相关的并发症。因此，需要针对多个器官和系统并发症的严重程度进行发生风险的评估及相应的诊断和评分等。例如，肺部相关的评分系统有肺部器官衰竭评分（lung organ failure score，LOFS）、临床肺感染评分（clinical pulmonary infection score，CPIS）；胰腺损伤后相关的评分系统有Ranson评分（Ranson score）及改良Ranson评分（modified Ranson score）、Balthazar CT严重度指数（Balthazar computed tomography severity index，Balthazar

CTSI)、青少年急性胰腺炎相关的DeBanto评分（DeBanto score）等；血栓栓塞相关的评分系统有创伤栓塞评分系统（trauma embolic scoring system, TESS）、血栓风险评分（wells score）等。这些评分系统是针对特定疾病与损伤的评分方法。对ICU内创伤病人进行系统、全面、客观、准确、量化的伤情评估在临床医疗及科研工作中具有非常重要的意义。但是，由于我国医院信息化水平发展参差不齐，病历数据采集自动化程度不一，要求所有医院对每一名创伤病人都进行系统、全面、客观、准确、量化的伤情评估存在不同程度的困难。另外，由于这些评分方法类目繁多，且并非每一种评分方法都得到广泛认可及推广，故还需要不断总结、完善、探索。

本章主要对在ICU临床工作中创伤病人常用的相关评分方法进行介绍。其中，AIS-ISS评分、GCS评分和MEWS评分等请参见第二章"通用创伤评分"部分。

# 第二节　ICU病人病情严重程度评分

ICU病人病情严重程度评分属于疾病非特异性评分。本节主要介绍APACHE评分系统、序贯器官功能衰竭评分（SOFA）、多器官功能衰竭评分（MODS）、器官功能障碍逻辑性评价系统（LODS）。

## 一、APACHE评分

### （一）概述

1981年，Knaus在生物统计学家Jerome Cornfield、Jerry等的帮助下发表了急性生理与慢性健康评分（acute physiology and chronic health evaluation, APACHE），也被称为APACHE I 评分，此评分方法主要包括急性生理、年龄和慢性健康评估，对于临床应用而言过于烦琐。

1985年，Knaus对APACHE I 评分进行了修订，将APACHE第一部分的急性生理指标由原先的33个减少为12个，对急性肾衰竭和昏迷给予了更高的分值，加入了手术状况如急诊手术的评分；对慢性健康评分也进行了相应改变以反映年龄、免疫缺陷及慢性心、肺、肾或肝脏疾病的影响；其还可根据ICU最初24小时的指标按照公式计算病人的预后，即为APACHE II 评分。

1989年，Wagner和Knaus等在研究了美国40个ICU的17 440名病人资料后，提出了APACHE III 评分方法。该法所含参数包括了除血清钾和$HCO_3^-$以外的APACHE II 的所有参数，新增了葡萄糖、胆红素、白蛋白、尿素氮和尿量等共计17项测量参数，以在ICU期间第一个24小时每个参数的最差值为准。另外，APACHE III 对pH及$PCO_2$不单独评分，两者共同决定参数分值；神经系统用对疼痛和言语刺激都能睁眼来表示分值而不采用GCS评分；以较APACHE II 更为详细的年龄和既往健康状况评分来评价对伤情的影响。APACHE III 总分为0～299分，由三部分组成，APS值为0～252分，年龄为0～24分，CHS为4～23分。

由于APACHE III 部分参数未公开发表，使用复杂，2005年美国推出了APACHE IV 评分，其资料来源于美国45所医院106个重症监护病房在2002～2003年的病人详细资料。该版评分沿用了APACHE III 的APS元素和权重；在对"缺失值"的处理上，APACHE III 默认以"正常值"代替，而APACHE IV 则采用"最近记录值"代替，使结果更为准确。APACHE IV 加入了入住ICU时间（LOS），并用该时间的平方根计算，另增加了溶栓/呼吸机应用及疾病数量等，并对所有病死率方程做了更新。

APACHE I 评分由于要求采集的数据太多而繁杂，往往容易遗漏数据而使结果有误差，故而临床较少应用。APACHE IV 评分因受商业保护，目前仅可通过在线评分网站评估而不能下载详细内容，应用范围很小。目前临床主要使用APACHE II 进行评分，部分单位也使用APACHE III 进行评分。因此，以下主要介绍APACHE II 评分和APACHE III 评分。

### （二）评分方法

1. APACHE II 评分　包括三个部分：急性生理评分、慢性健康评分和年龄评分。其中，急性生理评分包含12个变量参数，慢性健康评分和病人的年龄评分各为1个变量参数。

（1）基本原则

1）12项急性生理指标，应当选择入ICU最初

24小时内的最差值记分。

2）对于大多数生理指标而言，入ICU最初24小时内的最差值指最高值或最低值。

3）同时记录各个指标在最初24小时内的最高值和最低值，并根据附表分别进行评分，应当选择较高的分值。

（2）具体说明

1）体温：原文指肛温，我国ICU多采用腋温。不建议将腋温加0.3℃或0.5℃进行评分，因为这样会进一步增加误差（核心体温与腋温的差值并不固定，受到病情的影响）。

2）平均动脉压：如果护理记录中没有记录平均动脉压，则应当根据记录的收缩压和舒张压进行计算。收缩压高时平均动脉压不一定高，反之亦然。

3）心率：根据心室率评分。

4）呼吸频率：按照实际呼吸频率评分（无论是否使用机械通气）。

5）氧合：$FiO_2$不同时使用不同的指标评价氧合。采用鼻导管或面罩吸氧时需要估测$FiO_2$。此时可采用经验公式（$FiO_2=O_2$流量$\times 4+21$，仅适用于鼻导管且氧流量$<6L/min$时）或见表8-1。

如$FiO_2<0.5$，根据$PaO_2$进行评分，此时估测$FiO_2$的准确性不会影响评分结果。

如$FiO_2\geqslant0.5$，根据$A-aDO_2$进行评分，此时估测$FiO_2$将影响计算值及氧合评分结果（$FiO_2$因受到面罩密闭性及面罩种类的影响而不确定，但建议科室应当确定经验性数值以确保不同评分者的一致性。例如，规定使用储氧面罩时$FiO_2$定为0.80）。

$$A-aDO_2=FiO_2\times(P_B-P_{H_2O})-PaCO_2/RQ$$
$$=FiO_2\times(760-74)-PaCO_2/0.8$$
$$=713\times FiO_2-PaCO_2/0.8$$

其中，$A-aDO_2$：肺泡动脉氧分压差；$FiO_2$：吸入氧浓度；$P_B$：大气压；$P_{H_2O}$：水蒸气压；RQ：呼吸熵。

6）动脉血pH：同时记录最高值和最低值后分别评分，并取分值高者。

7）血钠：同时记录最高值和最低值后分别评分，并取分值高者。

8）血钾：同时记录最高值和最低值后分别评分，并取分值高者。

9）血肌酐：同时记录最高值和最低值后分别评分，并取分值高者。

注意：肌酐过低也有分（$SCr<0.6mg/dl$或53μmol/L时为2分）；急性肾衰竭时，应根据肌酐先行评分后将分值$\times2$，而非将肌酐数值$\times2$后再进行评分。

急性肾衰竭的定义为每天尿量$<410ml$，每天肌酐升高$>1.5mg/dl$或132.6μmol/L，且未接受长期透析（腹膜透析或血液透析）。

10）血细胞比容：同时记录最高值和最低值后分别评分，并取分值高者。

11）白细胞计数：同时记录最高值和最低值后分别评分，并取分值高者。

12）格拉斯哥昏迷评分（GCS）：使用镇静和（或）肌松药物时应遵循"最佳结果"（best guess）的原则进行判断评分，即根据临床表现及药物使用情况，估计在没有药物影响时的GCS（这当然并不容易，且容易导致不同评分者之间的差异，但没有更好的解决方法）。

两侧肢体活动不对称时，应根据病情较轻侧的情况进行评分；应计算15-GCS的结果后与其他急性生理评分相加；有人工气道的病人进行语言评分时应采用5-3-1评分（表8-2）。

13）血$HCO_3^-$：当没有血气结果时使用此项（不建议不查血气，因为这将没有氧合及pH两项评分结果）。

急性生理评分应为各项评分的总和，如有缺项，应视为正常，即评0分。

APACHE Ⅱ评分为三个部分评分值的总和，即：

APACHE Ⅱ＝急性生理评分总和+慢性健康评分+年龄评分

评分范围0～71分，根据目前的报道，很少有病人的评分大于55分。

（3）APACHE Ⅱ评分三部分的评分取值方法和

表8-1　不同氧流量（L/min）时$FiO_2$的值

| 氧流量 | 鼻导管 | | | | | | 面罩 | | |
| --- | --- | --- | --- | --- | --- | --- | --- | --- | --- |
| | 1 | 2 | 3 | 4 | 5 | 6 | 8 | 15 | 重复吸入 |
| $FiO_2$ | 0.23 | 0.25 | 0.27 | 0.30 | 0.35 | 0.40 | 0.45 | 0.50 | 0.70 |

注：使用鼻导管时氧流量应$<6L/min$。

标准

1）急性生理评分指标和评分标准：此部分包括12个变量指标，根据病人进入ICU第一个24小时内最差值分别记0～4分（表8-3、表8-4）。

在APACHEⅡ评分系统中，其GCS评分值采用分值为总分15分减去病人所得分值，即GCS记分=15-实际GCS评分。

2）年龄评分：不同年龄病人依据表8-5分别

给予不同的记分。

3）慢性健康评分：如果病人存在严重的器官系统功能不全或免疫抑制，应按如下标准记分：①非手术或急诊手术后病人记5分；②择期术后病人记2分。

其中，严重的器官系统功能不全或免疫抑制的定义为病人在此次入院前即有明显器官系统功能不全或免疫功能抑制状态的表现，并符合下列标准：

### 表8-2　格拉斯哥昏迷评分（GCS）的最佳结果判断原则

| 最佳语言反应 | | 插管病人"语言" | | 最佳运动反应 | | 最佳睁眼 | |
|---|---|---|---|---|---|---|---|
| 分值 | 描述 | 分值 | 描述 | 分值 | 描述 | 分值 | 描述 |
| 5 | 定向力好 | 5 | 定向力好 | 6 | 遵嘱活动 | 4 | 自主 |
| 4 | 言语错乱 | 3 | 介于两者之间 | 5 | 疼痛定位 | 3 | 命令 |
| 3 | 只能说出单词 | 1 | 无反应 | 4 | 屈曲：收回 | 2 | 疼痛 |
| 2 | 只能发音 | 气管插管或气管切开 | | 3 | 屈曲：去皮质 | 1 | 无反应 |
| 1 | 无反应 | 病人语言评分应使用此列 | | 2 | 伸展 | | |
| | | | | 1 | 无反应 | | |

### 表8-3　APACHEⅡ急性生理评分指标和记分标准

| 生理变量指标 | 分值 | | | | | | | | |
|---|---|---|---|---|---|---|---|---|---|
| | +4 | +3 | +2 | +1 | 0 | +1 | +2 | +3 | +4 |
| T（℃） | ≥41 | 39～40.9 | | 38.5～38.9 | 36～38.4 | 34～35.9 | 32～33.9 | 30～31.9 | ≤29.9 |
| MAP（mmHg） | ≥160 | 130～159 | 110～129 | | 70～109 | | 50～69 | | ≤49 |
| HR（次/分） | ≥180 | 140～179 | 110～139 | | 70～109 | | 55～69 | 40～54 | ≤39 |
| RR（次/分） | ≥50 | 35～49 | | 25～34 | 12～24 | 10～11 | 6～9 | | ≤5 |
| 氧合作用 | | | | | | | | | |
| a.FiO$_2$≥0.5，记 A-aDO$_2$ | ≥500 | 350～499 | 200～349 | | <200 | | | | |
| b.FiO$_2$<0.5，记 PaO$_2$（mmHg） | | | | | >70 | 61～70 | | 55～60 | <55 |
| 动脉pH | ≥7.7 | 7.6～7.69 | | 7.5～7.59 | 7.33～7.49 | | 7.25～7.32 | 7.15～7.24 | <7.15 |
| 血清钠（mmol/L） | ≥180 | 160～179 | 155～159 | 150～154 | 130～149 | | 120～129 | 111～119 | ≤110 |
| 血清钾（mmol/L） | ≥7 | 6～6.9 | | 5.5～5.9 | 3.5～5.4 | 3～3.4 | 2.5～2.9 | | <2.5 |
| Cr（μmol/L）（急性肾衰竭时乘以2） | ≥309.4 | 176.8～300.6 | 132.6～168.0 | | 53～123.8 | | <53 | | |
| HCT（%） | ≥60 | | 50～59.9 | 46～49.9 | 30～45.9 | | 20～29.9 | | <20 |
| WBC计数（以1000为计） | ≥40 | | 20～39.9 | 15～19.9 | 3～14.9 | | 1～2.9 | | <1 |
| 静脉血清HCO$_3^-$（mmol/L） | ≥52 | 41～51.9 | | 32～40.9 | 22～31.9 | | 18～21.9 | 15～17.9 | <15 |
| GCS评分 | 15-实际GCS评分 | | | | | | | | |

注：T，肛温；MAP，平均动脉压；HR，心率；RR，呼吸次数；FiO$_2$，吸氧浓度；A-aDO$_2$，肺泡动脉氧分压差；PaO$_2$，动脉血氧分压；Cr，血清肌酐；HCT，血细胞比容；WBC，白细胞。

表8-4 GCS的记分方法

| 运动反应 | 言语反应 | 睁眼反应 | 记分 |
|---|---|---|---|
| 遵命动作 | | | 6 |
| 定位动作 | 回答正确 | | 5 |
| 肢体回缩 | 回答错误 | 自动睁眼 | 4 |
| 肢体屈曲 | 含混不清 | 呼唤睁眼 | 3 |
| 肢体过伸 | 唯有声叹 | 刺痛睁眼 | 2 |
| 无反应 | 无反应 | 无反应 | 1 |

表8-5 不同年龄记分标准

| 年龄（岁） | <44 | 45~54 | 55~64 | 65~74 | >74 |
|---|---|---|---|---|---|
| 评分 | 0 | 2 | 3 | 5 | 6 |

·肝脏：活检证实肝硬化和明确的门静脉高压，既往由门静脉高压造成的消化道出血；或既往发生肝衰竭或肝性脑病或昏迷。

·心血管：按照纽约心脏联盟评分，心功能为四级。

·呼吸：慢性限制性、阻塞性或心血管疾病，导致严重的运动受限，如不能上楼或进行家务劳动；或明确的慢性缺氧、高碳酸血症、继发性红细胞增多症、严重的肺动脉高压（>5.33kPa）或呼吸机依赖。

·肾脏：接受长期透析治疗。

·免疫功能抑制：病人接受的治疗能够抑制对感染的耐受性，如免疫抑制治疗、化疗、放疗、长期或最近大剂量类固醇激素治疗，或病人有足以抑制对感染耐受性的疾病，如白血病、淋巴瘤、艾滋病。

2.APACHE Ⅲ评分 包括三个部分：急性生理评分、慢性健康评分和年龄评分。其中，急性生理评分包含17个变量参数，以在ICU期间第一个24小时每个参数的最差值为准；慢性健康评分和病人的年龄评分各为1个变量参数（表8-6~表8-9）。

APACHE Ⅲ评分为三个部分评分值的总和，即：

APACHE Ⅲ=急性生理评分总和+慢性健康评分+年龄评分

APACHE Ⅲ总分为0~299分，由三部分组成，APS值为0~252分，年龄为0~24分，CHS为4~23分。

**（三）示例**

1. APACHE Ⅱ评分 某多发伤病人，男性，35岁，既往身体健康。入院时T 35.5℃（1分），MAP 56mmHg（2分），HR 152次/分（3分），RR 28次/分（1分），$PaO_2$ 83mmHg（鼻导管吸氧，2L/min）（0分），pH 7.30（2分），$Na^+$142mmol/L（0分），$K^+$ 5.6 mmol/L（1分），Cr 0.8mg/dl（0分），HCT 19%（4分），WBC计数$16.4\times10^9$/L（0分），$HCO_3^-$16.8mmol/L（3分），共计得分17分。意识表现为嗜睡状态，GCS三项内容检测结果如下：①睁眼反应，双眼闭着，仅呼唤其姓名时才将双眼睁开，因此其睁眼反应为3分；②言语反应，大声问其问题，病人有反应，但回答含混不清，因此其言语反应为3分；③运动反应，要求其运动肢体，只有定位动作，不能完全遵从命令运动，因此其运动反应为5分。GCS得分：15-GCS总分值=15-（睁眼反应记分+言语反应记分+运动反应记分）=15-（3+3+5）=4分。第一部分共计得分21分。

第二部分年龄得分因其小于44岁，得0分。

第三部分因其既往体健，无慢性病史及器官功能不全、免疫功能抑制，得0分。

病人APACHE Ⅱ总分=第一部分得分+第二部分得分+第三部分得分
=21+0+0=21分

2.APACHE Ⅲ评分 某多发伤病人，女性，40岁，既往身体健康。入院时T 36.5℃（0分），MAP 65 mmHg（7分），HR 142次/分（13分），RR 26次/分（8分），$PaO_2$ 80mmHg（鼻导管吸氧，3L/min）（5分），pH 7.31，PCO 228mmHg（9分），HCT 24%（3分），WBC计数$15.2\times10^9$/L（0分），Cr 98μmol/L（0分），胆红素32.7μmol/L（0分），尿素氮5.9mmol/L（0分），$Na^+$ 142mmol/L（0分），白蛋白23g/L（6分），尿量1900ml/d（4分）。共计得分55分。

意识表现为嗜睡状态，神经异常生理评分为0分。

年龄<44岁，得0分。

**表8-6　APACHE Ⅲ 急性生理评分指标和记分标准**

| 生理变量 | 参数值 / APS分值 | | | | | | | | |
|---|---|---|---|---|---|---|---|---|---|
| 脉搏(次/分) | ≤39 /8 | (40~49) /5 | (50~99) /0 | (100~109) /1 | (110~119) /5 | (120~139) /7 | (140~154) /13 | ≥155 /17 | |
| 平均动脉压(mmHg) | ≤39 /23 | (40~59) /15 | (60~69) /7 | (70~79) /6 | (80~99) /0 | (100~119) /4 | (120~129) /7 | (130~139) /9 | ≥140 /10 |
| 体温(℃) | ≤32.9 /20 | (33.0~33.4) /16 | (33.5~33.9) /13 | (34.0~34.9) /8 | (35.0~35.9) /2 | (36.0~36.9) /0 | ≥40 /4 | | |
| 呼吸(次/分) | ≤5 /17 | (6~11) /8 | (12~13) /7 | (14~24) /0 | (25~35) /8 | (36~39) /9 | (40~49) /11 | ≥50 /18 | |
| 氧合作用[@]　a.$PO_2$(mmHg) | ≤49 /15 | (50~69) /5 | (70~79) /2 | ≥80 /0 | | | | | |
| b.A-a$DO_2$(mmHg) | <100 /0 | (100~249) /7 | (250~349) /9 | (350~499) /11 | ≥500 /14 | | | | |
| 血细胞比容(%) | ≤40.9 /3 | (41.0~49.9) /0 | ≥50 /3 | | | | | | |
| 白细胞计数($10^9$/L) | <1.0 /19 | (1.0~2.9) /5 | (3.0~19.9) /0 | (20.0~24.9) /1 | ≥25.0 /5 | | | | |
| 血清肌酐*(μmol/L) | ≤43 /3 | (44~132) /0 | (133~171) /4 | ≥172 /7 | | | | | |
| 血清肌酐#(μmol/L) | (0~132) /0 | ≥133 /10 | | | | | | | |
| 尿量(ml/d) | ≤399 /15 | (400~599) /8 | (600~899) /7 | (900~1499) /5 | (1500~1999) /4 | (2000~3999) /0 | ≥4000 /1 | | |
| 胆红素(μmol/L) | ≤34 /0 | (35~51) /5 | (52~85) /6 | (85~135) /8 | ≥136 /16 | | | | |
| 尿素氮(mmol/L) | ≤6.1 /0 | (6.2~7.1) /2 | (7.2~14.3) /7 | (14.4~28.5) /11 | ≥28.6 /12 | | | | |
| 血清钠(mmol/L) | ≤119 /3 | (120~134) /2 | (135~154) /0 | ≥155 /4 | | | | | |
| 白蛋白(g/L) | ≤19 /11 | (20~24) /6 | (25~44) /0 | ≥45 /4 | | | | | |

@ $PaO_2$仅用于无气管插管病人或气管插管病人$FiO_2$<0.5（50%）；A-a$DO_2$仅用于气管插管且$FiO_2$≥0.5（5%）的病人。此类人群不能用$PO_2$；*无ARF病人的肌酐值。#ARF病人的肌酐值。ARF即急性肾衰竭，定义为肌酐≥1.5mg/dl，尿量<410ml/d，且无慢性透析。

表8-7 APACHE Ⅲ 对酸碱异常的生理评分

| pH | $PCO_2$（mmHg） | | | | | | | | |
|---|---|---|---|---|---|---|---|---|---|
| | ＜25 | 25 ~ | 30 ~ | 35 ~ | 40 ~ | 45 ~ | 50 ~ | 55 ~ | ≥60 |
| ＜7.15 | 12 | | | | | | 4 | | |
| 7.15 ~ | | | | | | | | | |
| 7.20 ~ | 9 | | 6 | | 3 | | 2 | | |
| 7.25 ~ | | | | | | | | | |
| 7.30 ~ | | | | | | | 1 | | |
| 7.35 ~ | | | 0 | | | | 1 | | |
| 7.40 ~ | 5 | | | | | | | | |
| 7.45 ~ ＜7.50 | | | 0 | 2 | | | 12 | | |

表8-8 APACHE 对神经异常的生理评分

**自动睁眼或对疼痛/言语刺激能睁眼者**

| 运动 | 言语反应 | | | |
|---|---|---|---|---|
| | 回答正确 | 回答错乱 | 语句或发音不清。 | 无反应 |
| 遵嘱 | 0 | 3 | 10 | 15 |
| 可定位疼痛 | 3 | 8 | 13 | 15 |
| 屈曲收回/去大脑强直 | 3* | 13* | 24 | 24 |
| 去大脑强直/无反应 | 3* | 13* | 29* | 29 |

**不自动睁眼或对疼痛/言语刺激能睁眼者**

| 运动 | 言语反应 | | | |
|---|---|---|---|---|
| | 回答正确 | 回答错乱 | 语句或发音不清 | 无反应 |
| 遵嘱 | * | * | * | 16 |
| 可定位疼痛 | * | * | * | 16 |
| 屈曲收回/去大脑强直 | * | * | 24 | 33 |
| 去大脑强直/无反应 | * | * | 29 | 48 |

*表示不可能或很少出现这种临床结合。

表8-9 APACHE Ⅲ 年龄和既往健康状况评分

| 年龄（岁） | 分值 | 既往健康状况* | 分值 |
|---|---|---|---|
| ≤44 | 0 | 艾滋病 | 23 |
| 45 ~ 59 | 5 | 肝衰竭 | 16 |
| 60 ~ 64 | 11 | 淋巴瘤 | 13 |
| 65 ~ 69 | 13 | 转移性癌 | 11 |
| 70 ~ 74 | 16 | 白血病/多发性骨髓瘤 | 10 |
| 75 ~ 84 | 17 | 免疫抑制 | 10 |
| ≥85 | 24 | 肝硬化 | 4 |

*排除择期手术病人。

既往体健，无慢性病史及器官功能不全、免疫功能抑制，得0分。

病人APACHE Ⅲ总分 =55+0+0=55分。

**（四）特点与意义**

APACHE Ⅱ评分反映出正常生理指标的偏离程度与多种内科和外科疾病病死率密切相关。根据 APAHE Ⅱ评分，并将病人按照50个诊断分类进行划分，然后采取适当的回归公式计算可以得到死亡概率，即病人的死亡风险可按照下列公式计算：

$$\ln（R/1{-}R）={-}3.157+（APACHE\ Ⅱ评分 \times 0.146）$$
$$+0.603（如为急诊手术后）+诊断$$
$$分类系数$$

当然，APACHE Ⅱ评分系统也存在局限性，最大的局限性在于该系统在设计时并非用于预计个体病人的死亡率，它最初的确认数据库来自13个北美医院ICU内收治的5030名非冠状动脉旁路移植手术病人，因此在采用0.5作为预计住院死亡率的临界值时，大约有15%的误差。另外，APACHE Ⅱ还存在病人的选择偏差，如对于充血性心力衰竭和多器官功能障碍综合征（MODS）病人的预后评估并不准确。某些情况如冠状动脉旁路移植手术、药物过量和急性哮喘等评分较高，但是预计病死率相对较低。当采取APACHE系统进行不同病人人群之间的比较时，这一点极为重要。

鉴于上述局限性，1991年Knaus及其同事发表了APACHE Ⅲ。从APACHE Ⅱ至APACHE Ⅲ最主要的变化包括以下方面。

（1）急性生理指标增加至17项。

（2）极端指标的权重增加。

（3）7种特异性慢性健康指标。

（4）年龄组的改变。

（5）与疾病和入院时所住病房有关的特异性回归公式。

（6）评分范围增加至0 ~ 299分。

提出APACHE Ⅲ的目的主要是希望：①通过重新估值生理指标的选择和权重，改进评分的预后评估；②增加参考数据库的容量；③检验ICU收治病人的选择及与病人预后的相关性；④澄清应用APACHE评分系统根据特殊病人人群死亡率的危险性对病人进行划分及使用APACHE评分系统对单一病人死亡率进行评价的差别。

与APACHE Ⅱ相比，APACHE Ⅲ的校验力和辨别力均较高，但辨别力仅有轻度改善。采用50%作为死亡的临界值，APACHE Ⅱ与APACHE Ⅲ的特异性

分别为85.5%和88.1%，敏感性分别为47%和50.4%，而ROC曲线下面积分别为0.863和0.90。APACHE Ⅲ是由APACHE Medical Systems Inc.所开发的一项商品，所以没有公开其回归方程的系数，因此限制了对这个评分系统的独立评估。在设计APACHE Ⅲ时的假想是增加诊断分类的数量能够改善对死亡率的估计，但这需要有两方面的观察加以证实。当疾病分类更多时，由于诊断编码的一致性较差所导致的偏差会增大。另外，如果诊断分组更多，那么就需要更大的确认数据库：APACHE Ⅲ某些诊断分类的原始数据库中仅包含了不足50名病人。尽管如此，APACHE Ⅲ仍然代表了评分系统的显著进步，并且成功地解决了APACHE Ⅱ的某些重要问题。

2003年以后，针对APACHE Ⅲ的这些不足又开展了更进一步的工作。而逐渐形成了APACHE Ⅳ。其中，最重要的改变是将用于预测诊断发生频率和死亡率的疾病分组扩展到116个。同时，根据新的临床观察治疗，在更新数据库的基础上，修改了原有的计算公式。这些公式中有42（55%）个被重新修改，24（31%）个被保留，11（14%）个被删除。其他的几个重要的变化：①缺失的实验室数据的处理，以前模式是将缺失数据默认为"正常"。APACHE Ⅳ中采取了以后原则。也就是用前一天的数值代替，如果前一天的数值仍然缺失就用更前一天的数值替代。②排除了从其他ICU中转过来的病人，因为早期的治疗会导致收入第一天的生理指标的测量对预后的判断产生偏移。③对病人住院时间的计算及对应用镇静药物病人的神经系统功能的评估方面进行了调整等。APACHE Ⅳ的临床实际意义还有待进一步观察和评价。

## 二、脓毒症相关器官衰竭评分

**（一）概述**

脓毒性相关器官功能衰竭评分（sepsis-related organ failure score）是由欧洲危重症协会（European Society of Intensive Care Medicine，ESICM）于1994年在巴黎提出的，后来也被称为序贯器官功能衰竭评分（SOFA）。

SOFA提出的目的是为了量化随着时间的变化，危重病人器官功能衰竭的程度。APACHE Ⅱ评分和SAPS Ⅱ评分是基于病人进入ICU 24小时内的指标进行的，而SOFA是用于动态评估整个ICU住院期间病人器官的情况，能够使医师跟随疾病的进程对器官功能进行评估。

SOFA 创建的原则：寻找一个简单而客观的方法，以连续的形式描述单个器官的功能衰竭，同时能评价从轻度到重度器官功能衰竭的程度，能在临床研究中反复评估单个或全体器官功能衰竭的发生发展，由此确定描述器官功能衰竭的特征。

### （二）评分方法

SOFA 是由呼吸、凝血、肝脏、循环、中枢神经、肾脏六个器官系统评分之和组成，每个器官系统评分按照器官功能衰竭的等级分为 0 ～ 4 分，评分越高，器官功能衰竭程度越重。

每个器官系统的评分计算分别是基于一个或多个变量指标，如肾脏就是基于肌酐和尿量两个指标，取记分最高的指标所对应的分值来计算 SOFA。每天评估时应采取当天其相应指标的最差值。其中，血管活性药物项目中，相应药物应至少使用了 1 小时。SOFA 的分值越高，器官功能衰竭程度越重，预后越差（表 8-10）。

### （三）示例

某创伤病人诊断：①血气胸，$PaO_2/FiO_2 = 256mmHg$；②肝脏挫裂伤，总胆红素 82μmol/L。

单个器官的 SOFA 分别为血气胸，$PaO_2/FiO_2 = 256mmHg$，记分为 2 分；肝脏挫裂伤，总胆红素 82μmol/L，记分为 2 分。

因此，SOFA 总分 =2+2=4 分。

### （四）特点及意义

SOFA 的目的是描述器官功能衰竭的发生、发展，并评价其发生率，它所采用的均为持续变量，能够以常规的无创方法检测，具有客观、简单、容易获得及特异性的特点。它能区分单个器官功能不全或衰竭的程度，与病人来源、病种、人口学资料等因素无关，与治疗措施无关。这样使其能广泛应用，促进不同来源病人之间的比较。

SOFA 的目的不是为了预测结果，而是描述危重病人一系列的并发症。尽管任何对发病率的评估在一定程度上都与死亡率相关，但 SOFA 不是与其他危重度评分相竞争，而是对其补充和完善。SOFA 能够评价器官功能衰竭的发病率，描述个体器官功能衰竭的时间进程与变化，提高临床医师对器官功能衰竭的自然进程的理解。SOFA 还可以在临床研究和流行病学方面对病人进行群体定性分类比较，可作为临床诊断疾病（如 Sepsis3.0）的指标及评价新的治疗方法对器官功能的影响。

## 三、多器官功能障碍综合征评分

### （一）概述

多器官功能障碍综合征（multiple organ dysfunction syndrome，MODS）是 ICU 病人高发病率和高死亡率的主要原因。在美国，MODS 的发病率占所有 ICU 住院病人的 15%，是 80% 的 ICU 病人死亡的主要原因。器官功能监测是 ICU 每天的常规工作内容。器官功能评估也是科学研究、临床试验和质量评估的重要方法。但是不同医院、不同科室、不同病人间的器官功能缺乏有效的对比，需要一个简单、可靠的评估手段。多器官功能衰竭评分（multiple-organ dysfunction score，MODS）系统把复杂的临床情况转化为具体的数值，为器官功能评

表 8-10　SOFA 的评分指标与记分标准

| 系统 | 检测项目 | 评分 | | | | |
|---|---|---|---|---|---|---|
| | | 0 | 1 | 2 | 3 | 4 |
| 呼吸 | $PaO_2/FiO_2$（mmHg） | ＞400 | 300 ～ 400 | 200 ～ 300 | 100 ～ 200 | ＜100 |
| | 呼吸支持（是/否） | | | | 是 | 是 |
| 凝血 | 血小板（$10^9$/L） | ＞150 | 101 ～ 150 | 51 ～ 100 | 21 ～ 50 | ＜21 |
| 肝 | 胆红素（μmol/L） | ＜20 | 20 ～ 32 | 33 ～ 101 | 102 ～ 204 | ＞204 |
| 循环 | 平均动脉压（mmHg） | ≥70 | ＜70 | | | |
| | 多巴胺剂量［μg/（kg·min）］ | | | ≤5或 | ＞5或 | ＞15或 |
| | 肾上腺素剂量［μg/（kg·min）］ | | | | ≤0.1或 | ＞0.1或 |
| | 去甲肾上腺素剂量［μg/（kg·min）］ | | | | ≤0.1 | ＞0.1 |
| | 多巴酚丁胺（是/否） | | | 是 | | |
| 神经 | GCS 评分 | 15 | 13 ～ 14 | 10 ～ 12 | 6 ～ 9 | ＜6 |
| 肾脏 | 肌酐（μmol/L） | ＜110 | 110 ～ 170 | 171 ～ 299 | 300 ～ 440 | ＞440 |
| | 24 小时尿量（ml/24h） | | | | 201 ～ 500 | ＜200 |

估提供了一个有效的工具。

多器官功能障碍综合征是在急性侵袭性因素作用后所出现的系统失代偿，2个或2个以上器官功能发生进展性的生理功能障碍。危险因素多种多样，如感染、非感染、创伤、烧伤、缺血、中毒、免疫功能不全等。MODS是1995年由Maeshall等提出，目的是建立一个评估和量化多器官功能障碍程度及对危重病人预后影响的测量模型。其是基于692个外科ICU的336个病例的数据，结合既往的经验和大量文献报道，用以评估和预测多器官功能障碍综合征死亡的量效关系。其变量的评估基于治疗简单和独立性的原则，并按照死亡危险因素进行校准。

### （二）评分方法

MODS方法共纳入6个器官系统（呼吸、心血管、血液、肝脏、肾和神经系统），每个器官功能好坏各以一个客观生化指标来进行衡量，每个系统的功能不全程度被分为五个等级，分别记为0～4分（表8-11）。其中，0分：器官功能正常，ICU死亡率<5%；而4分：器官功能显著损害，ICU死亡率≥50%。

MODS的总分为各个系统高分的总和，最高分为24分。即：

MODS分值=呼吸评分值+肾评分值+肝脏评分值+心血管评分值+血液评分值+神经系统评分值

### （三）示例

某危重病人诊断：①呼吸衰竭，$PaO_2/FiO_2$=130mmHg；②肝脏不全，总胆红素57μmol/L；③肾功能不全，肌酐632μmol/L。

单个器官的MODS评分分别为：

呼吸系统：$PaO_2/FiO_2$=130mmHg，记为2分。

肝脏：总胆红素57μmol/L，记为1分。

肾脏：肌酐632μmol/L，记为4分。

因此，MODS分值=2+1+4=7分。

### （四）特点及意义

MODS运用客观的生理学变量而不是治疗的反应来反映器官功能的变化（如采用血肌酐、血小板计数等）。MODS主要有两方面的特点：①强调多器官功能障碍综合征是多个生理功能紊乱，而不是多个技术性治疗方法；②把不同地点和临床情况下，综合征的变异可能最小化。MODS操作简单、使用、可操作性强，易于对病人每天进行评估，但由于PAR指标需要测量中心静脉压（central venous pressure，CVP），在所有的ICU病人中应用会有一定限制。

MODS由简单的反映6个器官障碍的生理测量指标构成，主要是针对多器官功能障碍综合征病人的病情严重程度进行针对性的量化评估，与ICU死亡率和住院病死率增加具有显著相关性。MODS的变量反映了ICU住院期间发生器官功能障碍的风险，因此对于进一步的治疗策略来说也是有意义

表8-11 MODS的评分指标与评分标准

| 器官系统 | 评分 | | | | |
|---|---|---|---|---|---|
| | 0 | 1 | 2 | 3 | 4 |
| 呼吸<br>（$PaO_2/FiO_2$，mmHg） | ＞300 | 226～300 | 151～225 | 76～150 | ≤75 |
| 肾脏<br>（血清肌酐，μmol/L） | ≤100 | 101～200 | 201～350 | 351～500 | ＞500 |
| 肝脏<br>（血清胆红素，μmol/L） | ≤20 | 21～60 | 61～120 | 121～240 | ＞240 |
| 心血管<br>（PAR=HR×CVP/MAP） | ≤10.0 | 10.1～15.0 | 15.1～20.0 | 20.1～30.0 | ＞30.0 |
| 血液<br>（血小板计数，$10^9$/L） | ＞120 | 81～120 | 51～80 | 21～50 | ≤20 |
| 神经<br>（Glasgow昏迷评分） | 15 | 13～14 | 10～12 | 7～9 | ≤6 |

注：$PaO_2/FiO_2$的计算中，不考虑是否使用呼吸机和PEEP等；血清肌酐是指无血液透析的状态；压力校准的心率（pressure-adjusted heart rate，PAR）=心率×（中心静脉压/平均动脉压）。

的。这个评分系统能够为危重病人在ICU入院时及ICU住院期间的器官功能障碍的程度提供客观的测量工具，能为临床试验提供可选择的治疗目标。

## 四、器官功能障碍逻辑性评价系统评分

### （一）概述

1996年欧洲/北美危重症医学会（European/North American Study of Severity System，ENAS）提出了器官功能障碍逻辑性评价系统（logistic organ dysfunction system，LODS）。LODS评分的目的是计算一个能够评估多个器官功能衰竭的总的评分系统，LODS评分是基于大数据库并首次利用多元回归分析把各系统具体权重转化为器官衰竭评估系统的评分方式。其分析的数据库共计纳入了13 152名病人，纳入标准为年龄＞18岁，非烧伤、冠心病、心外科手术的病人。选择了6个器官，12个变量定义评分，记录入住ICU 24小时内的最差值，把总评分转化为器官功能衰竭的预计死亡率。

### （二）评分方法

LODS评分涉及6个器官系统：呼吸系统、神经系统、心血管系统、肾脏、血液系统和肝脏；采用了12个变量，根据各变量的数据分别记为0分、1分、3分和5分（表8-12）；每个器官系统取记分最高的变量指标所对应的分值来计算总分；LODS评分的总分为6个器官系统评分值的总和，

即：

LODS评分=呼吸系统记分+血液系统记分+肝脏记分+心血管系统记分+神经系统记分+肾脏记分

LODS的评分最高为22分，分值越高，器官功能障碍越严重。

### （三）示例

某危重病人诊断：①呼吸衰竭，$PaO_2/FiO_2$=146mmHg；②血小板，$42 \times 10^9$/L；③收缩压，98mmHg；④肌酐，192μmol/L。

单个器官的LODS评分分别为：

呼吸：$PaO_2/FiO_2$=146mmHg，记分为3分。

血液：血小板$42 \times 10^9$/L，记分为1分。

心血管：收缩压98mmHg，记分为0分。

肾脏：肌酐192μmol/L，记分为3分。

因此，总LODS评分=3+1+0+3=10分。

### （四）特点及意义

LODS评分在考虑整体器官功能衰竭的同时也考虑到了每一个器官或组织的受损程度，这也是与其他评分系统的区别所在。

第1天和第3天的LODS评分能够预测住院的不良预后。Kim等对比SOFA评分和LODS评分与危重病人住院预后的相关性分析发现，SOFA评分与LODS评分对不良预后都有很好的预测作用，但LODS评分校正作用更好，预测病死率更为准确。

**表8-12　LODS评分的变量指标和记分标准**

| 器官系统 | 变量 | 评分 | | | |
|---|---|---|---|---|---|
| | | 0 | 1 | 3 | 5 |
| 呼吸系统 | $PaO_2/FiO_2$（mmHg）<br>MV 或 CPAP | 无MV 或 CPAP | ≥150 | ＜150 | |
| 血液系统 | 血小板（$10^9$/L） | ≥50 | ＜50 | | |
| | 白细胞（$10^9$/L） | 2.5 ~ 49.9 | 1 ~ 2.4<br>≥50 | ＜1 | |
| 肝 | 胆红素（μmol/L） | ＜584.8 | ≥584.8 | | |
| | PT超过标准值（秒）或百分比 | ≤3秒（≥25%） | ＞3秒（＜25%） | | |
| 心血管系统 | 收缩压（mmHg） | 90 ~ 239 | 70 ~ 89<br>240 ~ 269 | 40 ~ 69<br>≥270 | ＜40 |
| | 心率（次/分） | 30 ~ 139 | ≥140 | | ＜30 |
| 神经系统 | Glasgow 昏迷评分 | 14 ~ 15 | 9 - 13 | 6 ~ 8 | ＜6 |
| 肾 | 肌酐（μmol/L） | ＜106 | 106 ~ 140 | ≥141 | |
| | 血清尿素或尿素氮（mmol/L） | ＜6 | 6 ~ 6.9 | 7 ~ 19.9 | ≥20 |
| | 尿量（L/d） | 0.75 ~ 9.99 | | 0.5 ~ 0.7<br>≥10 | ＜0.5 |

注：MV，机械通气；CPAP，持续气道正压通气；PT，凝血酶原时间。

Heldwein等发现，心脏术后病人第1天到第7天的LODS评分预测的病死率与预测病死率无统计学差异，提示对心脏术后的不良预后有很好的预测作用。LODS评分对重度脓毒症病人不良预后具有预测作用，但校正能力较差，可应用于预测急性胰腺炎的预后，且预测能力较好（ROC=0.82）。

## 五、全身炎症反应综合征评分

### （一）概述

全身炎症反应综合征（SIRS）是指因各种非特异性侵害如感染、胰腺炎、创伤、烧伤、外科手术及其他危重疾病作用于机体而引起的一种全身性防御反应，SIRS的体内主要病理生理变化是全身高代谢状态和多种炎症介质的失控性释放。严重创伤病人早期多死于创伤本身及创伤引起的大出血等，而晚期则多死于感染等并发症，其中MODS是主要死亡原因之一。现代医学普遍认为，SIRS是MODS发生的基础，甚至认为其是MODS发生、发展的必然阶段和基石，降低早期严重创伤病人的全身炎症反应程度是阻止SIRS向多器官功能障碍综合征转化的关键。早期评价SIRS的程度有助于预测多器官功能障碍综合征的发生率，采取针对性的治疗措施有助于减少多器官功能障碍综合征的发生，提高严重创伤病人的抢救治疗成功率。因此，临床需要一种简单的且能客观评估病人全身炎症反应程度的评分系统。SIRS诊断标准至今一直采用1992年美国胸科医师学会和危重病医学会（ACCP/SCCM）联席会议提出的诊断标准。

### （二）评分方法

SIRS评分指标包括体温、心率、呼吸频率及白细胞计数等四项指标，每项指标根据其值分别记为1～3分（表8-13）。SIRS评分为这四项指标记分值的总和，即：

$$SIRS评分=体温评分+心率评分+呼吸频率评分+白细胞计数评分$$

### （三）示例

某创伤病人，入院时体温38.7℃，心率140次/分，持续鼻导管吸氧下呼吸30次/分，查血常规：白细胞计数$22\times10^9$/L。

该病人SIRS评分：体温，38.7℃，记2分；心率，140次/分，记3分；呼吸频率，30次/分，记3分；白细胞计数，$22\times10^9$/L，记3分。

因此，SIRS总分=2+3+3+3=11分。

### （四）特点及意义

大量研究表明，一些评分系统如急性生理学与慢性健康状况评分系统（APACHE Ⅱ评分）及创伤严重度评分（ISS评分）具有较好的特异度和灵敏度。然而，这些评分方法的信息采集工作却极为烦琐、耗时，并且大部分信息只有在病人痊愈出院或死亡后才能获取，不利于临床实际应用。

SIRS评分对严重创伤病人的预后进行预测时得到满意的效果，并且其在临床应用简单方便。SIRS评分系统可作为一种评价手段，快速、简易、准确地预测严重创伤病人的预后，在预测严重创伤病人的病情和预后等方面都具有重要意义。因此，临床对于出现高SIRS评分的病人，应该早期诊断并采取措施缓解全身炎症反应，从而有助于改善预后。

表8-13 SIRS评分的指标与评分标准

| 项目 | 评分 | | |
| --- | --- | --- | --- |
| | 1 | 2 | 3 |
| 体温（℃） | >38℃或<36℃ | >38.5℃ | >39℃ |
| 心率（次/分） | >90 | >110 | >130 |
| 呼吸频率（次/分） | >20 | >24 | >28 |
| 白细胞计数（$10^9$/L） | >12或<4.0 | >16 | >20 |

**参考文献**

刘大为，2010. 实用重症医学. 北京：人民卫生出版社.

张茂，2007. 严重创伤后脏器功能不全的防治. 中华急诊医学杂志，16（4）：447-448.

Aarvold A B, Ryan H M, Magee L A, et al, 2017. Multiple organ dysfunction score is superior to the obstetric-specific sepsis in obstetrics score in predicting mortality in septic obstetric patients. Critical Care Medicine, 45（1）：e49.

Arts D G, De Keizer N F, Vroom M B, et al, 2005. Reliability and accuracy of sequential organ failure assessment（SOFA）scoring. Critical Care Medicine, 33

（9）：1988.

Bone RC，Balk BA，Cerra FB，et al，1992.The ACCP/SCCM consensus conference committee：definition for sepsis and organ failure and guidelines for the use of innovative therapies in sepsis.Grit Care Med，20（6）：864-874.

Bota D P，Melot C，Ferreira F L，et al，2002. The multiple organ dysfunction score（MODS）versus the sequential organ failure assessment（SOFA）score in outcome prediction. Intensive Care Medicine，28（11）：1619-1624.

Deitch EA，Xu D，Kaise VL，2006.Role of the gut in the development of injury and shock induced SIRS and MODS：the gut-lymph hypothesis，a review.Front Biosci，11：520-528.

Dominguez T E，Portnoy J D，2002. Scoring for multiple organ dysfunction：multiple organ dysfunction score，logistic organ dysfunction，or sequential organ failure assessment. Critical Care Medicine，30（30）：1913-1914.

Du B，Chen D，Liu D，2001. Prediction of prognosis of patients with multiple organ dysfunction syndrome by sepsis-related organ failure assessment. National Medical Journal of China，81（81）：78-81.

Gall JRL，Klar J，Lemeshow S，et al，1997. The logistic organ dysfunction system.A new way to assess organ dysfunction in the intensive care unit.ICU Scoring Group. Sepsis，1（1）：45-47.

Graciano AL，Balko JA，Rahn DS，et al，2005. The pediatric multiple organ dysfunction score（P-MODS）：development and validation of an objective scale to measure the severity of multiple organ dysfunction in critically ill children. Critical Care Medicine，33（7）：1484-1491.

Helbok R，Dent W，Nacher M，et al，2003. Use of the multi-organ dysfunction score as a tool to discriminate different levels of severity in uncomplicated Plasmodium falciparum malaria. American Journal of Tropical Medicine & Hygiene，68（3）：372-375.

Helbok R，Issifou S，Matsiegui PB，et al，2006. Simplified multi-organ dysfunction score predicts disability in African children with Plasmodium falciparum malaria. American Journal of Tropical Medicine & Hygiene，75（3）：443-447.

Heldwein MB，Badreldin AM，Doerr F，et al，2011. Logistic organ dysfunction score（LODS）：a reliable postoperative risk management score also in cardiac surgical patients？ Journal of Cardiothoracic Surgery，6（1）：1-6.

Hurr H，Hawley HB，Czachor JS，et al，1999. APACHE Ⅱ and ISS scores as predictors of nosocomial infections in trauma patients. American Journal of Infection Control，27（2）：79-83.

Hutchings L，Watkinson P，Young JD，et al，2017. Defining multiple organ failure after major trauma：a comparison of the denver，sequential organ failure assessment and marshall scoring systems. Journal of Trauma & Acute Care Surgery，82（3）：534.

Innes，Cartotto，R.C，et al，2001. The multiple organ dysfunction score（MODS）in burn patients：126. Journal of Burn Care & Rehabilitation，22：S109.

Jacobs S，Zuleika M，Mphansa T，1999. The multiple organ dysfunction score as a descriptor of patient outcome in septic shock compared with two other scoring systems. Critical Care Medicine，27（4）：741-744.

Janssens U，Graf C，Graf J，et al，2000. Evaluation of the SOFA（sepsis-related organ failure assessment）score in 303 consecutive patients of a medical intensive care unit. Critical Care，3（1）：1.

Keel M，Trentz O，2005. Pathophysiology of polytrauma. Injury，36（6）：691-709.

Kessaf AA，Ayhan KM，Halil EA，et al，2004. Admission lactate level and the APACHE Ⅱ score are the most useful predictors of prognosis following torso trauma. Injury，35（8）：746-752.

Khwannimit B，2008. Validation of the LOD score compared with APACHE Ⅱ score in prediction of the hospital outcome in critically ill patients. Southeast Asian Journal of Tropical Medicine & Public Health，39（1）：138-145.

Knaus W A，2002. APACHE 1978-2001：the development of a quality assurance system based on prognosis：milestones and personal reflections. Archives of Surgery，137（1）：37-41.

Knaus W A，Zimmerman J E，Wagner D P，et al，1981. APACHE-acute physiology and chronic health evaluation：a physiologically based classification system. Critical Care Medicine，9（8）：591.

Knaus WA，Draper EA，Wagner DP，et al，1985. APACHE Ⅱ：a severity of disease classification system. Critical Care Medicine，13（10）：818.

Knaus WA，Wagner DP，Draper EA，et al，1991. The APACHE Ⅲ prognostic system. Risk prediction of hospital mortality for critically ill hospitalized adults. Chest，100（6）：1619-1636.

Knoter H, Paik W, Dunser MW, et al, 2006.Regional microvascular function and vascular reactivity in patients with different degrees of multiple organ dysfunction syndrome. Anesth Analg, 102（4）: 1187-1193.

Leteurtre S, Martinot A, Duhamel A, et al, 1999. Development of a pediatric multiple organ dysfunction score: use of two strategies. Medical Decision Making, 19（4）: 399.

Li C, 2013. Evaluation of the therapeutic effect of hemoperfusion in paraquat poisoning by sepsis-related organ failure assessment score. Journal of Clinical Emergency.

Marshall JC, Cook DJ, Christou NV, et al, 1995. Multiple organ dysfunction score: a reliable descriptor of a complex clinical outcome. Critical Care Medicine, 23（10）: 1638-1652.

Metnitz P, Lang T, Kabon B, et al, 1999. Evaluation of the logistic organ dysfunction system for the assessment of organ dysfunction and mortality. Critical Care, 27（1）: 992-998.

Milani A, Benedusi M, Aquila M, et al, 2009. The SOFA （sepsis-related organ failure assessment）score to describe organ dysfunction/failure. On behalf of the working group on sepsis-related problems of the European society of intensive care medicine.Intensive care med 22. Molecules, 14（12）: 5179-5188.

Neumann F, Lobitz O, Fenk R, et al,2008. The sepsis-related organ failure assessment（SOFA）score is predictive for survival of patients admitted to the intensive care unit following allogeneic blood stem cell transplantation. Annals of Hematology, 87（4）: 299-304.

Oda S, Hirasawa H, Sugai T, et al,2000. Comparison of sepsis-related organ failure assessment（SOFA）score and CIS（cellular injury score）for scoring of severity for patients with multiple organ dysfunction syndrome（MODS）. Intensive Care Medicine, 26（12）: 1786-1793.

Padilha KG, Sousa RMCD, Silva MCMD, et al, 2009. Patients organ dysfunction in the intensive care unit according to the logistic organ dysfunction system. Revista Da Escola De Enfermagem Da U S P, 43（SPE2）: 1250-1255.

Sampath S, Fay MP, Pais P, 1999. Use of the logistic organ dysfunction system to study mortality in an Indian intensive care unit. National Medical Journal of India, 12（6）: 258.

Sardinha DS, De sousa RM, Nogueira LS, et al, 2015. Risk factors for the mortality of trauma victims in the intensive care

unit. Intensive & Critical Care Nursing the Official Journal of the British Association of Critical Care Nurses, 31（2）: 76-82.

Steiner M E, Triulzi D, Assmann SF, 2014. Randomised trial results: red cell storage is not associated with a significant difference in multiple-organ dysfunction score or mortality in transfused cardiac surgery patients. Transfusion, 15A.

Strand K, Flaatten H, 2008. Severity scoring in the ICU. Acta Anaesthesiologica Scandinavica, 52（4）: 467-478.

Timsit J F, Fosse J P, Troch G, et al, 2002. Calibration and discrimination by daily logistic organ dysfunction scoring comparatively with daily sequential organ failure assessment scoring for predicting hospital mortality in critically ill patients. Critical Care Medicine, 30（9）: 2003-2013.

Vazquez W, Fern ndez R, Lamacchia H, 2001. Usefulness of the logistic organ dysfunction（LOD）system to predict outcomes in a population of patients at a critical care unit in argentina. Critical Care, 5（1）: 1-2.

Vincent J L, De M A, Cantraine F, et al, 1998. Use of the SOFA score to assess the incidence of organ dysfunction/ failure in intensive care units: results of a multicenter, prospective study. Working group on "sepsis-related problems" of the European society of intensive care medicine. Critical Care Medicine, 26（11）: 1793.

Vincent JL, Moreno R, Takala J, et al, 1996. The SOFA （sepsis-related organ failure assessment）score to describe organ dysfunction/failure. On behalf of the working group on sepsis-related problems of the European society of intensive care medicine. Intensive Care Medicine, 22（7）: 707-710.

Vosylius S, Sipylaite J, Ivaskevicius J, 2004. Sequential organ failure assessment score as the determinant of outcome for patients with severe sepsis. Croatian Medical Journal, 45（6）: 715-720.

Wang Y, Wang B, 2005. Study comparing sepsis-related organ failure assessment and multiple organ dysfunction syndrome score to predict prognosis of MODS patients. Medical Journal of Casc.

Zhou LP, Deng YL, Tang ZX, 2004. Study of acute physiology and chronic health evaluation Ⅱ（APACHE Ⅱ）after introduction of multiple organ dysfunction score（MODS）in evaluating prognosis of emergency internal illness. China Journal of Modern Medicine.

# 第三节 ICU 单一器官系统病情评分

ICU 单一器官系统病情评分主要用于单个器官系统功能受损情况的评估，往往与某一特定疾病相关，故也称疾病特异性评分。本节主要介绍肺部器官衰竭评分（lung organ failure score，LOFS）、Ranson 评分、Balthazar CT 严重度指数（Balthazar computed tomography severity index，Balthazar CTSI）、青少年急性胰腺炎相关的 DeBanto 评分、创伤栓塞评分系统（trauma embolic scoring system，TESS）、血栓风险评分（wells score）等。

## 一、肺部器官衰竭评分

### （一）概述

伴有胸部损伤的多发伤病人易发生肺部并发症。这些肺部并发症包括创伤后炎症、低氧血症、急性呼吸窘迫综合征（ARDS）等。危重病人发生呼吸功能衰竭的易感因素及他们之间的关系尚不十分清楚。因此，临床上需要对良好的胸部创伤病人的肺功能进行评估。

2012 年，Wutzler 等回顾性分析了德国创伤外科协会创伤数据库数据，分析了伴有胸部伤的多发创伤病人发生肺部器官功能衰竭的易感因素，开发了一个识别和量化预测严重胸部创伤病人肺部器官衰竭的评分——肺部器官衰竭评分（LOFS）。

### （二）评分方法

LOFS 参数包括年龄、性别、液体复苏、合并头部损伤 AIS 评分、一项或多项外科治疗、损伤严重度评分（ISS）、胸部损伤 AIS 评分和急诊手术。上述 8 个变量依照表 8-14 的标准分别记分，LOFS 评分即为 8 个参数记分的总和。

LOFS 评分的分值越高，肺功能越差。LOFS 评分得分为 21 分及以上的病人发生肺部器官功能衰竭风险最高（＞30%），得分＜10 分发生肺部器官功能衰竭风险＜6%。LOFS 值与肺器官功能衰竭发生率间的关系可参见表 8-15。

### （三）示例

病人，38 岁，男性。ISS 评分为 35 分（胸部 AIS=4 分），急诊科输液 1000ml，住院期间接受了急诊手术和后期手术。

**表 8-14 LOFS 的变量及评分标准**

| 变量 | 评分 |
|---|---|
| 外科治疗 | |
|  2 项或 2 项以上治疗 | 4 |
|  1 项外科治疗 | 3 |
| 急诊手术 | 3 |
| 胸部损伤 AIS 分值 | |
|  严重胸部损伤（胸部 AIS 评分 =5 分） | 3 |
|  严重胸部损伤（胸部 AIS 评分 =4 分） | 2 |
| 严重头部损伤（头部 AIS 评分 ≥3 分） | 2 |
| 男性 | 2 |
| 输液量每达 630ml | 1 |
| ISS 评分每达 8 分 | 1 |
| 年龄每满 10 岁 | 1 |

**表 8-15 LOFS 与肺功能衰竭发生率的关系表**

| LOFS 值（分） | 肺功能衰竭发生率（%） |
|---|---|
| ≥21 | ＞30 |
| 18 ~ 21 | 21 ~ 30 |
| 14 ~ 17 | 11 ~ 20 |
| 11 ~ 13 | 6 ~ 10 |
| ≤10 | ＜6 |

LOFS 分值分别为男性，记 2 分；年龄，记 3 分；ISS 评分，记 3 分；胸部 AIS 评分，记 2 分；急诊科输液，记 1 分；≥2 次手术，记 4 分。

LOFS 分值 =2+3+3+2+1+4=15 分。

对照表 8-15 内容，此病人发生严重肺功能衰竭的机会为 11% ~ 20%。

### （四）特点及意义

LOFS 来源于多个国家的大型创伤数据库数据，识别并量化了伴有胸部创伤的多发病人发生严重肺器官衰竭的预测因素。选择了超过 6000 病人的数据，其中 93% 的病人有明确结局，仅仅排除了很少部分病人的数据，故是具有代表性的。这个评分证明年龄、性别、总的损伤严重度、液体复苏和合并头部创伤与临床不良预后相关，并发现肺部创伤 AIS 评分程度影响肺器官衰竭发生率，一项或多项手术外科治疗与呼吸相关并发症的发生最为密切。然而，LOFS也有其局限性，如数据来源于回顾性数据、一些数据质量不高、数据处理的偏差等。LOFS随着纳入参数和病例的增加，其临床相关性也会不断提高。

多器官功能衰竭占创伤死亡率的10%，因此应该在所有危重创伤中实施早期风险评估的ICU治疗及器官衰竭的预防。新开发的LOFS评分有助于帮助创伤外科医师预测多发伤病人因肺部并发症入住ICU的风险，也可以用来评估不同治疗措施的有效性。例如，损伤控制外科（damage control surgery，DCS）可以评估外科手术的时机和手术大小。此外，LOFS能够用来评估一些有争议的如呼气末正压通气、俯卧位通气、血流动力学治疗等治疗措施对肺部并发症的预防和治疗的有效性。

## 二、Ranson 评分

### （一）概述

急性胰腺炎（acute pancreatitis，AP）是常见的消化系统急危重症之一，尤其是重症急性胰腺炎（severe acute pancreatitis，SAP），病情凶险、器官功能衰竭及相关并发症发生率高，病死率高。因此，早期正确的评估对实施治疗和改善预后有重要意义。

1974年，Ranson及其团队对100名急性胰腺炎病人进行研究后，首次提出了Ranson评分系统。该评分系统由入院时的5项指标和48小时的6项指标组成，其评分值与急性胰腺炎的严重程度和病人的死亡率有明显的关系。1979年，为了提高胆源性胰腺炎评估效能，Ranson对评分进行了修改，即改良Ranson评分（modified Ranson scores）。

Ranson评分是临床常用的急性胰腺炎严重程度的评估方法。

### （二）评分方法

Ranson评分由病人入院时的5项指标和48小时内的6项指标组成，其具体指标项目和标准详见表8-16。其评分指标系统分为胆结石性胰腺炎和非胆结石性胰腺炎两套标准体系，各个指标满足其标准条件时，记1分；未满足其标准条件时，记0分。Ranson评分值为其11项指标记分值的总和。其总分最大值为11分，分值越大，伤情越重。

### （三）示例

病人，62岁，女性。因"中上腹疼痛9小时"入院，诊断为急性胰腺炎（非胆结石性）。入院血常规：WBC $21.66 \times 10^9$/L，HCT 42%，BUN 7.3mmol/L，血糖 9.6mmol/L，血清LDH 324U/L，血清AST 59U/L。入院24小时后，血清钙 1.76mmol/L，HCT 30%，尿素氮 12.8mmol/L，动脉 $PO_2$ 51mmHg，碱缺失 3.8mmol/L，液体潴留 2.2L。

因此，年龄，记1分；白细胞计数，记1分；血清钙，记1分；血细胞比容下降，记1分；尿素氮升高，记1分；$PaO_2$，记1分；其他指标项目为0分。

所以，Ranson评分为6分。

### （四）特点与意义

通常，当Ranson评分大于3分即为重症胰腺炎；当Ranson评分 < 3分时，病死率不足1%；3～4分时病死率为16%；5～6分时病死率为40%；> 6分时病死率为100%。

Ranson评分被认为是急性胰腺炎严重程度估计

表8-16 Ranson评分的指标及记分标准

| | 指标项目 | 非胆结石性胰腺炎 | 胆结石性胰腺炎 |
| --- | --- | --- | --- |
| 入院时 | 年龄（岁） | > 55 | > 70 |
| | 白细胞计数（× $10^9$/L） | > 16.00 | > 18.00 |
| | 血糖（mmol/L） | > 11 | > 12 |
| | 血清乳酸脱氢酶（LDH）（U/L） | > 350 | > 400 |
| | 血清谷草转氨酶（AST）（U/L） | > 250 | > 250 |
| 入院48小时 | 钙（mmol/L） | < 2 | < 2 |
| | 血细胞比容下降（%） | > 10 | > 10 |
| | 尿素氮升高（mmol/L） | > 1.79 | > 0.71 |
| | $PaO_2$（mmHg） | < 60 | |
| | 碱缺失（mmol/L） | 碱缺失 > 4 | 碱缺失 > 5 |
| | 液体潴留（L）（入量-出量） | > 6 | > 4 |

注：每个指标项目满足表中的条件时，记1分，否则记0分。

指标的里程碑，目前仍是临床常用的急性胰腺炎评估标准。Ranson评分能有效地评估急性重症胰腺炎病人病情严重程度和预后。Ranson评分只评估入院至48小时内的病情，缺乏评估的动态性与连续性，同时存在缺乏病人既往健康状况，一些指标易受治疗影响等局限，有研究认为其能有效预测死亡率，但对病情严重程度评估效果欠佳。

### 三、DeBanto 评分

#### （一）概述

青少年急性胰腺炎的发病率逐年上升，但其与成人急性胰腺炎在病因、并存疾病、临床结局方面存在差异，因此成人评分系统，如Ranson评分和改良Ranson评分并不完全适用于青少年急性胰腺炎病人。2002年DeBanto根据青少年急性胰腺炎特点，首次提出青少年急性胰腺炎评分系统，并取得良好的效果。

#### （二）评分方法

DeBanto 评分由8个指标项目组成，当每个指标项目满足其判断标准时，记1分，否则记0分。DeBanto 评分的总分为这8个指标项目得分值的总和。

其总分最大值为8分，分值越大，伤情越重。评分≥3分提示预后不良。

表8-17　DeBanto评分的指标与记分标准

| 指标项目 | 判断标准 |
| --- | --- |
| 年龄（岁） | <7 |
| 白细胞计数（×10⁹/L） | >18.5 |
| 体重（kg） | <23 |
| 血清LDH（U/L） | >2000 |
| 48小时白蛋白（g/L） | <26 |
| 48小时钙（mmol/L） | <2.0 |
| 48小时尿素氮升高（mmol/L） | >1.78 |
| 48小时液体潴留（ml/kg）（入量−出量） | >75 |

注：每个指标项目满足表中的条件时，记1分，否则记0分。

#### （三）示例

患儿，男性，5岁，体重18kg。因"中上腹疼痛6小时"入院，诊断为急性胰腺炎。入院血常规：WBC 15.3×10⁹/L，尿素氮 4.3mmol/L，血清LDH 500U/L，48小时尿素氮升高1.4mmol/L，白蛋白37g/L，钙 1.8mmol/L，48小时液体潴留 800ml。

因此，年龄，记1分；体重，记1分；钙，记

1分；其他指标记0分。

DeBanto评分为3分。

#### （四）特点与意义

目前缺乏单独针对青少年创伤性急性胰腺炎评估的深入研究。DeBanto评分系统首次将青少年急性胰腺炎评估从成人急性胰腺炎评分系统中独立出来，对青少年急性胰腺炎的诊疗具有重要意义。

但目前针对该评分系统的研究报道不多，存在争论，有学者认为其不适用于亚洲儿童，不能有效评估青少年急性胰腺炎严重程度，甚或其他评估系统（pediatric Japan/JPN score 和 Balthazar CTSI）对青少年急性胰腺炎的预测优于DeBanto评分。

### 四、Balthazar CT 严重度指数

#### （一）概述

急性胰腺炎（AP）是临床常见急腹症，发病率逐年上升，其中重症急性胰腺炎（SAP）并发症多，死亡率高，尽早识别并有效评估其严重程度对正确选择治疗方法和预后评估具有重要意义。

CT对胰腺炎及其并发症的诊断及治疗具有重要意义。1985年，Balthazar对83名急性胰腺炎病人的腹部CT进行分析后，首次提出将胰周CT表现分为A～E五个等级。随后建立的Balthazar CT严重度指数（Balthazar computed tomography severity index，Balthazar CTSI）是在Balthazar分级基础上增加了胰腺坏死程度。2004年，Mortele对Balthazar CTSI进行了修订，增加了胰腺外组织器官病变指标，形成修正CT严重度指数，即MCTSI（modified computed tomography severity index）。

#### （二）评分方法

Balthazar CTSI评分方法是分别对胰腺炎症和胰腺坏死程度进行记分。其中，胰腺炎症根据其程度分为五级，分别被记为0～4分；胰腺坏死程度则根据胰腺坏死范围分为四级，分别被记为0分、2分、4分和6分（详细评分标准见表8-18）。Balthazar CTSI评分值为胰腺炎症和胰腺坏死程度记分的总和，即：

Balthazar CTSI=胰腺炎症分值+胰腺坏死分值

根据Balthazar CTSI的分值，胰腺损伤严重程度被分为三级：Ⅰ级为0～3分；Ⅱ级为4～6分；Ⅲ级为7～10分。Ⅱ级以上为重症胰腺炎。

MCTSI评分方法是分别对胰腺炎症、胰腺坏死程度和胰腺外病变进行记分。其中，胰腺炎症根据其程度分为三级，分别被记为0分、2分和4

**表8-18　Balthazar CTSI 及 MCTSI评分表**

| | Balthazar CTSI | 分值 | MCTSI | 分值 |
|---|---|---|---|---|
| 胰腺炎症 | A.胰腺正常 | 0 | 胰腺正常 | 0 |
| | B.胰腺局限性或弥漫性肿大（包括轮廓不规则、密度不均、胰管扩张、局限性积液） | 1 | 胰腺病变伴/不伴胰周脂肪炎症 | 2 |
| | C.除B级病变外，还有胰周炎性改变 | 2 | 胰腺、胰周积液或胰周脂肪坏死 | 4 |
| | D.除胰腺病变外，胰腺有单发性积液区 | 3 | | |
| | E.胰腺或胰周有两个或多个积液积气区 | 4 | | |
| 胰腺坏死程度 | 无坏死 | 0 | 无坏死 | 0 |
| | 坏死范围≤30% | 2 | 坏死范围≤30% | 2 |
| | 坏死范围≤50% | 4 | 坏死范围>30% | 4 |
| | 坏死范围>50% | 6 | | |
| 胰腺外病变 | | | 胸腔积液、腹水、血管并发症、实质脏器或胃肠道并发症 | 2 |

分；胰腺坏死程度则根据胰腺坏死范围分为三级，分别被记为0分、2分和4分；如有所列示的胰腺外病变，则胰腺外病变记2分（详细评分标准见表8-18）。MCTSI评分的分值为胰腺炎症、胰腺坏死程度和胰腺外病变记分值的总和，即：

$$MCTSI=胰腺炎症分值+胰腺坏死分值+胰外病变分值$$

**（三）示例**

病人，女性，62岁。因"中上腹疼痛9小时"入院，诊断为急性胰腺炎。入院腹部平扫+增强CT提示：胰腺形态增大密度减低，周围脂肪间隙模糊，密度增高，胰腺周围见多发不规则液性密度影，胰头坏死，面积约25%，伴发双侧胸腔积液。

Balthazar CTSI 评分指标分析：急性胰腺炎记分为4分，胰腺坏死程度记分为2分。

MCTSI评分指标分析：急性胰腺炎记分为4分，胰腺坏死程度记分为2分，胰腺外病变（双侧胸腔积液）记分为2分。

因此，Balthazar CTSI 为6分，MCTSI为8分。

**（四）特点与意义**

Balthazar CTSI 和 MCTSI 是目前最常使用的急性胰腺炎影像评分系统，可以直观地从影像上评估胰腺、胰周及胰外病变情况和程度。MCTSI较CTSI能更有效评估急性胰腺炎严重程度及预后。在青少年急性胰腺炎评估系统中，研究表明 Balthazar CTSI 优于Ranson评分、modified Glasgow评分、DeBanto评分［青少年急性胰腺炎评分（predictive acute pancreatitis scores，PAPS）］。由于针对创伤性胰腺炎（traumatic pancreatitis）严重程度及预后评估报道较少，我国

有学者认为 Balthazar CTSI 能客观地反映胰腺炎程度，而其他评估系统（如 AASTOIS）可以预测创伤性胰腺炎死亡率和并发症的发生，辨别哪些病人需要更高级别的治疗，进而改善预后。

## 五、创伤栓塞评分系统

**（一）概述**

创伤性深静脉血栓（traumatic deep venous thrombosis，TDVT）是指继发于创伤或手术的静脉血栓性疾病，是外科临床常见并发症，研究表明深静脉血栓已经上升为住院创伤病人的第三大死因，创伤存在合并症的病人发生静脉血栓风险明显升高。由于TDVT早期缺乏典型临床症状，漏诊率高，一旦发生将影响病人康复甚至威胁病人生命安全。因此，有效评估创伤深静脉血栓的发生风险具有重要意义。

2012年，Frederick首次提出创伤栓塞评分系统（trauma embolic scoring system，TESS）用于评估创伤病人深静脉血栓发生风险。TESS由五个部分组成，分值范围在0～14分；其分值的大小与深静脉血栓发生危险性、所需要预防和治疗的对策有关，对临床深静脉血栓的防治有良好的指导作用。

**（二）评分方法**

TESS由五个指标组成：年龄、ISS分值、先前肥胖、呼吸机通气和下肢骨折，各指标分别依据其情况或数据范围被记为不同的分值（详见表8-19）。TESS评分总分为这5个指标记分值的总和，即：

$$TESS=年龄分值+ISS分值+先前肥胖分值+呼吸机通气分值+下肢骨折分值$$

表8–19 TESS评分指标与记分标准

| 项目 | | 分值 |
|------|------|------|
| 年龄（岁） | 18 ~ 29 | 0 |
| | 30 ~ 64 | 1 |
| | ≥ 65 | 2 |
| ISS分值 | 1 ~ 9 | 0 |
| | 10 ~ 16 | 3 |
| | 17 ~ 25 | 3 |
| | > 25 | 5 |
| 先前肥胖 | 无 | 0 |
| | 有 | 1 |
| 呼吸机通气 | 无 | 0 |
| | 有 | 4 |
| 下肢骨折 | 无 | 0 |
| | 有 | 2 |

TESS总分为0 ~ 14分，其分值越高，发生深静脉血栓的危险越高。

TESS总分为0 ~ 2分时，提示无深静脉血栓发生危险，无须预防；3 ~ 6分时提示低风险，需要静脉挤压装置预防；> 7分时提示中–高风险，需要静脉挤压装置和低分子量肝素抗凝的联合治疗。

（三）示例

病人，男性，66岁，身高165cm，体重50kg。因"摔伤右下肢疼痛3小时"入院，诊断为右股骨骨折，ISS评分为4分。

因此，年龄记2分，下肢骨折记2分，其他3个项目记0分。所以，TESS评分为4分，需要物理静脉挤压治疗以预防深静脉血栓。

（四）特点与意义

TESS评分的提出，为临床创伤病人深静脉血栓发生风险的评估和治疗方案提供了合理指导，但亦有研究指出，TESS评分基于单中心研究产生，临床验证尚不充分，推荐结合其他创伤深静脉血栓评分系统联合评估创伤病人发生深静脉血栓的风险。

## 六、血栓发生风险评分

（一）概述

下肢深静脉血栓（DVT）的临床表现为下肢急性疼痛和肿胀，如未能得到及时诊断和治疗，可引起严重的下肢静脉瓣功能不全，导致病人丧失劳动力；DVT还是肺血栓栓塞症（PTE）的主要血栓来源，可引起病人呼吸困难和胸部不适，严重者可导致猝死。研究显示，有相当一部分DVT病人的临床表现隐匿，50% ~ 80% DVT的病人无临床表现。因此，早期诊断和及时治疗对其预后有重要意义，一旦漏诊后果不堪设想。

Wells等于1995年制订了临床可能性预测量表，即Wells评分表，其主要作用是评价深静脉血栓形成发生的可能性。该评分表是目前国内外学者研究最广、临床应用最多的用于预测DVT的评分系统。对疑似DVT的病人进行临床可能性预测已经成为DVT诊断策略的重要基础。由于该量表对DVT发病危险性的评估效果好，2007年美国医师学会和美国家庭医师委员会（AAFP/ACP）公布的VTE诊治指南亦推荐使用Well评分表对DVT进行早期预测，并得到NCGC（National Clinical Guideline Centre）的认可及推荐，《深静脉血栓形成的诊断和治疗指南》（第2版）中也推荐使用该量表进行DVT的风险评估。

（二）评分方法

Wells评分主要根据活动性的恶性肿瘤；瘫痪、偏瘫或近期下肢石膏固定；4周内大手术或卧床时间＞3天；沿下肢深静脉走行分布的局部压痛；与对侧相比，小腿和（或）大腿的肿胀；与无症状侧相比，小腿周径增粗超过3cm（在胫骨粗隆下10cm测量）；凹陷性水肿（在有症状的小腿更明显）；深静脉曲张；既往有DVT病史；可能或很有可能为DVT外的其他病因诊断等12项指标的情况进行分别记分。各指标满足条件记1分，否则记0分，各指标记分之和即为Wells评分。详见表8–20。

表8–20 Wells评分指标与记分标准

| Wells评分指标 | 记分 |
|------|------|
| 活动性的恶性肿瘤（在6个月内进行了治疗或缓和治疗） | 1 |
| 瘫痪、偏瘫或近期下肢石膏固定 | 1 |
| 4周内大手术或卧床时间＞3天 | 1 |
| 沿下肢深静脉走行分布的局部压痛 | 1 |
| 与对侧相比，小腿和（或）大腿的肿胀 | 1 |
| 与无症状侧相比，小腿周径增粗超过3cm（在胫骨粗隆下10cm测量） | 1 |
| 凹陷性水肿（在有症状的小腿更明显） | 1 |
| 深静脉曲张 | 1 |
| 既往有DVT病史 | 1 |
| 可能或很有可能为DVT外的其他病因诊断 | –2 |

注：每项目满足表中的条件时，记1分，否则记0分。分数≥2，预示DVT可能；分数＜2预示不支持诊断DVT。

（三）示例

病人，女性，59岁。因"突发意识障碍3小时"入院。诊断：右侧丘脑出血。意识呈浅昏迷，左侧肢体偏瘫，卧床时间5天，双下肢凹陷性肿胀。既往无深静脉血栓病史。

因此，偏瘫记1分，卧床记1分，下肢肿胀记1分。

所以，Wells评分为3分。

（四）特点与意义

目前有多种方法可以辅助医师诊断DVT，包括Well评分、血浆D-二聚体检测、彩色多普勒超声血流显像、静脉造影等。静脉造影是诊断静脉栓塞的金标准，但它具有创伤性且费用高。静脉造影本身也有诱发静脉栓塞或其他并发症的风险。彩色超声体积较大，不易在床旁检查。病人术后也不宜搬动且检查费用高。而Well评分是目前帮助临床医师诊断DVT最为流行的评分系统。该量表既涵盖了DVT发病的高危因素，也包含了DVT的主要临床表现，能够客观地反映病人的发病风险。其简单易行，不需要其他静脉系统的辅助检查，也不需要对医务人员专门培训，既可以应用于住院病人，又适用于在门诊、急诊、病房及广大基层医院中被广泛应用。

1995年，Wells等在文献资料及临床经验基础上，提出一种DVT临床预测方法，该方法考虑DVT的症状体征、危险因素及病人可能的诊断三个方面因素，最终得出9个临床因素，对阳性预测因素赋予分值1分，阴性预测因素为-2分，将不同的表现赋予分值，精确地将疑似DVT病人发生DVT的可能性分为三种：大于等于3分者为"高危"，1分或2分者为"中危"，小于等于0分者为"低危"。2003年，Wells等将此评分法稍作修改，增加了一项评分标准——既往DVT病史（1分），从而扩大了此评分法的使用范围（Wells DVT评分来源于既往无DVT史的病人资料），同时将DVT临床可能性改分为两类，即不太可能（unlikely，总评分<2分）和很有可能（likely，总评分>2分）。Wells评分≥2分预示DVT的可能大；分数<2分预示不支持诊断DVT。Wells评分的主要价值是对DVT的阴性预测值，可以对疑似DVT的病人进行快速的初步评估，进而快速有效地指导下一步诊疗方案，对DVT的早期诊断、早期发现有重大意义。当Wells评分<2分时，可以较为安全地对病人不再进行辅助检查或抗凝治疗，其漏诊的DVT病人比例为3%～5%。实际上，Wells等在一份回顾性研究中显示，当Wells评分小于2分时，深静脉血栓形成的发生率低于10%。

必须指出，Wells评分灵敏度高，但特异性较差，作为预测量表单独作为诊断工具时还是明显不足的，在一份评价预测深静脉血栓形成的效能和成本的文章中，Goodacre等发现，Wells评分表作为预测深静脉血栓形成的工具是具有潜在价值的，但仍是一个不够精确的诊断方法，单纯依靠临床的症状和体征来诊断DVT是不可靠的，需要与其他诊断方法共同参考时才可以最大程度发挥Wells评分表作为预测量表的价值。因此，随着D-二聚体检查的广泛开展，Wells等运用随机对照试验评价修改了评分法和D-二聚体在DVT诊断中的应用。研究表明，Wells评分法<2分，D-二聚体为阴性，病人可安全地排除DVT诊断。其他研究也证实了Wells评分法结合D-二聚体这种诊断策略的安全性和有效性。

## 参考文献

孙昀，耿小平，2012. 创伤性胰腺炎的诊断与治理-11例临床分析及文献复习. 肝胆外科杂志，20（5）：335-339.

中华医学会外科学分会血管外科组，2013. 深静脉血栓形成的诊断和治疗指南. 2版. 中国医学前沿杂志（电子版），50（3）：611-614.

Ahmad MA, Delli SE, Giannoudis PV, 2010. Assessment of severity of chest trauma: is there an ideal scoring system? Injury-international Journal of the Care of the Injured, 41（10）：981.

Ahrens T, Kollef M, Stewart J, et al, 2004. Effect of kinetic therapy on pulmonary complications. American Journal of Critical Care, 13（5）：376-383.

Baker SP, O'neill B, Jr HW, et al, 1974. The injury severity score: a method for describing patients with multiple injuries and evaluating emergency care. The Journal of trauma, 14（3）：187-196.

Balthazar EJ, Ranson JH, Naidich DP, et al, 1985. Acute pancreatitis: prognostic value of CT. Radiology, 156（3）：767-772.

Beyer J, Schellong S, 2005. Deep vein thrombosis: current diagnostic strategy. Eur J Intern Med, 16（4）：238-246.

Boonthep N, Intharachat S, Iemsomboon T, 2012. Factors influencing injury severity score regarding thai military personnel injured in mass casualty incident April 10,

2010: lessons learned from armed conflict casualties: a retrospective study. BMC Emergency Medicine, 12（1）: 1-7.

Bouillon B, Schweins M, Lechleuthner A, et al, 1993. Assessment of Emergency Care in Trauma Patients. New York: Springer Vienna.

DeBanto JR, Goday PS, Pedroso MR, et al, 2002. Acute pancreatitis in children. Am. J. Gastroenterol, 97（7）: 1726-1731.

Eachempati SR, Hydo LJ, Barie PS, 2002. Severity scoring for prognostication in patients with severe acute pancreatitis: comparative analysisi of the Ranson score and the APACHE Ⅲ score. Arch Surg, 137（6）: 730-736.

El TL, Holtz G, Schürermaly C, et al, 2012. Accuracy in diagnosing deep and pelvic vein thrombosis in primary care: an analysis of 395 cases seen by 58 primary care physicians. Dtsch Arztebl Int, 109（45）: 761-766.

Elias KM, Moromizato T, Gibbons FK, et al, 2015. Derivation and validation of the acute organ failure score to predict outcome in critically ill patients: a cohort study. Critical Care Medicine, 43（4）: 1.

Fabre A, Petit P, Gaudart J, et al, 2012. Severity scores in children with acute pancreatitis. JPGN, 55（3）: 266-267.

Fabre A, Petit P, Gaudart J, et al, 2012. Severity scores in children with acute pancreatitis. JPGN, 55（3）: 266-267.

Goodacre S, Sampson F, Stevenson M, et al, 2006. Measurement of the clinical and cost-efectiveness of non-invasive diagnostic testing strategies for deep vein thrombosis. Health Technology Assessment, 10（15）: 165-168.

Harr JN, Moore EE, Johnson J, et al, 2013. Antiplatelet therapy is associated with decreased transfusion-associated risk of lung dysfunction, multiple organ failure, and mortality in trauma patients. Critical Care Medicine, 41（2）: 399-404.

Ho KM, Rao S, Rittenhouse KJ, et al, 2014. Use of the trauma embolic scoring system（TESS）to predict symptomatic deep vein thrombosis and fatal and non-fatal pulmonary embolism in severely injured patients. Anaesth Intensive Care, 42（6）: 709-714.

Kao LS, Bulger EM, Parks DL, et al, 2003. Predictors of morbidity after traumatic pancreatic injury.J Trauma, 55（5）: 898-905.

Lautz TB, Chin AC, Radhakrishnan J, 2011. Acute pancreatitis in children: spectrum of disease and predictors of severity. Pediatr. Surg, 46（6）: 1144-1149.

Lautz TB, Turkel G, Radhakrishnan J, et al, 2012. Utility of the computed tomography severity index（Balthazar score）in children with acute pancreatitis. J Pediatr Surg, 47（6）: 1185-1191.

Lefering R, Goris JR, Nieuwenhoven EJV, et al, 2002. Revision of the multiple organ failure score. Langenbeck's Archives of Surgery, 387（1）: 14.

Mayer JM, Tomczak R, Rau B, et al, 2002. Pancreatic injury in severe trauma: early diagnosis and therapy improve the outcome. Dig Surg, 19（4）: 291-297.

Mortele KJ, Wiesner W, Intriere L, et al , 2004. A modified CT severity index for evaluating acute pancreatitis: improved correlation with patient outcome. AJR Am J Roentgenol, 183（5）: 1261-1265.

NCGC, 2012. Venous thromboembolic diseases: the management of venous throembolic diseases and the role of thrombophilia testing.Thorax, 68（4）.

Osvaldt AB, Viero P, Borges da Costa MS, et al, 2001. Evaluation of Ranson, Glasgow, APACHE-Ⅱ, and APACHE-O criteria to predict severity in acute biliary pancreatitis. Int Surg, 86（3）: 158-161.

Pape HC, Tarkin I, Tzioupis C, et al, 2009. Timing of fracture fixation in multitrauma patients: the role of early total care and damage control surgery. Journal of the American Academy of Orthopaedic Surgeons, 17（9）: 541-549.

Qaseem AL, Snow V, Barry P, et al, 2007. Current diagnosis of venous thromboembolism in primary care: a clinical practice guideline from the American academy of family physicians and the American college of physicians. Annals of Internal Medicine, 146（6）: 454.

Qiu L, Sun RQ, Jia RR, et al, 2015.Comparison of existing clinical scoring systems in predicting severity and prognoses of hyperlipidemic acute pancreatitis in Chinese patients: a retrospective study. Medicine, 94（23）: e957.

Raghuwanshi S, Gupta R, Vyas MM, et al, 2016. CT evaluation of acute pancreatitis and its prognostic correlation with CT severity index. J Clin Diagn Res, 10（6）: TC06-11.

Ranson JH, Rifkind KM, Roses DF, et al, 1974.Objective early identification of severe acute pancreatitis.Am J Gastroenterol, 61（6）: 443-451.

Rogers FB, Shackford SR, Horst MA, et al, 2012. Determining venous thromboembolic risk assessment for patients with trauma: the trauma embolic scoring system. J

Trauma Acute Care Surg, 73（2）：511-515.

Sauaia A, Moore EE, Johnson JL, et al, 2009. Validation of postinjury multiple organ failure scores. Shock, 31（5）：438-447.

Shitrit D, Heyd J, Raveh D, et al, 2001. Diagnostic value of the D-dimer test in deep vein thrombosis：improved results by a new assay method and by using discriminate levels. Thromb Res, 102（2）：125-131.

Strand K, Flaatten H, 2008. Severity scoring in the ICU. Acta Anaesthesiologica Scandinavica, 52（4）：467-478.

Suzuki M, Fujii T, Takahiro K, et al, 2008. Scoring system for the severity of acute pancreatitis in children. Pancreas, 37（2）：222-223.

Suzuki M, Saito N, Naritaka N, et al, 2015. Scoring system for the prediction of severe acute pancreatitis in children. Pediatrics International, 57（1）：113-118.

Tan YH, Rafi S, Tyebally F M, et al, 2015. Validation of the modified Ranson versus Glasgow score for pancreatitis in a Singaporean population. Anz J Surg, 87（9）：700-703.

Wells PS, Anderson DR, Rodger M, et al, 2001. Excluding pulmonaw embolism at the bedside without diagnostic imaging：management of patients with suspected pulmonaw embolism presenting to the emergency department by using a simple clinical model and dimer. Annals of Internal Medicine, 135（2）：98-107.

Wells PS, Anderson DR, Rodger M, et al, 2003. Evaluation of D-dimer in the diagnosisof suspected deep-vein thrombosis. N Engl J Med, 349（13）：1227-1235.

Wells PS, Hirsh J, Anderson DR, et al, 1995. Accuracy of clinical assessment of deep-vein thrombosis. Lancet, 345（8961）：1326-1330.

Wutzler S, Wafaisade A, Maegele M, et al, 2012. Lung organ failure score（LOFS）：probability of severe pulmonary organ failure after multiple injuries including chest trauma. Injury-international Journal of the Care of the Injured, 43（9）：1507-1512.

Zander AL, Van Gent JM, Olson EJ, et al, 2015. Venous thromboembolic risk assessment models should not solely guide prophylaxis and surveillance intrauma patients. J Trauma Acute Care Surg, 79（2）：194-198.

（撰写：蒋东坡 艾山木 祁海峰 唐 昊 陈春燕 彭晓玉 敬慧丹；审校：周继红 蒋东坡）

# 第九章

# 创伤疼痛评分

## 第一节  概  述

疼痛是组织损伤后机体产生的一种复杂的感觉和情感体验，是多种因素动态发展的结果，包括生理、情感、认知、行为及社会文化的因素。2001年国际疼痛协会（International Association for the Study of Pain，IASP）将疼痛定义为一种伴有实际或潜在组织损伤的不愉快的主观感觉体验和情绪体验。这些年随着对疼痛基础和机制的研究，人们对疼痛的认识逐步深入。中华医学会认为："疼痛是病理生理、心理、文化修养和生活环境等诸多因素，通过神经中枢对这些信息的调整和处理，最终得出的主观感受。在IASP官方杂志 Pain 的2016年11月刊中，对疼痛的定义更新为疼痛是一种与实际或潜在组织损伤相关，包括了感觉、情感、认知和社会成分的痛苦体验。影响疼痛的主观因素很多，同一个人不同时期的疼痛感受和不同人在同等疼痛强度下的疼痛感受差别很大，给人体造成多方面的损害和影响。因此，有必要掌握正确的疼痛评估方法，选择合适的评估工具进行疼痛评估，从而及时有效地对疼痛进行干预和治疗。

在对疼痛的评估过程中，应把握以下四条原则。

（1）教会病人正确地使用疼痛评估工具。在同一时期对一名病人应使用同一种疼痛评估工具。

（2）相信病人的自我报告。疼痛是病人的主观感受和情感体验，病人的主诉是最可靠、最有效的疼痛评定依据。

（3）全面、详细地收集疼痛病史，包括疼痛的强度、性质、部位、开始发作和持续时间，以及导致其加重或缓解的因素。

（4）注意病人的精神状态及分析有关心理社会因素，以便做出相应的支持治疗。

创伤是现代社会造成人类死亡的主要原因之一，因此创伤病人的早期动态评估和快速处置尤为重要。疼痛也是创伤最常见的症状和就诊的主要原因之一，但是重要和急迫的事情应最先处理。因此，我们首先需要评估那些危及生命或造成肢体及器官功能障碍的组织损伤是否可逆、能否治疗，如肌筋膜室综合征、缺血性疼痛或压迫性神经病变等。对疼痛程度和时间进行正确评估，不仅是正确伤情判断的基础，还是改善治疗效果、防止围手术期痛觉的敏感化，更是建立急性疼痛管理体系的重要基础。因此，临床医师必须选择一种简单、易行的疼痛评估工具是正确评估疼痛的前提，评估工具的选择要体现它反映病人状况的真实性和临床使用的简便性，使评估既不干扰治疗，也不会给敏感的病人造成更大的压力。

疼痛的评估主要包括单维度或多维度自我评估方法测量。当自我评估与生理检查结果不相符时，建议进行行为评估。

目前最常用的疼痛评估方法为单维度评估，包括疼痛视觉模拟评分（VAS）、疼痛数字评估量表（numerical rating scale，NRS）及脸谱疼痛量表等，这些方法简单快捷，相对直观且易于理解，适用于儿童及文化程度低的病人。但是这些方法可能将病人的疼痛过分简单化。

多维度评估法更偏重疼痛的动因和情感因素，这些评估方法中所用的词汇加上了对疼痛部分的精确描述，将有助于对疼痛病因的判断，即有助于区分疼痛是属于躯体性疼痛或内脏性疼痛，还是神经病理性疼痛。最受推崇的评估方法是由 Melzack 及其同事于 1975 年制订的 McGill 疼痛调查问卷（McGill pain questionnaire，MPQ）。Melzack 于 1987 年又推出一个简化版的 MPQ 来评估疼痛的三个方面：感觉、情感和可估价性。当然还存在有一些其他的多维度疼痛评估量表。有些方法被设计为重点用于评估慢性疼痛，另外一些疼痛评估方法被设计为专门用于特殊的疼痛综合征的评估，包括简明疼痛量表（brief pain inventory，BPI）、Dartmouth 疼痛问卷、MMPI、West Haven–Yale 多元疼痛量表（West Haven–Yale multidimensional pain inventory，WHYMPI）和背痛残疾量表（quebec back pain disability scale，QBPDS）等。

上述疼痛评估方法有助于量化不同类型的疼痛。疼痛行为评估常应与其他评估方法联合使用。应根据不同的目的选择恰当的疼痛评估方法，通常单维度评估量表可用于急性疼痛初诊及治疗后随访的评估，而对慢性疼痛进行诊断时则应综合应用单维度测评、多维度测评、心理学及行为学评估方法。

# 第二节　单维度疼痛评估量表

## 一、概述

疼痛的感知是非常复杂的，其组成部分涉及身体的感觉和主观情感。但是对于这种主观的感受如何进行定量分析是临床工作所必需的。测量评估病人的疼痛强度、范围及其变化直接关系到对病人的诊断分级、治疗方法选择、病情观察、治疗效果评定及有关疼痛的临床研究。

通常，对于急性疼痛诊断、治疗和随访过程中的评估，一般多是采用单维度评估量表。目前，在用于评估急性疼痛的众多量表中，常用的包括数字评估量表（NRS）、主诉评估量表（VRS）和视觉模拟量表（VAS）等。

## 二、疼痛视觉模拟评分

### （一）概述

视觉模拟评分（visual analog scale，VAS）作为心理学方法用于评价各种主观感受已有 90 余年。1972 年，Woodforde 等首次将 VAS 用于疼痛强度评价。Sehtt 和 Huskisson 于 1976 年提出 VAS 是一条 0～100mm 的直线量尺，0 表示无痛，100 表示剧痛。通常用来描述病人当前或者过去 24 小时内的疼痛强度。由于 VAS 具有简单、快速、准确、方便操作等特点。因此，VAS 可应用于各种创伤或手术后的病人，特别是对于抽象思维能力轻度受损的病人更好。

### （二）评分方法

操作上，VAS 通常是水平线，长度为 100mm。

其左端标记为 0 表示"无痛"，右端标记为 100 表示"剧痛"（无法忍受的疼痛），如图 9-1 所示。使用时由病人将疼痛感受标记在直线上，标志着他们感觉的那一点代表他们当前状态的感知，直线左端至病人所画竖线之间的距离即 0 点到标记点的长度，为该病人主观上的疼痛强度。

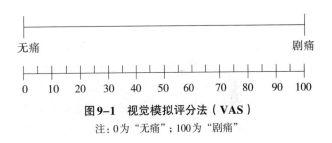

**图 9-1　视觉模拟评分法（VAS）**

注：0 为"无痛"；100 为"剧痛"

此方法简单易行，相对比较客观且敏感。但使用前需要对病人做详细的解释，然后让病人在直线上标出自己疼痛的相应位置。对于理解能力不足者或老年人，由于不能很好地实施评价，结果可能会有一定的偏差。

### （三）示例

病人为老年男性，主因"双足底灼痛 1 年，加重 1 月"入院。于 1 年前长时间步行之后双足底出现水泡，待水泡愈合后逐渐出现酸胀痛，可忍受，VAS 评分 30mm。后逐渐双足底烧灼样、针刺样疼痛，呈持续性，夜间加重，影响睡眠，VAS 评分 80mm。体格检查发现双足湿冷，诊断为灼热足综合征，考虑交感源性神经痛，给予相应治疗后疼痛缓解，VAS 评分降至 20mm。

### （四）特点与意义

VAS作为一种评估测量工具，适用于测量一个被认为在一个连续的范围内渐变的不易被直接测量的特征或维度。众多临床研究表明，在疼痛评估中VAS具有以下优点：①能有效测定疼痛强度；②易于理解和使用，甚至小儿（≥5岁）亦能够使用；③评分分布均匀；④评分可随时重复进行；⑤与疼痛口述评分法相比，采用VAS评估疼痛治疗效果更为满意；⑥能对疼痛疾患的昼夜变化、治疗作用、时间及过程提供满意的判断依据。

目前已经发展出很多改良版本，如在量尺上增加可以自由滑动的游标和将量尺设置成竖直形式以便于卧床病人应用。VAS的信度已经被许多研究所证实，具有较高的信效度。

虽然VAS是一种简单有效的测量方法，但需要抽象思维，用笔标记线时需要必要的感觉、运动及知觉能力，应用于老年人时应答失败率较高。与其他疼痛评分法相比，VAS的缺点：①病人在线上做标记时相对而言要更为随意，从而易导致标记值与感觉中对疼痛评分的不一致；②需要测量直线的长度以得出一个疼痛的评分值。

## 三、疼痛主诉评估量表

### （一）概述

疼痛主诉评估量表（verbal rating scales，VRS）是最早应用于疼痛研究的量表。该量表是由McGill疼痛量表节选而成，其每个分级都有对疼痛程度的描述。其特点是需列举一些词语，让病人从中选择形容自身疼痛程度的关键词，按照最小程度到最大程度排列。医师在问诊时常需列举如烧灼痛、尖锐痛或痉挛痛等一些关键词，以帮助诊断，而病人又通常使用许多类似词语向医师描述其不适感，所以VRS能迅速地被治疗医师和病人所接受。

疼痛文献资料中有许多不同的VRS，包括4级评分、5级评分、6级评分、12级评分和15级评分法，这些词语通常按从疼痛最轻到最强的顺序排列。最轻程度疼痛的描述常被评估为0分，以后每级增加1分，因此每个形容疼痛的形容词都有相应的评分，以便于定量分析疼痛。

### （二）评分方法

最常用的VRS量表是采用5级评分法，每个分级都有对疼痛程度的主诉描述（图9-2）。具体分级描述如下：

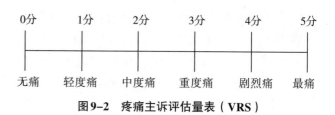

**图9-2 疼痛主诉评估量表（VRS）**

0分：表示没有疼痛。

1分：表示轻度疼痛，可忍受，能正常生活睡眠。

2分：表示中度疼痛，适当影响睡眠，需用止痛药。

3分：表示重度疼痛，影响睡眠，需用麻醉止痛药。

4分：表示疼痛剧烈，影响睡眠较重，并有其他症状。

5分：表示无法忍受，严重影响睡眠，并有其他症状。

疼痛评估时，由病人从中选择一个最能描述其疼痛程度的词语，然后医护人员在进行统计时，需要将不同程度的词语转化为数字来记录。

### （三）示例

病人，女性，58岁。由于右侧乳腺切除术后导致的右侧上臂内侧异常的疼痛，呈发作性针刺样疼痛，使她不得不放弃正常的工作，因为自己的疼痛随时都有可能来临，VRS评分为3分，表示重度疼痛。

### （四）特点与意义

各种疼痛强度口述描绘评分法临床研究证实，应用VRS进行疼痛评估具有许多优点：①易于管理和评分；②结果可靠和有效；③疼痛评分结果和疼痛强度密切相关，但与影响疼痛主观因素的相关性差；④对疼痛病情的变化十分敏感；⑤能较好地反映疼痛的多方面特性。

目前VRS已成为定量测定疼痛感觉最为流行的方法。此量表病人易于理解，但缺乏精确度，有时病人很难找出与自己的疼痛程度相对应的评分，从而不能满足疼痛管理和治疗随访的要求。

## 四、疼痛数字评估量表

### （一）概述

数字评估量表（numerical rating scale，NRS）是一种等距量表法，是应用范围最广的单维度评估量表。其是将一条直线平均分成10份，在每个点用数字0～10表示疼痛依次加重的程度，0为无痛，

10为剧痛，由病人给自己打分。大部分病人甚至老年人都可以用这个量表，此方法在国际上也较为通用，是术后疼痛评估最常使用的方法。

### （二）评分方法

将一条直线平均分成10份，在每个点用数字0～10分表示疼痛依次加重的程度，见图9-3。0表示无痛，疼痛较强是增加点数，10代表最痛，病人根据自身疼痛程度在这11个数字中挑选一个数字代表其疼痛程度。

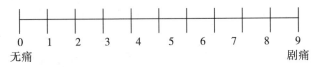

0　1　2　3　4　5　6　7　8　9
无痛　　　　　　　　　　　　　　剧痛

图9-3　疼痛数字评分量表（NRS）

NRS采用0～10个数字对疼痛程度进行分级：0为无疼痛，1～3为轻度疼痛，4～6为中度疼痛，7～10为重度疼痛。临床上，可采用疼痛与睡眠的关系提示疼痛的强度。若疼痛完全不影响睡眠，疼痛应评为4分以下，即1～3为轻度疼痛，不影响睡眠；若疼痛影响睡眠但仍可自然入睡，疼痛应评为4～6分，为中度疼痛；若疼痛导致不能睡眠或睡眠中痛醒，需用镇痛药物或其他手段辅助帮助睡眠，疼痛应评为7～10分，为重度疼痛。此法的不足之处是病人容易受到数字和描述字的干扰，降低了其灵敏性和准确性。

### （三）示例

中年男性病人，为拥有8年工龄的车间装载工人。搬运货物过程中突然腰背痛，持续性、胀痛，平躺休息稍缓解。第2天主诉后背和左侧下肢一阵阵刺痛，呈牵扯样疼痛。医学MRI检查显示腰椎间盘突出并压迫坐骨神经。

进行疼痛评估，受伤当时NRS为5分，第2天疼痛加重，疼痛评估NRS为7分。

### （四）特点与意义

NRS是一种数字直观的表达方法，其优点是较VAS方法更为直观，病人被要求用数字（0～10）表达出感受疼痛的强度，由于病人易于理解和表达，明显减轻了医务人员的负担，是一种简单有效和最为常用的评价方法。目前它们已成功用于各种镇痛药物的效用及病人生活质量的评价。

NRS方法可以通过口述或书面的形式使用，简单实用，具有较高信度和效度，并易于记录适用于老年人和文化程度较低者，可以教会病人及其家属使用，在评价疼痛治疗效果时，病人在家中能够详细记录每天疼痛的动态变化，利于对比治疗前后疼痛强度的变化，为治疗提供参考依据。

## 五、脸谱疼痛评分量表

### （一）概述

临床上对于小于8岁的儿童进行疼痛评分尤为困难，因为他们不能充分表达疼痛或理解疼痛的评价方式。面部表情量表包括一系列进行性痛苦的面部表情，大多为评估儿童疼痛强度而设计。

脸谱疼痛评分量表简单勾画了面部表情的图示，从一个非常愉快的笑脸到一个非常痛苦的哭脸。评价儿童的疼痛时，必须将其认知、发育水平和疼痛自我评价、疼痛行为及生理学参数，如血压和心率变化考虑在内。脸谱疼痛评分量表对发育有残疾的病人、认知损害的病人及言语沟通障碍病人（如ICU重度创伤病人）也非常有用。

常见的有Wong Backer面部表情疼痛评定量表（Wong Backer faces pain rating scale）、改良的面部表情疼痛量表（faces pain scale-revised，FPS-R）。

### （二）评分方法

1.Wong Backer面部表情疼痛评定量表　是由六种面部表情及0～5分构成（图9-4），多用于3岁以上的儿童，使用时由患儿选择一种表情来反映最接近其疼痛的程度。该法优点在于不要求读、写或表达能力，易于掌握。

2.改良的面部表情疼痛量表　是Bieri等于1990年在NRS的基础上，根据面部表情评分改编而成。Bieri等使用该评分对553名儿童进行了疼痛评估，结果发现具有较好的信度、效度。操作更为

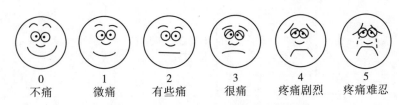

0　　　　1　　　　2　　　　3　　　　4　　　　5
不痛　　微痛　　有些痛　　很痛　　疼痛剧烈　　疼痛难忍

图9-4　Wong Baker面部表情疼痛量表

方便，疼痛评估是仅需要一张面部表情图。其影印版面部的特征是随着疼痛的增加，其嘴唇不规则地向下方移位，最终成为张开的四方形；而眼睛则逐渐闭起，最终表现为眉毛紧锁，眼睛闭合（图9-5）。

### （三）示例

一名6岁儿童不慎被倾倒的砖墙面砸伤26小时就医，左侧小腿肿胀淤血，持续性疼痛，活动受限。诊断左侧胫骨下端骨折伴筋膜间隙综合征。应用Wong Baker面部表情疼痛量表行疼痛评估为8分，疼痛程度为剧烈。

### （四）特点与意义

FRS-R被推荐用于年龄小的儿童，也可用于年龄较大可使用数字评分法的孩子及那些不能自我报告而靠行为学观察来评分的病人，也适用于能交流的ICU病人。Wong Baker面部表情疼痛量表最适用于3岁及以上人群，没有特定的文化背景和性别要求，易于掌握。尤其适用于急性疼痛者、老人、小儿、表达能力丧失者、存在语言或文化差异者。

## 六、长海痛尺

### （一）概述

0～10数字评估量表（NRS-10）和0～5主诉评估量表（VRS-5）是目前临床普遍使用的疼痛量表。在实际应用过程中，病人普遍认为数字疼痛量表的尺度难以掌握，描述抽象，个体理解随意性较大。有研究证明，视觉模拟量表（VAS）、主诉评估量表（VRS）及数字评估量表（NRS）之间具有良好的相关性。陆小英等遂将两者进行组合，形成"长海痛尺"（图9-6），用VRS对NRS的刻度进行解释、限定，这样可以综合两者的优点，既有比较精确的0～10的刻度来评分，而文字的描述也便于病人理解。

### （二）评分方法

长海痛尺是目前我国广泛使用的疼痛评估量表，长海痛尺的设计包括0～10数字疼痛量表（NRS-10）和0～5主诉评估量表（VRS-5）。痛尺评估根据长海痛尺的NRS-10评分标准进行疼痛评估：轻度疼痛为1～3分，中度疼痛为4～6分，重度疼痛为7～10分。依据VRS-5标准进行疼痛评估，如病人疼痛时感觉影响睡眠，需要止痛药则为中度疼痛，即疼痛评估分值为4；如果病人疼痛时难以入睡，彻夜难眠则为重度疼痛，即疼痛评估分值为7分以上。

疼痛评估时，病人根据自己的疼痛感受在长海痛尺上打勾或画圈记录。病人在陈述病情时受其对疼痛的主观认识影响较大。同时，医护人员通过与病人的语言交流和观察，评估疼痛强度，记录疼痛评分，有助于区分病人的个体化差异，制订个体化疼痛管理措施。

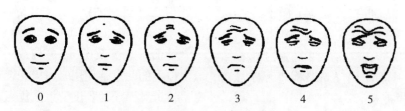

图9-5 改良的面部表情疼痛量表

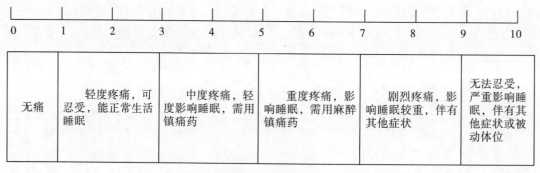

图9-6 长海痛尺

**（三）示例**

一位老年女性病人，因"无明原因口腔灼痛3月"在门诊就诊。疼痛部位在口腔，包括两侧舌面、面颊舌面，呈灼痛，阵发性刺痛，以进食或刺激性食物入口时明显，自觉无法忍受，难以入眠，精神倦怠，情绪焦虑。应用长海痛尺评估，持续性灼痛评分5分，为重度疼痛；在进食或刺激性食物入口时疼痛加重，无法忍受，疼痛评分10分。

**（四）特点与意义**

长海痛尺综合了NRS和VRS两者的优点，简单易行，对疼痛的评估更为直观，而且病人容易理解，医师、护士也容易掌握，疼痛管理的满意度明显提高。当然，对于某些特殊的病人，如儿童、不能进行语言交流的病人，还需要辅助一些其他的评估方式，如面部表情评估、绘画评估等。

## 七、行为疼痛评估量表

**（一）概述**

对于不能交流的病人，在不能获得主诉时，需使用行为疼痛评估工具来评估病人的疼痛情况。如在对ICU的重症病人的疼痛评估时，虽然首先应尽可能使用主观疼痛评估工具获得病人的主诉，因为主诉是疼痛评估的金标准；但很多重症病人不能与医师进行交流，故2013年美国重症医学院制定的《成人ICU病人疼痛、躁动和谵妄临床实践指南》推荐，对无法主诉的病人推荐使用行为疼痛量表（behavioral pain scale，BPS）、重症监护疼痛观察工具（critical-care pain observation tool，CPOT）进行评估。

BPS是法国学者Payen等于2001年专为ICU机械通气的病人研究设计的。该量表包括三个条目：面部表情、上肢运动和通气依从性。疼痛评估时，每个条目根据病人的反应情况分别赋予1～4分，评估病人的疼痛强度时，将三个条目的得分相加，总分为3～12分，总分越高说明病人的疼痛程度越高。原版的BPS在非插管但不能主诉疼痛的病人中不能使用，由此Chanques等对原量表进行了发展，将原量表中"通气依从性"这个条目更换为"发声"，另外两个条目保留不变，发展成为BPS-NI（behavioral pain scale-non intubated），量表使用方法及疼痛评价标准同BPS。

**（二）评分方法**

1. 中文版行为疼痛评估量表（BPS-C）　我国学者陈杰对BPS和BPS-NI进行汉化，将两个量表合并为一个量表，形成中文版行为疼痛评估量表（BPS-C），经过信效度进行验证，证明BPS-C适合中国病人使用。详细评分标准见表9-1。BPS-C的总分为四个方面得分的总和，即：

BPS-C总分=面部表情分值+上肢活动分值+通气依从性分值+发声分值

**表9-1　行为疼痛评估量表（BPS-C）的条目及其评分标准**

| 条目 | 描述 | 分值 |
| --- | --- | --- |
| 面部表情 | 放松 | 1 |
| | 部分紧张 | 2 |
| | 完全紧张 | 3 |
| | 扭曲 | 4 |
| 上肢活动 | 无活动 | 1 |
| | 部分弯曲 | 2 |
| | 手指、上肢完全弯曲 | 3 |
| | 完全弯曲 | 4 |
| 通气依从性（气管插管病人） | 完全能耐受 | 1 |
| | 呛咳，大部分时候能耐受 | 2 |
| | 对抗呼吸机 | 3 |
| | 不能控制通气 | 4 |
| 发声 | 无异常发声 | 1 |
| | 呻吟≤3次/分且每次持续≤3秒 | 2 |
| | 呻吟>3次/分且每次持续>3秒 | 3 |
| | 哭泣，或使用"哦""哎哟"等言语抱怨，或屏住呼吸 | 4 |

2. 重症监护疼痛观察工具（critical-care pain observation tool，CPOT）　是加拿大学者Gelinas等在2006年设计发展而成的，专为ICU内的机械通气病人设计。该量表包括四个条目：面部表情、肢体活动、肌张力、通气依从性（气管插管病人）或发声（非气管插管病人），每个条目根据病人的反应情况分别赋予0～2分，将4个条目的得分相加即为该病人的疼痛程度，即：

CPOT=面部表情分值+肢体活动分值+肌张力分值+通气依从性分值（或发声分值）

总分为0～8分，总分越高说明病人的疼痛程度越高。详细评分标准见表9-2。我国学者陈杰、李青栋等分别对中文版CPOT在非气管插管及气管插管病人中的应用进行了信效度研究，经验证，适合中国病人使用。

**表9-2 重症监护疼痛观察工具（CPOT）的条目及评分标准**

| 条目 | 描述 | 评分 |
|---|---|---|
| 面部表情 | 放松 | 0 |
| | 紧张 | 1 |
| | 扭曲 | 2 |
| 肢体活动 | 无活动 | 0 |
| | 防御活动 | 1 |
| | 躁动 | 2 |
| 肌张力 | 放松 | 0 |
| | 紧张或僵直 | 1 |
| | 非常紧张或僵直 | 2 |
| 通气依从性（气管插管病人） | 完全耐受 | 0 |
| | 呛咳，但能耐受 | 1 |
| | 对抗 | 2 |
| 发声（非气管插管病人） | 正常发声或无声 | 0 |
| | 叹息、呻吟 | 1 |
| | 哭泣、呜咽 | 2 |

**（三）示例**

病人男性，58岁，以"空腔脏器穿孔、弥漫性腹膜炎、机械性肠梗阻、2型糖尿病"入院，行急诊剖腹探查术。术后循环不稳定，麻醉未醒带管转入ICU行进一步治疗。转科评估，病人面部紧张、肢体肌张力紧张、对抗活动、轻度躁动、尚可耐受气管导管，此时应用中文版CPOT量表进行疼痛评估为4分；积极抗感染，改善血流动力学，病人病情稳定，拔除气管导管。1小时后评估，面部表情放松，无躁动，应用BPS-C量表进行评估，评分3分，为轻度疼痛。

**（四）特点与意义**

近来的研究表明，应用疼痛评估工具能改善ICU特殊环境中病人的疼痛管理和临床结局，包括优化了镇痛镇静药物的使用，缩短了机械通气实践和ICU入住时间等。研究结果发现，接受镇静/麻醉的病人相对于未接受者其BPS分数明显降低（$P < 0.05$）。同BPS的观察指标相似，CPOT同样使用疼痛相关的行为指标。CPOT同样有令人满意的评价者间的可信度、特异度及敏感度。与BPS相比较，CPOT的描述词具有可操作性，其评分系统更具逻辑性。而使用BPS时可能存在外部设备阻碍病人上肢运动的情况，从而影响其评分。此外，BPS评价指标中有些无法进行测量，这同样影响到其评分的可靠性。因此，对于机械通气病人疼痛的评估，似乎CPOT比BPS更有优势。

# 第三节　多维度疼痛评估量表

## 一、概述

对于语言表达能力和运动能力未受影响的创伤病人来说，选择使用单维度评估量表测量疼痛较容易，但是对于严重创伤、复合伤病人、接受气管插管或阅读和运动能力受到严重影响的病人来说，单维度评估量表可能是很困难的，结果的有效性也值得商讨。需要指出的是，NRS、VRS和VAS等评估方法仅仅属于单因素测量范畴，很容易受到病人认知发展水平、行为和情绪等多种因素影响，同时由于疼痛的多维度特征，使得单一评估方法难以对疼痛强度进行精确评估。有研究表明，结合使用几种简便易行的疼痛评定量表可增加病人确诊疼痛的频率。因此，评估疼痛的强度，需要不同的测量方法来提高评估的准确性，多维度疼痛评估量表在一定程度上解决了单维度量表存在的不足，但没有任何一个量表是万能的。

## 二、简化的McGill疼痛问卷

**（一）概述**

麦-吉疼痛问卷（McGill pain questionaire，MPQ）为第一个多因素疼痛调查评分方法，由Melzack于1975年设计。它的设计较为精密，重点观察疼痛及其性质、特点、强度和伴随状态，以及疼痛治疗后病人所经历的各种复合因素及其相互关系。

MPQ采用的是调查表形式，表内包括人体图像指示疼痛的部位，附有78个分为4个组20个亚类，分别表达从时间、空间、压力、热和其他性质等方面来描述疼痛感觉特性的词（1~10组，感觉类）；从紧张、恐惧和自主性质等方面描述疼痛的情感特性的词（11~15组，情感类）；描述受试者全部疼痛过程总强度的评价词（16组，评价类）和非特异性类（17~20组，其他相关类）四类。

但MPQ所使用的词汇有些较为抽象，难以理解和使用，对病人的要求较高，费时较多，临床应用中具有一定的局限性。1985年Melzack又提出内容简洁、费时较少的简化的McGill疼痛问卷。

简化的McGill疼痛问卷（short-form of McGill pain questionnaire，SF-MPQ）是在McGill疼痛情况调查表基础上简化而来，具有较高的效度，操作更加简便，为护士了解初次住院病人的疼痛状况的评价表该简化的McGill疼痛问卷节约时间，可以得到比视觉疼痛评分或疼痛评级指数更多的信息。

**（二）评分方法**

SF-MPQ的内容包括三个方面：疼痛评级指数（pain rating index，PRI）的评估、视觉疼痛评分（VAS）和现在疼痛强度（present pain intensity，PPI）。

其中，PRI是根据被测者所选出的词在组中的位置，可以得到一个数值（序号数），所有这些选出词的数值之和即PRI。PRI的指标项目包括感觉项11项、情感项4项，每个描述程度分为0=无痛，1=轻度，2=中度，3=重度，分别计算感觉项总分、情感项总分和疼痛评级指数（感觉项总分+情感项总分）。

VAS采用目测直观疼痛标尺法。

PPI分为无痛（no pain）、轻痛（mild）、难受（discomforting）、痛苦烦躁（distressing）、可怕（horrible）和极度疼痛（excruciating）六级，分别记为0～5分，即其疼痛强度。

简化的McGill疼痛问卷（SF-MPQ）的详细指标与内容见表9-3。

**表9-3 简化的McGill疼痛问卷（SF-MPQ）内容**

Ⅰ.疼痛评级指数（PRI）的评估

| | 无痛 | 轻度 | 中度 | 重度 |
|---|---|---|---|---|
| A.感觉项 | | | | |
| 1.跳痛（throbbing） | 0）＿＿ | 1）＿＿ | 2）＿＿ | 3）＿＿ |
| 2.刺痛（shooting） | 0）＿＿ | 1）＿＿ | 2）＿＿ | 3）＿＿ |
| 3.刀割痛（stabbing） | 0）＿＿ | 1）＿＿ | 2）＿＿ | 3）＿＿ |
| 4.锐痛（sharp） | 0）＿＿ | 1）＿＿ | 2）＿＿ | 3）＿＿ |
| 5.痉挛痛（cramping） | 0）＿＿ | 1）＿＿ | 2）＿＿ | 3）＿＿ |
| 6.咬痛（gnawing） | 0）＿＿ | 1）＿＿ | 2）＿＿ | 3）＿＿ |
| 7.烧灼痛（hot-burning） | 0）＿＿ | 1）＿＿ | 2）＿＿ | 3）＿＿ |
| 8.酸痛（aching） | 0）＿＿ | 1）＿＿ | 2）＿＿ | 3）＿＿ |
| 9.坠胀痛（heavy） | 0）＿＿ | 1）＿＿ | 2）＿＿ | 3）＿＿ |
| 10.触痛（tender） | 0）＿＿ | 1）＿＿ | 2）＿＿ | 3）＿＿ |
| 11.劈裂痛（splitting） | 0）＿＿ | 1）＿＿ | 2）＿＿ | 3）＿＿ |

感觉项总分：＿＿＿＿＿＿＿＿＿＿

| | 无痛 | 轻度 | 中度 | 重度 |
|---|---|---|---|---|
| B.情感项 | 0）＿＿ | 1）＿＿ | 2）＿＿ | 3）＿＿ |
| 12.疲惫耗竭感（tiring-exhausting） | 0）＿＿ | 1）＿＿ | 2）＿＿ | 3）＿＿ |
| 13.病恹样（sickening） | 0）＿＿ | 1）＿＿ | 2）＿＿ | 3）＿＿ |
| 14.恐惧感（fearful） | 0）＿＿ | 1）＿＿ | 2）＿＿ | 3）＿＿ |
| 15.受惩罚感（punishing-cruel） | 0）＿＿ | 1）＿＿ | 2）＿＿ | 3）＿＿ |

情感项总分：＿＿＿＿＿＿＿＿＿＿

以上两项相加（A+B）=疼痛总分（T）＿＿＿＿＿＿＿＿＿＿

Ⅱ.视觉疼痛评分（VAS）：＿＿＿＿＿＿＿＿＿＿

0 ├─┼─┼─┼─┼─┼─┼─┼─┼─┤ 10

无痛　　　　　　　　　　　　　　可能想象的最痛

Ⅲ.现在疼痛强度（PPI）

0 无痛（no pain）＿＿＿＿＿

1 轻痛（mild）＿＿＿＿＿

2 难受（discomforting）＿＿＿＿＿

3 痛苦烦躁（distressing）＿＿＿＿＿

4 可怕（horrible）＿＿＿＿＿

5 极度疼痛（excruciating）＿＿＿＿＿

注：简化的McGill疼痛问卷（SF-MPQ），1～11项对疼痛感觉程度进行评估，12～15项对疼痛情感状况进行评估。每个描述程度分为0=无痛，1=轻度，2=中度，3=重度。

### （三）示例

病人，男性，52岁，一般情况好，营养中等。因"左侧上臂毁损伤截肢术后幻觉痛5天"入院。病人5天前因为交通车祸致使左侧上臂毁损伤，无意识丧失，无颅脑心肺等重要器官损伤。当地医院行左侧上臂毁损伤截肢术，术毕病人麻醉复苏后幻觉左上肢前臂桡侧、拇指存在，并呈针刺般疼痛，发作性跳痛，且逐渐间歇性出现瞬间灼热痛，夜间入睡困难，情绪不稳。如被触及残端周围出现异常性疼痛，诊断为幻肢痛、残端痛。

应用SF-MPQ评估时：

Ⅰ.①感觉项：跳痛2分、刺痛2分、刀割样痛1分、烧灼痛2分，总分7分；②情感项：恐惧感2分、受惩罚感1分，总分3分；以上两项相加疼痛评级指数（PRI）总分为10分。

Ⅱ.视觉疼痛评分（VAS）7分。

Ⅲ.现在疼痛状况（PPI）：痛苦烦躁和可怕。

### （四）特点与意义

SF-MPQ也同样是一种敏感、可靠的疼痛评价方法，其评价结果与MPQ具有很高的相关性。SF-MPQ对各种疼痛治疗产生的临床变化敏感，对癌痛引起的慢性疼痛也同样有效。SF-MPQ应与VAS同时使用，以便于做出总的疼痛强度评估。

## 三、简明疼痛量表

### （一）概述

简明疼痛量表（brief pain inventory, BPI）最初是为癌症人群制订的疼痛调查表，它包括了有关疼痛原因、疼痛性质、对生活的影响、疼痛的部位等描述词，以及上述NRS（0～10级）描述疼痛程度，从多方面进行评价。它是一种快速多维的测痛与评价方法，最近已经被用于手术后病人的研究，使用此表量化疼痛程度和相关能力障碍既简单又迅速，适用于各人群和病人。

### （二）评分方法

BPI给出主要两方面评分：疼痛严重程度评分和疼痛干预评分。从疼痛强度的四个子项目计算疼痛严重程度评分。每个项目从0（没有疼痛）到10（疼痛最剧烈），并贡献相同的权重，最后分数的范围从0～40。对应于疼痛干预项目，七个子项目（一般活动、心情、行走能力，正常行走，与他人的关系，睡眠和享受生命）从0（不干扰）到10（完全干扰），并贡献相同的权重，最

终得分为0～70分。另外，在此量表的基础上，加入身体图则便于记录疼痛的部位，产生疼痛简明记录。简明疼痛量表（BPI）的内容与评判见表9-4。

### （三）示例

病人，男性，56岁。因"双侧多发性肋骨骨折、胸2～4胸椎骨折伴血气胸手术后疼痛2个月"入院。病人于术后1个月开始出现左侧胸部疼痛，呈阵发性刀绞性疼痛，剧烈时难以忍受，范围局限在左侧胸部腋前线手术瘢痕下方且固定，程度呈逐渐加重，发作渐频，轻触皮肤可以诱发。自患病以来睡眠差，情绪低落。诊断为开胸术后肋间神经痛。

应用BPI对病人从疼痛原因、性质、部位及对生活的影响等多方面进行评价。首先，除了常见的疼痛经历之外，现在是否还有感到有其他类型的疼痛，并且标出疼痛最剧烈的部位；过去24小时疼痛最剧烈的程度为8分；过去24小时疼痛最轻微的程度为2分；过去24小时疼痛平均的程度为4分；目前的疼痛程度为3分；希望接受药物或治疗来控制疼痛还是希望手术等把神经隔断；在过去的24小时由于服药作用疼痛缓解60%。接着分析过去24小时疼痛对病人的干预，对日常生活影响为7分，对情绪影响为6分，对行走能力影响为0分，对日常工作影响为7分，对他人关系影响为5分，对睡眠影响为6分，对生活兴趣影响为10分。

### （四）特点与意义

BPI是在测量病人疼痛症状严重程度时最常使用的评估量表，该量表在病人中的信度与效度已被国外充分验证。综合多维度评估病人疼痛症状的严重程度及其影响病人日常生活、活动功能严重程度，对临床具有指导意义。

## 四、ID PAIN量表

### （一）概述

神经病理性疼痛由于发病率高，严重影响病人生活质量，创伤后神经痛（post-traumatic neuropathic pain）是指身体各部位创伤后发生神经痛及神经病变，创伤后发生疼痛、痛觉过敏、感觉过敏；初期疼痛局限于创伤部位或受伤神经的分布区，随后可扩展到整个肢体。例如，开胸手术创伤引起神经痛。周围神经损伤引起的慢性神经病理性疼痛（neuropathic pain, NP）常导致严重的痛苦和生活质量的下降。

**表9-4　简明疼痛量表（BPI）的内容与标准**

1.大多数人一生中都有过疼痛经历（如轻微头痛、扭伤痛、牙痛）。除这些常见的疼痛外，现在您是否还感到有其他类型的疼痛？　　（1）是　（2）否

2.请您在下图中标出您的疼痛部位，并在疼痛最剧烈的部位以"×"标出

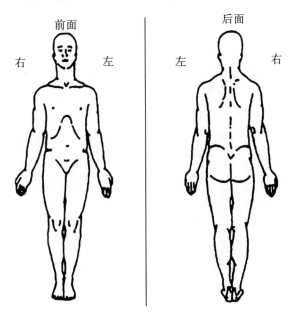

前面　　　　　　　　　　后面

右　　　左　　　左　　　右

3.请选择下面的一个数字，以表示过去24小时内您疼痛最剧烈的程度
（不痛）0　1　2　3　4　5　6　7　8　9　10（最剧烈）

4.请选择下面的一个数字，以表示过去24小时内您疼痛最轻微的程度
（不痛）0　1　2　3　4　5　6　7　8　9　10（最剧烈）

5.请选择下面的一个数字，以表示过去24小时内您疼痛的平均程度
（不痛）0　1　2　3　4　5　6　7　8　9　10（最剧烈）

6.请选择下面的一个数字，以表示您目前的疼痛程度
（不痛）0　1　2　3　4　5　6　7　8　9　10（最剧烈）

7.您希望接受何种药物或治疗控制您的疼痛？

8.在过去的24小时内，由于药物或治疗的作用，您的疼痛缓解了多少？请选择下面的一个百分数，以表示疼痛缓解的程度
（无缓解）0　10%　20%　30%　40%　50%　60%　70%　80%　90%　100%（完全缓解）

9.请选择下面的一个数字，以表示过去24小时内疼痛对您的影响

（1）对日常生活的影响
　（无影响）0　1　2　3　4　5　6　7　8　9　10（完全影响）

（2）对情绪的影响
　（无影响）0　1　2　3　4　5　6　7　8　9　10（完全影响）

（3）对行走能力的影响
　（无影响）0　1　2　3　4　5　6　7　8　9　10（完全影响）

（4）对日常工作的影响（包括外出工作和家务劳动）
　（无影响）0　1　2　3　4　5　6　7　8　9　10（完全影响）

（5）对与他人关系的影响
　（无影响）0　1　2　3　4　5　6　7　8　9　10（完全影响）

（6）对睡眠的影响
　（无影响）0　1　2　3　4　5　6　7　8　9　10（完全影响）

（7）对生活兴趣的影响
　（无影响）0　1　2　3　4　5　6　7　8　9　10（完全影响）

虽然一些神经病理性疼痛筛选量表的出现对医学界来说是一个重大进步，但这些工具在初级治疗中并没有被常规应用。因为临床中需要一个简明、易操作的工具帮助筛选神经病理性疼痛，用来区别伤害感受性疼痛。为了制订一个简明、易操作、有效、敏感性高的病人自测筛选工具，ID Pain指导委员会进行了两项多中心研究。通过第一项多中心研究产生ID Pain量表中的6个问题。第二项多中心研究评估了ID Pain量表的可靠性和有效性。

## （二）评分方法

这个简单的自测工具有助于判断目前是否存在神经病理性疼痛。ID Pain是病人对疼痛病程、程度、分布、类型进行自评的神经病理性疼痛诊断量表，完全由病人自评：前5个问题回答"是"记+1分，最后一个问题"疼痛是否局限于关节"回答"是"记-1分，回答"否"不记。具体量表内容见表9-5。ID Pain的总分为其6个问题得分的总和。

ID Pain总分的最高分为5分，最低分为-1分。-1 ~ 0分：基本排除诊断为神经病理性疼痛；1分：不完全排除诊断为神经病理性疼痛；2 ~ 3分：考虑诊断神经病理性疼痛；4 ~ 5分：高度考虑诊断神经病理性疼痛。

## （三）示例

病人，男性，37岁。因"左侧足部重物砸伤1天"入院，入院后病人自诉足趾周围烧灼样疼痛，针刺样痛，轻触足尖疼痛明显，范围扩散至足踝。诊断明确为左侧足部第三跖骨骨折。术前依据疼痛的特点症状采用ID Pain量表进行评估，结果总评分为4分，考虑存在神经病理性疼痛。

## （四）特点与意义

研究充分证明了ID Pain作为一个神经病理性疼痛简明筛选量表的可靠性和有效性。总之，ID Pain作为病人自测量表在初级治疗中应用，可增强病人的神经病理性疼痛防范意识，促进病人与临床医师的交流。ID Pain量表可以准确筛选出神经病理性疼痛。

疼痛评估的研究应解决实践问题，应在临床上推行更全面的简便易行的疼痛评估工具，同时加强普及临床使用适当的疼痛评估工具。另外，制定研究干预措施以增加一些具体的疼痛测量工具的使用范围，改善病人的疼痛治疗效果。制定相应的策略以助于取得疼痛评估工具使用的一贯性，并持续推行这些已经被证实是可靠、有效和实用的疼痛评估工具是值得我们继续研究的问题。

表9-5　ID Pain量表的测评量表

| 自测题 | 评分 | |
| --- | --- | --- |
| | 是 | 否 |
| 您是否出现针刺般疼痛？ | 1 | 0 |
| 您是否出现烧灼样疼痛？ | 1 | 0 |
| 您是否出现麻木感？ | 1 | 0 |
| 您是否出现触电般疼痛？ | 1 | 0 |
| 您的疼痛是否会因为衣服或床单的触碰而加剧？ | 1 | 0 |
| 您的疼痛是否只出现在关节部位？ | -1 | 0 |

总分：最高分=5分，最低分=-1分

结果分析

| 总分 | -1 | 0 | 1 | 2 | 3 | 4 | 5 |
| --- | --- | --- | --- | --- | --- | --- | --- |
| 分析 | 基本排除神经病理性疼痛 | | 基本排除神经病理性疼痛 | 考虑患神经病理性疼痛 | | 高度考虑患神经病理性疼痛 | |

## 参考文献

陈杰，杨晓红，路潜，等，2015.中文版重症监护疼痛观察工具在非气管插管患者中应用的信效度研究.中华护理杂志，50（9）：1132-1136.

韩济生，2012.疼痛学.北京：北京大学医学出版社.

李青栋，万献尧，谷春梅，等，2012.中文版ICU患者疼痛观察工具在机械通气患者应用的信度与效度.中华内科杂志，51（8）：642-643.

陆小英，赵存凤，张婷婷，等，2003."长海痛尺"在疼痛评估中的应用.解放军护理杂志，20（4）：6-7.

中华医学会疼痛学分会，2006.临床诊疗指南（疼痛学分册）. 北京：人民卫生出版社，4.

Ahlers SJ, Vander Der Veen AM, Vanduk M, et al, 2010. The use of the behavioral pain scale to assess pain in conscious sedated patients. Anesth Analg, 110（1）：127-133.

Anita U, Patrick M, 1983. Children's drawing of their pain. Pain, 17（4）：385-392.

Assaoui Y, Zeggwagh AA, Zekraoui A, et al, 2005. Validation of a behavioral pain scale in critically ill, sedated, and mechanically ventilated patients. Anesth Analg, 101（5）：1470-1476.

Barr J, Fraser GL, Puntillo K, et al, 2013. Clinical practice guidelines for the management of pain, agitation, and delirium in adult patients in the intensive care unit. Crit Care Med, 41（1）：263-306.

Bieri D, Reeve RA, Champion GD, et al, 1990. The faces pain scale for the self-assessment of the severity of pain experienced by children: development, initial validation and preliminary investigation for ratio scale properties. Pain, 41（2）：139-150.

Burchiel KJ, 1991. Ochoa JL, 1991. Surgical management of post-traumatic neuropathic pain. Division of Neurosurgery, 2（1）：117-126.

Byrne M, Troy A, Marchisello PJ, et al, 1982. Cross validation of the factor structure of the McGill Pain Questionnaire. Pain, 13（2）：193-201.

Callahan LF, Brooks RH, Summey JA, et al, 1987. Quantitative pain assessment for routine care of rheumatoid arthritis patients, using a pain scale based on activities of daily living and a visual analog pain scale. Arthritis Rheum, 30（6）：630-636.

Chanques G, Payen JF, Mercier G, et al, 2009. Assessing pain in non-intubated critically ill patients unable to self report: an adaptation of the Behavioral Pain Scale. Intensive Care Med, 35（12）：2060-2067.

Chen J, Lu Q, Wu XY, 2016. Reliability and validity of the Chinese version of the behavioral pain scale in intubated and non-intubated critically ill patients: two cross-sectional studies. Int J Nurs Stud, 61：63-71.

Cleeland CS, 1994. Pain assessment: global use of the Brief Pain Inventory. Ann Acad Med Singapore, 23（2）：129-138.

Farrar JT, Young JP, LaMoreaux L, et al, 2001. Clinical importance of changes in chronic pain intensity measured on an 11-point numerical pain rating scale. Pain, 94（2）：149-158.

Fuller BF, Neu M, 2000. Validity and reliability of a practicebased infant pain assessment instrument. ClinNurs Res, 9（2）：124-143.

Gélinas C, 2016. Pain assessment in the critically ill adult: recent evidence and new trends. Intensive Crit Care Nurs, 34：1-11.

Gelinas C, Fillion L, Puntillo K A, et al, 2006. Validation of the critical-care pain observation tool in adult patients. Am J Crit Care, 15（4）：420-427.

Gelinas C, Harel F, Fillion L, et al, 2009. Sensitivity and specificity of the critical-care pain observation tool（CPOT）for the detection of pain in intubated ICU adult patients. J Pain Symptom Manage, 37（1）：58-67.

Herr K, Coyne P J, McCaffery M, et al, 2011. Pain assessment in the patient unable to self-report: position statement with clinical practice recommendations. Pain ManagNurs, 12（4）：230-250.

Herr K, Titler MG, Schilling ML, et al, 2004. Evidence-based assessment of acute pain in older adults: current nursing practices and perceived barriers. The Clinical Journal of Pain, 20（5）：331-340.

Hicks C L, von Baeyer C L, Spafford P A, et al, 2001. The faces pain scale-revised: toward a common metric in pediatric pain measurement. Pain, 93（2）：173-183.

Holdgate A, Asha S, Craig J, et al, 2003. Comparison of a verbal numeric rating scale with the visual analogue scale for the measurement of acute pain. Emerg Med J, 15（5-6）：441-446.

Kitisomprayoonkul W, 2011. Validation study of the Thai ID Pain Scale. J Med Assoc Thai, 94（5）：610-6155.

Loosm J, Houterman S, Scheltingam R, et al, 2008. Evaluating postherniorrhaphy groin pain: visual analogue or verbal rating scale? Hernia, 12（2）：147-151.

Maio Ronald F, Garrison Herbert G, Spaite Daniel W, et al, 2002. Emergency medical services outcomes project（EMSOP）IV: pain measurement in out-of-hospital outcomes research. Ann Emerg Med, 40（2）：172-179.

Melzack R, 1975. The mcgill pain questionnaire: major properties and scoring methods. Pain, 1（3）：277.

Melzack R, 1987. The short-form McGill Pain Questionnaire. Pain, 30（2）：191-197.

Merkel S, Malviya S, 2000. Pediatric pain, tools, and assessment. PerianesthNurs, 15（6）：408-414.

O'Rourke D，2004. The measurement of pain in infants，children，and adolescents：from policy to practice. Phys Ther，84（6）：560-570.

Patel NB，2010. Guide to pain management in low-resource settings：physiology of pain. IASP，3：13-7.

Payen J F，Bru O，Bosson J L，et al，2001. Assessing pain in critically ill sedated patients by using a behavioral pain scale. Crit Care Med，29（12）：2258-2263.

Portenoy R，2006. Development and testing of a neuropathic pain screening questionnaire：ID Pain. Curr Med Res Opin，22（8）：1555-1565.

Ripamonti CI，Brunell IC，2009. Comparison between numerical rating scale and six level verbal rating scale in cancer patients with pain：a preliminary report. Support Care Cancer，17（11）：1433-1434.

Sehtt J，Huskisson EC，1976. Graphic representation of pain. Pain，2（2）：175-184.

Tomlinson D，von Baeyer C L，Stinson J N，et al，2010. A systematic review of faces scales for the self-report of pain intensity in children. Pediatrics，126（5）：e1168-1198.

Tsze DS，Baeyer CLV，Bulloch Blake，et al，2013. Validation of self-report pain scales in children. Pediatrics，132（4）：971-979.

Turk DC，Rudy TE，Sorkin BA，1993. Neglected topics in chronic pain treatment outcome studies：determination of success. Pain，53（1）：3-16.

Wewers ME，Lowe NK，1990. A critical review of visual analogue scales in the measurement of clinical phenomena. Research in Nursing and Health，13（4）：227-236.

Williams AC，Craig KD，2016. Updating the definition of pain. Pain，157（11）：2420-2423.

Woodforde JM，Merskey H，1972. Some relationships between subjective measures of pain. J Psychosom Res，16（3）：173-178.

Zalon ML，2006. Using and understanding factor analysis：the brief pain inventory. Nurse Researcher，14（1）：71-84.

（撰写：王伍超　易明伶　高巍巍；审校：周继红）

# 第十章

# 创伤心理评分

心理创伤（psychological trauma）指经历某种非同寻常的威胁或灾难性事件所引发的精神紧张状态。心理创伤病人所经历的非同寻常的事件包括自然灾害、人际斗争、严重外伤、目睹他人死亡，经历恐怖、暴力或其他犯罪行为的受害者。虽然大多数人在经历了此类创伤性事件冲击后通过自身调节能重建心理功能和再度平衡，但难以愈合的精神创伤使得部分创伤事件经历者产生了焦虑、抑郁、恐惧等一系列心理问题。如何评估心理创伤已成为大

多数研究者和临床工作所关注的问题。自1980年《诊断与统计手册：精神障碍》第3版（Diagnostic and statistical manual of mental disorders-Ⅲ，DSM-Ⅲ）首次引入精神创伤概念以来，至今已有大量心理创伤评估量表，其中急性应激障碍、创伤后应激障碍评估量表等应用较为广泛，本章将对常用创伤心理评估量表进行介绍，主要包括三个方面：急性应激障碍、创伤后应激障碍和创伤经验症状的评估。

# 第一节　急性应激障碍评分

## 一、概述

为描述人们暴露于创伤事件后最初1个月内的瞬时或短暂的应激反应，美国精神病协会（American Psychiatric Association）于1994年在《精神疾病诊断与统计手册》第4版（Diagnostic and statistical manual for mental disorders-Ⅳ，DSM-Ⅳ）中引入了急性应激障碍（acute stress disorder，ASD）的概念。ASD指个体暴露于某创伤事件后的2天到4周内所表现的应激症状。

目前，评估ASD的工具主要有急性应激障碍量表（acute stress disorder scale，ASDS）、斯坦福急性应激反应问卷（Stanford acute stress reaction questionnaire，SASRQ）。

## 二、急性应激障碍量表

### （一）概述

1998年，澳大利亚悉尼新南威尔士大学心

理系Bryant等根据DSM-Ⅳ的诊断标准，研发了急性应激障碍访谈问卷（acute stress disorder interview，ASDI）。ASDI是结构化的临床问卷，采用"没有""轻度""中度""相当多""很多"五级评分制。"没有"记1分，"轻度"记2分，"中度"记3分，"相当多"记4分，"很多"记5分。整个问卷由19个项目构成，具有较好的信效度，项目的内部一致性效度为0.90，再测信度为0.88。

2000年，Bryant、Mould等在ASDI的基础上又开发了自评急性应激障碍量表（acute stress disorder scale，ASDS）。ASDS包含19个项目，主要评价ASD的症状严重程度。该量表的中文版采用两阶段翻译与回译的方式修订而成，在我国人群中也使用良好。

### （二）评分方法

ASDS量表采用Likert 5点记分，即完全没有记1分，轻度记2分，中度记3分，较重记4分，非

常严重记5分。ASDS量表含19个条目（表10-1），从前到后依次为5个分离症状、4个再历症状、4个回避症状和6个过度警觉症状（表10-2）。

根据Bryant等的标准，当被试者分离症状分量表的得分大于等于9分，且合并其他3个分量表的总分大于等于28分时，可判断个体为可能的ASD病人。

## （三）示例

某病人37岁，在经历一次重大交通事故后第20天做了急性应激障碍量表测试，各条目得分情况见表10-3。

分离症状分量表的得分=3+3+2+2+2=12分
其他3个分量表的总分=2+2+2+1+2+2+3+2+3+2+2+2=29分

由于分离症状分量表得分大于9分，且其他3个分量表的总分大于28分，因此该病人可能为ASD病人。

## （四）特点与意义

ASD在创伤性事件经历者中是一种常见的心理疾患，ASDS可以较好地评估事故幸存者人群中ASD的流行情况并分析相关的预测因素，是目前被广泛应用于急性应激障碍的评估方法之一。ASDS

#### 表10-1 急性应激障碍量表

| 条目 | 记分 | | | | |
| --- | --- | --- | --- | --- | --- |
| | 完全没有 | 轻度 | 中度 | 较重 | 非常严重 |
| 1.情感麻木 | 1 | 2 | 3 | 4 | 5 |
| 2.环境觉察力减低 | 1 | 2 | 3 | 4 | 5 |
| 3.现实解体 | 1 | 2 | 3 | 4 | 5 |
| 4.人格解体 | 1 | 2 | 3 | 4 | 5 |
| 5.分离性遗忘 | 1 | 2 | 3 | 4 | 5 |
| 6.闯入性回忆 | 1 | 2 | 3 | 4 | 5 |
| 7.噩梦 | 1 | 2 | 3 | 4 | 5 |
| 8.再体验 | 1 | 2 | 3 | 4 | 5 |
| 9.情绪反应 | 1 | 2 | 3 | 4 | 5 |
| 10.回避回想 | 1 | 2 | 3 | 4 | 5 |
| 11.回避谈及 | 1 | 2 | 3 | 4 | 5 |
| 12.回避相关提示物 | 1 | 2 | 3 | 4 | 5 |
| 13.回避相关情感 | 1 | 2 | 3 | 4 | 5 |
| 14.睡眠问题 | 1 | 2 | 3 | 4 | 5 |
| 15.易激惹 | 1 | 2 | 3 | 4 | 5 |
| 16.注意力问题 | 1 | 2 | 3 | 4 | 5 |
| 17.过度警觉 | 1 | 2 | 3 | 4 | 5 |
| 18.惊跳反射过强 | 1 | 2 | 3 | 4 | 5 |
| 19.生理反应 | 1 | 2 | 3 | 4 | 5 |

#### 表10-2 急性应激障碍量表条目分类

| 分离症状 | 再历症状 | 回避症状 | 过度警觉症状 |
| --- | --- | --- | --- |
| 1.情感麻木 | 6.闯入性回忆 | 10.回避回想 | 14.睡眠问题 |
| 2.环境觉察力减低 | 7.噩梦 | 11.回避谈及 | 15.易激惹 |
| 3.现实解体 | 8.再体验 | 12.回避相关提示物 | 16.注意力问题 |
| 4.人格解体 | 9.情绪反应 | 13.回避相关情感 | 17.过度警觉 |
| 5.分离性遗忘 | | | 18.惊跳反射过强 |
| | | | 19.生理反应 |

的 α 系数为 0.96，27 天间隔的再测信度为 0.94。研究表明，该量表具有良好的测量学品质，是目前该领域使用最为广泛的评估工具。

DSM-IV 引入 ASD 的主要目的之一是识别出以后可能出现创伤后应激障碍（posttraumatic stress disorder，PTSD）的受创伤个体。相对于非 ASD 个体，ASD 个体更有可能出现 PTSD。但需要注意的是，对于不同的创伤事件、被试人群、测评工具、测评时间点和文化背景等，不同研究得出的研究结论也可能存在差异。原因在于 ASD 预测力的波动较大，这意味着可能存在其他调节因素。探索和确定这些调节因素应是将来这一研究领域的热点。

## 三、斯坦福急性应激反应问卷

### （一）概述

斯坦福急性应激反应问卷（Stanford acute stress reaction questionnaire，SASRQ）主要用于评估 ASD 的症状表现，但无法对 ASD 做出诊断。SASRQ 由多个分量表组成，包含 30 个项目，每项采用 0 ~ 5 分的 6 级评分，分别表示"没有体验"到"总是体验"间的不同程度。

### （二）评分方法

SASRQ 是常用的 ASD 筛查工具，以其量表总分进行初步筛查，简便易行，有利于尽快发现高危人群。SASRQ 的具体评分方法如下：

指导语：请回忆过去一周发生的应激性事件，并简要描述一下最令您烦忧的一个事件。这件事对您的烦忧程度如何？（请在表 10-4 的下选项中勾出）。

指导语：下面列表（表 10-5）中的内容是人们在经历应激性事件的过程中及事件之后有时会有的一些体验。请仔细阅读每一条，确定在过去一周内最适合您的体验。在所有项目中，事件均指"应激性事件"。采用 0 ~ 5 分制，0 分是没有体验，1 分是极少体验，2 分是偶尔体验，3 分是有时体验，4 分是经常体验，5 分是总是体验，勾出最适合您体验的选项。另外，勾出烦扰最糟糕的症状有几天（表 10-6）。

2011 年，温盛霖等探讨了 SASRQ 的最佳筛查阈值，通过利用 SASRQ 对灾民 223 人进行了评估，根据 DSM-IV 症状标准进行症状学分析时，以此结果为状态变量，以 SASRQ 量表总分为检测变量得到 ROC 曲线，以曲线上约登指数最大点为 SASRQ 最佳筛查阈值。温盛霖等认为 40 分是 SASRQ 的最佳筛查阳性阈值。

### （三）示例

某病人 41 岁，在经历地震后第 3 天做了斯坦福急性应激反应问卷测试，各条目得分情况见表 10-7。

总得分为 73 分，因此该病人为可能的 ASD 病人。

### （四）特点与意义

国外研究显示，SASRQ 具有较好的信度和效度。在我国 ASD 及其相关因素的调研中，有研究报道 SASRQ 筛查敏感度为 0.938，特异度为 0.773，其也是目前较常用的评估方法。

表 10-3　示例病人急性应激障碍量表评分情况

| 分离症状 | 得分 | 再历症状 | 得分 | 回避症状 | 得分 | 过度警觉症状 | 得分 |
|---|---|---|---|---|---|---|---|
| 情感麻木 | 3 | 闯入性回忆 | 2 | 回避回想 | 1 | 睡眠问题 | 3 |
| 环境觉察力减低 | 3 | 噩梦 | 2 | 回避谈及 | 2 | 易激惹 | 2 |
| 现实解体 | 2 | 再体验 | 2 | 回避相关提示物 | 2 | 注意力问题 | 3 |
| 人格解体 | 2 | 情绪反应 | 2 | 回避相关情感 | 2 | 过度警觉 | 2 |
| 分离性遗忘 | 2 | | | | | 惊跳反射过强 | 2 |
| | | | | | | 生理反应 | 2 |

表 10-4　最令您烦忧的一件事的烦忧程度选择表

| 从无烦忧 | 轻度烦忧 | 中度烦忧 | 重度烦忧 | 极重度烦忧 |
|---|---|---|---|---|
| | | | | |

**表10-5　斯坦福急性应激反应问卷**

| 问题 | 选择 | | | | | |
|---|---|---|---|---|---|---|
| 1.我入睡或维持睡眠困难 | 0 | 1 | 2 | 3 | 4 | 5 |
| 2.我感觉坐立不安 | 0 | 1 | 2 | 3 | 4 | 5 |
| 3.我有"无时间感的感觉" | 0 | 1 | 2 | 3 | 4 | 5 |
| 4.我反应迟缓 | 0 | 1 | 2 | 3 | 4 | 5 |
| 5.我试图回避与事件有关的感受 | 0 | 1 | 2 | 3 | 4 | 5 |
| 6.我反复做与应激性事件有关的噩梦 | 0 | 1 | 2 | 3 | 4 | 5 |
| 7.如果暴露于使我想起应激性事件某方面的事件，我感到异常心烦 | 0 | 1 | 2 | 3 | 4 | 5 |
| 8.对于小事情我也经常出现惊跳反应 | 0 | 1 | 2 | 3 | 4 | 5 |
| 9.应激性事件使我完成工作或需要做的事情感到困难 | 0 | 1 | 2 | 3 | 4 | 5 |
| 10.我没有通常存在的我是谁的感觉 | 0 | 1 | 2 | 3 | 4 | 5 |
| 11.我试图回避使我想起应激性事件的活动 | 0 | 1 | 2 | 3 | 4 | 5 |
| 12.我感觉高度警惕或者紧张兮兮 | 0 | 1 | 2 | 3 | 4 | 5 |
| 13.我感觉自己好像是个陌生人 | 0 | 1 | 2 | 3 | 4 | 5 |
| 14.我试图回避交谈应激性事件 | 0 | 1 | 2 | 3 | 4 | 5 |
| 15.当暴露于与应激事件有关的提示时，我有身体上的反应 | 0 | 1 | 2 | 3 | 4 | 5 |
| 16.我回忆应激性事件的重要内容有困难 | 0 | 1 | 2 | 3 | 4 | 5 |
| 17.我试图回避与应激性事件有关的想法 | 0 | 1 | 2 | 3 | 4 | 5 |
| 18.我见到的事物与它们的实际情况感觉有不同 | 0 | 1 | 2 | 3 | 4 | 5 |
| 19.我反复出现此事件的不必要的回忆 | 0 | 1 | 2 | 3 | 4 | 5 |
| 20.我感觉与自己的情感很疏远 | 0 | 1 | 2 | 3 | 4 | 5 |
| 21.我急躁易怒或者发脾气 | 0 | 1 | 2 | 3 | 4 | 5 |
| 22.我回避与使我想起应激性事件的人接触 | 0 | 1 | 2 | 3 | 4 | 5 |
| 23.我经常突然行动或感觉，好像应激性事件又发生了一样 | 0 | 1 | 2 | 3 | 4 | 5 |
| 24.我的大脑一片空白 | 0 | 1 | 2 | 3 | 4 | 5 |
| 25.我忘记了事件的大部分过程 | 0 | 1 | 2 | 3 | 4 | 5 |
| 26.应激性事件导致我和其他人的关系出现问题 | 0 | 1 | 2 | 3 | 4 | 5 |
| 27.我集中注意力困难 | 0 | 1 | 2 | 3 | 4 | 5 |
| 28.我感觉和其他人疏远分离 | 0 | 1 | 2 | 3 | 4 | 5 |
| 29.我有感觉事件又重新发生了一次的生动体验 | 0 | 1 | 2 | 3 | 4 | 5 |
| 30.我试图远离使我想起事件的地方 | 0 | 1 | 2 | 3 | 4 | 5 |

**表10-6　烦扰您最糟糕的症状有几天？（请勾出）**

| 没有 | 1天 | 2天 | 3天 | 4天 | 5天或更多 |
|---|---|---|---|---|---|
| | | | | | |

**表10-7　某病人斯坦福急性应激反应问卷测试表**

| 问题 | 得分 |
|---|---|
| 1.我入睡或维持睡眠困难 | 4 |
| 2.我感觉坐立不安 | 2 |
| 3.我有"无时间感的感觉" | 1 |
| 4.我反应迟缓 | 2 |
| 5.我试图回避与事件有关的感受 | 2 |
| 6.我反复做与应激性事件有关的噩梦 | 3 |

| 问题 | 得分 |
| --- | --- |
| 7.如果暴露于使我想起应激性事件某方面的事件，我感到异常心烦 | 3 |
| 8.对于小事情我也经常出现惊跳反应 | 3 |
| 9.应激性事件使我完成工作或需要做事情时感到困难 | 2 |
| 10.我没有通常存在的我是谁的感觉 | 2 |
| 11.我试图回避使我想起应激性事件的活动 | 3 |
| 12.我感觉高度警惕或者紧张兮兮 | 4 |
| 13.我感觉自己好像是个陌生人 | 1 |
| 14.我试图回避交谈应激性事件 | 2 |
| 15.当暴露于与应激事件有关的提示时，我有身体上的反应 | 2 |
| 16.我回忆应激性事件的重要内容有困难 | 2 |
| 17.我试图回避与应激性事件有关的想法 | 2 |
| 18.我见到的事物与它们的实际情况感觉有不同 | 1 |
| 19.我反复出现此事件的不必要的回忆 | 3 |
| 20.我感觉与自己的情感很疏远 | 2 |
| 21.我急躁易怒或者发脾气 | 3 |
| 22.我回避与使我想起应激性事件的人接触 | 2 |
| 23.我经常突然行动或感觉，好像应激性事件又发生了一样 | 4 |
| 24.我的大脑一片空白 | 2 |
| 25.我忘记了事件的大部分过程 | 3 |
| 26.应激性事件导致我和其他人的关系出现问题 | 2 |
| 27.我集中注意力困难 | 3 |
| 28.我感觉和其他人疏远分离 | 1 |
| 29.我有感觉事件又重新发生了一次的生动体验 | 4 |
| 30.我试图远离使我想起事件的地方 | 3 |

# 第二节　创伤后应激障碍评分

## 一、概述

### （一）定义

创伤后应激障碍（post traumatic stress disorder, PTSD）又称为创伤后延迟性心因性反应，是对创伤等严重应激因素的一种异常的精神反应，是幸存者在经历创伤过程后表现出的一种延迟的、持续性的心身应激反应。PTSD的主要症状包括噩梦、性格大变、情感解离、麻木感（情感上的禁欲或疏离感）、失眠、逃避会引发创伤回忆的事物、易怒、过度警觉、失忆和易受惊吓等。

PTSD的临床表现多数在遭受创伤后数日至半年内出现，主要表现为三类症状。

（1）创伤性体验的反复出现：即病人会产生闯入性的创伤情景再现，再现的内容非常清晰、具体；而且这种体验会给病人带来极大的痛苦，并有可能进一步恶化，产生一些PTSD相关的共病（如恐惧、焦虑、自责、失望、抱怨等）。

（2）持续性回避：病人会主动回避与创伤有关的人、物及环境，回避有关的想法、感觉和话题，不愿提及相关的话题；不能回忆有关创伤的一些重要内容，对一些重要的活动明显失去兴趣，不愿与人交往，与外部世界疏远，对很多事情都索然无味，对亲人表现冷淡等，让人感觉病人性格孤僻，难以接近。

（3）持续性警觉性增高：对许多小的细节件都引起比较强烈的反应。不少病人表现出难以入睡、易惊醒等睡眠障碍，易激惹或易发怒、容易受惊吓、注意力不集中等警觉性增高的症状。

PTSD的诊断要点：强调有异乎寻常的创伤性事件作为主要的发病原因，有特征性的症状，持续性的重新体验创伤，持续性的回避和持续性的警觉增高，给病人带来主观痛苦或社会功能损害，病程持续一定的时间。在其病情的诊断分类过程中常采用一些心理评分量表辅助以进行评估。

### （二）创伤后应激障碍评分分类

在DSM-Ⅳ中，典型的PTSD有三大核心症状，共17个条目。目前，有关PTSD的评估量表多数是根据这17条进行编制的。目前在世界范围内得到广泛认可和运用的量表有临床用PTSD诊断量表（clinician administered PTSD scale，CAPS）、创伤后应激障碍自评量表（post traumatic stress disorder self-rating scale，PTSD-SS）、PTSD检测表（PTSD checklist，PCL）等。

## 二、临床用创伤后应激障碍诊断量表

### （一）概述

临床用PTSD诊断量表（CAPS）是1990年美国PTSD国立研究中心基于DSM-Ⅲ中PTSD诊断标准的基础上制定的，是一种评估PTSD症状严重性和诊断状态的结构式晤谈工具。随着诊断标准的改变及使用者的反馈信息，研究人员曾对CAPS做了几次修订，1994年DSM-Ⅳ出现后做了最大的一次修订。目前CAPS及CAPS-CA（儿童及青少年版本）已经获得美国PTSD国立研究中心授权在中国使用。儿童和青少年可采用CAPS-CA，其他成年人均可采用CAPS。中南大学附属湘雅二医院精神卫生研究所将1998年最后一次修订的CAPS英文版及CAPS-CA翻译成中文。CAPS汉化版本完全按照英文版本进行翻译，没有增减条目和修订条目。

### （二）评定方法

1. 临床用DSM-Ⅳ PTSD诊断量表（CAPS）

CAPS覆盖了PTSD的所有症状。最初的CAPS包括DSM-Ⅲ有关PTSD的17项症状、8项伴随症状（如内疚、无助、记忆损害等），以及评定反应有效性、整体严重性、整体改善及社交和职业损害等五项。目前的CAPS版本评定DSM-Ⅳ有关PTSD诊断标准的所有条目包括标准A（暴露于创伤性事件）、标准B～D（核心症状群：再体验、麻木和回避、过度警觉）、标准E（病期）、标准F（功能损害）及伴随症状如内疚和分离。最后，CAPS评定当前的和终身的PTSD症状状态。临床用DSM-Ⅳ PTSD诊断量表具体内容如下：

#### 临床用 DSM-Ⅳ PTSD诊断量表

**标准A：个体曾暴露于某一创伤性事件，并存在以下两者**

（1）个体亲身体验、目睹或遭遇涉及真正的或死亡威胁，或导致严重损伤，或威胁到自身或他人躯体完整性的某一或多件事件

（2）个体有强烈的害怕、无助或恐惧反应（注：如是儿童，则代之表现为紊乱或激越行为）

我将要问您一些有时会发生在人们身上的艰难的或者应激性事件。例如，某种形式的严重意外事故；火灾、飓风或地震；被抢劫、被殴打或遭遇武器袭击；或被强迫与别人发生性关系。首先我将要求您察看一列类似上述经历的清单，找出所有曾遭遇的事件。然后，如果您曾遭遇过某一事件，我将要求您简短地描述事发当时的情况及您当时的感受。

这些经历有些回忆起来会很困难或者带给您不舒服的记忆或感受。人们经常发现对这些问题进行讨论是有帮助，但是这将取决于您想告诉我多少。在我们谈论过程中，如果您发现自己烦躁不安，请您告诉我，我们可以放慢速度并进行讨论。同时，如果您有任何问题或者没有理解某些内容，也请您告诉我。在我们开始前，您还有什么问题吗？

执行清单（LEC），然后回顾并询问三个事件。如果超过三个认可的事件，选择要询问哪三个事件（如最初的、最坏的和最近的事件；三个最坏的事件；感兴趣的创伤加两个其他的最坏的事件等）

如果清单上没有认可的事件（问：您曾经有过生命处于危险之中，或者遭受过严重的创伤或伤害吗？）

如果没有（问：您曾经有过死亡或者严重伤害的威胁？即使事实上您并没有受到创伤或伤害）

如果没有（问：那么您见过类似这样的事情发生在别人身上或者发现它发生在和您很亲近的人身上吗？）

如果没有（问：请说出一些在您过去的生活中最紧张的经历是什么？）

---

事件1

发生了什么事？（那时您多大？还涉及哪些人？发生了几次？生命受到威胁了吗？受到严重损伤了吗？）

描述（如事件类型、受害者、犯罪者、年龄、发生的次数）

您的情绪反应是怎样的？（您非常担忧或者受到惊吓吗？恐惧吗？无助吗？是怎样的呢？您被吓晕了吗？或者非常惊恐以至于您什么也感觉不到了吗？那是一种什么样的感觉？其他人注意到您的情绪反应是怎样的？事件过后的情况如何？您的情绪反应是怎样的？）

A.（1）
生命受到威胁了吗？
是 否 ［自己 他人］
损害严重吗？
是 否 ［自己 他人］
身体的完整性受到威胁了吗？
是 否 ［自己 他人］
A.（2）
强烈的害怕／需要帮助／恐惧？
是 否
［在事件发生过程中事件发生后］
符合标准A吗？ 否 可能是

---

事件2

发生了什么事？（那时您多大？还涉及哪些人？发生了几次？生命受到威胁了吗？受到严重损伤了吗？）

描述（如事件类型、受害者、犯罪者、年龄、发生的次数）

您的情绪反应是怎样的？（您非常担忧或者受到惊吓吗？恐惧吗？无助吗？是怎样的呢？您被吓晕了吗？或者非常惊恐以至于您什么也感觉不到了吗？那是一种什么样的感觉？其他人注意到您的情绪反应是怎样的？事件过后的情况如何？您的情绪反应是怎样的？）

A.（1）
生命受到威胁了吗？
是 否 ［自己 他人］
损害严重吗？
是 否 ［自己 他人］
身体的完整性受到威胁了吗？
是 否 ［自己 他人］
A.（2）
强烈的害怕／需要帮助／恐惧？
是 否
［在事件发生过程中事件发生后］
符合标准A吗？ 否 可能是

---

事件3

发生了什么事？（那时您多大？还涉及哪些人？发生了几次？生命受到威胁了吗？受到严重损伤了吗？）

描述（如事件类型、受害者、犯罪者、年龄、发生的次数）

您的情绪反应是怎样的？（您非常担忧或者受到惊吓吗？恐惧吗？无助吗？是怎样的呢？您被吓晕了吗？或者非常惊恐以至于您什么也感觉不到了吗？那是一种什么样的感觉？其他人注意到您的情绪反应是怎样的？事件过后的情况如何？您的情绪反应是怎样的？）

A.（1）
生命受到威胁了吗？
是 否 ［自己 他人］
损害严重吗？
是 否 ［自己 他人］
身体的完整性受到威胁了吗？
是 否 ［自己 他人］
A.（2）
强烈的害怕／需要帮助／恐惧？
是 否
［在事件发生过程中事件发生后］
符合标准A吗？ 否 可能是

在以下的会谈中，我希望您将这些事件保持在脑海中，因为我要问一些有关这些事件可能如何影响您的问题。

我将总共问您大约25个问题。绝大多数问题由两部分构成。首先，我将问您是否曾经有特定的问题，如果有的话，在过去的1个月（1周）内它出现的频率如何。其次，我将问到这一问题导致您悲痛和不适的强度如何。

**标准B：以下列1种以上的方式持续地重新体验这种创伤事件**

1.（B-1）反复闯入性地、痛苦地回忆起这些事件，包括印象、思想或知觉。注：如是幼儿，反复地进行表达创伤主题或一些有关的游戏。

| 频率 | 强度 | 过去1周 |
|---|---|---|
| 您曾经有过有关事件的不必要的记忆吗？ | 这些记忆引起您悲痛或不适的程度如何？ | 频率（F） |
| 它们是怎样的？（您记住了哪些内容？）[如果不清楚]（它们曾经在您清醒的时候出现过，还是仅在睡梦中出现过？）[如果记忆只是发生在睡梦中就排除掉] | 您能够把它们从您的头脑中移除并且可以考虑其他事情吗？（你曾经不得不做多大的努力才能做到？） | 强度（I） |
| 在过去的1个月（1周）内，这些记忆出现的次数如何？ | 它们对您生活的妨碍程度如何？ | 过去1个月 频率（F） 强度（I） |
|  | 0　从不 | Sx：是不 |
|  | 1　轻度的，最小的悲痛或行为瓦解 |  |
| 0　从不 | 2　中度的，明确存在的但仍旧是易处理的，一些行为瓦解 | 终身 频率（F） |
| 1　一两次 |  | 强度（I） |
| 2　一周内一两次 | 3　重度的，相当多的悲痛，移除记忆困难，显著的行为瓦解 | Sx：是不 |
| 3　一周内有几次 |  |  |
| 4　每天或者几乎是每一天 | 4　极重度的，不能克服的悲痛，不能够移除记忆，行为不能够持续 |  |

描述／举例　　　　　　　　　　QV（详细说明）

2.（B-2）反复而痛苦地梦及此事件。注：如是儿童，可能是令人可怕的梦而讲不清内容。

| 频率 | 强度 | 过去1周 |
|---|---|---|
| 您曾经有过有关此事件的不愉快的梦境吗？ | 这些梦境引起您悲痛或不适的程度如何？ | 频率（F） |
| 描述一个典型的梦境（在梦境中发生了什么？） | 它们曾经使您从梦中醒来吗？[如果有]（您醒来的时候发生了什么？您多长时间才能重新入睡？）[倾听有关紧张觉醒、大喊、将梦中的内容演绎出来的报告]（这些梦境影响过其他的人吗？如何影响的？） | 强度（I） |
| 在过去的1个月（1周）内这样的梦境出现的次数如何？ |  | 过去1个月 频率（F） 强度（I） Sx：是不 |
| 0　从不 |  |  |
| 1　一两次 | 0　从不 | 终身 |
| 2　一周内一两次 | 1　轻度的，最小的悲痛，或许没有醒来过 | 频率（F） |
| 3　一周内有几次 | 2　中度的，在悲痛中醒来但是可以容易地重新入睡 | 强度（I） |
| 4　每天或者几乎是每一天 | 3　重度的，相当多的悲痛，重新入睡困难 | Sx：是不 |
|  | 4　极重度的，不能克服的悲痛，不能够重新入睡 |  |

描述／举例　　　　　　　　　　QV（详细说明）

3.（B-3）似乎创伤事件正在活跃地重现或被感受（包括这种体验、错觉、幻觉及分离性闪回发作于再现之时的感觉，包括发生在意识清醒时或醉酒时）。

（注：如是幼儿，可出现特殊创伤的再现）

| 频率 | 强度 | 过去1周 |
|---|---|---|
| 您曾经有过突然重现事件发生当时的动作或感受，好像事件又重新发生过一样吗？（您曾有过有关事件的闪回吗？）［如果不清楚］（是在您清醒或仅在梦中出现过吗？）［如果仅出现在梦境中则排除］请您详细地告诉我。<br><br>在过去的1个月（1周）内出现的次数如何？<br><br><br>0　从不<br>1　一两次<br>2　一周内一两次<br>3　一周内有几次<br>4　每天或者几乎是每一天 | 事件好像又发生过的程度如何？（在那时候您对于自己究竟是谁或者正在干什么这样的问题迷惑过吗？）<br>这样会持续多长时间？这样的情况发生时您做了什么？（其他人注意到您的行为了吗？他们说过什么吗？）<br><br>0　从没有重新体验<br>1　轻度的，比仅仅考虑事件本身现实<br>2　中度的，明确的但是短暂的分离，对周围环境仍有知觉，白日梦特性<br>3　重度的，强烈的分离（印象、声音或气味的报道），但还保留周围环境的一些知觉<br>4　极重度的，完全的分离（闪回），对周围环境没有知觉，或许是无反应的，可能一段记忆丧失（暂时性失去知觉） | 频率（F）<br>强度（I）<br><br>**过去1个月**<br>频率（F）<br>强度（I）<br>Sx：是不<br><br>**终身**<br>频率（F）<br>强度（I）<br>Sx：是不 |
| 描述/举例 | QV（详细说明） | |

4.(B-4) 接触或感受到创伤事件的象征物或很相似的内心或外界迹象时，出现强烈的心理痛苦烦恼（触景生情）。

| 频率 | 强度 | 过去1周 |
|---|---|---|
| 您曾经有过每当有什么事物使您想起这件事时，情绪就变得非常难过吗？（曾经有什么事情触发了与事件有关的感受吗？）<br>是什么样的提示情景让您难过的？<br>在过去的1个月（1周）内出现的次数如何？<br><br><br>0　从不<br>1　一两次<br>2　一周内一两次<br>3　一周内有几次<br>4　每天或者几乎是每一天 | 这些提示引起您的悲伤或不适的程度如何？<br>它能持续多久？<br>它对您生活的妨碍程度如何？<br><br>0　没有<br>1　轻度的，最小的悲痛或行为瓦解<br>2　中度的，明确存在的悲痛但仍是易处理的，一些行为瓦解<br>3　重度的，大量的悲痛，显著的行为瓦解<br>4　极重度的，不能克服的悲痛，行为不能够持续 | 频率（F）<br>强度（I）<br><br>**过去1个月**<br>频率（F）<br>强度（I）<br>Sx：是不<br><br>**终身**<br>频率（F）<br>强度（I）<br>Sx：是不 |
| 描述/举例 | QV（详细说明） | |

5.(B-5) 接触或感受到创伤事件的象征物或很相似的内心或外界迹象时，出现生理反应。

| 频率 | 强度 | 过去1周 |
|---|---|---|
| 您曾经有过当有什么事物使您想起这件事时出现生理上的反应吗？（当有提示使您想起这件事的时候，您的身体曾经有过什么反应吗？）您能给出一些例子吗？（您的心跳或者呼吸有改变吗？您出汗吗，或者感觉非常紧张或发抖吗？）<br>是什么样的提示触发了您这样的反应？<br>在过去的1个月（1周）内出现的次数如何？<br><br><br>0　从不<br>1　一两次<br>2　一周内一两次<br>3　一周内有几次<br>4　每天或者几乎是每一天 | 这些生理反应的严重程度如何？它们能持续多久？（即使在您摆脱这种境况之后它们还存在吗？）<br><br><br>0　没有生理反应<br>1　轻度的，最小的生理反应<br>2　中度的，明确存在的生理反应，如果持续暴露还有可能持续<br>3　重度的，显著的生理反应，整个暴露过程持续存在<br>4　极重度的，生动强烈的生理反应甚至是在暴露结束后仍有持续的警觉 | 频率（F）<br>强度（I）<br><br>**过去1个月**<br>频率（F）<br>强度（I）<br>Sx：是不<br><br>**终身**<br>频率（F）<br>强度（I）<br>Sx：是不 |
| 描述/举例 | QV（详细说明） | |

**标准C**：对此创伤伴有的刺激作持久的回避，对一般事物的反应显得麻木（在创伤之前不存在这种情况），如下列三项以上。

6.（C-1）努力避免与此创伤有关的想法、感受或谈论。

| 频率 | 强度 | 过去1周 |
|---|---|---|
| 您曾经试图回避与事件有关的想法或感受吗？（什么样的想法或感受您试图想回避？） | 您做了多大的努力试图回避（想法/感受/谈论）？（您做了什么样的事情？用过喝酒、药物或者毒品吗？）[考虑所有试图回避的手段，包括分神、抑制或利用乙醇/药物] | 频率（F）<br>强度（I） |
| 您试图回避过与其他人谈论起这件事吗？（为什么是这样的呢？） | | 过去1个月 |
| 在过去的1个月（1周）内出现的次数如何？ | 它对您生活的妨碍程度如何？ | 频率（F）<br>强度（I） |
| 0 从不 | 0 没有 | Sx：是 不 |
| 1 一两次 | 1 轻度的，最小的努力，很少或没有行为瓦解 | |
| 2 一周内一两次 | 2 中度的，一些努力，回避明确存在，有一些行为瓦解 | **终身** |
| 3 一周内有几次 | 3 重度的，大量的努力，显著的回避，显著的行为瓦解或沉溺在一些特定的行为中作为回避策略 | 频率（F）<br>强度（I） |
| 4 每天或者几乎是每一天 | 4 极重度的，强烈的努力试图回避，行为不能够持续或过度沉溺在特定的行为中作为回避策略 | Sx：是 不 |
| 描述/举例 | QV（详细说明） | |

7.（C-2）努力避免会促使回忆起此创伤的活动、地点或人物。

| 频率 | 强度 | 过去1周 |
|---|---|---|
| 您曾经试图回避与事件有关的某些活动、地点或人物吗？（什么样的事情您试图想回避？为什么是这样的呢？） | 您做了多大的努力试图回避（活动/地点/人物）？（您做了什么样的事情来取代？）<br>它对您生活的妨碍程度如何？ | 频率（F）<br>强度（I） |
| 在过去的1个月（1周）内出现的次数如何？ | | 过去1个月 |
| | 0 没有 | 频率（F） |
| 0 从不 | 1 轻度的，最小的努力，很少或没有行为瓦解 | 强度（I） |
| 1 一两次 | 2 中度的，一些努力，回避明确存在，有一些行为瓦解 | Sx：是 不 |
| 2 一周内一两次 | 3 重度的，大量的努力，显著的回避，显著的行为瓦解或沉溺在一些特定的行为中作为回避策略 | |
| 3 一周内有几次 | | **终身** |
| 4 每天或者几乎是每一天 | 4 极重度的，强烈的努力试图回避，行为不能够持续或过度沉溺在一定的行为中作为回避策略 | 频率（F）<br>强度（I） |
| | | Sx：是 不 |
| 描述/举例 | QV（详细说明） | |

8.（C-3）不能回忆起此创伤的重要方面。

| 频率 | 强度 | 过去1周 |
|---|---|---|
| 您回忆事件的某些重要部分有困难吗？请您详细一点告诉我（您觉得您应当能记起这些事情吗？您为什么认为您不能够记起呢？） | 让您回忆起事件的重要部分有多大的困难？（如果您再试一次，您能多回忆起一点吗？） | 频率（F）<br>强度（I） |
| 在过去的1个月（1周）内，您有多少次很难回忆起事件的重要部分呢？（哪些部分是您仍旧记得的呢？） | 0 没有<br>1 轻度的，最小的困难 | 过去1个月<br>频率（F） |
| | 2 中度的，一些困难，经过努力可以回忆 | 强度（I） |
| 0 没有，清楚地记得 | 3 重度的，大量的困难甚至是经过努力 | Sx：是 不 |
| 1 很少的一部分不记得（少于10%） | 4 极重度的，完全不能够回忆起事件的重要方面 | |
| 2 一部分不记得（20%～30%） | | **终身** |
| 3 许多方面不记得（50%～60%） | | 频率（F） |
| 4 绝大部分或者所有的内容都不记得（超过80%） | | 强度（I） |
| 描述/举例 | QV（详细说明） | Sx：是 不 |

9.（C-4）明显地很少参加有意义活动或没有兴趣参加。

| 频率 | 强度 | 过去1周 |
|---|---|---|
| 您曾经对以前感兴趣的活动现在兴趣减少了吗？（您对什么样的事情失去了兴趣？有什么事情您根本不再做了吗？为什么会是这样呢？〔如果没有机会，身体不允许或者如果感兴趣的活动发展上恰逢改变，则排除掉〕在过去的1个月（1周）内，有多少活动您没有兴趣参加了？（什么事情是您现在仍旧喜欢参加的？）从什么时候您开始有这种感觉的？（在事件后吗？） | 您的兴趣丧失的程度如何？（您喜欢参加您已经开始的活动吗？）<br><br>0 没有丧失兴趣<br>1 轻度的，轻微的兴趣丧失，活动开始之后或许愿意参加<br>2 中度的，明确的兴趣丧失，但是仍旧对某些活动有兴趣<br>3 重度的，显著的兴趣丧失 | 频率（F）<br>强度（I）<br><br>**过去1个月**<br>频率（F）<br>强度（I）<br>Sx：是 不<br><br>**终身** |
| 0 没有<br>1 较少的活动（少于10%）<br>2 一些活动（20%～30%）<br>3 许多活动（50%～60%）<br>4 大部分活动（超过80%） | 4 极重度的，完全的兴趣丧失，不参与任何活动<br>与创伤有关吗？<br>1明确的　2可能　3不可能<br>当前的　终身的 | 频率（F）<br>强度（I）<br>Sx：是 不 |
| 描述／举例 | QV（详细说明） | |

10.（C-5）有脱离他人或觉得他人很陌生的感受。

| 频率 | 强度 | 过去1周 |
|---|---|---|
| 您曾有过与其他人疏远或脱离的感觉吗？那是什么样的感觉？<br>在过去的1个月（1周）内有多少时间您是那么感觉的？您是从什么时候开始有这样的感觉的？（在事件后吗？） | 和其他人疏远或者脱离的感觉有多强烈？（您感觉和谁最亲近？您和多少人谈论个人事情是感觉舒服的？）<br><br>0 没有疏远或脱离的感觉<br>1 轻度的，或许感觉与其他人不同步<br>2 中度的，明确存在疏远感，但是仍旧感觉有一些人际间的联系 | 频率（F）<br>强度（I）<br><br>**过去1个月**<br>频率（F）<br>强度（I）<br>Sx：是 不 |
| 0 没有<br>1 非常少的时间（少于10%）<br>2 一些时间（20%～30%）<br>3 较多时间（50%～60%）<br>4 大部分或所有的时间（超过80%） | 3 重度的，感觉与绝大多数人有显著的疏远感和脱离感，可以仅与一两个人有密切的联系<br>4 极重度的，完全和别人疏远和脱离，不亲近任何人<br>与创伤有关吗？<br>1明确的　2可能　3不可能<br>当前的　终身的 | **终身**<br>频率（F）<br>强度（I）<br>Sx：是 不 |
| 描述／举例 | QV（详细说明） | |

11.（C-6）情感体验受限制（如不能表示爱恋）。

| 频率 | 强度 | 过去1周 |
|---|---|---|
| 您曾经在有些时候感觉情感麻木或者体验像爱或者幸福这样的情感有困扰吗？那是一种什么样的感觉？（在您有这种困扰体验的时候，您有什么样的感受？）<br>在过去的1个月（1周）内您这样感觉有多少时间？您是什么时候首次出现体验情感有困扰的？（在事件后吗？） | 您的情感体验有多大问题？（什么样的感受是您仍旧能够体验的？）〔包括在会谈过程中影响范围的观察〕<br><br>0 情感体验没有减少<br>1 轻度的，轻微的情感体验的减少<br>2 中度的，明确存在的情感体验减少，但是仍旧能够体验大多数的情感<br>3 重度的，显著的情感体验的减少，至少两种主要的情感（如爱和幸福） | 频率（F）<br>强度（I）<br><br>**过去1个月**<br>频率（F）<br>强度（I）<br>Sx：是 不<br><br>**终身** |
| 0 没有<br>1 非常少的时间（少于10%）<br>2 一些时间（20%～30%）<br>3 较多时间（50%～60%）<br>4 大部分或所有的时间（超过80%） | 4 极重度的，完全缺乏情感体验<br>与创伤有关吗？<br>1明确的　2可能　3不可能<br>当前的　终身的 | 频率（F）<br>强度（I）<br>Sx：是 不 |
| 描述／举例 | QV（详细说明） | |

12.（C-7）对未来没有长远设想（如不期望有一个好的职业、婚姻、儿女或正常生活享受）。

| 频率 | 强度 | 过去1周 |
|---|---|---|
| 您曾经感觉到没有必要为将来打算，在某种程度上您的将来将被缩短吗？ | 您的将来被缩短这样的感觉其程度如何？（您认为您还能活多长时间？您在多大程度上认为您将过早地死亡？） | 频率（F）<br>强度（I） |
| 为什么是这样的呢？〔排除实际的危险，如威胁生命的疾病状态〕 | | **过去1个月** |
| 在过去的1个月（1周）内您有多少时间有这样的感觉？您什么时候首次开始有那样的感觉的？〔在事件后吗？〕 | 0　没有对未来缺乏远大设想<br>1　轻度的，轻微的对未来没有远大设想<br>2　中度的，明确存在对未来没有远大设想，但是对于寿命没有特别的预计 | 频率（F）<br>强度（I）<br>Sx：是不 |
| 0　没有<br>1　非常少的时间（少于10%）<br>2　一些时间（20%～30%）<br>3　较多时间（50%～60%）<br>4　大部分或所有的时间（超过80%） | 3　重度的，显著地对未来没有远大设想，对于寿命可以做出特别的预计<br>4　极重度的，强烈地对未来没有远大设想，完全确信将会过早死亡<br>与创伤有关吗？<br>1明确的　2可能　3不可能<br>当前的　终身的 | **终身**<br>频率（F）<br>强度（I）<br>Sx：是不 |

描述/举例　　　　　　　　　QV（详细说明）

---

**标准D：警觉性增高的症状（在创伤前不存在），表现为下列两项以上。**

13.（D-1）难以入睡或睡得不深。

| 频率 | 强度 | 过去1周 |
|---|---|---|
| 您有过入睡和维持睡眠困难吗？<br>在过去的1个月（1周）内发生的次数如何？<br>什么时候开始有睡眠问题的？（在事件之后吗？） | 您的睡眠问题的严重程度如何？（您入睡需要多长的时间？您在晚上的睡眠中醒过几次？您总是比您希望的醒得早吗？每晚您的总睡眠时间有几个小时？） | 频率（F）<br>强度（I） |
| | | **过去1个月** |
| 0　从不<br>1　一两次<br>2　一周内一两次<br>3　一周内几次<br>4　每天或者几乎是每天 | 0　没有睡眠问题<br>1　轻度的，稍微长一点的睡眠潜伏期或最小的维持睡眠困难（睡眠损失30分钟）<br>2　中度的，明确存在的睡眠障碍，明确延长的潜伏期或明确的维持睡眠困难（睡眠损失30～90分钟） | 频率（F）<br>强度（I）<br>Sx：是不 |
| 是睡眠早期的问题吗？<br>是不<br>是睡眠中期的问题吗？<br>是不<br>早醒？<br>是不 | 3　重度的，比较长的潜伏期或者显著的维持睡眠困难（睡眠损失90分钟至3小时）<br>4　极重度的，非常长的潜伏期或维持睡眠有持续的困难（睡眠损失>3小时的） | **终身**<br>频率（F）<br>强度（I）<br>Sx：是不 |
| 睡眠/晚间的总时间<br>希望的睡眠/晚间的时间 | 与创伤有关吗？<br>1明确的　2可能　3不可能<br>当前的　终身的 | |

QV（详细说明）

14.（D-2）易激惹或易发怒。

| 频率 | 强度 | 过去1周 |
|---|---|---|
| 您曾经在有些时间感觉到特别易激惹或表现强烈愤怒的感受吗？ | 您愤怒的强度如何？（您是如何表现的？）［如果报告是抑制］（您得需要多大的经历才能控制您的愤怒呢？） | 频率（F）<br>强度（I） |
| 您能给出我一些例子吗？ | 您得需要多长时间才能平静下来？ | 过去1个月 |
| 过去的1个月（1周）发生的次数如何？ | 您的愤怒给您造成什么问题了吗？ | 频率（F）<br>强度（I） |
| 您是从什么时候开始有这样的感觉的？（在事件之后吗？） | 0　没有激惹或愤怒 | Sx：是不 |
| | 1　轻度的，很小的易激惹，当愤怒的时候或许提高声音 | 终身 |
| 0　没有 | 2　中度的，明确的易激惹或试图压抑愤怒，但是可以迅速恢复 | 频率（F）<br>强度（I） |
| 1　一两次 | 3　重度的，显著的易激惹或显著的压抑愤怒，当愤怒时可能在言辞或身体上有攻击性倾向 | Sx：是不 |
| 2　一周一两次 | 4　极重度的，强烈的愤怒或者强烈试图压抑愤怒，或许会有躯体暴力发作 | |
| 3　一周几次 | 与创伤有关吗？ | |
| 4　每天或几乎每天 | 1明确的　2可能　3不可能 | |
| | 当前的　终身的 | |

描述/举例 　　　　　　　　　　　　　QV（详细说明）

15.（D-3）难以集中注意。

| 频率 | 强度 | 过去1周 |
|---|---|---|
| 您对正在做的事情或正发生在您身边的事情很难集中注意力吗？ | 对您来说集中注意力有多困难？［包括在会谈时对于集中注意力的观察］ | 频率（F）<br>强度（I） |
| 这是什么样的感觉？ | 它是怎样影响您的生活的？ | 过去1个月 |
| 在过去的1个月（1周）内发生的时间有多少呢？ | | 频率（F） |
| 您什么时候开始集中注意力困难呢？（在事件之后吗？） | 0　集中注意力没有困难 | 强度（I） |
| | 1　轻度的，轻微的需要努力集中注意力，很少或没有行为瓦解 | Sx：是不 |
| 0　没有 | 2　中度的，明确的集中注意缺失，但是经过努力可以集中注意力，有一些行为瓦解 | 终身 |
| 1　非常少的时间（少于10%） | 3　重度的，显著的注意缺失甚至在努力时，显著的行为瓦解 | 频率（F）<br>强度（I） |
| 2　一些时间（20%～30%） | 4　极重度的，完全不能集中注意力，不能够从事活动 | Sx：是不 |
| 3　较多时间（50%～60%） | 与创伤有关吗？ | |
| 4　大部分或所有时间（超过80%） | 1明确的　2可能　3不可能 | |
| | 当前的　终身的 | |

描述/举例 　　　　　　　　　　　　　QV（详细说明）

16.（D-4）警觉过高。

| 频率 | 强度 | 过去1周 |
|---|---|---|
| 您曾经表现出特别的警觉或留意吗？ | 您试图对发生在周围的事情保持警觉的程度如何？〔包 | 频率（F） |
| 那是什么样的感觉？（您有过感觉好像持续处 | 括会谈中对于过度警觉的观察〕 | 强度（I） |
| 于警惕中吗？） | 您的过度警觉给您造成什么问题吗？ | |
| 在过去的1个月（1周）内有多少时间您有那 | | 过去1个月 |
| 样的感觉？您从什么时候开始有这样的感觉 | 0 没有过度警觉 | 频率（F） |
| 的？（在事件之后吗？） | 1 轻度的，最小的过度警觉，意识轻微提高 | 强度（I） |
| | 2 中度的，明确存在的警觉，在公众场合是警惕的 | Sx：是不 |
| 0 没有 | （如在餐馆或电影院里选择安全的地方坐） | |
| 1 非常少的时间（少于10%） | 3 重度的，显著的过度警觉，非常警惕，扫描周围看 | 终身 |
| 2 一些时间（20%～30%） | 是否有危险，对于个人/家庭/住宅的安全过分关注 | 频率（F） |
| 3 较多时间（50%～60%） | 4 极重度的，过分的过度警觉，花费大量的时间和精 | 强度（I） |
| 4 大部分或所有的时间（超过80%） | 力努力确保安全，可以包括广泛的安全/检查行为， | Sx：是不 |
| | 在会晤过程中显著的警觉 | |
| | 与创伤有关吗？ | |
| | 1明确的 2可能 3不可能 | |
| | 当前的 终身的 | |
| 描述/举例 | QV（详细说明） | |

17.（D-5）过分的惊跳反应。

| 频率 | 强度 | 过去1周 |
|---|---|---|
| 您曾有过非常强烈的惊跳反应吗？ | 这些惊跳反应的强度如何？（相对于绝大多数人的反应它 | 频率（F） |
| 它是什么时候发生的？（什么样的事情使您 | 们的强度如何？） | 强度（I） |
| 惊跳的？）在过去的1个月（1周）内发生 | 它们持续了多长时间？ | |
| 的次数如何？ | | 过去1个月 |
| 您是什么时候第一次有这种反应的？（在事 | 0 没有惊吓反应 | 频率（F） |
| 件之后吗？） | 1 轻度的，很小的惊吓反应 | 强度（I） |
| | 2 中度的，明确的惊吓反应，感觉"跳起来" | Sx：是不 |
| 0 没有 | 3 重度的，显著的惊吓反应，最初的反应后有持续的警觉 | |
| 1 一两次 | 4 极重度的，过度的惊吓反应，明显的应付行为（如战 | 终身 |
| 2 一周一两次 | 争老兵"hits the dirt"） | 频率（F） |
| 3 一周几次 | 与创伤有关吗？ | 强度（I） |
| 4 每天或几乎是每天 | 1明确的 2可能 3不可能 | Sx：是不 |
| | 当前的 终身的 | |
| 描述/举例 | QV（详细说明） | |

**标准E：病期（B、C及D的症状）超过1个月。**

18. 症状的起始。

| 〔如果不清楚〕您什么时候开始有这些PTSD症状的？（是 | 延迟发生的总共的月份 | |
|---|---|---|
| 在创伤后什么时候开始的？超过6个月吗？） | 有延迟发作吗（≥6个月）？ 不是 | |

19. 症状持续时间。

| 〔现患〕这些PTSD症状到现在为止总共 | 持续时间超过1个月吗？ | 当前的 | 终身 |
|---|---|---|---|
| 持续了多长的时间？ | 持续时间的总月数 | 不是 | 不是 |
| | 急性（<3个月）或慢性（≥3个月）？ | 急性慢性 | 急性慢性 |
| 〔终身〕这些PTSD症状总共持续了多长 | | | |
| 时间？ | | | |

**标准F：此障碍导致了临床上明显的痛苦烦恼，或在社交、职业或其他重要方面的功能缺损。**

（注：急性，如病期在3个月之内；慢性，如病期在3个月以上；伴延迟起病，如症状在应激后至少6个月才发生）

20. 主观痛苦。

| | | |
|---|---|---|
| ［当前的］总的来说，您告诉我的这些PTSD症状导致您多大的烦恼？［从上面已报告的项目考虑这些烦恼］ | 0　没有<br>1　轻度的，轻微的痛苦<br>2　中度的，明确存在的痛苦，但是仍旧是可以应付的 | **过去1周** |
| ［终身的］总的来说，您告诉我的这些PTSD症状导致您多大的烦恼？［从上面已报告的项目考虑这些烦恼］ | 3　重度的，大量的痛苦<br>4　极重度的，不能控制的痛苦 | **过去1个月**<br><br>**终身** |

21. 社交功能的障碍。

| | | |
|---|---|---|
| ［当前的］这些PTSD症状影响了您和其他人的关系吗？是怎样一种情况呢？［从上述报告的项目中考虑社交功能的障碍］ | 0　没有负面的影响<br>1　轻度的影响，社交功能的最小障碍<br>2　中度的影响，明确的障碍，但是社交功能的大多数方面仍旧是完好无损的 | **过去1周** |
| ［终身的］这些PTSD症状影响您的社交生活了吗？是怎么样的影响呢？［从上述的项目中考虑社交功能的障碍］ | 3　重度的影响，显著的损害，仅有很少的社交功能仍旧保持完好无损<br>4　极重度的影响，几乎或没有什么社交功能 | **过去1个月**<br><br>**终身** |

22. 职业或其他重要的社交功能领域的损害

| | | |
|---|---|---|
| ［当前的——如果病前的功能不清楚］您现在还在工作吗？<br><br>如果是：这些PTSD症状影响您的工作或影响您在工作中的能力吗？是怎样一种情况呢？［考虑报告的工作经历，包括工作的数目和时间及工作关系的质量。如果病前的功能不清楚，就询问创伤之前的工作经验。对于儿童/青少年评估创伤前的学习成绩和可能存在行为问题］<br><br>如果不：这些PTSD症状现在影响您生活中其他重要部分吗？［如父母关系、家务、家庭作业、义务工作等作为恰当的、建议的例子］情况是怎样的？ | 0　没有负面的影响<br>1　轻度的影响，职业/其他重要功能的最小障碍<br>2　中度的影响，明确的障碍，但是职业/其他重要功能的大多数方面仍旧是完好无损的<br>3　重度的影响，显著的损害，仅有很少的职业/其他重要功能仍旧保持完好无损<br>4　极重度的影响，几乎或没有职业/其他的重要功能 | **过去1周**<br><br>**过去1个月**<br><br>**终身** |

［终身的——如果病前的功能不清楚］您现在还在工作吗？

如果是：这些PTSD症状影响您的工作或影响您在工作中的能力吗？是怎样一种情况呢？［考虑报告的工作经历，包括工作的数目和时间及工作关系的质量。如果病前的功能不清楚，就询问创伤之前的工作经验。对于儿童/青少年评估创伤前的学习成绩和可能存在行为问题］

如果不：这些PTSD症状现在影响您生活中其他重要部分吗？［如父母关系、家务、家庭作业、义务工作等作为恰当的、建议的例子］情况是怎样的？

### G.总体的评定

#### 23. 总体的有效性。

| 评估反应的整体有效性。考虑如下因子如会谈的合作性、精神状态（如注意力、对于项目的理解及分离等问题），以及试图夸大或缩小症状的证据 | 0　极好的，没有原因怀疑回答的有效性 |
| --- | --- |
| | 1　好，存在因素或许对于有效性有负性的影响 |
| | 2　可以，存在因素明显地降低有效性 |
| | 3　差，充分降低有效性 |
| | 4　无效 |
| | 回答严重削弱精神状态或可能故意假装好或伪装坏 |

#### 24. 总体的严重性。

| 评估PTSD症状的整体的严重性。考虑到主观痛苦的程度，功能损害的程度，会谈时行为的观察及报告风格的判断 | 0　没有临床上显著的症状，没有痛苦和功能障碍 | 过去1周 |
| --- | --- | --- |
| | 1　轻度的，轻微的痛苦或功能障碍 | |
| | 2　中度的，明确的痛苦和功能障碍，但是经过努力功能活动还是令人满意 | |
| | 3　重度的，大量的痛苦或功能障碍，即使努力功能活动也是有限的 | 过去1个月 |
| | 4　极重度的，在两个或更多种的主要功能领域的显著的痛苦或显著的损害 | 终身 |

#### 25. 总体的进步。

| 评估从第一次评定后存在的所有的整体进步。如果没有早期的评定，询问这些认可的症状在过去的6个月是如何改变的。评估改变的程度，不管怎么样，依你的判断，它应归于治疗 | 0　无症状的 |
| --- | --- |
| | 1　显著的改善 |
| | 2　适中的改善 |
| | 3　轻微的改善 |
| | 4　没有改善 |
| | 5　信息不充分 |

目前的PTSD症状

| | | |
| --- | --- | --- |
| 符合标准A（创伤性事件）吗？ | 不 | 是 |
| #标准B Sx（≥1）？ | 不 | 是 |
| #标准C Sx（≥3）？ | 不 | 是 |
| #标准D Sx（≥2）？ | 不 | 是 |
| 符合标准E（病程≥1个月）？ | 不 | 是 |
| 符合标准F（烦恼、损害）？ | 不 | 是 |

符合当前的PTSD（符合标准A～F）吗？　不　是

如果符合当前的PTSD标准，跳至关联属性（伴随/附加症状）。

如果不符合当前PTSD的诊断标准，评估终身PTSD。识别出创伤性事件后至少1个月的时间，在这1个月内症状是最严重的。

自从事件后，曾有段时间这些PTSD症状比它们在过去的1个月内更加严重吗？那是在什么时候？它持续了多长时间呢？（至少1个月吗？）

　　如果过去有多个时期存在这些症状：这些 PTSD 症状什么时候烦扰您最厉害？

　　如果至少有一段时间，询问上述的 1 ～ 17 个项目，把频率及其相关的提示内容改成：在那一段最糟糕的时期内，您体验到症状了吗？体验的次数如何？

| 终身的 PTSD 症状 | | |
| --- | --- | --- |
| 符合标准 A（创伤性事件）吗？ | 不 | 是 |
| #标准 B Sx（≥1）？ | 不 | 是 |
| #标准 C Sx（≥3）？ | 不 | 是 |
| #标准 D Sx（≥2）？ | 不 | 是 |
| 符合标准 E（病程≥1个月）？ | 不 | 是 |
| 符合标准 F（烦恼、损害）？ | 不 | 是 |

　　终身的 PTSD（符合标准 A ～ F）吗？　不　是

**伴随/附加症状**

26. 内疚感。

| 频率 | 强度 | 过去1周 |
| --- | --- | --- |
| 您曾经对您在事件发生过程中做过的或没有做过的事情感到过内疚吗？<br>请您详细一点告诉我。（您为了什么而感到内疚？）<br>在过去的1个月（1周）内有多少时间您有这样的感觉呢？ | 这些负疚感的强度如何？它们引起您痛苦或不适的程度如何？ | 频率（F）<br>强度（I） |
| 0　没有时间 | 0　没有负疚感 | **过去1个月** |
| 1　非常少的时间（少于10%） | 1　轻度的，轻微的内疚感 | 频率（F） |
| 2　一些时间（20%～30%） | 2　中度的，明确存在的负疚感，有一些痛苦但仍旧是可以应付的 | 强度（I）<br>Sx：是不 |
| 3　很多时间（50%～60%） | 3　重度的，显著的负疚感，大量的痛苦 | |
| 4　绝大多数或所有时间（超过80%） | 4　极重度的，强烈的负疚感，对行为的自责，不能控制的痛苦 | **终身**<br>频率（F）<br>强度（I）<br>Sx：是不 |
| 描述/举例 | QV（详细说明） | |

27. 幸存者的内疚（仅适用于多个受害者）。

| 频率 | 强度 | 过去1周 |
| --- | --- | --- |
| 您对自己在事件中存活下来而其他人没有存活感到过内疚吗？请您详细地告诉我。（您对什么感到内疚呢？）<br>在过去的1个月（1周）内有多少时间您是那样感觉的呢？ | 这些内疚感觉的强烈程度如何？它们导致您痛苦或不适的程度如何？ | 频率（F）<br>强度（I） |
| 0　没有时间 | 0　没有负疚感 | **过去1个月** |
| 1　非常少的时间（少于10%） | 1　轻度的，轻微的内疚感 | 频率（F） |
| 2　一些时间（20%～30%） | 2　中度的，明确存在的负疚感，有一些痛苦但仍旧是可以应付的 | 强度（I）<br>Sx：是不 |
| 3　很多时间（50%～60%） | 3　重度的，显著的负疚感，引起大量的痛苦 | |
| 4　绝大多数或所有的时间（超过80%） | 4　极重度的，强烈的负疚感，对行为的自责，不能控制的痛苦 | **终身**<br>频率（F）<br>强度（I）<br>Sx：是不 |
| 描述/举例 | QV（详细说明） | |

28. 对于周围环境的意识清晰度下降（如处于茫然状态）。

| 频率 | 强度 | 过去1周 |
|---|---|---|
| 您曾经有过与周围的环境失去接触的感觉吗？就像处于茫然状态？ | 这种处于失去接触或者茫然状态的感觉强度如何？（您迷惑过您究竟是谁或者那时候您正在做什么？） | 频率（F）<br>强度（I） |
| 那是一种什么样的感觉？［与闪回发作相鉴别］它在过去的1个月（1周）内出现的次数如何？［如果不清楚］（它是由于疾病或是乙醇或药物的作用吗？）<br>您从什么时候开始有那样的感觉的？（在事件之后吗？） | 这种情况持续了多长的时间？<br>这种情况发生的时候，您做了什么？（其他人注意到过您的行为吗？他们说了什么？） | 过去1个月<br>频率（F）<br>强度（I）<br>Sx：是 不 |
| 0 从没有<br>1 一两次<br>2 一周一两次<br>3 一周几次<br>4 每天或几乎是每天 | 0 清晰度没有降低<br>1 轻度的，轻微的清晰度的降低<br>2 中度的，明确的但是短暂的清晰度降低，或许报告感觉"很广大"<br>3 重度的，显著的清晰度降低，可能会持续数小时<br>4 极重度的，对周围环境的清晰度完全丧失，或许是没有反应的，也可能健忘症发作（中断）<br>与创伤有关吗？<br>1明确的 2可能 3不可能<br>当前的 终身的 | 终身<br>频率（F）<br>强度（I）<br>Sx：是 不 |

描述/举例 QV（详细说明）

29. 现实解体。

| 频率 | 强度 | 过去1周 |
|---|---|---|
| 您曾经觉得您周围的事情看上去不真实或者非常奇怪或者不熟悉吗？［如果不］（您有过您认识的人突然变得很陌生吗？） | 这种现实解体的感觉其强烈程度如何？ | 频率（F）<br>强度（I） |
| 那是一种什么样的感觉？<br>在过去的1个月（1周）内它们发生的次数如何？［如果不清楚］（它是否是疾病的原因，还是乙醇或药物的影响呢？）<br>您第一次有那样的感觉是什么时候？（在事件之后吗？） | 它持续了多长的时间？<br>这种感觉发生的时候您正在干什么？（其他人注意到您的行为了吗？他们说了什么？） | 过去1个月<br>频率（F）<br>强度（I）<br>Sx：是 不 |
| 0 从没有<br>1 一两次<br>2 一周一两次<br>3 一周几次<br>4 每天或几乎每一天 | 0 没有现实解体<br>1 轻度的，轻微的现实解体<br>2 中度的，明确的但是短暂的现实解体<br>3 严重的，大量的现实解体，显著的迷惑什么是真实的，可会持续数小时<br>4 极重度的，深刻的现实解体，现实感和熟悉感严重损失<br>与创伤有关吗？<br>1明确的 2可能 3不可能<br>当前的 终身的 | 终身<br>频率（F）<br>强度（I）<br>Sx：是 不 |

描述/举例 QV（详细说明）

30. 人格解体。

| 频率 | 强度 | 过去1周 |
|---|---|---|
| 您曾经有过这种感觉吗——好像您从身体里脱离一样，看着您自己好像是另外一个人？［如果不］（您曾经在某些时间感觉您的身体很奇怪或您不熟悉，好像它在某些方面改变了一样吗？）<br><br>那是一种什么样的感觉？<br><br>在过去的1个月（1周）内它们出现的次数如何？［如果不清楚］（它是否是由于疾病或者药物或乙醇的影响呢？）<br><br>您什么时候开始有那样的感觉的？（在事件之后吗？） | 这种人格解体的强烈程度如何？它们能持续多长的时间？人格解体发生的时候您正在干什么？（其他人注意到您的行为了吗？他们说了什么？）<br><br>0　没有人格解体<br>1　轻度的，轻微的人格解体<br>2　中度的，明确的但是短暂的人格解体<br>3　严重的，大量的人格解体，显著的和自身的分离感，可持续数小时<br>4　极重度的，持久的人格解体，完全的与自身的分离感 | 频率（F）<br>强度（I）<br><br>**过去1个月**<br>频率（F）<br>强度（I）<br>Sx：是 不<br><br>**终身**<br>频率（F）<br>强度（I）<br>Sx：是 不 |
| 0　从不<br>1　一两次<br>2　一周一两次<br>3　一周几次<br>4　每天或者几乎每一天<br><br>描述／举例 | 与创伤有关吗？<br>1 明确的　2 可能　3 不可能<br>当前的　终身的<br><br>QV（详细说明） | |

2. 评估结果汇总与小结　当CAPS量表中的内容逐项评估结束后，需将评估结果汇总在评估小结上，评估小结的内容包括总体有效性、严重性、进步的得分情况和具体描述，是否符合当前PTSD的标准及是否符合终身PTSD的标准。

**（三）示例**

病人张某，男性，36岁。在经历地震后5月余，做了CAPS评定，结果如下：

| 评定内容 | 得分 | 评定结果 |
|---|---|---|
| 有效性 | 1 | 好 |
| 严重性 | 1 | 轻度 |
| 进步 | 2 | 有适度的改善 |
| 目前PTSD | | 无 |
| 终身PTSD | | 有 |

**（四）特点与意义**

CAPS有很好的心理测量学特性，在不同的临床研究设置和创伤群体中，评定者之间的信度一贯在0.90的水平或者更高，有时诊断一致性达到100％。重测信度几乎也是同样的。这提示可利用CAPS诊断PTSD和评定PTSD症状严重性，训练有素的评定者甚至可以获得较高的一致性。除此之外，对于三个PTSD核心症状或者整体综合征，内部一致性通常也比较高，α系数范围在0.8～0.9。

CAPS是一种实用可靠的结构式会晤，适合在创伤应激领域的临床和研究中应用。

## 三、创伤后应激障碍自评量表

### （一）概述

有研究发现，PTSD病人5年后仍有1/3的病人符合诊断标准。此外，在重大精神应激之后，有相当一部分个体可能没有达到诊断标准，却仍然存在PTSD症状，这部分人也迫切需要得到及时的心理干预。在此背景下，1998年刘贤臣等参照DSM-Ⅳ和国际诊断标准（ICD-10）中创伤后应激障碍的描述及中国诊断标准（CCMD-2）中有关延迟性障碍的诊断标准，编制了由24个条目构成的创伤后应激障碍自评量表（PTSD-SS）。

### （二）评分方法

PTSD-SS为自评量表（表10-8），共有24个条目。这些条目在理论上可划分为五个部分：对创伤事件的主观评定（条目1）、反复重现体验（条目2、3、4、5、17、18、19）、回避症状（条目6、8、9、10、16、21、22）、警觉性增高（条目7、11、12、15、20、23）和社会功能受损（条目14、24）（表10-9）。每个条目根据创伤事件发生后的心理感受程度，由轻到重分为五级，分别记为1～5分：没有影响记1分，轻度影响记2分，中度影响记3

表10-8 创伤后应激障碍自评量表

| 条目 | | 选择 | | | |
|---|---|---|---|---|---|
| 1.灾害对精神的打击 | 1 | 2 | 3 | 4 | 5 |
| 2.想起灾害恐惧害怕 | 1 | 2 | 3 | 4 | 5 |
| 3.脑子里无法摆脱灾害发生时的情景 | 1 | 2 | 3 | 4 | 5 |
| 4.反复考虑与灾害有关的事情 | 1 | 2 | 3 | 4 | 5 |
| 5.做噩梦，梦见有关灾害的事情 | 1 | 2 | 3 | 4 | 5 |
| 6.灾害后兴趣减少了 | 1 | 2 | 3 | 4 | 5 |
| 7.看到或听到与灾害有关的事情担心<br>灾害再度发生 | 1 | 2 | 3 | 4 | 5 |
| 8.变得与亲人感情疏远 | 1 | 2 | 3 | 4 | 5 |
| 9.努力控制与灾害有关的想法 | 1 | 2 | 3 | 4 | 5 |
| 10.对同事（学）、朋友变得冷淡 | 1 | 2 | 3 | 4 | 5 |
| 11.紧张过敏或易受惊吓 | 1 | 2 | 3 | 4 | 5 |
| 12.睡眠障碍 | 1 | 2 | 3 | 4 | 5 |
| 13.内疚或有罪感 | 1 | 2 | 3 | 4 | 5 |
| 14.学习或工作受影响 | 1 | 2 | 3 | 4 | 5 |
| 15.注意力不集中 | 1 | 2 | 3 | 4 | 5 |
| 16.回避灾难发生时的情景或活动 | 1 | 2 | 3 | 4 | 5 |
| 17.烦躁不安 | 1 | 2 | 3 | 4 | 5 |
| 18.出现虚幻感觉似灾害再度发生 | 1 | 2 | 3 | 4 | 5 |
| 19.心悸、出汗、胸闷等不适 | 1 | 2 | 3 | 4 | 5 |
| 20.无原因的攻击冲动行为 | 1 | 2 | 3 | 4 | 5 |
| 21.悲观失望 | 1 | 2 | 3 | 4 | 5 |
| 22.遗忘某些情节 | 1 | 2 | 3 | 4 | 5 |
| 23.易激惹、好发脾气 | 1 | 2 | 3 | 4 | 5 |
| 24.记忆力下降 | 1 | 2 | 3 | 4 | 5 |

分，较重影响记4分，很重影响记5分。PTSD-SS总分为这24个条目得分的总和。PTSD-SS总分越高应激障碍越重。刘贤臣等认为，轻度和中重度异常的参考划界值分别为50分和60分。

（三）示例

病人李某，经历交通事故3个月后，进行创伤后应激障碍自评量表评分如表10-10所示。

该病人创伤后应激障碍自评量表的总得分为66分，评定为中重度异常，且中、重度症状占54.1%。

（四）特点与意义

PTSD-SS的各项指标均达到心理测量对信度的基本要求：①内部一致性，各条目与总分间的相关系数为0.4635～0.7306，平均相关系数为0.6146，24个条目的内部一致性α系数为0.9207；②分半信度，用奇偶分半的方法将24个条目分成两部分，两部分均分为$17.71 \pm 6.62$和$16.68 \pm 5.86$，Pearson相关系数为0.8857。经Spearman-Aroum公式校正得PTSD-SS 24个条目分半信度系数为0.9539；③重测信度系数为0.8677。同时，PTSD-SS量表易于实施，评分简单。

至今为止，虽然也有研究者另外进行了相关量表的编制，但目前在我国PTSD自评量表稀缺的情况下，PTSD-SS仍是一种具有代表性的、理想的评定工具。

表10-9 创伤后应激障碍自评量表条目分类

| （一）对创伤事件的主观评定 | （二）社会功能受损 | （三）回避症状 |
|---|---|---|
| 1.灾害对精神的打击 | 14.学习或工作受影响<br>24.记忆力下降 | 6.灾害后兴趣减少了<br>8.变得与亲人感情疏远<br>9.努力控制与灾害有关的想法<br>10.对同事（学）、朋友变得冷淡<br>16.回避灾难发生时的情景或活动<br>21.悲观失望<br>22.遗忘某些情节 |
| （四）警觉性增高 | （五）反复重现体验 | |
| 7.看到或听到与灾害有关的事情担心灾害再度<br>发生<br>11.紧张过敏或易受惊吓<br>12.睡眠障碍<br>15.注意力不集中<br>20.无原因的攻击冲动行为<br>23.易激惹、好发脾气 | 2.想起灾害恐惧害怕<br>3.脑子里无法摆脱灾害发生时的情景<br>4.反复考虑与灾害有关的事情<br>5.做噩梦，梦见有关灾害的事情<br>17.烦躁不安<br>18.出现虚幻感觉似灾害再度发生<br>19.心悸、出汗、胸闷等不适 | |

表10-10　创伤后应激障碍自评量表

| 条目 | 选择 |
| --- | --- |
| 1.灾害对精神的打击 | 4 |
| 2.想起灾害恐惧害怕 | 3 |
| 3.脑子里无法摆脱灾害发生时的情景 | 2 |
| 4.反复考虑与灾害有关的事情 | 3 |
| 5.做噩梦，梦见有关灾害的事情 | 4 |
| 6.灾害后兴趣减少了 | 2 |
| 7.看到或听到与灾害有关的事情担心灾害再度发生 | 4 |
| 8.变得与亲人感情疏远 | 1 |
| 9.努力控制与灾害有关的想法 | 3 |
| 10.对同事（学）、朋友变得冷淡 | 2 |
| 11.紧张过敏或易受惊吓 | 3 |
| 12.睡眠障碍 | 4 |
| 13.内疚或有罪感 | 2 |
| 14.学习或工作受影响 | 2 |
| 15.注意力不集中 | 3 |
| 16.回避灾难发生时的情景或活动 | 4 |
| 17.烦躁不安 | 2 |
| 18.出现虚幻感觉似灾害再度发生 | 3 |
| 19.心悸、出汗、胸闷等不适 | 2 |
| 20.无原因的攻击冲动行为 | 1 |
| 21.悲观失望 | 2 |
| 22.遗忘某些情节 | 4 |
| 23.易激惹、好发脾气 | 3 |
| 24.记忆力下降 | 3 |

## 四、创伤后应激障碍筛查量表

### （一）概述

国际上对PTSD的评估工具主要分为两类，即PTSD筛查量表和PTSD诊断量表。PTSD诊断量表主要包括结构式访谈和自评量表两类，其中结构式访谈被认为是PTSD诊断的金标准。但是由于结构式访谈耗时长，对主试人员要求高，因此自评量表就表现出较大的优势和临床应用价值。

为了筛查人群PTSD症状的频率和严重程度，美国学者Weather 1993年编制了PTSD自评量表——创伤后应激障碍筛查量表（PTSD checklist，PCL），随后又根据DSM-Ⅳ诊断标准进行了修订完善，为PTSD提供了多角度的描述手段。PCL包含PTSD的17项症状，每项采用5级记分（1分：没有发生；2分：轻度；3分：中度；4分：重度；5分：极重度），总分为17～85分，推荐划界分数为50分。研究发现，PCL具有良好的信效度，其重测

信度达到0.96，预测效度达0.64，使用50分划界时，诊断效率为0.900，敏感性为0.944，特异性为0.846。

PCL发展并衍生出三个版本，分别是PCL军队版（PCL-M），适用于军事人员在军事活动中的应激性事件；PCL非军事版（PCL-S），适用于任何特殊性创伤事件；PCL民用版（PCL-C），适用于常规非军事应激事件，三个版本的评分标准相同。

### （二）评定方法

1. PCL评分内容与标准　PCL由DSM-Ⅳ中有关PTSD的诊断标准构成，共17项条目（表10-11）。这些条目主要包括三组症候群：B组（反复创伤性体验症状）5个条目；C组（情感麻木与回避症状）7个条目；D组（警觉性过强所致易激惹症状）5个条目。

针对每1项条目，根据病人自己对该条目内容在最近1个月的反应严重程度的轻重分别记分：没有该条目内容发生，记1分；反应程度为轻度，记2分；反应程度为中度，记3分；反应程度为重度，记4分；反应程度为极重度，记5分。当单项条目的评分≥3分时，该条目为阳性。

各组症候群的阳性判断准则：B组（反复创伤性体验症状）中有1条或1条以上阳性者，判为阳性；C组（情感麻木与回避症状）中有3条或3条以上阳性者，判为阳性；D组（警觉性过强所致易激惹症状）中有2条或2条以上阳性者，判为阳性。

各条目的得分相加为PCL总得分。总分为17～85分，分数越高，提示创伤后应激障碍PTSD发生的可能性越大。

总分≥50分时，为筛查阳性。国外文献报道，降低PCL的参考范围至38分，能够更加有效地确诊PTSD的严重程度。

（1）17～37分为无明显创伤后应激障碍症状。

（2）38～49分为有一定程度的创伤后应激障碍症状。

（3）50～85分为较明显的创伤后应激障碍症状。

2.PCL问卷　具体内容如下：

**创伤后应激障碍筛查量表**

说明：重大生活事件的发生，由于其突然性及造成的灾难性影响，不可避免地会对涉及事件的许多人造成不同程度的心理和身体影响。为了科学地评估重大生活事件对您造成的身体和心理影响，请您仔细阅读每一个问卷的指导语，

明白意思后根据您自己的实际情况来回答。您所有的评估结果都将受到严格的保密，个人资料也不会被披露。

在事件发生过程中您的角色：①直接受影响者；②事件目击者；③直接受影响者家属；④医疗救护人员；⑤现场指挥人员。

您和事件现场接触的时间：①一直在；②大部分时间；③小部分时间；④不在现场。

您认为事件发生之后，您自己的身体和心灵受到影响了吗？①没有影响；②轻度影响；③中度影响；④重度影响；⑤极其严重影响。

指导语：当您经历或目睹了无法预测的突发事件后，突发事件产生的痛苦情绪有时会在您的记忆中保留很长时间，并且每次回忆时都很痛苦。请您自己评估最近1个月您的反应，包括这些反应的严重程度（在最合适的分数上打勾）。

| 1 | 2 | 3 | 4 | 5 |
|------|------|------|------|------|
| 没有发生 | 轻度 | 中度 | 重度 | 极严重 |

### （三）示例

病人张某，在经历地震灾害后1个月，按照自己最近1个月的情况填写了创伤后应激障碍筛查量表（表10-12），评定结果如下：

12个单项条目为阳性；总得分为54分，为较明显的创伤后应激障碍症状。

### （四）特点与意义

罹患PTSD的多为直接接触创伤性事件的受害者、目睹者和救援者，对这类人群进行早期和准确的评估，有利于及时识别PTSD病人，并给予心理和药物干预，有助于病人的预后。当前，在国际上可供PTSD筛查和诊断的量表较多，包括自评式量表、半结构式访谈表和结构式访谈表等数类。

PCL经过发展，当前有三个版本：军队版（PCL-M）、非军队版（PCL-S）和民用版（PCL-C）。与其他PTSD诊断量表相比，PCL-C是目前国际上运用广泛且效果较好的自评式量表，PCL-C题量较少（17题），测试时间短，且实施者不需要专业培训，有利于在临床诊断上广泛使用；PCL-C可测查PTSD症状的频率和严重程度，为PTSD提供多角度的描述；但它不能确诊PTSD。PCL-C历经多次中英文双译，与CAPS有相似的心理测量学特性，其内部一致性系数达到0.90以上，具有很好的重测信度和内部一致性。

表10-11 PCL评分的内容与标准

| 问题 | | 选择 | | | |
|---|---|---|---|---|---|
| 1. 即使没有什么事情提醒您，也会想起这件令人痛苦的事或在脑海里出现有关画面 | 1 | 2 | 3 | 4 | 5 |
| 2. 经常做有关此事的噩梦 | 1 | 2 | 3 | 4 | 5 |
| 3. 突然感觉到痛苦的事件好像再次发生了一样（好像您再次经历过） | 1 | 2 | 3 | 4 | 5 |
| 4. 想起此事，内心就非常痛苦 | 1 | 2 | 3 | 4 | 5 |
| 5. 想到这件事，就出现身体反应，如手心出汗、呼吸急促、心跳加快、口干、胃痉挛、肌肉紧张等 | 1 | 2 | 3 | 4 | 5 |
| 6. 努力的回避会使您想起此事的想法或感觉 | 1 | 2 | 3 | 4 | 5 |
| 7. 努力的回避会使您想起此事的活动、谈话、地点或人物 | 1 | 2 | 3 | 4 | 5 |
| 8. 忘记了此事件中的重要部分 | 1 | 2 | 3 | 4 | 5 |
| 9. 对生活中的一些重要活动，如工作、业余爱好、运动或社交活动等失去兴趣 | 1 | 2 | 3 | 4 | 5 |
| 10. 感觉和周围的人隔离开来了 | 1 | 2 | 3 | 4 | 5 |
| 11. 感觉情感变得麻木了（如感觉不到亲切、爱恋、快乐等感觉，或哭不出来） | 1 | 2 | 3 | 4 | 5 |
| 12. 对将来没有远大的设想（如对职业、婚姻或儿女没有期望，希望生命早日结束） | 1 | 2 | 3 | 4 | 5 |
| 13. 难以入睡或睡眠很浅 | 1 | 2 | 3 | 4 | 5 |
| 14. 容易被激怒或一点小事就大发雷霆 | 1 | 2 | 3 | 4 | 5 |
| 15. 很难集中注意力 | 1 | 2 | 3 | 4 | 5 |
| 16. 变得很警觉或觉得没安全感（如经常巡视你的周围，检查异常声音，检查门窗） | 1 | 2 | 3 | 4 | 5 |
| 17. 容易被突然的声音或动作吓得心惊肉跳 | 1 | 2 | 3 | 4 | 5 |

表10-12 创伤后应激障碍筛查量表结果

| 问题 | 得分 |
| --- | --- |
| 1.即使没有什么事情提醒您，也会想起这件令人痛苦的事，或在脑海里出现有关画面 | 4 |
| 2.经常做有关此事的噩梦 | 3 |
| 3.突然感觉到痛苦的事件好像再次发生了一样（好像您再次经历过） | 2 |
| 4.想起此事，内心就非常痛苦 | 4 |
| 5.想到这件事，就出现身体反应，例如：手心出汗、呼吸急促、心跳加快、口干、胃痉挛、肌肉紧张等 | 3 |
| 6.努力的回避会使您想起此事的想法或感觉 | 3 |
| 7.努力的回避会使您想起此事的活动、谈话、地点或人物 | 4 |
| 8.忘记了此事件中的重要部分 | 3 |
| 9.对生活中的一些重要活动，如工作、业余爱好、运动或社交活动等失去兴趣 | 2 |
| 10.感觉和周围的人隔离开来了 | 2 |
| 11.感觉情感变得麻木了（如感觉不到亲切、爱恋、快乐等感觉，或哭不出来） | 2 |
| 12.对将来没有远大的设想（如对职业、婚姻或儿女没有期望，希望生命早日结束） | 2 |
| 13.难以入睡或睡眠很浅 | 4 |
| 14.容易被激怒或一点小事就大发雷霆 | 3 |
| 15.很难集中注意力 | 4 |
| 16.变得很警觉或觉得没安全感（如经常巡视你的周围，检查异常声音，检查门窗） | 5 |
| 17.容易被突然的声音或动作吓得心惊肉跳 | 4 |

# 第三节　创伤经验症状评分

## 一、概述

在精神病学上创伤被定义为"超出一般常人经验的事件"。创伤通常会让人感到无能为力或是无助感和麻痹感。创伤的发生都是突然的、无法抵抗的。创伤的严重程度不同，环境中存在的与引发创伤相关的元素会导致大约1/4（交通事故）甚至半数（性暴力）受害人长期陷入受到创伤引发的负性情感的侵袭之中。

为了了解和探索创伤病人在经历创伤应激后的负性情感侵袭状态和程度，心理研究者建立了不同的量表对病人内心的创伤经验世界进行评估和分析，以帮助病人寻找解决相应心理问题的途径和策略。其中，最有代表性的是创伤经验症状量表。

## 二、创伤经验症状量表

### （一）概述

创伤经验症状量表（trauma experiences checklist, TEC）是由 R. S. Nijenhuis 等于1999年建立的，旨在评估病人在经历创伤应激后近7天以来的负性情感侵袭状态、程度及其他相关的心理反应。该量表可用于创伤病人个体的个别晤谈检测，了解病人内心近期对创伤侵袭反应的经验世界，帮助分析病人心理过程、探寻相应的对应策略与方法。

### （二）评估方法

TEC由身心症状评估、资源损失情况、基本生活条件和创伤问题评估四大版块构成。

1.身心症状评估　共包含有15个条目（表10-13）。对每一条目，如果有相应的症状记1分；如果无相应的症状，则记0分。总分的分值越高，反映问题越多。

2.资源损失情况　包括失去亲人、失去财产、失去社会资源三方面的内容，选项包括无损失、有一些损失、很多损失三个程度（表10-14）。

3.基本生活条件　从饮食、卫生、衣着、住宿、通信五个方面的个人情况、家庭情况两个维度进行评估（表10-15）。

**表10-13 创伤经验症状量表-身心症状量表**

| 最近7天以来的问题 | 记分 | |
| --- | --- | --- |
| | 没有症状 | 有症状 |
| 睡眠困难 | 0 | 1 |
| 对该事件有梦魇 | 0 | 1 |
| 心情沮丧 | 0 | 1 |
| 对突然的噪声或声音感到吃惊 | 0 | 1 |
| 有人际疏离的倾向 | 0 | 1 |
| 容易动怒的情绪 | 0 | 1 |
| 不稳定的心情 | 0 | 1 |
| 良心不安、自我责备或罪恶感 | 0 | 1 |
| 对可能会引发回忆该事件的情境感到害怕 | 0 | 1 |
| 身体的紧张性 | 0 | 1 |
| 记忆力受损 | 0 | 1 |
| 注意力集中困难 | 0 | 1 |
| 感觉可以接受现况、规划未来 | 0 | 1 |
| 变得容易怨天尤人 | 0 | 1 |
| 对周遭环境开始有了控制感 | 0 | 1 |

**表10-14 创伤经验症状量表-资源损失情况评估**

| 资源损失类别 | 损失程度 | | |
| --- | --- | --- | --- |
| | 无损失 | 有一些损失 | 很多损失 |
| 失去亲人 | | | |
| 失去财产 | | | |
| 失去社会资源 | | | |

4.创伤问题评估 包含五个方面的问题。

（1）在此创伤事件中，你所遭遇到最糟的事是什么？

（2）关于此次创伤经验的严重程度怎样？

（3）历经此创伤事件，你的感觉如何？询问是否有解离症状、麻木感、疏离感、无情绪反应、感觉茫然、感觉不真实、感觉上像是发生在别人身上的事、无法忆起事件的部分等。

（4）是否觉得自己持续再度体验此创伤事件？询问是否有重复经验此创伤，反复出现影像，重复出现的想法、噩梦，瞬间经验再现等。

（5）是否有企图逃避会触发回忆此创伤事件的刺激？询问是否有逃避某些刺激、逃避某些想法、逃避某些感觉、逃避某些谈话、逃避某些活动。

**（三）示例**

病人秦某，在经历交通事故后20天，使用创伤经验症状量表对其进行评估，评估结果如下：

1.身心症状评估 总分为10分，该病人共有10个阳性症状，具体问题可见表10-16。

2.资源损失情况评估 具体见表10-17。

3.基本生活条件评估 具体见表10-18。

4.创伤问题评估

（1）遭遇到最糟的事是1位亲人在事故中死亡。

（2）此次创伤经验严重程度：较严重。

（3）感觉不真实、感觉上像是发生在别人身上的事，并且无法忆起事件的部分。

（4）有时脑中会反复出现事故发生时的瞬间影像。

（5）试图避免回忆事故的具体情景，逃避谈论相关话题。

**（四）特点与意义**

2002年，R. S. Nijenhuis等的研究结果显示，TEC内部一致性α系数为0.86，重测信度为0.90，具有较好的重测信度和内部一致性。同时，效标关联效度和聚合效度均较好。总的来说，TEC的信度和效度是令人满意的。TEC可用于对受灾人群进行个别晤谈检测，进一步了解其内心的经验世界，再形成帮助他们的策略。

**表10-15 创伤经验症状量表——基本生活条件评估表**

| 基本生活条件 | 个人情况 | | | 家庭情况 | | |
| --- | --- | --- | --- | --- | --- | --- |
| | 很差 | 还可以 | 正常 | 很差 | 还可以 | 正常 |
| 饮食 | | | | | | |
| 卫生 | | | | | | |
| 衣着 | | | | | | |
| 住宿 | | | | | | |
| 通信 | | | | | | |

**表10-16　该病人创伤经验症状量表——身心症状评估**

| 最近7天以来的问题 | 评估 | |
| --- | --- | --- |
| | 评分 | 有无症状 |
| 睡眠困难 | 1 | 有 |
| 对该事件有梦魇 | 1 | 有 |
| 心情沮丧 | 1 | 有 |
| 对突然的噪声或声音感到吃惊 | 1 | 有 |
| 有人际疏离的倾向 | 0 | 无 |
| 容易动怒的情绪 | 0 | 无 |
| 不稳定的心情 | 1 | 有 |
| 良心不安、自我责备或罪恶感 | 0 | 无 |
| 对可能会引发回忆该事件的情境感到害怕 | 1 | 有 |
| 身体的紧张性 | 1 | 有 |
| 记忆力受损 | 1 | 有 |
| 注意力集中困难 | 1 | 有 |
| 感觉可以接受现况、规划未来 | 0 | 无 |
| 变得容易怨天尤人 | 1 | 有 |
| 对周遭环境开始有了控制感 | 0 | 无 |

**表10-17　该病人创伤经验症状量表
——资源损失情况评估**

| 资源损失类别 | 损失程度评定 |
| --- | --- |
| 失去亲人 | 有一些损失 |
| 失去财产 | 很多损失 |
| 失去社会资源 | 有一些损失 |

**表10-18　该病人创伤经验症状量表
——基本生活条件评估**

| 基本生活条件 | 个人情况 | 家庭情况 |
| --- | --- | --- |
| 饮食 | 还可以 | 正常 |
| 卫生 | 正常 | 正常 |
| 衣着 | 正常 | 还可以 |
| 住宿 | 还可以 | 还可以 |
| 通信 | 正常 | 正常 |

## 三、90项症状自评量表

### （一）概述

90项症状自评量表（symptom check list 90，SCL-90）又称为症状自评量表（self-reporting inventory），是德若伽提斯（L.R.Derogatis）于1975年编制的，也称为Hopkin症状清单。该量表共有90个项目，包含有较广泛的精神病症状学内容，从感觉、情感、思维、意识、行为直至生活习惯、人际关系、饮食睡眠等均有涉及，并采用10个因子分别反映10个方面的心理症状情况。SCL-90是世界上最著名的心理健康测试量表之一，是当前使用最为广泛的精神障碍和心理疾病门诊检查量表。

SCL-90容量大，反映症状丰富，包含躯体化、强迫症状、人际关系敏感、抑郁、焦虑、敌对、恐怖、偏执、精神病性和其他共10个分量表，90个自我评定项目。其中，躯体化主要反映主观的身体不适感。强迫症状反映临床上的强迫症候群。人际关系敏感反映个人不自在感和自卑感。抑郁反映临床上抑郁症候群。焦虑反映焦虑症候群。敌对主要从思维，情感及行为三方面来反映病人的敌对表现。恐怖与传统的恐怖状态或广场恐怖所反映的内容基本一致。偏执反映猜疑和关系妄想。精神病性反映精神分裂样症状等。其他主要反映睡眠及饮食情况。SCL-90可对成人（16岁以上）的心理健康状况进行诊断，也可用于精神病学的研究，对有心理症状（即有可能处于心理障碍或心理障碍边缘）的人具有良好的区分能力，但不适合用于躁狂症和精神分裂症。

### （二）评分方法

1. SCL-90内容与评分基本方法　在开始评定前，向受检者交代评分方法和要求，然后让其做出独立的、不受任何人影响的自我评定。对于文化程度低的自评者，可由工作人员逐项念给他听，并以中性的、不带任何暗示和偏向地把问题本身的意思告诉他。评定的时间范围是"现在"或者是"最近一周"的实际感觉。评定结束时，由本人或临床咨询师逐一查核，凡有漏评或者重新评定的，均应提醒自评者再考虑评定，以免影响分析的准确性。

SCL-90采用5级评分制，具体如表10-19所示。

SCL-90包括有90个问题，每个问题都有5个可选择答案，分别记为1～5分（表10-19）。这90个问题中，包括了躯体化、强迫症状、人际关系敏感、抑郁、焦虑、敌对、恐怖、偏执、精神病性和其他项目（睡眠、饮食等）。具体的问题与量表见表10-20。

SCL-90的结果主要通过总分和因子分进行判断。总分为90个问题项目单项分相加之和，反映其病情严重程度；因子分为组成某一因子的各项总分与组成某一因子的项目数，反映病人在该方面心理健康的病情严重性。

表10-19  SCL-90量表的评分值分级与意义

| SCL-90分值 | 表现 | 定义与意义 |
|---|---|---|
| 1 | 没有 | 自觉无该项问题 |
| 2 | 很轻 | 自觉有该项症状，但对被试者并无实际影响或影响轻微 |
| 3 | 中度 | 自觉有该项症状，对被试者有一定影响 |
| 4 | 偏重 | 自觉有该项症状，对被试者有相当程度的影响 |
| 5 | 严重 | 自觉该症状的频度和强度都十分严重，对被试者的影响严重 |

表10-20  SCL-90评分量表

| 问题 | 答案选项 |
|---|---|
| 1.头痛 | ①无②轻度③中度④相当重⑤严重 |
| 2.神经过敏，心中不踏实 | ①无②轻度③中度④相当重⑤严重 |
| 3.头脑中有不必要的想法或字句盘旋 | ①无②轻度③中度④相当重⑤严重 |
| 4.头晕和昏倒 | ①无②轻度③中度④相当重⑤严重 |
| 5.对异性的兴趣减退 | ①无②轻度③中度④相当重⑤严重 |
| 6.对旁人责备求全 | ①无②轻度③中度④相当重⑤严重 |
| 7.感到别人能控制您的思想 | ①无②轻度③中度④相当重⑤严重 |
| 8.责怪别人制造麻烦 | ①无②轻度③中度④相当重⑤严重 |
| 9.忘记性大 | ①无②轻度③中度④相当重⑤严重 |
| 10.担心自己的衣饰整齐及仪态的端正 | ①无②轻度③中度④相当重⑤严重 |
| 11.容易烦恼和激动 | ①无②轻度③中度④相当重⑤严重 |
| 12.胸痛 | ①无②轻度③中度④相当重⑤严重 |
| 13.害怕空旷的场所或街道 | ①无②轻度③中度④相当重⑤严重 |
| 14.感到自己的精力下降，活动减慢 | ①无②轻度③中度④相当重⑤严重 |
| 15.想结束自己的生命 | ①无②轻度③中度④相当重⑤严重 |
| 16.听到旁人听不到的声音 | ①无②轻度③中度④相当重⑤严重 |
| 17.发抖 | ①无②轻度③中度④相当重⑤严重 |
| 18.感到大多数人都不可信任 | ①无②轻度③中度④相当重⑤严重 |
| 19.胃口不好 | ①无②轻度③中度④相当重⑤严重 |
| 20.容易哭泣 | ①无②轻度③中度④相当重⑤严重 |
| 21.同异性相处时感到害羞不自在 | ①无②轻度③中度④相当重⑤严重 |
| 22.感到受骗、中了圈套或有人想抓住您 | ①无②轻度③中度④相当重⑤严重 |
| 23.无缘无故地突然感到害怕 | ①无②轻度③中度④相当重⑤严重 |
| 24.自己不能控制地发脾气 | ①无②轻度③中度④相当重⑤严重 |
| 25.怕单独出门 | ①无②轻度③中度④相当重⑤严重 |
| 26.经常责怪自己 | ①无②轻度③中度④相当重⑤严重 |
| 27.腰痛 | ①无②轻度③中度④相当重⑤严重 |
| 28.感到难以完成任务 | ①无②轻度③中度④相当重⑤严重 |
| 29.感到孤独 | ①无②轻度③中度④相当重⑤严重 |
| 30.感到苦闷 | ①无②轻度③中度④相当重⑤严重 |
| 31.过分担忧 | ①无②轻度③中度④相当重⑤严重 |
| 32.对事物不感兴趣 | ①无②轻度③中度④相当重⑤严重 |
| 33.感到害怕 | ①无②轻度③中度④相当重⑤严重 |
| 34.我的感情容易受到伤害 | ①无②轻度③中度④相当重⑤严重 |
| 35.旁人能知道您的私下想法 | ①无②轻度③中度④相当重⑤严重 |

续表

| 问题 | 答案选项 |
|---|---|
| 36. 感到别人不理解您、不同情您 | ①无②轻度③中度④相当重⑤严重 |
| 37. 感到人们对您不友好，不喜欢您 | ①无②轻度③中度④相当重⑤严重 |
| 38. 做事必须做得很慢以保证做得正确 | ①无②轻度③中度④相当重⑤严重 |
| 39. 心跳得很厉害 | ①无②轻度③中度④相当重⑤严重 |
| 40. 恶心或胃部不舒服 | ①无②轻度③中度④相当重⑤严重 |
| 41. 感到比不上他人 | ①无②轻度③中度④相当重⑤严重 |
| 42. 肌肉酸痛 | ①无②轻度③中度④相当重⑤严重 |
| 43. 感到有人在监视您、谈论您 | ①无②轻度③中度④相当重⑤严重 |
| 44. 难以入睡 | ①无②轻度③中度④相当重⑤严重 |
| 45. 做事必须反复检查 | ①无②轻度③中度④相当重⑤严重 |
| 46. 难以做出决定 | ①无②轻度③中度④相当重⑤严重 |
| 47. 怕乘电车、公共汽车、地铁或火车 | ①无②轻度③中度④相当重⑤严重 |
| 48. 呼吸有困难 | ①无②轻度③中度④相当重⑤严重 |
| 49. 一阵阵发冷或发热 | ①无②轻度③中度④相当重⑤严重 |
| 50. 因为感到害怕而避开某些东西、场合或活动 | ①无②轻度③中度④相当重⑤严重 |
| 51. 脑子变空了 | ①无②轻度③中度④相当重⑤严重 |
| 52. 身体发麻或刺痛 | ①无②轻度③中度④相当重⑤严重 |
| 53. 喉咙有梗死感 | ①无②轻度③中度④相当重⑤严重 |
| 54. 感到没有前途、没有希望 | ①无②轻度③中度④相当重⑤严重 |
| 55. 不能集中注意 | ①无②轻度③中度④相当重⑤严重 |
| 56. 感到身体的某一部分软弱无力 | ①无②轻度③中度④相当重⑤严重 |
| 57. 感到紧张或容易紧张 | ①无②轻度③中度④相当重⑤严重 |
| 58. 感到手或脚发重 | ①无②轻度③中度④相当重⑤严重 |
| 59. 想到死亡的事 | ①无②轻度③中度④相当重⑤严重 |
| 60. 吃得太多 | ①无②轻度③中度④相当重⑤严重 |
| 61. 当别人看着您或谈论您时感到不自在 | ①无②轻度③中度④相当重⑤严重 |
| 62. 有一些不属于您自己的想法 | ①无②轻度③中度④相当重⑤严重 |
| 63. 有想打人或伤害他人的冲动 | ①无②轻度③中度④相当重⑤严重 |
| 64. 醒得太早 | ①无②轻度③中度④相当重⑤严重 |
| 65. 必须反复洗手、点数目或触摸某些东西 | ①无②轻度③中度④相当重⑤严重 |
| 66. 睡得不稳不深 | ①无②轻度③中度④相当重⑤严重 |
| 67. 有想摔坏或破坏东西的冲动 | ①无②轻度③中度④相当重⑤严重 |
| 68. 有一些别人没有的想法或念头 | ①无②轻度③中度④相当重⑤严重 |
| 69. 感到对别人神经过敏 | ①无②轻度③中度④相当重⑤严重 |
| 70. 在商店或电影院等人多的地方感到不自在 | ①无②轻度③中度④相当重⑤严重 |
| 71. 感到任何事情都很困难 | ①无②轻度③中度④相当重⑤严重 |
| 72. 一阵阵恐惧或惊恐 | ①无②轻度③中度④相当重⑤严重 |
| 73. 感到在公共场合吃东西很不舒服 | ①无②轻度③中度④相当重⑤严重 |
| 74. 经常与人争论 | ①无②轻度③中度④相当重⑤严重 |
| 75. 单独一人时神经很紧张 | ①无②轻度③中度④相当重⑤严重 |
| 76. 别人对您的成绩没有做出恰当的评价 | ①无②轻度③中度④相当重⑤严重 |
| 77. 即使和别人在一起也感到孤单 | ①无②轻度③中度④相当重⑤严重 |
| 78. 感到坐立不安、心神不定 | ①无②轻度③中度④相当重⑤严重 |

| 问题 | 答案选项 |
|---|---|
| 79.感到自己没有什么价值 | ①无②轻度③中度④相当重⑤严重 |
| 80.感到熟悉的东西变得陌生或不像是真的 | ①无②轻度③中度④相当重⑤严重 |
| 81.大叫或摔东西 | ①无②轻度③中度④相当重⑤严重 |
| 82.害怕会在公共场合昏倒 | ①无②轻度③中度④相当重⑤严重 |
| 83.感到别人想占您的便宜 | ①无②轻度③中度④相当重⑤严重 |
| 84.为一些有关"性"的想法而很苦恼 | ①无②轻度③中度④相当重⑤严重 |
| 85.您认为应该因为自己的过错而受到惩罚 | ①无②轻度③中度④相当重⑤严重 |
| 86.感到要赶快把事情做完 | ①无②轻度③中度④相当重⑤严重 |
| 87.感到自己的身体有严重问题 | ①无②轻度③中度④相当重⑤严重 |
| 88.从未感到和其他人很亲近 | ①无②轻度③中度④相当重⑤严重 |
| 89.感到自己有罪 | ①无②轻度③中度④相当重⑤严重 |
| 90.感到自己的脑子有毛病 | ①无②轻度③中度④相当重⑤严重 |

2.SCL-90的统计指标与判读原则 SCL-90的统计指标有多个，但主要依靠总分和因子分两项进行判断。

（1）总分：90个项目单项分相加之和，能反映其病情严重程度。总分超过160分需考虑筛选阳性，需进一步检查。

（2）因子分：等于组成某一因子的各项总分与组成某一因子的项目数。当个体在某一因子的得分大于2分时，即超出正常均分，则个体在该方面就很有可能有心理健康方面的问题，通过因子分可以了解受检者的症状分布特点，并可作廓图（profile）分析。

（3）总均分：总分90分，表示从总体情况看，该受检者的自我感觉位于1～5级间的哪一个分值程度上。分数在1～1.5，表明被试自我感觉没有量表中所列的症状；在1.5～2.5，表明被试感觉有点症状，但发生得并不频繁；在2.5～3.5，表明被试感觉有症状，其严重程度为轻度到中度；在3.5～4.5，表明被试感觉有症状，其程度为中度到严重；在4.5～5则表明被试感觉有症状，且症状的频度和强度都十分严重。

（4）阳性项目数：单项分≥2分的项目数，表示受检者在多少项目上呈有"症状"。阳性项目数超过43项需考虑筛选阳性，需进一步检查。

（5）阴性项目数：单项分=1分的项目数，表示受检者"无症状"的项目有多少。

（6）阳性症状均分：（总分-阴性项目数）/阳性项目数，表示受检者在"有症状"项目中的平均得分。其反映受检者自我感觉不佳的项目，其严重程度究竟介于哪个范围。其意义与总症状指数的相同。

因子分可对被测试个体某方面的症状进行判断，通过因子分可了解症状分布特点。其因子分的判断及其意义解释如下：

（1）躯体化：得分在12～60分。得分在36分以上，表明个体在身体上有较明显的不适感，并常伴有头痛、肌肉酸痛等症状。得分在24分以下，躯体症状表现不明显。总的来说，得分越高，躯体的不适感越强；得分越低，症状体验越不明显（第1、4、12、27、40、42、48、49、52、53、56、58题，共12题）。

（2）强迫症状：得分在10～50分。得分在30分以上，强迫症状较明显。得分在20分以下，强迫症状不明显。总的来说，得分越高，表明个体越无法摆脱一些无意义的行为、思想和冲动，并可能表现出一些认知障碍的行为征兆。得分越低，表明个体在此种症状上表现越不明显，没有出现强迫行为（第3、9、10、28、38、45、46、51、55、65题，共10题）。

（3）人际关系敏感：得分在9～45分。得分在27分以上，表明个体人际关系较为敏感，人际交往中自卑感较强，并伴有行为症状（如坐立不安、退缩等）。得分在18分以下，表明个体在人际关系上较为正常。总的来说，得分越高，个体在人际交往中表现的问题就越多，自卑、自我中心越突出，并且已表现出消极的期待。得分越低，个体在人际关系上越能应付自如，人际交流也越自信和胸有成竹，并抱有积极的期待（第6、21、34、36、

37、41、61、69、73题，共9题）。

（4）抑郁：得分在13 ~ 65分。得分在39分以上，表明个体的抑郁程度较强，生活缺乏足够的兴趣，缺乏运动活力。在极端情况下，可能会有想死亡的思想和自杀的观念。得分在26分以下，表明个体抑郁程度较弱，生活态度乐观积极，充满活力，心境愉快。总的来说，得分越高，抑郁程度越明显；得分越低，抑郁程度越不明显（第5、14、15、20、22、26、29、30、31、32、54、71、79题，共13题）。

（5）焦虑：得分在10 ~ 50分。得分在30分以上，表明个体较易焦虑，易表现出烦躁、不安静和神经过敏，极端时可能导致惊恐发作。得分在20分以下，表明个体不易焦虑，易表现出安定的状态。总的来说，得分越高，焦虑表现越明显；得分越低，越不会导致焦虑（第2、17、23、33、39、57、72、78、80、86题，共10题）。

（6）敌对：得分在6 ~ 30分。得分在18分以上，表明个体易表现出敌对的思想、情感和行为。得分在12分以下表明个体容易表现出友好的思想、情感和行为。总的来说，得分越高，个体越容易敌对，好争论，脾气难以控制。得分越低，个体的脾气越温和，待人友好，不喜欢争论、无破坏行为（第11、24、63、67、74、81题，共6题）。

（7）恐怖：得分在7 ~ 35分。得分在21分以上，表明个体恐怖症状较为明显，常表现出社交、广场和人群恐惧，得分在14分以下，表明个体的恐怖症状不明显。总的来说，得分越高，个体越容易对一些场所和物体发生恐惧，并伴有明显的躯体症状。得分越低，个体越不易产生恐怖心理，越能正常地交往和活动（第13、25、47、50、70、75、82题，共7题）。

（8）偏执：得分在6 ~ 30分。得分在18分以上，表明个体的偏执症状明显，较易猜疑和敌对，得分在12分以下，表明个体的偏执症状不明显。总的来说，得分越高，个体越易偏执，表现出投射性的思维和妄想，得分越低，个体思维越不易走极端（第8、18、43、68、76、83题，共6题）。

（9）精神病性：得分在10 ~ 50分。得分在30分以上，表明个体的精神病性症状较为明显，得分在20分以下，表明个体的精神病性症状不明显。总的来说，得分越高，越多地表现出精神病性症状和行为；得分越低，就越少表现出这些症状和行为（第7、16、35、62、77、84、85、87、88、90题，共10题）。

（10）其他项目（睡眠、饮食等）：第19、44、59、60、64、66、89题，共7题。

**（三）示例**

某在校大学生，男性，21岁，健康。进行SCL-90测试，结果如下：

| 问题 | 答案选项 |
| --- | --- |
| 1.头痛 | √无②轻度③中度④相当重⑤严重 |
| 2.神经过敏，心中不踏实 | √无②轻度③中度④相当重⑤严重 |
| 3.头脑中有不必要的想法或字句盘旋 | √无②轻度③中度④相当重⑤严重 |
| 4.头晕和昏倒 | √无②轻度③中度④相当重⑤严重 |
| 5.对异性的兴趣减退 | √无②轻度③中度④相当重⑤严重 |
| 6.对旁人责备求全 | √无②轻度③中度④相当重⑤严重 |
| 7.感到别人能控制您的思想 | √无②轻度③中度④相当重⑤严重 |
| 8.责怪别人制造麻烦 | √无②轻度③中度④相当重⑤严重 |
| 9.忘记性大 | √无②轻度③中度④相当重⑤严重 |
| 10.担心自己的衣饰整齐及仪态的端正 | √无②轻度③中度④相当重⑤严重 |
| 11.容易烦恼和激动 | ①无√轻度③中度④相当重⑤严重 |
| 12.胸痛 | √无②轻度③中度④相当重⑤严重 |
| 13.害怕空旷的场所或街道 | √无②轻度③中度④相当重⑤严重 |
| 14.感到自己的精力下降，活动减慢 | √无②轻度③中度④相当重⑤严重 |
| 15.想结束自己的生命 | √无②轻度③中度④相当重⑤严重 |
| 16.听到旁人听不到的声音 | √无②轻度③中度④相当重⑤严重 |
| 17.发抖 | √无②轻度③中度④相当重⑤严重 |
| 18.感到大多数人都不可信任 | √无②轻度③中度④相当重⑤严重 |

续表

| 问题 | 答案选项 |
|---|---|
| 19.胃口不好 | ①无√轻度③中度④相当重⑤严重 |
| 20.容易哭泣 | √无②轻度③中度④相当重⑤严重 |
| 21.同异性相处时感到害羞不自在 | ①无√轻度③中度④相当重⑤严重 |
| 22.感到受骗、中了圈套或有人想抓住您 | √无②轻度③中度④相当重⑤严重 |
| 23.无缘无故地突然感到害怕 | √无②轻度③中度④相当重⑤严重 |
| 24.自己不能控制地发脾气 | √无②轻度③中度④相当重⑤严重 |
| 25.怕单独出门 | √无②轻度③中度④相当重⑤严重 |
| 26.经常责怪自己 | √无②轻度③中度④相当重⑤严重 |
| 27.腰痛 | ①无√轻度③中度④相当重⑤严重 |
| 28.感到难以完成任务 | √无②轻度③中度④相当重⑤严重 |
| 29.感到孤独 | √无②轻度③中度④相当重⑤严重 |
| 30.感到苦闷 | √无②轻度③中度④相当重⑤严重 |
| 31.过分担忧 | ①无√轻度③中度④相当重⑤严重 |
| 32.对事物不感兴趣 | √无②轻度③中度④相当重⑤严重 |
| 33.感到害怕 | √无②轻度③中度④相当重⑤严重 |
| 34.我的感情容易受到伤害 | √无②轻度③中度④相当重⑤严重 |
| 35.旁人能知道您的私下想法 | √无②轻度③中度④相当重⑤严重 |
| 36.感到别人不理解您、不同情您 | √无②轻度③中度④相当重⑤严重 |
| 37.感到人们对您不友好，不喜欢您 | √无②轻度③中度④相当重⑤严重 |
| 38.做事必须做得很慢以保证做得正确 | ①无√轻度③中度④相当重⑤严重 |
| 39.心跳得很厉害 | √无②轻度③中度④相当重⑤严重 |
| 40.恶心或胃部不舒服 | √无②轻度③中度④相当重⑤严重 |
| 41.感到比不上他人 | √无②轻度③中度④相当重⑤严重 |
| 42.肌肉酸痛 | ①无√轻度③中度④相当重⑤严重 |
| 43.感到有人在监视您、谈论您 | √无②轻度③中度④相当重⑤严重 |
| 44.难以入睡 | √无②轻度③中度④相当重⑤严重 |
| 45.做事必须反复检查 | √无②轻度③中度④相当重⑤严重 |
| 46.难以做出决定 | √无②轻度③中度④相当重⑤严重 |
| 47.怕乘电车、公共汽车、地铁或火车 | √无②轻度③中度④相当重⑤严重 |
| 48.呼吸有困难 | √无②轻度③中度④相当重⑤严重 |
| 49.一阵阵发冷或发热 | √无②轻度③中度④相当重⑤严重 |
| 50.因为感到害怕而避开某些东西、场合或活动 | √无②轻度③中度④相当重⑤严重 |
| 51.脑子变空了 | √无②轻度③中度④相当重⑤严重 |
| 52.身体发麻或刺痛 | √无②轻度③中度④相当重⑤严重 |
| 53.喉咙有梗死感 | √无②轻度③中度④相当重⑤严重 |
| 54.感到没有前途没有希望 | √无②轻度③中度④相当重⑤严重 |
| 55.不能集中注意 | ①无√轻度③中度④相当重⑤严重 |
| 56.感到身体的某一部分软弱无力 | √无②轻度③中度④相当重⑤严重 |
| 57.感到紧张或容易紧张 | √无②轻度③中度④相当重⑤严重 |
| 58.感到手或脚发重 | √无②轻度③中度④相当重⑤严重 |
| 59.想到死亡的事 | √无②轻度③中度④相当重⑤严重 |
| 60.吃得太多 | √无②轻度③中度④相当重⑤严重 |
| 61.当别人看着您或谈论您时感到不自在 | ①无√轻度③中度④相当重⑤严重 |
| 62.有一些不属于您自己的想法 | √无②轻度③中度④相当重⑤严重 |
| 63.有想打人或伤害他人的冲动 | √无②轻度③中度④相当重⑤严重 |

续表

| 问题 | 答案选项 |
|------|----------|
| 64.醒得太早 | √无②轻度③中度④相当重⑤严重 |
| 65.必须反复洗手、点数目或触摸某些东西 | √无②轻度③中度④相当重⑤严重 |
| 66.睡得不稳不深 | √无②轻度③中度④相当重⑤严重 |
| 67.有想摔坏或破坏东西的冲动 | √无②轻度③中度④相当重⑤严重 |
| 68.有一些别人没有的想法或念头 | √无②轻度③中度④相当重⑤严重 |
| 69.感到对别人神经过敏 | √无②轻度③中度④相当重⑤严重 |
| 70.在商店或电影院等人多的地方感到不自在 | √无②轻度③中度④相当重⑤严重 |
| 71.感到任何事情都很困难 | √无②轻度③中度④相当重⑤严重 |
| 72.一阵阵恐惧或惊恐 | √无②轻度③中度④相当重⑤严重 |
| 73.感到在公共场合吃东西很不舒服 | √无②轻度③中度④相当重⑤严重 |
| 74.经常与人争论 | ①无√轻度③中度④相当重⑤严重 |
| 75.单独一人时神经很紧张 | √无②轻度③中度④相当重⑤严重 |
| 76.别人对您的成绩没有做出恰当的评价 | √无②轻度③中度④相当重⑤严重 |
| 77.即使和别人在一起也感到孤单 | √无②轻度③中度④相当重⑤严重 |
| 78.感到坐立不安、心神不定 | √无②轻度③中度④相当重⑤严重 |
| 79.感到自己没有什么价值 | √无②轻度③中度④相当重⑤严重 |
| 80.感到熟悉的东西变得陌生或不像是真的 | √无②轻度③中度④相当重⑤严重 |
| 81.大叫或摔东西 | √无②轻度③中度④相当重⑤严重 |
| 82.害怕会在公共场合昏倒 | √无②轻度③中度④相当重⑤严重 |
| 83.感到别人想占您的便宜 | √无②轻度③中度④相当重⑤严重 |
| 84.为一些有关"性"的想法而很苦恼 | √无②轻度③中度④相当重⑤严重 |
| 85.您认为应该因为自己的过错而受到惩罚 | ①无√轻度③中度④相当重⑤严重 |
| 86.感到要赶快把事情做完 | ①无√轻度③中度④相当重⑤严重 |
| 87.感到自己的身体有严重问题 | √无②轻度③中度④相当重⑤严重 |
| 88.从未感到和其他人很亲近 | √无②轻度③中度④相当重⑤严重 |
| 89.感到自己有罪 | √无②轻度③中度④相当重⑤严重 |
| 90.感到自己的脑子有毛病 | √无②轻度③中度④相当重⑤严重 |

该受试者的SCL-90的各项指标及意义：

·总分：102分，阴性。

·总均分：1.133分，没有量表中所列的症状。

·阳性项目数：12分，阴性。

·阴性项目数：78分，阴性。

·阳性症状均分：1～1.5分，阴性。

因子分：

·躯体化：14分，躯体症状表现不明显。

·强迫症状：12分，强迫症状不明显。

·人际关系敏感：11分，人际关系上较为正常。

·抑郁：14分，抑郁程度较弱，生活态度乐观积极，充满活力，心境愉快。

·焦虑：11分，不易焦虑，易表现出安定的状态。

·敌对：8分，表现出友好的思想、情感和行为。

·恐怖：7分，恐怖症状不明显。

·偏执：6分，偏执症状不明显。

·精神病性：11分，精神病性症状不明显。

·其他：8分，阴性。

（四）特点与意义

SCL-90是心理卫生研究和临床工作中应用非常广泛的心理健康评定工具之一。通过在国内的广泛运用和论证，证实SCL-90在正常人群中使用，具有良好信度和效度，总表的同质性信度为0.97，各分量表的同质性信度在0.69以上，重测信度大于0.7，每个条目与总分的相关系数大于0.36，显著性水平达到0.0001，这些结果都表明SCL-90在正常人群中使用具有较好的信度和效度。

从SCL-90的信度和判别函数分析来看，此量表作为某人群的整体心理健康水平测试或作为心理疾病的诊断量表很难被解释。但SCL-90具有较好的信度和效度，将其作为临床精神科和心理门诊的一个筛选量表，只要正确使用，还是可以取得很好的效果。

总之，SCL-90对于测量心理症状，区分病人和正常人群，检测不同心理治疗结果都是很好的问卷。

## 参考文献

陈树林，高雪屏，李凌江，等，2005. PTSD症状自评量表的信效度初步评价.中国心理卫生杂志，19（6）：373-376.

贾福军，侯彩兰，2009. 心理应激与创伤评估手册.北京：人民卫生出版社.

刘贤臣，马登岱，刘连启，等，1998.心理创伤后应激障碍自评量表的编制和信效度研究.中国行为医学科学，7（2）：93-96.

温盛霖，陶炯，王相兰，等，2011. 地震后斯坦福急性应激反应问卷最佳筛查阈值ROC分析.新医学，42（11）：717-719.

杨晓云，杨宏爱，刘启贵，等，2007. 创伤后应激检查量表平民版的效度、信度及影响因素的研究. 中国健康心理学杂志，15（1）：6-9.

American Psychiatric Association, 1994.Diagnostic and Statistic Manual of Mental Disorder. 4th ed. Washington DC：American psychiatric association, 424-429.

Blake DD, Weathers FW, Nagy LM, et al, 1995. The development of a clinician-Administered PTSD Scale. J Trauma Stress, 8：75-90.

Broersma-van der Meulen MJ, Sprangers MA, Naeije M, 1994. Anxiety and depression in craniomandibular disorders；the use of the Symptom Checklist 90. Nederlands Tijdschrift Voor Tandheelkunde, 101（1）：16-19.

Bryant RA, Harvey AG, Dang ST, et al, 1998. Assessing acute stress disorder：psychometric properties of a structured clinical interview.Psychological Assessment, 10（3）：215-220.

Bryant RA, Moulds ML, Guthrie RM, 2000. Acute Stress Disorder Scale：A self-report measure of acute stress disorder. Psychological Assessment, 12（1）：61-68.

Cardeña E, Koopman C, Classen C, et al, 2000. Psychometric properties of the Stanford Acute Stress Reaction Questionnaire（SASRQ）：A valid and reliable measure of acute stress.

Journal of Traumatic Stress, 13（4）：719-734.

Charney ME, Keane TM, 2007. Psychometric analyses of the Clinician-Administered PTSD Scale（CAPS）-Bosnian translation.Cultur Divers Ethnic Minor Psychol, 13（2）：161-168.

HintonDE, ChheanD, PichV, et al, 2006. Assessment of posttraumatic stress disorder in Cambodian refugees using the Clinician-Administered PTSD scale：psychometric properties and symptom severity. J Trauma stress, 19（3）：405-409.

Kessler HS, Kilpa ck DG, Dansky BS, et al, 1995. Posttraumatic stress disorder in the national co-morbidity Survey. Archives General Psychiatry, 52：1 048-1 060.

Lang AJ, Laffaye C, Satz LE, et al, 2003. Sensitivity and specificity of the PTSD check list in detecting PTSD in female veterans in primary care.Journal of Traumatic Stress, 16（3）：257-264.

Nijenhuis ERS, Hart OVD, Vanderlinden J, 1999.The Traumatic Experiences checklist（TEC）.// Nijenhuis ERS. Somatoform dissociation：phenomena, measurement, and theoretical issues.Assen：Van Gorcum.

Nijenhuis ERS, Hart OVD, Kruger K, 2002. The psychometric characteristics of the traumatic experiences checklist（tec）：first findings among psychiatric outpatients. Clinical Psychology & Psychotherapy, 9（3）：200-210.

Orsillo S, 2002. Measures for Acute Stress Disorder and Posttraumatic Stress Disorder, New York：kluwer Academic/Plenum, 255-307.

Ruis C, van den Berg E, van Stralen HE, et al, 2014. Symptom Checklist 90-Revised in neurological outpatients. Journal of Clinical and Experimental Neuropsychology, 36（2）：170-177.

Song KX, Feng LJ, Shen H, et al, 2008. Analysis of symptom checklist 90 of relief crew during critical period after Wenchuan earthquake in Sichuan province. Zhongguo Wei Zhong Bing Ji Jiu Yi Xue, 20（8）：490-492.

Tan H, Lan XM, Yu NL, et al, 2015. Reliability and validity assessment of the revised Symptom Checklist 90 for alopecia areata patients in China. The Journal of Dermatology, 42（10）：975-980.

Wang L, Li Z, Shi Z, et al, 2010. Factor structure of acute stress disorder symptoms in Chinese earthquake victims：a confirmatory factor analysis of the acute stress disorder scale.

Personality and Individual Differences，48（7）：798-802.

Weathers FW，Keane TM，Davidson JRT，2001. Clinican-administered PTSD scale：a review of the first ten years of research. Depression and Anxiety，13：132-156.

Weathers FW，Litz BT，Herman DS，et al，1993. The PTSD checklist（PCL）：Reliability，validity，and diagnostic utility. Boston：Boston National Center for PTSD，Behavioral Science Division.

（撰写：沈世琴 欧阳庆 许民辉；审校：周继红）

# 第十一章

# 其他专科创伤评分

## 第一节　颌面部创伤严重度评分

### 一、概述

#### （一）定义

口腔颌面部创伤在全身创伤中，尤其是在多发伤中占有相当比例。Sastry等对北美洲众多医院的87 174例创伤病人进行了调查，发现颌面部损伤的发生率为34%。我国八家创伤首诊医院对1915例伤员损伤部位的调查表明，头面部伤占60%以上，仅次于四肢伤和多发伤，远远高于胸、腹及脊柱伤。

在颌面创伤领域，一些特定解剖结构或部位的损伤分类方法已被广泛认同并应用于临床描述、学术交流和文献之中，如上颌骨骨折Le Fort分类，颧骨颧弓复合体骨折Knight-North分类和Zingg分类，鼻眶筛区骨折Gruss分类和Markowitz分类等。这些损伤分类往往从定性方面体现出损伤严重程度的信息，但没有对损伤严重程度进行量化分析。

AIS-ISS评分系统现在已经得到世界各国从事创伤临床和基础研究单位的公认和广泛应用，但应用于口腔颌面部损伤有其局限性。这是由于口腔颌面部解剖结构复杂，损伤类型多样，而口腔颌面部AIS损伤编码过于粗略，不详细，无法满足实际临床需要。另外，口腔颌面部损伤致死率低，对面容和功能破坏性大，而ISS主要是针对全身多发伤与生存率相关的损伤严重程度判定的方法，无法直接套用。

国内外学者根据口腔颌面部创伤的特点，建立了多种口腔颌面部创伤评分系统。在AIS-ISS评价体系基础之上对其进行补充完善的评分方法有改进的面部创伤严重度评分（revised ISS，RISS）、改良的面部损伤严重度评分（revised facial ISS，RFISS）、颌面部损伤严重度评分（maxillofacial injury severity score，MISS）、颌面创伤严重度评分（maxillofacial trauma severity score，MTSS）、结合伤情分类标准改良的简明颌面损伤评分（revised abbreviated maxillofacial injury scale，RAMIS）等。不同于AIS-ISS评价体系的评分方法有基于字母-数字编码的颅颌面创伤评分系统（craniofacial disruption score，CDS）、颌面损伤严重度评分（facial injury severity scale，FISS）、颌面部骨折严重度评分（facial fracture severity scale，FFSS）、颌面部损伤严重度评分（ISS）、颌面部损伤严重度评分（maxillofacial injury severity score，MFISS）、下颌骨骨折评分（mandibular fracture score，MFS）、下颌骨损伤严重度评分（mandible injury severity core，MISS）、下颌骨骨折评分系统（mandibular fracture scoring system，MFCS）、眼眶骨折风险评分（orbital fracture risk score，OFRS）、眼眶骨折严重度评分。这些评分方法从描述骨骼损伤并赋值建立评分体系，到增加软组织损伤指标、功能和美观也成为评分体系的重要组成部分，逐步得到完善。

虽然用于定量描述颌面部损伤严重程度的方法在文献中时有报道，但颌面部创伤量化评分整体起步发展较晚，目前尚没有形成统一的标准，需要通过不断的应用加以完善。先期的颌面创伤量化评分研究往往忽略了评分公式中数值运算的意义，如对ISS进行改良的RISS和RFISS评分方法，以及增加生理功能参数的MISS和MTSS评分方法；即使是单纯求和的其他评分方法也是如此。合理的评分方法应该考虑不同影响因素（参数）权重值的量化，更方便、精确、高效地对伤情和结局进行评估，指导颌面创伤高效救治与康复。

本节列出的颌面部创伤评分方法的命名均引自原文；对于命名中含有英文字母缩写"ISS"或"SS"的颌面部创伤评分方法，请不要将它们与全身创伤评分的英文命名混淆。

**（二）颌面部损伤严重度评分的分类**

目前的颌面部损伤严重度评分方法总体上可分为两类：基于AIS-ISS的颌面损伤严重度评分方法和不基于AIS-ISS的颌面损伤严重度评分方法。

1.基于AIS-ISS的颌面损伤严重度评分方法 AIS和ISS是目前应用最广泛的基于损伤病理的创伤严重度评分方法，是创伤严重程度评估的金标准。其中，AIS是对单一损伤的严重程度进行评估的方法，但对于颌面部创伤的编码数量和细致程度远远不足以适应颌面专科对颌面部创伤评估的需要。而ISS评分则是用于评估全身多发伤的方法，其方法是将头颈、面部、胸部、腹部、四肢及体表六个区域中三个最严重伤部位的最高AIS评分的平方相加而得，不能综合反映单一解剖区域的多个损伤的严重度。

因此，颌面创伤研究者在AIS和ISS评分的基础上，发展了基于AIS-ISS的颌面损伤严重度评分方法。

（1）改良的简明颌面损伤评分（RAMIS）。
（2）改良的颌面创伤严重度评分（RFISS）。
（3）颌面损伤严重度评分（MISS）。
（4）颌面创伤严重度评分（MTSS）。

前两种评分方法（RAMIS和RFISS）是依据颌面部损伤病理程度进行评分的方法，后两种评分方法（MISS和MTSS）是采用颌面部损伤病理程度结合病人生理功能参数进行评分的方法。

2.不基于AIS-ISS的颌面损伤严重度评分方法 另外一类颌面损伤严重度评分方法是独立于AIS-ISS之外的评分方法，通过对损伤的部位分区、损伤类型、功能状况、合并损伤及感染等指标进行量化记分以对损伤严重程度进行评估。其包括口腔颌面部整体评分方法和特定部位的评分方法两

类，主要有以下几种。

（1）口腔颌面部整体评分方法
1）颅颌面部骨折的字母-数字编码系统（CDS）。
2）颌面损伤严重度评分（FISS）。
3）颌面部骨折严重度评分（FFSS）。
4）颌面部损伤严重度评分（MISS）。
5）颌面部损伤严重度评分（MFISS）。
（2）特定部位的评分方法
1）下颌骨骨折评分方法（MFS）。
2）下颌骨损伤严重度评分（MISS）。
3）下颌骨骨折评分系统（MFSS）。
4）眼眶骨折风险评分（OFRS）。
5）眼眶骨折严重度评分（OFSS）。

## 二、改良的简明颌面部损伤评分

**（一）概述**

改良的简明颌面部损伤评分（revised abbreviated maxillofacial injury scale，RAMIS）是针对简明损伤评分（AIS）对颌面部创伤编码不足，不能满足颌面部创伤评估的需求，在AIS系统基础上改良发展而来的一种颌面损伤严重程度的评分方法。

RAMIS记分的基本方法是在原有AIS编码的基础上，在尾部（小数点后的第2、3位）增加两位颌面部损伤评分的数字，以便更精确地指示颌面部损伤的严重程度。

**（二）评分方法**

1.RAMIS编码方法 RAMIS记分采用九位数编码，前7位为AIS-98编码，小数点后第一位为AIS严重度评分，最后两位为改良的颌面损伤评分。其中，两位改良的颌面损伤评分的编码规则是用01～06分别表示损伤程度为轻度、中度、重度、严重、很严重、危重，详见表11-1。

2.RAMIS编码与ICD和AIS-98编码的对应原则

（1）以伤情的分类描述为基础，对照代码的含义建立对应关系。
（2）含义完全或基本相同者，直接将编码对应。
（3）无相同含义编码对应的，以高一级别的编码对应。

**表11-1　改良的颌面损伤评分的编码规则**

| 颌面部损伤严重程度 | 轻度 | 中度 | 重度 | 严重 | 很严重 | 危重 |
| --- | --- | --- | --- | --- | --- | --- |
| RAMIS编码 | 01 | 02 | 03 | 04 | 05 | 06 |

（4）ICD-9和AIS-98的分类粗于RAMIS的分类，因此可能出现一对多的现象。

3.RAMIS编码　在颌面部损伤的AIS编码条目基础之上，根据细化的颌面部损伤描述细节，分别对软组织、骨组织、面部器官建立RAMIS编码表。

面部软组织损伤的RAMIS编码（表11-2）、颈部软组织损伤的RAMIS编码（表11-3）、面部器官损伤的RAMIS编码（表11-4）和面部骨组织损伤的RAMIS编码（表11-5）及它们与ICD-9的对应表如下。

（三）示例

某病人受到面部软组织穿通伤，并有约6cm$^2$

### 表11-2　面部软组织损伤的RAMIS编码与ICD-9的对应表

| 面部损伤严重度描述 | 损伤编码AIS/RAMIS | ICD-9 |
| --- | --- | --- |
| 擦伤面积＜50%，但严重污染 | 210202.101 | 910.601面部表浅异物 |
| 擦伤面积＞50%，污染严重 | 210202.102 | 910.601面部表浅异物 |
| 挫伤（不区分严重度） | 210402.101 | 920.001面部挫伤 |
| 撕裂伤总伤口长度＜10cm | 210602.101 | 873.401面部撕裂伤 |
| 撕裂伤长度≥10cm | 210604.202 | 873.401面部撕裂伤 |
| 撕裂伤失血量＞20% | 210606.303 | 873.401面部撕裂伤 |
| 撕脱伤面部面积＜25cm$^2$且无组织缺损 | 210802.102 | 959.003面部损伤 |
| 撕脱伤面积＞25cm$^2$或有组织缺损 | 210804.203 | 959.003面部损伤 |
| 撕脱伤失血量＞20% | 210806.304 | 959.003面部损伤 |
| 穿通伤无组织缺损，线性伤口 | 216002.101 | 959.003面部损伤 |
| 穿通伤并组织丢失＜10cm$^2$ | 216002.102 | 959.003面部损伤 |
| 10cm$^2$≤组织丢失＜25cm$^2$ | 216002.103 | 959.003面部损伤 |
| 组织丢失≥25cm$^2$ | 216004.204 | 959.003面部损伤 |
| 失血量＞20% | 216006.304 | 959.003面部损伤 |

### 表11-3　颈部软组织损伤的RAMIS编码与ICD-9的对应表

| 损伤严重度描述 | 损伤编码AIS/RAMIS | ICD-9 |
| --- | --- | --- |
| 挫伤（不区分严重度） | 310402.101 | 959.004颈部损伤 |
| 撕裂伤颈部伤口＜20cm | 310602.101 | 959.004颈部损伤 |
| 撕裂伤颈部伤口≥20cm | 310604.202 | 959.004颈部损伤 |
| 撕裂伤失血量＞20% | 310606.304 | 959.004颈部损伤 |
| 撕脱伤面积＜100cm$^2$ | 310802.102 | 959.004颈部损伤 |
| 撕脱伤面积＞100cm$^2$或组织缺损＞25cm$^2$ | 310804.203 | 959.004颈部损伤 |
| 撕脱伤失血量＞20% | 310806.304 | 959.004颈部损伤 |
| 穿通伤组织丢失≤100cm$^2$ | 316002.103 | 959.004颈部损伤 |
| 穿通伤组织丢失＞100cm$^2$ | 316004.203 | 959.004颈部损伤 |
| 失血量＞20% | 316006.304 | 959.004颈部损伤 |

### 表11-4　面部器官损伤的RAMIS编码与ICD-9的对应表

| 面部器官损伤严重度描述 | 损伤编码AIS/RAMIS | ICD-9 |
| --- | --- | --- |
| 面神经总干挫伤 | 131604.201 | 951.401面神经损伤 |
| 离断，神经无缺损 | 131604.203 | 951.401面神经损伤 |
| 有神经缺损 | 131604.204 | 951.401面神经损伤 |
| 颞支挫伤 | 131604.201 | 951.401面神经损伤 |
| 离断，神经无缺损 | 131604.202 | 951.401面神经损伤 |
| 有神经缺损 | 131604.203 | 951.401面神经损伤 |
| 其余分支与以上分类相同（略） | 131604.201 | 951.401面神经损伤 |
| 腮腺及导管撕伤 | 341099.202 | 959.009涎腺损伤 |

的软组织缺损。则其RAMIS编码为"216002.102"，其中"216002.1"为AIS编码，AIS损伤评分为1分，为轻度伤；RAMIS的颌面损伤评分是其最后两位数"02"，为中度颌面损伤。

又如，某病人受到上颌骨粉碎性Le Fort Ⅱ型骨折，它的AIS编码为"250806.2"，AIS损伤为中度损伤；而其RAMIS的颌面损伤评分为"03"，为重度颌面损伤；其RAMIS编码为"250806.203"。

**（四）特点与意义**

RAMIS编码在AIS编码的基础上，细化了颌面部损伤的内容和细节，在其严重度的编码和评估上，不仅考虑了对生命结局的影响，更加入了颌面部损伤对专科治疗和结局的影响程度，使其更接近颌面专科对颌面创伤的评估与救治的需求。

例如，对于面部软组织穿通伤，在AIS评分中其编码都是"216002.1"，损伤严重程度均为轻伤。在RAMIS中，将面部软组织穿通伤细化为三类：①"穿通伤无组织缺损，线性伤口"，编码为"216002.101"，为轻度伤；②"穿通伤并组织丢失<10cm$^2$"，编码为"216002.102"，为中度伤；③"穿通伤，10cm$^2$≤组织丢失<25cm$^2$"，编码为"216002.103"，为重度伤。RAMIS编码更细致且更有针对性，并有助于专科的评估与治疗。

相对于AIS编码，RAMIS编码在以下七方面有明显改进。

（1）增加严重面部擦伤的评分，将擦伤的面积与污染程度结合进行详细划分。

（2）撕脱伤中增加组织缺损。

**表 11-5　面部骨组织损伤的RAMIS编码与ICD-9的对应表**

| 损伤严重度描述 | 损伤编码 AIS/RAMIS | ICD-9 |
| --- | --- | --- |
| 下颌骨正中闭合性骨折 | 250604.102 | 802.201 下颌骨骨折 |
| 下颌骨正中开放性骨折 | 250612.203 | 802.301 下颌骨开放性骨折 |
| 下颌骨正中粉碎性骨折 | 250612.203 | 802.201 下颌骨骨折 |
| 下颌骨正中骨组织缺损 | 250612.203 | 802.201 下颌骨骨折 |
| 上颌骨 Le Fort Ⅰ 型闭合性 | 250804.202 | 802.402 上颌骨骨折 |
| 上颌骨 Le Fort Ⅰ 型开放性 | 250804.203 | 802.502 上颌骨开放性骨折 |
| 上颌骨 Le Fort Ⅰ 型粉碎性 | 250804.203 | 802.402 上颌骨骨折 |
| 上颌骨 Le Fort Ⅰ 型骨缺损 | 250804.203 | 802.402 上颌骨骨折 |
| 上颌骨 Le Fort Ⅱ 型闭合性 | 250806.202 | 802.402 上颌骨骨折 |
| 上颌骨 Le Fort Ⅱ 型开放性 | 250806.203 | 802.502 上颌骨开放性骨折 |
| 上颌骨 Le Fort Ⅱ 型粉碎性 | 250806.203 | 802.402 上颌骨骨折 |
| 上颌骨 Le Fort Ⅱ 型骨缺损 | 250806.203 | 802.402 上颌骨骨折 |
| 上颌骨 Le Fort Ⅲ 型闭合性 | 250808.203 | 802.402 上颌骨骨折 |
| 上颌骨 Le Fort Ⅲ 型开放性 | 250808.204 | 802.502 上颌骨开放性骨折 |
| 上颌骨 Le Fort Ⅲ 型粉碎性 | 250808.204 | 802.402 上颌骨骨折 |
| 上颌骨 Le Fort Ⅲ 型骨缺损 | 250808.204 | 802.402 上颌骨骨折 |
| 鼻骨线性 | 251002.101 | 802.001 鼻骨骨折 |
| 鼻骨开放性 | 251004.202 | 802.101 鼻骨开放性骨折 |
| 鼻骨粉碎性 | 251004.202 | 802.001 鼻骨骨折 |
| 鼻眶筛骨折 | 251004.203 | 802.001 鼻骨骨折 |
| 单纯性颧弓骨折 | 251800.201 | 802.401 颧骨骨折 |
| 眶外侧壁骨折 | 251800.201 | 802.401 颧骨骨折 |
| 眶下缘骨折 | 251800.201 | 802.401 颧骨骨折 |
| 无移位颧骨体的单一骨折 | 251800.202 | 802.401 颧骨骨折 |
| 旋转或移位的颧骨体单一骨折 | 251800.203 | 802.401 颧骨骨折 |
| 多发性粉碎性骨折 | 251800.203 | 802.401 颧骨骨折 |
| 眶底爆裂性骨折 | 251204.302 | 802.801 眼眶骨折 |
| 眶上缘骨折 | 251202.201 | 802.801 眼眶骨折 |

（3）对于组织缺损面积的大小进行了细化。

（4）面神经损伤采用挫伤（无神经离断）、断裂和神经缺损替代原撕裂撕脱伤，并对每一分支和总干损伤进行了不同的定级评分。

（5）上颌骨、下颌骨、鼻骨损伤均增加了骨缺损的定级标准，且对损伤部位进行了细化，并增加鼻眶筛骨折的定级编码。

（6）细化了颧骨骨折的分类编码。

（7）增加了眶下壁爆裂性骨折编码。

### 三、改良的颌面部创伤严重度评分

#### （一）概述

多发性损伤是颌面创伤的一个显著特点。在全身的多发伤评估中，创伤严重度评分（ISS）是目前应用最广泛的创伤严重程度评分方法。ISS的评分方法是将头颈、面部、胸部、腹部、四肢及体表六个区域中三个最严重损伤部位的最高 AIS 评分值的平方相加。因此，ISS 无法用于评估发生于单一区域的颌面部多发性损伤的严重程度，更不适于对颌面部单个损伤部位进行损伤严重程度评定。

改良的创伤严重度评分（RISS）是解决评估单一区域多发性损伤的一种有效的解决方案，它通过计算一个损伤最严重部位的 AIS 分值的平方，加上其余所有损伤的 AIS 分值而获得其 RISS 值。其计算公式：$RISS=A_1^2+A_2+A_3+\cdots+A_n$（$A_1$ 为损伤最严重部位的 AIS 分值，$A_2 \sim A_n$ 为其余解剖部位的 AIS 分值）。

因此，有学者就在 RISS 评分的基础上，结合颌面损伤的特点，提出了改良的颌面部创伤严重度评分（RFISS）。

#### （二）评分方法

RFISS 分值为面部最重损伤的 AIS 分值的平方与两个次严重损伤的 AIS 分值的和，即 $RFISS=A_1^2+A_2+A_3$，其中 $A_1$ 为面部最重损伤的 AIS 分值，$A_2$ 和 $A_3$ 为面部损伤严重程度居第二位和第三位者的 AIS 分值。

#### （三）示例

某外伤病人经诊断：①面部软组织撕裂伤，失血量＞20％，并伴有面神经总干损伤；②上颌骨 Le Fort Ⅲ 型闭合性。其损伤的 AIS 编码分别为：

面部软组织撕裂伤，失血量＞　　216006.3
　20％
面神经总干挫伤　　　　　　　　131604.2
上颌骨 Le Fort Ⅲ 型闭合性　　　250808.2
因此，$RFISS=A_1^2+A_2+A_3=3^2+2+2=13$ 分。

#### （四）特点与意义

从 RISS 评分基础上产生的 RFISS 评分，改变了 ISS 不能评价同一区域多个损伤的情况，能够较准确地反映实际颌面部多发性损伤的严重程度。不失为一种评价颌面部多发性损伤严重性和结局的较为合理及有效的方法。

### 四、颌面部损伤严重度评分

#### （一）概述

颌面损伤往往造成病人咬合功能障碍、颅颌面畸形及继发性心理障碍等一系列后果，对病人生存质量有显著影响。在 AIS-ISS 系统里，AIS 主要定义解剖损伤，未能体现出颌面部功能损害的部分，ISS 对创伤预后的判定与存活概率挂钩，对伤残结局和生存质量不作预测，因此不能全面反映出颌面部的损伤特点和预后。

针对颌面损伤临床救治对损伤病理与功能等的评估需求，产生了在 RFISS 评分的基础上增加对颌面功能和年龄参数进行评分的方法，即颌面部损伤严重度评分（MISS）方法。

#### （二）评分方法

MISS 评分方法是在 RFISS 评分的基础上，增加了颌面创伤导致的面部畸形、开口度、错合畸形、复视和年龄等参数评分，即：

$$MISS 分值 = RFISS \times (1+F+O+M+D+Y)$$

其中，RFISS 为 RFISS 评分值；F、O、M、D 和 Y 分别为面部畸形、开口度、错合畸形、复视和年龄的记分值，它们的记分取值方法见表 11-6。

#### （三）示例

某外伤病人，79 岁，经诊断：①面部软组织撕裂伤，失血量＞20％，并伴有面神经总干损伤；②上颌骨 Le Fort Ⅲ 型闭合性。体检结果显示：有面部畸形存在，开口度为 2cm，有由上颌骨骨折引起的错合畸形，没有复视。

由其 RFISS 评分：$RFISS=A_1^2+A_2+A_3=3^2+2+2=13$ 分
F=1；O=1；M=1；D=0；Y=2
$$MISS 分值 = RFISS \times (1+F+O+M+D+Y)$$
$$= 13 \times (1+1+1+1+0+2) = 78 分$$

#### （四）特点与意义

MISS 评分方法不仅考虑到颌面部创伤的损伤病理学严重程度，还考虑到功能与年龄等相关因素，并能结合不同的年龄段和颌面部功能实现损伤严重程度评估，对颌面创伤的评估更准确、客观、可靠，更有指导意义。

## 五、颌面创伤严重度评分

### （一）概述

颌面损伤往往造成病人咬合功能障碍、颅颌面畸形及继发性心理障碍等一系列后果，对病人生存质量有显著影响。在AIS-ISS系统里，AIS主要定义解剖损伤，未能体现出颌面部功能损害的部分，ISS对创伤预后的判定与存活概率挂钩，对伤残结局和生存质量不作预测，因此不能全面反映出颌面部的损伤特点和预后。

针对颌面损伤临床救治对损伤的病理与功能等的评估需求，在AIS-90对颌面部损伤评分的基础上，结合国家交通事故伤残定级和法院伤残定级标准的伤残功能评估内容，产生了颌面创伤严重度评分（MTSS）方法。

### （二）评分方法

MTSS在AIS-90的基础上，将张口受限（open limited，OP）、咬合关系紊乱（malocclusion，M）及颜面畸形（facial deformity，FD）三个参数列入评分指标，并根据国家交通事故伤残定级和法院伤残定级标准规定分值。

MTSS评分的计算方法如下：

$$MTSS=(A_1+A_2+A_3)\times(OP+M+FD)$$

其中，$A_1$、$A_2$和$A_3$为口腔颌面部AIS评分最高的3处得分；OP、M和FD分别为张口受限、咬合关系紊乱和颜面畸形等损伤的记分值，OP、M和FD记分的取值方法见表11-7。

### （三）示例

某外伤病人，经诊断：①面部软组织撕裂伤，失血量＞20%，并伴有面神经总干损伤；②上颌骨Le Fort Ⅲ型闭合性。体检结果显示：有面部畸形存在，开口度为2cm，有由上颌骨骨折引起的错合畸形，没有复视。

因此，$A_1=3$，$A_2=2$，$A_3=2$

OP=1，M=2，FD=3

故MTSS评分 $=(A_1+A_2+A_3)\times(OP+M+FD)$

$=(3+2+2)\times(1+2+3)$

$=42$分

### （四）特点与意义

MTSS评分方法同时考虑了颌面损伤的病理学程度、颌面部功能与伤残程度的因素，对颌面创伤的评估更全面、客观、可靠。有研究显示，MTSS与病人的医疗费用和住院天数有显著的相关性。

## 六、基于字母-数字编码的颅颌面创伤评分系统（CDS）

### （一）概述

基于字母-数字编码的颅颌面创伤评分系统（CDS）是一种解剖分类评分方法。它将颅颌面部分成20个解剖区域，分别对每个区域内的骨折严重度进行编码记分，将20个解剖区域的记分值相加后再除以100，以此来表示颅颌面部骨折的严重程度。

### （二）评分方法

左右两侧的颅颌面部各被分成10个解剖区：额

表11-6 MISS评分中F、O、M、D和Y的记分取值

| 分值 | 0 | 1 | 2 |
| --- | --- | --- | --- |
| F（facial deformity）面部畸形 | 没有面部畸形 | 存在面部畸形（无法恢复的） | |
| O（open degree）开口度 | 开口度＞2.5cm | 1.0cm＜开口度≤2.5cm | 开口度≤1.0cm |
| M（malocclusion）错合畸形 | 没有错合畸形 | 由上颌或下颌单颌引起的错合畸形 | 上颌或下颌一起引起的错合畸形 |
| D（diplopia）复视 | 没有复视 | 复视 | |
| Y（year）年龄 | 15≤年龄＜60 | 6≤年龄＜15<br>60≤年龄＜75 | 年龄＜6或年龄≥75 |

表11-7 MTSS评分中OP、M和FD记分的取值标准

| 分值 | 1 | 2 | 3 |
| --- | --- | --- | --- |
| OP（开口受限） | 开口度2.0～3.7cm | 开口度＜2.0cm | |
| M（错合畸形） | 单颌个别牙齿错合，且＜6个牙位 | 单颌牙列移位 | 双颌牙列移位 |
| FD（面部畸形） | 软组织切割伤＜4cm | 骨折或软组织复合伤，单纯面部软组织＞4cm，面神经支干损伤1支以上 | 器官缺损1/2以上，面神经总干断裂 |

骨（frontal）、顶骨（parietal）、蝶骨（sphenoidal）、颞骨（temporal）、枕骨（occipital）、鼻筛（naso-ethmoidal）、颧骨（zygomatic）、眼眶（orbital）、上颌骨（maxillary）和下颌骨（mandibular），分别用字母F、P、S、T、O、NE、Z、O、MX和MD代表；左右两侧共20个解剖区域。每个解剖区域由若干次级解剖部位组成，每个解剖部位的字母由上一级解剖区域字母扩展编成

（表11-8）。

对每个解剖部位骨折的严重度用数字编码记分。记分方法为无骨折=0分；有骨折而无移位=1分；骨折段移位明显=2分；粉碎性骨折=3分。

每个解剖区域骨折的严重度记分等于其区域内所包含的各个解剖部位骨折的严重度记分的总和，但其最大值为5分，一个区域内骨折严重度记分的

表11-8　颅颌面骨骼分区及其字母编码（单侧）

| 解剖区域 | | 主编码 | 解剖部位 | 次级编码 |
|---|---|---|---|---|
| 颅部 | 额部（frontal） | F | 顶区（calvarial） | FC |
| | | | 额窦前区（frontal sinus anterior） | FSA |
| | | | 额窦后区（frontal sinus posterior） | FSP |
| | | | 颅前窝（anterior cranial fossa） | FA |
| | | | 筛板（cribriform plate） | FCP |
| | | | 冠状缝（coronal suture） | F：P |
| | 颅顶部（parietal） | P | 顶区（calvarial） | PC |
| | | | 矢状缝（sagittal suture） | P：P |
| | | | 鳞缝（squamosal suture） | P：T |
| | | | 人字缝（lambdoid suture） | P：OC |
| | 蝶部（sphenoidal） | S | 蝶骨小翼（lesser wing） | SL |
| | | | 蝶骨大翼（greater wing） | SG |
| | | | 蝶额缝（sph-frontal suture） | S：F |
| | | | 蝶骨基部（basal） | SB |
| | | | 蝶枕软骨（sph-occ synchond） | S：OC |
| | 颞部（temporal） | T | 顶区（calvarial） | TC |
| | | | 基部（basal） | TB |
| | | | 岩部（petrous） | TP |
| | 枕部（occipital） | O | 枕区（occipital） | OCC |
| | | | 基部（basal） | OCB |
| 颌面部 | 鼻筛部（naso-ethmoidal） | NE | 鼻骨（nasal bone） | N |
| | | | 鼻额缝（naso-frontal suture） | N：F |
| | | | 上颌骨额突（maxilla frontal process） | NMX |
| | | | 筛骨前部（ant ethmoid） | EA |
| | | | 筛骨后部（post ethmoid） | EP |
| | 颧骨（zygomatic） | Z | 颧弓（arch） | ZA |
| | | | 颧骨体（body） | ZB |
| | | | 颧额缝（zyg-frontal suture） | Z：F |
| | | | 颧颌缝（zyg-maxillary suture） | Z：MX |
| | 眼眶（orbital） | O | 眶顶（roof） | OR |
| | | | 内壁（medial wall） | OM |
| | | | 外壁（lateral wall） | OL |
| | | | 眶底（floor） | OF |
| | | | 眶下缘（inferior rim） | OI |
| | | | 眶上缘（superior rim） | OS |
| | 上颌骨（maxillary） | MX | 前壁（ant wall） | MXA |

续表

| 解剖区域 | 主编码 | 解剖部位 | 次级编码 |
|---|---|---|---|
| 下颌骨（mandibular） | MD | 上颌支柱（buttress） | MXB |
| | | 腭板（palate） | MXP |
| | | 牙槽突（dento-alveolar） | MXD |
| | | 翼突（pterygoid） | MXT |
| | | 髁突（condyle） | MDC |
| | | 冠突（coronoid process） | MDP |
| | | 升支（ramus） | MDR |
| | | 角部（angle） | MDA |
| | | 体部（body） | MDB |
| | | 颏部（symphyseal） | MDS |
| | | 牙槽突（dento-alveolar） | MDD |

总和大于5分者均记为5分。

病人最终的骨折严重度分值为所有20个解剖区域的骨折严重度记分值的总和，其最大值为100分。即：

$$病人骨折严重度记分值=\Sigma 20个解剖区域的骨折严重度记分值$$

$$CDS=病人骨折严重度记分值÷100$$
$$=病人骨折严重度记分值\%$$

**（三）示例**

某病人经诊断：①左侧颧骨颧额缝与颧颌缝移位骨折；②左侧颧弓移位骨折；③左侧眶下缘骨折伴移位。其骨折字母编码记分如下：

| 解剖区域 | 次级解剖部位 | 字母编码记分 | 总分 |
|---|---|---|---|
| 颧骨 | 颧弓 | ZA 2 | Z5 |
| | 颧骨体 | ZB 2 | |
| | 颧额缝 | Z：F 2 | |
| | 颧颌缝 | Z：MX 2 | |
| 眼眶 | 眶下缘 | OI2 | O2 |

$$病人骨折严重度记分值=5+2=7分$$
$$CDS=7÷100=7\%$$

**（四）特点与意义**

CDS用缩写字母表示颅颌面部各个分区，几乎包含所有可能的骨折部位，资料收集比较全面，并且采用百分制，通俗易懂，积分越高，表明骨折越严重。

## 七、颌面损伤严重度评分

**（一）概述**

颌面损伤严重度评分（FISS）是通过对颌面部骨折部位和骨折类型进行量化记分，利用不同部位的评分值和他们的总分值来评估颌面损伤严重程度的方法。虽然FISS评分有一条表示软组织损伤的"撕裂伤"条目，但其本质上是颌面部骨折评分方法。

**（二）评分方法**

FISS评分对颌面部骨折不同部位和骨折类型分别进行了量化记分，同时有一条关于软组织撕裂伤的记分条目。FISS的记分方法细则见表11-9。

FISS的总分值为各部位分值的总和。

**表11-9　FISS记分条目细则与方法**

| 记分条目 | 记分 |
|---|---|
| 下颌骨骨折 | |
| 牙槽骨 | 1 |
| 升支/体部/正中联合 | 2 |
| 髁突/喙突 | 1 |
| 面中部骨折 | |
| 牙槽骨 | 1 |
| Le Fort Ⅰ型 | 2 |
| Le Fort Ⅱ型 | 4 |
| Le Fort Ⅲ型 | 6 |
| （单侧Le Fort骨折只记一半分值） | |
| 鼻眶筛（naso-orbital ethmoid，NOE） | 3 |
| 颧上颌复合体（zygomatico-maxillary complex，ZMC） | 1 |
| 鼻骨 | 1 |
| 面上部骨折 | |
| 眶顶/底 | 1 |
| 额骨或额窦移位性骨折 | 5 |
| 无移位骨折 | 1 |
| 面部撕裂伤 | |
| 长度>10cm | 1 |

**（三）示例**

某病人诊断为左侧下颌骨牙槽骨骨折、双侧Le Fort Ⅱ型骨折、左侧眶底骨折，则其FISS评分应为：FISS=1+4+1=6分。

**（四）特点与意义**

FISS评分能较好反映颌面部骨折的综合伤情，与手术费用具有显著的相关性（$R=0.82$）；虽然与住院时间的相关性具有统计学意义，但相关性较低（$R=0.38$）。

## 八、颌面部骨折严重度评分

**（一）概述**

颌面部骨折严重度评分（facial fractures severity score，FFSS）最早由Catapano J.建立于2010年，属于解剖学评分。

**（二）评分方法**

将颌面骨骼划分为35个区域，除鼻骨是唯一包含左右两侧结构的区域外，其他区域均分为左右对称的两个区域。具体区域分别为鼻骨、眶内壁、眶外壁、眶上壁、眶下壁、眶内缘、眶外缘、眶上缘、眶下缘、上颌鼻旁区域、颧上颌复合体、颧弓、颞颌关节、下颌颏部、下颌体部、下颌角、下颌升支和髁突颈部，如图11-1所示。

FFSS对每一区域的骨折类型分别进行量化记分。单发骨折无移位或移位≤2mm者记1分；单发骨折移位＞2mm或粉碎性骨折者记2分；骨折伴有骨缺损者记3分（表11-10）。FFSS的总分值为各区域FFSS分值的总和。

**表11-10 FFSS骨折记分方法**

| 骨折类型 | 记分 |
| --- | --- |
| 单发骨折无移位或移位≤2mm | 1 |
| 单发骨折移位＞2mm或粉碎性骨折 | 2 |
| 骨缺损 | 3 |

**（三）示例**

某病人诊断为左侧下颌骨体部粉碎性骨折、右侧髁突移位骨折（骨折移位＞2mm）、左侧眶底骨折伴骨缺损，则其FFSS评分=2+2+3=7分。

**（四）特点与意义**

对FFSS进行同类相关性检验，显示出很好的一致性。FFSS与手术中使用的植入物数目和手术时间分别具有很好的相关性（$R=0.93$，$0.68$）。

## 九、颌面部损伤严重度评分

**（一）概述**

颌面部损伤严重度评分（maxillofacial injury severity score，MISS）通过10项生理指标和解剖指标对损伤严重程度进行分级量化记分，利用这10项评分值和他们的总分值来评估颌面部损伤严重程度。该方法属于解剖与生理功能相结合的评分方法。

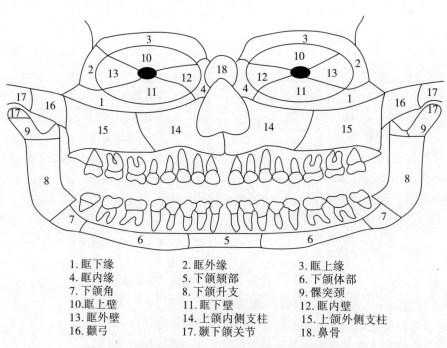

| 1. 眶下缘 | 2. 眶外缘 | 3. 眶上缘 |
| --- | --- | --- |
| 4. 眶内缘 | 5. 下颌颏部 | 6. 下颌体部 |
| 7. 下颌角 | 8. 下颌升支 | 9. 髁突颈 |
| 10. 眶上壁 | 11. 眶下壁 | 12. 眶内壁 |
| 13. 眶外壁 | 14. 上颌内侧支柱 | 15. 上颌外侧支柱 |
| 16. 颧弓 | 17. 颞下颌关节 | 18. 鼻骨 |

**图11-1 颌面骨骼分区（上颌后方支柱与腭部未显示）**

## （二）评分方法

MISS采用了7项生理指标（呼吸、血压、脉搏、体温、神智、失血量和瞳孔）、2项解剖指标（软组织损伤和硬组织损伤）和1项其他部位并发损伤指标，共10项指标；分别对每项指标按其记分标准进行记分（表11-11）。

MISS的总分值为10项指标分值的总和。即：

MISS=呼吸记分+血压记分+脉搏记分+体温记分+神智记分+失血量记分+瞳孔记分+软组织损伤记分+硬组织损伤记分+其他部位并发损伤记分

**表11-11 颌面部损伤严重度评分项目与其记分方法**

| 项目参数 | 临床表现 | 记分 |
|---|---|---|
| 呼吸 | 正常 | 0 |
| | 费力变浅 | 3 |
| | ＜10次/分 | 5 |
| 血压（kPa） | ≥13.3 | 0 |
| | 11.4～13.2 | 1 |
| | 10.6～11.3 | 2 |
| | 0～10.5 | 5 |
| 脉搏（次/分） | 65～90 | 0 |
| | 91～119 | 1 |
| | ≥120 | 2 |
| 体温（℃） | 37～38 | 1 |
| | ＞38 | 2 |
| 神智 | 正常 | 0 |
| | 烦躁不安 | 2 |
| | 昏迷史 | 5 |
| 失血量（ml） | ≤400 | 1 |
| | ≤600 | 2 |
| | ＞600 | 3 |
| 瞳孔 | 正常 | 0 |
| | 不正常 | 5 |
| 软组织损伤 | 一个解剖区 | 1 |
| | 二个解剖区 | 3 |
| | 多个解剖区 | 4 |
| 硬组织损伤 | 牙槽骨骨折 | 1 |
| | Le Fort Ⅰ骨折 | 2 |
| | Le Fort Ⅱ骨折 | 3 |
| | Le Fort Ⅲ骨折 | 5 |
| | 下颌骨单发骨折 | 2 |
| | 下颌骨二处骨折 | 3 |
| | 下颌骨多处骨折 | 4 |
| 其他部位并发损伤 | 无 | 0 |
| | 内脏 | 5 |
| | 躯干四肢 | 4 |

## （三）示例

某病人为开放性下颌骨多处骨折，左侧下颌体部软组织挫裂伤，合并有左下肢胫骨骨折，其各个项目检查结果和记分如下：

| 项目参数 | 临床表现 | 记分 |
|---|---|---|
| 呼吸 | 正常 | 0 |
| 血压（kPa） | 13.6 | 0 |
| 脉搏（次/分） | 82 | 0 |
| 体温（℃） | 37.5 | 1 |
| 神智 | 正常 | 0 |
| 失血量（ml） | 100 | 1 |
| 瞳孔 | 正常 | 0 |
| 软组织损伤 | 一个解剖区 | 1 |
| 硬组织损伤 | 下颌骨多处骨折 | 4 |
| 其他部位并发损伤 | 胫骨骨折 | 4 |

则MISS评分=1+1+1+4+4=11分。

## （四）特点与意义

根据MISS分值大小可以判断颌面部损伤的严重程度：MISS＜6分为轻度；6分≤MISS＜10分为中度；MISS≥10分为重度。临床医师可以在入院时或在急诊室内将病人的各项参数代入公式，得出MISS值，即可判断出病人的损伤严重程度，并据此制订出救治措施。不足之处是文中没有提及软组织损伤的分区。

# 十、颌面部损伤严重度评分

## （一）概述

颌面部损伤严重度评分方法（maxillofacial facial injury severity score，MFISS）是由薄斌等于2008年建立的评分方法。该方法是通过采用层次分析法（analytic hierarchy process，AHP）将颌面损伤按解剖和功能两个方面分层建立指标体系，分别计算解剖和功能损伤的严重程度评分；对每一项损伤指标根据不同的严重程度分为不同层级，并给予0～5分不同的分值；然后应用专家咨询法（Delphi technique）对评价指标进行两两比较评分，求出每一项损伤指标的权重系数，最后建立评分计算公式。

通过Delphi法和AHP法相结合建立的颌面部损伤严重度评价方法的评价指标全面细致，每个评价指标都有比较详尽的分级，使损伤评价有了参考和依据，更符合颌面外科的专科特点。更重要的是，Delphi法和AHP法相结合使专家的定性经验予以量化，将颌面部损伤严重程度的定性描述定量化，有了科学依据和方法学基础。

### （二）评分方法

MFISS 评分法将颌面损伤分别按颌面部解剖损伤和颌面部功能损伤进行分层以建立指标体系，颌面部解剖损伤分层指标（表 11-12）和颌面部功能损伤分层指标（表 11-13）各有 13 项损伤指标。每一项损伤指标根据严重程度分为无伤、轻度伤、中度伤、重度伤、严重伤和极严重伤，并分别给予 0 分、1 分、2 分、3 分、4 分和 5 分的分值。

最后，按下面的公式计算出 MFISS 的值。

$$MFISS = \sum_{i=1}^{m} C_i \cdot P_i$$

其中，$C_i$ 为第 $i$ 评价目标的组合权重系数（表 11-14、表 11-15），$P_i$ 为第 $i$ 评价目标的损伤程度（表 11-12、表 11-13），将每一项损伤指标的记分与权重系数的乘积代入公式求和，其总分即为 MFISS。

### （三）示例

某病人颌面部解剖损伤各项分层指标如下：

| 损伤分层指标 | 损伤程度分级 $P$（组合权重 $C$） |
| --- | --- |
| 软组织损伤 | |
| （1）血管损伤 | 小血肿：②级（0.13） |
| （2）视觉损伤 | 无视觉伤：①级（0.11） |
| （3）组织缺损 | 无组织缺损：①级（0.05） |
| （4）面神经损伤 | 无神经损伤：①级（0.04） |
| （5）贯通伤 | 无贯通伤：①级（0.03） |
| （6）皮肤黏膜损伤 | 小面积擦伤、挫伤：②级（0.01） |
| 硬组织损伤 | |
| （7）上颌骨损伤 | 上颌骨 Le Fort I 型移位骨折：④级（0.18） |
| （8）下颌骨损伤 | 单发骨折伴骨折线移位：③级（0.16） |
| （9）颧骨颧弓损伤 | 颧骨体骨折向后下内移位，不伴转位：③级（0.11） |
| （10）牙槽突损伤 | 无牙槽突骨折：①级（0.04） |
| （11）鼻骨损伤 | 无鼻骨骨折：①级（0.08） |
| （12）腭骨损伤 | 无腭骨折：①级（0.03） |
| （13）牙齿损伤 | 无牙齿损伤：①级（0.02） |

MFISS=1×0.13+0×0.11+0×0.05+0×0.04+0×0.03+1×0.01+3×0.18+2×0.16+2×0.11+0×0.04+0×0.08+0×0.03+0×0.02=1.22

### （四）特点与意义

MFISS 评分的评价指标较为全面细致，每个评价指标都有比较详尽的分级，使损伤评价有了参考和依据，对颌面部损伤严重程度的定性描述进行定量，更符合颌面外科的专科特点。

MFISS 是包括颌面部解剖和功能两方面损伤严重度评价的方法，可以用来评价损伤造成的功能损害或残疾及一定条件下损伤的变化。应用 MFISS 方法所获得的解剖损伤评分和功能损伤评分之间具有显著相关性（$R=0.674$，$P<0.01$），可以对工伤残疾评定和医疗保险提供重要的参考价值。

## 十一、下颌骨骨折评分

### （一）概述

为探讨下颌骨骨折治疗后的结局，有学者提出了下颌骨骨折评分（mandibular fracture score，MFS）方法，用来研究下颌骨骨折严重程度与手术后并发症发生率之间的关系。MFS 通过对术前和术中两个部分的各项指标进行量化记分，利用这两个方面的评分值和它们的总分值来评估下颌骨骨折严重程度。

### （二）评分方法

MFS 评分是通过对术前下颌骨骨折的骨折部位、骨折是否移位、是否复杂骨折和是否存在系统因素，以及下颌骨骨折手术中的复位与固定是否困难、咬合是否稳定和软组织覆盖是否困难等七项指标进行记分，具体记分方法见表 11-16。

MFS 评分的总分为 7 项指标记分值的总和。最高分为 15 分。

### （三）示例

某病人诊断为下颌角粉碎性、移位性骨折，术中复位与固定存在困难，术中咬合关系恢复良好，其评分如下：

| 项目 | 评分 |
| --- | --- |
| 术前 | |
| 骨折部位 | 角部和升支部 =3 |
| 是否移位 | 是 =2 |
| 是否复杂骨折 | 是 =2 |
| 是否存在系统因素 | 否 =0 |
| 术中 | |
| 复位与固定是否困难 | 是 =2 |
| 咬合是否稳定 | 是 =0 |
| 软组织覆盖是否困难 | 否 =0 |

则 MFS=3+2+2+2=9 分。

### （四）特点与意义

MFS 评分指标包括了下颌骨骨折在术前和术中两个部分指标，能较好地评估下颌骨骨折严重程度及其预后。MFS 与感染、骨愈合不良、错合、三叉神经损伤、颞颌关节紊乱病等并发症之间存在较强的直线正相关关系（$R=0.93$）。

表11-12 颌面部解剖损伤分层指标

| 损伤分层指标 | 损伤程度分级 |
| --- | --- |
| **软组织损伤** | |
| （1）血管损伤 | ①无血管损伤；②轻度：小血肿；③中度：渐增性血肿；④重度：开放性出血（知名血管破裂）；⑤严重：颈部大动脉破裂 |
| （2）视觉损伤* | ①无视觉伤；②轻度：复视或者轻度视力下降，视力范围是0.3＜视力＜1.0；③中度：视力下降明显，视力范围是0.1＜视力＜0.3或者有眼球运动受限；④重度：球内容损伤，视力＜0.1，但有光感；⑤严重：单侧失明；⑥极严重：双侧失明 |
| （3）组织缺损** | ①无组织缺损；②轻度：面部面积＜4cm²或者颈部面积＜25cm²；③中度：面部面积4～16cm²或者颈部面积25～49cm²；④重度：面部面积16～25cm²或者颈部面积49～100cm²；⑤严重：面部面积＞25cm²或者颈部面积＞100cm² |
| （4）面神经损伤 | ①无神经损伤；②轻度：挫伤；③中度：一支分支离断，神经无缺损；④重度：两只以上或总干离断，神经无缺损；⑤严重：有神经缺损 |
| （5）贯通伤 | ①无贯通伤；②轻度：无组织缺损，线性伤口，无组织缺失；③中度：组织丢失≤10cm²；④重度：10cm²＜组织丢失≤25cm²；⑤严重：组织丢失≥25cm² |
| （6）皮肤黏膜损伤 | ①无皮肤黏膜损伤。②轻度：擦伤占面部面积比例＜50%，挫伤（不影响呼吸、无知名血管损伤的血肿）。③中度：擦伤占面部面积比例＜50%；挫伤（不影响呼吸，但有知名血管损伤的血肿）；皮肤黏膜伤口长度或累计长度＜10cm以下；颈部伤口＜20cm。④重度：擦伤占面部面积比例＞50%；挫伤（影响呼吸且有知名血管损伤的血肿）；面部软组织伤创口长度或累计长度≥10cm以上或颈部伤口长度≥20cm。⑤严重：擦伤占面部面积比例＞50%、挫伤（影响呼吸且有知名血管损伤的血肿）、面部软组织伤创口长度或累计长度≥10cm以上，或颈部伤口长度≥20cm等伴严重感染 |
| **硬组织损伤** | |
| （7）上颌骨损伤 | ①无上颌骨骨折；②轻度：上颌骨骨折包括上颌窦壁骨折（上颌窦前壁线型骨折、多发或粉碎性骨折）；③中度：上颌骨构成的颧牙槽嵴、眶底、梨状孔边缘、额突、腭突等处骨折（线型无移位、线型有移位，双发骨折、粉碎性骨折）或是Le Fort I型无移位骨折；④重度：上颌骨横断形骨折（Le Fort I型移位骨折、Le Fort II型无移位骨折）；⑤严重：上颌骨横断形骨折（Le Fort II型骨折无移位、Le Fort III型骨折无移位）；⑥极严重：Le Fort III型骨折有移位伴上颌骨多发粉碎性骨折、矢状骨折及部分骨质缺损 |
| （8）下颌骨损伤 | ①无骨折；②轻度：单发骨折，无骨折线移位；③中度：双发骨折伴骨折线移位不明显或者单发骨折伴骨折线移位；④重度：双发骨折伴骨折线明显移位；⑤严重：多发骨折（有三条骨折线以上）或者粉碎性下颌骨骨折；⑥极严重：下颌骨缺损 |
| （9）颧骨颧弓损伤 | ①无骨折；②轻度：颧骨骨折无移位或颧弓线型骨折，或双线骨折无移位；③中度：颧骨体骨折向后下内移位，不伴转位，或颧弓双线骨折有移位或三线移位不明显；④重度：颧骨体骨折（伴向内转位或向外转位），或颧弓三线型骨折移位明显；⑤严重：颧骨粉碎性骨折或颧骨缺损，或粉碎型颧弓骨折或颧弓缺损 |
| （10）牙槽突损伤 | ①无牙槽突骨折；②轻度：单颌6个牙位以下长度的牙槽突骨折；③中度：单颌6个牙位以上长度的牙槽突骨折或上下颌同时有牙槽突骨折；④重度：单颌粉碎性牙槽突骨折；⑤严重：双颌牙槽骨粉碎性牙槽突骨折或部分牙槽骨缺失 |
| （11）鼻骨损伤 | ①无鼻骨骨折；②轻度：单侧塌陷性骨折；③中度：单侧塌陷性对侧移位骨折；④重度：双侧塌陷性粉碎性骨折不伴鼻中隔和筛骨骨折；⑤严重：鼻根部横形断裂骨折伴鼻中隔和筛骨骨折 |
| （12）腭骨损伤 | ①无腭骨折；②轻度：腭骨单发骨折；③中度：腭骨多发骨折；④重度：腭骨粉碎性骨折或部分缺损 |
| （13）牙齿损伤 | ①无牙齿损伤；②轻度：单颌或者双颌6个牙位以下牙齿损伤；③中度：单颌或者双颌6个牙位以上牙齿损伤；④重度：单颌牙列牙齿损伤；⑤严重：全牙列牙齿损伤 |

*如一侧损伤较轻，另一侧损伤较重时则以损伤最严重的一侧记损伤等级；**包括切割、咬伤等所致的组织缺损。

表 11–13　颌面部功能损伤分层指标

| 损伤分层指标 | 损伤程度分级 |
| --- | --- |
| **面部畸形** | |
| （1）面部瘢痕 | ①无面部创口或瘢痕；②轻度：瘢痕累计长度<10cm（无软组织缺损）；③中度：瘢痕累计长度>10cm或软组织缺损≤10cm²；④重度：软组织缺失10~25cm²；⑤严重：软组织缺失≥25cm² |
| （2）面部畸形程度 | ①无面部畸形；②轻度：面部畸形（一侧面部外形略微有改变）；③中度：面部畸形（一侧面部外形明显有改变）；④重度：面部畸形（一侧面部外形畸形严重或双侧面部外形明显改变）；⑤严重：面部畸形，全面部畸形（如面中1/3变长或凹陷畸形） |
| （3）面瘫程度 | ①无面瘫；②轻度：面神经中的一支分布区域；③中度：面神经中的两支分布区域；④重度：面神经中的三支分布区域；⑤严重：全面瘫 |
| （4）皮肤瘘口 | ①无瘘口；②轻度：仅涉及伤口轻度感染后少量渗出无涎瘘；③中度：伤口轻度感染后渗出量稍多无涎瘘；④重度：伤口轻度感染后大量渗出或单侧涎瘘；⑤严重：双侧涎瘘 |
| **功能损伤** | |
| （5）通气障碍 | ①无通气障碍；②轻度：仅有鼻通气障碍；③中度：仅有口通气障碍；④重度：口、鼻通气障碍；⑤严重：口、鼻通气障碍伴三凹征 |
| （6）眼 | ①无眼球运动障碍、视力障碍或眼球移位；②轻度：轻度视力障碍（一侧眼视力为0.3~1.0）；③中度：中度视力障碍（一侧眼视力为0.05~0.3）伴复视；④重度：重度视力障碍（一侧眼视力无光感或视力<0.05）伴复视、单侧眼球运动受限；⑤严重：严重视力障碍（一侧眼复视，视力无光感），双侧眼球运动受限 |
| （7）吞咽障碍 | ①无吞咽障碍；②轻度：以咽喉轻度水肿记；③中度：以咽喉水肿记（肿胀未过中线），不影响进食；④重度：以咽喉水肿记（肿胀已过中线），影响进食；⑤严重：完全吞咽障碍不能进食 |
| （8）咀嚼障碍 | ①正常咬合无咀嚼障碍；②轻度：个别牙咬合错乱及轻度咀嚼障碍；③中度：一侧咬合关系错乱及中度咀嚼障碍；④重度：双侧咬合关系错乱及重度咀嚼障碍；⑤严重：无牙列及严重度咀嚼障碍 |
| （9）言语障碍 | ①无言语障碍；②轻度：吐字不清的言语障碍；③中度：含糊不清的言语障碍；④重度：失语症（发音功能正常，但不能说出有意义的语言） |
| （10）张口障碍 | ①无张口障碍；②轻度：开口度为2.0~2.5cm；③中度：开口度为1~2.0cm；④重度：开口度<1cm；⑤严重：牙关紧闭 |
| （11）感觉障碍 | ①无感觉障碍；②轻度：一个区域（如眶下、下唇皮肤及口内黏膜等）有麻木或疼痛；③中度：两个或两个以上区域（如眶下、下唇皮肤及口内黏膜等）或疼痛，单侧听觉障碍；④重度：皮肤或黏膜麻木、疼痛、嗅觉障碍或双侧听觉障碍 |
| （12）唾液功能障碍 | ①无唾液功能障碍；②轻度：轻度口干；③中度：中度口干；④重度：重度口干；⑤严重：严重口干 |
| （13）溢泪 | ①无溢泪；②轻度：单侧迎风刺激溢泪；③中度：双侧迎风刺激溢泪；④重度：单侧无刺激因素溢泪；⑤严重：双侧无刺激因素溢泪 |

表 11–14　颌面部解剖损伤指标组合权重

| | 软组织组合权重 | | | | | | 硬组织组合权重 | | | | | | |
| --- | --- | --- | --- | --- | --- | --- | --- | --- | --- | --- | --- | --- | --- |
| | $C_1$ | $C_2$ | $C_3$ | $C_4$ | $C_5$ | $C_6$ | $C_7$ | $C_8$ | $C_9$ | $C_{10}$ | $C_{11}$ | $C_{12}$ | $C_{13}$ |
| 均值 | 0.13 | 0.11 | 0.05 | 0.04 | 0.03 | 0.01 | 0.18 | 0.16 | 0.11 | 0.04 | 0.08 | 0.03 | 0.02 |

表 11–15　颌面部功能损伤指标组合权重

| | 面部畸形组合权重 | | | | 面部功能组合权重 | | | | | | | | |
| --- | --- | --- | --- | --- | --- | --- | --- | --- | --- | --- | --- | --- | --- |
| | $C_1$ | $C_2$ | $C_3$ | $C_4$ | $C_5$ | $C_6$ | $C_7$ | $C_8$ | $C_9$ | $C_{10}$ | $C_{11}$ | $C_{12}$ | $C_{13}$ |
| 均值 | 0.06 | 0.12 | 0.25 | 0.06 | 0.18 | 0.10 | 0.07 | 0.05 | 0.05 | 0.03 | 0.02 | 0.01 | 0.01 |

## 十二、下颌骨损伤严重度评分

### （一）概述

为了更客观、全面地评估下颌骨骨折严重程度，有学者提出了下颌骨损伤严重度评分（mandible injury severity score，MISS）。MISS通过对骨折类型、部位、咬合状态、合并软组织损伤情况、是否感染和移位六项指标进行分级量化记分以综合评估下颌骨骨折严重程度。

### （二）评分方法

MISS评分指标有六项，包括骨折类型、骨折部位、咬合状态、合并软组织损伤情况、是否感染和骨折移位。对六项指标分别根据损伤类型和程度进行分级量化记分（表11-17）。MISS的总分值为六项指标记分值的总和。如果骨折部位多于两处，以最严重的部位记分；另外，每增加一处骨折，总分增加4分。即：

MISS=骨折类型分值+骨折部位分值+咬合状态分值+合并软组织损伤情况分值+感染分值+骨折移位分值+加分值

### （三）示例

某病人为下颌骨体部粉碎性骨折，口内外相通并感染，咬合紊乱，骨折中度移位，其记分如下：

| 项目 | 记分 |
| --- | --- |
| 1.骨折类型：粉碎性骨折 | 3 |
| 2.骨折部位：下颌体 | 3 |
| 3.咬合状态：错合 | 2 |
| 4.合并软组织损伤情况：口内外相通 | 3 |
| 5.感染：有 | 3 |
| 6.骨折移位：中度 | 2 |

MISS=3+3+2+3+3+2=16分。

### （四）特点与意义

MISS评分同时考虑了下颌骨骨折本身的严重程度、软组织损伤及感染的情况，较客观准确地反映了下颌骨损伤严重度程度。

MISS分值与是否发生感觉神经损伤、是否需要住院治疗及治疗后随访1个月是否存在疼痛症状具有显著相关性（$P < 0.001$）。内固定手术治疗的病人相对于颌间固定非手术治疗的病人具有较高的MISS分值（$P < 0.001$），MISS对治疗方式的选择具有参考意义。

表11-16　MFS评分的指标及记分方法

| 项目 | 记分 |
| --- | --- |
| 术前 | |
| 骨折部位 | 颏部联合=0，前磨牙区=1，磨牙区=2，角部和升支部=3 |
| 是否移位 | 否=0，是=2 |
| 是否复杂骨折 | 否=0，是=2 |
| 是否存在系统因素 | 否=0，是=2（存在癫痫、精神疾病、钙代谢异常、口腔卫生不良、免疫、营养异常或其他代谢、内分泌紊乱等任何情况） |
| 术中 | |
| 复位与固定是否困难 | 否=0，是=2 |
| 咬合是否稳定 | 是=0，否=2 |
| 软组织覆盖是否困难 | 否=0，是=2 |

表11-17　MISS的指标内容与记分方法

| 项目 | 记分 |
| --- | --- |
| 1.骨折类型 | |
| （1）不完全骨折 | 0 |
| （2）简单骨折 | 2 |
| （3）粉碎性骨折 | 3 |
| （4）骨缺损 | 4 |
| 2.骨折部位 | |
| （1）喙突 | 0 |
| （2）牙槽突、颏部 | 2 |
| （3）下颌体、髁突 | 3 |
| （4）下颌角、升支 | 4 |
| 3.咬合状态 | |
| （1）正常 | 0 |
| （2）错合 | 2 |
| （3）无牙合 | 2 |
| 4.合并软组织损伤情况 | |
| （1）闭合性 | 0 |
| （2）口内开放性 | 1 |
| （3）口外开放性 | 2 |
| （4）口内外相通 | 3 |
| （5）组织缺损 | 4 |
| 5.感染 | |
| （1）无 | 0 |
| （2）有 | 3 |
| 6.骨折移位 | |
| （1）轻度 | 0 |
| （2）中度 | 2 |
| （3）重度 | 4 |

注：若骨折部位多于两处，以最严重的部位记分，每增加一处骨折，得分增加4分。

## 十三、下颌骨骨折评分系统

### （一）概述

为探讨下颌骨骨折严重程度与手术后并发症发生率之间的关系，建立了下颌骨骨折评分系统（mandibular fracture scoring system，MFSS）。MFSS评分系统通过对术前和术中两个部分的指标进行分级量化记分，利用这两个方面评分值和它们的总分值来评估下颌骨骨折严重程度。

### （二）评分方法

MFSS评分系统指标包括术前评估指标和术中评估指标两个部分。其中，术前评估指标包括骨折解剖部位、骨折移位、骨折类型和系统因素四个指标；术中评估指标包括复位固定困难、异物存留和复位后邻近骨折部位牙齿位置变化三个指标。各个指标的记分标准见表11-18。MFSS评分的总分值为两部分各指标的分值总和。

### （三）示例

某病人为下颌骨髁突移位骨折，咬合紊乱合并前牙开合，糖尿病，手术复位固定顺利，其记分如下：

| 指标 | 记分 |
| --- | --- |
| 术前评估 | |
| 1.骨折解剖部位：髁突 | 4 |
| 2.骨折移位：咬合错乱合并开合 | 2 |
| 3.骨折类型：不利骨折 | 2 |
| 4.系统因素：糖尿病 | 2 |
| 术中评估 | |
| 5.复位固定困难：无 | 0 |
| 6.异物存留：无 | 0 |
| 7.复位后邻近骨折部位牙齿位置变化：无 | 0 |

MFSS=4+2+2+2=10分。

### （四）特点与意义

对下颌骨单发骨折，MFSS评分分值与感染、骨愈合不良及错合等并发症之间存在较强的正相关关系（$P=0.001$）。

## 十四、眼眶骨折风险评分

### （一）概述

为了合理利用医疗资源，减少不必要的放射线检查，提出了眼眶骨折风险评分（OFRS），用来预测眼眶钝性致伤后发生眼眶骨折的风险性。OFRS评分通过对六项临床指征分别量化记分，利用这六个方面评分值和他们的总分值来评估眼眶骨折的风险性。

### 表11-18 MFSS评分的指标与记分方法

| 指标 | 记分 |
| --- | --- |
| 术前评估 | |
| 1.骨折解剖部位 | |
| （1）颏部联合 | 0 |
| （2）前磨牙区 | 1 |
| （3）磨牙区 | 2 |
| （4）角部和升支部 | 3 |
| （5）髁突 | 4 |
| 2.骨折移位 | |
| （1）无 | 0 |
| （2）咬合错乱或开合 | 1 |
| （3）咬合错乱合并开合 | 2 |
| 3.骨折类型 | |
| （1）青枝骨折 | 0 |
| （2）有利骨折 | 1 |
| （3）不利骨折 | 2 |
| 4.系统因素 | |
| （1）无 | 0 |
| （2）糖尿病和（或）肝病和（或）肾衰竭 | 2 |
| 术中评估 | |
| 5.复位固定困难 | |
| （1）无 | 0 |
| （2）骨折断端重叠或邻近软组织嵌塞或骨块缺失 | 1 |
| （3）骨折断端重叠合并骨块缺失和（或）邻近软组织嵌塞 | 2 |
| 6.异物存留 | |
| （1）无 | 0 |
| （2）异物存留 | 2 |
| 7.复位后邻近骨折部位牙齿位置变化 | |
| （1）无 | 0 |
| （2）牙齿缺如或前后向移位或近远中向移位 | 1 |
| （3）牙齿缺如和前后向移位和（或）近远中向移位 | 2 |

### （二）评分方法

OFRS评分通过对眶缘触压痛、眶周气肿、结膜下出血、眼球外转动障碍、眼球外转动疼痛和鼻出血六项临床指征分别记分，如出现相应的临床指征则记1分（表11-19）。OFRS评分的总分值为六项临床指征分值之和。即：

OFRS=眶缘触压痛分值+眶周气肿分值+结膜下出血分值+眼球外转动障碍分值+眼球外转动疼痛分值+鼻出血分值

OFRS评分最高分值为6分。

**表11-19　OFRS的评分指标及评分方法**

| 临床指征 | 评分 | |
|---|---|---|
| | 阴性 | 阳性 |
| 眶缘触压痛 | 0 | 1 |
| 眶周气肿 | 0 | 1 |
| 结膜下出血 | 0 | 1 |
| 眼球外转动障碍 | 0 | 1 |
| 眼球外转动疼痛 | 0 | 1 |
| 鼻出血 | 0 | 1 |

**（三）示例**

某眼眶骨折病人的OFRS记分指标中眶缘触压痛、结膜下出血、眼球外转动障碍及眼球外转动疼痛四项均为阳性，则：

OFRS=1+1+1+1=4分。

**（四）特点与意义**

OFRS值越大，发生眼眶骨折的风险越高。当OFRS≥4分时，眼眶骨折的发生率接近60%，而当OFRS=0分时，病人发生眼眶骨折的概率只有6.3%，并且只有0.5%的病人需要急诊手术干预。这些结果可以为医师决定眼眶外伤的病人是否进一步行CT检查而提供参考。

## 十五、眼眶骨折严重度评分

**（一）概述**

为精确探讨眼眶骨折是否需要手术，有学者提出了眼眶骨折严重度评分（orbital fracture severity score，OFSS）。该评分方法通过对眶壁骨折类型、眶内容、眼肌嵌顿、眶缘骨折错位四项指标进行分级量化记分，利用这四个方面评分值和它们的总分值来评估眼眶骨折严重程度，从而为眼眶骨折手术与否提供量化依据。

**（二）评分方法**

眼眶骨折严重度评分的指标包括四项，即眶壁骨折类型、眶内容、眼肌嵌顿、眶缘骨折错位，将这四项指标分别进行分级量化记分（表11-20）。眼眶骨折严重度评分的总分值为四项指标记分值的总和。即：

眼眶骨折严重度评分=眶壁骨折类型记分+眶内容记分+眼肌嵌顿记分+眶缘骨折错位记分

**表11-20　眼眶骨折严重度评分的指标及记分方法**

| 项目 | 评分 |
|---|---|
| 1.眶壁骨折类型 | |
| （1）无明显眶壁破碎 | 0 |
| （2）骨折部位在额眶或眶上壁或眶内壁 | 1 |
| （3）颧眶颌或鼻眶筛或眶底骨折 | 2 |
| （4）各眶壁均受累 | 3 |
| 2.眶内容 | |
| （1）经CT扫描测算，眶内容丢失≤2cm³ | 0 |
| （2）眶内容丢失2～6cm³ | 1 |
| （3）眶内容丢失6～10cm³ | 2 |
| （4）眶内容丢失>10cm³ | 3 |
| 3.眼肌嵌顿 | |
| （1）无嵌顿 | 0 |
| （2）牵拉后松解 | 1 |
| （3）牵拉后部分松解 | 2 |
| （4）牵拉不能松解 | 3 |
| 4.眶缘错位程度 | |
| （1）以远离眼眶轴心方向最严重部位为准，眶缘错位≤2mm | 0 |
| （2）眶缘错位2～4mm | 1 |
| （3）眶缘错位4～6mm | 2 |
| （4）眶缘错位>6mm | 3 |

**（三）示例**

某眼眶骨折病人的相应评分指标检查结果和分值如下：

| 指标 | 分值 |
|---|---|
| 1.眶壁骨折类型：眶底骨折 | 2 |
| 2.眶内容：眶丢失4cm³ | 1 |
| 3.眼肌嵌顿：牵拉后松解 | 1 |
| 4.眶缘错位程度：3mm | 1 |

则：OFSS=2+1+1+1=5分。

**（四）特点与意义**

眼眶骨折严重度评分达到6分以上是手术治疗的参考分值。对眼眶骨折病人术前和术后进行严重度评分可以量化评价手术效果。

## 十六、眼创伤评分

**（一）概述**

眼部外伤是平战时常见的损伤，不及时准确的救治将会给个人和家庭带来极大的影响。因此，及时科学地对眼外伤严重程度进行评估，促进医疗救治质量的提高，将可以提高眼外伤病人的救治结局和生活质量，最大限度地减轻眼部创伤对其个人和家庭的影响。

美国眼外伤协会的Kuhn等对美国和匈牙利眼外伤注册数据库（United Stated and Hungarian eye injury registries，USEIR）中2500多例眼部损伤病人数据进行了分析，对比了100多个与眼外伤医疗救治结局预测相关的指标，从中筛选出6个与眼外伤救治结局预测相关的因子建立了眼创伤评分（ocular trauma score，OTS）系统。OTS简便易用，已成为用于描述和分析眼创伤的标准化术语之一，对眼伤病人、眼科临床医师、非眼科专科医师及所有其他对眼外伤感兴趣的公共健康人员都有重要的意义。该评分对眼创伤救治结局的预测价值可用于对病人及其家人对眼外伤救治结局或预期进行提醒或管理，对在多学科交叉的临床环境中救护管理眼创伤病人特别有用，也被建议做成简单的表格贴于检查室，以便医师在对病人进行临床分拣和咨询时使用。

### （二）评分方法

OTS系统包括六个评分指标：初期视力、眼球破裂、眼内炎、穿通伤、视网膜脱落、瞳孔传入障碍。根据病人上述六项指标的检查结果分别赋予一个记分值，记分标准见表11-21；这六个指标记分值的总和为OTS总分值。即：

OTS总分值＝初期视力分值＋眼球破裂分值＋
眼内炎分值＋穿通伤分值＋视网
膜脱落分值＋瞳孔传入障碍分值

OTS的总分为0～100分，其总分越高，眼创伤伤情越轻，结局往往越好。根据OTS总分的大小将眼创伤严重程度分为五级。OTS总分所对应OTS分级和病人在6个月以后获得最终视力的可能性情况见表11-22。

### （三）示例

某病人从一爆炸现场抢救出来，眼部因爆炸受伤，体格检查见病人眼球破裂，视力检查该病人视力为无光感。

**表11-21　OTS评分项目与记分标准**

| 评分项目 | 记分 |
|---|---|
| 初期视力 | |
| 　NLP | 60 |
| 　LP/HM | 70 |
| 　1/200～19/200 | 80 |
| 　20/200～20/50 | 90 |
| 　≥20/40 | 100 |
| 眼球破裂 | -23 |
| 眼内炎 | -17 |
| 贯通伤 | -14 |
| 视网膜脱落 | -11 |
| 瞳孔传入障碍 | -10 |

注：NLP，无光感（no light perception）；LP/HM，光感/手动（light perception/hand movements）。

OTS评估如下：

（1）病人第一次检查时的初始视力：无光感，记60分。

（2）有眼球破裂，记-23分。

（3）检查未见眼内炎、贯通伤、视网膜脱落和转入性瞳孔障碍，分别记0分。

OTS总分值＝60+（-23）+0+0+0+0=37分

OTS总分为37分，因此病人OTS分级为1级；该病人经治疗后6个月，其终视力为无光感的可能性即为74%，其视力大于20/40的可能性仅为1%。

### （四）特点与意义

OTS是通过对影响眼外伤病人终视力结局的六个预测指标分别记分，六个指标记分值之和即为

**表11-22　OTS总分值所对应OTS分级和病人最终视力的可能性**

| OTS | | 最终视力的可能性 | | | | |
|---|---|---|---|---|---|---|
| 总分值 | 分级 | NLP | LP/HM | 1/200～19/200 | 20/200～20/50 | ≥20/40 |
| 0～44 | 1 | 74% | 15% | 7% | 3% | 1% |
| 45～65 | 2 | 27% | 26% | 18% | 15% | 15% |
| 66～80 | 3 | 2% | 11% | 15% | 31% | 41% |
| 81～91 | 4 | 1% | 2% | 3% | 22% | 73% |
| 92～100 | 5 | 0 | 1% | 1% | 5% | 94% |

其OTS总分值。根据OTS总分的大小，将眼创伤程度分为5个级别，并将这OTS的5个级别分别对应于病人6个月后终视觉灵敏度（视力）等级的可能性。它是一种简单、直接的系统，是用于评估和预测眼外伤病人经救治后终视力结局的工具。病人及家属可以用OTS来估计眼外伤的预后，对期望值进行调整；非眼科医师或其他医务工作者可以使用OTS对眼外伤病人进行分拣和提供咨询；眼科医师使用OTS可以指导病人的后续救护和制订救治策略；另外，还可以用于眼外伤病人伤情、临床救治过程与质量等的研究。鉴于上述简便易用和用途广泛的优点，OTS已经被全球眼科及相关领域的工作者广泛接受和使用。

OTS最初基于2500多例眼开放性创伤病人数据的分析，是用于预测开放性眼外伤病人终视觉灵敏度（终视力）的工具，对开放性眼外伤救治结局预测具有重要的价值。开放性眼外伤病人的最终视觉灵敏度与OTS的分级高低存在一定的正相关关系，即从等级1到等级5，病人经治疗后终视力恢复较好的可能性逐渐从低到高。相关研究也证实，OTS分级为1时，有较好恢复结局的比例是16.98%（病人有20/200或更好的终视力），而有较差结局（终视力为无光感）的达30.19%。而OTS等级为5的病人，100%的终视力为20/40或更好。

虽然OTS最初是基于开放性眼外伤病人的数据，但其模型也覆盖了闭合性眼外伤的描述，对闭合性眼外伤严重程度的评估仍然有较大的意义。有研究显示，OTS在对某些闭合性眼外伤的评估和预测中也有较高的灵敏度和准确性。

OTS系统本身及应用也存在一些不足：

（1）OTS的六个预测指标对眼外伤进行评分出现错误的可能性大约占20%，因此虽然采用OTS作为指南为治疗决策的选择提供指导是有意义的，但在眼外伤初期仅仅根据OTS评估而选择眼球摘除术对病人进行治疗存在较大的风险。

（2）在眼创伤结局预测评估中可能存在一些极端的、不确定的眼外伤病例。例如，某眼外伤病人OTS总分值为26分，OTS分级为1，据此预测病人6个月后仅有光感或无光感的可能性达90%，其视力好于6/60的可能性仅为3%；但实际上，该病人经过治疗后其终视力为6/24。

（3）OTS系统纳入的预测指标相对较少、简单，不包括对救治结局有影响的其他一些因素，如化学、电、热所致的眼外伤，也不包括重要的面部和眼附件的损伤。同时该评分系统没有纳入辅助检查结果的指标，如X线、CT、B超检查等对眼部检查的结果，特别是缺乏眼后部的影像检查结果。

虽然OTS在临床应用上存在一些不足，但OTS比其他眼外伤评价体系，如回归树型体系（classification and regression tree，CART）具有更准确的预测性，有助于治疗决策的制定。OTS提供了客观的眼外伤评估方法，帮助眼科医师在病人眼受伤的时候就能较准确（77%）地预测病人视力结局。即使在缺乏眼科医师对视网膜脱离及眼内炎的评估条件下，或由非眼科专业的医师检测，通过OTS对创伤眼视力结局预测的有效率也可高达98.9%。另外，OTS不仅用于平时的眼外伤救护诊疗中，也可用于战场中眼外伤分拣与救治，其在预测眼战伤病人终视力结局时具有较高的灵敏度和特异度。

OTS对病人和家庭来说，可以通过最大限度降低不确定性而有助于减少焦虑。对其生活质量、相关职业和个人生活、经济生活等的决策制定有重要意义。对眼科医师来说，OTS有助于对病人分拣、救护和康复的咨询与决策制定，可以标准化的形式报告预测结果，有助于在国际上实现病人救治结局的比较和多中心研究。对公共健康来说，比较分析国家或地区眼外伤的伤害与救治的流行病学特点，以标准化的形式计划干预策略，评价和再评估干预措施的效果等也有重要的意义。目前的OTS标准作为临床实践中预测眼外伤视力的简单方法仍然是无可置疑的良好工具。

## 参考文献

薄斌，程洋，何黎升，等，2008. 基于层次分析法和专家咨询法建立颌面部损伤严重度评价方法. 中华创伤杂志，24（2）：136-140.

薄斌，顾晓明，周树夏，2000. 颌面部创伤严重度评价的改进. 实用口腔医学杂志，16（3）：178-180.

薄斌，周树夏，顾晓明，2001. 建立具有专科特点的颌面部损伤判定标准的探讨. 中华创伤杂志，17（7）：440.

葛成，何黎升，顾晓明，等，2001. 改良面部损伤严重度评分法评价颌面部创伤1134例. 中华创伤杂志，17（5）：275-276.

李成军，刘彦普，石照辉，等，2004. 三种创伤严重度评分对颌面创伤评估的比较. 解放军医学杂志，29（1）：66-68.

石照辉，2007. 颌面战创伤救治中信息技术和人工智能技术的开发与应用研究. 第四军医大学博士论文，78-84.

叶炳飞，杨旭东，徐明耀，等，1996. 颌面部损伤量化评分的临床研究. 口腔医学研究，12（1）：6-9.

周忠友，宋秀君，张筠，等，2008. 眼眶骨折综合评分刍议.中华眼外伤职业眼病杂志，30（2）：11-113.

Bagheri SC, Dierks EJ, Kademani D, et al, 2006. Application of a facial injury severity scale in craniomaxillofacial trauma. J Oral Maxillofac Surg, 64（3）: 408-414.

Catapano J, Fialkov JA, Binhammer PA, et al, 2010. A new system for severity scoring of facial fractures: development and validation. J Craniofac Surg, 21（4）: 1098-1103.

Cooter RD, David DJ, 1989. Computer-based coding of fractures in the craniofacial region. Br J Plast Surg, 42（1）: 17-26.

Dosková H, 2006. Evaluation of results of the penetrating injuries with in traocular foreign body with the Ocular Trauma Score（OTS）.Cesk Slov Oftalmol, 62（1）: 48-52.

Gruss JS, 1985. Naso-ethmoid-orbital fractures: classification and role of primary bone grafting. Plast Reconstr Surg, 75（3）: 303-317.

Islam Q, Ishaq M, Yaqub MA, et al, 2016. Predictive value of ocular trauma score in open globecombat eye injuries.J Ayub Med Coll Abbottabad, 28（3）: 484-488.

Joos U, Meyer U, Tkotz T, et al, 1999. Use of a mandibular fracture score to predict the development of complications. J Oral Maxillofac Surg, 57（1）: 2-5, 5-7.

Knight JS, North JF, 1961. The classification of malar fractures: an analysis of displacement as a guide to treatment. Br J Plast Surg, 13（13）: 325-339.

Kuhn F, Maisiak R, Mann L, et al, 2002. The oclular trauma score（OTS）.Opthalmol Clin N Am, 15（2）: 163-165.

Kuhn F, Maisiak R, Mann L, et al, 2002. The Ocular Trauma Score（OTS）: Prognosticating the final vision of the seriously injured eye.Ocul Trauma: Princ and Pract, 12-14.

Lima-Gómez V, Blanco-Hernández DM, Rojas-Dosal JA, 2010. Ocular trauma score at the initial evaluation of ocular trauma.Cir Cir, 78（3）: 209-213.

Man CY, Steel D, 2010. Visual outcome after open globe injury: a comparison of two prognostic models the ocular trauma score and the classification and regression tree.Eye（Lond）, 24（1）: 84-89.

Markowitz BL, Manson PN, Sargent L, et al, 1991. Management of the medial canthal tendon in nasoethmoid orbital fractures: the importance of the central fragment in classification and treatment. Plast Reconstr Surg, 87（5）: 843-853.

Meng Y, Yan H, 2015. Prognostic factors for open globe injuries and correlation of ocular trauma score in tianjin, China.J Ophthalmol, 2015（2）: 345764.

Sastry SM, Sastry CM, Paul BK, et al, 1995. Leading cause of facial trauma in the major trauma outcome study. Plast Reconstr Surg, 95（1）: 196-197.

Scott R, 2015. The Ocular trauma score.Community Eye Health, 28（91）: 44-45.

Serdarevic R, 2015. The ocular trauma score as a method for the prognostic assessment of visual acuity in patients with close eye injuries. Acta Inform Med, 23（2）: 81-85.

Shankar DP, Manodh P, Devadoss P, et al, 2012. Mandibular fracture scoring system: for prediction of complications. Oral Maxillofac Surg, 16（4）: 355-360.

Shetty V, Atchison K, Der-Matirosian C, et al, 2007. The mandible injury severity score: development and validity. J Oral Maxillofac Surg, 65（4）: 663-670.

Unver YB, Kapran Z, Acar N, et al, 2009. Ocular trauma score in open-globe injuries. J Trauma, 66（4）: 1030-1032.

Uppal N, 2013. Re: towards a classification system for complex craniofacial fractures: how close are we to developing a satisfactory scale? Br J Oral Maxillofac Surg, 51（1）: 84.

Wang ZG, 2003. Road traffic injuries. Chin J Trauma, 6（5）: 259-264.

Yadav K, Cowan E, Haukoos JS, et al, 2012. Derivation of a clinical risk score for traumatic orbital fracture. J Trauma Acute Care Surg, 73（5）: 1313-1318.

Zhang J, Zhang Y, El-Maaytah M, et al, 2006. Maxillofacial injury severity score: proposal of a new scoring system. Int J Oral Maxillofac Surg, 35（2）: 109-114.

Zingg M, Laedrach K, Chen J, et al, 1992. Classification and treatment of zygomatic fractures: a review of 1025 cases. J Oral Maxillofac Surg, 50（8）: 778-790.

（撰写：薄　斌　邱　俊；审校：周继红）

# 第二节　儿科创伤评分

## 一、概述

儿童创伤是指发生于婴儿、少儿和青少年身上的损伤，是在日常生活中常见的一种儿童伤病。儿童创伤在很多国家都是18岁以下人群的首位死亡原因。与成人创伤一样，快速、准确地评估创伤的严重程度是提高临床救治效率，降低儿童创伤死亡发生率的关键之一。但是，儿童和成人在解剖和生理上存在较大的差异，因此儿童创伤救护相比成人创伤救护也存在较大的不同。

儿童与成人相比，在解剖和生理上存在明显的不同。例如，与成人相比，儿童体内的器官与器官之间距离更近，这样的位置特点使儿童发生创伤性损伤的风险更高。儿童更小的体积使之在损伤中更倾向于发生多发伤。另外，从基本的几何学上来看，儿童体重与体表面积的比例比成人的低，相比之下儿童更容易通过辐射丧失体温，因此有较高的低体温（低温症）发生风险。

因为儿童与成人相比在解剖上、生长上、心理上、感情上存在较大差异，所以在儿童创伤救护中也存在着很多不一样的挑战。儿童创伤的救护需要了解其生理学、解剖学及生长发育方面特点的专家。如果在院前救治体系中缺乏这些儿童创伤救治的相关知识，则在儿童创伤救治上可能会出现问题。

在儿童创伤的救治过程中，对伤情快速准确评估同样具有重要的意义和作用。应用于成年人的许多评分和分级系统是可以用于儿童的，如TI、TS、RTS、AIS、ISS、GCS、APACHE Ⅱ、TRISS等，同样也被应用于儿童创伤的分拣、决定医疗救护管理和预测预后等方面，但当这些方法在儿科病人上使用时有一些非常明显的不足与限制。因此，儿科领域的救护人员通常会采用一些经过修正的分级评分系统，甚或专门研发一些专用的评分方法，以适应儿科人群的特点与需要。例如，儿童GCS就是GCS的修订版，适用于那些没有发育好语言能力病人的评分方法。

## 二、儿童创伤评分

### （一）概述

在儿童创伤救治临床与研究中，临床救治与科研工作者已注意到，由于儿童机体的解剖结构和心理发育状态与成人相比存在较大差异，直接套用成人的损伤严重程度的评估方法对儿童创伤进行伤情评定存在明显的不足。因此，有学者对已有的伤情严重度评分方法进行修订后应用于儿童，如儿童版GCS的应用。但始终缺乏一个专门用于儿童创伤病人分拣的评分系统，后来Tepas及其团队从儿童解剖和心理特点出发研发了专门应用于儿童创伤严重程度评价的方法，于1987年由美国外科医师协会创伤专委会和儿童外科学专委会联合发布，即儿童创伤评分（pediatric trauma score，PTS），用以快速、准确地对儿童创伤病人进行综合性初期评估。

PTS基于儿童生理与心理特点，筛选了儿童病人的体重、呼吸道、收缩压、中枢神经系统、开放性伤口情况、骨骼骨折情况等六项指标，广泛应用于儿童创伤病人医疗救治与研究领域。

### （二）评分方法

PTS纳入了病人体重、呼吸道情况、收缩压、中枢神经系统、骨折情况、伤口情况等六项指标，根据这六项指标的具体情况分别赋予 $-1 \sim +2$ 分的分值，其中 $+2$ 分表示最低程度或无损伤，$+1$ 分表示轻度或有潜在重度可能的损伤，$-1$ 分表示重度或有生命威胁的损伤。最后将六项指标的分值相加即得PTS分值，具体各指标赋值情况见表11-23。

评分公式：

$$PTS = S_{(W)} + S_{(A)} + S_{(SBP)} + S_{(CNS)} + S_{(F)} + S_{(WOUN)}$$

$S_{(W)}$ 代表病人体重的赋值；$S_{(A)}$ 代表病人气道情况的赋值；$S_{(SBP)}$ 代表病人收缩压情况的赋值；$S_{(CNS)}$ 代表病人中枢神经系统/意识情况的赋值；$S_{(F)}$ 代表病人骨折情况的赋值；$S_{(WOUN)}$ 代表病人伤口情况的赋值。

PTS分值最小为 $-6$ 分，最高为 $+12$ 分。通常，当PTS评分小于8分时，应送入创伤中心，由小儿创伤组进行救治。

表11-23 PTS各指标及分值

| 项目 | 评分 | | |
|---|---|---|---|
| | +2 | +1 | -1 |
| 体重 | >20kg | 10～20kg | <10kg |
| 呼吸道 | 正常 | 仅可维持呼吸 | 不可维持呼吸 |
| 收缩压 | >90mmHg | 50～90mmHg | <50mmHg |
| 中枢神经系统 | 清醒 | 意识迟钝/丧失 | 昏迷/去大脑强直 |
| 骨折 | 无骨折 | 闭合骨折或疑似骨折 | 闭合性多发骨折或开放性骨折 |
| 伤口 | 无伤口 | 轻微 | 严重，穿透性伤口或烧伤 |

### （三）示例

病人，男性，5岁。从高处坠落受伤，伤后立即被送往某医院急救部，到达医院后经医师检查结果如下：患儿男性，体重13kg，气道通畅，呼吸20次/分，心率95次/分，血压70/55mmHg，处于嗜睡状态，对疼痛刺激有反应，右侧胫骨开放性骨折，骨折端外露。

根据PTS计算公式，该病人PTS=1+2+1+1-1-1，其儿童创伤评分为3分。

该病人PTS评分小于8分，立即进入创伤中心，由小儿创伤组进行救治。

### （四）特点与意义

儿童创伤评分结合解剖和生理的评分系统，强调体重和呼吸道直径（通气）的重要性，特别反映了儿童创伤的易损性（弱势）。儿童体重/体表面积影响着机体的生理储备，影响着机体对损伤的反应，也影响着对救治手段（如用药）的响应情况；PTS纳入了体重参数，避免了因体重/大小的不同对伤情和结局预测的影响。气道状态是儿童与成人相比的另一个差异性因素，其对创伤病人的存活具有非常重要的价值，气道的正确管理是其他系统器官损伤救治的基础，一旦儿童气道出现堵塞，其临床管理及专业性要求与成人相比有较大的不同；PTS纳入了气道状态，体现了儿童创伤的特点，使其对伤情的评估和结局预测更合理。

PTS分值从-6～+12分，其评分值的降低与病人死亡率之间存在线性关系，PTS越低，病人死亡风险越高。当PTS>8分时，病人死亡率为0，当PTS≤8分时，病人死亡率为13%～30%，而当PTS≤0分时，病人死亡率为100%。在美国，当PTS≤8分时，病人需要转送至一级儿童创伤中心；在我国，我们建议将PTS≤8分的病人转送至有创伤救治能力（有创伤中心）的医院救治。

虽然有学者研究发现PTS与TS、RTS、ISS相比没有明显的优势，但是其对儿童创伤病人的分拣准确率达68.3%。总的来说，PTS分值降低与ISS升高存在线性关系。PTS可以鉴别危急的创伤病人或那些需要使用更多医疗资源的病人，如需要外科手术、需要入住ICU或需要更多住院时间的病人。PTS是一种快速、简便的方法，可用于对儿童创伤病人损伤严重程度进行快速、准确的评估，并可以确保儿童创伤病人尽可能快地得到合适的治疗。

## 三、儿科死亡风险评分

### （一）概述

1988年，Pollack发布了儿科死亡风险（pediatric risk of mortality，PRISM）评分，PRISM基于生理稳定指数（physiological stability index，PSI），对4个儿童ICU中1531例病人（1415例存活病人，116例死亡病人）数据进行筛选分析，最后将评分生理指标从PSI的34个减少至14个，并将指标数变量取值范围从75个减少至23个。该评分可以看作是PSI的升级，但它减少了在儿科ICU中进行死亡风险评估所需生理指标的数量，并使剩余的指标获得客观的权重。因此，PRISM评分可以也看作是二代评分，但其保留了PSI的优点且简便易于计算，比PSI更能直接地反映伤病的严重程度。

1996年，Pollack在原PRISM的基础上又对其进行了改进，通过对32个儿科ICU收治的11 165例病人数据进行了分析，把生理指标从14个增加到17个，变量取值范围也从23个增加到26个，形成新的PRISM Ⅲ。PRISM Ⅲ对评分参数和取值范围及反映死亡风险的诊断和其他变量都进行了重新评估，同时对所选择的指标进行了较好的年龄调整，根据年龄调整（与年龄相关）的指标包括收缩压、舒张压、心率、呼吸率、血尿素氮浓度、血肌酐、血清白蛋白、胆红素、血红蛋白、凝血酶原时间、部分凝血酶原时间、$PaO_2$。当许多变量在生理失能中意义重叠时则整合成复合变量，如我们整合了pH和总CO$_2$来代表酸中毒。

与PRISM相比，PRISM Ⅲ做出了以下改进：

（1）生理指标及其取值范围被重新评估了。在PRISM原来的指标及取值范围基础上，对生理指标和取值的预测能力重新进行了客观评价，剔除了一些与死亡风险预测意义不大的变量（如收缩压），新增了一些变量（如体温、pH、PaO$_2$、肌酐浓度、血尿素氮浓度、白细胞计数、血小板计数等），对保留下来的指标取值也进行了校正。这些指标中最能预测死亡率的是最小收缩压、异常的瞳孔反射、恍惚/昏迷。

（2）病人年龄分级、数据收集说明、指标定义等更明确和清晰。PRISM Ⅲ评分根据年龄进行了生理指标和取值的适当调整，在逻辑上和临床上更具有说服力。

（3）PRISM Ⅲ采用的生理指标与结局之间的关系被同期的、定义明确的、更大量的样本进行校准。

（4）因为病人入院后需要在最短时间内评估死亡风险，为促进儿童ICU救治质量，研发了12-hr预测模型和24-hr预测模型，PRISM Ⅲ-12模型的使用是要求缩短数据采集时间，它较好地将观察从治疗期间分离开来，而PRISM Ⅲ-24模型包含了长时间的最多的信息，对病人个体的死亡风险估计更准确。

总体上，PRISM Ⅲ预测模型都有准确的口径、标准，可获得较好的辨识能力。但新版本PRISM Ⅲ也需要再修订、再校准，以保持其与同阶段病人的适用性。随着PRISM数据采集的改进，促使该评分方法的持续改进，在2015年Pollack对PRISM再次进行了升级，发布了PRISM Ⅳ。PRISM Ⅳ较多地考虑了病人入院后医疗干预（如心脏手术、介入手术等术前操作）及病人其他疾病（如癌症、系统功能不全等）的影响，加之随着时间的推移，很多系统的生理学指标不稳定性导致检测值会出现漂移。因此，这次改进主要改变了PRISM的评定时间，PRISM Ⅳ的算法要求病人生理指标检测在入住儿童ICU后第一个4小时完成，实验室变量在入住儿童ICU后的前2小时完成检测。尽管PRISM Ⅳ评分的生理指标及其取值范围没有改变，但其预测的能力却可能得到加强。

由于PRISM Ⅳ刚使用不久，其效率有待进一步的验证；而PRISM Ⅲ只能在缴纳认证费获得授权下才能使用，因此截至目前它还没有在美国以外的国家得到广泛的应用，加之有很多研究结果显示PRISM Ⅲ在预测病人预后的重要意义与PRISM相比并没有达到预期的更高水平。因此，下面以介绍PRISM为主。

**（二）评分方法**

PRISM评分纳入病人的血压（收缩压、舒张压）、心率、呼吸频率、PaO$_2$/FiO$_2$、PaCO$_2$、GCS、瞳孔反应、PT/PTT、总胆红素、血钾、血钙、血糖、碳酸氢钠等14个生理变量，采用入住儿科ICU第一个24小时内各变量的最异常值来打分，各分值总和组成PRISM评分，该评分与病人年龄、手术状态等参数一同代入相应的回归方程，最终用于计算ICU死亡风险值。具体的PRSIM指标及各指标评分值见表11-24。

PRISM评分和年龄的逻辑回归方程：

$r=a×$PRISM$+b×$年龄（月数）$+c×$手术状态值$+d$

其中a、b、c、d是PRISM、年龄、手术状态的逻辑回归系数和常数，分别为0.207、-0.005、-0.433、-4.782；手术状态取值分别是0和1（手术后=1，无手术=0）。

因此，其方程式：

$r=0.207×$PRISM$-0.005×$年龄（月数）$-0.433×$手术状态值$-4.782$

死亡可能性计算公式：

$$P（ICU死亡）=e^r/（1+e^r）$$

**（三）示例**

某病人男性，年龄4岁余（53个月），因道路交通事故致头部骨折入院。体格检查：病人处于昏睡状态、呼之不应、针刺能定位，瞳孔等大等圆。生命体征：心率118次/分，呼吸频率60次/分，血压170/120mmHg。入住ICU后首24小时内血液检查最差值为：PaO$_2$/FiO$_2$ 280，PaCO$_2$ 70mmHg，PT 12秒，PTT 20秒，总胆红素4.4mg/dl，Ca$^{2+}$ 7.9mg/dl，血K$^+$ 7.2mmol/L，血糖50mg/dl，NaHCO$_3$ 15mmol/L。病人尚未进行手术治疗。

根据上述检查结果确定，病人在入院时GCS为7分，PT/PTT正常，与其他生理指标一起查询PRSIM评分表，得各指标的PRSIM取值为收缩压2分，舒张压6分，心率0分，呼吸频率1分，PaO$_2$/FiO$_2$ 2分，PaCO$_2$ 5分，GCS 6分，瞳孔反应0分，PT/PTT 0分，总胆红素6分，血K$^+$ 0分，Ca$^{2+}$ 2分，血糖4分，NaHCO$_3$ 3分。

表 11-24　PRSIM 评分的指标与记分标准

| 评分项目 | 年龄限制和范围 | | 评分 |
|---|---|---|---|
| | 婴儿 | 儿童 | |
| 收缩压（mmHg） | 130 ~ 160 | 150 ~ 200 | 2 |
| | 55 ~ 65 | 65 ~ 75 | 0 |
| | ＞160 | ＞200 | 6 |
| | 40 ~ 54 | 50 ~ 64 | 0 |
| | ＜40 | ＜50 | 7 |
| 舒张压（mmHg） | ＞110 | | 6 |
| 心率（次/分） | ＞160 | ＞150 | 4 |
| | ＜90 | ＜80 | 0 |
| 呼吸频率（次/分） | 61 ~ 90 | 51 ~ 70 | 1 |
| | ＞90 | ＞70 | 5 |
| | 呼吸暂停 | 呼吸暂停 | 0 |
| $PaO_2/FiO_2^*$（mmHg） | 200 ~ 300 | | 2 |
| | ＜200 | | 3 |
| $PaCO_2^{**}$（mmHg） | 51 ~ 65 | | 1 |
| | ＞65 | | 5 |
| $GCS^{***}$ | ＜8 | | 6 |
| 瞳孔反应 | 不对等或散大 | | 4 |
| | 散大固定 | | 10 |
| PT/PTT | 正常的 1.5 倍 | | 2 |
| 总胆红素（μmol/L） | ＞59.9 | | 6 |
| 血钾（mmol/L） | 3.0 ~ 3.5 | | 1 |
| | 6.5 ~ 7.5 | | 0 |
| | ＜3.0 | | 5 |
| | ＞7.5 | | 0 |
| 血钙（mmol/L） | 1.75 ~ 2.0 | | 2 |
| | 3.0 ~ 3.75 | | 0 |
| | ＜1.75 | | 6 |
| | ＞3.75 | | 0 |
| 血糖（mmol/L） | 2.2 ~ 3.3 | | 4 |
| | 14 ~ 22 | | 0 |
| | ＜2.2 | | 8 |
| | ＞22 | | 0 |
| 碳酸氢钠$^{****}$（mmol/L） | ＜16 | | 3 |
| | ＞32 | | 0 |

* 不能用于心脏分流或慢性呼吸功能不全的病人，采取动脉血检测。

** 可采毛细血管血检测。

*** 仅在明知或疑似中枢神经系统功能障碍时进行评估，在病人因医源性镇静、麻木、麻醉等情况下不能用于对病人的评估，GCS＜8 分对应病人昏迷或深度麻木。

**** 使用测定值。年龄小于 12 个月为婴儿，大于等于 12 个月为儿童。

PRISM=2+6+0+1+2+5+6+0+0+6+0+2+4+3
　　　=37分

年龄53个月，手术状态记分为0分。

带入公式计算：

$r=0.207 \times 37-0.005 \times 53-0.433 \times 0-4.782=2.612$

$P（ICU死亡）=e^{2.612}/（1+e^{2.612}）=93.16\%$

该病人在ICU死亡的可能性为93.16%。

### （四）特点与意义

PRISM评分是第二代基于生理预测因子对儿童ICU病人进行评估的评分方法。改变了生理稳定指数（PSI）基于医师经验、根据生理变量的临床价值选择评分指标的尴尬，通过病人临床数据收集，筛选评分指标则更合理。

虽然有学者研究显示，PRISM有过高评价死亡率的可能，其对一些特定的儿童病人群体不是很合适。但在一些研究中PRISM显示出在区分儿童病人存活和死亡之间有较好的辨识力。在临床儿童伤病结局评估中，随着PRISM评分的升高，死亡率也随之升高，应用该评分预测病人结局时，观察的结局与预测结局没有明显差异，说明PRISM是病人死亡的敏感因子。

PRISM在临床儿科ICU中适用病种广泛，如其对终末期肝病和暴发性肝衰竭病人的死亡率预测和严重程度评估、在急诊收治的溺水病人中将存活的病人从可能死亡和神经损伤的病人中准确地区分出来、对重度烧伤儿童死亡率预测等都有非常高的价值。PRISM虽然源于美国，但其不仅在欧美国家得到广泛的应用、验证，在广大发展中国家其也得到广泛认可和应用。在世界范围内的儿科ICU病人评估中，PRISM作为定量的无偏差方法用于儿科ICU病人伤病的严重程度评估，是临床救治流程、救治质量研究的重要工具。

## 四、儿科死亡指数

### （一）概述

虽然儿科紧急救护中标准的死亡预测模型是PRISM，但其在应用中存在一些问题，如PRISM的计算需要应用14个指标在入住ICU后首24小时内的最异常值（最差值），因此需要收集大量的生理变量数据，许多儿科ICU并不把收集这些信息作为常规工作。另外，PRISM取24小时内最异常值评分存在两个方法学问题，第一，其表现出来的准确性高于实际应用的准确性，如果应用该评分诊断死亡而不是仅仅预测死亡是非常危险的；第二，应用24小时内最坏的指标评分对不同救治机构进行比较有影响，如同一个病人入住一个较好的救治机构，很快康复，其首24小时的各生理变量测定值相对较好，应用PRISM评分显示其伤病程度可能仅为轻度；如果该病人入住一个救治水平较差的机构，其首24小时的各生理变量测定值相对较差，应用PRISM评分显示可能伤病程度为重度。因此，就会出现同一个病人在不同机构中严重程度评价不一致的情况。为了解决这些问题，1997年Shann基于澳大利亚和英国7个ICU的5695例病人数据，运用新的逻辑回归模型预测入住紧急救护单元的16岁以下儿童的死亡风险，建立儿科死亡风险评分——儿科死亡指数（paediatric index of mortality，PIM），PIM只纳入8个变量，且只采用病人入住ICU时的检测值进行评分计算。

随着医学科学与临床的发展，新的治疗方法和新的救护手段可能会改变生理与结局的关系，因此死亡率预测模型需要不断地保持更新。2003年PIM研究小组将国际化的多中心研究扩大到澳大利亚、英国、新西兰的14个ICU的20 787例病人数据，对PIM进行了升级，对第一代PIM的逻辑回归模型进行重新校准，使用了新的系数建立了PIM 2。PIM 2使用了范围更广、更新的病人数据，指标数增加到10个，PIM中的指标"特定的诊断"被两个新的指标如"高风险诊断"和"低风险诊断"取代。在高风险诊断中，对心搏骤停的标准做了改变，肝衰竭被纳入，低于35分被剔除。第二代PIM模型的数据来源和范围较第一代更广，模型使用了在入住ICU时更易获得的变量，其预测的适应性更广、更适合于对儿科ICU救治质量的连续监测。

后来在PIM 2的使用中，其对不同病人群体的预测出现了不同的结果，其预测准确度逐渐依赖病例组合和临床实践。为了确保模型的适应性，其模型和方法需要根据新的数据进行持续的更新。在2013年该评分研究小组对其又进行了一次升级，定义为PIM 3，因此本书重点介绍PIM 3。

### （二）评分方法

PIM 3采用的是在病人首次见到医师与其入住ICU后1小时之间第一次测得的生理指标值，共有11个指标（收缩压分两个相关指标取值），各指标取值（记分）乘以相应的系数后求和，再与常数-1.7928相加即得PIM 3评分值。指标项目、取值及其计算PIM 3的系数如表11-25所示。

表 11-25　PIM 3 评分的变量取值及其系数

| 变量 | 变量取值 | | 系数 |
| --- | --- | --- | --- |
| | 描述 | 取值 | |
| 收缩压（SBP） | 入院时 SBP（mmHg） | SBP 值 | −0.0431 |
| | 心脏停搏时 | 0 | −0.0431 |
| | 不能测到 SBP 时 | 30 | −0.0431 |
| | SBP 未知者 | 120 | −0.0431 |
| $SBP^2/1000$ | 入院收缩压平方再除以 1000 | $SBP^2/1000$ | 0.1716 |
| 瞳孔对光反应（PRBL） | ＞3mm 和双眼固定 | 1 | 3.8233 |
| | 其他或不清楚 | 0 | 3.8233 |
| $[FiO_2 \times 100]/PaO_2$ | 入院时值（$PaO_2$ 单位为 mmHg） | $[FiO_2 \times 100]/PaO_2$ | 0.4214 |
| | $PaO_2$ 不清楚时 | 0.23 | 0.4214 |
| 碱剩余（BE） | 入院时值（mmol/L） | BE | 0.0671 |
| | 测定值不清楚时 | 0 | 0.0671 |
| 是否机械通气（MV） | 入住 ICU 第 1 小时内是否使用过 MV | | |
| | 是 | 1 | 0.9763 |
| | 否 | 0 | 0.9763 |
| 计划入住 ICU（EAI） | 打算入住或预测可能入住 ICU | | |
| | 是 | 1 | −0.5378 |
| | 否 | 0 | −0.5378 |
| 入住 ICU 的主要原因（MRIA） | 因手术或外科操作后的康复入住 ICU | | |
| | 是，体外循环心脏手术后康复 | 1 | −1.2246 |
| | 是，非体外循环心脏手术后康复 | 2 | −0.8762 |
| | 是，非心脏手术后康复 | 3 | −1.5164 |
| | 否 | 0 | −1.2246 |
| 低危诊断（LRD） | 诊断有疑问、无低危诊断 | 0 | −2.1766 |
| | 因哮喘入住 ICU | 1 | −2.1766 |
| | 因细支气管炎入住 ICU | 2 | −2.1766 |
| | 因格鲁布性喉头炎入住 ICU | 3 | −2.1766 |
| | 因阻塞性睡眠呼吸暂停入住 ICU | 4 | −2.1766 |
| | 因糖尿病酮症酸中毒入住 ICU | 5 | −2.1766 |
| | 因癫痫入住 ICU 的病人 | 6 | −2.1766 |
| 高危诊断（HRD） | 诊断有疑问、无高危诊断 | 0 | 1.0725 |
| | 诊断脑自发出血入住 ICU | 1 | 1.0725 |
| | 诊断心肌症或心肌炎入住 ICU | 2 | 1.0725 |
| | 诊断发育不良性左心综合征入住 ICU | 3 | 1.0725 |
| | 诊断神经变性紊乱入住 ICU | 4 | 1.0725 |
| | 因坏死性小肠结肠炎入住 ICU | 5 | 1.0725 |
| 极高危诊断（VHRD） | 诊断有疑问、无极高危诊断 | 0 | 1.6225 |
| | 入住 ICU 前心搏骤停（包括院内院外） | 1 | 1.6225 |
| | 复合严重的免疫缺陷入住 ICU | 2 | 1.6225 |
| | 白血病或淋巴瘤入住 ICU | 3 | 1.6225 |
| | 骨髓间充值移植的受者入住 ICU | 4 | 1.6225 |
| | 因肝衰竭入住 ICU | 5 | 1.6225 |

　　注：SBP, systolic blood pressure；PRBL, pupillary reactions to bright light；BE, base excess；MV, mechanical ventilation；EAI, elective admission to ICU；MRIA, main reason for ICU admission, 手术或操作后康复包括放射操作、心脏插管等，不包括因为非手术康复而从手术中心入住 ICU 的病人；LRD, low-risk diagnosis；HRD, high-risk diagnosis；VHRD, very high-risk diagnosis。

PIM 3的计算公式为:

PIM 3=$(-0.0431 \times SBP)+(0.1716 \times SBP^2/1000)+(3.8233 \times PRBL)+[0.4214 \times (FiO_2 \times 100)/PaO_2]+(0.0671 \times BE)+(0.9763 \times MV)+(-0.5378 \times EAI)+(C_{MRIA} \times MRIA)+(-2.1766 \times LRD)+(1.0725 \times HRD)+(1.6225 \times VHRD)-1.7928$

死亡可能性(probability of death, PD)计算公式为:

$$PD=e^{(PIM3)}/[1+e^{(PIM3)}]$$

（三）示例

病人, 7岁。因高处坠落头部受伤, 伤后20分钟入住ICU, 首次体格检查: 病人呈昏睡状态, SBP为65mmHg, 瞳孔对光反应4mm。动脉血气检查: $PaO_2$ 60mmHg, 氧饱和度0.7, BE −3mmol/L。病人既往无其他疾病。

SBP取值65, $SBP^2/1000$为4.23, 瞳孔对光反应记1分, $[FiO_2 \times 100]/PaO_2$为1.67, BE取值3, MV记0分, EAI、MRIA、LRD、HRD、VHRD也均记0分。代入公式计算:

PIM3=$(-0.0431 \times 65)+(0.1716 \times 4.23)+(3.8233 \times 1)+(0.4214 \times 1.67)+(0.0671 \times 3)+(0.9763 \times 0)+(-0.5378 \times 0)+(C_{MRIA} \times 0)+(-2.1766 \times 0)+(1.0725 \times 0)+(1.6225 \times 0)-1.7928=0.859\,906$

PD=$e^{(0.859\,906)}/(1+e^{[0.859\,906]})$=70.26%

该病人在ICU死亡的可能性为70.26%。

（四）特点与意义

死亡预测模型已成为检测ICU紧急救护质量的重要工具。模型的指标和时间选择及各指标系数的确定都需要大范围、大数量的病例信息为支撑。PIM研究小组在多中心大样本量数据研究基础上, 建立儿科ICU病人死亡率预测模型和公式, 形成儿科死亡指数评分系统。随着医学临床和科学的进步, 考虑到医疗救治技术和方法对病人预后的影响, PIM评分系统的模型不断进行调整, 病人数据范围从PIM 1的5695例扩大到PIM 3的53 112例, PIM评分的指标及参数也进行了相应的调整, 并基本建立了随着时间推移和医学进步而进行PIM升级的机制。

PIM 3采用的指标均为病人与医师见面至入住ICU 1小时之间首次检测值, 避免了后期医疗干预对病人预后预测的影响。其计算相对简便, 是评估儿科ICU病人(群体)死亡风险的有效工具。其作为一个开放的免费评分系统, 免除了类似PRSIM 3的授权限制, 在世界范围内被广泛地接受和应用。

在使用PIM 3的时候应考虑到当地国民健康服务的影响。虽然有研究显示, 标准的PIM 3评分系统在地区应用中也有很好的效果。但一些学者建议要对PIM 3的变量参数进行地区性调整以增加其在当地的应用效果。本作者建议在使用PIM 3时根据本地区病人群体数据进行指标参数调整为好。

另外, PIM评分系统中采用的指标是从病人群体中筛选出来的, 以此建立数学模型进行死亡率预测, 其对病人整体死亡风险预测有较好的效果。而许多与救护质量不相关的其他因子会影响到单个病人死亡率, 如他们的诊断、基础健康状态、疾病的严重程度。因此, PIM评分系统不可能兼顾个体病人的所有死亡相关因素, 且模型应用主要在儿科ICU病人群体的死亡风险预测, 并不是意在单个病人的死亡率预测, 因此在使用中最好注意其应用目的和范围。当然尽管PIM用于单个病人死亡风险预测存在争议, 但当单个病例被纳入临床试验的时候, 应用PIM评估他们的死亡风险也为部分学者所接受。

## 参考文献

Aprahamian C, Cattey RP, WalkerAP, et al, 1990. Pediatric trauma score predictor of hospital resource Use? Arch Surg, 125 (9): 1128–1131.

Bellad R, Rao S, Patil V, et al, 2009. Outcome of intensive care unit patients using pediatric risk of mortality (Prism) score. Indian Pediatrics, 46 (12): 1091–1092.

Berndtson AE, Sen S, Greenhalgh DG, et al, 2013. Estimating severity of burn in children: pediatric risk of mortality (PRISM) score versus abbreviated burn severity index (ABSI).Burns, 39 (6): 1048–1053.

Committee of the American Pediatric Surgical Associationand the Committee on Trauma of the American College of Surgeons, 1987. Appendix J to hospital resources document: planning pediatrictrauma care. American College of Surgeons Bulletin, 72: 12–14.

Costa GA, Delgado AF, Ferraro A, et al, 2010. Application of the Pediatric Risk of Mortality Score (PRISM) score and determination of mortality riskfactors in a tertiary pediatric intensive care unit. Clinics, 65 (11): 1087–1092.

Czaja AS, Scanlon MC, Kuhn EM, et al, 2011. Performance of the PediatricIndex of Mortality 2 for pediatric cardiac surgery patients. Pediatr CritCare Med, 12: 184-189.

Eichelberger MR, Gotschall CS, Sacco WJ, et al, 1989. A comparison of the trauma score, the revised trauma score, and the pediatric trauma score. Ann Emerg Med October, 18 (10): 1053-1058.

El-Karaksy HM, El-Shabrawi MM, Mohsen NA, et al, 2011. Study of predictive value of pediatric risk of mortality (PRISM) score in children with end stage liver disease and fulminant hepatic failure. Indian J Pediatr, 78 (3): 301-306.

Imamura T, Nakagawa S, Goldman RD, et al, 2012. Validation of pediatricindex of mortality 2 (PIM 2) in a single pediatric intensive care unit inJapan. Intensive Care Med, 38 (4): 649-654.

Kaufmann CR, Maier RV, Rivara FP, et al, 1990. Evaluation of the pediatric trauma score. JAMA, 263 (1): 69-72.

Nangalu R, Pooni P A, Bhargav S, et al, 2016. Impact of malnutrition on pediatric risk of mortality score and outcome in pediatric intensive care unit.Indian J Crit Care Med, 20 (7): 385-390.

Ng DK, Miu TY, Chiu WK, et al, 2011. Validation of pediatric index of mortality 2 in three pediatric intensive care units in Hong Kong. IndianJ Pediatr, 78 (12): 1491-1494.

Pollack MM, Patel KM, Ruttimann UE, 1996. PRISM Ⅲ: an updated pediatric risk of mortality score. Crit Care Med, 24 (5): 743-752.

Pollack MM, Ruttimann UE, Getson PR, 1988.Pediatric risk of mortality (PRISM) score. Crit Care Med, 16 (11): 1110-1116.

Pollack MML, Holubkov R, Funai T, et al, 2016. Eunice kennedy shriver national institute of child health and human development collaborative pediatric critical care research network. the pediatric risk of mortality score: update 2015. Pediatr Crit Care Med, 17 (1): 2-9.

Qureshi AU, Ali AS, Ahmad TM, 2007. Comparison of three prognosticscores (PRISM, PELOD and PIM 2) at pediatric intensive care unitunder Pakistani circumstances. J Ayub Med Coll Abbottabad, 19 (2): 49-53.

Schneider DT, Lemburg P, Sprock I, et al, 2000. Introduction of the oncological pediatric risk of mortality score (O-PRISM) for ICU support following stem cell transplantation in children. Bone Marrow Transplant, 25 (10): 1079-1086.

Shann F, Pearson G, Slater A, et al, 1997. Paediatric index of mortality (PIM): a mortality prediction model for childrenin intensive care. Intensive Care Med, 23 (2): 201-207.

Shann F, Pearson G, Slater A, et al, 1997. Paediatricindex of mortality (PIM): a mortality predictionmodel for children in intensive care.Intensive Care Med, 23 (2): 201-207.

Slater A, Shann F, Pearson G, 2003. Paediatric index of mortality (PIM) study group. PIM2: a revised version of thepaediatric index of mortality. Intensive CareMed, 29 (2): 278-285.

Straney L, Clements A, Parslow RC, et al, 2013. Paediatricindex of mortality 3: an updated model for predicting mortality in pediatricintensive care. Pediatr Crit Care Med, 14 (7): 673-681.

Taori RN, Lahiri KR, Tullu MS, 2010. Performance of PRISM (pediatric risk of mortality) score and PIM (pediatric index of mortality) score in a tertiary care pediatric ICU. Indian J Pediatr, 77 (3): 267-271.

Tepas JJ, Mollitt DL, Talbert JL, et al, 1987. The pediatric trauma score as a predictor of injury severity in the injured child.J Pediatr Surg, 22 (1): 14-18.

Vincent JL, Opal SM, Marshall JC, 2010. Ten reasons why we should NOT use severity scores as entry criteria for clinical trials or in our treatmentdecisions. Crit Care Med, 38 (1): 283-287.

Wolfler A, Osello R, Gualino J, et al, 2016. The importance of mortality risk assessment: validation of the pediatric index of mortality 3 score.Pediatr CritCare Med, 17 (3): 251-256.

Zuckeman GB, Gregory PM, Santosdaniani SM, 1998. Predictors of death and neurologic impairment in pediatric submersion injuries.the pediatric risk of mortality score.Arch Pediatr Adolesc Med, 152 (152): 134-140.

（撰写：邱 俊；审校：周继红）

# 第三节　战伤评分

## 一、概述

战伤（war wound）是创伤中的一类特殊损伤，是指在战斗环境中，由武器直接或间接造成的损伤及战场环境因素直接造成的损伤。战伤也是创伤的重要组成部分，特别是在战争时期。例如，在第一次世界大战期间，战场上的伤亡人数超过3000万人；第二次世界大战期间则有约600万人死亡，1.3亿多人受伤；海湾战争中，虽然以美国为首的多国部队伤亡不到千人，但伊拉克死亡人数达9000～12 000人，受伤人数达到5万～8万人；在科索沃战争中，南联盟军人伤亡1.5万多人，平民伤亡也超过万人。

与平时的创伤相比较，战伤在多个方面有着其鲜明的特点：首先，战伤特殊的致伤因素多，常见的有炸伤、枪弹伤、刃器伤、挤压伤、冲击伤、撞击伤、烧伤、冻伤、毒剂伤、电离辐射损伤、生物武器伤、激光损伤、微波损伤等；且其复合伤发生率高，复合伤在现代战伤中可占到50%以上。其次，战伤有不少特殊的伤型，如贯通伤、穿透伤、盲管伤、切线伤及电离辐射损伤等。因此，平时创伤的描述方式很难满足对战伤描述的要求；在对战伤伤情的描述中也会产生一定的差异。

另外，战时对战伤的救治组织与技术要求也与平时创伤的救治有很大的差别，因而导致战伤的拣伤分类、伤情判断、急救治疗、后送与康复等的需求也有显著的不同。战伤救治组织与平时创伤救治相比较，其最大的特点是要求采用分级救治、时效救治、治送结合的方式。分级救治是指在批量伤员出现和救治环境不稳定时，将伤员救治活动过程采用分工、分阶段、连续实施的组织形式与工作方法，也就是指伤员救治由抢救组、营救护所、团救护所、师医院、战役后方医院、战略后方医院等分级进行救治与后送的救治过程。时效救治是指按照战伤救治的时效原理，在最佳救治时机采取最适宜的救治措施，以达到最佳救治效果的救治原则和工作方式。

因此，对于战伤救治而言，无论是在战场的现场急救，还是在之后的各分级急救治疗的阶梯，都

要求对战伤进行快速科学的拣伤分类、伤情判断和战伤特征的描述，以保障战伤救治中时效救治的实现。作为创伤救治中高效、科学、准确的定量评估和描述方法，创伤评分也就受到战伤救治人员的青睐，也有过不少的相关研究。在早期的拣伤分类过程中，有多种创伤评分先后在战伤救治中应用，如创伤指数、CRAMS评分、创伤记分、GCS、院前指数、修正创伤评分等。由于战伤的致伤原因、损伤类型、多发伤与复合伤特点等与平时创伤有较大差异，已有的平时创伤评分系统并不能充分满足对战伤的本质、特性和严重程度进行量化的需求。因而，出现一些适应战伤拣伤分类与救治需求的评分方法，如红十字会创伤分类、南非伤员拣伤分类评分（SATS）、简易战伤记分法、军队战伤评分（military combat injury scale，MCIS）、军人失能评分（military functional incapacity scale，MFIS）和军队会阴-骨盆创伤评分（PPTS）等。

战伤救治过程中采用的拣伤分类方法多数与平时创伤的相似，多数在第二章的院前评分部分已做介绍，简易战伤记分法实质就是修正创伤评分，本章节就不做介绍，请参照第二章相关条目内容。

## 二、军队战伤评分

### （一）概述

准确的解剖学损伤描述是对部位和严重程度进行损伤分类的先决条件。对于平时创伤，常将AIS评分看作创伤的解剖病理损伤程度评判的"金指标"，被全世界的民用创伤救治专家所公认。由于战伤的致伤原因、损伤类型、复合伤和多发伤等具有很强的特殊性，很多研究人员都注意到现有的AIS等创伤评分系统并不能充分满足对战伤特点和严重程度的量化评估需求。因此，不少研究人员就战伤评分进行了探讨和研究。对此，AIS评分曾经推出2005军队版AIS，此版也未能提供对战伤的完整描述、适合战伤严重程度的评分或满足军队创伤数据库的需要，如软组织破片伤的数量与大小及现代战争中常见的爆炸性武器导致的多发伤等，都难以获得理想的评估与相应描述。

2008年在美国军事损伤评分峰会上组成了一

个专家小组负责研发军队战伤评分（MCIS），期望MCIS可以更精确地描述战伤特点。MCIS的研发也是以AIS评分为基础开始的。MCIS的研发过程主要包括：①指定5个战伤相关身体区域；②按照5分顺序记分定义战伤相关损伤的严重度；③给战场见到的损伤谱标注损伤描述；④建立包括每个编码损伤的描述系统。研究者努力将MCIS与民用和战伤数据档案相关联，并将其与AIS 2008军队版、AIS 1998和ICD-9-CM对比和对应，可能时还将它与ICD-10-CM对应。

MCIS在发展中咨询了多个专业的专家，数据识别的研发是由具有高水平创伤数据库知识和能力的专家实施，这些实施者包括骨科、眼科、神经外科和颅面外科等专业的专家。最后获得的MCIS作为一种创伤严重程度评分，基本实现了对战争中遇到的特殊损伤特征进行明确的描述，特别是对爆炸导致的损伤及爆炸继发引起的损伤描述。

**（二）评分方法**

1.战伤身体区域定义 MCIS将身体分为五个区域，即四个解剖区域和一个多发区域，具体如下：

（1）头部和颈部：头部、面部和颈部的损伤。

（2）躯干：胸部和腹部的损伤，包括骨盆带和躯干的连接区域，如腋窝和腹股沟。

（3）上肢：上肢的损伤。

（4）下肢：下肢的损伤。

（5）多处：损伤不局限于一个特定的身体区域。

2.战伤严重度定义 MCIS采用5分制来区分损伤严重度的等级。在区分损伤严重程度等级时，考虑了随着时间死亡率增加的程度及损伤严重度所需的医疗资源和医学救治水平等因素。战伤的损伤严重度等级分为以下五级。

（1）严重程度1——轻伤（minor）：指小的或浅表的损伤，可以在战场危险条件下治疗，伤员可以在72小时内回到战斗岗位。

（2）严重程度2——中度伤（moderate）：指不需要立即治疗的损伤，可以延迟到战术环境许可时再治疗而不会导致死亡率和伤残率增加的损伤。

（3）严重程度3——重度伤（serious）：指不会导致休克或气道狭窄，但原则上应在6小时内在具有医疗设施的条件下进行治疗，以避免死亡或增加伤残的严重损伤。

（4）严重程度4——极重度伤（severe）：指可能导致休克或气道狭窄，如果在6小时内没有在具有医疗设施的条件下进行治疗，部分伤员死亡率和伤残率将增加的损伤。

（5）严重程度5——可能致命伤（likely lethal）：指在军事环境下很可能不能存活的损伤，包括毁损性损伤和受伤后在数分钟内可能死亡的损伤。

MCIS严重程度与其相关战伤描述的示例参见表11-26。

3.战伤相关损伤描述 MCIS在AIS的基础上，增加了不能用AIS充分编码而又与战伤密切相关，应该被描述的损伤特征描述。增加的损伤描述目录如下：

（1）伴有大面积软组织或深部肌肉缺失的软组织损伤：MCIS扩展了软组织损伤的描述。MCIS的描述说明了软组织缺失的数量和深度，覆盖了整个肢体或身体区域的软组织缺失。

（2）涉及一只眼、鼻子和嘴，或一个或多个面部区域的面部穿透伤：MCIS中添加了穿透伤时涉及整个半边脸（包括一只眼睛或鼻子和嘴周围的组织）、是否涉及气道危害等的损伤描述。

（3）面部、手、脚、关节和生殖器的二、三度烫伤：MCIS增加了面部、手、脚、关节和生殖器的二、三度烫伤的描述，以满足可能的专科治疗需求。

（4）颅骨和大脑的部分撕脱缺失：MCIS增加了颅骨穿透性战伤伴有颅骨和大脑的部分撕脱缺失的描述。

（5）能用和不能用止血带的截肢、压榨和血管损伤：在截肢相关损伤部分的MCIS增加了止血带是否可以使用于上肢和下肢等多处截肢损伤的描述。

（6）下颌骨撕脱：MCIS增加了反映下颌骨破碎或缺失情况的撕脱性下颌骨损伤描述。

（7）战斗应激伤害：MCIS增加了对战斗引起的急性应激反应的损伤描述。

4.MCIS的编码方案 MDIS采用五位数字的编码方案：第1和第2位数字分别表示损伤严重程度和身体区域；第3位数字表示所涉及的组织类型；第4和第5位数字与第1、2和3位数字一起表示特定的伤害（表11-27）。

在2013年版的MCIS中，共形成269条编码。这些编码中，按身体区域分，头部和颈部的有68条，躯干101条，上肢37条，下肢39条，多处24

表11-26　各MCIS严重程度和身体区域的描述示例

| MCIS | 头和颈 | 躯干 | 上肢 | 下肢 |
|---|---|---|---|---|
| 1 | 脑震荡，未指明的，无LOC或短暂LOC（＜5分钟，完全恢复之前的认知状态） | 肋骨骨折，1根或未指明 | 开放性上肢伤，较小，表浅，单侧或双侧 | 开放性下肢伤，较小，表浅，单侧或双侧 |
| 2 | 脑震荡伴有LOC［≥5分钟或＜1小时和（或）不完全恢复之前的认知状态］ | 锁骨或肩胛骨骨折，单侧 | Ⅱ度或Ⅲ度烧伤，单侧手、手腕、肘或肩 | 开放性下肢伤，深，广泛，深入肌肉，软组织丢失＜单侧腿的25%，单侧 |
| 3 | 上颌骨骨折（除双侧上颌骨或联合部骨折或下颌骨撕裂之外） | 开放性损伤伴躯干、臀部或骨盆带肌肉丢失＜10% | 手截肢或压榨伤，双侧肩以下血管损伤，能放置止血带 | 开放性损伤，软组织丢失≥单侧腿25%，但＜50%，一处或多处损伤 |
| 4 | 下颌骨撕裂［包括复杂的、粉碎性下颌骨骨折和（或）有部分骨缺失］ | 开放性损伤伴躯干、臀部或骨盆带肌肉丢失＞10%　髂动脉撕裂或横断 | 肩以下、肘（含）以上的截肢或压榨伤，能放置止血带或能压迫止血肩部血管损伤（腋动脉），不能放置止血带 | 腹股沟以下的血管损伤，能放置止血带　腹股沟的血管损伤，不能放置止血带 |
| 5 | 穿透伤或冲击伤伴有骨、口腔和面部软组织的毁损，危及呼吸道 | 肺冲击伤（超压），严重或多肺叶或双侧 | 肩部截肢或压榨伤（锁骨下远端腋动脉），不能放置止血带或压迫止血 | 保留臀部的截肢或压榨伤，不能放置止血带或压迫止血 |

注：LOC，意识丧失（loss of consciousness）。

表11-27　MCIS编码方案

| 第1位数字 | 第2位数字 | 第3位数字 | 第4、5位数字 |
|---|---|---|---|
| 损伤严重程度 | 身体区域 | 组织类型 | 特定损伤 |
| 1：轻伤 | 1：头部和颈部 | 1：全域性 | 当与第1、2和3位数字在一起时，表示与身体区域和组织相关的特定损伤 |
| 2：中度伤 | 2：躯干 | 2：皮肤 | |
| 3：重度伤 | 3：上肢 | 3：肌肉、肌腱、韧带和关节 | |
| 4：极重度伤 | 4：下肢 | 4：神经和脊髓 | |
| 5：可能致命伤 | 5：多处 | 5：骨 | |
| | | 6：血管 | |
| | | 7：头、面、颈和胸的器官 | |
| | | 8：腹部器官 | |
| | | 9：盆腔器官 | |
| | | 0：其他 | |

条；按损伤严重程度分，轻伤17条、中度伤55条、重度伤83条、极重度伤83条、可能致命伤31条。

（三）示例

战伤导致某病人遭受肝脏撕裂伤，裂口长5cm。其MCIS编码为32812。

根据MCIS的编码规则可以清楚地看出，第1位数字：其损伤的严重程度为重度伤，编码为3；第2位数字：身体区域为躯体，编码为2；第3位

数字：组织类型为腹部器官，编码为8；第4、第5位数字：结合前三位数字的特定损伤，第4位编码为1，表示肝脏，第5位编码为2表示撕裂伤。

又如，爆炸伤致背部和臀部广泛大块组织缺损，深至深层大块肌肉。其MCIS编码为42207。

根据MCIS的编码规则，其损伤的严重程度为极重度伤，编码为4；第2位数字：身体区域为躯体，编码为2；第3位数字：组织类型以皮肤为主，有部分肌肉，编码选择为2；第4、第5位数字：结

合前三位数字的标示其特定损伤。

#### （四）特点与意义

作为旨在通过解剖学特点为核心精确地描述战伤特点的评分，MCIS是一种创伤严重程度评分，研究起点较高，基本实现了对战争中遇到的特殊损伤特征进行明确的描述，特别是实现对爆炸导致的及爆炸继发引起的损伤的描述。

在MCIS编码过程中，允许将头颅和大脑损伤与面部和颈部损伤分别开来进行认定；位于同一身体区域的胸部、腹部和骨盆等的损伤也被分别认定；允许认定特殊损伤的双侧和单侧损伤、左侧和右侧损伤；注重了连接区域血管损伤的认定；在任何基础损伤之外的皮肤与软组织的损伤被指定为单独的严重度记分，这表明重视了很多战伤都涉及大面积软组织缺损的特点。

在269条MCIS评分中，有51条（19%）损伤在AIS 2008中完全无法编码。经过采用战伤数据库对MCIS评分结果和以其为基础的模型进行评估的结果显示：MCIS评分和其模型均展示出优越的性能。在对超过5000病例的战伤数据进行测试研究中，MCIS模型较AIS模型更为有效，表明MCIS能更好适应战伤严重程度评分的需要，并能与民用评分方法相链接和比较；因为MCIS设计上在考虑战伤严重程度的同时，也考虑到功能丧失的因素，能较好地识别战伤中失能性损伤，可与军人失能评分相关联。因此，MCIS可用于军队战伤、平时反恐和军队交通（车辆和航船）伤害与失能的判断及评估。

### 三、军人失能评分

#### （一）概述

美军在研发MCIS评分的同时，也研究反映战伤导致作战能力丧失水平的评分，提出军队功能障碍评分（military functional incapacity scale，MFIS），以期反映战伤所导致的战斗人员即刻的、战术相关的、功能性的损害。

MFIS研发时被要求：MFIS评分要能满足帮助MCIS在评估战伤的损伤严重程度时最大程度地与即刻的功能损害相关联，要求MFIS可广泛应用于所有陆军职业专业（army military occupational specialties）军人的失能评价。

战术战斗伤员救治委员会成员确定了军人失能评价应与战斗人员即刻的、战术相关的、功能性的损害水平相关，并给予了明确的定义。其即刻功能损害/失能被定义为受伤者射击（对武器系统的负荷、瞄准、开火）、移动（走、跑、爬、进入/退出/驾驶车辆）和沟通交流（理解、接收或发送语言或非语言指令）的能力的损害。这些都是与军事行动相关的、必不可少的功能，决定了伤员是否具有能够坚持继续执行任务的能力。

#### （二）评分方法

根据战伤所导致的伤员是否具有能够坚持继续执行任务的能力的程度，即伤员在此即刻的、战术相关的、功能性的损害程度，将战伤伤员的MFIS分为四级（4分）。

MFIS 1：能够继续执行任务（able to continue mission）。

MFIS 2：能为支持执行任务出力（able to contribute to sustaining mission）。

MFIS 3：丧失执行任务的能力（lost to mission）。

MFIS 4：丧失作战能力（lost to military）。

#### （三）示例

炸弹破片导致某病人遭受肝的撕裂伤，撕裂口长5cm。此时，伤员已丧失执行任务的能力，但尚具有部分作战能力（如持枪、开枪等），因此其MFIS为3分（第3级）。

#### （四）特点与意义

MFIS的提出是希望有能反映战伤所导致的战斗人员的即刻的、战术相关的、功能性的损害程度的评估方法，故MFIS着重于对军人遭受战伤后是否具有继续执行任务能力进行评估。

MFIS评分与MCIS评分有较好的关联性（表11-28）。MFIS同时考虑到爆炸、碰撞等导致损伤的功能障碍评估，故也能应用于军用车辆的设计（评估车辆碰撞和车轮下爆炸等所导致的失能伤害）、交通伤和其他战伤所致的军人失能评价。

### 四、骨盆–会阴创伤评分

#### （一）概述

由于在现代战争冲突中，主要战伤原因逐渐由枪弹伤变为爆炸冲击伤。在爆炸伤中，以前大多数地雷爆炸导致的战伤是膝关节以下的截肢；近几十年来，因大量简易爆炸装置的出现导致了越来越多的肢体近端损伤产生，如经高位股骨的双侧截肢和交界区损伤等。随着这些损伤部位越来越高，骨盆和会阴部损伤也不断增加。有研究显示，骨盆骨折合并会阴部损伤者的死亡率（73%）远远

表11-28　MFIS评分失能水平与MCIS评分严重程度的关系

| MFIS | | MCIS | |
| --- | --- | --- | --- |
| 分值 | 描述 | 分值 | 描述 |
| 1 | 能够继续执行任务 | 1 | 小的或浅表的损伤，可以在战场危险条件下治疗，伤员可以在72小时内回到战斗岗位 |
| 2 | 能为支持执行任务出力 | 2 | 不需要立即治疗的损伤和可以延迟到战术环境许可时再治疗而不会导致死亡率和伤残率增加的损伤 |
| 3 | 丧失执行任务的能力 | 3 | 不会导致休克或气道狭窄，但原则上应在6小时内在具有医疗设施的条件下接受治疗，以避免死亡或增加伤残的严重损伤 |
| 4 | 丧失作战能力 | 4 | 可能导致休克或气道狭窄，如果在6小时内没有在具有医疗设施的条件下接受治疗，部分伤员死亡率和伤残率将增加的损伤 |
| | | 5 | 在军事环境下很可能不能存活的损伤，包括毁损性损伤和受伤后在数分钟内可能死亡的损伤 |

高于单纯的骨盆骨折（41%）和单纯的会阴部损伤（18%）；同时也大大增加了军队后勤和外科救治的困难和负担。在这些爆炸性会阴部损伤的救治中，准确描述会阴部损伤程度和范围是一大困难。各医学专科学科中，仅产科才真正仔细区分会阴部损伤。而已存在的对会阴部软组织损伤进行的描述方法中，也缺乏准确仔细地描述其损伤严重程度的方法。

因此，Mossadegh S.等在2013年研发了一种骨盆和会阴部损伤的新分类方法——骨盆-会阴创伤评分（pelvi-perineal trauma score，PPTS），期望能更准确地描绘这类损伤的严重程度，使这种评分的分值与战伤的生存概率相关，并有助于军队战场的外科手术队对这类损伤的评估、救治决定、部署前训练，以降低其伤死率，促进对这类战伤的核查和救治质量提高。

**（二）评分方法**

1. PPTS评分的解剖分区方法　PPTS评分将骨盆-会阴部分损伤为三个部分：会阴前部伤（anterior zone）、会阴后部伤（posterior zone）和骨盆伤。

（1）会阴前部伤：包括会阴自然分区前面部分的泌尿生殖器区（genitourinary）和中间部分的会阴区（perineal）的软组织损伤。

（2）会阴后部伤：包括会阴自然分区后面部分的肛门直肠区（anorectal）和臀部（buttock）的软组织损伤。

（3）骨盆伤：包括所有骨盆骨折损伤。

2. PPTS评分方法　PPTS评分为会阴两部分软组织损伤评分（前部和后部）及骨盆骨折评分之和，即：

$$PPTS评分值=会阴前部损伤评分值+会阴后部损伤评分值+骨盆骨折评分值$$

各个区域评分的组织项目见表11-29，其总分为1～42分。

其中，在软组织的损伤评分中，分为与OIS评分相关联的阴茎损伤评分和在OIS评分中不存在的会阴软组织损伤评分两部分（表11-30）。骨盆骨折评分是参照Young-Burgess分类法改进而来的，分值为1～6分（表11-31）。

**（三）示例**

某病人爆炸伤致其骨盆骨折，骶髂关节前部分离，骨盆纵向稳定；会阴部有广泛深度撕裂伤口，阴茎挫伤伴有血肿，阴囊有挫伤和血肿。

根据表11-30和表11-31标准，阴茎损伤为1分，阴囊损伤为1分，睾丸和尿道无损伤为0分，会阴部损伤为4分，骨盆骨折为3分。则：

$$PPTS=1+1+0+0+4+3=9分$$

**（四）特点与意义**

PPTS是一种累积解剖评分方法，PPTS通过对战伤所致三个区域组织损伤评分的积累综合，较为细致和准确地描述了会阴部损伤程度，特别是细致地考虑了会阴部软组织的损伤特点，并在一定程度上与会阴部战伤的死亡率和结局相关联，对此类战伤的早期评估、现场救治决策等均有帮助。特别是通过对阿富汗驻军大量简易爆炸装置导致的肢体近端战伤的使用研究显示，PPTS较ISS评分等更准确地揭示其严重性，在预测其死亡率时可能更具价值。

PPTS这类评分可以是复杂的逻辑回归模型的

表11-29 PPTS评分中各解剖区域的组织损伤评分项目与分值范围

| 会阴前部 | | 会阴后部 | | 骨盆 | |
|---|---|---|---|---|---|
| 组织 | 分值 | 组织 | 分值 | 组织 | 分值 |
| 阴茎 | 1~5 | 肛门 | 1~4 | 骨盆 | 1~6 |
| 阴囊 | 1~5 | 直肠 | 1~5 | | |
| 睾丸 | 1~5 | 臀部 | 1~3 | | |
| 尿道 | 1~5 | | | | |
| 会阴 | 1~4 | | | | |
| 合计 | 1~24 | 合计 | 1~12 | 合计 | 1~6 |

表11-30 PPTS中会阴部软组织损伤记分方法与标准

| 阴茎损伤 | | 会阴损伤 | |
|---|---|---|---|
| 分值 | 描述 | 分值 | 描述 |
| 1 | 挫伤,血肿(OIS 1) | 1 | 挫伤,血肿,撕裂伤,贯穿损伤未进一步说明 |
| 2 | 裂伤,贯穿损伤未进一步说明 | 2 | 轻度,浅表 |
| 3 | 轻度,浅表损伤(OIS 2,OIS 3) | 3 | 严重 |
| 4 | 严重(OIS 4) | 4 | 大面积,撕裂,复杂 |
| 5 | 大面积,断离,撕裂,复杂(OIS 5) | | |

表11-31 PPTS中骨盆骨折记分标准

| 分值 | 描述 |
|---|---|
| 0 | 无骨盆骨折 |
| 1 | 稳定骨折/骨折不影响骨盆环稳定(髂骨翼/尾椎/骶骨远端) |
| 2 | 骨盆环骨折——骨盆后侧保持完整(APC1/LC1/支/坐骨) |
| 3 | 骨盆环骨折——后环部分骨折/骨盆环纵向稳定(APC2/LC2) |
| 4 | 明显变形和移位伴有血管损伤(APC3/CMI) |
| 5 | 双侧明显变形和移位伴血管损伤,或创伤性半侧骨盆离断(VS/骶髂关节损伤) |
| 6 | 半侧骨盆离断。VI型损伤,理论上不能救治 |

注:APC,前后挤压型(anterior posterior compression);CMI,混合应力型损伤(combined mechanism injury);LC,侧方挤压型(lateral compression);VS,纵向剪切型(vertical sheer)。

初始部分,可成为一种独立的创伤评分系统,以帮助战伤外科手术队预测液体需求、手术时间等;在恶劣的战场环境下,可能有助于预防无效的复苏,更好地评估战伤的严重程度和结局;可能成为一种研发新的、有效的解剖评分系统的方法,研发更好地预测战伤病人结局的模型,将有助于促进对生存概率、救治结局与品质等的研究。

### 参考文献

Lawnick MM, Champion HR, Gennarelli T, et al, 2013. Combat injury coding: a review and reconfiguration. Journal of Trauma and Acute Care Surgery, 75(4): 573-581.

Mossadegh S, Midwinter M, Parker P, 2013. Developing a cumulative anatomic scoring systemfor military perineal and pelvic blast injuries. J R Army Med Corps, 159(1): i40-i44.

Osler T, Baker SP, Long W, 1997. A modification of the injury severity score that both improves accuracy and simplifies scoring. J Trauma, 43(6): 922-925.

Young JW, Burgess AR, Brumback RJ, et al, 1986. Lateral compression fractures of the pelvis: the importance of plain radiographs in the diagnosis and surgicalmanagement. Skeletal Radiol, 15(2): 103-109.

(撰写:周继红 杨 傲;审校:周继红 邱 俊)

# 第十二章

# 创伤康复评分

## 第一节　概　述

### 一、创伤康复的定义

无论从广义还是狭义的创伤定义而言，创伤是各种因素所致的人体机体结构完整性破坏和（或）功能障碍。创伤的定义给我们指出了创伤不仅有因为外界因素所致的机体生理结构的破坏及由此带来的生理参数的紊乱，而且还存在不同程度的机体功能障碍问题甚至危及个体生命。

针对创伤所致解剖生理结构破坏、生理参数紊乱，普遍采用反映创伤严重度因素，包括损伤对生命威胁、预期死亡率、是否需重症监护、暂时和永久性残疾可能等的量化评估指标–创伤评分来评价。国内外临床使用和研究均已证明了创伤评分对创伤病人早期病情评估、分类救治、预后判断等具有良好的临床指导性和实用性。本书前述章节已对各部位常见创伤所采用的创伤评分进行了详尽介绍。

从20世纪中后期以来，医疗模式已从二维的治病–救命发展到三维的治病–救命–功能，强调了功能对健康生活的重要性。从功能障碍评估出发，立足于解决功能障碍问题的康复医学，完善了创伤评估的内容。创伤病人经过早期救治，生命体征逐渐平稳，对病人的病情评估的重心从严重度和生存率过渡到了反映功能障碍、生存质量的康复评定。创伤康复将针对创伤病人的功能障碍，以提高局部与整体功能水平为主线，以遭受创伤的病人整体为对象，以获得最佳的机体和器官功能，享受更高品质的生活质量，争取更有意义的生活。

康复评定是康复治疗的基础，没有评定就无法规划治疗、评估治疗效果。康复评定是客观准确地评定功能障碍的原因、性质、部位、范围、严重程度、发展趋势、预后和转归。采用定量化指标以评分或分级的方式评估创伤病人功能障碍的康复程度，逐渐形成了创伤康复评分。虽然关于创伤康复评分在国内外的创伤研究文献中均有报道，但因为起步发展较晚，尚无统一的标准，仍需在临床应用中不断实践筛选，以总结出更高效合理的评分方法，指导创伤的康复治疗。

### 二、创伤康复评分的分类

由于我们对创伤病人的关注多集中于运动功能恢复、生活质量及伤残综合情况的等级评定等三个方面。因此，目前我们归纳的创伤康复评分按上述关注面分为三大类：运动功能评分、生存质量评分和伤残综合情况等级评定/评分。在康复医学中，大多数康复评定均采用分等级的方式进行康复程度的评定，在本书中，为了快速判断处理和统计学需要，我们将评定等级列出的同时也对其进行了数值化处理，变换为定序型评分或定距型评分。

# 第二节 运动功能评分

## 一、概述

运动功能是健康个体最重要的功能，也是维系其他各大系统正常运转的基本功能。创伤病人运动功能康复程度是伤者、家属及医护人员最为关注的方面之一，也是其他功能评定的基本条件。按照运动功能参与要素，主要从肌张力、肌力、关节活动度、平衡功能、步行功能进行评定。目前较广泛采用的运动功能评分主要为以下七种。

（1）修订的 Ashworth 痉挛评定量表（modified Ashworth scale，MAS）。

（2）徒手肌力检查（manual muscle testing，MMT）。

（3）关节活动范围（range of motion，ROM）。

（4）Berg 平衡量表（Berg balance scale，BBS）。

（5）Fugl-Meyer 运动功能评分平衡量表（Fugl-Meyer balance，FMB）。

（6）脊髓损伤步行指数（walk index for spinal cord injury，WISCI）。

（7）"起立-行走"计时测试（timed "up and go" test，TUGT）。

其中，第 1 ~ 3 种评定分别为肌张力、肌力和关节活动度评定/评分；第 4 ~ 5 种评定为平衡功能评定/评分；第 6 ~ 7 种评定为步行功能评定/评分，但第 7 种评定不是单纯的步行能力评定，而是反映步行能力、平衡功能及运动控制能力的综合评定/评分。

## 二、修订的 Ashworth 痉挛评定量表

### （一）概述

肌张力是指肌肉处于松弛状态时其在被动运动中所遇到的阻力。由于肌肉组织本身具有弹性，使其具有一定的韧性，更主要的是肌肉与神经节段存在反射联系，因此神经肌肉反射弧上的病变都可能导致肌张力的变化，中枢神经系统创伤多呈现为肌张力升高，表现为肌肉痉挛状态；周围神经损伤多呈现为肌张力降低，表现为迟缓性麻痹。

痉挛的临床评估中，神经生理学技术（如表面肌电图、H反射和H/M比值）因为其较复杂、有创，

加之其可靠性尚未得到证实，因而很少在临床上使用；生物力学方法（如等速测力计、肌张力计等）虽然被认为值得信赖，但因其需要专门的仪器、评估步骤复杂、评估重度痉挛时灵敏度低和可重复性差（如钟摆试验），且花费比较昂贵等原因，在临床常规检查中也难以普及应用。因此，临床上最常使用简单易行的MAS进行临床研究和疗效评估。

1987年，Bohannon 和 Smith 公布了修订的 Ashworth 痉挛评定量表（modified Ashworth scale，MAS）评分方法，其在肌痉挛评定应用中与等速测试法所得结果高度相关，其评定与肌痉挛严重程度具有一致性。

### （二）评分方法

MAS 评分方法是根据所检查关节被动活动阻力来对肌张力情况进行分级的，要求在1秒内完成关节活动，由轻到重分为六级，也可记为0 ~ 4分。具体评估方法见表12-1。

表12-1 修订的 Ashworth 痉挛评定量表

| 痉挛分级 | 评分 | 检查描述 |
|---|---|---|
| 0级 | 0 | 无肌张力的增加 |
| I级 | 1 | 肌张力轻度增加，受累部分被动屈伸时，ROM之末出现突然的卡住，然后释放或出现最小的阻力 |
| I⁺级 | 1.5 | 肌张力轻度增加，被动屈伸时，在ROM后50%范围内突然出现卡住，当继续把ROM检查进行到底时，始终有小的阻力 |
| II级 | 2 | 肌张力较明显增加，通过ROM的大部分时，阻力均较明显地增加，但受累部分仍能较容易地移动 |
| III级 | 3 | 肌张力严重升高，进行PROM检查有困难 |
| IV级 | 4 | 僵直，受累部分不能屈伸 |

注：ROM，关节活动范围（range of motion）；PROM，被动关节活动范围（passive range of motion）。

### （三）示例

某脑外伤病人，右肘关节被动伸直时，肌张力较明显增加，在通过ROM的大部分区域时，阻力

均较明显地增加，但受累部分仍能较容易地移动。因此，该病人右肘屈肘肌张力评定为Ⅱ级，分值记为2分。

### （四）特点与意义

MAS分级尤其对中枢神经系统创伤病人的肌张力评价具有十分重要的意义，通过MAS评定可了解病人痉挛的有无及其程度、痉挛对机体功能的影响程度等，为确定治疗目标、制订治疗计划提供依据；同时，可用于评价痉挛干预手段的疗效，指导治疗计划的修订与完善。

但MAS分级未能对肌张力降低状态做出评定，并且也存在较多干扰的缺点，如病人的体位、配合程度、情绪紧张与否、评定员的操作规范、牵伸的力度和次数、对各等级的定义的理解及评定过程中病人有否疼痛等，都有可能引起评定结果的差异。

在临床应用中还需注意，除了神经肌肉反射弧上的病变都可能导致肌张力的变化外，肌腱的挛缩、关节的强硬等也会影响肌张力的检查。肌张力的检查必须在温暖的环境和舒适的体位中进行，嘱咐被测试者尽量松弛。检查者活动受试者肢体时，应以不同速度和幅度来回活动，并比较两侧。

## 三、徒手肌力检查

### （一）概述

徒手肌力检查（manual muscle testing，MMT）评分是康复评定中最常使用的肌力评定方法之一。MMT最初由美国哈佛大学矫形外科教授Lovett于1912年提出，其后Wright对该方法进行了详细的描述，1917年Lovett在《小儿麻痹症治疗》一书中将MMT分为1～6级，并做了详细的描述。

第二次世界大战期间及之后，出现了大量的外周神经损伤病人，促使临床检查中形成一个系统的肌肉力量分级方法。英国医学研究理事会（Medical Research Council，MRC）基于Lovett的分级方式，将其分级顺序倒置，并将每一级数字减1，在1943年制订出了MRC量表。

原始的MRC量表分为0～5级。在进行分级时，既不考虑运动时关节活动范围，也不考虑阻力的大小。尤其是3级和4级之间时，此问题更为突出。MRC 3级指的是对抗重力进行主动运动是可能的；4级指的是对抗阻力进行主动运动是可能的。为了解决这个问题，随后形成的使用指南中推荐在4级内使用"+/-"。4级就被分为三个等级：轻、中、强的阻力，而阻力的量化是描述性的。

### （二）评分方法

MMT检查时根据受检肌肉或肌群的功能，让病人处于不同的受检位置，然后嘱病人在减重、抗重力或抗阻力的状态下做一定的动作，并使动作达到最大活动范围。根据肌肉活动能力及抗阻力的情况，按肌力分级标准来评定受检肌肉或肌群的肌力级别。通常采用MRC量表6级分级法，我们也将其相应的记为0～5分，各级肌力的具体分级/评分标准见表12-2。

每一级又可以用"+"和"-"号进一步细分。例如，测得的肌力比某级稍强时，可在该级的右上角加"+"号，稍差时则在右上角加"-"号，以补充分级的不足。

因MMT系评价主动肌的功能，所以应尽量减少协同肌的作用及其影响。各部位具体肌力检查均有其标准体位及检测方法。上肢主要肌肉的手法检查（表12-3）、下肢主要肌肉的手法检查（表12-4）、躯干主要肌肉的手法检查（表12-5、表12-6）的具体内容如下。

### （三）示例

病人，男性，27岁。车祸伤致右小腿胫腓骨骨折，踝背屈活动乏力，考虑存在腓神经损伤，检查右侧踝足肌力：仰卧，右侧踝可完成部分范围背屈活动；侧卧，可主动右踝全范围背屈、足内翻。但嘱其坐位，小腿下垂：右踝无法抗重力完成背屈活动。

表12-2　MMT肌力分级／评分标准

| 分级/评分 | 名称 | 标准 | 正常肌力的百分比 |
| --- | --- | --- | --- |
| 0 | 零（zero，O） | 无可测知的肌肉收缩 | 0 |
| 1 | 微缩（trace，T） | 有轻微收缩，但不能引起关节活动 | 10 |
| 2 | 差（poor，P） | 在减重状态下能做关节全范围运动 | 25 |
| 3 | 尚可（fair，F） | 能抗重力做关节全范围运动，但不能抗阻力 | 50 |
| 4 | 良好（good，G） | 能抗重力、抗一定阻力运动 | 75 |
| 5 | 正常（normal，N） | 能抗重力、抗充分阻力运动 | 100 |

表12-3　上肢主要肌肉的手法检查

| 上肢肌肉 | 检查与评定 | | |
|---|---|---|---|
| | 1级 | 2级 | 3、4、5级 |
| 三角肌前部<br>喙肱肌 | 仰卧，试图屈肩时可触及三角肌前部收缩 | 向对侧侧卧，上侧上肢放滑板上，肩可主动屈曲 | 坐位，肩内旋，肘屈，掌心向下：肩屈曲，阻力加于上臂远端 |
| 三角肌后部<br>大圆肌<br>△背阔肌 | 俯卧，试图伸肩时可触及大圆肌、背阔肌收缩 | 向对侧侧卧、上侧上肢放滑板上，肩可主动伸展 | 俯卧：肩伸展30°～40°，阻力加于上臂远端 |
| 三角肌中部<br>岗上肌 | 仰卧，试图肩外展时可触及三角肌收缩 | 仰卧，试图肩外展时可触及三角肌收缩，上肢放滑板上，肩可主动外展 | 坐位、肘屈：肩外展至90°，阻力加于上臂远端 |
| 岗下肌<br>小圆肌 | 俯卧，上肢在床缘外下垂：试图肩外旋时在肩胛骨外缘可触及肌收缩 | 俯卧，上肢在床缘外下垂：试图肩外旋时在肩胛骨外缘可触及肌收缩，肩可主动外旋 | 俯卧，肩外展，肘屈，前臂在床缘外下垂：肩外旋，阻力加于前臂远端 |
| 肩胛下肌<br>大圆肌<br>△胸大肌<br>△背阔肌 | 俯卧，上肢在床缘外下垂：试图肩内旋时在腋窝前、后壁可触及相应肌肉收缩 | 俯卧，上肢在床缘外下垂：试图肩内旋时在腋窝前、后壁可触及相应肌肉收缩，肩可主动内旋 | 俯卧，肩外展，肘屈，前臂在床缘外下垂：肩内旋，阻力加于前臂远端 |
| 肱二头肌<br>肱肌<br>肱桡肌 | 坐位，肩外展，上肢放滑板上：试图肘屈曲时可触及相应肌肉收缩 | 坐位，肩外展，上肢放滑板上：试图肘屈曲时可触及相应肌肉收缩，肘可主动屈曲 | 坐位，上肢下垂：前臂旋后（测肱二头肌）或旋前（测肱肌）或中立位（测肱桡肌），肘屈曲，阻力加于前臂远端 |
| 肱三头肌<br>肘肌 | 坐位，肩外展，上肢放滑板上：试图肘伸展时可触及肱三头肌收缩 | 坐位，肩外展，上肢放滑板上：试图肘伸展时可触及肱三头肌收缩，肘可主动伸曲 | 俯卧，肩外展，肘屈，前臂在床缘外下垂：肘伸展，阻力加于前臂远端 |
| 肱二头肌<br>旋后肌 | 俯卧，肩外展，前臂在床缘外下垂：试图前臂旋后时可于前臂上端桡侧触及肌收缩 | 俯卧，肩外展，前臂在床缘外下垂：试图前臂旋后时可于前臂上端桡侧触及肌收缩，前臂可主动旋前 | 坐位，肘屈90°，前臂旋前：前臂旋后，握住腕部施加反方向阻力 |
| 旋前圆肌<br>旋前方肌 | 俯卧，肩外展，前臂在床缘外下垂：试图前臂旋前时可在肘下、腕上触及肌收缩 | 俯卧，肩外展，前臂在床缘外下垂：试图前臂旋前时可在肘下、腕上触及肌收缩，前臂可主动旋前 | 坐位，肘屈90°，前臂旋后：前臂旋前，捏住腕部施加反向阻力 |
| 尺侧腕屈肌 | 向同侧侧卧，前臂旋后45°：试图腕掌屈及尺侧偏时可触及其止点活动 | 向同侧侧卧，前臂旋后45°：试图腕掌屈及尺侧偏时可触及其止点活动，前臂旋后45°，可见大幅度腕掌屈及尺侧偏 | 向同侧侧卧，前臂旋后45°：试图腕掌屈及尺侧偏时可触及其止点活动，肘屈，前臂旋后：腕向掌侧屈并向尺侧偏，阻力加于小鱼际 |
| 桡侧腕屈肌 | 坐位，前臂旋前45°：试图腕背伸及桡侧偏时可触及其止点活动 | 坐位，前臂旋前45°：试图腕背伸及桡侧偏时可触及其止点活动，前臂旋前45°，可见大幅度腕掌屈及桡侧偏 | 坐位，前臂旋前45°：试图腕背伸及桡侧偏时可触及其止点活动，前臂旋后45°：腕向掌侧屈并向桡侧偏，阻力加于大鱼际 |
| 尺侧腕伸肌 | 坐位，前臂旋前45°：试图腕背伸及尺侧偏时可触及其止点活动 | 坐位，前臂旋前45°：试图腕背伸及尺侧偏时可触及其止点活动，前臂旋前45°，可见大幅度腕背伸及尺侧偏 | 坐位，前臂旋前45°：试图腕背伸及尺侧偏时可触及其止点活动，前臂旋前：腕背伸并向尺侧偏，阻力加于掌背尺侧 |
| 桡侧腕长、短伸肌 | 坐位，前臂旋后45°：试图腕背伸及桡侧偏时可触及其止点活动 | 坐位，前臂旋后45°：试图腕背伸及桡侧偏时可触及其止点活动，前臂旋后45°，可见大幅度腕背伸及桡侧偏 | 坐位，前臂旋后45°：试图腕背伸及桡侧偏时可触及其止点活动，前臂旋前45°：腕背伸并向桡侧偏，阻力加于掌背桡侧 |

续表

| 上肢肌肉 | 检查与评定 | | |
|---|---|---|---|
| | 1级 | 2级 | 3、4、5级 |
| 指总伸肌 | 试图伸掌指关节时可触及掌背肌腱活动 | 前臂中立位，手掌垂直时掌指关节可主动伸展 | 伸掌指关节并维持指间关节屈曲，阻力加于手指近节背面 |
| 指浅屈肌 | 屈近端指间关节时可在手指近节掌侧触及肌腱活动 | 有一定的近端指间关节屈曲活动 | 屈曲近端指间关节，阻力加于手指中节掌侧 |
| 指深屈肌 | 屈远端指间关节时可在手指中节掌侧触及肌腱活动 | 有一定的远端指间关节屈曲活动 | 固定近端指间关节，屈远端指间关节，阻力加于手指末节指腹 |
| 拇深屈肌 | 内收拇指时可于1、2掌骨间触及肌肉活动 | 有一定的拇内收动作 | 拇伸直，从外展位内收，阻力加于拇指尺侧 |
| 拇长、短展肌 | 外展拇指时可于桡骨茎突远端触及肌腱活动 | 有一定的拇外展动作 | 拇伸直，从内收位外展，阻力加于第一掌骨桡侧 |
| 拇短屈肌 | 屈拇时于第一掌骨掌侧触及肌肉活动 | 有一定的拇屈曲动作 | 手心向上：拇指掌指关节屈曲，阻力加于拇指近节掌侧 |
| 拇短伸肌 | 伸拇时于第一掌骨背侧触及肌腱活动 | 有一定的拇伸展动作 | 手心向下：拇指掌指关节伸展，阻力加于拇指近节背侧 |
| 拇长屈肌 | 屈拇时于拇指近节掌侧触及肌腱活动 | 有一定的拇屈曲动作 | 手心向上，固定拇指近节：屈指间关节，阻力加于拇指远节指腹 |
| 拇长伸肌 | 伸拇时于拇指近节背侧触及肌腱活动 | 有一定的拇指指间关节伸展动作 | 手心向下，固定拇指近节：伸指间关节，阻力加于拇指远节背侧 |

△为躯干肌。

**表12-4 下肢主要肌肉的手法检查**

| 下肢肌肉 | 检查与评定 | | |
|---|---|---|---|
| | 1级 | 2级 | 3、4、5级 |
| 髂腰肌 | 仰卧，试图屈髋时于腹股沟上缘可触及肌活动 | 向同侧侧卧，托住对侧下肢，可主动屈髋 | 仰卧，小腿悬于床缘外：屈髋，阻力加于股远端前面 |
| 臀大肌 胭绳肌 | 俯卧，试图伸髋时于臀部及坐骨结节下方可触及肌活动 | 向同侧侧卧，托住对侧下肢，可主动伸髋 | 俯卧，屈膝（测臀大肌）或伸膝（测胭绳肌）：髋伸10°～15°，阻力加于股远端后面 |
| 大、长短收肌 股薄肌 耻骨肌 | 仰卧，分腿30°，试图髋内收时于股内侧部可触及肌活动 | 仰卧，分腿30°，试图髋内收时于股内侧部可触及肌活动，下肢放滑板上可主动内收髋 | 向同侧侧卧，两腿伸，托住对侧下肢：髋内收，阻力加于股远端内侧 |
| 臀中、小肌 阔筋膜张肌 | 仰卧，试图髋外展时于大转子上方可触及肌活动 | 仰卧，试图髋外展时于大转子上方可触及肌活动，下肢放滑板上可主动外展髋 | 向对侧侧卧，对侧下肢半屈：髋外展，阻力加于股远端外侧 |
| 股方肌 梨状肌 臀大肌 上、下孖肌 闭孔内、外肌 | 仰卧，腿伸直：试图髋外旋时于大转子上方可触及肌活动 | 仰卧，腿伸直：试图髋外旋时于大转子上方可触及肌活动，可主动外旋前 | 仰卧，小腿在床缘外下垂：髋外旋，阻力加于小腿下端内侧 |
| 臀小肌 阔筋膜张肌 | 仰卧，腿伸直：试图髋内旋时大于大转子上方可触及肌活动 | 仰卧，腿伸直：试图髋内旋时大于大转子上方可触及肌活动，可主动内旋髋 | 仰卧，小腿在床缘外下垂：髋内旋，阻力加于小腿下端外侧 |
| 胭绳肌 | 俯卧，试图屈膝时可于胭窝两侧触及肌腱活动 | 向同侧侧卧，托住对侧下肢，可主动屈膝 | 俯卧：膝从伸直屈曲，阻力加于小限下端后侧 |

右上角：续表

| 下肢肌肉 | 检查与评定 | | |
|---|---|---|---|
| | 1级 | 2级 | 3、4、5级 |
| 股四头肌 | 仰卧，试图伸膝时可触及髌韧带活动 | 向同侧侧卧，托住对侧下肢，可主动伸膝 | 仰卧，小腿在床缘外下垂：伸膝，阻力加于小腿下端前侧 |
| 腓肠肌 比目鱼肌 | 侧卧，试图踝跖屈时可触及跟腱活动 | 侧卧，试图踝跖屈时可触及跟腱活动，踝可主动跖屈 | 俯卧，膝伸（测腓肠肌）或膝屈（测比目鱼肌）：踝跖屈，阻力加于足跟 |
| 胫前肌 | 仰卧，试图踝背屈，足内翻时可触及其活动 | 侧卧，可主动踝背屈、足内翻 | 坐位，小腿下垂：踝背屈并足内翻，阻力加于足背内缘 |
| 胫后肌 | 仰卧，试图足内翻时于内踝后方可触及腱活动 | 仰卧，试图足内翻时于内踝后方可触及腱活动，可主动踝跖屈、足内翻 | 向同侧侧卧，足在床缘外：足内翻并踝跖屈，阻力加于足内缘 |
| 腓骨长、短肌 | 仰卧，试图足外翻时于外踝后方可触及腱活动 | 仰卧，试图足外翻时于外踝后方可触及腱活动，可主动踝跖屈，足外翻 | 向对侧侧卧：使跖屈的足外翻，阻力加于足外缘 |
| 趾长、短屈肌 | 屈趾时于趾近节跖面可触及腱活动 | 有主动屈趾活动 | 仰卧：屈趾，阻力加于足趾近节跖面 |
| 趾长、短伸肌 | 仰卧，伸拇时于足背可触及腱活动 | 仰卧，伸拇时于足背可触及腱活动，有主动伸趾活动 | 仰卧，伸拇时于足背可触及腱活动：伸足趾，阻力加于足趾近节跖面 |
| 拇长伸肌 | 坐位，伸拇时于拇趾近节背侧可触及腱活动 | 坐位，伸拇时于拇趾近节背侧可触及腱活动，有主动伸拇活动 | 坐位，伸拇时于拇趾近节背侧可触及腱活动，固定拇趾近节：伸拇，阻力加于拇趾近节背面 |

**表 12-5　躯干主要肌肉的手法检查（一）**

| 躯干肌肉 | 检查与评定 | | |
|---|---|---|---|
| | 1级 | 2级 | 3、4、5级 |
| 斜方肌 菱形肌 | 坐位，臂外展放桌上，试图使肩胛骨内收时可触及肌收缩 | 坐位，臂外展放桌上，试图使肩胛骨内收时可触及肌收缩，使肩胛骨主动内收时可见运动 | 俯卧，两臂稍抬起：使肩胛骨内收，阻力将肩胛骨向外推 |
| 斜方肌下部 | 俯卧，一臂前伸，内旋，试图使肩胛骨内收及下移时，可触及斜方肌下部收缩 | 俯卧，一臂前伸，内旋，试图使肩胛骨内收及下移时，可触及斜方肌下部收缩，可见有肩胛骨内收及下移运动 | 俯卧，一臂前伸，内旋，试图使肩胛骨内收及下移时，可触及斜方肌下部收缩，肩胛骨内收及下移，阻力将肩胛骨向上外推 |
| 斜方肌上部 肩胛提肌 | 俯卧，试图耸肩时可触及斜方肌上部收缩 | 俯卧，试图耸肩时可触及斜方肌上部收缩，能主动耸肩 | 坐位，两臂垂于体侧：耸肩向下压的阻力加于肩锁关节上方 |
| 前锯肌 | 坐位，一臂向前放桌上，上臂前伸时在肩胛骨内缘可触及肌收缩 | 坐位，一臂向前放桌上，上臂前伸时在肩胛骨内缘可触及肌收缩，上臂前伸时可见肩胛骨活动 | 坐位，上臂前平举，屈肘：上臂向前移动，肘不伸，向后推的阻力加于肘部 |

根据右踝关节非重力条件下可完成全关节范围踝背屈活动，但无法抗重力完成背屈活动，故判定病人右踝背屈肌力2级，分值记为2分。

**（四）特点与意义**

MMT不需特殊的检查器具，所以不受检查场所的限制；以自身各肢体的重量作为肌力评价基准，能够表示出个人体格相对应的力量，比用测力计等方法测得的肌力绝对值更具有实用价值。但是，MMT只能表明肌力的大小，不能表明肌肉收缩耐力；定量分级标准较粗略，较难以排除测试者

**表12-6　躯干主要肌肉的手法检查（二）**

| 躯干肌肉 | 检查与评定 | | | | |
|---|---|---|---|---|---|
| | 1级 | 2级 | 3级 | 4级 | 5级 |
| △斜角肌<br>△颈长肌<br>△头长肌<br>△胸锁乳突肌 | 仰卧，屈颈时可触及胸锁乳突肌 | 侧卧，托住头部时可屈颈 | 仰卧，能抬头不能抗阻力 | 仰卧，能抬头不能抗阻力，能抗中等阻力 | 仰卧，能抬头不能抗阻力，抬头屈颈，能抗加于额部的较大阻力 |
| 斜方肌<br>颈部骶棘肌 | 俯卧，抬头时触及斜方肌活动 | 侧卧，托住头部时可仰头 | 俯卧，能抬头不能抗阻 | 俯卧，能抬头不能抗阻，能抗中等阻力 | 俯卧，能抬头不能抗阻，抬头时能抗加于枕部的较大阻力 |
| 腹直肌 | 仰卧，抬头时触及上腹部腹肌紧张 | 仰卧、能屈颈抬头 | 仰卧，髋及膝屈：能抬起头及肩胛部 | 仰卧，髋及膝屈：能抬起头及肩胛部，双手前平举坐起 | 仰卧，髋及膝屈：能抬起头及肩胛部，双手抱头后能坐起 |
| 骶棘肌 | 俯卧，抬头时触及其收缩 | 俯卧位能抬头 | 俯卧，胸以上在床缘外下垂30°，固定下肢：能抬起上身，不能抗阻 | 俯卧，胸以上在床缘外下垂30°，固定下肢：能抬起上身，不能抗阻，能抗中等阻力 | 俯卧，胸以上在床缘外下垂30°，固定下肢：能抬起上身，不能抗阻，能抗较大阻力 |
| 腹内斜肌<br>腹外斜肌 | 坐位，试图转体时触及腹外斜肌收缩 | 坐位，试图转体时触及腹外斜肌收缩，双臂下垂，能大幅度转体 | 仰卧，能旋转上体至一肩离床 | 仰卧，屈腿，固定下肢：双手前平举能坐起并转体 | 仰卧，屈腿，固定下肢：双手前平举能坐起并转体，双手抱颈后能坐起同时能向一侧转体 |

△为颈肌。

主观评价的误差。

## 四、关节活动范围

### （一）概述

关节活动范围（range of motion，ROM）是指关节运动时所通过的运动弧，常以度数表示，亦称关节活动度。因关节活动有主动与被动之分，所以关节活动范围亦有主动与被动之分。主动关节活动范围是指作用于关节的肌肉随意收缩使关节运动时所通过的运动弧，被动关节活动范围是指由外力使关节运动时所通过的运动弧。

决定关节活动范围的因素：一是关节的解剖结构情况；二是产生关节运动的原动肌的肌力；三是与原动肌相对抗的拮抗肌伸展性。

关节活动范围异常的常见原因包括关节、软组织、骨骼病损所致的疼痛与肌肉痉挛；制动、长期保护性痉挛、肌力不平衡及慢性不良姿势等所致的软组织缩短与挛缩；关节周围软组织瘢痕与粘连；关节内损伤与积液、关节周围水肿；关节内游离体；关节结构异常；各种伤病损伤所致的肌肉瘫痪或无力；运动控制障碍等。

### （二）评分方法

1.测量工具

（1）通用量角器为临床应用最普遍的一种工具，量角器的两臂（其中一臂有刻度，另一臂有指针）由一轴心连接。使用时，在标准的测量姿势体位下，使关节绕一个轴心向另一个方向运动达到最大限度，把量角器的中心点放置在代表关节旋转中心的骨性标志点上，将量角器的两臂分别放到两端肢体的长轴上，然后在圆规上读出关节所处的角度。

（2）方盘量角器为一正方形、中央有圆形分角刻度的木盘，其刻度自0点向左右各为180°连线平行。指针由于重心在下而始终指向上方。使用时使肢体在垂直位，以方盘的一条边紧贴另一端肢体即可读得关节所处的角度。方盘边缘的选择以使"0"点指向规定的方向为准。

2.测量方式　记录关节活动范围时，确定关节活动的起点即"0"点十分重要。通常对所有关节来说，0位是开始位置。对大多数运动来说，解剖位就是开始位，180°是重叠在发生运动的人体一个平面上的半圆。关节的运动轴心就是这个半圆周或运动弧的轴心，所有关节运动均是在0开始并向180°方向增加。这一方式在临床上应用最普遍。

3.主要关节的测量方法

（1）上肢主要关节活动范围的测量方法（表12-7）。

（2）下肢主要关节活动范围的测量方法（表12-8）。

**（三）示例**

病人，女性，41岁。高处坠落后右肘关节骨折，石膏外固定6周后拆除石膏外固定，发现屈曲活动受限。评定右肘屈曲活动范围，检查方法：病人取仰卧位（也可以坐位或站立位），以右肘伸直位为0位，量角器轴心对准右肘肱骨外上髁，量角器固定臂与肱骨纵轴平行，移动臂与桡骨纵轴平行，测定其主被动右肘屈曲活动角度为80°，显示病人右肘屈曲活动范围严重受限。

**（四）特点与意义**

关节活动范围评定可以发现关节活动范围障碍的程度，为选择治疗方法提供参考，并可作为治疗过程中的评定效果手段。正常关节有一定的活动方向与范围，不及或超过范围，尤其是与健侧相应关节比较而存在差别时，就应考虑为异常。

正常情况下，关节的主动活动范围要小于被动

**表12-7 上肢关节活动范围测量方法**

| 关节 | 运动 | 受检者体位 | 测角计放置方法 | | | 正常活动范围 |
|---|---|---|---|---|---|---|
| | | | 轴心 | 固定臂 | 移动臂 | |
| 肩 | 屈、伸 | 坐位或立位，臂置于体侧，肘伸直 | 肩峰 | 与腋中线平行 | 与肱骨纵轴平行 | 屈：0～180°<br>伸：0～50° |
| | 外展 | 坐位或端位，臂置于体侧，肘伸直 | 肩峰 | 与身体中线（脊柱）平行 | 与肱骨纵轴平行 | 0～180° |
| | 内、外旋 | 仰卧，肩外展90°，肘屈90° | 鹰嘴 | 与腋中线平行 | 与肱骨纵轴平行 | 各0～90° |
| 肘 | 屈、伸 | 仰卧或坐位或立位，臂取解剖位 | 肱骨外上髁 | 与肱骨纵轴平行 | 与肱骨纵轴平行 | 0～150° |
| | 旋前旋后 | 坐位，上臂置于体侧，肘屈90° | 尺骨茎突 | 与地面垂直 | 腕关节背面（测旋前）或掌面（测旋后） | 各0～90° |
| 腕 | 屈、伸 | 坐位或站位，前臂完全旋前 | 尺骨茎突 | 与前臂纵轴平行 | 与第二掌骨纵轴平行 | 屈：0～90°<br>伸：0～70° |
| | 尺、桡侧偏移（尺、桡侧外展） | 坐位，屈肘，前臂旋前，腕中立位 | 腕背侧中点 | 前臂背侧中线 | 第三掌骨纵轴 | 桡偏：0～25°<br>尺偏：0～55° |

**表12-8 下肢主要关节活动范围测量方法（180°方式）**

| 关节 | 运动 | 受检者体位 | 测角计放置方法 | | | 正常活动范围 |
|---|---|---|---|---|---|---|
| | | | 轴心 | 固定臂 | 移动臂 | |
| 髋 | 屈 | 仰卧或侧卧，对侧下肢伸直 | 股骨大转子 | 与身体纵轴平行 | 与股骨纵轴平行 | 0～125° |
| | 伸 | 侧卧，被测下肢在上 | 股骨大转子 | 与身体纵轴平行 | 与股骨纵轴平行 | 0～15° |
| | 内收、外展 | 仰卧 | 髂前上棘 | 左右髂前上棘连线的垂直线 | 髂前上棘至髌骨中心的连续 | 各0～45° |
| | 内旋、外旋 | 仰卧，两小腿于床缘外下垂 | 髌骨下端 | 与地面垂直 | 与胫骨纵轴平行 | 各0～45° |
| 膝 | 屈、伸 | 俯卧或仰卧或坐在椅子边缘 | 股骨外踝 | 与股骨纵轴平行 | 与胫骨纵轴平行 | 屈：0～150°<br>伸：0 |
| 踝 | 背屈<br>跖屈 | 仰卧，膝关节屈曲，踝处于中立位 | 腓骨纵轴线与足外缘交叉处 | 与腓骨纵轴平行 | 与第五跖骨纵轴平行 | 背屈：0～20°<br>跖屈：0～45° |

活动范围。当关节有被动活动受限时，其主动活动受限的程度一定会更大。关节被动活动正常而主动活动不能者，常为神经麻痹或肌肉、肌腱断裂所致。关节主动活动与被动活动均部分受限者为关节僵硬，主要为关节内粘连、肌肉痉挛或挛缩、皮肤瘢痕挛缩及关节长时间固定等所致。关节主动活动与被动活动均不能者为关节强直，提示构成关节的骨骼之间已有骨性或牢固的纤维连接。

但许多因素均可影响结果，如关节活动的方式（主动活动或被动活动）、病人或检查者的不良体位、测量工具放置不当、参考点未找准、软组织过多、关节活动时病人感觉疼痛、随意或不随意的阻力、病人缺乏理解与合作、手术伤口、限制性支具及病人年龄、性别、职业等。检查者在测量关节活动范围时应尽可能排除或减少影响测量的因素，保持测量时相关条件的一致性。

## 五、Berg平衡量表

### （一）概述

Berg平衡量表（Berg balance scale，BBS）评分由1989年Berg等首先报道，是目前使用最为普遍的平衡评分，评分项目包括站起、坐下、独立站立、闭眼站立、上臂前伸、转身一周、双足交替踏台阶、单腿站立等14个项目，每个项目得分0～4分，共5个等级，满分为56分。得分越高，提示平衡功能越好。BBS评定仅需要1块秒表、1根软尺、1套台阶和2把椅子（有无扶手的各一把），一次测评大约耗时20分钟。临床使用中，此评分量表不仅用于各种严重程度的脑卒中病人，也适用于存在同样功能障碍的颅脑创伤病人。

Berg平衡量表信度较好。有研究显示，在一个涉及668例病人的11项研究中，BBS的重测信度和评定者间信度均很高，协同估计值分别为0.98（95%CI：0.97～0.99）和0.97（95%CI：0.96～0.98）。

### （二）评分方法

1. 评分原则  BBS的评分测试项目共有14个：由坐到站、独立站立、独立坐、由站到坐、床-椅转移、闭眼站立、双足并拢站立、站立位上肢前伸、站立位从地上拾物、转身向后看、转身一周、双足交替踏台阶、双足前后站立及单腿站立。每个测试项目的最低得分为0分，最高得分为4分，平衡功能越好（完成得越好），得分越高。BBS总分为14个项目得分的总和，BBS总分的满分为56分。

总得分通常被分为0～20分、21～40分和41～56分三组，其分别代表的平衡能力相当于坐轮椅、辅助步行和独立行走三种活动状态。总分少于40分，预示有跌倒的危险性。BBS评定测试项目细目和记录表见表12-9。

2. 评定操作指南  评定员按照以下说明示范每

表12-9  Berg平衡量表记录表

| 测试项目 | 评分 | | | | | | | | | | | | | | |
|---|---|---|---|---|---|---|---|---|---|---|---|---|---|---|---|
| | 第一次评定 | | | | | 第二次评定 | | | | | 第三次评定 | | | | |
| 1. 由坐到站 | 0 | 1 | 2 | 3 | 4 | 0 | 1 | 2 | 3 | 4 | 0 | 1 | 2 | 3 | 4 |
| 2. 独立站立 | 0 | 1 | 2 | 3 | 4 | 0 | 1 | 2 | 3 | 4 | 0 | 1 | 2 | 3 | 4 |
| 3. 独立坐 | 0 | 1 | 2 | 3 | 4 | 0 | 1 | 2 | 3 | 4 | 0 | 1 | 2 | 3 | 4 |
| 4. 由站到坐 | 0 | 1 | 2 | 3 | 4 | 0 | 1 | 2 | 3 | 4 | 0 | 1 | 2 | 3 | 4 |
| 5. 床-椅转移 | 0 | 1 | 2 | 3 | 4 | 0 | 1 | 2 | 3 | 4 | 0 | 1 | 2 | 3 | 4 |
| 6. 闭眼站立 | 0 | 1 | 2 | 3 | 4 | 0 | 1 | 2 | 3 | 4 | 0 | 1 | 2 | 3 | 4 |
| 7. 双足并拢站立 | 0 | 1 | 2 | 3 | 4 | 0 | 1 | 2 | 3 | 4 | 0 | 1 | 2 | 3 | 4 |
| 8. 站立位上肢前伸 | 0 | 1 | 2 | 3 | 4 | 0 | 1 | 2 | 3 | 4 | 0 | 1 | 2 | 3 | 4 |
| 9. 站立位从地上拾物 | 0 | 1 | 2 | 3 | 4 | 0 | 1 | 2 | 3 | 4 | 0 | 1 | 2 | 3 | 4 |
| 10. 转身向后看 | 0 | 1 | 2 | 3 | 4 | 0 | 1 | 2 | 3 | 4 | 0 | 1 | 2 | 3 | 4 |
| 11. 转身一周 | 0 | 1 | 2 | 3 | 4 | 0 | 1 | 2 | 3 | 4 | 0 | 1 | 2 | 3 | 4 |
| 12. 双足交替踏台阶 | 0 | 1 | 2 | 3 | 4 | 0 | 1 | 2 | 3 | 4 | 0 | 1 | 2 | 3 | 4 |
| 13. 双足前后站立 | 0 | 1 | 2 | 3 | 4 | 0 | 1 | 2 | 3 | 4 | 0 | 1 | 2 | 3 | 4 |
| 14. 单腿站立 | 0 | 1 | 2 | 3 | 4 | 0 | 1 | 2 | 3 | 4 | 0 | 1 | 2 | 3 | 4 |
| 总分 | | | | | | | | | | | | | | | |
| 评定时间 | 年 | 月 | 日 | | | 年 | 月 | 日 | | | 年 | 月 | 日 | | |

个项目和（或）给予受试者指导。如果某个项目测试双侧或测试1次不成功需要再次测试，则记分时记录此项目的最低得分。

在大多数项目中，要求受试者在要求的位置上保持一定时间。如果不能达到所要求的时间或距离，或受试者的活动需要监护，或受试者需要外界支持或评定员的帮助，则按照评分标准给予相应的分数。受试者要意识到完成每项任务时必须保持平衡。至

于用哪条腿站立或前伸多远则取决于受试者。如果评定员对评定标准不明确则会影响评定结果。

测试所需的装置是一块秒表或带有秒针的手表，一把直尺或带有5cm、12cm、25cm刻度的测量尺。测试所需的椅子要高度适中。在进行第12项任务时要用到一个台阶或一只高度与台阶相当的小凳子。具体操作规范见表12-10。

3. 各测试项目的评分标准（表12-11）

### 表12-10　Berg平衡量表评定操作

| 序号 | 项目名称 | 受试者体位 | 测试命令 | 备注 |
|---|---|---|---|---|
| 1 | 由坐到站 | 病人坐于治疗床上 | 请站起来 | |
| 2 | 独立站立 | 站立位 | 请尽量站稳 | 如果受试者能够独立站立2分钟，则第3项独立坐得满分，继续进行第4项评定 |
| 3 | 独立坐 | 坐在椅子上，双足平放在地上、背部要离开椅背 | 请将上肢交叉抱在胸前并尽量坐稳 | |
| 4 | 由站到坐 | 站立位 | 请坐下 | |
| 5 | 床-椅转移 | 病人坐于治疗床上，双足平放于地面 | 请坐到有扶手的椅子上来，再坐回床上；然后再坐到无扶手的椅子上，再坐回床上 | 先在治疗床旁边准备一张有扶手和一张无扶手的椅子 |
| 6 | 闭眼站立 | 站立位 | 请闭上眼睛，尽量站稳 | |
| 7 | 双足并拢站立 | 站立位 | 请将双脚并拢并且尽量站稳 | |
| 8 | 站立位上肢前伸 | 站立位 | 将手臂抬高90°，伸直手指并尽力向前伸，请注意双脚不要移动 | 进行此项测试时，要先将一根皮尺横向固定在墙壁上。受试者上肢前伸时，测量手指起始位和终末位对应于皮尺上的刻度，两者之差为病人上肢前伸的距离。如果可能的话，为了避免躯干旋转，受试者要两臂同时前伸 |
| 9 | 站立位从地上拾物 | 站立位 | 请把你双脚前面的拖鞋捡起来 | |
| 10 | 转身向后看 | 站立位 | 双脚不要动，先向左侧转身向后看，然后再向右侧转身向后看 | 评定员可以站在受试者身后，手拿一个受试者可以看到的物体以鼓励其更好地转身 |
| 11 | 转身一周 | 站立位 | 请转一圈，暂停，然后在另一个方向转一圈 | |
| 12 | 双足交替踏台阶 | 站立位 | 请将左、右脚交替放到台阶/凳子上，直到每只脚都踏过4次台阶或凳子 | 先在受试者前面放一个台阶或一只高度与台阶相当的小凳子 |
| 13 | 双足前后站立 | 站立位 | （示范给受试者）将一只脚放在另一只脚的正前方并尽量站稳。如果不行，就将一只放在另一只前面尽量远的地方，这样前脚后跟就在后脚足趾之前 | 要得到3分，步长要超过另一只脚的长度且双脚支撑的宽度接近受试者正常的宽度 |
| 14 | 单腿站立 | 站立位 | 请单腿站立尽可能长的时间 | |

表12-11 Berg平衡量表各项目的评定标准

| 序号 | 项目名称 | 评分 | 标准 |
|---|---|---|---|
| 1 | 由坐到站 | 4 | 不用手帮助即能够站起且能够保持稳定 |
| | | 3 | 用手帮助能够自己站起来 |
| | | 2 | 用手帮助经过几次努力后能够站起来 |
| | | 1 | 需要较小的帮助能够站起来或保持稳定 |
| | | 0 | 需要中度或较大的帮助才能够站起来 |
| 2 | 独立站立 | 4 | 能够安全站立2分钟 |
| | | 3 | 能够在监护下站立2分钟 |
| | | 2 | 能够独立站立30秒 |
| | | 1 | 经过几次努力能够独立站立30秒 |
| | | 0 | 没有帮助不能站立30秒 |
| 3 | 独立坐 | 4 | 能够安全的坐2分钟 |
| | | 3 | 能够在监护下坐2分钟 |
| | | 2 | 能够坐30秒 |
| | | 1 | 能够坐10秒 |
| | | 0 | 没有支撑则不能坐10秒 |
| 4 | 由站到坐 | 4 | 用手稍微帮助即能够安全地坐下 |
| | | 3 | 需要用手帮助来控制身体重心下移 |
| | | 2 | 需要用双腿后侧抵住椅子来控制身体重心下移 |
| | | 1 | 能够独立坐在椅子上但不能控制身体重心下移 |
| | | 0 | 需要帮助才能坐下 |
| 5 | 床-椅转移 | 4 | 用手稍微帮助即能够安全转移 |
| | | 3 | 必须用手帮助才能够安全转移 |
| | | 2 | 需要监护或言语提示才能完成转移 |
| | | 1 | 需要一个人帮助才能完成转移 |
| | | 0 | 需要两个人帮助或监护才能完成转移 |
| 6 | 闭眼站立 | 4 | 能够安全站立10秒 |
| | | 3 | 能够在监护下站立10秒 |
| | | 2 | 能够站立3秒 |
| | | 1 | 闭眼时不能站立3秒，但睁眼站立时能保持稳定 |
| | | 0 | 需要帮助以避免跌倒 |
| 7 | 双足并拢站立 | 4 | 能够独立的将双脚并拢并独立站立1分钟 |
| | | 3 | 能够独立的将双脚并拢并在监护下站立1分钟 |
| | | 2 | 能够独立的将双脚并拢但不能站立30秒 |
| | | 1 | 需要帮助才能将双脚并拢但双脚并拢后能够站立15秒 |
| | | 0 | 需要帮助才能将双脚并拢且双脚并拢后不能站立15秒 |
| 8 | 站立位上肢前伸 | 4 | 能够前伸大于25cm的距离 |
| | | 3 | 能够前伸大于12cm的距离 |
| | | 2 | 能够前伸大于5cm的距离 |
| | | 1 | 能够前伸但需要监护 |
| | | 0 | 当试图前伸时失去平衡或需要外界支撑 |
| 9 | 站立位从地上拾物 | 4 | 能够安全而轻易地捡起拖鞋 |
| | | 3 | 能够在监护下捡起拖鞋 |
| | | 2 | 不能捡起但能够到达距离拖鞋2～5cm的位置并且独立保持平衡 |
| | | 1 | 不能捡起并且当试图努力时需要监护 |
| | | 0 | 不能尝试此项活动或需要帮助以避免失去平衡或跌倒 |

| 序号 | 项目名称 | 评分 | 标准 |
|---|---|---|---|
| 10 | 转身向后看 | 4 | 能够从两侧向后看且重心转移良好 |
| | | 3 | 只能从一侧向后看，另一侧重心转移较差 |
| | | 2 | 只能向侧方转身但能够保持平衡 |
| | | 1 | 当转身时需要监护 |
| | | 0 | 需要帮助以避免失去平衡或跌倒 |
| 11 | 转身一周 | 4 | 能在两个方向用4秒或更短的时间安全地转一圈 |
| | | 3 | 只能在一个方向用4秒或更短的时间安全地转一圈 |
| | | 2 | 能够安全地转一圈但用时超过4秒 |
| | | 1 | 转身时需要密切监护或言语提示 |
| | | 0 | 转身时需要帮助 |
| 12 | 双足交替踏台阶 | 4 | 能够独立而安全的站立且在20秒内完成8个动作 |
| | | 3 | 能够独立站立，但完成8个动作的时间超过20秒 |
| | | 2 | 在监护下不需要帮助能够完成4个动作 |
| | | 1 | 需要较小帮助能够完成2个或2个以上的动作 |
| | | 0 | 需要帮助以避免跌倒或不能尝试此项活动 |
| 13 | 双足前后站立 | 4 | 能够独立将一只脚放在另一只脚的正前方且保持30秒 |
| | | 3 | 能够独立将一只脚放在另一只脚的前方且保持30秒 |
| | | 2 | 能够独立将一只脚向前迈一小步且能够保持30秒 |
| | | 1 | 需要帮助才能向前迈步但能保持15秒 |
| | | 0 | 当迈步或站立时失去平衡 |
| 14 | 单腿站立 | 4 | 能够独立抬起一条腿且保持10秒以上 |
| | | 3 | 能够独立抬起一条腿且保持5～10秒 |
| | | 2 | 能够独立抬起一条腿且保持3～5秒 |
| | | 1 | 经过努力能够抬起一条腿，保持时间不足3秒但能够保持站立平衡 |
| | | 0 | 不能够尝试此项活动或需要帮助以避免跌倒 |

### （三）示例

病人，男性，29岁。车祸伤致四肢活动障碍、言语不清3周。初测坐位平衡3级，站立平衡不能维持。

BBS评分：①由坐到站，用手帮助能够自己站起来，记3分；②独立站立，没有帮助不能站立，记0分；③独立坐，能够安全的坐2分钟以上，记4分；④由站到坐，需要帮助才能坐下，记0分；⑤床-椅转移，需要两个人帮助或监护才能完成转移，记0分；⑥闭眼站立，不能完成，记0分；⑦7～14项均无法完成，记0分。

BBS总分=3+0+4+0+0+0+0+0+0+0+0+0+0+0=7分

故BBS总分为7分，仅能轮椅生活，跌倒风险极高。

### （四）特点与意义

BBS实施简便，不需特殊的评估设备，比起一般实验室中复杂而昂贵的动作分析系统，它更具有目标指向性、功能化和平民化的特质。同时BBS具有良好的内在信度和同时效度，可以准确地评估创伤病人，特别是颅脑创伤病人的平衡能力。但在某些情况下，BBS可能存在"天花板"或者"地板效应"。Straube等在2013年对69例脑卒中病人使用BBS评定平衡能力，对BBS的14个条目进行研究时发现，让受试者自主选择任意侧下肢进行评估可能是造成单足站立与双足前后站立这两个条目评估效果不精确和出现天花板效应的原因。如果将条目指令标准化，即规律地使用同一侧肢体，可以改善BBS在评估初始平衡损害时的精确度，并明确未来平衡功能的改善是机体自我恢复还是康复干预的结果，同时减少天花板效应。

## 六、Fugl-Meyer平衡评分

### （一）概述

Fugl-Meyer平衡（Fugl-Meyer balance，FMB）

评分是由 Fugl-Meyer 等于1975年提出的，用于评定脑卒中后偏瘫病人运动功能的一部分。改良的FMB被证实有良好的信度和效度，且该测试项目少，评分简单，与其他常用量表相关性好，尤其适合临床对偏瘫病人的运动功能的平衡功能部分进行评估，也被国内外研究者广泛研究和使用。

### （二）评分方法

FMB评分内容包括无支撑坐位、支撑下站立、健侧站立、患侧站立等七个项目，每个项目都以0～2分三个级别进行记分，最低为0分，最高为2分；分值越高，平衡能力越好。FMB总分为七项测试项目得分之和，最高分为14分。

FMB评分的具体评分项目和评分标准见表12-12。

### （三）示例

病人，女性，46岁。车祸伤后左侧肢体活动受限2周。粗测坐位平衡3级，站立平衡1级。

FMB评分：①无支撑坐位，能坚持坐位超过5分钟以上，记2分；②健侧"展翅"反应，反应正常，记2分；③患侧"展翅"反应，反应减弱，记1分；④支撑站立，一个人最小支撑站立能站立1分钟以上，记2分；⑤无支撑站立，可站立20秒左右，记1分；⑥健侧站立，不能维持，记0分；⑦患侧站立，不能维持，记0分。

FMB总分=2+2+1+2+1+0+0=8分

综上，其FMB评分为8分，其平衡功能较差。

### （四）特点与意义

Fugl-Meyer平衡评分项目少，评测简单快速。信度研究方面，其内在一致性α为0.94～0.98，测试者间信度ICC=0.93。效度研究方面，Fugl-Meyer平衡评分与FIM量表相关系数γ=0.54。在创伤病人的快速平衡测评中，可广泛应用。

## 七、脊髓损伤步行指数

### （一）概述

脊髓损伤步行指数（walk index for spinal cord injury，WISCI）由Ditunno等于2000年提出，是第一个经国际多中心试验发展验证且是目前针对脊髓损伤病人步行能力的认可度最高的评定量表。在评定步行功能时，WISCI、BI（Barthel指数）、FIM量表和SCIM（脊髓独立性评定）均存在明显正相关，

**表12-12 Fugl-Meyer平衡评分项目与评分标准**

| 测试项目 | 评分 | 评分标准 |
|---|---|---|
| 1.无支撑坐位 | 0 | 不能保持坐位 |
|  | 1 | 能坐但少于5分钟 |
|  | 2 | 能坚持坐位5分钟以上 |
| 2.健侧"展翅"反应 | 0 | 肩部无外展或肘关节无伸展 |
|  | 1 | 反应减弱 |
|  | 2 | 正常反应 |
| 3.患侧"展翅"反应 | 0 | 肩部无外展或肘关节无伸展 |
|  | 1 | 反应减弱 |
|  | 2 | 正常反应 |
| 4.支撑站立 | 0 | 不能站立 |
|  | 1 | 他人最大支撑时可站立 |
|  | 2 | 一个人最小支撑时能站立1小时 |
| 5.无支撑站立 | 0 | 不能站立 |
|  | 1 | 不能站立1分钟或身体摇晃 |
|  | 2 | 能平衡站立1分钟以上 |
| 6.健侧站立 | 0 | 不能维持1～2秒 |
|  | 1 | 平衡站稳达4～9秒 |
|  | 2 | 平衡站立超过10秒 |
| 7.患侧站立 | 0 | 不能维持1～2秒 |
|  | 1 | 平衡站稳达4～9秒 |
|  | 2 | 平衡站立超过10秒 |

但其与SCIM的相关性最高。

#### （二）评分方法

该指数等级/评分依据步行能力损伤的严重程度，以病人步行10m距离时需要的设备、支具和身体帮助为基础将步行能力分为21级，从损伤最严重的0级（病人不能站立行走）到20级（病人不需要设备和帮助可以步行10m以上），也将其记为相应的0～20分。随着级数/分数的升高，病人步行能力损害的程度逐渐减轻。具体评分方法与标准见表12-13。

规定所使用的"设施"、"支具"和"身体帮助"等术语应符合标准化要求，"支具"指长腿或短腿支具，可为一个或两个，辅助下肢站立的夹板看作长支具，"没有支具"表示两腿均不使用支具。"助行器"指常规不带轮的硬助行器；"拐杖"指洛式拐（前臂杖）或腋杖；"手杖"指常规的直手杖；"两个人的身体帮助"指中等到最大程度的帮助，"一个人的身体帮助"指最小程度的帮助。判定步行功能的级别时，要求病人配带支具后是安全且舒适地完成该级别所要求的标准，如两名观察者间判断级别不一致，则以低级别（即损伤严重）

为准。

#### （三）示例

病人，男性，24岁。高处坠落伤后1个月。诊断为脊髓胸11平面D级损伤，使用WISCI发现其行走功能状态为使用手杖可独立平地行走200余米，对应WISCI评定条目为19级，同时分值记为19分。

#### （四）特点与意义

脊髓损伤步行指数WISCI级别与评分排序大小不反映病人在环境中独立性的高低。WISCI没有考虑步行速度和能量消耗，主要用于评价SCI病人在康复机构内的步行能力。

### 八、"起立-行走"计时测试

#### （一）概述

"起立-行走"计时测试（timed "up and go" test，TUGT）是一种快速定量评定功能性步行能力的测试和评分方法，由Podisadle和Richardson在Mathias等于1986年所提出的起走测试（get-up and go test，GUGT）的基础上发展起来的，分别在1989年和1991年公开发布。TUGT作为一个筛查工

表12-13 脊髓损伤步行指数的评分方法与标准

| 级别/评分 | 标准 |
| --- | --- |
| 0 | 不能站和（或）参加辅助下的步行 |
| 1 | 在平行杠内走动，需要支具和两个人给予接触身体的帮助，步行距离小于10m |
| 2 | 在平行杠内走动，需要支具和两个人给予接触身体的帮助，步行10m |
| 3 | 在平行杠内走动，需要支具和一人给予接触身体的帮助，步行10m |
| 4 | 在平行杠内走动，不需要支具，但需要一人给予接触身体的帮助，步行10m |
| 5 | 在平行杠内走动，需要支具，但不需要接触身体的帮助，步行10m |
| 6 | 利用助行器步行，需要支具和一人给予接触身体的帮助，步行10m |
| 7 | 利用两个拐杖步行，需要支具和一人给予接触身体的帮助，步行10m |
| 8 | 利用助行器步行，不需要支具，但需要一人给予接触身体的帮助，步行10m |
| 9 | 利用助行器步行，需要支具，不需要给予接触身体的帮助，步行10m |
| 10 | 利用一根手杖或拐杖步行，需要支具和一人给予接触身体的帮助，步行10m |
| 11 | 利用两个拐杖步行，不需要支具，需要一个人给予接触身体的帮助，步行10m |
| 12 | 利用两个拐杖步行，需要支具，不需要接触身体的帮助，步行10m |
| 13 | 利用助行器步行，不需要支具和接触身体的帮助，步行10m |
| 14 | 利用一根手杖或拐杖步行，不需要支具，需要一人给予接触身体的帮助，步行10m |
| 15 | 利用一根手杖或拐杖步行，需要支具，不需要接触身体的帮助，步行10m |
| 16 | 利用两个拐杖步行，不需要支具和接触身体的帮助，步行10m |
| 17 | 不用步行设备，不需要支具，需要一人给予接触身体的帮助，步行10m |
| 18 | 不用步行设备，需要支具，不需要给予接触身体的帮助，步行10m |
| 19 | 利用一根手杖或拐杖步行，不需要支具和接触身体的帮助，步行10m |
| 20 | 不用步行设备、支具和身体上的帮助，步行10m |

具和评价工具虽然常用于描述脑卒中后病人功能移动能力和基本活动技巧，但其也同样适用于与脑卒中功能状态相同的颅脑外伤病人的评估中。TUGT在脑卒中病人评估中与功能性的评估工具（如步行速度）之间有较高的相关性，可以反映脑卒中病人的动态平衡和行走能力。

**（二）评分方法**

1.评定步骤　需要一张有扶手的椅子和一个秒表。评定时病人着平常穿的鞋，坐在有扶手的靠背椅上（椅子座高约46cm，扶手高约21cm），身体靠在椅背上，双手放在扶手上。在离座椅3m远的地面上贴一条彩条的粗线。

当测试者发出"开始"的指令后，病人从靠背椅上站起，站稳后，按照尽可能快走路的步态，向前走3m，过彩条粗线后转身，然后迅速走回到椅子前，再转身坐下，靠到椅背上。

测试过程中不能给予任何躯体的帮助。测试者记录病人背部离开椅背到再次坐下（臀部触到椅面）所用的时间，以秒为单位。正式测试前，允许病人练习1~2次，以确保病人理解整个测试过程。

2.评分标准　本测试结果包括两部分：①完成测试所用的时间，即TUGT时间；②步态及摔倒风险评分，即TUGT评分。TUGT评分标准见表12-14。

**（三）示例**

病人，男性，29岁。摔伤后双下肢活动受限伴小便困难41天，诊断为胸12平面D级损伤。病人可拄手杖平地长距离行走。对其进行TUGT测定，拄手杖辅助行走，完成时间为27秒，轻微跨阈步态。

结果记录：TUGT时间为27秒；步态及摔倒风险（TUGT评分）为2分。

**（四）特点与意义**

多项国内外研究均表明，TUGT测试对病人和正常人的重复测试信度（ICC）均大于0.9，证明此评定方法具有较高信度。而对正常老人和脑损伤病人进行"起立-行走"计时测试时，发现两者之间有高度的显著性差异，证明该测试方法可较好地反映出脑损伤病人功能性步行的能力。

但由于"起立-行走"计时测试最初的设计目的是评定一般老年人及老年病病人功能性步行能力及预测摔倒的可能性，所以其主要不足之处在于评定时未考虑被测试对象是否使用助行具及其类型，并对此加以评分。而这点对早期康复治疗尤为重要。因此，在进行评定时最好按照是否使用辅助器具及其类型附加说明。

**表12-14　TUGT评分标准**

| TUGT评分 | 1 | 2 | 3 | 4 | 5 |
| --- | --- | --- | --- | --- | --- |
| 步态及摔倒风险 | 正常 | 非常轻微异常 | 轻度异常 | 中度异常 | 重度异常 |

# 第三节　伤残等级评估

## 一、概述

伤残等级评估/评分分为两种，一种是国际功能、残疾与健康分类，它按病人实际的功能状态，在强调功能为基础的情况下，同时关注环境和内因的影响；另一种是按常见创伤致伤原因分类的，主要包括工伤伤残等级评定和交通伤伤残等级评定两类评定系统，其分别的标准为《劳动能力鉴定-职工工伤与职业病致残等级》和《道路交通事故受伤人员伤残评定》。临床应用中，第一种评分可全面评估病人功能状态，而第二种评估则多用于工伤、交通伤定级赔付及法律诉讼等。

## 二、《劳动能力鉴定-职工工伤与职业病致残等级》

**（一）概述**

目前使用的《劳动能力鉴定-职工工伤与职业病致残等级》GB/T 16180-2014，代替GB/T 16180-2006于2014年9月3日发布，2015年1月1日实施。此标准规定了职工工伤致残劳动能力鉴定原则和分级标准。其适用于职工在职业活动中因工负伤和因职业病致残程度的鉴定。该标准依据工伤致残者于评定伤残等级技术鉴定时的器官损伤、功能障碍及其对医疗与日常生活护理的依赖程度，适当考虑由于伤残引起的社会心理因素影响，对伤残程度进行综合判定分级。根据条目划分原则及工伤致残程度，综合考虑各门类间的平衡，将伤残情况级别分为一至十级。最重为第一级，最轻为第十级。对未列出的个别伤残情况，参照本标准中相应定级原则进行等级评定。

**（二）评估/评分方法**

工伤伤残等级分为一至十个等级，最重为一级伤残，最轻为十级伤残。其中，一至四级伤残为全部丧失劳动能力，五至六级伤残为大部分丧失劳动能力，七至十级伤残为部分丧失劳动能力。根据相应的伤残等级，我们也将其记为1～10分，为定序型评分，分值越高，伤残程度越轻。每级伤残程度的评估/评分依据分别如下：

1.一级/分值1分

1.1 定级/评分原则

器官缺失或功能完全丧失，其他器官不能代偿，存在特殊医疗依赖，或完全或大部分或部分生活自理障碍。

1.2 一级条款系列

凡符合1.1或下列条款之一者均为工伤一级/分值1分。

1）极重度智能损伤。

2）四肢瘫肌力≤3级或三肢瘫肌力≤2级。

3）重度非肢体瘫运动障碍。

4）面部重度毁容，同时伴有二级伤残条款之一者。

5）全身重度瘢痕形成，占体表面积≥90%，伴有脊柱及四肢大关节活动功能基本丧失。

6）双肘关节以上缺失或功能完全丧失。

7）双下肢膝以上缺失及一上肢肘上缺失。

8）双下肢及一上肢严重瘢痕畸形，功能完全丧失。

9）双眼无光感或仅有光感但光定位不准者。

10）肺功能重度损伤和呼吸困难Ⅳ级，需终身依赖机械通气。

11）双肺或心肺联合移植术。

12）小肠切除≥90%。

13）肝切除后原位肝移植。

14）胆道损伤原位肝移植。

15）全胰切除。

16）双侧肾切除或孤肾切除术后，用透析维持或同种肾移植术后肾功能不全尿毒症期。

17）肺尘埃沉着病三期伴肺功能重度损伤和（或）重度低氧血症［$PO_2 < 5.3kPa$（$<40mmHg$）］。

18）其他职业性肺部疾患，伴肺功能重度损伤和（或）重度低氧血症［$PO_2 < 5.3kPa$（$<40mmHg$）］。

19）放射性肺炎后，两叶以上肺纤维化伴重度低氧血症［$PO_2 < 5.3kPa$（$<40mmHg$）］。

20）职业性肺癌伴肺功能重度损伤。

21）职业性肝血管肉瘤，重度肝功能损害。

22）肝硬化伴食管静脉破裂出血，肝功能重度损害。

23）肾功能不全尿毒症期，内生肌酐清除率持续<10ml/min，或血浆肌酐水平持续>707μmol/L（8mg/dl）。

2.二级/分值2分

2.1 定级/评分原则

器官严重缺损或畸形，有严重功能障碍或并发症，存在特殊医疗依赖，或大部分或部分生活自理障碍。

2.2 二级条款系列

凡符合2.1或下列条款之一者均为工伤二级/分值2分。

1）重度智能损伤。

2）三肢瘫肌力3级。

3）偏瘫肌力≤2级。

4）截瘫肌力≤2级。

5）双手全肌瘫肌力≤2级。

6）完全感觉性或混合性失语。

7）全身重度瘢痕形成，占体表面积≥80%，伴有四肢大关节中3个以上活动功能受限。

8）全面部瘢痕或植皮伴有重度毁容。

9）双侧前臂缺失或双手功能完全丧失。

10）双下肢瘢痕畸形，功能完全丧失。

11）双膝以上缺失。

12）双膝、双踝关节功能完全丧失。

13）同侧上、下肢缺失或功能完全丧失。

14）四肢大关节（肩关节、髋关节、膝关节、肘关节）中四个以上关节功能完全丧失者。

15）一眼有或无光感，另眼矫正视力≤0.02，或视野≤8%（或半径≤5°）。

16）无吞咽功能，完全依赖胃管进食。

17）双侧上颌骨或双侧下颌骨完全缺损。

18）一侧上颌骨及对侧下颌骨完全缺损，并伴有颜面软组织损伤>30cm²。

19）一侧全肺切除并胸廓成形术，呼吸困难

Ⅲ级。

20）心功能不全三级。

21）食管闭锁或损伤后无法行食管重建术，依赖胃造瘘或空肠造瘘进食。

22）小肠切除3/4，合并短肠综合征。

23）肝切除3/4，并肝功能重度损害。

24）肝外伤后发生门静脉高压三联征或发生Budd-Chiari综合征。

25）胆道损伤致肝功能重度损害。

26）胰次全切除，胰腺移植术后。

27）孤肾部分切除后，肾功能不全失代偿期。

28）肺功能重度损伤和（或）重度低氧血症。

29）肺尘埃沉着病三期伴肺功能中度损伤和（或）中度低氧血症。

30）肺尘埃沉着病二期伴肺功能重度损伤和（或）重度低氧血症［$PO_2 < 5.3kPa$（40mmHg）］。

31）肺尘埃沉着病三期伴活动性肺结核。

32）职业性肺癌或胸膜间皮瘤。

33）职业性急性白血病。

34）急性重型再生障碍性贫血。

35）慢性重度中毒性肝病。

36）肝血管肉瘤。

37）肾功能不全尿毒症期，内生肌酐清除率＜25ml/min或血浆肌酐水平持续＞450μmol/L（5mg/dl）。

38）职业性膀胱癌。

39）放射性肿瘤。

3.三级/分值3分

3.1　定级/评分原则

器官严重缺损或畸形，有严重功能障碍或并发症，存在特殊医疗依赖或部分生活自理障碍。

3.2　三级条款系列

凡符合3.1或下列条款之一者均为工伤三级/分值3分。

1）精神病性症状，经系统治疗1年后仍表现为危险或冲动行为者。

2）精神病性症状，经系统治疗1年后仍缺乏生活自理能力者。

3）偏瘫肌力3级。

4）截瘫肌力3级。

5）双足全肌瘫肌力≤2级。

6）中度非肢体瘫运动障碍。

7）完全性失用、失写、失读、失认等具有两项及两项以上者。

8）全身重度瘢痕形成，占体表面积≥70%，伴有四肢大关节中两个以上活动功能受限。

9）面部瘢痕或植皮≥2/3并有中度毁容。

10）一手缺失，另一手拇指缺失。

11）双手拇指、示指缺失或功能完全丧失。

12）一手功能完全丧失，另一手拇指功能丧失。

13）双髋、双膝关节中，有一个关节缺失或无功能及另一关节重度功能障碍。

14）双膝以下缺失或功能完全丧失。

15）一侧髋关节、膝关节畸形，功能完全丧失。

16）非同侧腕上、踝上缺失。

17）非同侧上、下肢瘢痕畸形，功能完全丧失。

18）一眼有或无光感，另眼矫正视力≤0.05或视野≤16%（半径≤10°）。

19）双眼矫正视力＜0.05或视野≤16%（半径≤10°）。

20）一侧眼球摘除或眼内容物剜出，另眼矫正视力＜0.1或视野≤24%（或半径≤15°）。

21）呼吸完全依赖气管套管或造口。

22）喉或气管损伤导致静止状态下或仅轻微活动即有呼吸困难。

23）同侧上、下颌骨完全缺损。

24）一侧上颌骨或下颌骨完全缺损，伴颜面部软组织损伤＞30cm²。

25）舌缺损＞全舌的2/3。

26）一侧全肺切除并胸廓成形术。

27）一侧胸廓成形术，肋骨切除6根以上。

28）一侧全肺切除并隆凸切除成形术。

29）一侧全肺切除并大血管重建术。

30）三度房室传导阻滞。

31）肝切除2/3，并肝功能中度损害。

32）胰次全切除，胰岛素依赖。

33）一侧肾切除，对侧肾功能不全失代偿期。

34）双侧输尿管狭窄，肾功能不全失代偿期。

35）永久性输尿管腹壁造瘘。

36）膀胱全切除。

37）肺尘埃沉着病三期。

38）肺尘埃沉着病二期伴肺功能中度损伤和（或）中度低氧血症。

39）肺尘埃沉着病二期合并活动性肺结核。

40）放射性肺炎后两叶肺纤维化，伴肺功能中度损伤和（或）中度低氧血症。

41）粒细胞缺乏症。

42）再生障碍性贫血。

43）职业性慢性白血病。

44）中毒性血液病，骨髓增生异常综合征。

45）中毒性血液病，严重出血或血小板含量$\leqslant 2 \times 10^{10}$/L。

46）砷性皮肤癌。

47）放射性皮肤癌。

4.四级/分值4分

4.1 定级/评分原则

器官严重缺损或畸形，有严重功能障碍或并发症，存在特殊医疗依赖，或部分生活自理障碍或无生活自理障碍。

4.2 四级条款系列

凡符合4.1或下列条款之一者均为工伤四级/分值4分。

1）中度智能损伤。

2）重度癫痫。

3）精神病性症状，经系统治疗1年后仍缺乏社交能力者。

4）单肢瘫肌力$\leqslant$2级。

5）双手部分肌瘫肌力$\leqslant$2级。

6）脑脊液漏伴有颅底骨缺损不能修复或反复手术失败。

7）面部中度毁容。

8）全身瘢痕面积$\geqslant$60%，四肢大关节中1个关节活动功能受限。

9）面部瘢痕或植皮$\geqslant$1/2并有轻度毁容。

10）双拇指完全缺失或功能完全丧失。

11）一侧手功能完全丧失，另一手部分功能丧失。

12）一侧肘上缺失。

13）一侧膝以下缺失，另一侧前足缺失。

14）一侧膝以上缺失。

15）一侧踝以下缺失，另一足畸形行走困难。

16）一眼有或无光感，另眼矫正视力<0.2或视野$\leqslant$32%（或半径$\leqslant$20°）。

17）一眼矫正视力<0.05，另眼矫正视力$\leqslant$0.1。

18）双眼矫正视力<0.1或视野$\leqslant$32%（或半径$\leqslant$20°）。

19）双耳听力损失$\geqslant$91dB。

20）牙关紧闭或因食管狭窄只能进流食。

21）一侧上颌骨缺损1/2，伴颜面部软组织损伤>20cm$^2$。

22）下颌骨缺损长6cm以上的区段，伴口腔、颜面软组织损伤>20cm$^2$。

23）双侧颞下颌关节骨性强直，完全不能张口。

24）面颊部洞穿性缺损>20cm$^2$。

25）双侧完全性面瘫。

26）一侧全肺切除术。

27）双侧肺叶切除术。

28）肺叶切除后并胸廓成形术后。

29）肺叶切除并隆凸切除成形术后。

30）一侧肺移植术。

31）心瓣膜置换术后。

32）心功能不全二级。

33）食管重建术后吻合口狭窄，仅能进流食者。

34）全胃切除。

35）胰头、十二指肠切除。

36）小肠切除3/4。

37）小肠切除2/3，包括回盲部切除。

38）全结肠、直肠、肛门切除，回肠造瘘。

39）外伤后肛门排便重度障碍或失禁。

40）肝切除2/3。

41）肝切除1/2，肝功能轻度损害。

42）胆道损伤致肝功能中度损害。

43）甲状腺功能重度损害。

44）肾修补术后，肾功能不全失代偿期。

45）输尿管修补术后，肾功能不全失代偿期。

46）永久性膀胱造瘘。

47）重度排尿障碍。

48）神经源性膀胱，残余尿$\geqslant$50ml。

49）双侧肾上腺缺损。

50）肺尘埃沉着病二期。

51）肺尘埃沉着病一期伴肺功能中度损伤或中度低氧血症。

52）肺尘埃沉着病一期伴活动性肺结核。

53）病态窦房结综合征（需安装起搏器者）。

54）肾上腺皮质功能明显减退。

55）放射性损伤致免疫功能明显减退。

5.五级/分值5分

5.1 定级/评分原则

器官大部缺损或明显畸形，有较重功能障碍或并发症，存在一般医疗依赖，无生活自理障碍。

5.2 五级条款系列

凡符合5.1或下列条款之一者均为工伤五级/分值5分。

1）四肢瘫肌力4级。

2）单肢瘫肌力3级。

3）双手部分肌瘫肌力3级。

4）一手全肌瘫肌力≤2级。

5）双足全肌瘫肌力3级。

6）完全运动性失语。

7）完全性失用、失写、失读、失认等具有一项者。

8）不完全性失用、失写、失读、失认等具有多项者。

9）全身瘢痕占体表面积≥50%，并有关节活动功能受限。

10）面部瘢痕或植皮≥1/3并有毁容标准之一项。

11）脊柱骨折后遗30°以上侧弯或后凸畸形，伴严重根性神经痛。

12）一侧前臂缺失。

13）一手功能完全丧失。

14）肩关节、肘关节、腕关节之一功能完全丧失。

15）一手拇指缺失，另一手除拇指外三指缺失。

16）一手拇指功能完全丧失，另一手除拇指外三指功能完全丧失。

17）双前足缺失或双前足瘢痕畸形，功能完全丧失。

18）双跟骨足底软组织缺损瘢痕形成，反复破溃。

19）一髋（或一膝）功能完全丧失。

20）四肢大关节之一人工关节术后遗留重度功能障碍。

21）一侧膝以下缺失。

22）第Ⅲ对脑神经麻痹。

23）双眼外伤性青光眼术后，需用药物维持眼压者。

24）一眼有或无光感；另眼矫正视力≤0.3或视野≤40%（或半径≤25°）。

25）一眼矫正视力<0.05，另眼矫正视力≤0.2。

26）一眼矫正视力<0.1，另眼矫正视力等于0.1。

27）双眼视野≤40%（或半径≤25°）。

28）双耳听力损失≥81dB。

29）喉或气管损伤导致一般活动及轻工作时有呼吸困难。

30）吞咽困难，仅能进半流食。

31）双侧喉返神经损伤，喉保护功能丧失致饮食呛咳、误吸。

32）一侧上颌骨缺损>1/4，但<1/2，伴软组织损伤>10cm²，但<20cm²。

33）下颌骨缺损长4cm以上的区段，伴口腔、颜面软组织损伤>10cm²。

34）一侧完全面瘫，另一侧不完全面瘫。

35）双肺叶切除术。

36）肺叶切除术并大血管重建术。

37）隆凸切除成形术。

38）食管重建术后吻合口狭窄，仅能进半流食者。

39）食管气管（或支气管）瘘。

40）食管胸膜瘘。

41）胃切除3/4。

42）小肠切除2/3，包括回肠大部。

43）直肠、肛门切除，结肠部分切除，结肠造瘘。

44）肝切除1/2。

45）胰切除2/3。

46）甲状腺功能重度损害。

47）一侧肾切除，对侧肾功能不全代偿期。

48）一侧输尿管狭窄，肾功能不全代偿期。

49）尿道瘘不能修复者。

50）两侧睾丸、副睾丸缺损。

51）放射性损伤致生殖功能重度损伤。

52）阴茎全缺损。

53）双侧卵巢切除。

54）阴道闭锁。

55）会阴部瘢痕挛缩伴有阴道或尿道或肛门狭窄。

56）肺功能中度损伤。

57）莫氏Ⅱ型二度房室传导阻滞。

58）病态窦房结综合征（不需安装起搏器者）。

59）中毒性血液病，血小板减少（≤4×10¹⁰/L）并有出血倾向。

60）中毒性血液病，白细胞含量持续<3×10⁹/L（<3000/mm³）或粒细胞含量<1.5×10⁹/L（1500/mm³）。

61）慢性中度中毒性肝病。

62）肾功能不全失代偿期，内生肌酐清除率持续<50ml/min或血浆肌酐水平持续>177μmol/L（>2mg/dl）。

63）放射性损伤致睾丸萎缩。

64）慢性重度磷中毒。

65）重度手臂振动病。

6. 六级/分值6分

6.1 定级/评分原则

器官大部缺损或明显畸形，有中等功能障碍或并发症，存在一般医疗依赖，无生活自理障碍。

6.2 六级条款系列

凡符合6.1或下列条款之一者均为工伤六级/分值6分。

1）癫痫中度。

2）轻度智能损伤。

3）精神病性症状，经系统治疗1年后仍影响职业劳动能力者。

4）三肢瘫肌力4级。

5）截瘫双下肢肌力4级伴轻度排尿障碍。

6）双手全肌瘫肌力4级。

7）一手全肌瘫肌力3级。

8）双足部分肌瘫肌力≤2级。

9）单足全肌瘫肌力≤2级。

10）轻度非肢体瘫运动障碍。

11）不完全性感觉性失语。

12）面部重度异物色素沉着或脱失。

13）面部瘢痕或植皮≥1/3。

14）全身瘢痕面积≥40%。

15）撕脱伤后头皮缺失1/5以上。

16）一手一拇指完全缺失，连同另一手非拇指二指缺失。

17）一拇指功能完全丧失，另一手除拇指外有二指功能完全丧失。

18）一手三指（含拇指）缺失。

19）除拇指外其余四指缺失或功能完全丧失。

20）一侧踝以下缺失；或踝关节畸形，功能完全丧失。

21）下肢骨折成角畸形＞15°，并有肢体短缩4cm以上。

22）一前足缺失，另一足仅残留拇趾。

23）一前足缺失，另一足除拇趾外，2～5趾畸形，功能完全丧失。

24）一足功能完全丧失，另一足部分功能丧失。

25）一髋关节或一膝关节功能重度障碍。

26）单侧跟骨足底软组织缺损瘢痕形成，反复破溃。

27）一侧眼球摘除；或一侧眼球明显萎缩，无光感。

28）一眼有或无光感，另一眼矫正视力≥0.4。

29）一眼矫正视力≤0.05，另一眼矫正视力≥0.3。

30）一眼矫正视力≤0.1，另一眼矫正视力≥0.2。

31）双眼矫正视力≤0.2或视野≤48%（或半径≤30°）。

32）第Ⅳ或第Ⅵ对脑神经麻痹，或眼外肌损伤致复视者。

33）双耳听力损失≥71dB。

34）双侧前庭功能丧失，睁眼行走困难，不能并足站立。

35）单侧或双侧颞下颌关节强直，张口困难Ⅲ度。

36）一侧上颌骨缺损1/4，伴口腔、颜面软组织损伤＞10cm²。

37）面部软组织缺损＞20cm²，伴发涎瘘。

38）舌缺损＞1/3，但＜2/3。

39）双侧颧骨并颧弓骨折，伴有开口困难Ⅱ度以上及颜面部畸形经手术复位者。

40）双侧下颌骨髁状突颈部骨折，伴有开口困难Ⅱ度以上及咬合关系改变，经手术治疗者。

41）一侧完全性面瘫。

42）肺叶切除并肺段或楔形切除术。

43）肺叶切除并支气管成形术后。

44）支气管（或气管）胸膜瘘。

45）冠状动脉旁路移植术。

46）大血管重建术。

47）胃切除2/3。

48）小肠切除1/2，包括回盲部。

49）肛门外伤后排便轻度障碍或失禁。

50）肝切除1/3。

51）胆道损伤致肝功能轻度损伤。

52）腹壁缺损面积≥腹壁的1/4。

53）胰切除1/2。

54）甲状腺功能中度损害。

55）甲状旁腺功能中度损害。

56）肾损伤性高血压。

57）尿道狭窄经系统治疗1年后仍需定期行扩张术。

58）膀胱部分切除合并轻度排尿障碍。

59）两侧睾丸创伤后萎缩，血睾酮低于正常值。

60）放射性损伤致生殖功能轻度损伤。

61）双侧输精管缺损，不能修复。

62）阴茎部分缺损。

63）女性双侧乳房完全缺损或严重瘢痕畸形。

64）子宫切除。

65）双侧输卵管切除。

66）肺尘埃沉着病一期伴肺功能轻度损伤和（或）轻度低氧血症。

67）放射性肺炎后肺纤维化（少于两叶），伴肺功能轻度损伤和（或）轻度低氧血症。

68）其他职业性肺部疾患，伴肺功能轻度损伤。

69）白血病完全缓解。

70）中毒性肾病，持续性低分子蛋白尿伴白蛋白尿。

71）中毒性肾病，肾小管浓缩功能减退。

72）放射性损伤致肾上腺皮质功能轻度减退。

73）放射性损伤致甲状腺功能低下。

74）减压性骨坏死Ⅲ期。

75）中度手臂振动病。

76）氟及无机化合物中毒性慢性重度中毒。

7.七级/分值7分

7.1 定级/评分原则

器官大部分缺损或畸形，有轻度功能障碍或并发症，存在一般医疗依赖，无生活自理障碍。

7.2 七级条款系列

凡符合7.1或下列条款之一者均为工伤七级/分值7分。

1）偏瘫肌力4级。

2）截瘫肌力4级。

3）单手部分肌瘫肌力3级。

4）双足部分肌瘫肌力3级。

5）单足全肌瘫肌力3级。

6）中毒性周围神经病重度感觉障碍。

7）人格改变或边缘智能，经系统治疗1年后仍存在明显社会功能受损者。

8）不完全性运动失语。

9）不完全性失用、失写、失读和失认等具有一项者。

10）符合重度毁容标准之两项者。

11）烧伤后颅骨全层缺损≥30cm²，或在硬脑膜上植皮面积≥10cm²。

12）颈部瘢痕挛缩，影响颈部活动。

13）全身瘢痕面积≥30%。

14）面部瘢痕、异物或植皮伴色素改变占面部的10%以上。

15）骨盆骨折内固定术后，骨盆环不稳定，骶髂关节分离。

15）骨盆骨折严重移位，症状明显者。

16）一手除拇指外，其他2～3指（含示指）近侧指间关节离断。

17）一手除拇指外，其他2～3指（含示指）近侧指间关节功能丧失。

18）肩关节、肘关节之一损伤后遗留关节重度功能障碍。

19）一腕关节功能完全丧失。

20）一足1～5趾缺失。

21）一前足缺失。

22）四肢大关节之一人工关节术后，基本能生活自理。

23）四肢大关节之一关节内骨折导致创伤性关节炎，遗留中重度功能障碍。

24）下肢伤后短缩＞2cm，但＜4cm者。

25）膝关节韧带损伤术后关节不稳定，伸屈功能正常者。

26）一眼有或无光感，另眼矫正视力≥0.8。

27）一眼有或无光感，另一眼各种客观检查正常。

28）一眼矫正视力≤0.05，另眼矫正视力≥0.6。

29）一眼矫正视力≤0.1，另眼矫正视力≥0.4。

30）双眼矫正视力≤0.3或视野≤64%（或半径≤40°）。

31）单眼外伤性青光眼术后，需用药物维持眼压者。

32）双耳听力损失≥56dB。

33）咽成形术后，咽下运动不正常。

34）牙槽骨损伤长度≥8cm，牙齿脱落10个及以上。

35）单侧颧骨并颧弓骨折，伴有开口困难Ⅱ度以上及颜面部畸形经手术复位者。

36）双侧不完全性面瘫。

37）肺叶切除术。

38）限局性脓胸行部分胸廓成形术。

39）气管部分切除术。

40）食管重建术后伴反流性食管炎。

41）食管外伤或成形术后咽下运动不正常。

42）胃切除1/2。

43）小肠切除1/2。

44）结肠大部分切除。

45）肝切除1/4。

46）胆道损伤，胆肠吻合术后。

47）脾切除。

48）胰切除1/3。

49）女性双侧乳房部分缺损。

50）一侧肾切除。

51）膀胱部分切除。

52）轻度排尿障碍。

53）阴道狭窄。

54）肺尘埃沉着病一期，肺功能正常。

55）放射性肺炎后肺纤维化（少于两叶），肺功能正常。

56）轻度低氧血症。

57）心功能不全一级。

58）再生障碍性贫血完全缓解。

59）白细胞减少症［含量持续＜$4 \times 10^9$/L（4000/mm$^3$）］。

60）中性粒细胞减少症［含量持续＜$2 \times 10^9$/L（2000/mm$^3$）］。

61）慢性轻度中毒性肝病。

62）肾功能不全代偿期，内生肌酐清除率＜70ml/min。

63）三度牙酸蚀病。

8.八级／分值8分

8.1　定级／评分原则

器官部分缺损，形态异常，轻度功能障碍，存在一般医疗依赖，无生活自理障碍。

8.2　八级条款系列

凡符合8.1或下列条款之一者均为工伤八级／分值8分。

1）单肢体瘫肌力4级。

2）单手全肌瘫肌力4级。

3）双手部分肌瘫肌力4级。

4）双足部分肌瘫肌力4级。

5）单足部分肌瘫肌力≤3级。

6）脑叶部分切除术后。

7）符合重度毁容标准之一项者。

8）面部烧伤植皮≥1/5。

9）面部轻度异物沉着或色素脱失。

10）双侧耳郭部分或一侧耳郭大部分缺损。

11）全身瘢痕面积≥20%。

12）一侧或双侧眼睑明显缺损。

13）脊椎压缩骨折，椎体前缘高度减少1/2以上者或脊柱不稳定性骨折。

14）三个及以上节段脊柱内固定术。

15）一手除拇指、示指外，有两指近侧指间关节离断。

16）一手除拇指、示指外，有两指近侧指间关节功能完全丧失。

17）一拇指指间关节离断。

18）一拇指指间关节畸形，功能完全丧失。

19）一足拇趾缺失，另一足非拇趾一趾缺失。

20）一足拇趾畸形，功能完全丧失，另一足非拇趾一趾畸形。

21）一足除拇趾外，其他三趾缺失。

22）一足除拇趾外，其他四趾瘢痕畸形，功能完全丧失。

23）因开放骨折感染形成慢性骨髓炎，反复发作者。

24）四肢大关节之一关节内骨折导致创伤性关节炎，遗留轻度功能障碍。

25）急性放射皮肤损伤Ⅳ度及慢性放射性皮肤损伤手术治疗后影响肢体功能。

26）放射性皮肤溃疡经久不愈者。

27）一眼矫正视力≤0.2，另一眼矫正视力≥0.5。

28）双眼矫正视力等于0.4。

29）双眼视野≤80%（或半径≤50°）。

30）一侧或双侧睑外翻或睑闭合不全者。

31）上睑下垂盖及瞳孔1/3者。

32）睑球粘连影响眼球转动者。

33）外伤性青光眼行抗青光跟手术后眼压控制正常者。

34）双耳听力损失≥41dB或一耳≥91dB。

35）喉或气管损伤导致体力劳动时有呼吸困难。

36）喉源性损伤导致发声及言语困难。

37）牙槽骨损伤长度≥6cm，牙齿脱落8个及以上。

38）舌缺损＜舌的1/3。

39）双侧鼻腔或鼻咽部闭锁。

40）双侧颞下颌关节强直，张口困难Ⅱ度。

41）上、下颌骨骨折，经牵引、固定治疗后有功能障碍者。

42）双侧颧骨并颧弓骨折，无开口困难，颜面部凹陷畸形不明显，不需手术复位。

43）肺段切除术。

44）支气管成形术。

45）双侧≥3根肋骨骨折致胸廓畸形。

46）膈肌破裂修补术后，伴膈神经麻痹。

47）心脏、大血管修补术。

48）心脏异物滞留或异物摘除术。

49）肺功能轻度损伤。

50）食管重建术后，进食正常者。

51）胃部分切除。

52）小肠部分切除。

53）结肠部分切除。

54）肝部分切除。

55）腹壁缺损面积＜腹壁的1/4。

56）脾部分切除。

57）胰部分切除。

58）甲状腺功能轻度损害。

59）甲状旁腺功能轻度损害。

60）尿道修补术。

61）一侧睾丸、副睾丸切除。

62）一侧输精管缺损，不能修复。

63）脊髓神经周围神经损伤，或盆腔、会阴术术后遗留性功能障碍者。

64）一侧肾上腺缺损。

65）单侧输卵管切除。

66）单侧卵巢切除。

67）女性单侧乳房切除或严重瘢痕畸形。

68）其他职业性肺疾患，肺功能正常。

69）中毒性肾病，持续低分子蛋白尿。

70）慢性中度磷中毒。

71）氟及其他无机化合物中毒慢性中度中毒。

72）减压性骨坏死Ⅱ期。

73）轻度手臂振动病。

74）二度牙酸蚀。

9.九级／分值9分

9.1 定级／评分原则

器官部分缺损，形态异常，轻度功能障碍，无医疗依赖或者存在一般医疗依赖，无生活自理障碍。

9.2 九级条款系列

凡符合9.1或下列条款之一者均为工伤九级／分值9分。

1）癫痫轻度。

2）中毒性周围神经病轻度感觉障碍。

3）脑挫裂伤无功能障碍。

4）开颅手术后无功能障碍。

5）颅内异物无功能障碍。

6）颈部外伤致颈总动脉、颈内动脉狭窄，支架置入或血管旁路移植手术后无功能障碍。

7）符合中度毁容标准之两项或轻度毁容者。

8）发际边缘瘢痕性秃发或其他部位秃发，需戴假发者。

9）全身瘢痕占体表面积≥5%。

10）面部有≥8cm²或三处以上≥1cm²的瘢痕。

11）两个以上横突骨折。

12）脊椎压缩骨折，椎体前缘高度减少小于1/2者。

13）椎间盘髓核切除术后。

14）1～2节脊柱内固定术。

15）一拇指末节部分1/2缺失。

16）一手示指2～3节缺失。

17）一拇指指间关节僵直于功能位。

18）除拇趾外，余3～4指末节缺失。

19）一足拇趾末节缺失。

20）除拇趾外其他二趾缺失或瘢痕畸形，功能不全。

21）跖骨或跗骨骨折影响足弓者。

22）外伤后膝关节半月板切除、髌骨切除、膝关节交叉韧带修补术后无功能障碍。

23）四肢长管状骨骨折内固定或外固定支架术后。

24）髌骨、跟骨、距骨、下颌骨或骨盆骨折内固定术后。

25）第Ⅴ对脑神经眼支麻痹。

26）眶壁骨折致眼球内陷、两眼球突出度相差＞2mm或错位变形影响外观者。

27）一眼矫正视力≤0.3，另一眼矫正视力＞0.6。

28）双眼矫正视力等于0.5。

29）泪器损伤，手术无法改进溢泪者。

30）双耳听力损失≥31dB或一耳损失≥71dB。

31）喉源性损伤导致发声及言语不畅。

32）铬鼻病有医疗依赖。

33）牙槽骨损伤长度＞4cm，牙脱落4个及以上。

34）上、下颌骨骨折，经牵引、固定治疗后无功能障碍者。

35）一侧下颌骨髁状突颈部骨折。

36）一侧颧骨并颧弓骨折。

37）肺内异物滞留或异物摘除术。

38）限局性脓胸行胸膜剥脱术。

39）胆囊切除。

40）一侧卵巢部分切除。

41）乳腺成形术后。

42）胸、腹腔脏器探查术或修补术后。

10. 十级/分值10分

10.1 定级/评分原则

器官部分缺损，形态异常，无功能障碍，无医疗依赖或者存在一般医疗依赖，无生活自理障碍。

10.2 十级条款系列

凡符合10.1或下列条款之一者均为工伤十级/分值10分。

1）符合中度毁容标准之一项者。

2）面部有瘢痕、植皮、异物色素沉着或脱失 > 2cm$^2$。

3）全身瘢痕面积 < 5%，但 ≥ 1%。

4）急性外伤导致椎间盘髓核突出，并伴神经刺激征者。

5）一手指除拇指外，任何一指远侧指间关节离断或功能丧失。

6）指端植皮术后（增生性瘢痕1cm$^2$以上）。

7）手背植皮面积 > 50cm$^2$，并有明显瘢痕。

8）手掌、足掌植皮面积 > 30%者。

9）除拇趾外，任何一趾末节缺失。

10）足背植皮面积 > 100cm$^2$。

11）膝关节半月板损伤、膝关节交叉韧带损伤未做手术者。

12）身体各部位骨折愈合后无功能障碍或轻度功能障碍者。

13）四肢大关节肌腱及韧带撕裂伤术后遗留轻度功能障碍。

14）一手或两手慢性放射性皮肤损伤Ⅱ度及Ⅱ度以上者。

15）一眼矫正视力 ≤ 0.5，另一跟矫正视力 ≥ 0.8。

16）双眼矫正视力 ≤ 0.8。

17）一侧或双侧睑外翻或睑闭合不全行成形手术后矫正者。

18）上睑下垂盖及瞳孔1/3行成形手术后矫正者。

19）睑球粘连影响眼球转动行成形手术后矫正者。

20）职业性及外伤性白内障术后人工晶状体眼，矫正视力正常者。

21）职业性及外伤性白内障Ⅰ～Ⅱ度（或轻度、中度），矫正视力正常者。

22）晶状体部分脱位。

23）眶内异物未取出者。

24）眼球内异物未取出者。

25）外伤性瞳孔放大。

26）角巩膜穿通伤治愈者。

27）双耳听力损失 ≥ 26dB，或一耳 ≥ 56dB。

28）双侧前庭功能丧失，闭眼不能并足站立。

29）铬鼻病（无症状者）。

30）嗅觉丧失。

31）牙齿除智齿以外，切牙脱落1个以上或其他牙脱落2个以上。

32）一侧颞下颌关节强直，张口困难Ⅰ度。

33）鼻窦或面颊部有异物未取出。

34）单侧鼻腔或鼻孔闭锁。

35）鼻中隔穿孔。

36）一侧不完全性面瘫。

37）血、气胸行单纯闭式引流术后，胸膜粘连增厚。

38）腹腔脏器挫裂伤保守治疗后。

39）乳腺修补术后。

40）放射性损伤导致免疫功能轻度减退。

41）慢性轻度磷中毒。

42）氟及其他无机化合物中毒慢性轻度中毒。

43）井下工人滑囊炎。

44）减压性骨坏死Ⅰ期。

45）一度牙酸蚀病。

46）职业性皮肤病久治不愈。

（三）示例

病人，男性，45岁。因高处坠落伤致双下肢活动不能伴二便失控1个月余。诊断：胸11平面B级损伤。目前双下肢近端肌力2级，远端0级。床上翻身、起坐、体位转移需他人少部分辅助完成，吃饭、洗漱、穿衣独立完成，如厕、洗澡等依赖他人。

病人符合第二级定级原则中"有严重功能障碍或并发症，大部分生活自理障碍"的说明及二级条款中第3条"截瘫肌力 ≤ 2级"标准，故评定为工伤二级，评分分值为2分，损伤严重。

（四）特点与意义

该鉴定标准只适用于劳动者与用人单位这种特定的主体之间，劳动者与用人单位必须建立了劳动关系包括事实劳动关系。而且劳动者必须是在劳动过程中所发生的人身损害。发生这种损害是由国家指定的机构，即劳动能力鉴定委员会鉴定，而非社会鉴定机构或其他鉴定部门。它是为工伤病人定级赔付所专门制定的分级标准，具有法定依据。

## 三、《道路交通事故受伤人员伤残评定》

### （一）概述

道路交通事故受伤人员伤残评定规定了道路交通事故受伤人员伤残评定的原则、方法和内容。评定人在客观检验的基础上，根据检验结果，按照伤残评定标准，运用专门知识进行分析得出综合性判断，并评价确定道路交通事故受伤人员伤残程度和等级。其适用于道路交通事故受伤人员的伤残程度评定。交通伤的伤残程度划分是根据道路交通事故受伤人员的伤残状况，将受伤人员伤残程度划分为10级，我们也将其记为1～10分，为定序型评分，分值越高，伤残程度越轻。

### （二）评定/评分方法

1. Ⅰ级伤残/分值1分

1.1　颅脑、脊髓及周围神经损伤致

1）植物状态。

2）极度智力缺损（智商20以下）或精神障碍，日常生活完全不能自理。

3）四肢瘫（三肢以上肌力3级以下）。

4）截瘫（肌力2级以下）伴大便和小便失禁。

1.2　头面部损伤致

1）双侧眼球缺失。

2）一侧眼球缺失，另一侧眼严重畸形伴盲目5级。

1.3　脊柱胸段损伤致严重畸形愈合，呼吸功能严重障碍。

1.4　颈部损伤致呼吸和吞咽功能严重障碍。

1.5　胸部损伤致

1）肺叶切除或双侧胸膜广泛严重粘连或胸廓严重畸形，呼吸功能严重障碍。

2）心功能不全，心功能Ⅳ级；或心功能不全，心功能Ⅲ级伴明显器质性心律失常。

1.6　腹部损伤致

1）胃、肠、消化腺等部分切除，消化吸收功能严重障碍，日常生活完全不能自理。

2）双侧肾切除或完全丧失功能，日常生活完全不能自理。

1.7　肢体损伤致

1）三肢以上缺失（上肢在腕关节以上，下肢在踝关节以上）。

2）二肢缺失（上肢在肘关节以上，下肢在膝关节以上），另一肢丧失功能50%以上。

3）二肢缺失（上肢在腕关节以上，下肢在踝关节以上），第三肢完全丧失功能。

4）一肢缺失（上肢在肘关节以上，下肢在踝关节以上），第二肢完全丧失功能，第三肢丧失功能50%以上。

5）一肢缺失（上肢在腕关节以上，下肢在踝关节以上），另二肢完全丧失功能。

6）三肢完全丧失功能。

1.8　皮肤损伤致瘢痕形成达体表面积76%以上。

2. Ⅱ级伤残/分值2分

2.1　颅脑、脊髓及周围神经损伤致

1）重度智力缺损（智商34以下）或精神障碍，日常生活需随时有人帮助才能完成。

2）完全性失语。

3）双眼盲目5级。

4）四肢瘫（二肢以上肌力2级以下）。

5）偏瘫或截瘫（肌力2级以下）。

2.2　头面部损伤致

1）一侧眼球缺失，另一眼盲目4级；或一侧眼球缺失，另一侧眼严重畸形伴盲目3级以上。

2）双侧眼睑重度下垂（或严重畸形）伴双眼盲目4级以上；或一侧眼睑重度下垂（或严重畸形），该眼盲目4级以上，另一眼盲目5级。

3）双眼盲目5级。

4）双耳极度听觉障碍伴双侧耳郭缺失（或严重畸形）；或双耳极度听觉障碍伴一侧耳郭缺失，另一侧耳郭严重畸形。

5）全面部瘢痕形成。

2.3　脊柱胸段损伤致严重畸形愈合，呼吸功能障碍。

2.4　颈部损伤致呼吸和吞咽功能障碍。

2.5　胸部损伤致

1）肺叶切除或胸膜广泛严重粘连或胸廓畸形，呼吸功能障碍。

2）心功能不全，心功能Ⅲ级；或心功能不全，心功能Ⅱ级伴明显器质性心律失常。

2.6　腹部损伤致一侧肾切除或完全丧失功能，另一侧肾功能重度障碍。

2.7　肢体损伤致

1）二肢缺失（上肢在肘关节以上，下肢在膝关节以上）。

2）一肢缺失（上肢在肘关节以上，下肢在膝关节以上），另一肢完全丧失功能。

3）二肢以上完全丧失功能。

2.8 皮肤损伤致瘢痕形成达体表面积68%以上。

3. Ⅲ级伤残／分值3分

3.1 颅脑、脊髓及周围神经损伤致

1）重度智力缺损或精神障碍，不能完全独立生活，需经常有人监护。

2）严重外伤性癫痫，药物不能控制，大发作平均每月1次以上或局限性发作平均每月4次以上或小发作平均每周7次以上或精神运动性发作平均每月3次以上。

3）双侧严重面瘫，难以恢复。

4）严重不自主运动或共济失调。

5）四肢瘫（二肢以上肌力3级以下）。

6）偏瘫或截瘫（肌力3级以下）。

7）大便或小便失禁，难以恢复。

3.2 头面部损伤致

1）一侧眼球缺失，另一眼盲目3级；或一侧眼球缺失，另一侧眼严重畸形伴低视力2级。

2）双侧眼睑重度下垂（或严重畸形）伴双眼盲目3级以上；或一侧眼睑重度下垂（或严重畸形），该眼盲目3级以上，另一眼盲目4级以上。

3）双眼盲目4级以上。

4）双眼视野接近完全缺损（直径小于5°）。

5）上颌骨、下颌骨缺损，牙齿脱落24枚以上。

6）双耳极度听觉障碍伴一侧耳郭缺失（或严重畸形）。

7）一耳极度听觉障碍，另一耳重度听觉障碍，伴一侧耳郭缺失（或严重畸形），另一侧耳郭缺失（或畸形）50%以上。

8）双耳重度听觉障碍伴双侧耳郭缺失（或严重畸形）；或双耳重度听觉障碍伴一侧耳郭缺失，另一侧耳郭严重畸形。

9）面部瘢痕形成80%以上。

3.3 脊柱胸段损伤致严重畸形，严重影响呼吸功能。

3.4 颈部损伤致

1）瘢痕形成，颈部活动度完全丧失。

2）严重影响呼吸和吞咽功能。

3.5 胸部损伤致

1）肺叶切除或胸膜广泛粘连或胸廓畸形，严重影响呼吸功能。

2）心功能不全，心功能Ⅱ级伴器质性心律失常；或心功能Ⅰ级伴明显器质性心律失常。

3.6 腹部损伤致

1）胃、肠、消化腺等部分切除，消化吸收功能障碍。

2）一侧肾切除或完全丧失功能，另一侧肾功能中度障碍；或双侧肾功能重度障碍。

3.7 盆部损伤致

1）女性双侧卵巢缺失或完全萎缩。

2）大便和小便失禁，难以恢复。

3.8 会阴部损伤致双侧睾丸缺失或完全萎缩。

3.9 肢体损伤致

1）二肢缺失（上肢在腕关节以上，下肢在踝关节以上）。

2）一肢缺失（上肢在肘关节以上，下肢在膝关节以上），另一肢丧失功能50%以上。

3）一肢缺失（上肢在腕关节以上，下肢在踝关节以上），另一肢完全丧失功能。

4）一肢完全丧失功能，另一肢丧失功能50%以上。

3.10 皮肤损伤致瘢痕形成达体表面积60%以上。

4. Ⅳ级伤残／分值4分

4.1 颅脑、脊髓及周围神经损伤致

1）中度智力缺损（智商49以下）或精神障碍，日常生活能力严重受限，间或需要帮助。

2）严重运动性失语或严重感觉性失语。

3）四肢瘫（二肢以上肌力4级以下）。

4）偏瘫或截瘫（肌力4级以下）。

5）阴茎勃起功能完全丧失。

4.2 头面部损伤致

1）一侧眼球缺失，另一眼低视力2级；或一侧眼球缺失，另一侧眼严重畸形伴低视力1级。

2）双侧眼睑重度下垂（或严重畸形）伴双眼低视力2级以上；或一侧眼睑重度下垂（或严重畸形），该眼低视力2级以上，另一眼低盲目3级以上。

3）双眼盲目3级以上。

4）双眼视野极度缺损（直径小于10°）。

5）双耳极度听觉障碍。

6）一耳极度听觉障碍，另一耳重度听觉障碍伴一侧耳郭缺失（或畸形）50%以上。

7）双耳重度听觉障碍伴一侧耳郭缺失（或严重畸形）。

8）双耳中等重度听觉障碍伴双侧耳郭缺失（或严重畸形）；或双耳中等重度听觉障碍伴一侧耳郭缺失，另一侧耳郭严重畸形。

9）面部瘢痕形成60%以上。

4.3　脊柱胸段损伤致严重畸形愈合，影响呼吸功能。

4.4　颈部损伤致

1）瘢痕形成，颈部活动度丧失75%以上。

2）影响呼吸和吞咽功能。

4.5　胸部损伤致

1）肺叶切除或胸膜粘连或胸廓畸形，影响呼吸功能。

2）明显器质性心律失常。

4.6　腹部损伤致一侧肾功能重度障碍，另一侧肾功能中度障碍。

4.7　会阴部损伤致阴茎体完全缺失或严重畸形。

4.8　外阴、阴道损伤致阴道闭锁。

4.9　肢体损伤致双手完全缺失或丧失功能。

4.10　皮肤损伤致瘢痕形成达体表面积52%以上。

5. Ⅴ级伤残／分值5分

5.1　颅脑、脊髓及周围神经损伤致

1）中度智力缺损或精神障碍，日常生活能力明显受限，需要指导。

2）外伤性癫痫，药物不能完全控制，大发作平均每3个月1次以上或局限性发作平均每月2次以上或小发作平均每周4次以上或精神运动性发作平均每月1次以上。

3）严重失用或失认症。

4）单侧严重面瘫，难以恢复。

5）偏瘫或截瘫（一肢以上肌力2级以下）。

6）单瘫（肌力2级以下）。

7）大便或小便失禁，难以恢复。

5.2　头面部损伤致

1）一侧眼球缺失伴另一眼低视力1级；一侧眼球缺失伴一侧眼严重畸形且视力接近正常。

2）双侧眼睑重度下垂（或严重畸形）伴双眼低视力1级；或一侧眼睑重度下垂（或严重畸形），该眼低视力1级以上，另一眼低视力2级以上。

3）双眼低视力2级以上。

4）双眼视野重度缺损（直径小于20°）。

5）舌肌完全麻痹或舌体缺失（或严重畸形）50%以上。

6）上颌骨、下颌骨缺损，牙齿脱落20枚以上。

7）一耳极度听觉障碍，另一耳重度听觉障碍。

8）双耳重度听觉障碍伴一侧耳郭缺失（或畸形）50%以上。

9）双耳中等重度听觉障碍伴一侧耳郭缺失（或严重畸形）。

10）双侧耳郭缺失（或严重畸形）。

11）外鼻部完全缺损（或严重畸形）。

12）面部瘢痕形成40%以上。

5.3　脊柱胸段损伤致畸形愈合，影响呼吸功能。

5.4　颈部损伤致

1）瘢痕形成，颈部活动度丧失50%以上。

2）影响呼吸功能。

5.5　胸部损伤致

1）肺叶切除或胸膜粘连或胸廓畸形，轻度影响呼吸功能。

2）器质性心律失常。

5.6　腹部损伤致

1）胃、肠、消化腺等部分切除，严重影响消化吸收功能。

2）一侧肾切除或完全丧失功能，另一侧肾功能轻度障碍。

5.7　盆部损伤致

1）双侧输尿管缺失或闭锁。

2）膀胱切除。

3）尿道闭锁。

4）大便或小便失禁，难以恢复。

5.8　会阴部损伤致阴茎体大部分缺失（或畸形）。

5.9　外阴、阴道损伤致阴道严重狭窄，功能严重障碍。

5.10　肢体损伤致

1）双手缺失（或丧失功能）90%以上。

2）一肢缺失（上肢在肘关节以上，下肢在膝关节以上）。

3）一肢缺失（上肢在腕关节以上，下肢在踝关节以上），另一肢丧失功能50%以上。

4）一肢完全丧失功能。

5.11　皮肤损伤致瘢痕形成达体表面积44%以上。

6. Ⅵ级伤残／分值6分

6.1　颅脑、脊髓及周围神经损伤致

1）中度智力缺损或精神障碍，日常生活能力部分受限，但能部分代偿，部分日常生活需要帮助。

2）严重失读伴失写症；或中度运动性失语或中度感觉性失语。

3）偏瘫或截瘫（一肢肌力3级以下）。

4）单瘫（肌力3级以下）。

5）阴茎勃起功能严重障碍。

6.2　头面部损伤致

1）一侧眼球缺失伴另一眼视力接近正常；或一侧眼球缺失伴另一侧眼严重畸形。

2）双侧眼睑重度下垂（或严重畸形）伴双眼视力接近正常；或一侧眼睑重度下垂（或严重畸形），该眼视力接近正常，另一眼低视力1级以上。

3）双眼低视力1级。

4）双眼视野中度缺损（直径小于60°）。

5）颞下颌关节强直，牙关紧闭。

6）一耳极度听觉障碍，另一耳中等重度听觉障碍；或双耳重度听觉障碍。

7）一侧耳郭缺失（或严重畸形），另一侧耳郭缺失（或畸形）50%以上。

8）面部瘢痕形成面积20%以上。

9）面部大量细小瘢痕（或色素明显改变）75%以上。

6.3　脊柱损伤致颈椎或腰椎严重畸形愈合，颈部或腰部活动度完全丧失。

6.4　颈部损伤致瘢痕形成，颈部活动度丧失25%以上。

6.5　腹部损伤致一侧肾功能重度障碍，另一侧肾功能轻度障碍。

6.6　盆部损伤致

1）双侧输卵管缺失或闭锁。

2）子宫全切。

6.7　会阴部损伤致双侧输精管缺失或闭锁。

6.8　外阴、阴道损伤致阴道狭窄，功能障碍。

6.9　肢体损伤致

1）双手缺失（或丧失功能）70%以上。

2）双足跗跖关节以上缺失。

3）一肢缺失（上肢在腕关节以上，下肢在踝关节以上）。

6.10　皮肤损伤致瘢痕形成达体表面积的36%以上。

7.Ⅶ级伤残／分值7分

7.1　颅脑、脊髓及周围神经损伤致

1）轻度智力缺损（智商70以下）或精神障碍，日常生活有关的活动能力严重受限。

2）外伤性癫痫，药物不能完全控制，大发作平均每6个月1次以上或局限性发作平均每2个月2次以上或小发作平均每周2次以上或精神运动性发作平均每2个月1次以上。

3）中度失用或中度失认症。

4）严重构音障碍。

5）偏瘫或截瘫（一肢肌力4级）。

6）单瘫（肌力4级）。

7）半身或偏身型完全性感觉缺失。

7.2　头面部损伤致

1）一侧眼球缺失。

2）双侧眼睑重度下垂（或严重畸形）。

3）口腔或颞下颌关节损伤，重度张口受限。

4）上颌骨、下颌骨缺损，牙齿脱落16枚以上。

5）一耳极度听觉障碍，另一耳中度听觉障碍；或一耳重度听觉障碍，另一耳中等重度听觉障碍。

6）一侧耳郭缺失（或严重畸形），另一侧耳郭缺失（或畸形）10%以上。

7）外鼻部大部分缺损（或畸形）。

8）面部瘢痕形成，面积24cm$^2$以上。

9）面部大量细小瘢痕（或色素明显改变）50%以上。

10）头皮无毛发75%以上。

7.3　脊柱损伤致颈椎或腰椎畸形愈合，颈部或腰部活动度丧失75%以上。

7.4　颈部损伤致颈前三角区瘢痕形成75%以上。

7.5　胸部损伤致

1）女性双侧乳房缺失（或严重畸形）。

2）心功能不全，心功能Ⅱ级。

7.6　腹部损伤致双侧肾功能中度障碍。

7.7　盆部损伤致

1）骨盆倾斜，双下肢长度相差8cm以上。

2）女性骨盆严重畸形，产道破坏。

3）一侧输尿管缺失或闭锁，另一侧输尿管严重狭窄。

7.8　会阴部损伤致

1）阴茎体部分缺失（或畸形）。

2）阴茎包皮损伤，瘢痕形成，功能障碍。

7.9　肢体损伤致

1）双手缺失（或丧失功能）50%以上。

2）双手感觉完全缺失。

3）双足足弓结构完全破坏。

4）一足跗跖关节以上缺失。

5）双下肢长度相差8cm以上。

6）一肢丧失功能75%以上。

7.10　皮肤损伤致瘢痕形成达体表面积的28%以上。

8.Ⅷ级伤残/分值8分

8.1　颅脑、脊髓及周围神经损伤致

1）轻度智力缺损或精神障碍，日常生活有关的活动能力部分受限。

2）中度失读伴失写症。

3）半身或偏身型深感觉缺失。

4）阴茎勃起功能障碍。

8.2　头面部损伤致

1）一眼盲目4级以上。

2）一眼视野接近完全缺损（直径小于5°）。

3）上颌骨、下颌骨缺损，牙齿脱落12枚以上。

4）一耳极度听觉障碍；或一耳重度听觉障碍，另一耳中度听觉障碍；或双耳中等重度听觉障碍。

5）一侧耳郭缺失（或严重畸形）。

6）鼻尖及一侧鼻翼缺损（或畸形）。

7）面部瘢痕形成面积18cm²以上。

8）面部大量细小瘢痕（或色素明显改变）25%以上。

9）头皮无毛发50%以上。

10）颌面部骨或软组织缺损32cm³以上。

8.3　脊柱损伤致

1）颈椎或腰椎畸形愈合，颈部或腰部活动度丧失50%以上。

2）胸椎或腰椎二椎体以上压缩性骨折。

8.4　颈部损伤致前三角区瘢痕形成50%以上。

8.5　胸部损伤致

1）女性一侧乳房缺失（或严重畸形），另一侧乳房部分缺失（或畸形）。

2）12肋以上骨折。

8.6　腹部损伤致

1）胃、肠、消化腺等部分切除，影响消化吸收功能。

2）脾切除。

3）一侧肾切除或肾功能重度障碍。

8.7　盆部损伤致

1）骨盆倾斜，双下肢长度相差6cm以上。

2）双侧输尿管严重狭窄，或一侧输尿管缺失（或闭锁），另一侧输尿管狭窄。

3）尿道严重狭窄。

8.8　会阴部损伤致

1）阴茎龟头缺失（或畸形）。

2）阴茎包皮损伤，瘢痕形成，严重影响功能。

8.9　外阴、阴道损伤致阴道狭窄，严重影响功能。

8.10　肢体损伤致

1）双手缺失（或丧失功能）30%以上。

2）双手感觉缺失75%以上。

3）一足弓结构完全破坏，另一足弓结构破坏1/3以上。

4）双足十趾完全缺失或丧失功能。

5）双下肢长度相差6cm以上。

6）一肢丧失功能50%以上。

8.11　皮肤损伤致瘢痕形成达体表面积的20%以上。

9.Ⅸ级伤残/分值9分

9.1　颅脑、脊髓及周围神经损伤致

1）轻度智力缺损或精神障碍，日常活动能力部分受限。

2）外伤性癫痫，药物不能完全控制，大发作一年一次以上或局限性发作平均每6个月3次以上或小发作平均每月4次以上或精神运动性发作平均每6个月2次以上。

3）严重失读或严重失写症。

4）双侧轻度面瘫，难以恢复。

5）半身或偏身型浅感觉缺失。

6）严重影响阴茎勃起功能。

9.2　头面部损伤致

1）一眼盲目3级以上。

2）双侧眼睑下垂（或畸形）；或一侧眼睑重度下垂（或严重畸形）。

3）一眼视野极度缺损（直径小于10°）。

4）上颌骨、下颌骨缺损中，牙齿脱落8枚以上。

5）口腔损伤，牙齿脱落16枚以上。

6）口腔或颞下颌关节损伤，中度张口受限。

7）舌尖缺失（或畸形）。

8）一耳重度听觉障碍；或一耳中等重度听觉障碍，另一耳中度听觉障碍。

9）一侧耳郭缺失（或畸形）50%以上。

10）一侧鼻翼缺损（或畸形）。

11）面部瘢痕形成面积12cm²以上，或面部线条状瘢痕20cm以上。

12）面部细小瘢痕（或色素明显改变）面积30cm²以上。

13）头皮无毛发25%以上。

14）颌面部骨及软组织缺损16cm³以上。

9.3　脊柱损伤致

1）颈椎或腰椎畸形愈合，颈部或腰部活动度丧失25%以上。

2）胸椎或腰椎一椎体粉碎性骨折。

9.4　颈部损伤致

1）严重声音嘶哑。

2）颈前三角区瘢痕形成25%以上。

9.5　胸部损伤致

1）女性一侧乳房缺失（或严重畸形）。

2）8肋以上骨折或4肋以上缺失。

3）肺叶切除。

4）心功能不全，心功能Ⅰ级。

9.6　腹部损伤致

1）胃、肠、消化腺等部分切除。

2）胆囊切除。

3）脾部分切除。

4）一侧肾部分切除或肾功能中度障碍。

9.7　盆部损伤致

1）骨盆倾斜，双下肢长度相差4cm以上。

2）骨盆严重畸形愈合。

3）尿道狭窄。

4）膀胱部分切除。

5）一侧输尿管缺失或闭锁。

6）子宫部分切除。

7）直肠、肛门损伤，遗留永久性乙状结肠造口。

9.8　会阴部损伤致

1）阴茎龟头缺失（或畸形）50%以上。

2）阴囊损伤，瘢痕形成75%以上。

9.9　肢体损伤致

1）双手缺失（或丧失功能）10%以上。

2）双手感觉缺失50%以上。

3）双上肢前臂旋转功能完全丧失。

4）双足十趾缺失（或丧失功能）50%以上。

5）一足足弓结构破坏。

6）双上肢长度相差10cm以上。

7）双下肢长度相差4cm以上。

8）四肢长骨一骺板以上粉碎性骨折。

9）一肢丧失功能25%以上。

9.10　皮肤损伤致瘢痕形成达体表面积12%以上。

10. Ⅹ级伤残／分值10分

10.1　颅脑、脊髓及周围神经损伤致

1）神经功能障碍，日常活动能力轻度受限。

2）外伤性癫痫，药物能够控制，但遗留脑电图中度以上改变。

3）轻度失语或构音障碍。

4）单侧轻度面瘫，难以恢复。

5）轻度不自主运动或共济失调。

6）斜视、复视、视错觉、眼球震颤等视觉障碍。

7）半身或偏身型浅感觉分离性缺失。

8）一肢体完全性感觉缺失。

9）节段性完全性感觉缺失。

10）影响阴茎勃起功能。

10.2　头面部损伤致

1）一眼低视力1级。

2）一侧眼睑下垂或畸形。

3）一眼视野中度缺损（直径小于60°）。

4）泪小管损伤，遗留溢泪症状。

5）眼内异物存留。

6）外伤性白内障。

7）外伤性脑脊液鼻漏或耳漏。

8）上颌骨、下颌骨缺损，牙齿脱落4枚以上。

9）口腔损伤，牙齿脱落8枚以上。

10）口腔或颞下颌关节损伤，轻度张口受限。

11）舌尖部分缺失（或畸形）。

12）一耳中等重度听觉障碍；或双耳中度听觉障碍。

13）一侧耳郭缺失（或畸形）10%以上。

14）鼻尖缺失（或畸形）。

15）面部瘢痕形成，面积6cm²以上；或面部线条状瘢痕10cm以上。

16）面部细小瘢痕（或色素明显改变）面积15cm²以上。

17）头皮无毛发40cm²以上。

18）颅骨缺损4cm²以上，遗留神经系统轻度症状和体征；或颅骨缺损6cm²以上，无神经系统症状和体征。

19）颌面部骨及软组织缺损8cm³以上。

10.3　脊柱损伤致

1）颈椎或腰椎畸形愈合，颈部或腰部活动度丧失10%以上。

2）胸椎畸形愈合，轻度影响呼吸功能。

3）胸椎或腰椎一椎体1/3以上压缩性骨折。

10.4　颈部损伤致

1）瘢痕形成，颈部活动度丧失10%以上。

2）轻度影响呼吸和吞咽功能。

3）颈前三角区瘢痕面积20cm²以上。

10.5　胸部损伤致

1）女性一侧乳房部分缺失（或畸形）。

2）4肋以上骨折；或2肋以上缺失。

3）肺破裂修补。

4）胸膜粘连或胸廓畸形。

10.6 腹部损伤致

1）胃、肠、消化腺等破裂修补。

2）胆囊破裂修补。

3）肠系膜损伤修补。

4）脾破裂修补。

5）肾破裂修补或肾功能轻度障碍。

6）膈肌破裂修补。

10.7 盆部损伤致

1）骨盆倾斜，双下肢长度相差2cm以上。

2）骨盆畸形愈合。

3）一侧卵巢缺失或完全萎缩。

4）一侧输卵管缺失或闭锁。

5）子宫破裂修补。

6）一侧输尿管严重狭窄。

7）膀胱破裂修补。

8）尿道轻度狭窄。

9）直肠、肛门损伤，瘢痕形成，排便功能障碍。

10.8 会阴部损伤致

1）阴茎龟头缺失（或畸形）25%以上。

2）阴茎包皮损伤，瘢痕形成，影响功能。

3）一侧输精管缺失（或闭锁）。

4）一侧睾丸缺失或完全萎缩。

5）阴囊损伤，瘢痕形成50%以上。

10.9 外阴、阴道损伤致阴道狭窄，影响功能。

10.10 肢体损伤致

1）双手缺失（或丧失功能）5%以上。

2）双手感觉缺失25%以上。

3）双上肢前臂旋转功能丧失50以上。

4）一足足弓结构破坏1/3以上。

5）双足十趾缺失（或丧失功能）20%以上。

6）双上肢长度相差4cm以上。

7）双下肢长度相差2cm以上。

8）四肢长骨一骺板以上线性骨折。

9）一肢丧失功能10%以上。

10.11 皮肤损伤致瘢痕形成达体表面积4%以上。

（三）示例

病人，男性，27岁。因车祸伤后右侧肢体活动受限伴认知障碍23天。经诊断：①脑外伤后遗右侧偏瘫；②认知障碍；③继发性癫痫；④去骨瓣血

肿清除术后。目前日常生活大部分辅助完成，高级神经活动明显减退，右上肢肌力0级，右下肢近端肌力2~3级，远端肌力0级。

据此采用《道路交通事故受伤人员伤残评定》，符合颅脑、脊髓及周围神经损伤致Ⅲ级标准中第（1）、（2）、（3）标准，故可判定为Ⅲ级，分值记录为3分，伤残程度严重。

（四）特定与意义

采用《道路交通事故受伤人员伤残评定》的对象限定于道路交通事故受伤人员的伤残程度评定。伤者是车辆驾驶人员、行人、乘车人或其他相关人员。这些人必须与交通活动有关，这些交通活动必须发生在公路、城市街道和胡同、乡村道路及公共广场、公共停车场等供车辆、行人通行的地方。

## 四、国际功能、残疾与健康分类

（一）概述

国际功能、残疾和健康分类（international classification of functioning, disability and health, ICFDH）是WHO国际分类大家族中的新成员。ICFDH测试版是于1980年公布问世的，通过各国学者的讨论、研究、应用和修改，于2001年5月22日终于在第54届世界卫生大会上获得签署（决议WHA54.21）并在国际上使用。ICFDH的正式使用标志着WHO为世界各国提供了一种统一和标准的语言与框架来描述健康状况及与健康有关的状况。其可以对广泛的有关健康的信息进行编码（如诊断、功能和残疾、与保健机构接触的理由），并运用标准化的通用语言使全世界不同学科和领域能够对于有关健康和保健情况进行交流。它通过身体结构、个体活动和社会参与能力等三个层面来认识人的功能与残疾的相互关系，优化了个人和人群功能状态的方案，提供了对健康和残疾进行定义、测量及制定政策的概念性基础。ICFDH理念认为，每个人都会经历健康状况的衰减，从而经历某种残疾。ICFDH不仅是WHO健康和残疾的框架，还是ICD对死亡和疾病进行分类的一个补充。

ICFDH由两大部分组成，第一部分是功能和残疾，包括身体功能（以字母"b"表示）和身体结构（以字母"s"表示）、活动和参与（以字母"d"表示）；第二部分是背景性因素，主要指环境因素（以字母"e"表示）。ICFDH运用了一种字母数字编码系统，因而可以对广泛的有关健康的信息进行

编码（如诊断、功能和残疾状态等），为临床提供一种统一和标准的语言与框架来描述病人的健康状况及与健康有关的状况；同时，运用这种标准化的通用语言可以使全世界不同学科和领域能够相互进行交流。

具体而言，ICFDH可以应用于：①统计工具，用于数据采集和编码（人口研究，残疾人管理系统等）；②研究工具，测量健康状态的结果、生活质量或环境因素；③临床工具，用于评定，如职业评定、康复效果评定；④制定社会政策工具，用于制定社会保障计划、保险赔偿系统及制定与实施政策；⑤教育工具，用于教学需求评估、课程设计等方面。

**（二）评分方法**

1. 结构和编码　ICFDH使用了部分、成分、类目等分类范畴构建其分类体系，并且运用了字母数字编码系统，字母b、s、d和e分别代表身体功能、身体结构、活动和参与及环境因素。紧接这些字母的数字代表了该条目编码的类目层次。其中，第一位数是章数，即第1级水平类目；第二、三位数是第2级水平类目（2位数）；第四位数是第3级水平类目；第五位数是第4级水平类目。ICFDH共有1424个编码，构成ICFDH分类的全文版。

例如：

・b2 感觉功能和疼痛（1级水平类目）。

・b210 视功能（2级水平类目）。

・b2102 视觉质量（3级水平类目）。

・b21022 对比感觉（4级水平类目）。

2. 限定值　使用限定值是ICFDH编码的一个重要特点。ICFDH编码只有在加上一个限定值后才算完整，限定值用于显示健康水平的程度（即问题的严重性）。限定值是在小数点后的一位、两位或多位数字。使用任何编码应该至少加上一位限定值。没有限定值的编码没有意义。

例如：

・×××.0 没有问题（无，缺乏，微不足道）0～4%。

・×××.1 轻度问题（略有一点，很低）5%～24%。

・×××.2 中度问题（中等程度，一般）25%～49%。

・×××.3 重度问题（很高，非常）50%～95%。

・×××.4 完全问题（全部）96%～100%。

・×××.8 未特指。

・×××.9 不适用。

3. 身体功能、结构评定

（1）身体功能损伤：身体功能是指身体各系统的生理功能。损伤是指身体功能或结构出现的问题，如显著的变异或缺陷。

身体功能损伤是通过一级限定值代表其损伤程度，具体意义见表12-15。

（2）身体结构损伤：身体结构是躯体如器官、肢体及其构成成分的解剖结构。损伤是由于明显的偏差或损失造成的身体功能或结构问题。

身体结构损伤限定值具体由一、二级限定值表示，如表12-16所示。

4. 活动受限和参与局限　活动是由个体执行一项任务或行动。参与是投入于生活环境之中。活动受限是个体在进行活动时可能遇到的困难。参与局限是个体投入于生活环境中可能体验到的困难。

活动表现限定值说明参与局限的程度，用来描述个体在他/她的现实环境中执行一项任务或行动的实际活动表现。由于现实环境中有社会性的背景，使用该限定值记录活动表现可以理解为"投入到生活情景中"或人们在其所生活的实际背景中的"实际经历"。这种背景包括环境性因素——自然的、社会的和态度世界的所有方面，它们可以使用环境因素进行编码。活动表现限定值是用来测量被访者做自己想做的事所经历的困难程度。

能力限定值说明活动受限的程度，用来描述个体执行一项任务或行动的能力。能力限定值的重点在局限性上，那是个体自身所固有的与生俱来的特征。这些局限性直接表现出被访者在没有辅助时的健康状态，这里的辅助是指别人对我们的帮助，或是用适合的、特殊的用具或是交通工具，或者是对于房间、家中、工作场所等的任何形式的改造。这级水平的能力应该判断出人们在获得健康状态之前的预期正常水平和实际能力。

活动受限和参与局限值的编码一般仍以一、二两级限定值表示。一级限定值表示损伤程度，参与局限性的程度；二级限定值表示能力（无辅助），活动受限的程度。具体编码和意义如表12-17所示。

5. 环境因素　环境因素构成了人们生活和指导人们生活的自然、社会与态度环境。环境限定值用以表示障碍因素或有利因素，具体编码与使用原则见表12-18。

表12-15　身体功能损伤限定值的编码和意义

| 编码 | 损伤程度 | 说明 |
|---|---|---|
| 0 | 无损伤 | 身体这一功能没有问题 |
| 1 | 轻度损伤 | 这一问题在特定时间内出现率少于25%，在强度上可以忍受，在最近30天内很少发生 |
| 2 | 中度损伤 | 这一问题在特定时间内出现率少于50%，在强度上妨碍了人们的日常生活，在最近30天内时有发生 |
| 3 | 重度损伤 | 这一问题在特定时间内出现率大于50%，在强度上使得人们的日常生活部分中断，在最近30天内频繁发生 |
| 4 | 完全损伤 | 这一问题在特定时间内出现率大于95%，在强度上使得人们的日常生活完全中断，在最近30天内天天发生 |
| 8 | 未特指 | 没有足够的信息来说明损伤的程度 |
| 9 | 不适用 | 不恰当地申请一个特殊的编码 |

表12-16　身体结构损伤限定值的编码和意义

| 一级限定值 | | | 二级限定值 | |
|---|---|---|---|---|
| 编码 | 损伤程度 | 说明 | 编码 | 变化性质 |
| 0 | 无损伤 | 这一结构没有问题 | 0 | 结构没有改变 |
| 1 | 轻度损伤 | 这一问题在特定时间内出现率少于25%，在强度上可以忍受，在最近30天内很少发生 | 1 | 完全缺失 |
| | | | 2 | 部分缺失 |
| 2 | 中度损伤 | 这一问题在特定时间内出现率少于50%，在强度上妨碍了人们的日常生活，在最近30天内时有发生 | 3 | 附属部位 |
| | | | 4 | 异常维度 |
| 3 | 重度损伤 | 这一问题在特定时间内出现率大于50%，在强度上使得人们的日常生活部分中断，在最近30天内频繁发生 | 5 | 不连贯性 |
| | | | 6 | 偏离位置 |
| 4 | 完全损伤 | 这一问题在特定时间内出现率大于95%，在强度上使得人们的日常生活完全中断，在最近30天内天天发生 | 7 | 结构上的性质改变，包括积液 |
| | | | 8 | 未特指 |
| 8 | 未特指 | 没有足够的信息来说明损伤的程度 | 9 | 不适用 |
| 9 | 不适用 | 不恰当地申请一个特殊的编码 | | |

表12-17　活动受限和参与局限的编码和意义

| 编码 | 损伤程度 | 说明 |
|---|---|---|
| 0 | 无困难 | 没有问题 |
| 1 | 轻度困难 | 这一问题在特定时间内出现率少于25%，在强度上可以忍受，在最近30天内很少发生 |
| 2 | 中度困难 | 这一问题在特定时间内出现率少于50%，在强度上妨碍了人们的日常生活，在最近30天内时有发生 |
| 3 | 重度困难 | 这一问题在特定时间内出现率大于50%，在强度上使得人们的日常生活部分中断，在最近30天内频繁发生 |
| 4 | 完全困难 | 这一问题在特定时间内出现率大于95%，在强度上使得人们的日常生活完全中断，在最近30天内天天发生 |
| 8 | 未特指 | 没有足够的信息来说明损伤的程度 |
| 9 | 不适用 | 不恰当地申请一个特殊的编码 |

**表 12-18　环境限定值的编码原则**

| 障碍因素 | | 有利因素 | |
| --- | --- | --- | --- |
| 编码 | 说明 | 编码 | 说明 |
| 0 | 无障碍因素 | 0 | 无有利因素 |
| 1 | 轻度障碍因素 | +1 | 轻度有利因素 |
| 2 | 中度障碍因素 | +2 | 中度有利因素 |
| 3 | 重度障碍因素 | +3 | 充分有利因素 |
| 4 | 完全障碍因素 | +4 | 完全有利因素 |

### （三）示例

某人丧失了声带，可以借助辅助装置说话，对于其活动受限与参与局限中的编码为 d330.231。其中，d330 代表"说的功能"，小数点后第一位"2"为一级限定值，表示中度活动表现困难；小数点后第二位"3"为二级限定值，表示无辅助装置下严重能力障碍；小数点后第三位"1"为三级限定值，表示有辅助装置下轻度能力障碍。

### （四）特点与意义

有研究发现 ICFDH 限定值不能准确反映问题的严重程度，出现对于既定的功能状态，既不能明确评定，也不能评定结果的现象。同时也存在不同评估人员、经验和角度，会导致 ICFDH 限定值评估结果的不同。另外，ICFDH 评定耗时较多，无法满足临床快速评定的需要。但 ICF 通过病人的身体结构、功能水平、活动参与、环境因素和个人因素来整体考量病人的健康状态。通过 ICFDH 的评分，可以明确造成病人健康状态变化的问题所在。可以针对病人的身体结构、功能水平及活动参与水平进行相应的改善和调整，也可以通过改变病人所处的环境因素和个人因素，来改善病人的健康状况。

# 第四节　生存质量评分

## 一、概述

生存质量（quality of life，QOL），按照 WHO 的定义是指"不同文化和价值体系中的个体对与他们的目标、期望、标准以及所关心的事情有关的生存状况的体验"，是相对于寿命而言的一个概念。在医学领域中，它指的是个体的生存水平和体验，它反映的是不同伤残者在不同伤残情况下，维持自身躯体、精神及社会活动处于一种良好状态的能力和素质，用与健康相关的生存质量（health-related quality of life，HRQL）来表示。

HRQL 主要分为两大类，即普适性量表和特异性量表。普适性量表用于一般人群的生存质量测定，具有适用于多种疾病的特点，可明确影响生存质量的其他相关因素，也可使用同一评测标准对不同疾病、不同治疗方法进行对比研究。在资料的采集、整理方面也比较方便。这类评分应用较广的如 WHOQOL-100、WHOQOL-BREF、SF-36 等。但其局限性也比较明显，一方面因其以病人问答为主，对伴有认知言语障碍的病人不适用；另一方面在极低分段和高分段人群中，容易发生封底或封顶效应，不能准确区别这两个分段人群的准确 QOL 水平。此外在涉及特定疾病研究时，还容易出现内容效度问题，即不能体现特定人群最有意义、相关性最强的现象。而特异性量表主要用于特定人群评定，它不能用于不同疾病的对比研究。相对于普适性量表来说，特异性量表的针对性较强，如脑卒中专表 SIS、SSQOLS 等，均有设计一些与脑卒中病人相关性较强的条目。但特异性量表有其自身的适用范围，而且这些量表产生时间较短，相关资料研究少，仍需不断完善修订。尚未发现专用创伤方面的特异性量表。

## 二、世界卫生组织生活质量测定量表-100

### （一）概述

世界卫生组织生活质量测定量表（WHOQOL）是由世界卫生组织于 1993 年编制的一套用于测量

个体与健康有关的生活质量的国际性评分量表，包括WHOQOL-100和WHOQOL-BREF。WHOQOL-100是在近15个不同文化背景下共同编制而成的量表，它包含100个问题，有相应的29种语言版本在世界各地被使用。WHOQOL-BREF是在WHOQOL-100基础上简化而成的量表，它包含26条问题条目。

WHOQOL量表评分可以帮助获得特定人群的详细生存质量资料，以便人们理解疾病、发展治疗手段。由于使用了WHOQOL-100和WHOQOL-BREF量表评分而使国际多中心的生存质量研究成为可能，并且不同地区的研究结果能够进行比较。临床实践中，生存质量的测定能够帮助临床医师判断病人受疾病影响最严重的方面，决定治疗方法。与其他手段结合，它们也能帮助医学研究人员评估治疗过程中生存质量的变化。

评分量表的问题和格式原则上不能改动，量表中的问题按回答的格式而分组。有关本国特点的内容附加在量表的末尾，而不能夹在量表中间。填写量表时，假如病人有足够能力阅读量表，应由其本人填写或回答，否则可由访问者帮助阅读或填写。该量表反映的是近2周的生存质量情况，但在实际工作中，根据工作不同阶段的特殊性，量表可以考察不同长度时间段的生存质量。该量表结构如表12-19所示。

**（二）评分方法**

1. WHOQOL-100量表指标内容 WHOQOL-100量表所测定的内容涉及生存质量的24个方面，每个方面含4个问题。每个问题的编码格式是"F×.×"，其中"F"后面的第一个×表示问题所属的方面，第二个×表示该方面的问题序号。例如，"F5.2"表示第5个方面的第2个问题。另外，加上4个有关总体健康和总体生存质量的问题（其编码分别为G1、G2、G3、G4），共计100个问题。

表12-19 WHOQOL-100量表内容结构

| 所属领域 | 所属方面 |
| --- | --- |
| Ⅰ.生理领域（PHYS） | 1.疼痛与不适 |
| | 2.精力与疲倦 |
| | 3.睡眠与休息 |
| Ⅱ.心理领域（PSYCH） | 4.积极感受 |
| | 5.思想、学习、记忆和注意力 |
| | 6.自尊 |
| | 7.身材与相貌 |
| | 8.消极感受 |
| Ⅲ.独立性领域（IND） | 9.行动能力 |
| | 10.日常生活能力 |
| | 11.对药物及医疗手段的依赖性 |
| | 12.工作能力 |
| Ⅳ.社会关系领域（SOCIL） | 13.个人关系 |
| | 14.所需社会支持的满足程度 |
| | 15.性生活 |
| Ⅴ.环境领域（ENVIR） | 16.社会安全保障 |
| | 17.住房环境 |
| | 18.经济来源 |
| | 19.医疗服务与社会保障：获取途径与质量 |
| | 20.获取新信息、知识、技能的机会 |
| | 21.休闲娱乐活动的参与机会与参与程度 |
| | 22.环境条件（污染／噪声／交通／气候） |
| | 23.交通条件 |
| Ⅵ.精神支柱／宗教／个人信仰（DOM6） | 24.精神支柱／宗教／个人信仰 |
| Ⅶ.总体问题 | 25.总体健康和总体生存质量 |

　　该量表所评估的目的是了解对自己最近两周内的生活质量、健康状况及日常活动的感觉如何,如果某个问题不能肯定如何回答,就选择最接近自己真实感觉的那个答案。所有问题都按照自己的标准或者自己的感觉来回答。具体如下:

　　下列问题是问前两周中的某些事情,如快乐或满足之类积极的感受。问题均涉及前两周。

F1.2您对自己的疼痛或不舒服担心吗?
1.根本不担心　　　　　2.很少担心
3.担心(一般)　　　　4.比较担心
5.极担心

F1.3您在对付疼痛或不舒服时有困难吗?
1.根本没困难　　　　　2.很少有困难
3.有困难(一般)　　　4.比较困难
5.极困难

F1.4您觉得疼痛妨碍您去做自己需要做的事情吗?
1.根本不妨碍　　　　　2.很少妨碍
3.有妨碍(一般)　　　4.比较妨碍
5.极妨碍

F2.2您容易累吗?
1.根本不容易累　　　　2.很少容易累
3.容易累(一般)　　　4.比较容易累
5.极容易累

F2.4疲乏使您烦恼吗?
1.根本不烦恼　　　　　2.很少烦恼
3.烦恼(一般)　　　　4.比较烦恼
5.极烦恼

F3.2您睡眠有困难吗?
1.根本没困难　　　　　2.很少有困难
3.有困难(一般)　　　4.比较困难
5.极困难

F3.4睡眠问题使您担心吗?
1.根本不担心　　　　　2.很少担心
3.担心(一般)　　　　4.比较担心
5.极担心

F4.1您觉得生活有乐趣吗?
1.根本没乐趣　　　　　2.很少有乐趣
3.有乐趣(一般)　　　4.比较有乐趣
5.极有乐趣

F4.3您觉得未来会好吗?
1.根本不会好　　　　　2.很少会好
3.会好(一般)　　　　4.会比较好
5.会极好

F4.4在您生活中有好的体验吗?
1.根本没有　　　　　　2.很少有
3.有(一般)　　　　　4.比较多
5.极多

F5.3您能集中注意力吗?
1.根本不能　　　　　　2.很少能
3.能(一般)　　　　　4.比较能
5.极能

F6.1您怎样评价自己?
1.根本没价值　　　　　2.很少有价值
3.有价值(一般)　　　4.比较有价值
5.极有价值

F6.2您对自己有信心吗?
1.根本没信心　　　　　2.很少有信心
3.有信心(一般)　　　4.比较有信心
5.极有信心

F7.2您的外貌使您感到压抑吗?
1.根本没压抑　　　　　2.很少有压抑
3.有压抑(一般)　　　4.比较压抑
5.极压抑

F7.3您外貌上有无使您感到不自在的部分?
1.根本没有　　　　　　2.很少有
3.有(一般)　　　　　4.比较多
5.极多

F8.2您感到忧虑吗?
1.根本没忧虑　　　　　2.很少有忧虑
3.有忧虑(一般)　　　4.比较忧虑
5.极忧虑

F8.3悲伤或忧郁等感觉对您每天的活动有妨碍吗?
1.根本没妨碍　　　　　2.很少有妨碍
3.有妨碍(一般)　　　4.比较妨碍
5.极妨碍

F8.4忧郁的感觉使您烦恼吗?
1.根本不烦恼　　　　　2.很少烦恼
3.烦恼(一般)　　　　4.比较烦恼
5.极烦恼

F10.2您从事日常活动时有困难吗?
1.根本没困难　　　　　2.很少有困难
3.有困难(一般)　　　4.比较困难
5.极困难

F10.4日常活动受限制使您烦恼吗?
1.根本不烦恼　　　　　2.很少烦恼
3.烦恼(一般)　　　　4.比较烦恼

5.极烦恼

F11.2您需要依靠药物的帮助进行日常生活吗?

1.根本不需要　　　　　2.很少需要

3.需要(一般)　　　　4.比较需要

5.极需要

F11.3您需要依靠医疗的帮助进行日常生活吗?

1.根本不需要　　　　　2.很少需要

3.需要(一般)　　　　4.比较需要

5.极需要

F11.4您的生存质量依赖于药物或医疗辅助吗?

1.根本不依赖　　　　　2.很少依赖

3.依赖(一般)　　　　4.比较依赖

5.极依赖

F13.1生活中,您觉得孤单吗?

1.根本不孤单　　　　　2.很少孤单

3.孤单(一般)　　　　4.比较孤单

5.极孤单

F15.2您在性方面的需求得到满足了吗?

1.根本不满足　　　　　2.很少满足

3.满足(一般)　　　　4.多数满足

5.完全满足

F15.4您有性生活困难的烦恼吗?

1.根本没烦恼　　　　　2.很少有烦恼

3.有烦恼(一般)　　　4.比较烦恼

5.极烦恼

F16.1日常生活中您感受安全吗?

1.根本不安全　　　　　2.很少安全

3.安全(一般)　　　　4.比较安全

5.极安全

F16.2您觉得自己居住在一个安全和有保障的环境里吗?

1.根本没安全保障　　　2.很少有安全保障

3.有安全保障(一般)　4.比较有安全保障

5.总有安全保障

F16.3您担心自己的安全和保障吗?

1.根本不担心　　　　　2.很少担心

3.担心(一般)　　　　4.比较担心

5.极担心

F17.1您住的地方舒适吗?

1.根本不舒适　　　　　2.很少舒适

3.舒适(一般)　　　　4.比较舒适

5.极舒适

F17.4您喜欢自己住的地方吗?

1.根本不喜欢　　　　　2.很少喜欢

3.喜欢(一般)　　　　4.比较喜欢

5.极喜欢

F18.2您有经济困难吗?

1.根本不困难　　　　　2.很少有困难

3.有困难(一般)　　　4.比较困难

5.极困难

F18.4您为钱财担心吗?

1.根本不但心　　　　　2.很少担心

3.担心(一般)　　　　4.比较担心

5.极担心

F19.1您容易得到好的医疗服务吗?

1.根本不容易得到　　　2.很少容易得到

3.容易得到(一般)　　4.比较容易得到

5.极容易得到

F21.3您空闲时间享受到乐趣吗?

1.根本没乐趣　　　　　2.很少有乐趣

3.有乐趣(一般)　　　4.比较有乐趣

5.极有乐趣

F22.1您的生活环境对健康好吗?

1.根本不好　　　　　　2.很少好

3.好(一般)　　　　　4.比较好

5.极好

F22.2居住地的噪声问题使您担心吗?

1.根本不担心　　　　　2.很少担心

3.担心(一般)　　　　4.比较担心

5.极担心

F23.2您有交通上的困难吗?

1.根本没困难　　　　　2.很少有困难

3.有困难(一般)　　　4.比较困难

5.极困难

F23.4交通上的困难限制您的生活吗?

1.根本没限制　　　　　2.很少有限制

3.有限制(一般)　　　4.比较限制

5.极限制

下列问题是问过去两周内您做某些事情的能力是否"完全、十足",问题均涉及前两周。

F2.1您有充沛的精力去应付日常生活吗?

1.根本没精力　　　　　2.很少有精力

3.有精力(一般)　　　4.多数有精力

5.完全有精力

F7.1您觉得自己的外形过得去吗?

1.根本过不去　　　　　2.很少过得去

3.过得去(一般)　　　4.多数过得去

5. 完全过得去

F10.1 您能做自己日常生活的事情吗?

1. 根本不能　　　　　　　2. 很少能

3. 能(一般)　　　　　　4. 多数能

5. 完全能

F11.1 您依赖药物吗?

1. 根本不依赖　　　　　　2. 很少依赖

3. 依赖(一般)　　　　　4. 多数依赖

5. 完全依赖

F14.1 您能从他人那里得到您所需要的支持吗?

1. 根本不能　　　　　　　2. 很少能

3. 能(一般)　　　　　　4. 多数能

5. 完全能

F14.2 当需要时您的朋友能依靠吗?

1. 根本不能依靠　　　　　2. 很少能依靠

3. 能依靠(一般)　　　　4. 多数能依靠

5. 完全能依靠

F17.2 您住所的质量符合您的需要吗?

1. 根本不符合　　　　　　2. 很少符合

3. 符合(一般)　　　　　4. 多数符合

5. 完全符合

F18.1 您的钱够用吗?

1. 根本不够用　　　　　　2. 很少够用

3. 够用(一般)　　　　　4. 多数够用

5. 完全够用

F20.1 在日常生活中您需要的信息都齐备吗?

1. 根本不齐备　　　　　　2. 很少齐备

3. 齐备(一般)　　　　　4. 多数齐备

5. 完全齐备

F20.2 您有机会得到自己所需要的信息吗?

1. 根本没机会　　　　　　2. 很少有机会

3. 有机会(一般)　　　　4. 多数有机会

5. 完全有机会

F21.1 您有机会进行休闲活动吗?

1. 根本没机会　　　　　　2. 很少有机会

3. 有机会(一般)　　　　4. 多数有机会

5. 完全有机会

F21.2 您能自我放松和自找乐趣吗?

1. 根本不能　　　　　　　2. 很少能

3. 能(一般)　　　　　　4. 多数能

5. 完全能

F23.1 您有充分的交通工具吗?

1. 根本没有　　　　　　　2. 很少有

3. 有(一般)　　　　　　4. 多数有

5. 完全有

下面的问题要求您对前两周生活的各个方面说说感觉是如何的"满意、高兴或好",问题均涉及前两周。

G2 您对自己的生存质量满意吗?

1. 很不满意　　　　　　　2. 不满意

3. 即非满意也非不满意　　4. 满意

5. 很满意

G3 总的来讲,您对自己的生活满意吗?

1. 很不满意　　　　　　　2. 不满意

3. 即非满意也非不满意　　4. 满意

5. 很满意

G4 您对自己的健康状况满意吗?

1. 很不满意　　　　　　　2. 不满意

3. 即非满意也非不满意　　4. 满意

5. 很满意

F2.3 您对自己的精力满意吗?

1. 很不满意　　　　　　　2. 不满意

3. 即非满意也非不满意　　4. 满意

5. 很满意

F3.3 您对自己的睡眠情况满意吗?

1. 很不满意　　　　　　　2. 不满意

3. 即非满意也非不满意　　4. 满意

5. 很满意

F5.2 您对自己学习新事物的能力满意吗?

1. 很不满意　　　　　　　2. 不满意

3. 即非满意也非不满意　　4. 满意

5. 很满意

F5.4 您对自己做决定的能力满意吗?

1. 很不满意　　　　　　　2. 不满意

3. 即非满意也非不满意　　4. 满意

5. 很满意

F6.3 您对自己满意吗?

1. 很不满意　　　　　　　2. 不满意

3. 即非满意也非不满意　　4. 满意

5. 很满意

F6.4 您对自己的能力满意吗?

1. 很不满意　　　　　　　2. 不满意

3. 即非满意也非不满意　　4. 满意

5. 很满意

F7.4 您对自己的外形满意吗?

1. 很不满意　　　　　　　2. 不满意

3. 即非满意也非不满意　　4. 满意

5. 很满意

F10.3您对自己做日常生活事情的能力满意吗？

1.很不满意      2.不满意

3.即非满意也非不满意    4.满意

5.很满意

F13.3您对自己的人际关系满意吗？

1.很不满意      2.不满意

3.即非满意也非不满意    4.满意

5.很满意

F15.3您对自己的性生活满意吗？

1.很不满意      2.不满意

3.即非满意也非不满意    4.满意

5.很满意

F14.3您对自己从家庭得到的支持满意吗？

1.很不满意      2.不满意

3.即非满意也非不满意    4.满意

5.很满意

F14.4您对自己从朋友那里得到的支持满意吗？

1.很不满意      2.不满意

3.即非满意也非不满意    4.满意

5.很满意

F13.4您对自己供养或支持他人的能力满意吗？

1.很不满意      2.不满意

3.即非满意也非不满意    4.满意

5.很满意

F16.4您对自己的人身安全和保障满意吗？

1.很不满意      2.不满意

3.即非满意也非不满意    4.满意

5.很满意

F17.3您对自己居住地的条件满意吗？

1.很不满意      2.不满意

3.即非满意也非不满意    4.满意

5.很满意

F18.3您对自己的经济状况满意吗？

1.很不满意      2.不满意

3.即非满意也非不满意    4.满意

5.很满意

F19.3您对得到卫生保健服务的方便程度满意吗？

1.很不满意      2.不满意

3.即非满意也非不满意    4.满意

5.很满意

F19.4您对社会福利服务满意吗？

1.很不满意      2.不满意

3.即非满意也非不满意    4.满意

5.很满意

F20.3您对自己学习新技能的机会满意吗？

1.很不满意      2.不满意

3.即非满意也非不满意    4.满意

5.很满意

F20.4您对自己获得新信息的机会满意吗？

1.很不满意      2.不满意

3.即非满意也非不满意    4.满意

5.很满意

F21.4您对自己使用空闲时间的方式满意吗？

1.很不满意      2.不满意

3.即非满意也非不满意    4.满意

5.很满意

F22.3您对周围的自然环境（如污染、气候、噪声、景色）满意吗？

1.很不满意      2.不满意

3.即非满意也非不满意    4.满意

5.很满意

F22.4您对自己居住地的气候满意吗？

1.很不满意      2.不满意

3.即非满意也非不满意    4.满意

5.很满意

F23.3您对自己的交通情况满意吗？

1.很不满意      2.不满意

3.即非满意也非不满意    4.满意

5.很满意

F13.2您与家人的关系愉快吗？

1.很不愉快      2.不愉快

3.即非愉快也非不愉快    4.愉快

5.很愉快

G1 您怎样评价您的生存质量？

1.很差      2.差

3.不好也不差    4.好

5.很好

F15.1您怎样评价您的性生活？

1.很差      2.差

3.不好也不差    4.好

5.很好

F3.1您睡眠好吗？

1.很差      2.差

3.不好也不差    4.好

5.很好

F5.1您怎样评价自己的记忆力？

1.很差      2.差

3.不好也不差　　　　4.好

5.很好

F19.2您怎样评价自己可以得到的社会服务的质量？

1.很差　　　　　　　2.差

3.不好也不差　　　　4.好

5.很好

下列问题有关您感觉或经历某些事情的"频繁程度"，问题均涉及前两周。

F1.1您有疼痛吗？

1.没有疼痛　　　　　2.偶尔有疼痛

3.时有时无　　　　　4.经常有疼痛

5.总是有疼痛

F4.2您通常有满足感吗？

1.没有满足感　　　　2.偶尔有满足感

3.时有时无　　　　　4.经常有满足感

5.总是有满足感

F8.1您有消极感受吗？（如情绪低落、绝望、焦虑、忧郁）

1.没有消极感受　　　2.偶尔有消极感受

3.时有时无　　　　　4.经常有消极感受

5.总是有消极感受

以下问题有关您的工作，这里工作是指您所进行的主要活动。问题均涉及前两周。

F12.1您能工作吗？

1.根本不能　　　　　2.很少能

3.能（一般）　　　　4.多数能

5.完全能

F12.2您觉得您能完成自己的职责吗？

1.根本不能　　　　　2.很少能

3.能（一般）　　　　4.多数能

5.完全能

F12.4您对自己的工作能力满意吗？

1.很不满意　　　　　2.不满意

3.即非满意也非不满意　4.满意

5.很满意

F12.3您怎样评价自己的工作能力？

1.很差　　　　　　　2.差

3.不好也不差　　　　4.好

5.很好

以下问题问的是您在前两周中"行动的能力"如何，这里指当您想做事情或需要做事情的时候移动身体的能力。

F9.1您行动的能力如何？

1.很差　　　　　　　2.差

3.不好也不差　　　　4.好

5.很好

F9.3行动困难使您烦恼吗？

1.根本不烦恼　　　　2.很少烦恼

3.烦恼（一般）　　　4.比较烦恼

5.极烦恼

F9.4行动困难影响您的生活方式吗？

1.根本不影响　　　　2.很少影响

3.影响（一般）　　　4.比较影响

5.极影响

F9.2您对自己的行动能力满意吗？

1.很不满意　　　　　2.不满意

3.即非满意也非不满意　4.满意

5.很满意

以下问题有关您个人信仰及这些如何影响您的生存质量。这些问题有关宗教、神灵和其他信仰，这些问题也涉及前两周。

F24.1您的个人信仰增添您生活的意义吗？

1.根本没增添　　　　2.很少有增添

3.有增添（一般）　　4.有比较大增添

5.有极大增添

F24.2您觉得自己的生活有意义吗？

1.根本没意义　　　　2.很少有意义

3.有意义（一般）　　4.比较有意义

5.极有意义

F24.3您的个人信仰给您力量去对待困难吗？

1.根本没力量　　　　2.很少有力量

3.有力量（一般）　　4.有比较大力量

5.有极大力量

F24.4您的个人信仰帮助您理解生活中的困难吗？

1.根本没帮助　　　　2.很少有帮助

3.有帮助（一般）　　4.有比较大帮助

5.有极大帮助

附加问题：

101.家庭摩擦影响您的生活吗？

1.根本不影响　　　　2.很少影响

3.影响（一般）　　　4.有比较大影响

5.有极大影响

102.您的食欲怎么样？

1.很差　　　　　　　2.差

3.不好也不差　　　　4.好

5.很好

103.如果让您综合以上各方面（生理健康、心理健康、社会关系和周围环境等方面）给自己的生存质量打一个总分，您打多少分？（满分为100分）

2.量表的计分 WHOQOL-100记分包括6个领域、24个方面及1个评价一般健康状况和生存质量的评分。6个领域是指生理、心理、独立性、社会关系、环境和精神/宗教信仰。各领域和方面得分均为正向得分，即得分越高，生存质量越好。但并不推荐将量表所有条目得分相加计算总分。考察一般健康状况和生存质量的4个问题条目的得分相加，总分作为评价生存质量的一个指标。

各个方面的得分是通过其下属问题条目所得到的，每个条目对方面得分的贡献相等。条目的记分根据其所属方面的正负方向而定，许多方面包含需要将得分反向的问题条目。对于正向结构方面，所有负向问题条目需反向记分。有3个反向结构的方面（疼痛与不适、消极情绪、药物依赖性）不包含正向结构的问题条目。各国附加的问题条目归于其所属的方面，且记分方向与该方面一致。

举例说明正反方向记分方面：

不需要反向记分的方面：如积极感受＝（F4.1＋F4.2＋F4.3＋F4.4）。

需要反向记分的方面：如精力与疲倦＝F2.1＋（6－F2.2）＋F2.3＋（6－F2.4），其中F2.2和F2.4为负向问题，均需反向记分，因分为五个等级评分，故以6减去该项得分，得到其反向分数。

每个方面对领域得分的贡献相等，各个领域得分通过计算其下属方面得分的平均数得到，计算公式如下，注意根据下面的计算程序负向结构方面的得分需要方向换算（其中包括疼痛与不适、对药物及医疗手段的依赖性两个方面）。为简化公式，将各方面均以简称替代，详细情况见表12-19。

生理领域（PHYS）＝［（24－疼痛）＋精力＋睡眠］/3

心理领域（PSYCH）＝［积极感受＋思想＋自尊＋身材＋（24－消极感受）］/5

独立性领域（IND）＝（行动能力＋日常活动＋（24－医药依赖）＋工作能力）/4

社会关系领域（SOCIL）＝（个人关系＋社会支持＋性生活）/3

环境领域（ENVIR）＝（社会安保＋住房环境＋经济来源＋医疗服务＋信息获取＋休闲娱乐＋环境条件＋交通条件）/8

精神支柱/宗教/个人信仰（DOM6）＝精神领域

3.关于数据缺失 当一份问卷中有20%的数据缺失时，该问卷作废。如果一个方面中有一个问题条目缺失，则以该方面中另外条目的平均分代替该缺失条目的得分。如果一个方面中有多于两个（含两个）条目缺失，那么不再计算该方面得分。对于生理、心理和社会关系领域，如果一个方面得分缺失，可以用其他方面得分的平均值代替。对于环境领域，可以允许有两个方面的缺失，此时用其他方面得分平均值代替缺失值。

**（三）示例**

病人，男性，32岁，建材商人。因外伤致右侧颞顶部硬膜外血肿，去骨瓣术后20天，遗留左侧偏瘫、间断性头痛。对其进行WHOQOL-100生活质量评分，结果如下（按所属领域及方面表示）：

生理领域（PHYS）：

1.疼痛与不适（所有条目为负向问题均需反向记分）

得分：（6-3）＋（6-4）＋（6-3）＋（6-3）＝11分

2.精力与疲倦

得分：2＋3＋3＋2＝10分

3.睡眠与休息

得分：4＋2＋4＋2＝12分

该领域得分＝（11＋10＋12）/3＝11分，该领域质量较差。

心理领域（PSYCH）：

4.积极感受

得分：3＋3＋4＋3＝13分

5.思想、学习、记忆和注意力

得分：3＋4＋3＋3＝13分

6.自尊

得分：3＋4＋5＋5＝17分

7.身材与相貌（其中F7.2和F7.3负向问题需反向记分）

得分：3＋（6-3）＋（6-3）＋4＝13分

8.消极感受（所有条目为负向问题均需反向记分）

得分：（6-2）＋（6-2）＋（6-2）＋（6-2）＝16分

该领域得分＝（13＋13＋17＋13＋16）/5＝14.4分，该领域质量尚可。

独立性领域（IND）：

9.行动能力（其中F7.2和F7.3负向问题需反向记分）

得分：2+（6-4）+（6-5）+1=6分

10. 日常生活能力（其中F10.2和F10.4问题需反向记分）

得分：2+（6-4）+2+（6-2）=10分

11. 对药物及医疗手段的依赖性（其中F11.2和F11.3、F10.4负向问题需反向记分）

得分：1+（6-2）+（6-5）+（6-5）=7分

12. 工作能力（其中F12.4负向问题需反向记分）

得分：1+1+4+（6-3）=9分

该领域得分=（6+10+7+9）/4=8分，该领域质量差。

社会关系领域（SOCIL）：

13. 个人关系（其中F13.1负向问题需反向记分）

得分：（6-2）+5+4+4=17分

14. 所需社会支持的满足程度

得分：4+5+5+4=18分

15. 性生活（其中F15.4负向问题需反向记分）

得分：4+4+4+（6-2）=16分

该领域得分=（17+18+16）/3=17分，该领域质量佳。

环境领域（ENVIR）：

16. 社会安全保障

得分：4+4+2+3=13分

17. 住房环境

得分：4+4+2+3=13分

18. 经济来源（其中F18.2和F18.4问题需反向记分）

得分：4+（6-1）+4+（6-2）=17分

19. 医疗服务与社会保障；获取途径与质量

得分：4+3+4+3=14分

20. 获取新信息、知识、技能的机会

得分：4+4+3+4=15分

21. 休闲娱乐活动的参与机会与参与程度

得分：2+3+2+2=9分

22. 环境条件（其中F22.2负向问题需反向记分）

得分：3+（6-2）+3+3=13分

23. 交通条件（其中F23.2和F23.4问题需反向记分）

得分：5+（6-4）+4+（6-4）=13分

该领域得分=（13+13+17+14+15+9+13+13）/8=13.375分，该领域质量尚可。

精神支柱/宗教/个人信仰（DOM6）：

24. 精神支柱/宗教/个人信仰

得分：1+3+1+1=6分

该领域得分=6分，该领域质量极差。

**（四）特定与意义**

WHOQOL-100可以反映病人总的健康状况和生活质量，并且由于其制定时考虑了全球各地不同文化和经济发展水平的差异，具有国际可比性。经研究证实，其信度、效度均较好。除慢性疾病外，也广泛应用于颅脑创伤、脊髓损伤者的生活质量评定中。虽然该量表评估了病人生存质量的各个方面，但有时评定显得过于冗长。

## 三、SF-36健康调查简表

**（一）概述**

SF-36健康调查简表（the MOS 36-item short form health survey）是由美国波士顿健康研究所在Stewartse研制的医疗结局研究量表（medical outcomes study-short form，MOS-SF）（1988）的基础之上进一步研究而成。SF-36在1991年被国际生命质量评价项目列入测评工具，并在同年被浙江大学医学院社会医学教研室翻译成中文版的SF-36。SF-36作为简明健康调查问卷，对生理、心理、功能和主观感受等健康概况进行了全面的概括，反映了健康测评自20世纪70年代开始由"医师中心"向"病患中心"转移，并凸显了"以人为本"的关怀理念。SF-36具有短小精悍、易于操作等优点，被广泛应用于生命质量测定、临床试验效果评估、疾病负担评估和卫生政策评估等。

SF-36的基本结构包含了8个维度共36个问题，可以全面地评估被调查者的生存质量，8个维度分别为生理功能（physical functioning，PF）、生理职能（role physical，RP）、躯体疼痛（bodily pain，BP）、总体健康（general health，GH）、生命活力（vitality，VT）、社会功能（social functioning，SF）、情感职能（role-emotional，RE）和心理健康（mental health，MH）。为了提高SF-36对健康状态改变检测的敏感性和准确性，在第一版（SF-36v1）的基础之上，于1996年出版了第二版（SF-36v2），SF-36v2相对于SF-36v1有以下改进：①调整了问卷布局并简化了条目用词；②生理职能（RP）和情感职能（RE）的答案选项，以5级选项代替了2级选项，减少了天花板和地板效应；③精神健康（MH）和活力（VT）的答案选项，以5级选项代替了6级选项，并简化了条目选项；④改变了记分规则，基于常模的记分规则提高了简表结果的临床解释能力。然而，SF-36v2在我国的常模数据尚未建立，无法使用基于常模的记分方法来获得生理和心理总分，并且我国广泛使用SF-36v1而非SF-36v2，因此本文只介绍SF-36v1的使用方法。

**（二）评分方法**

基本步骤：①量表条目编码；②量表条目记分；③量表记分及得分换算。

SF-36健康调查简表包括11个条目，包括9个方面的问题：生理功能（PF）（表12-20）、生理职能（RP）（表12-21）、躯体疼痛（BP）（表12-22）、一般健康状况（GH）（表12-23）、精力（VT）（表12-24）、社会功能（SF）（表12-25）、情感职能（RE）（表12-26）、精神健康（MH）（表12-27）和健康变化（HT）（表12-28）。这9个方面分别根据其条目记分，将各个条目得分相加得实际得分，再按量表换算基本公式计算出其各条目问题的最终得分，最终得分越高表示健康状况越好。

量表换算基本公式：

得分=（实际得分-可能最低分）/（可能最高分-可能最低分）×100

缺失值的处理：对被测试者没有回答的问题条目视为缺失。如果被测试者已经回答了所在维度一半以上的问题条目，缺失的条目得分用同一维度平均分代替。

#### 表12-20　生理功能（PF）条目和记分

问题条目：3

（1）重体力活动（如跑步、举重物、剧烈运动等）

（2）适度活动（如移桌子、扫地、做操等）

（3）手提日杂用品（如买菜、购物等）

（4）上几层楼梯

（5）上一层楼梯

（6）弯腰、屈膝、下蹲

（7）步行1500m左右的路程

（8）步行800m左右的路程

（9）步行100m左右的路程

（10）自己洗澡、穿衣

条目编码及记分：

| 答案条目 | 编码条目 | 记分 |
| --- | --- | --- |
| 有很多限制 | 1 | 1 |
| 有一点限制 | 2 | 2 |
| 根本没限制 | 3 | 3 |

生理功能（PF）的记分及换算：将各个条目得分相加得实际得分，按公式算出最终得分，最终得分越高表示健康状况越好

PF=（实际得分-10）/20×100

#### 表12-21　生理职能（RP）条目和记分

问题条目：4

（1）减少了工作或其他活动的时间

（2）本来想要做的事只能完成一部分

（3）想要做的工作或活动的种类受到限制

（4）完成工作或其他活动有困难（如需要额外的努力）

条目编码及记分

| 答案条目 | 编码条目 | 记分 |
| --- | --- | --- |
| 有 | 1 | 1 |
| 没有 | 2 | 2 |

生理职能（RP）的记分及换算：将各个条目得分相加得实际得分，按公式算出最终得分，最终得分越高表示健康状况越好

RP=（实际得分-4）/4×100

#### 表12-22　躯体疼痛（BP）条目和记分

问题条目：7、8

7.在过去4周里，您有身体上的疼痛吗？

8.在过去4周里，身体上的疼痛影响您的正常工作吗？（包括上班工作和家务活动）

条目编码（问题条目7）及记分

| 答案条目 | 编码条目 | 记分 |
| --- | --- | --- |
| 根本没有疼痛 | 1 | 6.0 |
| 有很轻微疼痛 | 2 | 5.4 |
| 有轻微疼痛 | 3 | 4.2 |
| 有中度疼痛 | 4 | 3.1 |
| 有严重疼痛 | 5 | 2.2 |
| 有很严重疼痛 | 6 | 1.0 |

条目8的记分方法：如果对条目7和条目8均做出回答

| 答案 | 如果条目8为 | 且条目7为 | 那么8的记分为 |
| --- | --- | --- | --- |
| 根本没有影响 | 1 | 2～6 | 6 |
| 根本没有影响 | 1 | 1～6 | 5 |
| 有一点影响 | 2 | 1～6 | 4 |
| 有中度影响 | 3 | 1～6 | 3 |
| 有较大影响 | 4 | 1～6 | 2 |
| 有极大影响 | 5 | 1～6 | 1 |

条目8的记分方法：如果对条目7没有做回答

| 答案条目 | 编码条目 | 记分 |
| --- | --- | --- |
| 根本没有影响 | 1 | 6.0 |
| 有一点影响 | 2 | 4.75 |
| 有中度影响 | 3 | 3.5 |
| 有较大影响 | 4 | 2.25 |
| 有极大影响 | 5 | 1.0 |

躯体疼痛（BP）的记分及换算：将各个条目得分相加得实际得分，按公式算出最终得分，最终得分越高表示健康状况越好

BP=（实际得分-2）/10×100

### 表12-23　一般健康状况（GH）条目和记分

问题条目：1、10

1.总体来讲，您的健康状况是

10.1.我好像比别人容易生病

10.2.我跟我认识的人一样健康

10.3.我认为我的健康状况在变坏

10.4.我的健康状况非常好

条目编码（问题条目1）及记分

| 答案条目 | 编码条目 | 记分 |
| --- | --- | --- |
| 非常好 | 1 | 1 |
| 很好 | 2 | 2 |
| 好 | 3 | 3 |

条目编码（问题条目10.1和10.3）及记分

| 答案条目 | 编码条目 | 记分 |
| --- | --- | --- |
| 绝对正确 | 1 | 1 |
| 大部分正确 | 2 | 2 |
| 不能确定 | 3 | 3 |
| 大部分错误 | 4 | 4 |
| 绝对错误 | 5 | 5 |

条目编码（问题条目10.2和10.4）及记分

| 答案条目 | 编码条目 | 记分 |
| --- | --- | --- |
| 绝对正确 | 1 | 5 |
| 大部分正确 | 2 | 4 |
| 不能确定 | 3 | 3 |
| 大部分错误 | 4 | 2 |
| 绝对错误 | 5 | 1 |

一般健康状况（GH）的记分及换算：将各个条目得分相加得实际得分，按公式算出最终得分，最终得分越高表示健康状况越好

$$GH=（实际得分-5）/20\times100$$

### 表12-24　精力（VT）条目和记分

问题条目：9.1、9.5、9.7、9.9

9.1.您觉得生活充实吗？

9.5.您精力充沛吗？

9.7.您觉得筋疲力尽吗？

9.9.您感觉疲劳吗？

条目编码（条目问题9.1和9.5）及记分

| 答案条目 | 编码条目 | 记分 |
| --- | --- | --- |
| 所有的时间 | 1 | 6 |
| 大部分时间 | 2 | 5 |
| 比较多时间 | 3 | 4 |
| 一部分时间 | 4 | 3 |
| 小部分时间 | 5 | 2 |
| 没有此感觉 | 6 | 1 |

续表

条目编码（问题条目9.7和9.9）及记分

| 答案条目 | 编码条目 | 记分 |
| --- | --- | --- |
| 所有的时间 | 1 | 1 |
| 大部分时间 | 2 | 2 |
| 比较多时间 | 3 | 3 |
| 一部分时间 | 4 | 4 |
| 小部分时间 | 5 | 5 |
| 没有此感觉 | 6 | 6 |

精力（VT）的记分及换算：将各个条目得分相加得实际得分，按公式算出最终得分，最终得分越高表示健康状况越好

$$VT=（实际得分-4）/20\times100$$

### 表12-25　社会功能（SF）条目和记分

问题条目：6、9.10

6.在过去的4周里，您的身体健康或情绪不好在多大程度上影响了您与家人、朋友、邻居或集体的正常社交活动？

9.10.您的健康限制了您的社交活动（如走亲访友）吗？

条目编码（条目问题6）及记分

| 答案条目 | 编码条目 | 记分 |
| --- | --- | --- |
| 根本没有影响 | 1 | 6 |
| 很少有影响 | 2 | 5 |
| 有中度影响 | 3 | 4 |
| 有较大影响 | 4 | 3 |
| 有极大影响 | 5 | 2 |

条目编码（问题条目9.10）及记分

| 答案条目 | 编码条目 | 记分 |
| --- | --- | --- |
| 所有的时间 | 1 | 1 |
| 大部分时间 | 2 | 2 |
| 比较多时间 | 3 | 3 |
| 一部分时间 | 3 | 3 |
| 小部分时间 | 4 | 4 |
| 没有此感觉 | 5 | 5 |

社会功能（SF）的记分及换算：将各个条目得分相加得实际得分，按公式算出最终得分，最终得分越高表示健康状况越好

$$SF=（实际得分-2）/9\times100$$

### 表12-26　情感职能（RE）条目和记分

问题条目：5

（1）减少了工作或其他活动的时间

（2）本来想要做的事情职能完成一部分

（3）做工作或其他活动不如平时仔细

条目编码及记分

| 答案条目 | 编码条目 | 记分 |
| --- | --- | --- |
| 有 | 1 | 1 |
| 没有 | 2 | 2 |

情感职能（RE）的记分及换算：将各个条目得分相加得实际得分，按公式算出最终得分，最终得分越高表示健康状况越好

$$RE=（实际得分-3）/3\times100$$

### 表12-27　精神健康（MH）条目和记分

问题条目：9.2、9.3、9.4、9.6、9.8

9.2. 您是一个精神紧张的人吗？

9.3. 您感到垂头丧气，什么事都不能使您振作起来吗？

9.4. 您觉得平静吗？

9.6. 您的情绪低落吗？

9.8. 您是一个快乐的人吗？

条目编码（问题条目9.2、9.3、9.6）及记分

| 答案条目 | 编码条目 | 记分 |
|---|---|---|
| 所有的时间 | 1 | 1 |
| 大部分时间 | 2 | 2 |
| 比较多时间 | 3 | 3 |
| 一部分时间 | 4 | 4 |
| 小部分时间 | 5 | 5 |
| 没有此感觉 | 6 | 6 |

条目编码（问题条目9.4和9.8）及记分

| 答案条目 | 编码条目 | 记分 |
|---|---|---|
| 所有的时间 | 1 | 6 |
| 大部分时间 | 2 | 5 |
| 比较多时间 | 3 | 4 |
| 一部分时间 | 3 | 3 |
| 小部分时间 | 5 | 2 |
| 没有此感觉 | 6 | 1 |

精神健康（MH）的记分及换算：将各个条目得分相加得实际得分，按公式算出最终得分，最终得分越高表示健康状况越好

$MH=（实际得分-5）/25\times100$

### 表12-28　健康变化（HT）条目和记分

问题条目：2

2.跟一年前相比，您觉得您现在的健康状况是

条目编码及记分

| 答案条目 | 编码条目 | 记分 |
|---|---|---|
| 比一年前好多了 | 1 | 5 |
| 比一年前好一些 | 2 | 4 |
| 和一年前差不多 | 3 | 3 |
| 比一年前差一些 | 4 | 2 |
| 比一年前差多了 | 5 | 1 |

健康变化（HT）的记分及换算：将各个条目得分相加得实际得分，按公式算出最终得分，最终得分越高表示健康状况越好

$MH=（实际得分-1）/4\times100$

### （三）示例

以下为某大学大四学生（男性，23岁，健康）接受SF-36测试后的结果见表12-29。

结果：根据SF-36记分规则，该受试者各项得分如下：

生理功能（PF）=100

生理职能（RP）=100

躯体疼痛（BP）=90

一般健康状况（GH）=100

精力（VT）=100

社会功能（SF）=100

情感职能（RE）=100

精神健康（MH）=100

健康变化（HT）=100

结论：受试者很健康。

### （四）特点与意义

SF-36是目前世界上公认的具有较高信度和效度的普适性生命质量评价量表，该量表通过对生命质量的8个维度进行测试以评估受试者健康状况。SF-36被广泛地用于人群健康状况评估、疾病的卫生经济学评估及临床疗法的选择和临床治疗效果的评估等，已被多个国家验证具有较好的信度、效度及实用性。浙江大学医学院社会医学教研室于1991年将SF-36翻译成中文，中文版SF-36在我国被广泛地用于人群生命质量评估，并显示出较好的信度、效度和适用性。但值得注意的是，不同国家的人群由于社会文化、风俗习惯和经济状况等情况不同，尤其是东西方文化背景的较大差异，可能导致对同样条目的理解和判读标准不同，这将影响SF-36的测试信度和效度。因此，在运用SF-36量表评价我国人群生存质量时，尤其在进行跨文化研究时应考虑采用中国评分标准。总体来讲，中文版SF-36在中国人群中已被广泛运用，并显示出较好的适用性，值得推广使用。

## 四、功能独立性评分

### （一）概述

功能独立性（functional independence measure，FIM）评分是1987年美国物理医学与康复学会和美国康复医学会提出的医学康复统一数据系统（Uniform Data System for Medical Rehabilitation）的重要内容，它不仅评定了躯体功能，而且还评定了言语、认知和社会功能。

FIM评分作为目前运用较广的一种综合功能评价评分，已被国外众多学者证实具有很高的重测信度：FIM组内及组间信度佳（Pearson $r=0.9998$，$P<0.001$，$r=0.9933$，$P<0.001$）；内部一致性良好

**表12-29 某大学大四学生SF-36测试后的结果**

1.总体来讲，您的健康状况是

√①非常好 ②很好 ③好 ④一般 ⑤差

2.跟1年以前比您觉得自己的健康状况是

①比1年前好多了 ②比1年前好一些 √③跟1年前差不多 ④比1年前差一些 ⑤比1年前差多了

健康和日常活动

3.以下这些问题都和日常活动有关。请您想一想，您的健康状况是否限制了这些活动？如果有限制，程度如何？

（1）重体力活动，如跑步举重、参加剧烈运动等

①有很多限制 ②有一点限制 √③根本没限制

（2）适度的活动，如移动一张桌子、扫地、打太极拳、做简单体操等

①有很多限制 ②有一点限制 √③根本没限制

（3）手提日用品，如买菜、购物等

①有很多限制 ②有一点限制 √③根本没限制

（4）上几层楼梯

①有很多限制 ②有一点限制 √③根本没限制

（5）上一层楼梯

①有很多限制 ②有一点限制 √③根本没限制

（6）弯腰、屈膝、下蹲

①有很多限制 ②有一点限制 √③根本没限制

（7）步行1500m以上的路程

①有很多限制 ②有一点限制 √③根本没限制

（8）步行1000m的路程

①有很多限制 ②有一点限制 √③根本没限制

（9）步行100m的路程

①有很多限制 ②有一点限制 √③根本没限制

（10）自己洗澡、穿衣

①有很多限制 ②有一点限制 √③根本没限制

4.在过去4周里，您的工作和日常活动有无因为身体健康的原因而出现以下这些问题？

（1）减少了工作或其他活动时间

①有 √②没有

（2）本来想要做的事情只能完成一部分

①有 √②没有

（3）想要干的工作或活动种类受到限制

①有 √②没有

（4）完成工作或其他活动困难增多（如需要额外的努力）

①有 √②没有

5.在过去4周里，您的工作和日常活动有无因为情绪的原因（如压抑或忧虑）而出现以下这些问题？

（1）减少了工作或活动时间

①有 √②没有

（2）本来想要做的事情只能完成一部分

①有 √②没有

（3）干事情不如平时仔细

①有 √②没有

6.在过去4周里，您的健康或情绪不好在多大程度上影响了您与家人、朋友、邻居或集体的正常社会交往？

√①根本没有影响 ②很少有影响 ③有中度影响 ④有较大影响 ⑤有极大影响

7.在过去4周里，您有身体疼痛吗？

√①根本没有疼痛 ②有很轻微疼痛 ③有轻微疼痛 ④有中度疼痛 ⑤有严重疼痛 ⑥有很严重疼痛

续表

8.在过去4周里，您的身体疼痛影响了您的工作和家务吗？

√①根本没有影响 ②有一点影响 ③有中度影响 ④有较大影响 ⑤有极大影响

您的感觉

9.以下这些问题是关于过去1个月里您自己的感觉，对每一条问题所说的事情，您的情况是什么样的？

（1）您觉得生活充实

√①所有的时间 ②大部分时间 ③比较多时间 ④一部分时间 ⑤小部分时间 ⑥没有此感觉

（2）您是一个敏感的人

①所有的时间 ②大部分时间 ③比较多时间 ④一部分时间 ⑤小部分时间 √⑥没有此感觉

（3）您的情绪非常不好，什么事都不能使您高兴起来

①所有的时间 ②大部分时间 ③比较多时间 ④一部分时间 ⑤小部分时间 √⑥没有此感觉

（4）您的心里很平静

√①所有的时间 ②大部分时间 ③比较多时间 ④一部分时间 ⑤小部分时间 ⑥没有此感觉

（5）您做事精力充沛

√①所有的时间 ②大部分时间 ③比较多时间 ④一部分时间 ⑤小部分时间 ⑥没有此感觉

（6）您的情绪低落

①所有的时间 ②大部分时间 ③比较多时间 ④一部分时间 ⑤小部分时间 √⑥没有此感觉

（7）您觉得筋疲力尽

①所有的时间 ②大部分时间 ③比较多时间 ④一部分时间 ⑤小部分时间 √⑥没有此感觉

（8）您是个快乐的人

√①所有的时间 ②大部分时间 ③比较多时间 ④一部分时间 ⑤小部分时间 ⑥没有此感觉

（9）您感觉厌烦

①所有的时间 ②大部分时间 ③比较多时间 ④一部分时间 ⑤小部分时间 √⑥没有此感觉

10.不健康影响了您的社会活动（如走亲访友）

①所有的时间 ②大部分时间 ③比较多时间 ④一部分时间 ⑤小部分时间 √⑥没有此感觉

总体健康情况

11.请看下列每一条问题，哪一种答案最符合您的情况？

（1）我好像比别人容易生病

①绝对正确 ②大部分正确 ③不能肯定 ④大部分错误 √⑤绝对错误、

（2）我跟周围人一样健康

√①绝对正确 ②大部分正确 ③不能肯定 ④大部分错误 ⑤绝对错误

（3）我认为我的健康状况在变坏

①绝对正确 ②大部分正确 ③不能肯定 ④大部分错误 √⑤绝对错误

（4）我的健康状况非常好

√①绝对正确 ②大部分正确 ③不能肯定 ④大部分错误 ⑤绝对错误

（入院Cronbach's α=0.83，出院Cronbach's α=0.82）；与Barthel指数及简易智力状态检查量表有良好相关性（$P<0.001$），FIM运动分与Barthel指数显著相关（$r=0.9546$，$P<0.001$），FIM认知分与简易智力状态检查量表得分显著相关（$r=0.8567$，$P<0.001$）。

**（二）评分方法**

1.FIM评分内容 FIM评分包括成人用的FIMSM和儿童用的WeeFIMSM。FIM评分的内容有两大类，6个方面，每个方面又分为2～6项，总共18项。两大类是指躯体运动功能和认知功能。其中，运动功能包括自我照料、括约肌控制、转移、行走四个方面，13个项目；认知功能包括交流和社会认知两个方面，5个项目。FIM的评定内容见表12-30。

2.评分方法 评分采用7分制，每项根据完成的实际情况分为7个功能等级（1～7分），其中7分和6分无须他人帮助，自己独立完成。5分及其以下均需他人辅助完成，3～5分属于有条件的依赖，1～2分属于完全依赖。各项均能完成为126分，完全依赖为18分。具体评分标准如下：

7分，完全独立，该活动能在合理的时间内，

**表12-30 FIM评分量表**

| 评定项目 | 入院 | 出院 | 随访 |
| --- | --- | --- | --- |
| Ⅰ.自我照料 | | | |
| 1.进食 | | | |
| 2.梳洗 | | | |
| 3.洗澡 | | | |
| 4.上身穿脱 | | | |
| 5.下身穿脱 | | | |
| 6.如厕 | | | |
| Ⅱ.括约肌控制 | | | |
| 7.排尿 | | | |
| 8.排便 | | | |
| Ⅲ.转移 | | | |
| 9.床-椅（轮椅） | | | |
| 10.厕所 | | | |
| 11.浴盆，淋浴 | | | |
| Ⅳ.行走 | | | |
| 12.步行/轮椅 | | | |
| 13.上下楼梯 | | | |
| 运动类评分（Ⅰ~Ⅳ） | | | |
| Ⅴ.交流 | | | |
| 14.理解 | | | |
| 15.表达 | | | |
| Ⅵ.社会认知 | | | |
| 16.社会交往 | | | |
| 17.问题处理 | | | |
| 18.记忆 | | | |
| 认知类评分（Ⅴ~Ⅵ） | | | |
| 总分： | | | |

规范地、安全地完成，无须修改活动，无须辅助设备或用具。

6分，有条件的独立，在完成该活动中，需要辅助设备或用具；或需要较长的时间；或存在安全方面的顾虑。

5分，监护或准备，需要有人在旁边监护、提示或规劝，或帮助准备必需的用品，或帮忙佩戴矫形支具，但两人间没有身体的接触。

4分，少量帮助，需要他人给予接触身体的帮助才能完成活动，但自己能完成75%以上。

3分，中等量帮助，需要他人给予更多的接触身体的帮助才能完成，自己能完成50%~75%。

2分，大量帮助，需要他人给予大量的接触身体的帮助才能完成活动，自己仅能完成25%~50%。

1分，完全依赖，需要给予足够的接触身体的帮助才能完成活动，自己仅能完成25%以下。

3.结果判读　FIM评分的18项评定分数相加得出总分，最高分为126分，最低分为18分，得分越高，表示独立性越好，依赖性越小。根据评定结果，可以分为七个等级：126分（完全独立）；108~125分（基本独立）；90~107分（极轻度依赖）；72~89分（轻度依赖）；54~71分（中度依赖）；36~53分（重度依赖）；19~35分（极重度依赖）；18分（完全依赖）。也可以粗分为三个等级：108~126分为独立；54~107分为有条件依赖；18~54分为完全依赖。

根据入院和出院时的FIM评分，可以通过以下公式计算出病人的住院效率或治疗效果。

住院效率=出院时FIM评分-入院时FIM评分/

住院天数

**（三）示例**

病人，女性，34岁。高处坠落致右颞叶脑出血，去骨瓣减压术后左侧偏瘫1个月。该病人进行FIM评分情况如下：

Ⅰ.自我照料：①进食必须用勺方能完成，记6分；②梳洗中等量帮助完成，记3分；③洗澡大量辅助完成，记2分；④穿脱上衣大量辅助完成，记2分；⑤穿脱裤子大量辅助完成，记2分；⑥如厕大量辅助完成，记2分。

Ⅱ.括约肌控制：⑦排尿；⑧排便均独立完成，各记7分。

Ⅲ.转移：⑨床-椅（轮椅）监护下完成转移，记5分；⑩厕所，如厕需少量帮助，记4分；⑪淋浴需大量帮助完成，记2分。

Ⅳ.行走：⑫轮椅转移少量帮助完成，记4分；⑬上下楼梯完全依赖，记1分。

Ⅴ.交流：⑭理解交流无障碍独立完成，记7分；⑮表达无障碍，记7分。

Ⅵ.社会认知：⑯社会交往：少量帮助下完成，记4分；⑰问题处理：少量帮助下完成，记4分；⑱记忆：没有问题，记7分。

FIM总分=6+3+2+2+2+2+7+7+5+4+2+4+1+7+7+4+4+7=76分（极轻度依赖）

**（四）特点与意义**

FIM评分是目前国际上运用较多的一种功能评价量表，并能作为预测康复治疗效果的指标之一，在美国已将FIM评分作为评价康复治疗效果及病人出院后的随访记录。但是FIM评分的使用牵涉到一个版权问题。根据美国UDSMR的规定，任何医疗单位如果使用FIM量表，则需要每年支付一笔昂贵的培训费和使用版权费。这显然不适合我国的实际情况，超过了许多医疗单位的经济承受能力，结果是无法在我国推广应用FIM量表。因此，在我国如需建立类似美国UDSMR完成我国康复治疗数据库工作，设计和开发一种综合评定量表是十分重要的。

## 参考文献

郭铁成，卫小梅，陈小红，2008.改良Ashworth量表用于痉挛评定的信度研究.中国康复医学杂志，23（10）：906-909.

郝元涛，方积乾，2000.世界卫生组织生存质量测定量表中文版介绍及其说明.现代康复，4（8）：1127-1129.

励建安，2014.康复医学.北京：人民卫生出版社，2，9-18.

陆明，邱贵兴，翁习生，2008.关节角度测量器测量结果准确性及可重复使用性评价.中国组织工程研究与临床康复，12（30）：5845-5848.

南登崑，2008.康复医学.北京：人民卫生出版社，7.

邱纪方，张天友，李建华，等，1998.功能独立性测量信度与效度研究.中国康复医学杂志，13（2）：54-57.

世界卫生组织ICF，2001.国际功能、残疾和健康分类.中文全文版.日内瓦：世界卫生组织.

舒彬，2009.创伤康复学.北京：人民卫生出版社，38，136-139，144-145.

宋凡，张峰，朱玉连，等，2008.等速测试指标与改良Ashworth法用于评定肌痉挛的相关性研究.中国康复医学杂志，23（7）：615-617.

王盛，姜文君，2015.徒手肌力检查发展史及分级进展.中国康复理论与实践，21（6）：666-669.

王正国，2007.创伤学基础与临床.武汉：湖北科学技术出版社，2.

瓮长水，毕胜，刘忠文，等，2004.三种常用平衡量表在脑卒中患者中的相关性研究.中国康复医学杂志，19（3）：174-176.

吴毅，Peter Esselman，2001.功能独立量表（FIM）作为康复治疗病人出院和随访的功能评价指标.中华物理医学与康复杂志，22（2）：82-85.

燕铁斌，2000."起立-行走"计时测试简介-功能性步行能力快速定量评定法.中国康复理论与实践，3（6）：115-117.

卓大宏，2003.中国康复医学.2版.北京：华夏出版社，235-248.

Bajd T, Vodovnik L, 1984. Pendulum testing of spasticity. J Biomed Eng, 6（1）：9-16.

Bates BE, Stineman MG, 2000. Outcome indicators for stroke: application of an algorith treatment across the continuum of postacute rehabilitation service.Arch Phys Med Rehabil, 81（11）：1468-1478.

Bein T, Taeger K, 1993. Score systems in emergency medicine. Anasthesiol Intensivmed Notfallmed Schmerzther, 28（4）：222-227.

Berg KO, Wood-Dauphinee S, Williams JT, et al, 1989. Measuring balance in the elderly: preliminary development of an instrument. Physiother Can, 41（6）：304-311.

Bohannon RW, Smith MB, 1987. Interrater reliability of a modified Ashworth scale of muscle spasticity. Phys Ther, 67（2）：206-207.

Bouillon B, Kreder HJ, Eypasch E, et al, 2002. Quality of life in patients with multiple injuries—basic issues, assessment, and recommendations.Restor Neurol Neurosci, 20 (3-4): 125-134.

Bullinger M, Azouvi P, Brooks N, et al, 2002. Quality of life in patients with traumatic brain injury-basic issues, assessment and recommendations.Restor Neurol Neurosci, 20 (3-4): 111-124.

Downs S, Marquez J, Chiarelli P, 2013. The Berg Balance Scale has high intra and interrater reliability but absolute reliability varies across the scale: a systematic review . J Physiother, 59 (2): 93-99.

Dyck PJ, Boes CJ, Mulder D, et al, 2005. History of standard scoring, notation, and summation of neuromuscular signs. A current survey and recommendation . J Peripher Nerv Syst, 10 (2): 158-173.

Dyck PJ, Hughes RAC, O'Brien PC, 2005. Quantitating overall neuropathic symptoms, impairments, and outcomes //Dyck PJ, Thomas PK. Peripheral Neuropathy. 4th ed. Philadelphia: Elsevier Saunders, 1031-1051.

Fugl-Meyer AR, Jääskö L, Leyman I, et al, 1975. The post-stroke hemiplegic patient: a method for evaluation of physical performance . Scand J Rehabil Med, 7 (1): 13-31.

Hiengkaew V, Jitaree K, Chaiyawat P, 2012. Minimal detectable changes of the Berg Balance Scale, Fugl-Meyer Assessment Scale, Timed "Up & Go" Test, gait speeds, and 2-minute walk test in individuals with chronic stroke with different degrees of ankle plantarflexor tone . Arch Phys Med Rehabil, 93 (7): 1201-1208.

Jr WJ, 2000. SF-36 health survey update. Spine, 25 (24): 3130-3139.

Jr WJ, Sherbourne CD, 1992. The MOS 36-item short-form health survey (SF-36). Ⅰ. Conceptualframework and item selection. Medical care, 30 (6): 473-483.

Katz RT, Rovai GP, Brait C, et al, 1992. Objective quantification of spastic hypertonia. Correlation with clinical findings. Arch Phys Med Rehabil, 73 (4): 339-347.

Keller SD, Bayliss MS, Ware JE, et al, 1997. Comparison of responses to SF-36 Health Survey questions with one-week and four-week recall periods. Health services research, 32 (3): 367-384.

Khanna D, Tsevat J, 2007. Health-related quality of life—an introduction. The American journal of managed care, 9 (9): S218-223.

Lovett RW, 1917. The Treatment of Infantile Paralysis . Philadelphia: Blakiston's Son, 1-2.

Mathias S, Nayak US, Isaacs B, 1986. Balance in elderly patients: the "get-up and go" test.Arch Phys Med Rehabil, 67 (6): 387-389.

Morganti B, Scivoletto G, Ditunno P, et al, 2005.Walking index for spinal cord injury (WISCI): criterion validation. Spinal Cord, 43 (1): 71.

Riddoch G, Rowley BW, Cairns HWB, 1943. Aids to The Investigation of Peripheral Nerve Injuries. Medical Research Council, London: HM Stationery Office, 1-2.

Straube D, Moore J, Leech K, et al, 2013. Item analysis of the berg balance scale in individuals with sub-acute and chronic stroke . Top Stroke Rehabil, 20 (3): 241-249.

Wagner AK, Hammond FM, Grigsby JH, et al, 2000. The value of trauma scores: predicting discharge after traumatic brain injury. Am J Phys Med Rehabil, 79 (3): 235-242.

World Health Organization, 1998. WHOQOL user manual. Geneva: WHO.

Wright WG, 1912. Muscle training in the treatment of infantile paralysis . Bost Med Surg J, 167 (17): 567-574.

Zafonte RD, Hammond FM, Mann NR, et al, 1996. Revised trauma score: an additive predictor of disability following traumatic brain injury? Am J Phys Med Rehabil, 75 (6): 456-461.

Zhou B, Chen K, Wang JF, et al, 2008. Reliability and validity of a short-form health survey scale (SF-36), Chinese version used in an elderly population of Zhejiang province in China. ZhongHua Liu Xing Bing Xue Za Zhi, 29 (12): 1193-1198.

（撰写：刘宏亮　颜如冰　欧阳庆；审校：周继红　许民辉）